全国中医药行业高等教育"十四五"创新教材

# 中西医结合免疫学

（供中西医临床医学、中医学、针灸推拿学和中药学等专业用）

主　编　郝慧琴　马存根

中国中医药出版社
·北京·

图书在版编目（CIP）数据

中西医结合免疫学／郝慧琴，马存根主编．—北京：
中国中医药出版社，2023.8
全国中医药行业高等教育"十四五"创新教材
ISBN 978-7-5132-8135-5

Ⅰ.①中…　Ⅱ.①郝…②马…　Ⅲ.①免疫疗法-中
医学院-教材　Ⅳ.①R457.2

中国国家版本馆 CIP 数据核字（2023）第 074418 号

中国中医药出版社出版

北京经济技术开发区科创十三街 31 号院二区 8 号楼
邮政编码　100176
传真　010-64405721
河北联合印务有限公司印刷
各地新华书店经销

开本 787×1092　1/16　印张 33.75　字数 752 千字
2023 年 8 月第 1 版　2023 年 8 月第 1 次印刷
书号　ISBN 978-7-5132-8135-5

定价　135.00 元
网址　www.cptcm.com

服 务 热 线　010-64405510
购 书 热 线　010-89535836
维 权 打 假　010-64405753

微信服务号　zgzyycbs
微商城网址　https://kdt.im/LIdUGr
官 方 微 博　http://e.weibo.com/cptcm
天猫旗舰店网址　https://zgzyycbs.tmall.com

如有印装质量问题请与本社出版部联系（010-64405510）
版权专有　侵权必究

全国中医药行业高等教育"十四五"创新教材

# 《中西医结合免疫学》编委会

主　　编　郝慧琴（山西中医药大学）
　　　　　马存根（山西中医药大学）

编　　委　（以姓氏笔画为序）
　　　　　丁智斌（山西白求恩医院）
　　　　　马　东（山西大同大学）
　　　　　王　平（山西中医药大学）
　　　　　王　青（山西中医药大学）
　　　　　刘　杨（山西中医药大学）
　　　　　刘　琪（山西中医药大学）
　　　　　李　亮（山西大同大学）
　　　　　李　振（山西中医药大学）
　　　　　李万婷（山西中医药大学）
　　　　　李俊莲（山西中医药大学）
　　　　　杨琬芳（山西中医药大学）
　　　　　宋丽娟（山西中医药大学）
　　　　　张红珍（山西中医药大学）
　　　　　张晋岳（山西中医药大学）
　　　　　柴　智（山西中医药大学）
　　　　　郭文娟（山西中医药大学）
　　　　　黄建军（山西大同大学）
　　　　　尉杰忠（山西大同大学）

学术秘书　（兼）
　　　　　杨琬芳（山西中医药大学）

# 编写说明

中西医临床医学经过多年的发展已经日渐成熟，在维护人民健康、促进医疗卫生事业的发展方面发挥了重要的作用，已经成为我国新的医学形态。特别是新冠疫情暴发以来，中西医协同在疾病的救治方面发挥了良好的疗效，为我国防治新冠肺炎作出了重要的贡献，充分彰显了中西医结合旺盛的生命力。党的二十大报告对"推进健康中国"作出战略部署，专门强调"促进中医药传承创新发展"，作为中医药传承精华、守正创新生动实践的中西医临床医学，迎来了天时地利人和的大好发展机遇。就学科而言，中西医结合在临床医学方面已经有《中西医结合内科学》《中西医结合外科学》《中西医结合妇产科学》《中西医结合儿科学》《中西医结合骨伤科学》《中西医结合眼科学》和《中西结合耳鼻咽喉科学》等教材出版。中西医结合在基础医学研究领域，也已经有《本草生物学》《中西医结合生理学》等著作问世，这些著作在医学教育、科学研究和临床实践中发挥了重要的作用。

免疫学是当代发展最快的学科之一。免疫学的发展为疾病的诊断、治疗和预防提供了重要的理论指导和实践支撑，并已渗透到医学的每一个分支领域。中医学中关于免疫的论述有着悠久的历史和丰富的知识积淀，相关理论在临床实践中也得到充分运用，并取得了良好效果。2020年中国科学技术协会发布了10项重大科学问题，其中之一就是"调节人体免疫功能的中医药机制是什么?"亟待中西医结合学科等众多学科的科学家通过高水平的科学研究和临床实践来回答。事实上，这一问题也已经理所当然地成了国内外学者关注的焦点之一。中西医结合免疫学正是顺应理论的创新、学科的发展、实践的要求而逐步从萌芽到产生，由碎片化到系统化而发展成熟起来的。然而，截至目前，还没有中西医结合免疫学领域的教材或著作问世。

本教材是山西中医药大学中西医结合学科在多年科学研究、临床应用的基础上，结合研究生培养实践而逐步形成的。教材的成熟既得益于第一届国际中西医结合免疫学龙城学术论坛的成功举办，也得益于在科研上形成了基于免疫学的理论和方法。中西医结合免疫学学科涵盖基础与临床，具有既关注疾病过程中的免疫病理机制，又注重阐明中西医干预疾病免疫学机制的研究特色。学科已经在神经免疫、风湿免疫、肿瘤免疫和肾病免疫等方面形成了较强的优势，取得了一系列重要成果。究其原因，这些都是中西医结合免疫学理论指导的结果。在学科建设、科学研究、研究生培养及社会服务的过程中，我们不断地凝练学科特色，彰显学科优势，逐步形成了中西医结合免疫学这一特色学科。目前，中西医结合免疫学已经成为我校中西医结合一级学科硕士研究生培养的必修课程。

本教材系统、全面地介绍了中西医结合免疫学的理论体系，其内容涵盖了基础免疫学和临床免疫学的相关知识。在编写体例上，分上、下两篇。上篇主要论述免疫学基础理论和免疫性疾病的中西医理论；同时，也介绍了免疫性疾病的检测方法和常用的中西医结合治疗方法。中医疗法除中药外，还包括针灸、推拿等；西医疗法除化学治疗外，还包括免疫疗法、基因治疗、自体干细胞移植技术等新的治疗方法。下篇是免疫性疾病的各论，着重对常见的免疫性疾病和与免疫异常密切相关疾病的西医病因病理、中医病因病机、临床表现、诊断与鉴别诊断、治疗和预后等进行论述。在各个疾病的治疗部分均列举了中医和西医的治疗方法，便于学生了解中、西医各自的治疗特色和优势。

在编写过程中，我们特别注意基础知识、基本理论和基本技能的传授，着力强调教学、临床与科研的结合，力求体现思想性、科学性、先进性、启迪性和实用性，注重规范性和可读性。本教材的出版，对于中西医结合专业研究生的理论拓展、学术研究、科研训练和实践熏陶，对于培养一批能够熟练掌握中西医结合方法、诊疗和预防免疫相关性疾病、实现高质量发展的中西医结合临床医生必将产生重要的影响。

本教材着眼于聚焦疾病,强调结合。即重点是临床免疫学部分,力求系统地将临床上常见的免疫相关性疾病囊括进来。在编写过程中,特别强调每一种疾病的现代免疫学和中医学内容要各占相当的比例;在疾病的发病机制、治疗方法等方面聚焦免疫学机制和免疫调节。本教材的读者对象主要是研究生,作为教材,编写坚持"三基五性"的原则,本教材的大部分内容是公认的、成熟的,在保持学科体系完整性的基础上,注重融入学科的新发展、新成果,在编写过程中着力处理好系统性与创新性、规范性和彰显特色的关系。本教材既可以作为中西医结合、中医学等专业研究生的教材,也可以作为临床医生、教师等的参考书。

本教材是众多教师辛勤劳动的结果。除编写团队外,本学科的其他成员、校内外相关学科教师、广大研究生,均给予了极大的关注和支持。部分教师认真阅读本教材的初稿并提出了中肯的修改意见和建议,为本教材的顺利出版作出了重要的贡献。此外,本教材也得到山西中医药大学和山西大同大学等的大力支持。在此一并表示衷心感谢!

由于本教材涵盖了中医学、西医学的内容,加之学科发展较快、进展颇多,因此不足之处在所难免,恳请广大读者批评指正,以便再版时修订提高。

《中西医结合免疫学》编委会

2023 年 5 月

# 目　录

# 第一章 中西医结合免疫学概述 ▷▷▷▷

医学免疫学是 20 世纪后半叶确立并飞速发展起来的一门新兴学科，已渗透到医学、生物学等多个领域，不仅极大地推动了这些学科的发展，而且成为生命科学的支柱学科之一。由于医学免疫学与传统医药学关系密切，医学免疫学已成为中医学及其相关专业本科学生必修的专业基础课程之一。中西医结合免疫学是中医学与医学免疫学在基础理论方面和临床实践中相结合的产物，在中西医结合专业研究生教育中占有十分重要的地位。

## 第一节 中西医结合免疫学的相关概念和发展简史

学习中西医结合免疫学，必须要了解以下概念及其发展史，特别是西方免疫学发展的历史及中西医结合的历史。

### 一、免疫学和中西医结合免疫学相关概念

#### （一）免疫

免疫的英文"immunity"一词源于拉丁文"immunitas"，意为免除劳役和税赋，引入医学领域则寓意机体对感染性疾病具有抵抗力。随着对免疫有关现象认识的深入，免疫概念本身也得到了不断深化，其内涵及范畴也发生了巨大的变革。

免疫概念的建立源自人类与疾病抗争的经验，后来则在临床实践中得到不断完善。早在公元前，人们就已观察到，曾在瘟疫流行时患过某种传染病的康复者不会患同样的传染病，即对该病产生了抵抗力，这种现象启发了古代医者开始探索以此进行疾病预防。在我国历史上曾有许多重大意义的尝试，开创了免疫接种的先河，如晋代葛洪所著《肘后方》中就记载了有关狂犬病防治的"杀犬取脑敷之则后不复发"，11 世纪则有吸入天花痂粉预防天花的传说，到 16 世纪我国已广泛接种人痘苗预防天花，并传至多个国家。18 世纪末，英国医生琴纳（Jenner）观察到，挤奶女工接触患有牛痘的牛而感染

牛痘后不患天花的现象，因而受到启发，发明了种牛痘苗预防天花，在人类预防传染病的征途中立下了一座丰碑，开启了免疫概念的萌芽。

总之，免疫的概念是随着免疫学研究的深入而不断变化与发展的，其范畴也有着对应的变化。

### （二）免疫力

免疫是机体在识别的基础上，对某些成分进行选择性清除的基本生理功能，其核心内涵是指形成各种免疫现象的效应与作用机制，即具体的免疫，也就是免疫力。随着历史的演进，免疫的概念在不断变化，对免疫力的定义和范畴也存在不同的描述。

随着病原微生物的发现及其与疾病关系的确认，人们开始有意识地制作疫苗来预防疾病，逐渐形成了对病原微生物的抗感染免疫。在抗感染免疫框架内，细胞吞噬现象和体液中抗菌成分（抗体等）的发现，对免疫理论起到了奠基作用。人们开始了解到存在两种不同类型的免疫力：一种是固有的非特异性的免疫，以吞噬细胞为代表；另一种是获得性的特异性免疫，以抗体为代表。

在免疫识别方面，抗感染免疫力被区分为非特异性免疫和特异性免疫：前者主要基于吞噬细胞功能，为生物体在漫长进化中形成的缺乏选择针对性的直接防御机制；后者则基于脊椎动物特有的淋巴细胞功能，它们具有多样性丰富的特异性抗原受体，通常能针对性识别特定抗原并发生间接的特异性反应。随着"非特异性"模式受体被深入揭示，以及对免疫应答模式和免疫力时效的强调，目前多倾向于将免疫力划分为固有免疫（innate immunity）和适应性免疫（adaptive immunity）两大类型。固有免疫又称先天免疫、非特异性免疫或者非专一性防御，包括一系列的物理屏障系统、固有免疫细胞和固有免疫分子。适应性免疫也称后天性免疫、获得性免疫、特异性免疫或者专一性防御，适应性免疫又可粗略分为体液免疫（humoral immunity）和细胞免疫（cell-mediated immunity）。

### （三）免疫学

免疫学（immunology）是研究生物体对抗原物质的免疫应答性及其方法的生物 – 医学科学。免疫应答是指机体对抗原刺激的反应，也是对抗原物质进行识别和排除的一种生物学过程，是机体识别"自身"与"非己"抗原，对自身抗原形成天然免疫耐受，对非己抗原产生排斥作用的一种生理功能。正常情况下，这种生理功能对机体有益，可产生抗感染、抗肿瘤等维持机体生理平衡和稳定的免疫保护作用。在一定条件下，当免疫功能失调时，也会对机体产生有害的反应和结果，如引发超敏反应、自身免疫病和肿瘤等。

免疫学是人类在防治疾病过程中逐步发展起来的，通常将1796年琴纳利用牛痘接种成功预防天花视为其奠基标志。牛痘苗的发明不仅激发了当时学界对免疫的研究兴趣，而且最终使人类彻底免除了天花的灾难（1980年世界卫生组织宣布天花在全球绝迹）。种痘术（vaccination）被作为预防接种的科学术语，疫苗（vaccine）一词也源于此。其后200余年来，免疫学经历了阶段性的迅猛发展，不仅形成一个独立的学科，而且进入了现代生命科学的前沿。

## （四）医学免疫学

医学免疫学（medical immunology）是研究人体免疫系统的结构和功能、免疫与健康和疾病的关系、免疫学理论和技术在疾病预防、诊断和治疗中的应用的一门学科。

免疫学的发展为医学免疫学的进步奠定了坚实的基础。在发现了免疫的病理性损伤、机体对移植物（血型抗原和组织器官）的排斥反应和自身免疫耐受现象后，人们开始逐渐认识免疫并非仅仅是对机体有保护作用的抗感染免疫，而且进一步形成了免疫区分"自我"与"非己"，排斥"非己"（应答）、维护"自我"（耐受）的观念，作为免疫的"标准概念"一直沿用至今。但近年来伴随着对免疫应答的细胞机制、分子机制的揭示、对固有免疫与适应性免疫相互作用及其关系的深入了解，使得免疫的内涵得到扩展，大致可理解为机体免疫系统承担的一种受控的、可选择性处置被识别物的功能。

## （五）中西医结合免疫学

随着中医药现代化的不断推进和现代医学科学的快速发展，临床实践中的中医和西医相互借鉴和相互补充，基础医学中各个分支学科与中医药理论的相互渗透和相互交叉的不断深入，聚焦中西医结合一级学科，产生了一系列的分支学科，如临床医学领域的中西医结合内科学、中西医结合外科学、中西医结合妇产科学、中西医结合儿科学、中西医结合骨伤科学、中西医结合眼科学和中西结合耳鼻咽喉科学等；基础科学领域的本草生物学、中西医结合生理学等。在此基础上，相应的专著和教材也在不断地问世。

免疫学是当代科学中发展最快的学科之一。基础免疫学、实验免疫学等的快速发展为中医药疗效发挥作用机制的现代阐释提供了理论基础和方法工具；医学免疫学、临床免疫学等的不断进步为疾病的诊断、治疗提供了重要的理论指导和实践支撑，可以说当代免疫学已经渗透到医学的每一个分支学科。与此同时，中医免疫学是我国新兴起的学科，虽然被提出作为一门独立学科的时间不长，但中医学中关于免疫学的论述已有悠久的历史，中医学认为疾病的发生、发展，特别是免疫性疾病和免疫相关疾病的发生、发展主要与先天禀赋不足、外感六淫之邪、营卫气血失调、脏腑功能紊乱和痰浊瘀血内生等因素密切相关。外感六淫之邪是疾病的外部致病因素，而先天禀赋不足、营卫气血失调、腑脏功能紊乱等则机体本身的内在原因。在长期的临床医疗实践中，这些与免疫学相关的中医理论得到了充分运用，产生了良好的效果。

随着医疗卫生事业的快速发展，"健康中国"建设的持续推进，党和国家关于中西医并重方针的不断落实，以及在新冠病毒感染中西医协同救治优势的凸显，可以说我国的中西医结合事业方兴未艾、正在蓬勃发展之中，催生出新的学科。中西医结合免疫学正是在这一背景中逐步形成并发展起来的。

2020年中国科协发布的10项重大科学问题，其中之一就是"调节人体免疫功能的中医药机制是什么？"这亟待中西医结合领域的科研工作者们通过高水平的研究来回答！同时，更需要在医学教育中不断融入中医学知识的传授，在中西医结合专业高层次人才培养中加强中西医结合免疫学的教育，以培养更多能够适应这一需求的教学人员、科研人员和临床医疗人员。因此，这一重大科学问题的提出和进一步实施，从某种意义上来讲，也一定会极大地推动中西医结合免疫学的蓬勃发展。

从学科定义上来讲，中西医结合免疫学就是综合运用现代医学和中医学的相关理论和知识，借助医学免疫学、分子生物学等手段和方法，研究免疫现象的发生和维持及其规律，探讨人体疾病特别是免疫性疾病和与免疫异常相关疾病的发生、发展及其演变规律，阐释中医药、中西医结合方法和手段防治疾病的疗效及其机制，特别是通过调节人体免疫功能而治疗疾病的科学。例如，中医药在免疫调节中具有双重作用，即免疫激活与免疫抑制。中药与针灸等手段可以提高免疫细胞、免疫组织和免疫器官等的作用，从而增强机体的免疫防御和免疫监视功能。同时，中药方剂及其有效成分和针刺穴位等治疗方法也可以抑制过强的不良免疫应答（如炎症和过敏）、非正常的自身免疫反应（如自身免疫性疾病）和器官移植的免疫排斥等。除此之外，中医也对提高抗肿瘤免疫反应和调节细胞凋亡有一定的积极作用。一般来说，特定的中医方法对免疫系统的作用机理，涵盖固有免疫和适应性免疫的两个组成部分。以上这些都是中西医结合免疫学的研究内容。

## 二、中西医结合免疫学发展简史

免疫学经历了一个漫长的发展历史。进入 20 世纪以来，免疫学取得了突飞猛进的发展，中西医结合免疫学正是伴随着中医学和免疫学的快速发展而出现并发展起来的。

### （一）经验免疫学时期

一般指 16 世纪到 17 世纪初这一时期。主要的标志性事件是我国医生用接种"人痘苗"的方法预防天花取得成功，并传入邻国。

我国古代医生在医治天花的长期临床实践中，发现康复后的天花患者及护理者，或穿过沾染患者痘痂衣服的人不再患天花，于是大胆创用了将天花痂粉吹入正常人鼻孔的方法来预防天花，这是世界上最早的原始疫苗。据考证，这种人痘苗在唐代开元年间（公元713—741 年）就已出现，至 10 世纪已在民间广为流传，并逐渐传播到国外。约 15 世纪，人痘苗法传到中东。当地人把鼻孔吹入法改良为皮内接种法，免疫效果更加显著。1721年，英国驻土耳其大使夫人 Mary Montagu 把这种接种法传入英国，并且很快传遍欧洲。

然而，这种经验性的人痘苗虽然有一定免疫效果，却不十分可靠，而且还有人工感染的危险，所以未能被人们普遍接受。

### （二）传统免疫学时期

一般指 18 世纪到 20 世纪初这一时期。

1. 人工主动免疫和人工被动免疫方法的建立  1798 年，英国乡村医生琴纳（Edward Jenner, 1749—1823）从挤奶女工多患牛痘（一种轻型的局部痘疹）但不患天花的现象中得到启示，经过一系列实验后，于 1798 年成功地创制出牛痘苗，这是世界上第一例成功的疫苗。随后发表了接种牛痘苗成功预防天花的研究报告，他以研究及推广牛痘疫苗、预防天花而闻名，为人类最终战胜天花做出了不朽的贡献，被称为免疫学之父，并且为后人的研究打开了通道，促使巴斯德、科赫等人针对其他疾病寻求治疗和免疫的方法。

随着微生物检测、培养、分离等技术的发展，科学家们先后发现了多种病原菌。法国著名微生物学家、化学家巴斯德（Louis Pasteur，1822—1895）首先研制出鸡霍乱、炭疽和狂犬病疫苗，并证明接种疫苗可预防相应的传染病。人工主动免疫预防疾病从此得到迅速发展和广泛应用。

1890 年德国医学家比瑞格（Emil Adolf von Behring，1854—1917）发现疫苗接种个体血清中存在结合对应病原菌的物质（抗体），研制出白喉抗毒素并用其治疗白喉患者，拉开了适应性免疫应答研究的序幕，同时也推动了体液免疫的研究。比瑞格从日本著名细菌学家、免疫学家和医生北里柴三郎（Kitasato Shibasaburo，1852—1931）那里了解到中医学中以毒攻毒的医理，由此联想到既然病原菌能产生毒素就一定能产生一种能攻毒的抗毒素，他们在非致死范围内给实验动物注射毒素，结果发现当剂量逐渐增加时，这些动物的血液具有中和毒素的免疫能力。比瑞格于 1901 年因发现抗体及建立血清疗法而成为第一届诺贝尔生理学或医学奖得主，开创了人工被动免疫疗法之先河。

**2. 原始细胞免疫和体液免疫学说的提出及两者的统一** 俄国生物学家和免疫学家梅契尼可夫（Elie Metchnikoff，1845—1916）发现吞噬细胞可吞噬微生物，揭示了机体存在固有防御（免疫）机制，并于 1883 年提出了细胞免疫学说，认为吞噬细胞是执行抗感染免疫作用的细胞。1908 年，他因这一吞噬作用（phagocytosis）的研究，而获得诺贝尔生理学或医学奖，也因为发现乳酸菌对人体的益处，被称为乳酸菌之父。

1894 年比利时细菌学家、免疫学家博尔德（Jules Bordet，1870—1961）发现了补体，研究了溶血作用，建立了"补体结合试验"，奠定了体液免疫学和血清学的基础，这些发现支持了体液免疫学说。他由于发现百日咳杆菌并研制成百日咳菌苗，获 1919年诺贝尔生理学或医学奖。

1898 年德国科学家埃尔利希（Paul Ehrlich，1854—1915）是化学疗法的先驱。他最早用化学反应解释免疫过程，首次定量地研究了毒素与抗毒素的沉淀反应，建立了体液免疫学说和抗体形成的侧链学说。由于他的研究，科学家开始使用"免疫化学"这个名词。同时，他也预测了自体免疫的存在，称之为"恐怖的自体毒性"（horror auto-toxicus），因此获得了 1908 年诺贝尔生理学或医学奖。

19 世纪末对机体免疫机制的一系列认识，以及不同学派（如体液免疫学派和细胞免疫学派）的出现和争论，极大地推动了免疫学的发展并扩大了其研究领域。1903 年，英国免疫学家赖特（Almroth Edward Wright，1861—1947）等发现动物免疫血清能加速吞噬细胞对相应细菌的吞噬，提出了免疫血清（含抗体和补体）具有调理吞噬的作用，从而将体液免疫学说和细胞免疫学说统一了起来。

**3. 免疫病理概念的建立** 1902 年，法国生理学家里歇特（Charles Robert Richet，1850—1935）等发现，接受海葵提取液注射后幸免于难的狗，数周后再次接受极小量海葵提取液可立即死亡，据此提出了过敏反应的概念并开创了免疫病理学研究。他发现将一个免疫动物的血清输到第二个动物身上，第一个动物的免疫性也就传给了第二个动物。从而使人类第一次利用血清体内注射获得了治疗的成功，为现代医学开辟了一条新的道路。由于其在过继血清疗法和过敏反应研究方面作出的重要贡献，被授予 1913 年诺贝尔生理学或医学奖。

**4. 免疫学有关技术的建立**  1900 年前后建立了多种基于抗原与抗体特异性结合原理的传染病经典血清学诊断方法。除了博尔德和让古（O. Gengou）于 1900 年建立了补体结合试验，即博–让二氏现象外，其他著名的试验方法还有：1896 年达勒姆（Herbert Edward Durham，1866—1945）等发现特异性凝集反应，同年肥达（G. Widal）建立了诊断伤寒的肥达试验。1898 年，克劳斯（R. Kraus）建立了沉淀试验。1901 年，奥地利著名医学家、生理学家兰德斯坦纳（Karl Landsteiner，1868—1943）发现了 A、B、O、AB 四种血型中的前三种，建立了检测血型的玻片凝集试验，在 1930 年获得诺贝尔生理学或医学奖。

1901 年，"免疫学"一词首次出现在《Index Medicus》中，1916 年《Journal of Immunology》创刊。自此，免疫学作为一门独立学科，正式得到承认。

### （三）现代免疫学时期

一般指 20 世纪中叶以来的时期。继 1939 年，瑞典化学家蒂塞利乌斯（Arne Wilhelm Kaurin Tiselius，1902—1971）等运用血清蛋白电泳技术，证明了抗体是 Y 球蛋白，于 1948 年获诺贝尔化学奖；1942 年，Chase 和 Landsteiner 发现迟发型超敏反应可以通过致敏淋巴细胞而不是抗体转移给正常个体之后，免疫学得到了快速发展，并取得了一系列标志性的成果。

**1. 免疫耐受和克隆选择学说**  1945 年欧文（Owen）发现在胎盘血管融合的异卵双生小牛体内，各自含有两种不同血型抗原的红细胞，成年后小牛可接受对方移植的皮肤而不排斥的现象。此后，1949 年澳大利亚微生物学家伯内特（Frank Macfarlane Burnet，1899—1985）把无性繁殖等方法应用于病毒研究，提出了新的免疫学理论——获得性免疫和无性繁殖系选择学说。他从理论上预言，产生抗体的能力可能不是先天的，而是一种细胞对异物的主动的反应过程；在免疫反应中，免疫耐受性是由于"自我识别"发生在胚胎期的适当阶段，由此提出了免疫耐受的概念。1953 年，阿拉伯裔英国学者梅达瓦（Peter Brian Medawar，1915—1987）等给胎鼠或新生鼠注入同种异型脾细胞，成功地诱导出获得性移植耐受，证实了胚胎期或新生期免疫耐受的理论。该理论认为动物胚胎期或新生期接触抗原，可诱导其发生免疫耐受，动物成年后对该抗原特异性无应答。因其在移植免疫学领域的开创性工作，被誉为"器官移植之父"。

1957 年，伯内特提出了抗体生成的克隆选择学说。该学说认为，体内存在识别各种抗原的免疫细胞克隆；抗原通过细胞受体选择相应的克隆并使之活化和增殖，变成抗体产生细胞和免疫记忆细胞；胚胎时期与抗原接触的免疫细胞可被破坏或抑制，称为禁忌细胞株（forbidden clone）；部分免疫细胞可因突变而与自身抗原起反应。作为研究特异性免疫应答的理论基础，对抗原的识别、免疫记忆、免疫耐受、自身免疫及移植排斥等都做出了比较合理的解释，初步奠定了免疫区分"自己"与"非己"的理论基础，从而开启了现代免疫学的新阶段。伯内特和梅达瓦的研究成果——克隆选择学说和获得性免疫耐受获得了 1960 年诺贝尔生理学或医学奖。

**2. 免疫球蛋白基本结构的阐明** 1959 年,波特(Rodney R. Porter)发明了选择性断裂酸解方法,成功地将免疫球蛋白 G 裂解为三个片段。为了克服酶解法的缺点,埃德尔曼(Gerald Maurice Edelman)发明了用浓尿素还原抗体分子二硫键的方法,将免疫球蛋白 G 裂解为更小的片段,并确认它们是构成免疫球蛋白 G 的两种多肽链。两位科学家因阐明了抗体的基本结构及各功能区,获得了 1972 年诺贝尔生理学或医学奖。

**3. B 细胞和 T 细胞及其亚群的阐明** 20 世纪 60 年代,胸腺和骨髓的中枢免疫器官地位被揭示,明确了 T 细胞和 B 细胞及其主导的细胞免疫和体液免疫效应,并发现了两者之间的联系与协同作用,逐步证实 T 细胞和 B 细胞各自存在不同的亚群。随之 70 年代发现自然杀伤细胞,90 年代又发现调节性 T 细胞等。

**4. 抗体多样性机制的阐明** 在 1959 年明确抗体结构基础上,日本分子生物学家利根川进(Tonegawa Susumu,1939—)运用分子生物学技术,于 1978 年从分子和基因水平揭示了抗体多样性发生的遗传学机制。1987 年因"发现抗体基因及抗体多样性的遗传学基础"而获诺贝尔生理学或医学奖。

**5. T 细胞识别抗原的 MHC 限制性** 1984 年,戴维斯(Mark Davis)和斋藤(Chien Saito)等成功地克隆了 T 细胞抗原受体的基因。免疫识别及免疫细胞相互作用的分子基础与机制,以及免疫细胞发育、分化、活化与信号转导的机制得到了逐步的阐明。澳大利亚学者杜赫提(Peter Doherty)和瑞士苏黎世大学实验免疫学教授辛克纳吉(Rolf M. Zinkernagel,1944—)发现并明确了 T 细胞识别抗原有 MHC 限制性。两人分享了 1996 年诺贝尔生理学或医学奖。

**6. 树突状细胞的抗原递呈功能和 Toll 样受体功能** 美国洛克菲勒大学细胞生理学和免疫学实验室的生物学家斯坦曼教授(Ralph Marvin Steinman,1943—2011)发现并证实了树突状细胞在启动适应性免疫中的生物学功能。美国免疫学家和遗传学家比尤特勒(Bruce Beutler,1957—)和霍夫曼(Jules A Hoffmann)揭示了固有免疫重要受体——Toll 样受体及其功能,两位科学家因发现如何激活先天免疫而分享了 2011 年邵逸夫生命科学与医学奖。同年,两人又获诺贝尔生理学或医学奖,以表彰他们"关于先天免疫机制激活的发现",斯坦曼共同获得该奖。

**7. 免疫学技术和方法学的进步** 在免疫学研究历程中,技术与方法学的研究亦不断深入,发展并形成了诸如放射免疫分析、单克隆抗体制备等多项在医学和生物学领域影响深远的生物技术。新型疫苗的研究取得了丰硕的成果,特别是人工制备抗体技术的发展。由于天然抗原通常含有多个表位,每一表位均可刺激机体的一个特异性 B 细胞克隆产生一种特异性抗体,所以目前人工制备的抗体主要有三种类型:①多克隆抗体(polyclonal antibody,pAb)。该抗体是指用包含多种抗原表位的抗原免疫动物,获取的动物免疫血清是多种抗体的混合物。优点是易制备,具有多种作用;缺点是特异性差,应用受到一定的限制。②单克隆抗体(monoclonal antibody,mAb)。该抗体是由识别同一抗原表位的单一 B 细胞克隆产生的同源抗体。优点是纯度高、特异性强、效价高、可大量生产等。③基因工程抗体。该抗体是指经 DNA 重组技术,在基因水平上对 Ig 分子进行切割、拼接或修饰，重新组装成新型的抗体分子，又称重组抗体。其制备原理是从 B 细胞获得编码抗体的基因，或以聚合酶链反应技术扩增基因片段，经体外 DNA 重组后，转化受体细胞，使其表达特定抗体。已制备成功的抗体有嵌合抗体（chimeric Ab）、人源化抗体（humanized Ab）、双特异性抗体（bispecific Ab）、Fv 抗体、单链抗体、小分子抗体等。基因工程抗体既保留了单克隆抗体均一性及特异性高的优点，又可赋予其一些新功能或减免不良反应，有极广阔的发展与应用前景。

**8. 人类免疫缺陷病毒（艾滋病病毒，HIV）的发现**　在 20 世纪 80 年代，巴尔－西诺西（Francoise Barre-Sinoussi）和蒙塔尼（Luc Montagnier）成功地复制出 HIV-I 基因组片段，最终发现了艾滋病病毒循环复制及与主体病毒相互配合的病理，确立了诊断艾滋病病毒感染者的方式，因此获得了 2008 年诺贝尔生理学或医学奖。

**9. 激活免疫系统法则的发现**　博伊特勒（Bruce A. Beutler）和霍夫曼（Jules A. Hoffmann）主要研究了免疫防御的第一道防线——先天性免疫系统，发现关键受体蛋白质能够识别微生物对动物机制的攻击并激活免疫系统。斯坦曼（R. M. Steinman）则聚焦免疫系统的第二道防线——获得性免疫系统，他发现了能激活并调节适应性免疫的树突细胞。其成果使人们对免疫系统的理解发生"革命性"变化，并为传染病、癌症等疾病的防治开辟了新的道路，因此获得 2011 年诺贝尔生理学或医学奖。

**10. 细胞治疗技术的发展**　美国艾利森（James P. Allison）运用 CTLA-4 与负性免疫调节治疗癌症，日本学者本庶佑（Tasuku Honjo）运用 PD-1 与负性免疫调节治疗癌症。两人因在癌症研究方面取得的突出贡献而获 2018 年诺贝尔生理学或医学奖。

此外，还有一些没有获奖的成果，如主要组织相容性抗原的发现，与上述获奖成果一样，也是免疫学发展史上的标志性成果。

## （四）中医免疫学和中西医结合免疫学的发展

**1. 古代医家的贡献**　除了上文提到的公元 11 世纪开始用接种人痘法预防天花，开创了人工免疫预防之先河，对种牛痘苗预防天花的发明有启迪作用之外，狂犬病疫苗的研制也是一项重要贡献，当时这种疫苗还处于起步阶段。

在我国医学历史上，很早就有"免疫"的思想，古代中医观察到患过某种传染病后不再患相同疾病的现象，提出了"以毒攻毒"的防治疾病思想，我国最早的医学典籍之一的《黄帝内经》（以下简称《内经》）中提到，治病要用"毒药"，药没有"毒性"就治不了病。公元 3 世纪用狂犬病犬脑敷被咬伤者伤口来预防狂犬病的发作，这就是"以毒攻毒"的治病方法。然而，最早把这种免疫思想付诸实践，并最早从事免疫学研究的先驱，是东晋有名的医学家葛洪。其所著《肘后方》中就记载了"乃杀所咬犬，取脑敷之"的方法防治狂犬病。

**2. 中医基础理论与免疫**　在中医学的发展历程中，众多的学说与免疫有关。

（1）阴阳学说与免疫　中医学认为，人是阴阳对立统一整体。阴阳对立制约、互根互用、相互调节，取得动态平衡，从而使机体的生理功能保持正常状态。很多研究表明：免疫应属人体阴阳平衡范畴中的重要组成部分，免疫系统内部既互相促进，又互相制约，维持平衡和稳定；若阴阳失衡，免疫功能常发生变化。一些免疫相关疾病则常出现阴阳失衡的表现。

（2）邪正学说与免疫　中医学的正气简称"正"，是人体各种生理功能的总称，包括自我调节能力、适应环境能力、抗邪防病能力和康复自愈能力等。现代研究表明，中医学的正气包括人体免疫系统的免疫防御、免疫自稳和免疫监视三大功能。中医学的邪气简称"邪"，泛指各种致病因素（包括病原生物），有内邪与外邪之分。正气抗邪防病的能力与免疫防御功能类似，自我调节能力与免疫自稳功能类似，正气协调脏腑经络气血的能力则与免疫监视功能类似，可防止痰积血瘀，以免发生癥瘕积聚（肿瘤）等。

（3）气血津液学说与免疫　中医学的"气"是构成人体及维持生命活动的最基本物质。元气为人体生长发育之根本，如果元气衰少，会影响到免疫器官的发育。营气可化生血液，在血和津液中含有诸多免疫细胞和免疫分子，各自发挥重要的免疫作用。

（4）藏象学说与免疫　心、肝、脾、肺、肾五脏是机体的重要组成部分。中医学五脏的名称与西医学的脏器虽然相同，但其生理、病理含义却不完全相同。中医学将内脏的功能活动统称为脏气，并以脏气的强弱来表示机体抗病能力的高低。大量研究资料表明，藏象学说与免疫的关系十分密切，如五脏的生理功能包括诸多免疫功能，也与免疫系统的发育、成熟相关；五脏的生理功能异常，某些免疫功能也发生变化。

（5）体质学说与免疫　中医体质学说十分重视正常人体的差异性，认为疾病的发生发展、证候表现及临床治疗均与人的个体体质有关，并从不同角度将人分为不同的体质类型。现代研究表明，有些体质类型人的某些免疫功能与他人常有差别，对抗原刺激的反应性也不尽相同。

3. 中医临床实践与免疫　几十年来，人们从现代免疫学角度探讨了一些中医病证的病理生理变化及其机制。大量研究资料证明，与正常人相比，气虚、血虚、肾虚、脾虚等多种虚证患者的某些免疫功能常常降低，也有些实证患者表现为某些免疫功能紊乱，表明中医多种病证与免疫密切相关。用扶正固本类中药治疗一些虚证后，除患者的临床症状好转外，某些免疫功能也随之得到改善；而某些祛邪中药则能通过抑制过高的免疫应答或提高较低的免疫应答水平达到治疗疾病的目的。

另外，中药、针灸治疗疾病的机制也涉及较多的免疫学因素。经多年研究证明，免疫功能低下或紊乱与某些中医病证的发生和发展有关。同时还证明很多方剂、单味中药或中药的某些组分，以及针灸某些穴位对机体的免疫功能有一定影响，有的能增强某些免疫功能，有的可抑制某些免疫功能，有的则有双向调节作用，也有的能增加或减少某些免疫器官的重量或免疫细胞的数量，从而从免疫学角度初步揭示了中药、方剂或针灸治疗中医病证的部分作用机制。近年来，人们还研发了一些新的中药免疫调节剂作为药品或保健品使用。

4. 中西医结合免疫学的发展　中医药的有效成分对西医生物学和分子免疫学功能影响的机理研究逐渐开展，从而为中医与西医治疗周期中的不同程度合并和互补使用奠定了理论基础。目前，中西医结合免疫学已成为近年来前沿免疫交叉学科发展的研究热点，如发现通过调节机体的免疫可以有效地治疗自身免疫性疾病、肿瘤、过敏性疾病等，其机制的阐明必将对进一步彰显中医药的治疗优势产生积极的推动作用。

（郝慧琴　马存根）

# 第二节　免疫系统简介

免疫系统是机体执行免疫功能的结构基础。免疫系统各个组成部分彼此依存，协调一致，共同作用，发挥着免疫反应和免疫调节等功能。免疫系统与神经系统、内分泌系统一起，构成调节复杂的神经 - 内分泌网络系统。各系统相互影响、相互调节，为维持机体内环境的相对稳定发挥着重要的作用。

## 一、免疫系统的构成

免疫系统由固有免疫系统和适应性免疫系统两部分组成。

### （一）固有免疫系统的构成

固有免疫系统完成固有免疫（innate immunity）功能。固有免疫亦称先天性免疫（congenital immunity）、天然免疫（native immunity）或非特异性免疫（nonspecific immunity），指个体出生后随遗传而来的免疫力。固有免疫系统主要由屏障系统、固有免疫细胞和体液因子构成。

**1. 屏障系统（barrier system）**　涉及机体特定部位的组织结构及其特有的物理、化学、生物学因素构成的防御结构，即物理屏障、化学屏障和生物学屏障。主要有：①皮肤黏膜屏障。健康完整的皮肤和黏膜是阻挡微生物的机械屏障；皮肤和黏膜的分泌物有多种杀菌和抑菌物质，如汗腺分泌的乳酸、皮脂腺分泌的不饱和脂肪酸、胃液中的胃酸，再如呼吸道、消化道和泌尿生殖道所分泌黏液中的溶菌酶、抗菌肽等。②血脑屏障、胎盘屏障和血 - 胸腺屏障。可有效阻止病原菌进入神经系统或胎儿体内。

**2. 固有免疫细胞**　由单核 - 巨噬细胞、树突状细胞、中性粒细胞、某些淋巴细胞、粒细胞、肥大细胞等构成。具有识别谱宽泛的模式识别受体（PRR）或类似功能的受体，识别和结合对应分子组分而活化，并通过吞噬、细胞内杀灭机制及细胞毒作用等方式清除病原体及自身死亡细胞的功能。

**3. 体液因子**　由补体系统（complement system）、凝集素、C 反应蛋白、干扰素、细胞因子等，以及具有溶解、杀伤或抑制病原体作用的溶菌酶、防御素、乙型溶素等碱性蛋白与多肽等构成。可直接抑杀病原体或以介导炎症等方式参与清除病原体的分泌蛋白。

### （二）适应性免疫系统的构成

适应性免疫系统完成适应性免疫（adaptive immunity）功能。适应性免疫亦称获得性免疫（acquired immunity）、特异性免疫（specific immunity），指个体受抗原刺激后获得的特异性免疫功能。适应性免疫系统主要由免疫器官、免疫细胞和免疫分子三部分组成。

**1. 免疫器官**　分为中枢免疫器官和外周免疫器官（图1-1）。中枢免疫器官包括骨髓、胸腺，是免疫细胞发生和分化、发育和成熟的场所；外周免疫器官包括淋巴结、脾脏及黏膜/皮肤相关淋巴组织等，是成熟免疫细胞定居的部位。

**2. 免疫细胞**　免疫细胞是免疫应答的主要执行者，包括在胸腺分化形成的T淋巴细胞和在骨髓分化形成的B淋巴细胞。其发挥功能尚需树突状细胞、单核-巨噬细胞等抗原提呈细胞辅助才启动，形成效应也常有其他固有免疫细胞参与。

**3. 免疫分子**　包括参与介导免疫细胞对抗原识别、清除及免疫细胞间相互作用的分子，主要可分为表达于免疫细胞膜表面的膜分子和分泌型的可溶性分子。前者如T、B细胞膜表面的抗原受体（TCR、BCR）、CD分子、黏附分子、主要组织相容性分子和各类受体分子（如补体受体、细胞因子受体）等；后者如免疫球蛋白和细胞因子等。

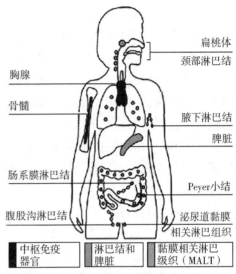

图1-1　机体免疫器官的组成

## 二、免疫器官

### （一）中枢免疫器官

**1. 骨髓（bone marrow）**　骨髓是造血器官，也是各类血细胞和免疫细胞的发源地。

（1）**骨髓的结构**　骨髓位于骨髓腔内，由造血组织和血窦构成，具有活跃的造血功能。造血组织由基质细胞（网状细胞、成纤维细胞、巨噬细胞、血管内皮细胞、脂肪细胞等）和造血细胞构成。基质细胞与其分泌的多种细胞因子为造血细胞的分化发育提供了微环境，造血干细胞则依赖于此环境分化发育。

（2）**骨髓的功能**　骨髓具有多种功能：①是各类血细胞和免疫细胞发生的场所。骨髓造血干细胞（hematopoietic stem cell，HSC）是具有高度自我更新能力和多能分化潜能的前体细胞，故又称多能造血干细胞（pluripotent hematopoietic stem cell，PHSC）。在骨髓微环境中，分为可分化形成粒细胞、单核细胞、肥大细胞、红细胞、血小板和部分树突状细胞的髓样干细胞，可分化形成淋巴细胞（T、B、NK细胞）和部分树突状细胞的淋巴样干细胞。②B细胞分化成熟的场所。骨髓中分化发育的淋巴细胞前体细胞，一部分继续在骨髓内分化为成熟的B细胞或NK细胞。成熟的B细胞和NK细胞进入血循环，最终定居在外周免疫器官和组织。③再次免疫应答抗体产生的重要场所。在初次体液免疫应答中，B细胞在生发中心经历了亲和力成熟和类别转换后分化成为记忆性B

细胞，当再次接触相同抗原，记忆性 B 细胞活化，经淋巴液和血液进入骨髓，在骨髓中持续产生抗体并释放到血液循环中，成为血清抗体的主要来源。

**2. 胸腺（thymus）** 胸腺是 T 细胞分化、成熟的场所。

（1）胸腺的结构 胸腺表面有一层结缔组织被膜，被膜深入胸腺实质将其分隔成若干胸腺小叶。小叶的外层为皮质（cortex），内层为髓质（medulla），皮质与髓质交界处含大量血管。胸腺的细胞组成有胸腺细胞（即处于不同分化发育阶段的 T 细胞）和胸腺基质细胞（thymus stromal cell，TSC）。源于骨髓的 T 细胞前体经血管进入胸腺皮质即为胸腺细胞，向髓质迁移并逐渐分化成熟，故皮质内胸腺细胞为未成熟 T 细胞，髓质内胸腺细胞大多为成熟 T 细胞。胸腺基质细胞主要包括胸腺上皮细胞、巨噬细胞（macrophage，Mφ）和树突状细胞（dendritic cell，DC）等。这些胸腺基质细胞，连同细胞外基质、胸腺激素和细胞因子等构成胸腺微环境，为 T 细胞的分化成熟提供了必要的条件。

（2）胸腺的功能 ①T 细胞分化、成熟的场所。在胸腺微环境作用下，来自骨髓的祖 T 细胞迁移至胸腺成为胸腺细胞，经过阳性选择和阴性选择，仅有不足 5% 胸腺细胞分化为成熟 T 细胞，进入外周血，最终定居在外周免疫器官。②免疫调节功能。胸腺基质细胞可产生多种肽类激素，不仅促进胸腺细胞的分化、成熟，也参与调节其他免疫细胞的生长、分化，调节机体免疫平衡，维持自身稳定。

## （二）外周免疫器官

外周免疫器官是成熟 T 细胞、B 细胞等免疫细胞定居的场所。

**1. 淋巴结（lymph node）** 广泛分布于全身非黏膜部位的淋巴通道上。

（1）淋巴结的结构 表面覆盖有致密的结缔组织被膜，被膜深入实质形成小梁。淋巴结的实质分为皮质和髓质（由髓索和髓窦组成。髓索内主要为 B 细胞、浆细胞、T 细胞和大量巨噬细胞；髓窦内 Mφ 较多，有较强的过滤作用）两个部分：皮质分为浅皮质区和深皮质区。浅皮质区是 B 细胞定居的场所，又称为非胸腺依赖区（thymus independent area），内有大量 B 细胞聚集形成的淋巴滤泡。未受抗原刺激的淋巴滤泡，其内无生发中心，主要含成熟的初始 B 细胞，称为初级滤泡（primary follicles）；受抗原刺激的淋巴滤泡，出现生发中心（germinal center，GC），含大量增殖分化的 B 淋巴细胞，称为次级滤泡（secondary follicles），B 细胞在生发中心分化为长寿命浆细胞和记忆 B 细胞。深皮质区位于浅皮质区和髓质之间，又称为副皮质区，主要由 T 细胞组成（80% 是 CD4$^+$T 细胞），故又称 T 细胞区或胸腺依赖区（thymus dependent area）。树突状细胞在这两个区域中都存在，在滤泡中的称为滤泡树突状细胞，在深皮质区的称为并指状细胞。

（2）淋巴结的功能 ①淋巴结是成熟 T、B 细胞的主要定居场所。其中，T 细胞约占淋巴细胞总数的 75%，B 细胞约占 25%。②淋巴结是对组织来源的抗原产生适应性免疫应答发生的场所。抗原提呈细胞携带摄取的抗原进入淋巴结，或在淋巴结中的抗原提呈细胞捕获随淋巴液引流而来的游离抗原，将其加工、处理后提呈给 CD4$^+$T 细胞，在抗原提呈细胞与 T 细胞或 T、B 细胞相互作用后，T 或 B 细胞活化、增殖并分化为效应 T 细胞或浆细胞，产生细胞免疫或体液免疫应答。③淋巴结参与淋巴细胞再循环。淋巴细胞在血液、淋巴液、淋巴器官和组织间周而复始循环的过程称淋巴细胞再循环。④淋巴液的过滤作用。侵入机体的病原微生物及毒素等随组织淋巴液缓慢进入淋巴结，被 Mφ 吞噬或通过其他机制清除，从而发挥过滤淋巴液的作用。

**2. 脾脏**　脾脏是人体最大的免疫器官。

（1）**脾脏的结构**　表面覆盖有致密的结缔组织被膜，被膜下为脾脏实质，可分为：①白髓（white pulp）。是淋巴细胞聚集区，包括动脉周围淋巴鞘（periarterial lymphatic sheath，PALS）和淋巴滤泡。动脉周围淋巴鞘是 T 细胞聚集区，淋巴滤泡也称为脾小结、是 B 细胞聚集区。②红髓（red pulp）。分布于白髓周围，由脾索和脾窦构成，脾索在血窦之间相互连接成网，索内含有 T、B 细胞、浆细胞和巨噬细胞等，是脾滤过血液的主要场所。③边缘区（marginal zone）。白髓和红髓交界处称为边缘区，是血液及 T、B 淋巴细胞进出脾脏白髓时的重要通道。

（2）**脾脏的功能**　①是成熟淋巴细胞定居的场所。B 细胞约占脾脏中淋巴细胞总数的 60%，T 细胞约占 40%。②是对血源性抗原产生适应性免疫应答的主要场所。抗原经血液循环进入脾脏，刺激 T、B 细胞活化、增殖，分化为效应 T 细胞和浆细胞，后者分泌抗体，从而发挥免疫效应。③合成和分泌某些生物活性物质。如补体、干扰素等。④血液的过滤净化作用。可清除血液中的病原体、衰老死亡的红细胞和白细胞及免疫复合物等。

**3. 黏膜免疫系统（mucosal immune system，MIS）**　是最大的免疫组织，约占机体淋巴组织的 50%。人体黏膜表面积巨大，是病原体等从外界侵入机体的主要途径。因此，黏膜免疫系统是机体抵御病原生物入侵的首要防线，是黏膜免疫应答发生的主要部位。

（1）**黏膜免疫系统的构成**　黏膜免疫系统又称黏膜相关淋巴组织（mucosa-associated lymphoid tissue，MALT），其中最大的是肠相关淋巴组织（gut-associated lymphoid tissue，GALT），后者包括派氏集合淋巴结、孤立淋巴滤泡、阑尾等器官中的淋巴组织和肠道上皮细胞间淋巴细胞、固有层淋巴细胞（主要为效应 T 细胞和分泌抗体的浆细胞）等弥散的淋巴细胞。从存在形式上讲，MALT 主要有两种：①是存在于呼吸道、胃肠道及泌尿生殖道等黏膜固有层弥散分布的无被膜的淋巴组织。②是器官化的带有生发中心的淋巴组织，包括扁桃体、肠道的派氏集合淋巴结及阑尾等。从部位上讲，MALT 主要包括防御经肠道入侵病原体感染的肠相关淋巴组织、防御经空气传播病原体感染的鼻相关淋巴组织和支气管相关淋巴组织。

（2）**黏膜免疫系统的功能**　①黏膜局部免疫应答发生的场所。黏膜固有层有 Mφ、DC 等免疫细胞，当病原体突破黏膜屏障进入机体后，迅速发生固有免疫应答，引起局部炎症反应，并启动黏膜局部适应性免疫应答，最终清除病原体。②产生分泌型 IgA（SIgA）。产生 SIgA 的浆细胞主要分布于 MALT。以消化道黏膜为例，口服的抗原进入派氏集合淋巴结后即诱导 B 细胞应答，使之分化成为浆细胞，产生大量的 SIgA，经黏膜上皮细胞分泌至黏膜表面，在防御黏膜局部病原生物感染中发挥重要作用。③对共生菌和食物低应答或免疫耐受。在肠道寄生着上千种以细菌为主的非致病微生物，称为共生菌，正常情况下这些共生菌对机体有益。黏膜免疫系统可区分有害病原体抗原及共生菌和食物来源的无害抗原，对前者发生有效应答，对后者产生低应答或免疫耐受。

### 三、免疫细胞

免疫细胞指参与免疫应答或与免疫应答有关的细胞，是由骨髓造血干细胞（hematopoietic stem cell，HSC）分化、发育而来的。HSC 主要表达 CD34 和 CD117，不表达各种成熟血细胞谱系相关的表面标志，具有自我更新和发育分化两种潜能。在骨髓微环境中，HSC 先分化形成髓样干细胞和淋巴样干细胞。髓样干细胞进一步分化为巨核/成红祖细胞和粒/单核祖细胞两个群体，前者最终分化为血小板和红细胞，后者最终分化为中性粒细胞、嗜酸性粒细胞、嗜碱性粒细胞、单核细胞和肥大细胞等。淋巴样干细胞则分化成为始祖 T 细胞、始祖 B 细胞和始祖 NK 细胞，并分别在胸腺（T 细胞）和骨髓（B 细胞和 NK 细胞）中发育成熟释放入血。

免疫细胞可分为固有免疫细胞和适应性免疫细胞。

### （一）固有免疫细胞

固有免疫细胞包括单核－巨噬细胞、树突状细胞、NK 细胞、NKT 细胞、γδT 细胞、B1 细胞、中性粒细胞、嗜酸性粒细胞、嗜碱性粒细胞和肥大细胞等。

**1. 单核－巨噬细胞（monocyte/macrophage）** 由血液中单核细胞和组织器官中巨噬细胞组成，胞质中富含有溶酶体颗粒，表达特征性表面标志 CD14 分子，具有很强的变形运动、吞噬杀伤和抗原提呈能力，在固有免疫和适应性免疫应答中均具有重要的作用。

除 MHC Ⅰ/Ⅱ类分子等外，单核－巨噬细胞可表达多种受体：模式类识别受体如 Toll 样受体、甘露糖受体、清道夫受体等；调理类受体如 IgG Fc 受体、C3b/C4b 受体；细胞因子类受体如 MCP-IR、M-CSFR、GM-CSFR 等。

单核－巨噬细胞具有重要的生物学作用，不仅参与固有免疫，而且也是适应性免疫应答中的一类重要细胞，发挥杀伤并吞噬病原体、清除损伤或衰老细胞及肿瘤细胞、提呈抗原、调节免疫、分泌和促炎等功能。

**2. 树突状细胞（dendritic cell，DC）** 1973 年斯坦曼教授等首次在小鼠脾脏中发现形态上具有树枝状突起的独特细胞，将其命名为树突状细胞。此后的研究证实，DC 也可以来源于髓样干细胞和淋巴样干细胞。树突状细胞广泛分布于全身组织和脏器，血液中数量较少，约为人外周血单核细胞的 1%；朗格汉斯细胞主要存在于表皮和胃肠上皮组织；间质性树突状细胞主要存在于结缔组织；并指状树突细胞主要存在于胸腺；滤泡样树突状细胞主要存在于外周免疫器官。DC 是机体功能最强的抗原提呈细胞，主要功能是高效摄取、加工和提呈抗原，启动适应性免疫；在免疫细胞的分化成熟、抗原特异性识别、适应性免疫应答启动、免疫记忆维持等方面起着关键作用。

在未受到抗原刺激时，高表达 TLR2、TLR4、TLR5 等模式识别受体、Fc 受体、补体受体、甘露糖受体等吞噬相关受体，低表达 CD80、CD86、CD40 等共刺激分子和 ICAM 等黏附分子，故其摄取和加工抗原能力较强，而抗原提呈能力较弱，这个阶段的 DC 称为未成熟 DC。在摄取抗原后离开炎症病灶开始迁移，在通过淋巴管或血循环迁移到外周淋巴器官的过程中，DC 逐渐成熟，高表达 MHC Ⅰ／Ⅱ分子和共刺激分子，抗原提呈能力逐渐增强，同时分泌细胞因子和黏附分子，介导炎症反应，这个阶段的 DC 也称为成熟 DC。

**3. 固有淋巴细胞** 包括 NK 细胞、NKT 细胞、γδT 细胞、B1 细胞。

（1）NK 细胞 是一群缺乏特异性抗原识别受体的淋巴细胞，来源于骨髓淋巴样干细胞，其分化、发育依赖于骨髓或胸腺微环境，主要分布于外周血和脾脏，在淋巴结和其他组织中也有少量存在。因其具有细胞毒效应，无需抗原致敏就能自发地杀伤靶细胞而得名。NK 细胞表达多种膜受体，如杀伤细胞激活性受体（killer activation receptors，KARs）、杀伤细胞抑制性受体（killer cell immunoglobulin-like receptor，KIR）、天然细胞毒受体（natural cytotoxicity receptors，NCRs）、Fc 受体Ⅲ（FcγR Ⅲ／CD16）、多种趋化和活化相关的细胞因子受体等。NK 细胞通过上述杀伤细胞活化受体或 IgG Fc 受体与相应配体结合活化后，通过穿孔素／颗粒酶途径、Fas 与 FasL 途径、TNF-α／TNF-α 受体途径和抗体依赖性细胞介导的细胞毒作用途径杀伤靶细胞（图 1-2）。在抗感染、抗肿瘤和免疫调节中起重要作用。

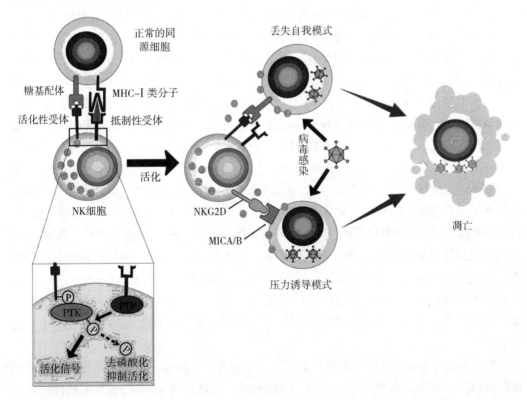

图 1-2 NK 细胞的识别和活化

（2）自然杀伤 T 细胞（natural killer T cell，NKT）　是既表达 NK 细胞表面标志 CD56，也表达 T 细胞表面标志 αβTCR 和 CD3 的一类 T 细胞亚群。主要分布在骨髓、肝脏和胸腺，少量存在于淋巴结、脾脏和血液。

活化的 NKT 细胞通过穿孔素/颗粒酶和 Fas/FasL 途径导致病毒感染细胞或肿瘤细胞凋亡，因此在机体抗病毒感染和抗肿瘤免疫中发挥重要作用。

（3）γδT 细胞　主要分布于肠道、呼吸道及泌尿生殖道等黏膜和皮下组织，在外周血中仅占 CD3$^+$T 细胞的 0.5% ~ 1%。其 TCR 由 γ 和 δ 链组成，缺乏多样性，不接受 MHC 分子提呈的抗原肽，可直接识别肿瘤细胞表面 MHC A/B 分子、细胞表面表达的病毒蛋白、感染细胞表达的热休克蛋白、CD1 分子提呈的磷脂和糖脂类抗原。

活化后可通过释放穿孔素/颗粒酶、TNF-β 及通过 Fas/FasL 途径导致病毒感染细胞或肿瘤细胞凋亡，也可通过分泌 IL-17、IFN-γ 和 TNF-α 等细胞因子介导炎症反应、参与免疫调节。

（4）B1 细胞　在个体发育过程中出现较早，由胎肝和成人骨髓产生，主要分布于胸腔、腹腔和肠壁固有层中。具有自我更新能力，表达 CD5 分子和 BCR（mIgM），可直接生成和分泌能结合细菌表面多糖类和某些自身抗原的天然抗体。接受抗原刺激后，可在 48 小时内产生以 IgM 为主、具有泛特异性的低亲和力抗体，增殖分化过程中不发生 Ig 类别的转换，不产生免疫记忆。因其在 B2 细胞产生抗体之前发挥效应，产生的抗体又具有多反应性，故在机体抗感染早期及维护自身免疫稳定方面具有重要作用。

**4. 粒细胞和肥大细胞**　粒细胞包括中性粒细胞、嗜酸性粒细胞和嗜碱性粒细胞三类。中性粒细胞（neutrophil）表面具有模式识别受体（甘露糖受体、清道夫受体和 Toll 样受体）、趋化因子受体（IL-8R、C5aR）、调理性受体（IgG FcR、C3bR）等多种膜分子，胞质中富含溶菌酶等多种具有杀伤、消化作用的酶类，因此具有很强的趋化运动和吞噬杀菌能力。嗜酸性粒细胞（eosinophil）主要分布于呼吸道、消化道和泌尿生殖道黏膜上皮结缔组织中，表面表达嗜酸性粒细胞趋化因子受体（ECFR）、IL-3R、IL-5R 和血小板活化因子受体等，参与抗寄生虫感染免疫、免疫调节和超敏反应。嗜碱性粒细胞（basophil）胞体呈圆形，直径 10 ~ 12μm，胞质紫红色内有少量粗大但大小不均、排列不规则的黑蓝色嗜碱性颗粒，常覆盖于核面上。胞核一般为 2 ~ 3 叶，因被颗粒遮盖，核着色较浅。嗜碱性粒细胞数量增多常见于某些过敏性疾病、某些血液病、某些恶性肿瘤及某些传染病等。表面表达趋化性受体（IL-8R、MCP-1R）和高亲和力 IgE Fc 受体，在炎症发生过程中与变应原结合后，可使其脱颗粒，释放组胺、5-羟色胺、嗜酸性粒细胞趋化因子（eosinophil chemotactic factor，ECF）及白三烯、前列腺素 D、血小板活化因子等一系列新合成的炎性介质，参与炎症反应、抗寄生虫感染免疫和 I 型超敏反应。

肥大细胞（mast cell）主要分布于皮肤、呼吸道、胃肠道、泌尿生殖道及各器官结缔组织中，其表面具有模式识别受体（如 TLR）、过敏毒素 C3a/C5a 受体和高亲和力 IgE Fc 受体，与相应配体结合而被激活、脱颗粒，释放一系列炎性介质（组胺、5-羟色胺、白三烯、前列腺素等）和细胞因子（IL-1、IL-4、IL-8、TNF-α 等），引起炎症反应，参与抗感染免疫和Ⅰ型超敏反应。

此外，还要特别提一下抗原提呈细胞（antigen-presenting cell，APC）。这是一类能够摄取、加工抗原，并将抗原肽提呈给T细胞的免疫细胞。根据其表面MHC Ⅱ类膜分子表达和功能的差异，可将APC分为两大类：①包括树突状细胞、巨噬细胞和B细胞的专职性APC（professional APC），可表达MHC Ⅱ类分子和T细胞活化的共刺激分子，具有较强的摄取、加工处理及提呈抗原的能力；②包括内皮细胞、成纤维细胞、上皮细胞等在内的非专职性APC（non-professional APC），在正常条件下不表达MHC Ⅱ类分子，但在炎症过程中或IFN-γ等细胞因子的作用下，也可表达MHC Ⅱ类分子和共刺激分子，并能处理和提呈抗原。

## （二）适应性免疫细胞

适应性免疫细胞是指介导适应性免疫应答的一类细胞，表面具有高度抗原特异性的抗原识别受体（TCR/BCR），识别抗原后可发生克隆增殖、分化，故也称抗原特异性淋巴细胞或免疫活性细胞（immune competent cell，ICC），包括αβT细胞（简称T细胞）和B2细胞（简称B细胞）两类。

**1. T细胞**  表面具有TCR-CD3复合体、CD4/CD8分子、共刺激分子及细胞因子受体等多种特征性表面膜分子。根据T细胞表面膜分子和其功能的不同，T细胞分为若干个亚群，介导、辅助或调节免疫应答，相互协同完成免疫功能以维护机体生理平衡。

（1）T细胞的表面分子  是T细胞识别抗原、与其他免疫细胞相互作用，以及接受信号刺激并产生应答的物质基础。

1）TCR-CD3复合体：是由T细胞受体（T cell receptor，TCR）与CD3分子以非共价键结合形成的一个稳定的功能复合体。大多数TCR由α和β两条肽链以二硫键连接形成的异二聚体，可特异性识别抗原产生的信号，借助CD3（表达于所有成熟T细胞表面）分子转导进入细胞内而发挥作用（图1-3）。

2）CD4/CD8：CD4和CD8都是TCR的共受体，但分别表达在不同的T细胞亚群上。CD4分子是一种单链糖蛋白，其胞外区有4个Ig样结构域，远端的2个结构域能与MHC Ⅱ类分子β2结构域结合；CD8分子是由a和β链组成的异二聚体，胞外区各含一个Ig样结构域，能与MHC Ⅰ类分子的α3结构域结合。CD4和CD8分子可增强T细胞与APC或靶细胞之间的作用，并促进CD3的ITAM酪氨酸磷酸化，参与活化信号的转导。

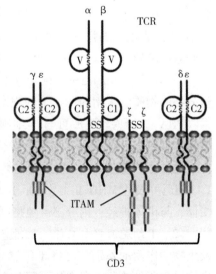

图1-3 TCR-CD3复合体

3）共刺激分子：T细胞的活化需要双信号刺激，不仅需要由TCR-CD3复合分子提供的第一信号，还必须有第二信号（costimulatory signal）共同刺激。T细胞膜有多种分子如 CD28、LFA-1 及 CD2 分子等与共刺激信号的产生，这些分子被称为共刺激分子。CD28 可表达于全部 CD4$^+$T 细胞及 50% CD8$^+$T 细胞，是二硫键连接的同源二聚体分子，属 Ig 超家族。在抗原诱导的 T 细胞活化中，CD28 与 B7 分子家族（CD80、CD86）结合，为 T 细胞提供活化的第二信号，刺激 T 细胞合成 IL-2，并促进 T 细胞的增殖和分化。CD154 即 CD40 配体（CD40L），主要表达于活化的 T 细胞，可与 B 细胞表面相应受体 CD40 结合，调节 B 细胞的活化，为 B 细胞活化提供共刺激信号，并可通过增强 APC 上 B7 分子表达及分泌 T 细胞分化相关的细胞因子而进一步促进 T 细胞的活化。CD2 表达于成熟的 T 细胞上，其配体为 APC 或靶细胞上的 CD58 分子，与相应配体的相互作用可加强 T 细胞与 APC 或靶细胞间的黏附，为 T 细胞提供协同刺激，因而可促进 T 细胞的活化。

4）负调节分子：主要有细胞毒性 T 细胞活化抗原-4（cytotoxic T-lymphocyte-associated antigen 4，CTLA-4）和程序性细胞死亡蛋白 l（programmed cell death protein 1，PD-1）。CTLA-4 即 CD152，结构上和 CD28 分子高度同源，是由两条肽链经二硫键连接的同源二聚体，主要表达于活化的 CD4$^+$T 细胞及 CD8$^+$T 细胞，配体也是 B7 分子，但是其亲和力显著高于 CD28 与 B7 的亲和力。PD-1 即 CD279，也是带胞浆区 ITIM 的一种免疫球蛋白超家族跨膜糖蛋白，它可被诱导性地表达在活化的 T 细胞、B 细胞、NK 细胞、单核细胞和树突状细胞等表面，其配体 PD-L1（CD274）和 PD-L2（CD273）也属 B7 家族，其结合对活化的细胞产生抑制作用，在免疫应答过程中发挥限制作用。因此，负调节分子在限制过度应答及某些免疫现象中有重要作用。

5）细胞因子受体：多种细胞因子通过与 T 细胞表面相应受体（IL-1R、IL-2R、IL-4R、IL-6R 及 IL-7R 等）结合而参与调节 T 细胞活化、增殖和分化。静止和活化的 T 细胞表面细胞因子受体的种类、密度及亲和力差别很大，如静止 T 细胞仅表达低亲和力的 IL-2R，而活化 T 细胞可表达高亲和力 IL-2R，因此激活的 T 细胞能接受较低水平 IL-2 的刺激而增殖。

6）丝裂原（mitogen）结合分子：丝裂原也称有丝分裂原，是指能刺激细胞发生有丝分裂的物质。常用的诱导 T 细胞发生增殖的丝裂原有刀豆蛋白 A（ConA）、植物血凝素（PHA）。这些丝裂原可与 T 细胞膜表面的丝裂原结合分子结合，刺激 T 淋巴细胞增殖。

此外，T 细胞膜上可表达特定类型的 Fc 受体、补体受体和 MHC Ⅰ类分子，活化的 T 细胞还可表达 MHC Ⅱ类分子；T 细胞表面还具有多种激素、神经递质和神经肽等的受体，与机体神经 – 内分泌 – 免疫网络调节有关。

（2）T 细胞亚群与功能　T 细胞是高度异质性的群体，按其表面表达的膜分子类型及生物学作用的差别，可将 T 细胞划分为不同类别和亚群（subpopulation）：①根据在应答过程所处阶段、状态的不同分为初始 T 细胞（naive T cell，Tn）、效应 T 细胞（effector T cell，Te）和记忆性 T 细胞（memory T cell，Tm）。②根据 TCR 类型不同分为 αβT 细胞和 γδT 细胞。③根据是否表达 CD4 或 CD8 分子分为 CD4$^+$T 细胞和 CD8$^+$T 细胞。④根据功能不同分为辅助性 T 细胞（helper T cell，Th）、细胞毒性 T 细胞（cytotoxic T cell，CTL 或 Tc）和调节性 T 细胞（regulatory T cell，Treg）等。

1）初始 T 细胞、效应 T 细胞和记忆性 T 细胞：初始 T 细胞是指从未接受过抗原刺激的成熟 T 细胞，表达 CD45RA 和高水平的 L-选择素（CD62L），参与淋巴细胞再循环，在外周免疫器官内接受抗原刺激而活化，并最终分化为效应 T 细胞和记忆性 T 细胞。效应 T 细胞为由初始 T 细胞分化而来的具有免疫效应功能的 T 细胞，表达高水平、高亲和力 IL-2 受体及黏附分子（整合素和 CD44）和 CD45RO，向外周炎症组织迁移；在炎症组织内，识别接触带特异 pMHC 的靶细胞，不需 CD28 与 B7（第二信号）的相互作用就可发挥免疫效应。记忆性 T 细胞是维持机体免疫记忆的细胞，处于细胞周期的 G0 期，可存活数年甚至几十年。记忆性 T 细胞介导再次免疫应答，其接受 APC 提呈抗原的刺激后可迅速活化，并分化为效应 T 细胞和新生记忆性 T 细胞。在缺乏抗原等刺激的情况下，记忆性 CD4$^+$T 细胞和记忆性 CD8$^+$T 细胞可以长期存活。

2）αβT 细胞和 γδT 细胞：在外周血中，αβT 细胞占成熟 T 细胞的 90%～95%，主要为 CD4$^+$或 CD8$^+$单阳性，即一般所说的 T 细胞，是适应性免疫应答的主要细胞。γδT 细胞主要分布在皮肤和黏膜上皮层中，表型多为 CD4、CD8 双阴性，部分细胞可为 CD8 单阳性，发挥固有免疫功能。

3）CD4$^+$T 细胞和 CD8$^+$T 细胞：CD4$^+$T 细胞识别由 13～17 个氨基酸残基组成的外源性抗原肽，其识别、活化过程受 MHC Ⅱ类分子的限制。活化后，分化的效应细胞主要为辅助性 T 细胞（Th）。CD8$^+$T 细胞识别由 8～10 个氨基酸残基组成的内源性抗原肽，受 MHC Ⅰ类分子的限制。活化后，分化的效应细胞主要为细胞毒性 T 细胞（CTL 或 Tc），具有细胞毒作用，可特异性杀伤靶细胞。

4）辅助性 T 细胞、细胞毒性 T 细胞和调节性 T 细胞：Th 细胞多为 CD4$^+$T 细胞。按激活后分泌细胞因子的不同，Th 又可分为：Th1 分泌 IFN-γ、IL-2 和 TNF-α/β 等细胞因子，辅助或促进 CTL、NK 细胞、巨噬细胞的活化和增殖，形成以细胞毒作用为主导的细胞免疫效应，所分泌的某些细胞因子可抑制 Th2 的活化及其生物学效应；Th2 分泌 IL-4、IL-5、IL-13 和 IL-10 等细胞因子，辅助 B 细胞增殖并产生不同类别的抗体；所分泌的某些细胞因子可抑制 Th1 的活化及效应作用；Th17 为近年发现的一类 Th，以分泌 IL-17、IL-21、IL-22 等细胞因子为特征。可刺激多种细胞产生 IL-6、IL-1、TNF、GM-CSF 等前炎症因子，在炎症形成过程中起主导作用。其增殖依赖于巨噬细胞所分泌的 IL-23，但受 Th1、Th2 型细胞因子的抑制。

CTL 细胞膜分子表型多为 CD8$^+$，经抗原受体介导产生特异性细胞毒作用，其机制为：分泌穿孔素（perforin）及颗粒酶（granzyme）介导靶细胞裂解或凋亡；分泌肿瘤坏死因子等与靶细胞表面的相应受体结合，启动靶细胞凋亡；通过高表达 FasL 导致 Fas 阳性的靶细胞凋亡。

Treg 细胞膜分子表型多为 CD4$^+$，以表达转录因子 Foxp3 为特征，具有抑制性免疫调节功能。胸腺形成的称为天然调节 T（nTreg）细胞，在自身免疫耐受中起重要作用。

**2. B 细胞**　根据 B 细胞是否表达 CD5 分子，通常把 B 细胞分为 B1（CD5$^+$，如前述主要参与固有免疫）细胞和 B2（CD5$^-$）细胞。此处讨论的就是 B2 细胞，表达 BCR-

CD79a/b复合体、共受体、共刺激分子、MHC Ⅰ/Ⅱ类分子及细胞因子受体等多种细胞表面膜分子。

（1）B细胞的表面分子　是B细胞的标志性分子，在B细胞识别抗原、活化增殖、分化及产生抗体等方面有重要作用。

1）BCR-CD79a/b复合体：由B细胞受体（BCR）与CD79a/b（Igα/Igβ）分子两部分组成。BCR即膜免疫球蛋白（membrane immunoglobulin，mIg），为单体，具有高度的多样性，胞外V区能特异性结合抗原表位，但胞质区很短，不能传递抗原刺激信号到细胞内。CD79a/b也称为Igα（CD79a）、Igβ（CD79b）。两者形成二聚体，可将BCR胞外V区结合抗原的刺激信号传递到细胞内，为B细胞提供第一活化信号（图1-4）。

2）B细胞活化的共受体：CD19、CD21和CD81以非共价键形成的复合体称为B细胞共受体。CD19是一种跨膜蛋白，其胞浆区可传导活化信号；CD21是补体C3d受体（CR2），也是EB病毒的受体，可显著增强BCR识别抗原的信号传导，促进B细胞活化。

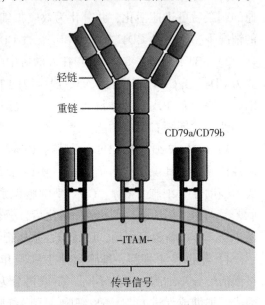

图1-4　BCR-CD79a/b复合体

3）共刺激分子：B细胞表面的共刺激分子为B细胞和T细胞活化提供必要的第二信号，包括CD40和CD80/CD86。CD40是B细胞表面最重要的共刺激分子，其配体为表达于活化T细胞表面的CD154（CD40L）。Th细胞活化后，CD40L表达上调，与CD40相互作用，提供B细胞活化的第二信号。CD80/CD86高表达在活化的B细胞表面，是T细胞CD28和CD152的配体，与CD28相互作用，为T细胞的活化提供第二信号；与CD152相互作用，则可抑制T细胞活化。

4）负调节分子：包括CD22、CD32和CD279。CD22胞内段含有免疫受体酪氨酸抑制基序（ITIM），B细胞活化导致ITIM磷酸化，可对B细胞活化产生负调节作用。CD32为一种IgG Fc受体，胞内段含有ITIM，其作用是介导抑制信号，进而抑制B细胞的分化和抗体生成。CD279（PD-1）结合配体抑制B细胞增殖和分化，参与免疫耐受的形成。

5）细胞因子受体：B细胞表面表达IL-1R、IL-2R、IL-4R、IL-5R、IL-6R、IL-7R及IFN-γR等多种细胞因子受体，与相应细胞因子结合而参与或调节B细胞活化、增殖和分化。

6）丝裂原结合分子：B细胞表面具有多种丝裂原结合分子，可以与相应丝裂原结合，激活B细胞，使其增殖、分化为淋巴母细胞。常见的B细胞有丝分裂原有脂多糖（LPS）、金黄色葡萄球菌A蛋白（SPA）等。

　　7）MHC 分子：成熟 B 细胞可表达高密度的 MHC Ⅰ类和 MHC Ⅱ类分子。在发育前期，B 细胞已表达 MHC Ⅱ类分子，活化后表达明显增多，主要作用是提呈抗原肽，与 T 细胞 TCR 结合，为 T 细胞提供第一活化信号。活化的 Th 细胞表达 CD40L 等共刺激分子，与 B 细胞表面 CD40 等共刺激分子结合使得 B 细胞获得第二活化信号。

　　（2）B 细胞的功能　　B2 细胞的主要功能为：①产生抗体。识别蛋白质抗原后，在 T 细胞的辅助下大量增殖，最终分化为浆细胞，产生高亲和性抗体，参与 B 细胞介导的适应性免疫应答。②提呈抗原。B2 细胞可借其 BCR 结合特异性抗原表位，将抗原内化、加工和处理，以抗原肽-MHC 分子复合物形式提呈给 T 细胞。③分泌细胞因子。活化后可产生多种细胞因子，参与免疫调节、炎症反应等过程。

## 四、免疫分子

　　免疫分子主要是指介导免疫细胞对免疫细胞激活物的识别、清除及免疫细胞间相互作用和信息传递的一类分子。

### （一）免疫球蛋白

　　免疫球蛋白（immunoglobulin，Ig）有分泌型 Ig（secreted Ig，sIg），存在于血液和组织液中；膜型 Ig（membrane Ig，mIg），存在于 B 细胞表面，构成 B 细胞的抗原受体（B cell receptor，BCR）。

　　**1. 结构**　　Ig 分子由四条多肽链构成，包括两条重链（heavy chain，H 链）和两条轻链（light chain，L 链），相邻肽链之间由二硫键相连，单体分子呈"Y"字形。重链的分子量约为 50～75kDa，由 450～550 个氨基酸残基组成。根据重链恒定区氨基酸的组成和排列顺序不同可将分为 5 类，即 IgG、IgM、IgA、IgD 和 IgE。同一类中，根据其重链氨基酸组成和二硫键的数目、位置的不同，又可分为不同亚类，如 IgG 可分为 IgG1～IgG4 四个亚类。轻链的分子量约 25kDa，由 214 个氨基酸残基构成。人类免疫球蛋白轻链有两型，分别为 κ 型和 λ 型。

　　（1）免疫球蛋白的分区　　重链和轻链均可分为可变区（variable region，V 区）和恒定区（constant region，C 区）。Ig 的轻链氨基端（N 端）的 1/2 与重链氨基端的 1/4 或1/5，其氨基酸序列容易发生变化，称为可变区；轻链羧基端（C 端）的 1/2 及重链羧基端的 3/4 或 4/5 氨基酸序列相对恒定，称为恒定区。H 链和 L 链的 V 区内各有 3 个区域的氨基酸组成和序列变化频率极高，称为高变区（hypervariable region，HVR）。

　　（2）免疫球蛋白的结构域　　在 H 链和 L 链的结构上有由 100～110 个氨基酸残基由链内二硫键连接形成的一个具有特定功能的超二级结构，称为结构域，每个结构域各自具有特定的功能，也称之为功能区。

　　（3）免疫球蛋白的辅助成分　　除轻链和重链外，某些类别的 Ig 还有：①连接链（joining chain，J 链），是一条由 124 个氨基酸组成的、富含半胱氨酸的多肽链，由浆细胞合成，主要功能是将单体免疫球蛋白分子连接为多聚体，如 IgA 由两个单体通过 J 链相连接形成二聚体。②分泌片（secretory piece，SP），又称分泌成分（secretory component，SC），是由黏膜上皮细胞合成并分泌的，以非共价形式与 IgA 二聚体结合，使其成为分泌型 IgA（sIgA）。

（4）免疫球蛋白的水解片段　Ig 分子肽链某些部分易被蛋白酶水解为各种片段，可用于研究免疫球蛋白的结构和功能或分离、纯化抗体的特定功能片段。常用的酶有木瓜蛋白酶和胃蛋白酶两种。

**2. 各类免疫球蛋白的特性**　五类免疫球蛋白结构（图 1-5）。

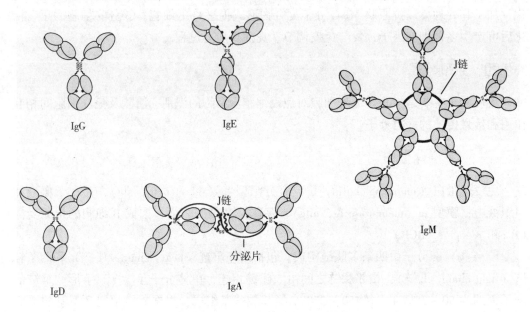

图 1-5　五类免疫球蛋白结构模式图

（1）IgG　有不同亚型，IgG1、IgG2 和 IgG3 能通过经典途径激活补体；血清含量最高（75%～85%），也是丙种球蛋白的主要成分，半衰期较长（16～24 天）。IgG 是机体抗感染的主要抗体（具有抗菌、抗病毒、中和毒素和免疫调理作用），参与 Ⅱ、Ⅲ 型超敏反应。

（2）IgM　是分子量最大的 Ig，为五聚体，称巨球蛋白。IgM 激活补体、结合抗原、免疫调理作用比 IgG 强大，天然血型抗体是 IgM。IgM 是个体发育中最早产生的抗体，胚胎晚期已能合成，新生儿脐带血中若 IgM 水平升高，提示胎儿曾有宫内感染。IgM 是抗原刺激后出现最早的抗体，半衰期短，故检测 IgM 水平可用于传染病的早期诊断，也可参与 Ⅱ、Ⅲ 型超敏反应。mIgM 是 B 细胞抗原受体（BCR）的主要成分。

（3）IgA　分为血清型和分泌型两种，血清型 IgA 主要由肠系膜淋巴组织中的浆细胞产生，为单体。分泌型 IgA（sIgA）是由呼吸道、消化道、泌尿生殖道等处的固有层中浆细胞产生，为双体、三体或多体。sIgA 主要存在于唾液、泪液，以及呼吸道、消化道和泌尿生殖道黏膜表面的分泌液中。参与皮肤黏膜的局部抗感染作用。初乳中含有高浓度的 sIgA，这也是提倡母乳喂养的原因之一。

（4）IgD　是 B 细胞的重要表面标志。B 细胞的分化过程中首先出现 IgM，IgD 的出现标志着 B 细胞成熟，对防止免疫耐受有一定作用。

（5）IgE　血清中含量最低，可与肥大细胞、嗜碱性粒细胞上的高亲和力 Fcε 受体（FcεR Ⅰ）结合，引起 Ⅰ 型超敏反应。IgE 也可以通过与嗜酸性粒细胞 FcεR Ⅱ 结合，介导 ADCC 效应，杀伤蠕虫，发挥抗寄生虫免疫作用。

**3. 功能**　Ig 具有多种重要的生物学作用，均与其结构和组成有关用。

（1）抗原受体活性　为表达在 B 细胞表面的 BCR，可与抗原表位特异性结合，获得 B 细胞活化的抗原刺激信号，是 B 细胞活化第一信号的结构基础。

（2）抗体的生物学活性

1）中和作用：通过抗体 Fab 段与抗原表位的空间结合，封闭抗原的生物学活性部位，如可以阻止病原体和毒素对宿主细胞的吸附、结合和破坏。能够发挥封闭效应的抗体称为中和抗体。

2）激活补体系统作用：IgG、IgM 与相应抗原特异性结合后，可导致 Fc 段上的补体结合位点暴露出来，并进而与补体 C1q 结合，激活补体经典途径。

3）调理作用：IgG 的 Fab 段与细菌等颗粒性抗原结合，其 Fc 段可与巨噬细胞、中性粒细胞表面的 Fc 受体结合，促进吞噬细胞发挥吞噬作用。

4）抗体依赖性细胞介导的细胞毒作用：抗体依赖性细胞介导的细胞毒作用（antibody-dependent cell-mediated cytotoxicity，ADCC）是指 IgG 与具有相应抗原结合后，其 Fc 段可与 NK 细胞等效应细胞的 Fc 受体结合，促使效应细胞释放穿孔素、颗粒酶等细胞毒性物质，导致靶细胞死亡（图 1-6）。

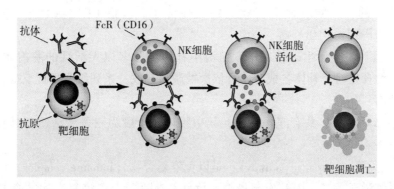

图 1-6　ADCC 效应

5）介导 Ⅰ 型超敏反应作用：IgE 的 Fc 段可与肥大细胞和嗜碱性粒细胞表面的 IgE Fc 受体结合，使其致敏。若相同变应原再次进入机体时，可与致敏细胞表面特异性 IgE 结合，使致敏细胞释放生物活性介质，引起 Ⅰ 型超敏反应。

6）穿过胎盘和黏膜作用：IgG 的 Fc 段和胎盘母体一侧滋养层细胞膜表面的 Fc 受体结合，促使 IgG 进入到滋养层细胞内并进而进入胎儿血循环，形成自然被动免疫，在胎儿及新生儿期抗感染免疫中发挥重要的作用。

7）免疫调节作用：游离抗体还可以通过其 Fc 段，结合至 T、B 细胞表面的各类 Fc 受体，反馈性地调节 T、B 细胞的活化。

### (二) 补体

补体 (complement) 由 30 余种可溶性蛋白和膜结合蛋白组成,广泛存在于人和脊椎动物血清、组织液和细胞膜表面,构成了一个具有多种调控机制的蛋白质酶促反应系统。体内多种组织细胞都能合成补体,出生后肝细胞和巨噬细胞是产生补体的主要细胞,约 90% 的血浆补体成分由肝脏合成;其他多种细胞如内皮细胞、淋巴细胞、肾脏上皮细胞等也能合成某些补体成分。

**1. 构成**　按其功能可以分为三类。

(1) 补体固有成分　指存在于体液中,参与补体激活级联反应的成分,包括:①经典激活途径的 C1 (C1q、C1r、C1s)、C4 和 C2。②凝集素激活途径的 MBL、纤维胶原素 (FCN)、MBL 相关丝氨酸蛋白酶 (MASP)。③旁路激活途径的 B 因子和 D 因子。④补体激活途径共同成分 C3,以及共同末端通路的 C5、C6、C7、C8 和 C9。

(2) 补体调节蛋白　是以可溶性形式存在于血清中或结合在细胞膜表面的蛋白分子,通过调节补体激活途径中的关键酶而调控补体的活化强度和范围。包括:①血浆中的备解素 (P 因子)、C1 抑制物 (C1 inhibitor, C1 INH)、S 蛋白、H 因子、I 因子、C4 结合蛋白 (C4bp)、Sp40/40。②存在于细胞膜表面的膜辅助因子蛋白 (membrane cofactor protein, MCP)、衰变加速因子 (decay accelerating factor, DAF)、膜反应溶解抑制因子 (CD59) 等。

(3) 补体受体 (complement receptor, CR)　是指存在于不同细胞表面的、能与补体片段相结合的、介导多种生物效应的受体分子。包括 CR1 ~ CR5、C3aR、C4aR、C5aR 及 H 因子受体 (HR) 等。

**2. 激活及其调控**　生理情况下,血清中补体成分多以无活性的酶前体形式存在。只有当激活物存在时,补体各成分才可依次被激活形成一系列级联酶促反应,最终出现溶细胞等效应。

(1) 激活的途径　共有三条途径,其中膜攻击阶段为三条激活途径具有的共同末端通路 (图 1-7)。

1) 经典途径 (classical pathway):是以免疫复合物 (immune complex, IC) 为激活物的补体系统激活途径,因其发现最早,故称经典途径。免疫复合物结合 C1 而启动,活化 C1q 的能力由高到低依次为 IgM > IgG3 > IgG1 > IgG2。活化的过程包括:①识别阶段。即 C1 识别免疫复合物进而活化的阶段。C1q 为六聚体,其头部与免疫复合物中两个以上 IgM 或 IgG 的补体结合位点结合后,分子构象发生改变,导致 C1r 活化裂解为两个片段,其中小分子片段可裂解 C1s,而 C1s 裂解形成的小分子片段具有丝氨酸蛋白酶活性,能依次裂解 C4 与 C2。②活化阶段。即形成 C3 转化酶和 C5 转化酶的阶段。这是一个较为复杂的生物学过程,以形成 C3 转化酶和 C5 转化酶为标志。③膜攻击阶段。是补体激活过程中的最终阶段,可导致某些病原体和细胞裂解破坏。C5 转化酶将 C5 裂解成 C5a 和 C5b。C5a 释放入液相,C5b 仍结合在细胞表面,并依次与 C6、C7 结合,所形成的 C5b67 复合物插入细胞膜脂质双层,并与 C8 结合,形成 C5b678。后者与 12 ~ 15

个 C9 分子（poly-C9）联结成 C5b6789n，即膜攻击复合物（membrane attack complex，MAC）。MAC 在细胞膜上形成内径约 10nm 的亲水性通道，能使可溶性小分子、离子及水分子自由通过细胞膜，但蛋白质等大分子不能通过，导致胞内渗透压降低，细胞膨胀而被溶解。

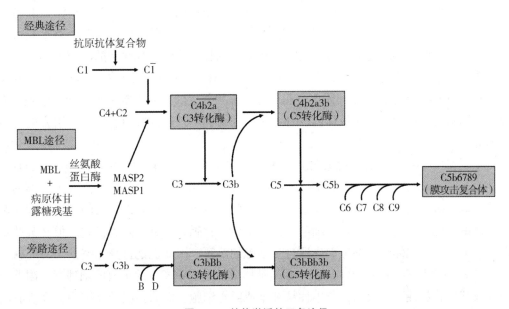

图 1-7 补体激活的三条途径

2）凝集素途径（lectin pathway）：是指血浆中 MBL 及 FCN 与病原微生物表面的激活物甘露糖或 N 氨基半乳糖残基等结合后，使补体固有成分发生酶促级联反应的补体活化途径，因此又称为甘露糖结合凝集素（mannose-binding lectin，MBL）途径。活化的过程为：在病原微生物感染的早期，由单核细胞/巨噬细胞产生的 IL-1、IL-6 和 TNF-α导致机体发生急性期反应，诱导肝细胞合成 MBL 及纤维胶原素（ficolin，FCN），使其血清水平明显升高。MBL 或 FCN 作为可溶性模式识别分子，识别病原体表面的特殊糖结构，活化 MBL 相关的丝氨酸蛋白酶（MBL-associated serine protease，MASP）。MASP裂解 C4 和 C2 分子，形成 C3 转化酶，其后的反应过程与经典途径相同；或裂解 C3 生成 C3b，参与并强化旁路途径。

3）旁路途径（alternative pathway）：是由 C3b 灭活受阻而导致的激活途径，又称为替代途径或备解素途径。激活物多为细菌、真菌、被病毒感染的细胞、脂多糖、酵母多糖、葡聚糖、凝聚的 IgG4 和 IgA 及其他哺乳动物细胞，为补体活化级联反应提供接触表面，从而直接活化旁路途径。C3 是启动旁路途径并参与后续级联反应的关键分子，活化的过程较为复杂，当旁路途径激活物存在时，提供了保护性微环境，使 C3b 与 Bb结合形成的复合物进一步稳定，成为旁路途径中的 C3 转化酶，形成补体激活级联反应及随后的正反馈放大机制，生成 C5 转化酶，其后的反应过程与经典途径相同。

（2）调控 补体的过度激活可造成自身组织细胞损伤。因此，在正常情况下，补体的激活及末端效应有严密的调控机制。

1）补体的自身调控：补体激活过程中产生的某些中间产物如各类 C3 转化酶极不稳定，常在几毫秒内就会丧失酶活性，这是级联反应的重要自限因素。

2）补体调节因子的作用：已发现的 10 多种补体调节因子可对补体活化进行精确的调控，使补体的激活与抑制处于动态平衡状态。C1 抑制分子（C1 INH）可与活化的 C1r 和 C1s 结合，使之失去酶解能力，对经典途径进行调节。I 因子通过介导 C3b 蛋白水解，使之成为无活性的 iC3b，从而抑制旁路途径 C3 转化酶的形成，对旁路途径进行调节。机体细胞表面表达的能抑制同一种属来源的补体溶解自身细胞的调节蛋白，称为同源限制因子，主要有 CD55（衰变加速因子，DAF），可竞争性抑制 B 因子与 C3b 结合及 C2a 与 C4b 结合，可在补体攻击病原体时保护邻近的自身正常细胞，如血细胞、血管内皮细胞等，保护胎儿在母体内发育、精子在女性生殖道内避免有关抗体引发的补体损伤等。

**3. 功能** 主要表现为抗感染与介导炎症反应、参与免疫自稳及免疫调节两大方面。

（1）溶细胞作用 补体系统被激活后，可在靶细胞表面形成 MAC，形成穿膜的亲水性通道，破坏局部磷脂双层，导致包括红细胞、血小板、被病毒感染的有核细胞及革兰阴性菌等靶细胞的溶解。溶解细菌是机体抗微生物感染的重要防御机制。但在某些情况下，可因自身抗体激活补体而导致自身细胞的溶解，因此也是自身免疫损伤的机制。

（2）调理作用 C3b、C4b 和 iC3b 是补体激活过程中产生的重要的调理素，附着于细菌或其他颗粒性物质表面，与中性粒细胞或巨噬细胞表面的相应受体结合，促进吞噬细胞与靶细胞之间的黏附，进而增强吞噬。该作用是机体抵御全身性细菌和真菌感染的主要机制之一。

（3）清除免疫复合物作用 循环免疫复合物激活补体后产生的 C3b 可与 IC 中的抗体结合，IC 借助 C3b、C4b 与表达 CR1 和 CR3 的红细胞等血细胞结合，并通过血流运送到肝脏和脾脏而被清除。

（4）炎症介质作用 补体活化过程中可产生多种具有炎症介质作用的活性片段，如 C3a、C5a、C2b 和 C4a 均有炎症介质作用。其中 C3a、C4a 和 C5a 又称为过敏毒素，当其与肥大细胞或嗜碱性粒细胞表面的相应受体结合后，激发细胞脱颗粒，释放组胺等血管活性介质，引起毛细血管扩张、血管通透性增加、平滑肌收缩等。

（5）免疫调节作用 补体成分通过与细胞膜 CR 的结合，可与多种免疫细胞相互作用，对免疫细胞和免疫应答进行调节。如 C3 可参与 APC 捕捉、固定抗原，间接增强抗原提呈作用。

## （三）主要组织相容性复合体及其编码分子

主要组织相容性复合体（major histocompatibility complex，MHC）是指可控制免疫应答、影响 T 细胞发育分化、制约其识别和发挥效应等的、紧密连锁在同一染色体上的基因群。由于最初是在移植后发生排斥现象发现的，故用"组织相容性"来为这一基因系统定名，但因习惯和尊重历史而沿用至今。人类的有关抗原首先在白细胞发现，称为人类白细胞抗原（human leucocyte antigen，HLA）。

**1. HLA 复合体的结构及遗传特征**

（1）HLA 复合体的定位与组成　HLA 复合体位于人第 6 号染色体短臂上，全长约为 3600kb，共有 200 多个基因座位，其中 130 个为能表达蛋白质分子的功能性基因。根据其在染色体上的分布及所编码 HLA 分子的功能特点，将 HLA 基因分为：①HLA Ⅰ类基因区。在 HLA 复合体中位于远离着丝点的一端，主要编码经典和非经典 HLA Ⅰ类分子及一些相关产物。②HLA Ⅱ类基因区。在 HLA 复合体中位于近着丝点一端，结构较为复杂。③HLA Ⅲ类基因区。位于 HLA Ⅰ和 HLA Ⅱ类基因之间，包括补体（如 C2、C4A、C4B、Bf）、TNF 及热休克蛋白等的基因，主要编码产生体液性免疫分子。

（2）HLA 复合体的遗传特征　①单体型遗传。单体型（haplotype）指染色体上紧密连锁的 HLA 各基因座位的组合。HLA 复合体是染色体上紧密连锁的基因群，呈单体型遗传。②高度多态性。多态性（polymorphism）是指群体中同一基因座位上存在多个等位基因（allele）的现象。HLA 复合体是迄今已知人体多态性程度最高的基因系统。多态性形成的原因是有复等位基因众多、共显性（codominance）表达两种。③连锁不平衡。连锁不平衡（linkage disequilibrium）是指分属于两个或两个以上的基因座位上的等位基因，同时出现在同一染色体上的概率与预期的随机频率之间存在明显差异的现象。

**2. HLA 分子的结构与分布**　人类 MHC 分子一般是指经典 HLA 基因编码产物，简称 HLA 分子。

（1）HLA Ⅰ类分子的结构和分布　HLA Ⅰ类分子是由非共价键连接的两条肽链组成的糖蛋白，一条由 HLA-A、HLA-B、HLA-C 等位基因编码的重链（α 链）和一条位于 15 号染色体上的 β2 微球蛋白基因编码的轻链（β2m），能与一定广度的多肽谱结合。HLA Ⅰ类分子可分为肽结合区、Ig 样区、跨膜区和胞浆区，广泛表达于体内各种有核细胞、血小板及网织红细胞表面，肌肉、神经组织细胞表达较少，成熟的红细胞和滋养层细胞表面不表达。

（2）HLA Ⅱ类分子的结构和分布　HLA Ⅱ类分子是由一条 35kDa 的 α 链和一条 28kDa 的 β 链以非共价键连接组成的异二聚体。HLA Ⅱ类分子也可分为肽结合区、Ig 样区、跨膜区和胞浆区，主要表达于 B 细胞、单核－巨噬细胞和树突状细胞等抗原提呈细胞和活化的 T 细胞表面，内皮细胞和精子细胞表面有少量表达。

**3. MHC 分子的免疫学功能**

（1）参与抗原的加工与提呈　MHC Ⅰ类分子和 MHC Ⅱ类分子提呈抗原肽的途径不同，前者提呈的抗原肽被 $CD8^+$ T 细胞识别，而后者提呈的抗原肽供 $CD4^+$ T 细胞识别。

（2）参与免疫应答的遗传控制　机体对特定抗原物质是否产生免疫应答及应答的强弱是受遗传控制的。MHC 具有高度多态性，不同个体携带的 MHC 型别不同，其抗原凹槽的结构及与抗原肽锚定残基的亲和力不同，由此可影响 APC 对特定抗原的提呈及个体对某些抗原的免疫应答能力，从而表现出特定 HLA 基因的个体与某些免疫性疾病有较密切的关联，这可能与基因对免疫应答的控制有关。

（3）制约免疫细胞间的相互作用　在免疫应答过程中，TCR 识别 APC 上抗原肽的同时还须识别与抗原肽结合的自身 MHC 分子，此现象称为 MHC 限制性。CD4⁺T 细胞与 APC 相互作用受 MHC Ⅱ类分子限制，而 CD8⁺T 细胞与靶细胞的相互作用受 MHC Ⅰ类分子的限制。

（4）参与 T 细胞分化成熟　位于胸腺基质细胞表面的 MHC Ⅰ/Ⅱ类分子在早期 T 细胞发育、成熟过程中扮演着重要角色。早期 T 细胞与胸腺上皮细胞表达的自身肽：MHCⅠ或 MHCⅡ类分子复合物以适当亲和力特异性结合，可继续分化为 CD4⁺或 CD8⁺单阳性 T 细胞，若以高亲和力结合或不能结合，则早期 T 细胞将发生凋亡而被清除，此过程称阳性选择。经过阳性选择后的早期 T 细胞如果能与自身抗原肽-MHC 分子复合物高亲和力结合，即被激活而发生凋亡或处于失能状态，从而获得对自身抗原耐受，不能识别此复合物的 T 细胞才能分化为成熟的 CD8⁺或 CD4⁺识别外来抗原的 T 细胞，此过程称为阴性选择。

（5）参与调控自然杀伤细胞　MHC Ⅰ类分子可以与 NK 细胞表面所表达的杀伤细胞抑制受体——杀伤细胞抑制性受体分子结合，启动抑制性信号，从而使 NK 细胞不杀伤自身正常组织细胞（均表达 MHC Ⅰ类分子）。因病毒感染或者细胞突变导致细胞表面 MHC Ⅰ类分子表达减少、缺失或结构改变时，NK 细胞的杀伤活性不被抑制而发挥清除这些异常细胞的作用。

### （四）细胞因子

细胞因子（cytokine，CK）是指多种细胞受免疫原、丝裂原等刺激后合成和分泌的、通过与细胞表面相应受体结合而发挥多种生物学效应的一大类小分子蛋白质。细胞因子受体（cytokine receptor，CKR）依其存在形式的不同，可分为膜结合性受体（membrane binding CKR，mCKR）和可溶性受体（soluble CKR，sCKR）。前者是一种跨膜蛋白，由胞外区、跨膜区和胞浆区组成，细胞因子与其膜型受体结合，介导细胞信号转导的启动；后者是 CKR 的一种特殊形式，游离于血液或组织液中，它的氨基酸序列与 mCKR 胞外区同源，缺少跨膜区和胞浆区，其与相应细胞因子结合力一般比 mCKR 低。

**1. 分类**　依其主要的生物学作用可分为六大类。

（1）白细胞介素（interleukin，IL）　目前报道的白细胞介素已有 38 种（IL-1 ～ IL-38）。

（2）干扰素（interferon，IFN）　因具有干扰病毒感染和复制的作用而得名。按来源和理化性质不同，可分为Ⅰ型干扰素和Ⅱ型干扰素。Ⅰ型干扰素主要包括 IFN-α 和 IFN-β，主要由病毒感染的细胞产生；Ⅱ型干扰素即 IFN-γ，主要由活化 T 细胞和 NK 细胞产生。

（3）肿瘤坏死因子（tumor necrosis factor，TNF）　因最初发现其能引起肿瘤的出血坏死而得名，分为：①TNF-α，主要由单核－巨噬细胞产生，激活的 T 细胞、NK 细胞、肥大细胞等也可产生。②TNF-β，又称淋巴毒素（lymphtoxin，LT），主要由抗原激活的 T 细胞、NK 细胞等产生。TNF 超家族目前已经发现 TRAIL、FasL、CD40L 等 30 余种分子，具有调节免疫应答、杀伤靶细胞、诱导细胞凋亡和介导炎症反应等重要作用。

（4）集落刺激因子（colony stimulating factor，CSF）　是一组能够刺激多能造血干细胞及不同发育分化阶段的造血祖细胞增殖分化，并在半固体培养基中形成相应细胞集落的细胞因子。包括巨噬细胞集落刺激因子（macrophage-CSF，M-CSF）、粒细胞集落刺激因子（granulocyte-CSF，G-CSF）、粒细胞–巨噬细胞集落刺激因子（GM-CSF）、干细胞因子（stem cell factor，SCF）、红细胞生成素（erythropoietin，EPO）及多能集落刺激因子（Multi-CSF，IL-3）等。

（5）趋化因子（chemokine）　是一类结构相似，对免疫细胞具有趋化作用的细胞因子。目前已发现的趋化因子有 50 余种，根据半胱氨酸的排列方式，可分为 C 亚家族、CC 亚家族、CXC 亚家族和 CX3C 亚家族，常见的有单核细胞趋化蛋白-1（monocyte chemotactic protein-1，MCP-1/CCL2）等，对单核细胞、T 细胞等有趋化和激活作用。

（6）生长因子（growth factor，GF）　是一类可促进相应细胞生长和分化的细胞因子。主要包括转化生长因子-β（transforming growth factor-β，TGF-β）、表皮生长因子（epidermal growth factor，EGF）、血管内皮生长因子（vocabulary endothelial growth factor，VEGF）、成纤维细胞生长因子（fibroblast growth factor，FGF）、神经生长因子（nerve growth factor，NGF）、血小板生长因子（platelet-derived growth factor，PDGF）等。其中，TGF-β 主要由 T 细胞和巨噬细胞产生，是重要的免疫抑制细胞因子，在促进细胞外基质生长和损伤修复等方面也有重要作用。

**2. 共同特性**　大多数是低分子量的蛋白或糖蛋白，以单体、二聚体或三聚体的可溶性蛋白形式分布于体液和组织间质中；少数以跨膜分子形式表达于某些细胞膜表面。共同特性主要有。

（1）作用方式　自分泌（autocrine），作用于产生细胞本身者；旁分泌（paracrine），作用于产生细胞的邻近细胞者；内分泌（endocrine），在高浓度时通过循环系统作用于远端靶细胞。

（2）生物学效应的复杂性

1）重叠性：几种不同的细胞因子可作用于同一种靶细胞，产生相同或相似的生物学效应，如 IL-4、IL-5 和 IL-6 等都可促进 B 细胞分化。

2）高效性和多效性：前者是指细胞因子与膜受体有极高的亲和力，极微量（pmol/L）细胞因子即可对靶细胞产生显著的生物学作用；后者是指多效性是指一种细胞因子可作用于多种细胞产生多种生物学效应。

3）拮抗性和协同性：前者是指一种细胞因子可抑制其他细胞因子的功能；后者是指一种细胞因子可增强另一细胞因子功能。

4）网络性：一种细胞因子往往不是单独发挥作用，而是与其他细胞因子互相联系形成网络而发挥综合作用，表现为相互诱生，功能上可表现为叠加、协同或拮抗效应。

**3. 生物学作用**　主要有三个方面。

（1）刺激造血并参与免疫细胞的发育与分化　IL-3、GM-CSF、M-CSF、G-CSF、

EPO 等细胞因子是构成中枢免疫器官局部微环境的重要免疫分子，可调控多能造血干细胞分化为不同谱系的成熟血细胞，并影响淋巴细胞的分化、发育。

（2）参与免疫应答和免疫调节　细胞因子是免疫细胞间的信号分子，不同种类细胞因子在免疫应答的不同阶段分别发挥促进或抑制作用。

（3）参与炎症反应　IL-1、IL-6、TNF、IFN 和 IL-8 等可参与炎症反应，它们既可促进炎性细胞渗出与趋化、激活炎性细胞发挥免疫效应，又可参与炎性病理性损害，如趋化性细胞因子可促进炎症细胞向炎症部位移动和聚集。

此外，一些细胞因子有抗病毒、抗肿瘤作用，如 TNF 可直接杀伤肿瘤细胞或病毒感染细胞等靶细胞或诱导肿瘤细胞的凋亡，如 IL-12 和 IL-15 可增强 NK 细胞活性，促进靶细胞表达 MHC Ⅰ 类分子，增强 CTL 活性。

### （五）白细胞分化抗原

免疫应答过程有赖于免疫细胞间的相互作用，细胞膜分子是免疫细胞之间相互作用的物质基础。白细胞分化抗原就是免疫细胞表面的膜分子，与免疫细胞的发育、分化及功能密切相关。

**1. 概念**

（1）白细胞分化抗原（human leukocyte differentiation antigen，HLDA）　主要是指造血干细胞在分化成熟为不同谱系（lineage）及分化的不同阶段和活化过程中，出现或消失的细胞表面标记。多数是跨膜蛋白，由胞外区、跨膜区和胞浆区三部分组成；有些是以糖基磷脂酰肌醇连接方式 "锚定" 在细胞膜上；少数是糖类。

（2）分化群（cluster of differentiation，CD）　应用单克隆抗体等鉴定的方法，将来自不同实验室的单克隆抗体所识别的同一分化抗原归为一个分化群，并以此代替分化抗原以往的命名，即 CD 分子。目前已命名的人类 CD 分子有 360 余种，分布甚广，不仅表达于白细胞表面，也存在于红细胞系、巨核细胞/血小板系及某些非造血细胞表面（如血管内皮细胞、成纤维细胞、上皮细胞、神经内分泌细胞等）。

**2. CD 分子的功能**　在免疫应答的各阶段发挥重要作用，并参与细胞的分化、发育和成熟。其主要的免疫学作用有。

（1）参与抗原加工和提呈　主要是 CD1 分子。其分子结构与 MHC Ⅰ 类分子类似，但处理抗原的方式却与 MHC Ⅱ 类分子相似，主要提呈脂类抗原（如病原微生物某些成分），介导抗感染免疫。

（2）参与抗原识别和活化

1）参与 T 细胞的抗原识别和活化：T 细胞对抗原的识别和自身的活化依赖于 T 细胞表面膜分子与 APC、T 细胞与靶细胞间的直接接触和信息传递，这些相关的表面膜 CD 分子主要有 CD3、CD4、CD8、CD28、CD152 和 CD2 等。

2）参与 B 细胞的抗原识别和活化：大多数 B 细胞活化需要 T 细胞的辅助，依赖于 B 细胞表面膜分子与 T 细胞间的接触和信息传递，这些 CD 分子主要有 CD79a/CD79b、CD19/CD21/CD81、CD40 和 CD80/CD86 等。

（3）参与免疫效应

1）属于 CD 分子的免疫球蛋白 Fc 受体：体内多种细胞能表达不同类或亚类 Ig 的 Fc 受体，Ig 通过其 Fc 段与 Fc 受体结合，可发挥多种重要的生理功能或参与免疫损伤过程。主要有：①FcγR。分为 Ⅰ、Ⅱ、Ⅲ 三种，分别为 CD64、CD32 和 CD16。②FcαR。为 CD89。③FcεR。

2）细胞凋亡相关的 CD 分子：CD95（Fas）属肿瘤坏死因子受体超家族，与细胞凋亡有关，称为死亡结构域（death domain，DD）。Fas 表达在多种细胞表面，与活化的 T 细胞表面的 CD178（FasL）结合后，可启动致死性信号转导，最终导致表达 Fas 的靶细胞凋亡。此作用在细胞毒效应、免疫调节等方面起重要作用。

## （六）黏附分子

**1. 概念**　黏附分子（adhesion molecule，AM）是介导细胞与细胞间或细胞与细胞外基质间相互接触和结合的分子，多以跨膜糖蛋白形式存在于细胞表面，但也可形成可溶性分子。它们以配体 – 受体相结合的形式发挥生物学作用，是机体内细胞间信号传递的主要方式之一，多数作为膜分子的黏附分子亦属于 CD 分子。

**2. 分类**　按结构特点可将其分为整合素家族、选择素家族、免疫球蛋白超家族、黏蛋白样家族、钙黏蛋白家族等。

（1）整合素家族（integrin family）　是一组细胞表面的糖蛋白受体，主要介导细胞与细胞外基质的黏附，使细胞得以附着形成整体而得名。整合素由至少18种的α、β亚单位经非共价键连接组成异源二聚体，VLA-4、LFA-1 和 Mac-1 等。

（2）免疫球蛋白超家族（immunoglobulin superfamily，IgSF）　具有与 Ig 相似的结构域和氨基酸组成等结构特征，分布广泛，通常作为整合素家族或其他结构膜分子的配体，参与多种免疫细胞间的黏附，为免疫细胞提供活化和抑制信号，主要成员有抗原特异性受体（TCR 和 BCR）、MHC Ⅰ类分子、MHC Ⅱ类分子、LFA-2（CD2）、LFA-3（CD58）、CD4、CD8、CD28、B7-1（CD80）、B7-2（CD86）、CTLA-4（CD152）、PD-1（CD279）、ICAM-1 和 VCAM-1 等。

（3）选择素（selectin family）家族　主要表达于白细胞、活化的血管内皮细胞和血小板表面，在白细胞与内皮细胞黏附、炎症发生及淋巴细胞归巢中发挥重要作用，主要成员有白细胞选择素（leukocyte-selectin，简称 L-选择素）、血小板选择素（platelet-selectin，简称 P-选择素）和内皮细胞选择素（endothelium-selectin，简称 E-选择素）。

（4）黏蛋白样家族（mucin-like family）　为一组富含丝氨酸和苏氨酸的糖蛋白，包括 CD34、糖酰化依赖的细胞黏附分子-1（GlyCAM-1）和 P-选择素糖蛋白配体-1（PS-GL-1）三类，它们的胞外区均可为选择素提供唾液酸化的糖基配位并与之结合。

（5）钙黏蛋白家族　钙黏蛋白又称钙黏素（cadherin），其家族是一类钙离子依赖的黏附分子。多数钙黏素胞外区结构相似，主要含 $Ca^{2+}$ 结合位点和配体的部位，可介导相同分子的黏附，即同型黏附作用。

此外，还有一些黏附分子目前尚未归类，如 CD44、CD36 等。

3. 功能

（1）参与免疫细胞的发育和分化　胸腺细胞表面 CD4、CD8 等分子分别与胸腺基质细胞表面 MHC Ⅱ 类、MHC Ⅰ 类等分子间的相互作用对胸腺细胞的发育成熟起到了重要作用。

（2）参与免疫应答　在免疫应答中 Th-APC、Th-B 细胞、CTL-靶细胞之间的相互作用，有赖于多种黏附分子通过配体 – 受体的结合（如 CD4-MHC Ⅱ 类分子、CD8-MHC Ⅰ 类分子、CD28-CD80/CD86、CD40-CD40L 等），在细胞间形成免疫突触，为 Th 细胞、B 细胞和 CTL 细胞的识别和活化提供辅助信号和共刺激信号。

（3）介导炎症反应　白细胞通过与血管内皮细胞所表达的黏附分子结合和相互作用而穿出血管壁、向炎症部位定向游走。

（4）参与淋巴细胞归巢　淋巴细胞归巢是淋巴细胞的定向游动，其分子基础是称之为淋巴细胞归巢受体（lymphocyte homing receptor，LHR）的黏附分子与血管内皮细胞上相应地址素（addressin）黏附分子相互作用。这些 LHR 主要有：LFA-1、L-选择素、CD44 等，地址素如外周淋巴细胞地址素（PNAd）、黏膜地址素黏附分子（MadCAM-1）等。

（5）参与细胞内信号转导　多种黏附分子的胞内段带有与细胞信号转导相关的功能性基团，如 CD95 分子（Fas）带有死亡结构域，参与凋亡信号的转导。

## 五、免疫系统的基本功能

目前已了解到，免疫是脊椎动物生存与繁衍不可或缺的一种生理功能，在人类的生、老、病、死过程中发挥着极其重要的作用。根据其作用对象及机制特点，其功能大致归纳为免疫防御（immunological defence），免疫自稳（immunological homeostasis）和免疫监视（immunological surveillance）。

### （一）免疫防御

免疫防御是指机体防止外来病原体的入侵及清除已入侵病原体（如细菌、病毒等）和其他有害物质（如外毒素等）的能力，或称抗感染免疫。这是机体维护自身生存、与致病因子斗争、保持物种独立性的生理机制。此功能既体现于抗感染作用，同时也表现在排斥异种和同种异体移植物的作用上。

### （二）免疫自稳

免疫自稳既是机体识别和清除自身衰老、损伤的组织、细胞的能力，也是维持免疫应答过程中各效应作用适度与相互平衡的能力。此功能异常可导致自身免疫性疾病发生。

### （三）免疫监视

免疫监视是指机体杀伤和清除体内异常突变细胞和病毒感染细胞的能力。机体借此发现和抑制体内肿瘤的生长与发展或清除病毒。此功能异常则机体易罹患肿瘤或病毒持续感染等。

免疫系统的功能不仅具有积极意义，有时也会有消极的一面，免疫的效应有时会引起免疫损伤（immune injury），如感染性疾病的病理损伤、自身免疫病和某些超敏反应性疾病等。

（马存根　马东）

# 第三节　免疫应答

免疫应答（immune response）是指机体受抗原刺激后，免疫活性细胞（T 淋巴细胞、B 淋巴细胞）识别抗原，产生应答（活化、增殖、分化等）并将抗原破坏和/或清除的过程，是免疫系统各部分生理功能的综合体现。机体内环境的稳定有赖于有效的免疫应答。免疫应答可以分为固有免疫应答和适应性免疫应答两大类。

## 一、免疫应答的特点

### （一）固有免疫的作用特点

固有免疫是生物种群在长期进化过程中逐渐形成，是机体抵御病原体侵袭的第一道防线。其特点是生物个体出生时即具备，作用范围较广，并非针对特定抗原。固有免疫的效应机制主要包括皮肤黏膜及其分泌的抑菌/杀菌物质具有屏障效应，以及体内多种非特异性免疫效应细胞和效应分子发挥生物学作用。固有免疫的识别功能主要是通过表达于巨噬细胞、树突状细胞表面的模式识别受体（包括 Toll 样受体、甘露糖凝集素受体和清道夫受体等）识别病原或组织损伤相关的分子模式。

### （二）适应性免疫的作用特点

适应性免疫是生物个体因接触抗原而产生、且仅针对该特定抗原所产生的免疫应答。此类免疫应答在机体免疫效应机制中发挥主导作用，主要由可特异性识别抗原的淋巴细胞（即 T 细胞和 B 细胞）所承担，应答过程可以分为 T、B 细胞特异性识别，T、B 细胞活化，增殖及免疫效应等阶段。适应性免疫应答又可分为若干类型。

**1. 体液免疫和细胞免疫**

（1）体液免疫（humoralimmunity）　由 B 细胞介导，主要通过抗体发挥免疫效应。

（2）细胞免疫（cellular immunity）　由 T 细胞介导，主要通过 T 细胞的细胞毒作用和所分泌细胞因子而发挥免疫效应。

**2. 初次应答和再次应答**

（1）初次应答（primary response）　指在初次接受抗原刺激时，机体所发生的免疫应答，其特点是潜伏期长，应答强度低。

（2）再次应答（secondary response）　即免疫记忆应答，指初次应答中所形成的记忆细胞再次接触相同抗原刺激后产生迅速、高效、持久的应答，其特点是潜伏期短，应答强度大。

**3. 主动免疫和被动免疫**

（1）主动免疫（active immunity） 指外来抗原刺激机体所产生的特异性应答。

（2）被动免疫（passive immunity） 指从抗原致敏的机体获得免疫细胞或血清，将其过继转移至另一未致敏个体，使后者产生对该抗原的特异性应答能力。

### （三）固有免疫应答和适应性免疫应答的比较

**1. 二者的相同点** 固有免疫和适应性免疫是相辅相成的、密不可分的。固有免疫往往是适应性免疫的先决条件，如树突状细胞和吞噬细胞吞噬病原生物实际上是一个加工和提呈抗原的过程，为适应性免疫应答的识别准备了条件。适应性免疫应答的效应分子可大大促进固有免疫应答，如抗体可促进吞噬细胞的吞噬能力，或促进 NK 细胞的细胞毒作用；许多由 T 细胞分泌的细胞因子可促进参与固有免疫应答细胞的成熟、迁移和杀伤功能。

**2. 二者的不同点** 固有免疫应答和适应性免疫应答的主要区别见表 1-1。

表 1-1 固有免疫和适应性免疫比较

| | 固有免疫 | 适应性免疫 |
|---|---|---|
| 参与细胞 | 皮肤黏膜上皮细胞、巨噬细胞、中性粒细胞、肥大细胞、树突状细胞、NK 细胞、ILC2、NKT 细胞、γδT 细胞、B1 细胞 | $CD4^+$Th1 细胞、Th2 细胞、Th17 细胞、Tfh 细胞、Treg 细胞、$CD8^+$ CTL、B2 细胞 |
| 效应分子 | 补体、细胞因子、抗菌蛋白、酶类物质、穿孔素、颗粒酶、FasL | 特异性抗体、细胞因子、穿孔素、颗粒酶、FasL |
| 作用时相 | 即刻至 96 小时 | 96 小时后 |
| 识别受体 | 模式识别受体/有限多样性抗原识别受体（胚系基因直接编码），较少多样性 | 特异性抗原识别受体（胚系基因重排后产生），具有高度多样性 |
| 识别特点 | 直接识别 PAMP/DAMP 及靶细胞表面某些特定表位分子或 CD1 提呈的脂类/糖脂类抗原，具有泛特异性 | 识别 APC 表面 MHC 分子提呈的抗原肽或 FDC 表面捕获的抗原分子，具有高度特异性 |
| 作用特点 | 募集活化后迅速产生免疫效应。没有免疫记忆功能，不发生再次应答 | 经克隆选择、增殖分化为效应细胞后发挥免疫作用，具有免疫记忆功能，可发生再次应答 |
| 维持时间 | 较短 | 较长 |
| 获得形式 | 固有性（或先天性）无需抗原激发 | 活动性免疫，需要抗原激发 |

## 二、分类

### (一) 固有免疫应答

**1. 固有免疫系统** 固有免疫系统是生物体在长期种系进化过程中逐渐形成的天然免疫防御体系，是针对广泛的病原体、非特异性的、无记忆性的一种应答方式，是机体抵御病原体入侵的第一道屏障，并参与适应性免疫应答的启动、效应和调节。主要由屏障结构、固有免疫细胞和免疫分子完成。固有免疫细胞是生物体在长期种系进化过程中形成的一系列免疫效应细胞，在个体出生时就已具备，可对侵入的病原体迅速应答，产生非特异抗感染免疫作用；亦可参与对体内损伤、衰老或畸变细胞的清除，并参与适应性免疫应答。

**2. 固有免疫应答的时相**

(1) **瞬时固有免疫应答**（immediate innate immune response）**阶段** 发生于感染 0 ~ 4 小时，主要作用包括：①皮肤黏膜及其附属成分的屏障作用。②某些病原体可直接激活补体旁路途径介导产生抗感染免疫作用。③病原体刺激感染部位上皮细胞募集活化中性粒细胞，引发局部炎症反应，有效吞噬杀伤病原体。④活化中性粒细胞和病原体刺激角质细胞释放的 α/β-防御素、阳离子抗菌蛋白或 CCL2（MCP-1）、CCL3（MIP-1α）等趋化因子，可直接抑杀某些病原体或趋化募集单核 – 巨噬细胞和朗格汉斯细胞，参与扩大局部炎症反应和对病原体等抗原性异物的摄取加工。通常绝大多数病原体感染终止于此时相，中性粒细胞是机体抗胞外病原体感染的主要效应细胞。

(2) **早期诱导固有免疫应答**（early induced innate immune response）**阶段** 发生于感染后 4 ~ 96 小时，主要作用包括：①在上述感染部位上皮/角质细胞产生的 CCL2（MCP-1）、CCL3（MIP-1α）等趋化因子和活化中性粒细胞产生的 IL-1α/β、IL-6、TNF-α 等促炎细胞因子作用下，周围组织中的巨噬细胞和肥大细胞被招募至感染炎症部位并使之活化。②上述活化免疫细胞又可产生 CCL2、CCL3、CXCL8 等趋化因子及 IL-1、TNF-α 等促炎细胞因子和白三烯、前列腺素 $D_2$ 等其他炎性介质，并由此导致局部血管扩张和通透性增强，使血液中大量单核细胞、中性粒细胞进入感染部位增强局部炎症反应。③病毒感染细胞产生的 IFN-α/β 或活化巨噬细胞产生的 IL-12 可诱导 NK 细胞活化，使其对病毒感染或肿瘤等靶细胞的杀伤破坏作用显著增强；活化 NK 细胞产生的 IFN-γ 又可诱导巨噬细胞活化，使其对胞内病原菌的杀伤作用显著增强。④肝细胞接受 IL-1 等促炎细胞因子刺激后可产生一系列急性期蛋白，其中甘露聚糖结合凝集素能与某些病原体结合，导致补体的凝集素途径活化产生抗感染免疫作用。⑤NKT 细胞和 γδT 细胞可通过表面有限多样性抗原受体识别某些病毒感染或肿瘤靶细胞表面相关特定表位而被激活，并通过释放穿孔素、颗粒酶、TNF-β 或表达 FasL 等作用方式杀伤破坏病毒或肿瘤靶细胞。⑥B1 细胞接受细菌多糖抗原刺激后 48 小时内，可产生以 IgM 为主的抗菌抗体，在机体早期抗感染免疫过程中发挥重要作用。

(3) **适应性免疫应答**（adaptive immune response）**启动阶段** 在感染 96 小时后，接

受病原体等抗原性异物刺激的未成熟 DC 迁移到外周免疫器官，发育成熟为并指状 DC。这些成熟 DC 高表达抗原肽-MHC 分子复合物和 CD80/86 等共刺激分子，可有效激活抗原特异性初始 T 细胞，启动适应性细胞免疫应答。

### （二）T 细胞介导的适应性免疫应答

**1. T 细胞的抗原识别过程**　初始 T 细胞的 TCR 与抗原提呈细胞（antigen presenting cell，APC）提呈的 pMHC 特异结合的过程称为抗原识别（antigen recognition），这是 T 细胞特异活化的第一步。这一过程遵循 MHC 限制性（MHC restriction），即 TCR 在特异性识别 APC 所提呈抗原肽的同时，也必须识别 pMHC 复合物中的自身 MHC 分子。同时，任何 T 细胞仅识别由同一个体 APC 提呈的 pMHC。

（1）T 细胞与 APC 的非特异性结合　从各器官组织摄取抗原并加工和表达 pMHC 的 APC 进入外周免疫器官，与定居于胸腺依赖区的初始 T 细胞相遇，两者通过表面的黏附分子对发生短暂的可逆性结合。未能特异性识别相应抗原肽的 T 细胞与 APC 分离，仍定居于胸腺依赖区或进入淋巴细胞再循环。能否特异性识别决定着 T 细胞能否特异性结合抗原。

（2）T 细胞与 APC 的特异结合　TCR 特异性识别相应的 pMHC 后，LFA-1 构象改变，增强与 ICAM-1 的亲和力，从而稳定并延长 T 细胞与 APC 间结合的时间。此时，T 细胞与 APC 的结合面形成一种称为免疫突触（immunological synapse）的特殊结构（图 1－8）。免疫突触形成是一种主动的过程，形成初期，TCR-pMHC 分散在周围，然后向

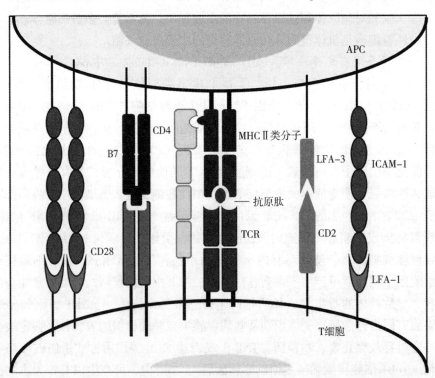

图 1－8　免疫突触的结构

中央移动，最终形成以一组中央为 TCR-pMHC、外围为 CD80/86-CD28 等共刺激分子对、最外围为 LFA-1-ICAM-1 等黏附分子对的免疫突触。免疫突触不仅进一步增强 T 细胞与 APC 的结合，还引发细胞膜相关分子的一系列重要变化，促进 T 细胞信号转导分子的相互作用、信号通路的激活及细胞骨架系统和细胞器结构和功能的变化，从而参与 T 细胞的活化和生物学效应。

**2. T 细胞的活化、增殖及分化**

（1）T 细胞的活化信号　多种免疫细胞和免疫分子共同参与机体的免疫应答过程。T 淋巴细胞的活化是免疫应答的核心，诱导 T 细胞活化、增殖及分化为效应 T 细胞，需要双信号刺激及细胞因子的作用（图 1-9）。

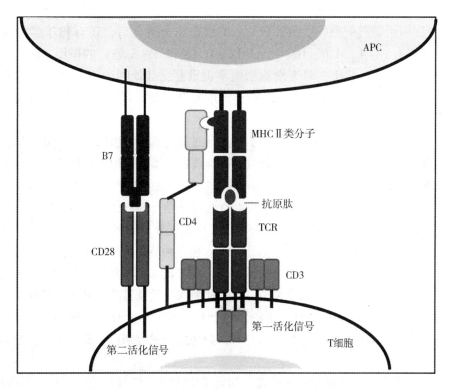

图 1-9　细胞的双信号模式

1）T 细胞活化的第一信号：APC 将 pMHC 提呈给 T 细胞，TCR 特异性识别结合在 MHC 分子槽中的抗原肽，导致 CD3 与共受体（CD4 或 CD8）的胞浆段相互作用，激活与胞浆段尾部相连的蛋白酪氨酸激酶，使 CD3 胞浆区 ITAM 中的酪氨酸磷酸化，启动激酶活化的信号转导分子级联反应，最终通过激活转录因子引起多种膜分子和细胞活化相关分子基因的转录，使得 T 细胞初步活化。这是 T 细胞活化的第一信号（抗原刺激信号），同时与 T 细胞接触的 APC 也被活化，并上调共刺激分子等活化相关分子的表达。

2）T 细胞活化的第二信号：T 细胞与 APC 细胞表面多对共刺激分子（例如 CD28、CTLA-4 和 CD80、CD86，4-1BB 和 4-1BBL，ICOS 和 ICOSL，CD40 和 CD40L，PD-1 和 PD-L1 等）相互作用产生 T 细胞活化所需的第二信号（共刺激信号），导致 T 细胞完全活化。活化 T 细胞诱导性表达一系列细胞因子和细胞因子受体，而活化的 APC 也产生多种细胞因子，这些均为 T 细胞增殖和分化奠定基础。如缺乏共刺激信号，第一信号非但不能有效激活特异性 T 细胞，反而导致 T 细胞失能（anergy）。根据效应不同，可将共刺激分子分为正性共刺激分子和负性共刺激分子（共抑制分子）。CD28 是重要的共刺激分子，其主要作用是促进 IL-2 基因转录和稳定 IL-2 mRNA，从而有效促进 IL-2 合成。与 CD28 高度同源的 CTLA-4（其配体也是 CD80 和 CD86）则是重要的共抑制分子。CTLA-4 在 T 细胞活化后诱导性表达，与 CD80 和 CD86 的亲和力是 CD28 的 20 倍，可竞争抑制 CD28 的作用并启动抑制性信号，从而有效调节 T 细胞的适度免疫应答。共刺激分子和共抑制分子的相互作用，使免疫应答的不同阶段有序进行，实现了免疫应答的有效启动、适度效应和适时终止。

3）细胞因子促进细胞的增殖和分化：T 细胞完全活化后，还有赖于多种细胞因子（IL-1、IL-2、IL-4、IL-6、IL-10、1L-12、IL-15 和 IFN-γ 等）的作用才能进一步增殖和分化。其中 IL-1 和 IL-2 对 T 细胞增殖至关重要；其他细胞因子参与 T 细胞的分化。如果没有细胞因子，活化的 T 细胞不能增殖和分化，反而会导致 T 细胞活化后凋亡。

（2）T 细胞活化的信号转导途径　T 细胞通过其表面的 TCR 识别由 APC 提供的抗原，经多种分子如蛋白激酶、衔接蛋白（LAT）或者受体间的相互作用等，激活 T 细胞若干信号途径，在各个途径中级联（cascade）反应分别发挥效力，激活并诱导 T 细胞的增殖和分化，从而参与到免疫反应当中。TCR 活化信号转导的途径主要有 PLC-γ 活化途径和 Ras-MAP 激酶活化途径。经过一系列信号转导分子的级联反应，最终导致转录因子（NFAT、NF-κB 和 AP-1 等）的活化并进入核内调节相关靶基因的转录。

在 T 细胞活化早期（约 30 分钟），第一信号诱导转录因子和膜相关的共刺激分子和黏附分子基因表达；T 细胞活化后 4 小时，多种细胞因子及其受体基因的转录水平明显升高；12 小时左右表达 T 细胞自分泌生长因子 IL-2 等。IL-2 对 T 细胞的增殖和分化是必需的。增殖的 T 细胞进一步分化成为具有不同功能的效应细胞，其中的部分细胞则分化成为记忆 T 细胞。

（3）抗原特异性 T 细胞增殖和分化　初始 T 细胞经双信号活化后，在局部微环境、细胞因子等因素作用下增殖、分化成为效应细胞并形成不同的功能亚群，然后发挥辅助功能（Th）或随血液循环到特异性抗原部位发挥效应功能（CTL）。

1）CD4$^+$T 细胞的分化：初始 CD4$^+$T 细胞（Th0）经活化后发生增殖和分化。Th0 受不同细胞因子的调控向不同方向分化，介导不同的免疫应答类型。IL-12 和 IFN-γ 等可诱导 Th0 向 Th1 分化。Th1 主要介导细胞免疫应答。IL-4 等可诱导 Th0 向 Th2 分化。Th2 主要介导体液免疫应答。TGF-β 和 IL-2 可诱导 Th0 向调节性 T 细胞（regulatory T cell，Treg）分化。Treg 主要通过分泌细胞因子或者细胞接触等方式发挥负性免疫调节作用，在维持自身免疫耐受中发挥重要作用。TGF-β 和 IL-6 诱导小鼠 Th0 向 Th17 分化，而 IL-1β、IL-23 和 IL-6 则在诱导人 Th0 向 Th17 分化过程中发挥关键作用。经树突状细胞活化的 CD4$^+$T 细胞表达 ICOS，活化 B 细胞通过表面 ICOSL 与之结合诱导其进一步分化为高表达 CXCR5 的滤泡辅助性 T 细胞（follicular helper T cell，Tfh），在 CX-CL13（CXCR5 的配体）的趋化作用下迁入淋巴滤泡（图 1-10）。

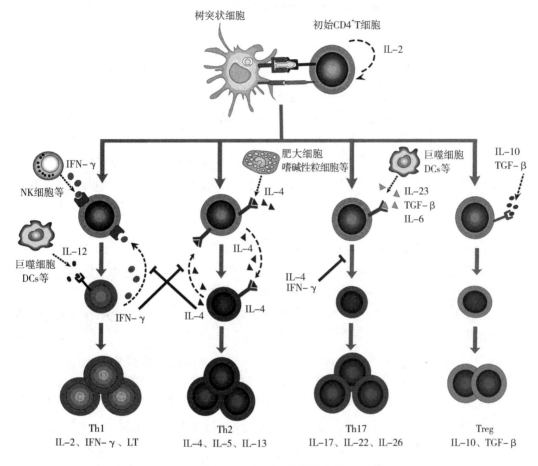

树突状细胞

初始CD4⁺T细胞

IL-2

NK细胞等

IFN-γ

巨噬细胞
DCs等

IL-12

IFN-γ

IL-4

IL-4

IL-4

IL-4

肥大细胞
嗜碱性粒细胞等

IL-4
IFN-γ

巨噬细胞
DCs等

IL-23
TGF-β
IL-6

IL-10
TGF-β

| Th1 | Th2 | Th17 | Treg |
|---|---|---|---|
| IL-2、IFN-γ、LT | IL-4、IL-5、IL-13 | IL-17、IL-22、IL-26 | IL-10、TGF-β |

图 1-10　CD4⁺T 细胞的分化

2）CD8⁺T 细胞的分化：初始 CD8⁺T 细胞的激活和分化主要有两种方式：第一种方式为 Th 细胞依赖性的，当靶细胞低表达或不表达共刺激分子，不能有效激活初始 CD8⁺T 细胞，需要 APC 和 Th 的辅助。胞内产生的病毒抗原和肿瘤抗原，以及脱落的移植供者同种异体 MHC 抗原以可溶性抗原的形式被 APC 摄取，可在细胞内分别与 MHC Ⅰ类分子和 MHC Ⅱ类分子结合形成复合物，表达于 APC 细胞表面。pMHC Ⅱ结合 TCR 后，激活 Th；而 pMHC Ⅰ结合 TCR 后，活化 CD8⁺T 细胞。CD8⁺T 细胞在 pMHC Ⅰ的特异性活化信号和 Th 细胞释放的细胞因子共同作用下，增殖分化为 CTL。第二种方式为 Th 细胞非依赖性的，主要是高表达共刺激分子的病毒感染 DC，可不依赖 Th 细胞的辅助而直接刺激 CD8⁺T 细胞产生 IL-2，诱导 CD8⁺T 细胞增殖并分化为 CTL。

**3. T 细胞的免疫效应**　不同效应 T 细胞亚群具有不同的特点和效应。发挥免疫效应后，大部分效应 T 细胞发生凋亡被清除，少量效应 T 细胞则成为长寿命的免疫记忆 T 细胞。

（1）Th 和 Treg 的效应

1）Th1 的效应：Th1 的效应主要有两种：一是通过直接接触诱导 CTL 分化；二是通过释放的细胞因子募集和活化单核 – 巨噬细胞和淋巴细胞，诱导细胞免疫反应，又称为单个核细胞浸润为主的炎症反应或迟发型炎症反应。

Th1 对巨噬细胞的作用：Th1 在宿主抗胞内病原体感染中发挥重要作用。Th1 可通过活化巨噬细胞及释放各种活性因子增强巨噬细胞清除胞内寄生病原体的能力。Th1 产生的细胞因子可通过多途径作用于巨噬细胞：①活化巨噬细胞。Th1 通过表达 CD40L 等膜分子和分泌 IFN-γ 等细胞因子，向巨噬细胞提供活化信号；而活化的巨噬细胞也可通过上调 CD80、CD86 和 MHC Ⅱ 等免疫分子和分泌 IL-12 等细胞因子，进一步增强 Th1 的效应。②诱生并募集巨噬细胞。Th1 产生 IL-3 和 GM-CSF，促进骨髓造血干细胞分化为单核细胞；Th1 产生 TNF-α、LTα 和 MCP-1 等，可分别诱导血管内皮细胞高表达黏附分子，促进单核细胞和淋巴细胞黏附于血管内皮细胞，继而穿越血管壁趋化到局部组织。

Th1 对淋巴细胞的作用：Th1 产生 IL-2 等细胞因子，可促进 Th1、Th2、CTL 和 NK 等细胞的活化和增殖，从而放大免疫效应；Th1 分泌的 IFN-γ 可促进 B 细胞产生具有调理作用的抗体，从而进一步增强巨噬细胞对病原体的吞噬。

Th1 对中性粒细胞的作用：Th1 产生的淋巴毒素和 TNF-α，可活化中性粒细胞，促进其杀伤病原体。

2）Th2 的效应：①辅助体液免疫应答。Th2 通过直接接触辅助 B 细胞活化，还通过产生 IL-4、IL-5、IL-10 和 IL-13 等细胞因子，协助和促进 B 细胞的增殖和分化为浆细胞，产生抗体。②参与超敏反应性炎症。Th2 分泌 IL-5 等细胞因子可激活肥大细胞、嗜碱性粒细胞和嗜酸性粒细胞，参与超敏反应的发生和抗寄生虫感染。

3）Th17 的效应：Th17 通过分泌 IL-17、IL-21 和 IL-22 等细胞因子发挥效应：①IL-17 可刺激局部组织细胞产生趋化因子和 G-CSF 等细胞因子，募集中性粒细胞和单核细胞，刺激中性粒细胞增生和活化；IL-17 也可刺激局部组织细胞产生防御素等抗菌肽。②IL-22 可刺激组织细胞分泌抗菌肽，提高上皮组织的免疫屏障功能和促进免疫屏障修复功能。IL-22 还通过刺激上皮细胞分泌趋化因子和其他细胞因子参与组织损伤和炎症性疾病。③IL-21 可通过自分泌方式刺激和放大 Th17 功能，可刺激 CD8$^+$T 细胞和 NK 细胞增殖、分化和发挥效应，并参与 B 细胞的免疫应答。

因此，Th17 的主要功能是通过诱导中性粒细胞为主的炎症反应，吞噬和杀伤细菌和真菌等病原及维持消化道等上皮免疫屏障的完整性，在固有免疫应答中发挥重要作用。Th17 也是参与炎症和自身免疫病的重要成分。

4）Tfh 的效应：Tfh 分泌 IL-21 和表达 CD40L 等膜分子作用于 B 细胞，在生发中心发育和浆细胞形成过程中发挥关键作用。Tfh 通过表达 CD40L、分泌 IL-21、IL-4 或 IFN-γ，参与抗体的类别转换。CD40L 可刺激 B 细胞，参与高亲和力 B 细胞的选择过程。Tfh 还可调节记忆 B 细胞的功能，促进其长期生存和保持免疫应答的能力。Tfh 功能异常时，可增强 Tfh 和 B 细胞之间的相互作用，导致在清除外来抗原的同时诱导自身反应性抗体的产生，从而引发抗体介导的自身免疫病。Tfh 功能异常导致 CD40/CD40L 信号缺失，可引起生发中心形成缺陷。

5）Treg 的效应：Treg 细胞可通过多种机制发挥负性免疫调控作用。①分泌 IL-35、IL-10 和 TGF-β 等可溶性负性免疫分子发挥免疫抑制作用。②高表达 IL-2 的高亲和力受体，竞争性掠夺邻近活化 T 细胞生存所需的 IL-2，导致活化 T 细胞的增殖抑制和凋亡。③通过颗粒酶 A、颗粒酶 B 以穿孔素依赖方式使 CTL 和 NK 等细胞凋亡。④通过表达 CTLA-4 等膜分子和分泌 IL-35 等分子抑制 DC 成熟和削弱其抗原提呈功能，并促进抑制性 DC 产生。

（2）CTL 的免疫效应　CTL 可高效、特异性地杀伤感染胞内寄生病原体（病毒和某些胞内寄生菌）的细胞、肿瘤细胞等靶细胞，而不损害正常细胞。CTL 的效应过程包括识别与结合靶细胞、胞内细胞器重新定向、颗粒胞吐和靶细胞崩解。CTL 也能产生细胞因子调节免疫应答。

1）CTL 杀伤靶细胞的过程：①效 – 靶细胞结合。CD8+T 细胞在外周免疫器官内活化、增殖、分化为效应性 CTL，在趋化因子作用下离开淋巴组织向感染灶或肿瘤部位集聚。CTL 高表达黏附分子（如 LFA-1、CD2 等），可有效结合表达相应配体（如 ICAM-1、LFA-3 等）的靶细胞。TCR 识别靶细胞提呈的 pMHC Ⅰ后形成免疫突触，使 CTL 分泌的效应分子在局部形成很高的浓度，从而选择性杀伤所接触的靶细胞，而不影响邻近的正常细胞。②CTL 的极化。极化是指细胞膜分子或胞内成分聚集于细胞一端的现象。CTL 识别靶细胞表面 pMHC Ⅰ后，TCR 和共受体向效 – 靶细胞接触部位聚集，导致 CTL 内某些细胞器的极化，如细胞骨架系统（肌动蛋白、微管等）、高尔基复合体及胞浆颗粒等向效 – 靶细胞接触部位重新排列和分布，从而保证 CTL 胞浆颗粒中的效应分子释放后能有效作用于所接触的靶细胞。③致死性攻击。CTL 胞浆颗粒中的效应分子释放到效 – 靶结合面，效应分子对靶细胞进行致死性攻击。随后，CTL 脱离靶细胞，寻找下一个目标；而靶细胞在多种杀伤机制的作用下凋亡。

2）CTL 杀伤靶细胞的机制：CTL 主要通过下列两条途径杀伤靶细胞。①穿孔素/颗粒酶途径。穿孔素（perforin）和颗粒酶（granzyme）均贮存于胞浆颗粒中。穿孔素结构类似于补体 C9，单体可插入靶细胞膜，在钙离子存在的情况下，多个穿孔素聚合成内径约为 16nm 的孔道，使颗粒酶等细胞毒蛋白迅速进入细胞。颗粒酶是一类丝氨酸蛋白酶，进入靶细胞后通过激活凋亡相关的酶系统而诱导靶细胞凋亡。②死亡受体途径。效应 CTL 可表达膜型 FasL，产生可溶性 FasL（sFasL），或分泌 TNF-α 等分子。这些效应分子可分别与靶细胞表面的 Fas 和 TNF 受体结合，通过激活胞内半胱天冬蛋白酶参与的信号转导途径，诱导靶细胞凋亡（图 1 – 11）。

4.T 细胞的转归　通常，机体对特定抗原的免疫应答和免疫效应不会持久进行。一旦抗原被清除，免疫系统需恢复平衡。因此，效应细胞也需要被抑制或清除，仅余少数记忆细胞维持免疫记忆，以便再次接触抗原时能迅速发生应答。

（1）效应 T 细胞的抑制或清除

1）Treg 的免疫抑制作用：Treg 通常在免疫应答的晚期被诱导产生，它们通过多种机制负性调控免疫应答。

2）活化诱导的细胞死亡（activation-induced cell death，AICD）：指免疫细胞活化并发挥免疫效应后诱导的一种自发的细胞凋亡。活化 T 细胞表达 Fas 增加，多种细胞表达的 FasL 与之结合，启动活化 T 细胞的凋亡信号，诱导细胞凋亡。凋亡的 T 细胞被巨噬细胞清除。AICD 对于机体清除可能由抗原交叉反应而产生的自身反应性 T 细胞克隆，从而防止自身免疫病，对维持自身免疫耐受至关重要。

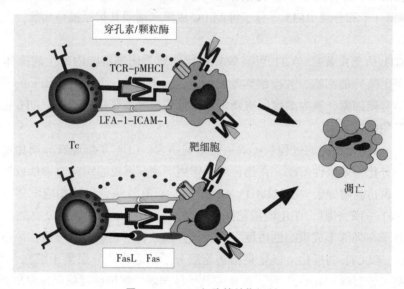

图 1-11 CTL 细胞的杀伤机制

（2）记忆 T 细胞的形成和作用 免疫记忆是适应性免疫应答的重要特征之一，表现为免疫系统对曾接触的抗原能启动更为迅速和有效的免疫应答。记忆 T 细胞（memory T cell，Tm）是对特异性抗原有记忆能力的长寿 T 细胞。一般认为 Tm 由初始 T 细胞或由效应 T 细胞分化而来，但分化机制未知。

1）Tm 的表型：人 Tm 为 CD45RA$^-$CD45RO$^+$，初始 T 细胞则是 CD45RA$^+$CD45RO$^-$。

2）Tm 的作用特点：与初始 T 细胞相比，Tm 更易被激活，相对较低浓度的抗原即可激活 Tm；Tm 的活化对共刺激信号（如 CD28/B7）依赖性较低；Tm 分泌更多细胞因子，且对细胞因子作用的敏感性更高。

（三）B 细胞介导的适应性免疫应答

**1. B 细胞对胸腺依赖抗原的免疫应答**

（1）B 细胞对 TD 抗原的识别 BCR 是 B 细胞特异性识别抗原的受体。BCR 识别抗原对 B 细胞的激活有两个相互关联的作用：①BCR 特异性结合抗原，产生 B 细胞活化的第一信号。②B 细胞内化 BCR 所结合的抗原，并对抗原进行加工，形成抗原肽-MHC Ⅱ类分子复合物（peptide-MHC Ⅱ complex），提呈给抗原特异性 Th 识别，Th 活化后通过表达的 CD40L 与 B 细胞表面 CD40 结合，又提供 B 细胞活化的第二信号。

BCR 对抗原的识别与 TCR 识别抗原不同：①BCR 不仅能识别蛋白质抗原，还能识别多肽、核酸、多糖类、脂类和小分子化合物类抗原。②BCR 既能特异性识别完整抗原的天然构象，也能识别抗原降解所暴露表位的空间构象。③BCR 对抗原的识别不需 APC 的加工和提呈，亦无 MHC 限制性。

（2）B 细胞活化需要的信号　与 T 细胞相似，B 细胞活化也需要双信号：特异性抗原提供第一信号启动 B 细胞活化，而共刺激分子提供的第二信号使 B 细胞完全活化。B 细胞活化后的信号转导途径也与 T 细胞相似。

1）B 细胞活化的第一信号：B 细胞活化的第一信号又称抗原刺激信号，由 BCR-CD79a/CD79b（BCR-Igα/β）和 CD19/CD21/CD81 共同传递：①BCR-CD79a/CD79b 信号。BCR 与抗原特异性结合后即启动 B 细胞活化的第一信号。但由于 BCR 重链胞浆区短，自身不能传递信号，故需经 BCR 复合物中的 CD79a/CD79b 将信号转入 B 细胞内。与 CD3 类似，CD79a/CD79b 胞浆区亦存在 ITAM 基序。当 BCR 被多价抗原交联后，BLK 等 SRC 家族酪氨酸激酶被激活并使 CD79a/CD79b 胞浆区的 ITAM 基序磷酸化。随后 SYK 等酪氨酸激酶被募集、活化，启动信号转导的级联反应。活化信号经过 PKC、MAPK 及钙调蛋白等信号转导通路继续转导并最终激活 NF-κB 和 NFAT 等转录因子，启动与 B 细胞活化、增殖、分化相关基因的表达。②BCR 共受体的增强作用。已知 C3b 可以与抗原结合，发挥调理作用。通过调理作用被补体 C3b 标记过的抗原，可以理解为抗原被天然免疫系统打上"危险"标签，将会被 BCR 更有效识别。成熟 B 细胞表面的 CD19/CD21/CD81 以非共价键组成 BCR 共受体复合物。CD21 自身不传递信号，但能识别与 BCR-抗原结合的 C3d，并通过交联 CD19 向胞内传递信号。CD19 的胞浆区有多个保守的酪氨酸残基，能募集 LYN、FYN 等多个含有 SH2 结构域的信号分子。CD81 为 4 次跨膜分子，其主要作用可能是连结 CD19 和 CD21，稳定 CD19/CD21/CD81 复合物。补体受体作为 BCR 共受体，其转导的信号加强了由 BCR 复合物转导的信号，明显降低了抗原激活 B 细胞的阈值，从而显著提高 B 细胞对抗原刺激的敏感性。

2）B 细胞活化的第二信号：B 细胞活化的第二信号又称共刺激信号，由 Th 细胞与 B 细胞表面多对共刺激分子相互作用产生，其中最重要的是 CD40/CD40L。CD40 构成性表达在 B 细胞、单核细胞和 DC 表面；CD40L 则表达在活化的 Th 细胞表面。CD40L 与 CD40 相互作用，向 B 细胞传递活化的第二信号。与 T 细胞类似，如果只有第一信号没有第二信号，B 细胞不仅不能活化，反而会进入失能的耐受状态。

3）细胞因子的作用：活化 B 细胞表达多种细胞因子受体，在活化 T 细胞分泌的细胞因子如 IL-4、IL-5 和 IL-21 的作用下大量增殖。细胞因子诱导的 B 细胞增殖是 B 细胞形成生发中心和继续分化的基础。

4）T、B 细胞的相互作用：B 细胞对 TD 抗原的应答需要 T 细胞辅助，这种辅助主要表现在两个方面：①T 细胞表面的共刺激分子可提供 B 细胞活化必需的第二信号；②T 细胞分泌的细胞因子促进 B 细胞的活化、增殖和分化。

T、B 细胞间的作用又是双向的：一方面，B 细胞可作为 APC 加工、提呈 pMHC Ⅱ 活化 T 细胞，诱导 T 细胞表达多种膜分子和细胞因子；另一方面活化的 T 细胞表达 CD40L，为 B 细胞提供活化的第二信号，CD40/CD40L 结合可诱导静止期 B 细胞进入细胞增殖周期；活化 T 细胞分泌的细胞因子诱导 B 细胞进一步增殖和分化。T 和 B 细胞经 TCR 和 pMHC Ⅱ 特异性结合后，多个黏附分子对（如 LFA3/CD3、ICAM-1/LFA-1、MHC Ⅱ类分子/CD4 等）形成免疫突触（immume synapse），促使 T、B 细胞结合更牢固，并使 Th 细胞分泌的细胞因子局限在突触部位，高效协助 B 细胞进一步增殖、类别转换、亲和力成熟、产生抗体和分化为浆细胞或记忆 B 细胞。BCR 识别并结合抗原，抗原－抗体复合物内化，抗原被加工成抗原肽后与 MHC Ⅱ类分子形成复合物，提呈给 T 细胞的 TCR，产生 T 细胞活化的第一信号。B 细胞识别抗原后表达 CD80/CD86 分子，与 T 细胞表面的 CD28 结合提供 T 细胞活化的第二信号。活化的 T 细胞表达 CD40L，与 B 细胞表面组成性表达的 CD40 结合，产生 B 细胞活化的第二信号。活化的 Th 细胞分泌 IL-2、IL-4、IL-21、IL-6 等多种细胞因子，诱导活化 B 细胞的分化和 Ig 的产生（图 1 - 12）。

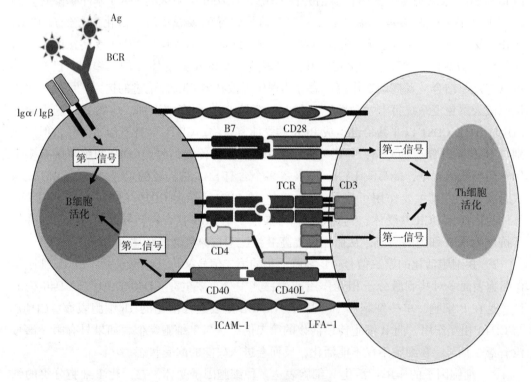

图 1 - 12　T、B 细胞相互作用

（3）B 细胞的增殖和终末分化　经双信号刺激完全活化的 B 细胞具备增殖和继续分化的能力。活化的 B 细胞在外周淋巴器官的 T、B 细胞区交界处形成初级聚合灶（primary focus），B 细胞可直接在初级聚合灶中分化为浆母细胞分泌抗体，也可迁移至淋巴滤泡形成生发中心，并经历体细胞高频突变、Ig 亲和力成熟和类别转换分化为浆细胞或记忆 B 细胞，发挥体液免疫功能。

1）B 细胞的滤泡外活化：血液循环中的 B 细胞穿过高内皮微静脉（HEV）进入外周淋巴器官的滤泡的过程中，滤泡树突状细胞（follicular DC，FDC）或巨噬细胞将抗原提呈给 B 细胞识别。FDC 高表达 Fc 受体和补体受体，结合抗原－抗体或抗原－抗体－补体复合物后可形成串珠状小体（iccosome）供 B 细胞识别或内吞。FDC 在激发体液免疫应答及产生和维持记忆性 B 细胞中起到十分关键的作用。另一种与 B 细胞分化密切相关的细胞是 Tfh，在 B 细胞分化为浆细胞、产生抗体和 Ig 类别转换中发挥重要作用。

微生物或病毒抗原通过淋巴液流入淋巴结，或通过血流进入脾脏。其中大部分经过补体的调理作用（opsonized），结合 C3b（C3d 或 C3dg），被 FDC 或巨噬细胞表面的补体受体 CR1 和 CR2 所识别、捕获，滞留在淋巴滤泡内。识别了 FDC 或巨噬细胞提呈的抗原的 B 细胞获得活化所需的第一信号，开始上调 CCR7 的表达。随后，B 细胞依赖 CCR7 迁移到 T 细胞区，在 T、B 细胞交界处，与活化的 Th 细胞相遇，接受第二信号进而完全活化。

2）初级聚合灶的形成：在 B 细胞和 T 细胞初次接触活化 2~3 天后，B 细胞下调 CCR7 的表达，离开 T、B 细胞交界区，向滤泡间区、边缘窦（淋巴结）或 T 细胞区与红髓交界处（脾脏）迁移。在这些区域内，B 细胞经过进一步增殖和分化，形成初级聚合灶。初级聚合灶一般在感染初次免疫应答 5 天后形成。B 细胞在初级聚合灶中将会存活数天，介导第一阶段的体液免疫应答。部分 B 细胞在初级聚合灶中分化成为浆母细胞（plasmablasts），然后经历了 Ig 类别转换并分泌抗体。浆母细胞寿命较短，通常只有数天，并且不具备长距离迁移到骨髓的能力。浆母细胞分泌的抗体可以与 FDC 固定的抗原形成免疫复合物，促进 FDC 分泌细胞因子募集活化的 B 细胞向淋巴滤泡迁移，进而形成生发中心。此外，浆母细胞还通过 T、B 细胞相互作用，促进 T 细胞向 Th 细胞分化和向滤泡迁移。

3）生发中心（germinal center）的形成：生发中心又称为次级淋巴滤泡，是 B 细胞对 TD 抗原应答的重要场所，由活化 B 细胞快速分裂增殖所形成。生发中心在抗原刺激后 1 周左右形成，其中的 B 细胞被称为中心母细胞（centroblast），其特点为分裂能力极强，不表达 mIg。中心母细胞分裂增殖产生的子代细胞称为中心细胞（centrocyte），其分裂速度减慢或停止且体积较小，表达 mIg。随着中心细胞扩增，生发中心可分为两个区域：一个是暗区（dark zone），分裂增殖的中心母细胞在此紧密集聚，在光镜下透光度低；另一个为明区（light zone），细胞较为松散，在光镜下透光度高，为 B 细胞与 FDC、Tfh 细胞相互作用的区域。在明区，中心细胞在 FDC 和 Tfh 协同作用下继续分化，经过阳性选择完成亲和力成熟过程，只有表达高亲和力 mIg 的 B 细胞才能继续分化发育，其余大多数中心细胞则发生凋亡。在这里，B 细胞最终分化成浆细胞产生抗体，或分化成记忆性 B 细胞。

4）体细胞高频突变、Ig 亲和力成熟和阳性选择：中心母细胞的轻链和重链 V 基因可发生体细胞高频突变（somatic hypermutation）。体细胞高频突变与 Ig 基因重排一起导致 BCR 多样性及体液免疫应答中抗体的多样性。体细胞高频突变需要抗原诱导和 Tfh 细胞的辅助。体细胞高频突变后，B 细胞进入明区，其命运有两种：大多数突变 B 细胞克隆中 BCR 亲和力降低甚至不表达 BCR，不能结合 FDC 表面的抗原进而无法将抗原提呈给 Tfh 获取第二信号而发生凋亡；少部分突变 B 细胞克隆的 BCR 亲和力提高，表达抗凋亡蛋白而继续存活。这就是 B 细胞成熟过程中的阳性选择，也是抗体亲和力成熟的机制之一。T、B 细胞经 HEV 进入外周淋巴器官的 T 细胞区和 B 细胞区，在 Th 辅助下活化的部分 B 细胞进入 B 细胞区，分裂增殖形成生发中心。生发中心母细胞紧密聚集形成生发中心暗区，生发中心细胞与众多 FDC 接触形成生发中心明区。

5）Ig 的类别转换：B 细胞在 Ig 重链区基因重排后其子代细胞中的重链 V 区基因保持不变，但 C 区基因则会发生不同的重排。IgM 是免疫应答中首先分泌的抗体，但随着 B 细胞受抗原刺激、T 细胞辅助而活化及增殖，其重链 V 区基因从连接 Cμ 转换为连接 Cγ、Cα 或 Cε，因而分泌的抗体类别转换为 IgG、IgA 或 IgE，抗体重链的 V 区保持不变。这种可变区相同而 Ig 类别发生变化的过程称为 Ig 的类别转换（class switching）或同种型转换（isotype switching）。类别转换的遗传学基础是每个重链 C 区基因的 5' 端内含子中含有一段称之为转换区（switching region，S 区）的序列，不同的转换区之间可发生重排。Ig 的类别转换是机体产生不同类别抗体并发挥不同功能的基础，在抗原诱导下发生，Th 细胞分泌的细胞因子可直接调节 Ig 转换的类别。

6）浆细胞的形成：浆细胞又称抗体形成细胞（antibody forming cell，AFC），其特点是能分泌大量特异性抗体。浆细胞是 B 细胞分化的终末细胞，其胞质中富含粗面内质网，有利于抗体合成和分泌。此外，浆细胞不再表达 BCR 和 MHC Ⅱ 类分子，故不能识别抗原，也失去了与 Th 相互作用的能力。生发中心产生的浆细胞大部分迁入骨髓，并在较长时间内持续产生抗体。

7）记忆 B 细胞的产生：生发中心中存活下来的 B 细胞，除分化成浆细胞外还有部分分化为记忆 B 细胞（memory B cell，Bm），而大部分 Bm 离开生发中心进入血液参与再循环。Bm 不产生 Ig，但再次与同一抗原相遇时可迅速活化，产生大量抗原特异性 Ig。有关 Bm 的特异性表面标志尚不清楚，但 Bm 表达 CD27，且 CD44 的水平高于初始 B 细胞。

**2. B 细胞对胸腺非依赖抗原的免疫应答** 非 T 细胞依赖性抗原（TI-Ag），如细菌多糖、多聚蛋白质及脂多糖等，能直接激活初始 B 细胞而无需 Th 的辅助。根据激活 B 细胞方式的不同，TI 抗原又可分为 TI-1 抗原和 TI-2 抗原两类。

（1）B 细胞对 TI-1 抗原的应答 TI-1 抗原除能与 BCR 结合，还能通过其丝裂原成分与 B 细胞上的丝裂原受体结合，引起 B 细胞的增殖和分化，因此 TI-1 抗原又常被称为 B 细胞丝裂原，如 LPS。成熟和不成熟的 B 细胞均可被 TI-1 抗原激活，诱导产生低亲和力的 IgM。

高浓度 TI-1 抗原经丝裂原受体与 B 细胞结合能诱导多克隆 B 细胞增殖和分化，低浓度 TI-1 抗原则能激活抗原特异性 B 细胞。由于无需 Th 细胞预先致敏与克隆性扩增，故机体对 TI-1 抗原刺激所产生的应答发生较早，这在抗某些胞外病原体感染中发挥重要作用。但 TI-1 抗原单独作用不足以诱导 Ig 类别转换、抗体亲和力成熟及记忆 B 细胞形成。

（2）B 细胞对 TI-2 抗原的应答 TI-2 抗原多为细菌胞壁与荚膜多糖，具有多个重复的表位。TI-2 抗原仅能激活成熟的 B 细胞。对 TI-2 抗原发生应答的主要是 B1 细胞。

TI-2 抗原通过其多个重复的抗原表位引起 B1 细胞的 mIg 广泛交联，进而激活 B1 细胞。但 mIg 过度交联又会使成熟 B1 细胞产生耐受。因此，抗原表位密度在 TI-2 抗原激活 B 细胞中似乎起决定作用：密度太低，mIg 交联的程度不足以激活 B1 细胞；密度太高，则导致 B1 细胞无能。

B 细胞对 TI-2 抗原的应答具有重要的生理意义。大多数胞外菌有胞壁多糖，能抵抗吞噬细胞的吞噬消化。B 细胞针对此类 TI-2 抗原所产生的抗体，可发挥调理作用，促进吞噬细胞对病原体的吞噬，并且有利于巨噬细胞将抗原提呈给 T 细胞。

**3. 体液免疫的初次应答和再次应答** 抗原进入机体后诱导 B 细胞活化并产生特异性抗体，发挥重要的体液免疫作用。抗原初次刺激机体所引发的应答称为初次应答（primary response）；初次应答中所形成的记忆细胞再次接触相同抗原刺激后产生迅速、高效、持久的应答，即再次应答（secondary response）。

（1）初次应答 在初次应答中，B 细胞产生的抗体数量少、亲和力低，其产生过程可依次分为以下四个阶段：①潜伏期（lag phase）。指由机体接受抗原刺激到血清特异抗体可被检出之间的阶段。此期可持续数小时至数周，时间长短取决于抗原的性质、抗原进入机体的途径、所用佐剂类型及宿主的状态等。②对数期（log phase）。此期血清抗体量呈指数增长，抗原剂量及抗原性质是决定抗体量增长速度的重要因素。③平台期（plateau phase）。此期血清中抗体浓度基本维持在一个相当稳定的较高水平。到达平台期所需的时间和平台的高度及其维持时间，依抗原不同而异，有的平台期只有数天，有的可长至数周。④下降期（decline phase）。由于抗体被降解或与抗原结合而被清除，血清中抗体浓度慢慢下降，此期可持续几天或几周。

（2）再次应答 同一抗原再次侵入机体，由于初次应答后免疫记忆细胞的存在，机体可迅速产生高效、特异的再次应答。与初次应答比较，再次应答时抗体的产生过程有如下特征：①潜伏期短，大约为初次应答潜伏期的一半。②血清抗体浓度增加快，快速到达平台期，抗体滴度高（有时可比初次应答高 10 倍以上）。③抗体维持时间长。④诱发再次应答所需抗原剂量小。⑤再次应答主要产生高亲和力的抗体 IgG，而初次应答中主要产生低亲和力的 IgM。

再次应答的强弱主要取决于两次抗原刺激的间隔长短：间隔短则应答弱，因为初次应答后存留的抗体可与再次刺激的抗原结合，形成抗原–抗体复合物而被迅速清除；间隔太长则反应也弱，因为记忆细胞只有一定的寿命，再次应答的效应可持续存在数个月或数年，故在很多情况下机体一旦被病原体感染后，可在相当长时间内具有防御该病原体的免疫力。

（郝慧琴）

# 第四节 中医药与免疫

在中医学中，"免疫"最早见于 19 世纪李氏所著的《免疫类方》。"疫"指"疫疠之鬼，民皆疾也"。古人对疫疠的认识在《素问·刺法论》中已有论述："五疫之至，皆相染易，无问大小，病状相似。"其中免疫与传染病的发生、发展有密切关系。因此，在相当长的一段时期内，免疫在中医学上是指"免除瘟疫"之意。广义上的免疫就是"免除疾病危害，保障身体健康"之意。

## 一、中医学对免疫及免疫系统的认识

### （一）中医学对免疫的认识

**1. 免疫的由来** 免疫学作为一门自然科学，仅有百年的历史。免疫学最初是作为细菌学的一部分，随后作为微生物学的一个分支，从研究抗微生物感染而发展起来。随着细胞生物学、生物化学、遗传学的发展与渗透，免疫学飞速发展成为一门独立的学科并迅速与其他学科发生关联，如临床上的神经免疫学、遗传免疫学、肿瘤免疫学、血液免疫学、老年免疫学、移植免疫学、临床免疫学等，在应用基础方面则形成免疫生理学、免疫病理学、免疫药理学、神经内分泌免疫学等。在中医药研究方面，相继出现中医药免疫学、中药免疫药理等。如前所述，中医学中"免疫"是指"免除瘟疫"之意。即"免除疾病危害，保障身体健康"之意。运用"免疫"含义防治疾病散见于古医籍如《肘后备急方》《痘疹世医心法》《外科正宗》《医宗必读》等。机体免疫不仅体现在"避其毒气""以毒攻毒"，更多体现在机体的抗病能力，即免除瘟疫，免除疾病的危害能力，换言之，"免疫"表现在抵御外邪的力量及机体自我修复疾病的能力，在中医学中称为人体的"正气"。这里"正气"的内容广泛，包含了形、神、气、血、津、液、元气、阳气、肾气、胃气、脏腑之气等。

**2. 中医经典著作中对免疫的描述** 中医经典著作中尽管没有"免疫"之词，但内含"免疫"之力，强调免疫的强弱即正气的强弱。如中医理论奠基之作《内经》有"真气从之，精神内守，病安从来""正气存内，邪不可干""邪之所凑，其气必虚"等相关论述，认为疾病的产生是人体的正气与邪气相交相争的力量对比，疾病的发生、发展、变化和转归是由人体的正气是否足以抵抗邪气的侵犯而决定的。"真气"或"正气"是指机体免疫系统的正常功能，免疫功能正常足以抵御多种致病因素。再如《金匮要略·脏腑经络先后病脉证》中写道："夫人禀五常，因风气而生长，风气虽能生万物，亦能害万物，如水能浮舟，亦能覆舟。若五脏元真通畅，人即安和，客气邪风，中人多死。"对疾病的产生也强调了"五脏元真通畅"，即人体五脏元气、真气的内存与强盛，否则外邪伤人则会导致疾病的形成。《伤寒论》第71条中"太阳病……欲得饮水者，少少与饮之，令胃气和则愈"及服用小柴胡汤后的"上焦得通，津液得下，胃气因和，身濈然汗出而解"等均显示了在治疗疾病中的"顾护胃气"思想。再者伤寒以其伤于寒邪为病，寒为阴邪，易伤阳气，因此在治疗中"顾护阳气"的重要性也十分明显。《温病学》主要研究温热邪气致病的生理病理特点和防治。温热邪气容易伤及人体津液，在治疗上强调"顾护津液"的重要，如叶氏所云："在卫汗之可也，到气才可清气，入营犹可透热转气，入血就恐耗血动血，直须凉血散血。"在治疗中应注意，发汗不宜太过，以免伤津耗液；表邪未尽，不可早投清气之剂，以免苦寒伤津等，十分注意保存津液。所谓"留得一分津液，便有一分生机"都是对"正气存内"的具体预防措施和对提高机体免疫的阐述。由此可见，免除疾病危害、保障身体健康的根本在于人体的正气充足，即人体的免疫功能正常。

**3. 个体禀赋与免疫** 中医学重视个体禀赋体质同免疫的关系。因肾为先天之本，主生长发育与生殖，故禀赋体质的不同关键在于先天之本的差异。除异体禀赋之外，中医学亦很重视环境、精神、饮食及体育锻炼等因素对体质和免疫功能的影响。如《吕氏春秋·尽数》指出延年益寿的前提需加强锻炼、增强体质以防机体正气损伤等，强调了提高自身免疫力的重要性。《灵枢·寿夭刚柔》说："人之生也，有刚有柔，有弱有强，有短有长，有阴有阳。"这种差异会影响正气的强弱。体质壮实则正气充足，抗病力强，邪气难以入侵；受邪后，邪气也易被祛除。若体质虚弱，正气减弱，抗病能力衰退，邪气易于入侵而发病。正如《素问·经脉别论》中所谓："勇者则气行则已，怯者则著而为病也。"西医学认为免疫功能正常者，有良好的抗病能力，是健康的表现；反之则容易患病，如儿童、老人等。

### （二）中医理论与免疫系统

中医理论的核心在于整体观念、天人合一。其整体的协调性、人与自然的统一性的根本在于"正气存内"。其中"正气"的充足依赖脏腑、经络、营卫、气血的正常运行。正气充实，精神内守，外邪入侵，战而胜之。阴阳平衡，脏腑、经络、营卫、气血的协调可保障正常的生理功能及活动，机体可免于患病。

**1. 中医整体观与免疫** 整体观包括人本身是一个整体，人与自然是一个整体，其整体的协调统一有赖于人体的正气。"正气"包含卫气、先天之气、水谷之气、血气、脏腑之气、经气及先天禀赋等重要组成部分，共同抗邪，维护机体。如能防御外感六淫之邪的正气称为卫气，其具有"温分肉，充皮肤，肥腠理，司开合"，确保了皮肤黏膜的屏障免疫作用。有关变应性鼻炎的研究表明，当变应原进入机体后，机体内巨噬细胞对其表面抗原进行的加工和提呈，均与卫气的"监督"功能有关。卫气之所以能固护肌表，抗御外邪，主要因为其具有一定的"感知"和"监督"功能。其他如《灵枢·刺节真邪》指出："真气者，所受于天，与谷气并而充身者也。"《灵枢·决气》说："中焦受气取汁，变化而赤，是谓血。"先天之气藏于肾，确保了机体免疫机能的原动力，激发和推动全身经络组织、五脏六腑。水谷之气由胃纳腐熟、脾主运化而生成，并保障营卫气血的化生，故脾胃为后天之本，为先天之气注入源源不断的动力。《素问·阴阳应象大论》云："天气通于肺。"天之清气由肺布散全身，运行机体。故正气与肺、脾、肾密切相关，其中肾为根本，为正气之根，以维持机体正常的生长发育和生命活动。《灵枢·天年》指出人之始生，"以母为基，以父为楯……血气已和，营卫已通，五脏已成，神气舍于心，魂魄毕具，乃成为人。"即人体体质的不同和强弱与先天禀赋密切相关，"禀气渥则其体强，体强则命长；气薄则其体弱，体弱则命短，命短则多病短寿。"故先天遗传因素是免疫机制不可或缺的一部分。临床常见的过敏性疾病多与禀赋有关。由此可见，人体的协调充盛及人与自然的和谐统一是机体防御病患，保障生命活动健康的根本，体现了机体的免疫力和机体的防御力。

**2. 中医理论与免疫预防、稳定、监视的关系** 西医学免疫系统主要包括免疫防御、免疫自稳、免疫监控三大功能。中医学对免疫的认识与免疫的三大功能在精神实质上是基本一致的。如中医学中的"正气存内，邪不可干""阴平阳秘，精神乃治""邪之所凑，其气必虚"等论述，强调了健康与疾病取决于正气的强弱，健康的状态取决于阴阳的动态平衡。

（1）免疫预防方面 主要体现在中医理论上的整体观和机体的协调统一。整体观认为人体是一个整体，人体与自然也是一个整体，自然的昼夜交替，四季变化及环境的改变，都会影响人体的正常生理功能，如仲景所言的"风气虽能生万物，亦能害万物""若人能养慎，不令邪风干忤经络""若五脏元真通畅，人即安和"等，通过人体本身的自我调节，以适应自然界的变化，实现人与自然界的对立统一，故提倡在养生保健方面要顺应四时变化，主动维持人体与外界环境的平衡，保持人体本身的内在协调平衡。若外界环境变化激烈，超越了人体的适应能力或适应能力下降，则会影响人体内部的平衡失调而发病。正如《素问·四气调神大论》所阐述的"逆之则灾害生，从之则苛疾不起"。西医学也认为人体具有一个完整的免疫系统，有多种免疫活性细胞以其多种淋巴因子与抗体，在神经与内分泌激素调节下维持人的生理平衡，形成神经–内分泌–免疫调节网络系统，可见中医学与免疫学有着不谋而合之处。

（2）免疫稳定方面 中医学阴阳学说、藏象学说、五行学说等都与免疫稳定密切相关，正常情况下的阴阳处于一定"度"下的动态平衡，一旦"度"失衡，便会导致疾病的发生。正所谓"阳盛则阴病""阴胜则阳病""阳盛则热""阴胜则寒"。阴阳学说的精髓在于"允执两端而用其中"，追求"阴平阳秘"和"以平为期"；中医学将人体看成是一个以五脏为中心的各脏腑相互影响的调控的有机整体，如阳明腑实证，则见胃不受纳的不思饮食，或见肺气上逆的咳嗽、喘息；心火下达，肾水上济，则水火既济，反之则心肾不交；又"五脏六腑皆令人咳，非独肺也。""见肝之病，知肝传脾，当先实脾。"等。可见中医学从病因、病机、诊断及治疗等各方面都显示了五脏相关和五行生克制化的动态稳定。五行之间，"亢则害，承乃制"。治疗则以"陷者举之""强者折之""弱者济之"。总以"谨察阴阳所在而调之，以平为期。"免疫稳定功能能清除损害、衰老、死亡的细胞，并有效地进行免疫调节作用，如果稳定功能失调，则容易出现自身免疫疾病。

（3）免疫监视方面 主要体现在针对肿瘤发生的认识上，中医学认为，肿瘤的形成是机体"正气不足"，而后"邪气踞之"所致。当机体受到某些因素的影响或外邪的侵袭，致脏腑、经络等生理活动发生异常，气血阴阳平衡协调关系受到破坏时，人体便会患病。免疫监视功能是建立在健全的免疫系统功能（包括非特异性和特异性免疫）基础之上。如免疫监视失司，则肿瘤细胞免遭监视而逃逸，盘踞于某处形成肿瘤。如免疫缺陷患者或大量使用免疫抑制剂后，使人体正气受损，免疫监视缺如，导致肿瘤邪气内聚，发生肿瘤。因此中医药治疗肿瘤依然强调提高机体自身抵抗力或调整免疫应答。

免疫系统的免疫防御、免疫稳定和免疫监视功能也处于一定的动态平衡之中，适度为宜，这种平衡在中医学中体现为"和""平"。机体的免疫功能受体内多种因素的影响，维持机体免疫功能的动态平衡，才能保持人体的健康，整体表现"阴平阳秘"。可见，现代免疫理论与中医理论密切相关。

### （三）中医辨证与免疫

中医临床的核心在于辨证论治。辨证的主要内涵是通过望、闻、问、切四诊合参，结合患者临床症状及体征，运用八纲辨证、脏腑辨证、六经辨证、卫气营血辨证等辨证方法，进行综合分析，最终给予相应、有效的治疗。辨证论治的关键在于保持机体"调和"状态，具体临床运用包括扶正祛邪、调整阴阳及察体施治。具体是把握整体观念，分析正气的强弱及邪气盛衰，分析疾病病位、病性，调整脏腑阴阳，恢复各组织器官的协调关系，维持稳态。又因个体体质差异，禀赋不同，察体施治，故出现同病异治，因人制宜。免疫的临床应用主要体现在正气的恢复和对疾病的自我修复能力。

辨证论治是因人、因地、因时、因其症状表现等进行的一系列综合判断和施治。中医的各种证候都是机体在病态时自我调节机制的稳定态失衡的综合体现，辨证论治则是正确的判断和分析机体稳定态失衡的性质和程度，并采取有效的中医药治疗，以获得最佳临床疗效。辨证论治首先需分清主次及缓急，以指导不同阶段疾病的治疗，调节和恢复机体功能。如"初者，病邪初起，正气尚强，邪气尚浅，则任受攻；中者，受病渐久，邪气较深，正气较弱，任受且攻且补；末者，病魔经久，邪气侵凌，正气消残，则任受补。"即患病初起，病邪侵犯肌腠于表，以驱邪外出，解肌透表，防病邪入里；患病中期，人体正气奋起抗争外邪，二者相争，宜祛邪为主，如清热解毒、活血化瘀、化痰祛湿；患病后期邪盛而衰弱正气，正虚无以抗邪，故以补虚为主，扶正固本兼祛邪，提升正气使其足以抗邪，疾病向愈。辨清轻重缓急，辨别阴阳盛衰，分阶段有效治疗，调节免疫功能。辨证准确与否，直接影响到施治和疗效。在临床实践中，辨析症状与证型，与患者"正气"之间的密切联系，自身免疫的强弱等，均会影响疾病的转归。如有研究对脓毒症采用阴阳辨证，针对性采用"扶阴抑阳"疗法，通过对阳证脓毒症患者减轻炎症反应，对阴证脓毒症患者进行免疫增强调节，有助于提高严重脓毒症的救治效果、改善脓毒症患者预后，取得较好疗效。

### （四）中医治则与免疫

中医治则即中医治疗原则。疾病的产生病因复杂、加之中医百家师承不同，治疗方法尤为广泛，但主要表现有以下三大治疗原则。

**1. 治未病原则** 治未病本义是治疗未病的脏腑，是预防思想的体现。预防疾病要远远重要于治疗疾病。"是故圣人不治已病治未病，不治已乱治未乱，此之谓也。"治未病可增强人体正气，防止病邪的侵入，保持机体"阴平阳秘"的动态平衡状态，增强机体免疫功能，从而保障了机体健康。所谓"上工治未病"，指的就是高级的医生更注重预防疾病的发生。中医学的治未病主要包括未病先防、有病早治、既病防变三方面内容，而这三方面都和免疫有着密切联系，均可增强抗邪能力，保护机体的免疫功能。

（1）未病先防　未病先防包括两方面：一为预防自然，外避邪气。注意天气与温度变化，避免邪风以预防疾病；二为预防自身，内养正气。饮食规律，起居有常，闲情逸致。《内经》提出"天人相应"。即人与自然相互适应，相互依存。"春夏养阳，秋冬养阴""起居有常"指作息及日常生活，顺应自然，"日出而作，日落而息"顺应生理节律，合理安排作息等，都说明人与自然的整体性，宜天人相应，"恬惔虚无，真气从之，精神内守，病安从来。""食饮有节"主张"五谷为养，五果为助，五畜为益，五菜为充，气味合而服之，以补益精气"。《素问·痹论》有"饮食自倍，肠胃乃伤"，强调饮食适量，以及"不妄作劳"指不过分劳逸，适度劳动乃为养生之道。因此调畅情志，保持良好心态；调理饮食，合理膳食，均衡营养；节欲保精，劳逸适度，合理作息方可颐养天年，延年益寿。正如《素问·上古天真论》有云："上古之人，其知道者，法于阴阳，和于术数，食饮有节，起居有常，不妄作劳，故能形与神俱，而尽终其天年，度百岁乃去。"

（2）有病早治　有病早治即患病之后，必须及时治疗。因为病邪所在部位尚浅，正气尚足，足够祛邪而愈。随着病邪由"皮毛"进入"肌肤腠理"，再至"经脉"而后进入"脏腑"，治疗会愈加困难。所谓"善治者，治皮毛，其次治肌肤"之意。早期治疗适用于多种疾病的诊疗，尤其在肿瘤方面，早发现早治疗是治愈或减缓肿瘤发展的关键。

（3）既病防变　既病防变是在既病之后，为了防止疾病的传变，先安未受邪之地，正如《金匮要略》所言："夫治未病者，见肝之病，知肝传脾，当先实脾。"其内涵为防微杜渐，防止并阻断病情的进一步传变及发展，促进疾病的恢复及预后。

**2. 扶正祛邪原则**　扶正与祛邪是中医治疗重要的两大法则，虽对立但统一相辅。扶正以祛邪，祛邪助扶正。扶正为增强机体抗病能力，调动机体免疫功能，祛邪则为消灭及祛除致病因素。正盛邪退，邪祛正存。因此，扶正祛邪法在临床中运用广泛。"精气夺则虚"，正虚为本，"虚则补之"故扶正固本属补法范畴，补益正气，可增强体质及脏腑功能。扶正并不是仅仅为支持疗法或对症治疗，而是建立在中医整体观念的基础上，整体调节机体，重建脏腑气血阴阳的平衡，维持内环境的稳定，抑制自身免疫反应，恢复减弱的免疫功能，从而稳定自身"阴平阳秘"的状态。"实则泻之"针对邪实，所谓"邪气盛则实"，运用祛邪之法，是祛除因病邪所产生的气滞、痰浊、湿热、瘀血等病理产物，运用清热祛湿、活血化瘀、软坚散结等具体疗法，舒筋通络，畅通气血，减轻病邪对身体的伤害，恢复机体正常功能。正如《灵枢·邪客》指出："补其不足，泻其有余，调其虚实，以通其道，而去其邪。"扶正固本法和祛邪泻实法的正确应用可战胜疾病，提高自身免疫，恢复机体健康。

**3. 调整阴阳原则**　机体最佳状态为"阴平阳秘，精神乃治"。治疗的关键就在于"谨察阴阳所在而调之，以平为期"。阴阳失衡则机体失于稳定，阴阳偏盛或偏衰，应用中医药调理阴阳，纠正机体的阴阳盛衰，即《素问·玉版论要》谓："阴阳反作，治在权衡相夺。"阳虚畏寒、阴虚内热、阴阳两虚等证候，均为阴阳失调的表现。中医学注重调阴阳，补不足，泻有余。如"百合病见于阴者，以阳法救之；见于阳者，以阴法救之。""劳者温之""损者益之""逆者平之""散者收之"等，均属于燮理阴阳，有利于自身免疫的修复和人体正气的恢复。

随着中西医结合免疫学的深入开展，中医免疫学进入了一个崭新阶段。现代临床运用中医药扶正固本取效显著。如有研究表明，肺癌患者的正气亏虚与细胞免疫水平低下密切相关。中医治疗以扶正为主、病证结合的中药治疗，通过平衡阴阳、恢复正气以祛除邪毒，增强机体的细胞免疫功能和相关细胞因子活性，以及降低抑制性 T 细胞活性，抑制负性可溶性免疫检查点表达，无明显毒副反应，对免疫系统具有"双向"调节作用，与现代免疫治疗机理异曲同工之处。在治疗有关免疫失调的疾病时，不仅可内服中药，而且运用针灸、气功、膏药贴敷等中医特色疗法也可发挥很好的作用。

## 二、中药对免疫系统的调节作用

### （一）不同中药对免疫系统的影响

中药的含义是在中医理论指导下，用于预防、治疗和诊断疾病并且具有康复和保健作用的物质，主要来源于天然药及加工品，以植物药居多，故有"诸药以草为本"的说法。中药的应用即是中医理论在疾病状态下的应用体现，是在中医辨证论治基础上采用相应的方药，以达到扶正祛邪，燮理阴阳的目的。因此，与免疫系统紧密相联，密切相关。

免疫系统包括免疫器官、免疫组织及免疫细胞等。若机体脏腑组织器官损伤，气血阴阳失衡，会使免疫功能紊乱，造成异常的免疫反应。①机体因致敏原刺激所产生的过敏反应，如作用于口鼻、气管和支气管引起过敏性鼻炎、支气管哮喘等，或作用于肺部引起腺体分泌及出血水肿引发肺炎。中药的祛风开窍解表药可解除该刺激，发挥脱敏作用。如柴胡、防风、五味子、乌梅及甘草共同组成的有效方剂——过敏煎，通过动物实验证明其可消除过敏原而减轻变态反应。②又如作用于皮肤引起荨麻疹，具有祛风胜湿止痒地肤子、白鲜皮、蝉蜕、蛇床子等中药可有效缓解荨麻疹的临床症状。③机体因某些药物产生的细胞溶解反应，如溶血性贫血、血小板减少性紫癜等。应用中药活血化瘀、益气补血的三七、当归、黄芪、鸡血藤、生地黄、赤芍等可抑制机体产生相应的抗体，阻止细胞溶解，取得临床疗效。④机体因免疫复合物的产生引起炎症反应，如风湿性关节炎、类风湿性关节炎、脉管炎、系统性红斑狼疮、硬化病等，应用活血化瘀、散寒止痛、祛风除湿、温补阳气等中药可消除复合物，增强机体正气，避免炎症的反复。⑤机体因相同抗原刺激诱发迟发型变态反应，如接触性免疫、肿瘤免疫及器官移植排斥等，应用清热解毒燥湿的黄芩、黄连、黄柏等中药增强对炎症因子的吞噬，从而抑制自身免疫。⑥而对于肿瘤晚期，因免疫受到抑制，免疫机制作用几乎为零，采用益气滋阴、补肾温阳类中药如人参、黄芪、灵芝、菟丝子、何首乌、麦冬、白花蛇舌草、大蒜等可促进免疫功能恢复，提高对肿瘤细胞的杀灭和预防。中药对免疫系统的作用主要基于中药（复方）的偏性，纠正机体因免疫反应引起的不平衡，是"以平为期"的表现。

### （二）不同中药对机体免疫作用的影响

中医学称西医学的机体免疫为人体正气，正气的强弱体现脏腑、气血、阴阳之盛衰。故应用不同的中药可对机体产生不同的免疫影响及作用，从而提升低下的免疫功能或抑制强盛的免疫应激。扶助正气的中药大多属于免疫促进剂，祛除邪实的中药大多属于免疫抑制剂。在辨证思想指导下祛邪药也可以达到免疫促进作用。

**1. 促进免疫的中药**　这类中药可提高免疫系统的功能，增强免疫力。依据中医辨证，气虚以肺脾气虚为主，常用补气药：黄芪、人参、党参、白术、茯苓等健脾益气，补益肺气；血虚以心脾两虚及肝血不足为主，常用药：当归、鸡血藤、阿胶、远志、酸枣仁、龙眼肉、枸杞子、山茱萸、白芍、熟地黄等健脾宁心、补益肝血；阴虚以肺胃阴虚及肝肾阴虚为主，常用药：天冬、麦冬、百合、石斛、沙参、女贞子、冬虫夏草、墨旱莲、桑寄生、黄精、何首乌等滋阴润肺，和胃养阴，滋补肝肾；阳虚以脾肾阳虚为主，常用药：干姜、白术、甘草、附子、淫羊藿、肉桂、肉苁蓉、巴戟天、补骨脂、锁阳等温肾壮阳。扶正中药可促使免疫反应向着有利于机体方面进行，达到治愈免疫性疾病和抗肿瘤的目的。

**2. 抑制免疫的中药**　可控制免疫细胞的相互作用，消除抗原，减少抗体，从而减缓因免疫功能亢进而出现自身免疫反应，减轻对机体造成的损伤，使免疫功能恢复正常，达到阴阳平衡。依据中药的功效，祛风除湿类中药如荆芥、防风、蝉蜕、麻黄、桂枝、细辛、苍耳子等透表解肌、宣肺开窍，主要用于治疗各种过敏性疾病；清热解毒类中药如金银花、栀子、黄连、黄芩、黄柏、白花蛇舌草、穿心莲、大青叶、紫花地丁、蒲公英、鱼腥草、龙胆草等，可用于抑制各种自身免疫的炎症反应；活血化瘀类中药如桃仁、红花、赤芍、丹参、益母草、三棱、莪术、乳香、没药等可消除免疫复合物，抑制免疫反应的反复发作；攻坚破积类中药如斑蝥、蟾酥、雷公藤、蜂房等可杀灭肿瘤细胞并控制其繁殖。祛邪中药意在祛除机体内环境中的风湿、痰浊、瘀血、邪毒等病理产物，以恢复和运行人体正常免疫机制。

### （三）中药不同成分对免疫系统的影响

免疫反应由多种抗原抗体共同作用，其病理过程复杂而多变，故免疫性疾病多呈现病程长、变化多、难治愈等特点。从临床实践和动物实验研究中发现，中药的成分复杂，疗效独特。因其对机体免疫功能产生的影响往往是多方面的，既可增强免疫力，又可抑制自身免疫反应，即具有双向调节作用。中药可调动机体自身的有利因素进行全面的有效的调整，使免疫功能向着有利健康方面发挥作用。例如，现代研究发现肾上腺皮质激素的分泌在免疫机制发挥中具有重要地位，具有益气补肾作用的附子、甘草、黄芪、人参、何首乌等中药可增加该激素分泌量，而中药党参、黄精等却可抑制该激素的分泌，故可在辨证的基础上进行合理的施治，以达到中药对阴阳失衡的调节。临床实践也证明，人参、麦冬、五味子组成的生脉饮对机体产生的迟发性变态反应，既可减轻过敏反应的程度，又可抑制免疫机制的抑制作用，达到阴阳平衡，稳定机体内外环境。

　　在此基础上研究中药不同成分对免疫系统的影响。如人参含有人参皂苷、多糖等有效成分。人参皂苷可提高应激时受抑制的自然杀伤（NK）细胞活性，降低应激时垂体 – 肾上腺轴活动并调节神经递质，人参多糖可调节细胞免疫，刺激淋巴细胞增殖，提高 T 细胞免疫因子的分泌，故人参可大补元气，固护机体正气。黄芪含有黄芪多糖等成分，可促进巨噬细胞的吞噬功能和中性粒细胞的杀菌能力，因其有效增加溶酶体酶的含量，故可益气固表升阳，托毒排脓生肌。白芍中的有效成分为白芍总苷，芍药苷是白芍总苷的重要活性成分，其有较强的抗炎、镇痛作用，故白芍柔筋止痛效果最佳。

　　此外，多数的植物类中药均含有生物碱，其具有的特殊生物活性可广泛用于防治免疫性疾病，如小檗碱具有抗菌解毒作用；苦参碱具有杀虫止痒作用；奎宁具有抗疟作用；苦豆草总碱则可同时增强体液免疫与细胞免疫作用，并刺激巨噬细胞的吞噬能力和淋巴细胞的增殖作用。芳香化湿类中药如薄荷、丁香、木香、麝香、藿香、佩兰等含有挥发油成分，其中主要为硫化物萜类及芳香族化合物，均可促进、调节免疫。多数具有生物活性的有机酸可增强机体免疫的功能，如甘草中的甘草酸可助其补脾和中。因此，中药的有效成分可有效调节机体免疫，影响机体自身的免疫或参与免疫效应。

（李俊莲）

# 第二章　免疫相关疾病的发病机制 ▷▷▷▷

　　免疫相关疾病指免疫系统功能异常或针对自身成分免疫，引起机体功能紊乱和/或组织损伤，并出现相应的临床症状。中医正气不足、气血津液亏虚、阴阳、五脏关系失调等均可引起免疫相关疾病。

# 第一节　西医学理论

　　免疫相关疾病的发病机制包括机体对某些抗原的过度应答或者不适当应答，引起机体的超敏反应性疾病；免疫系统对自身的细胞或分子产生自身免疫应答而产生的自身免疫病；免疫功能缺陷引起的临床综合征。

## 一、超敏反应性疾病

　　免疫系统是人类防御疾病不可或缺的一部分，但通常具有保护作用的免疫机制有时会在体内引起有害反应，这种反应被称为超敏反应，对超敏反应的研究被称为免疫病理学。根据反应发生的速度、发病机制和临床特征将过敏反应分为以下4种类型：①Ⅰ型超敏反应（速发型超敏反应）。由免疫球蛋白E（IgE）介导的肥大细胞和嗜碱性粒细胞释放组胺和其他介质引起的局部或全身反应，如过敏性鼻炎。②Ⅱ型超敏反应（细胞毒性超敏反应）。由IgG或IgM类抗体与细胞表面抗原结合后，通过激活补体，募集和激活炎症细胞所致的细胞溶解和组织损伤为主的病理性免疫反应，例如药物诱导的溶血性贫血。③Ⅲ型超敏反应（免疫复合物反应）。可溶性抗原与抗体结合形成免疫复合物，在某些情况下沉积在毛细血管基底膜引起炎症反应和组织损伤，例如血清病。④Ⅳ型超敏反应（迟发型超敏反应）。是由T细胞介导的以单个核细胞浸润为主要特征的炎性免疫应答，例如毒漆藤或镍过敏引起的接触性皮炎。

### （一）Ⅰ型超敏反应性疾病

　　Ⅰ型超敏反应也称即速发型超敏反应，其特点为：①由IgE抗体介导，肥大细胞和嗜碱性粒细胞等释放生物活性介质引起的炎症反应。②发生快，消退也快。③主要表现为生理功能紊乱，通常无组织损伤。④有明显个体差异和遗传倾向。临床表现为过敏性哮喘、荨麻疹、血管神经性水肿、过敏性鼻炎等局部过敏反应和全身过敏反应。这些反应是由IgE抗体介导的，这与非IgE介导的反应不同，后者称为类过敏反应，涉及IgE非依赖性肥大细胞和嗜碱性粒细胞脱颗粒。例如由碘化放射造影剂、鸦片剂或万古霉素引起的类过敏反应，临床上类似于荨麻疹。

**1. 变应原** 引起 I 型超敏反应的抗原称为变应原（allergen），能选择性激活 Th2 细胞和 B 细胞、诱导机体产生特异性 IgE 抗体的物质。变应原来源广泛，如食物（花生、牛奶、鸡蛋、海产品等）、灰尘（尘螨、动物皮屑和真菌孢子等）、植物花粉、药物等。这些变应原通过吸入、食入等途径进入机体后使机体致敏（产生 IgE 抗体）。某种抗原是否属于变应原，除与抗原本身性质、进入机体的数量和途径有关，还与机体遗传背景和环境因素等有关。

**2. 变应素及其受体** 引起 I 型超敏反应的抗体主要是 IgE 类抗体，也称为变应素（allergin），主要由鼻咽、扁桃体、气管和胃肠道黏膜固有层淋巴组织中的浆细胞产生，这些部位也是变应原入侵引起超敏反应的好发部位。抗体具有同种组织细胞亲嗜性，亦称为亲同种细胞性抗体，通过其 Fc 段与肥大细胞或嗜碱性粒细胞表面高亲和力的 IgE Fc 受体（FcεR I）结合，使机体处于致敏状态。

变应原激活特异性 Th2 细胞可产生 IL-4、IL-5 和 IL-13 等细胞因子，诱导特异性 B 细胞增殖、分化成产生 IgE 的浆细胞。

IgE Fc 受体有两种：FcεR I 和 FcεR II。FcεR I 为高亲和力受体，高表达于肥大细胞和嗜碱性粒细胞表面；FcεR II 为低亲和力受体，即 CD23，属 C 型凝集素，主要表达在 B 细胞和其他 APC 表面，可参与负调控 FcεR I 功能和 IgE 合成。

**3. 参与 I 型超敏反应的效应细胞**

（1）肥大细胞和嗜碱性粒细胞 肥大细胞和嗜碱性粒细胞形态学类似，均来源于骨髓髓样前体细胞，肥大细胞主要分布于皮肤、黏膜下层结缔组织微血管周围及内脏器官黏膜下。嗜碱性粒细胞存在于血液循环中，数量少，但可以被募集到超敏反应部位发挥作用。两种细胞均高表达 FcεR I，胞质中含有嗜碱性颗粒，颗粒内贮存已合成组胺、肝素和蛋白酶类生物活性介质，活化时先释放预先贮存的介质，还可产生脂类介质（白三烯、前列腺素、血小板活化因子等）、细胞因子。两种细胞表达的膜受体不同，如肥大细胞表达组胺 $H_1$ 受体，嗜碱性粒细胞表达组胺 $H_2$ 受体、补体 C3aR 和 C5aR。两种细胞产生的细胞因子不尽相同，因此在 I 型超敏反应中发挥作用不同。

（2）嗜酸性粒细胞 主要分布在呼吸道、消化道和泌尿生殖道的黏膜组织，血液循环中的嗜酸性粒细胞数量甚微，且静息状态下不表达 FcεR I，胞质中含有大量的嗜酸性颗粒。在肥大细胞和 Th2 细胞分泌的细胞因子作用下，嗜酸性粒细胞活化脱颗粒，释放大量的炎症介质（如白三烯、血小板活化因子）并合成多种毒性物质（如阳离子蛋白、神经毒素等），参与迟发相反应和寄生虫感染。

（3）其他细胞 先天淋巴细胞（innate lymphoid cells，ILC），也称固有淋巴细胞，根据其产生细胞因子不同分为三大类群：ILC1、ILC2 和 ILC3。近年来发现 ILC2 参与 I 型超敏反应，其膜表面表达 CD278、IL-33R、IL-17BR 等，分泌大量效应分子（IL-4、IL-5、IL-9 和 IL-13 等），促进 Th2 和固有免疫细胞分化，促进肥大细胞、嗜碱性粒细胞和嗜酸性粒细胞活化、参与抗原提呈和促进生发中心形成。

迟发相反应中，炎症局部浸润大量 Th2 细胞和嗜酸性粒细胞，也可检测到 Th9、

Th17、单核－巨噬细胞和中性粒细胞等，释放各种炎性因子和酶类，引起炎症反应。

**4. 参与 Ⅰ 型超敏反应的介质**

（1）预先贮备的介质　①组胺。作用于组胺受体（$H_1 \sim H_4$），引起呼吸道和胃肠道平滑肌收缩，增加血管通透性和血管舒张作用，刺激平滑肌收缩，促进黏膜腺体分泌。②激肽释放酶。作用于血浆中的激肽原产生有活性的激肽（缓激肽），在急性炎症中起重要作用：刺激平滑肌收缩、毛细血管扩张、通透性增加、刺激痛觉神经引起疼痛，趋化白细胞等。③趋化因子。嗜酸性趋化因子可以趋化嗜酸性粒细胞，过敏反应的炎症因子导致中性粒细胞趋化性。嗜酸性粒细胞释放主要的碱性蛋白，并与中性粒细胞的活性一起，在变态反应的后期阶段可引起明显的组织损伤。

（2）细胞内新合成的介质　①白三烯（leukotriene，LT）。包括 LTC4、LTD4 和 LTE4 等，能使平滑肌强烈而持久地收缩，也可使毛细血管扩张、通透性增加和黏膜腺体分泌增加，是引起支气管哮喘的主要活性介质。②前列腺素（prostaglandin，PG）。与 Ⅰ 型超敏反应相关的主要是 $PGD_2$、$PGE_1$、$PGE_2$ 和 $PGF_{2\alpha}$。$PGD_2$ 和 $PGF_{2\alpha}$ 能使支气管收缩，外周血管扩张，冠状动脉和肺动脉血管收缩，抑制血小板凝集，促进中性粒细胞趋化因子和嗜碱性粒细胞释放组胺。③血小板活化因子（platelet activating factor，PAF）。凝聚和活化血小板，使其释放组胺、5-羟色胺等血管活性介质，引起毛细血管扩张，通透性增加。④细胞因子。IL-4 和 IL-13 刺激并维持 Th2 细胞增殖，刺激 B 细胞转换为合成 IgE 的浆细胞。IL-5 促进嗜酸性粒细胞趋化、成熟和活化；引发嗜碱性粒细胞释放组胺和白三烯。TNF-α 激活中性粒细胞和嗜酸性粒细胞并增加单核细胞趋化，促进炎症反应。

**5. 临床常见的 Ⅰ 型超敏反应性疾病**　上述介质共同作用于不同的器官系统而引起不同的临床反应：①荨麻疹/血管神经性水肿。介质在皮肤表层的释放可引起瘙痒性皮疹及周围的红斑；如果涉及真皮和皮下组织的更深层，则会导致血管性神经性水肿，更倾向于疼痛而不是瘙痒。②过敏性鼻炎。上呼吸道症状为打喷嚏、瘙痒、鼻塞、鼻漏、眼睛发痒或流泪。③过敏性哮喘。介质在呼吸道的释放会引起支气管收缩，黏液生成和气道炎症，从而导致胸闷、呼吸急促和喘息。④过敏反应。介质在全身释放导致多器官系统出现症状，称为过敏反应。除上述症状外，胃肠道系统还会出现恶心、腹部绞痛、腹胀和腹泻。系统性血管舒张和通透性增加可导致明显的低血压，称为过敏性休克，是过敏性死亡的两种最常见原因之一，另一个是喉咙肿胀和窒息。

过敏反应可发生为即时反应、晚期反应或慢性过敏性炎症。暴露于过敏原后数秒至数分钟内发生为急性期反应。肥大细胞和嗜碱性粒细胞释放的某些介体引起嗜酸性粒细胞和中性粒细胞趋化性，这些细胞和其他细胞（如单核细胞、T 细胞）会引起晚期反应，在抗原暴露后数小时及急性期反应的体征或症状消失后发生。晚期反应的体征和症状包括皮肤发红和肿胀、鼻涕、气道狭窄、打喷嚏、咳嗽和喘息，可能持续几个小时，通常会在 24 ~ 72 小时内消失。连续或反复接触变应原（如猫过敏的养猫者）会导致慢性过敏性炎症，炎症部位的组织含有嗜酸性粒细胞和 Th2 细胞，嗜酸性粒细胞可以释放生物活性介质（如碱性蛋白质），加剧炎症反应，引起组织损伤，导致组织结构和功能改变。此外，反复的变应原刺激可能导致抗原特异性 IgE 水平升高，IL-4 和 IL-13 释放增加，从而增加 Th2 细胞/IgE 介导的反应。

### （二）Ⅱ型超敏反应性疾病

Ⅱ型超敏反应是由 IgG 和 IgM 类抗体与靶细胞表面抗原结合后，通过激活补体、ADCC 效应或调理吞噬作用所致的以细胞溶解和组织损伤为主的病理性免疫反应，因此也称溶细胞型或细胞毒型超敏反应。这些自身抗体可以与靶抗原结合或以游离形式存在于血液循环中，能与自身抗原或与自身抗原有交叉反应的外来抗原特异性结合。抗体、补体、巨噬细胞和 NK 细胞均参与反应，靶细胞主要是血细胞和机体的组织细胞。参与Ⅱ型超敏反应的抗原、抗体及组织损伤机制如下。

**1. 抗原**　Ⅱ型超敏反应中的靶细胞主要是血液细胞，如白细胞、红细胞和血小板均可成为反应的攻击目标。肺基底膜和肾小球毛细血管基底膜由于特殊的解剖学结构也是常见的损伤部位。

**2. 机体产生自身抗体**　产生自身抗体的可能原因：①同种异型抗原的输入。同种异体间血型不符的输血反应及母胎之间 Rh 或 ABO 血型不符所致的新生儿溶血病。②感染。病毒感染导致自身细胞或组织抗原改变，使机体产生对其免疫应答；有些病原微生物与自身组织细胞有共同抗原，如链球菌与心内膜及肾小球毛细血管基底膜具有共同抗原，因此抗链球菌的抗体也能与心内膜、肾小球基底膜中的共同抗原结合并引起损伤。③药物。多数药物为半抗原，但可以和组织细胞结合成为完全抗原被机体免疫系统识别，造成组织细胞损伤。④免疫耐受被破坏。因物理、化学、生物、外伤等使机体隐蔽抗原暴露，免疫耐受机制被破坏，从而产生自身抗体。

**3. 抗体介导Ⅱ型超敏反应**　主要是针对自身细胞或组织抗原 IgG 和 IgM 类抗体。IgM 为五聚体，能最有效地结合抗原、激活补体和介导吞噬作用；IgG 的 CH2 和 IgM 的 CH4 功能区均有与 C1q 结合的位点，可激活补体。

**4. 抗体引起Ⅱ型超敏反应的主要机制**　①补体介导的细胞溶解。IgG 和 IgM 类自身抗体与靶细胞的抗原特异性结合后，激活补体的经典途径，形成膜攻击复合物直接引起靶细胞溶解死亡。②炎症细胞的募集和活化。在抗体应答的局部活化补体产生的过敏毒素 C3a 和 C5a，后者对中性粒细胞和单核-巨噬细胞产生趋化作用使其在反应局部聚集，产生水解酶和细胞因子等而引起细胞或组织损伤。③调理吞噬作用。吞噬细胞表面表达 IgG Fc 受体，IgG 抗体与靶细胞结合后通过 Fc 受体介导吞噬细胞对靶细胞的吞噬。如自身免疫性溶血性贫血时机体产生了抗自身红细胞抗体，和自身红细胞结合后被肝脾中的巨噬细胞吞噬而引起贫血。④依赖抗体的细胞介导的细胞毒作用（ADCC）。NK 细胞、单核细胞和中性粒细胞表面有 IgG Fc 特异性受体，能与 IgG 的 CH2 和 CH3 功能区结合，介导 ADCC 活性。单核细胞和 IFN-γ 活化的中性粒细胞可通过 FcγR Ⅰ 和 FcγR Ⅱ 杀伤抗体结合的肿瘤细胞；而 NK 细胞则通过 FcγR Ⅲ 杀伤靶细胞。⑤刺激型超敏反应。患者体内产生抗甲状腺刺激素（thyroid stimulating hormone，TSH）受体的 IgG 抗体，亦称为长效甲状腺刺激素，可与甲状腺细胞表面的 TSH 受体结合，刺激甲状腺素分泌，因其半衰期远超过 TSH，可刺激甲状腺细胞分泌过多的甲状腺素，导致甲状腺功能亢进。

### (三) Ⅲ型过敏反应性疾病

Ⅲ型超敏反应也称免疫复合物型超敏反应，是由 IgG 和 IgM 类抗体与游离的可溶性抗原特异性结合形成免疫复合物 (immune complex, IC)，若 IC 不能及时被清除，即可在局部沉积，通过激活补体系统，产生过敏毒素和吸引中性粒细胞和巨噬细胞在局部浸润，产生细胞因子；使血小板聚合，释放出血管活性胺或形成血栓；引起以充血水肿、局部坏死和中性粒细胞浸润为特征的炎症性反应和组织损伤。IC 的沉积受以下影响。

**1. 抗原持续存在和机体清除免疫复合物的能力** 抗原持续存在这是 IC 形成的先决条件，常见于：①持续感染时，微生物繁殖，血清中出现大量的抗原，为 IC 形成提供条件。②体内自身成分改变，如类风湿性关节炎患者体内出现变性的 IgG，可刺激机体产生 IgG 抗体（类风湿因子），与变性的 IgG 结合形成 IC。③进入体内的半抗原能与体内的组织蛋白结合成完全抗原，刺激机体产生相应抗体。机体的吞噬细胞功能缺陷、C2 或 C4 先天性缺陷、补体经典途径所产生的 C3b 不足、补体介导的调理吞噬作用缺失等，均可导致 IC 在血流中不易被清除。

**2. IC 的特性** ①抗原与抗体比例影响 IC 的大小：抗原与抗体比例合适时，形成大分子的 IC，易被吞噬细胞吞噬清除；抗原（抗体）过剩形成小分子的 IC，能够被肾小球滤过；只有抗原与抗体在一定比例形成中等大小（分子量约为 1000kDa）的复合物时，不易被吞噬和滤过，可随血液循环沉积于不同组织部位。②IC 的理化特点（荷电性、亲和力、结合价等）影响 IC 的形成和沉积。如带正电荷的抗原形成的 IC（如 DNA-抗 DNA 复合物）容易与带负电的血管、肾小球基底膜结合形成持久性的组织损伤。

**3. 组织学结构和血流动力学因素** IC 易沉积于血流缓慢的血管分叉处、血流量大易产生涡流处、血流静水压力较高处、毛细血管内皮间隙增大且通透性增加处、血管内皮细胞表达特异受体（C3bR 或 FcγR）的部位。

### (四) Ⅳ型过敏反应性疾病

Ⅳ型过敏反应也称迟发型超敏反应 (delayed type hypersensitivity, DTH)，是由致敏 T 细胞再次接触相同抗原引起的，以单个核细胞（单核细胞、淋巴细胞）浸润为主的炎症反应。通常在接触抗原 12~24 小时后出现，48~72 小时达高峰，由单核–巨噬细胞和 T 淋巴细胞 (Th1、Th17 和 CTL 亚群) 参与的炎症反应，经典的Ⅳ型超敏反应属细胞免疫应答。细胞免疫缺陷者不发生Ⅳ型超敏反应。

DTH 的抗原主要包括胞内寄生菌（如结核分枝杆菌、麻风分枝杆菌）、病毒、寄生虫、细胞抗原（如肿瘤细胞、移植细胞）、某些小分子化合物或金属离子与自身蛋白结合形成的抗原等。这些抗原物质经过 APC 摄取、加工、处理并形成抗原肽-MHC Ⅰ/Ⅱ类分子复合物，提呈给特异性 T 细胞识别，使之活化、增殖，产生特异性淋巴细胞，机体形成致敏状态。

引起迟发型超敏反应主要涉及 T 细胞和巨噬细胞。CTL 特异性识别靶细胞表面抗原活化，释放穿孔素和颗粒酶等诱导靶细胞凋亡；通过其表面的 FasL 与靶细胞表面的 Fas 结合，导致靶细胞凋亡；同时可释放 INF-γ 和 TNF-α 等细胞因子。抗原特异性激活的 Th1 细胞释放多种细胞因子如 INF-γ、TNF-α、TNF-β 和趋化因子 MCP-1 等。TNF-α 和 TNF-β 使局部血管内皮细胞黏附分子表达增加，MCP-1 可趋化单个核细胞，促进巨噬细胞和淋巴细胞到达抗原部位聚集，引起组织损伤；INF-γ 和 TNF-α 可促进巨噬细胞活化，进一步释放促炎细胞因子（如 IL-1、IL-6）加重炎症反应。抗原激活的 Th17 细胞产生 IL-17 募集单个核细胞和中性粒细胞到达抗原部位参与炎症反应和组织损伤。巨噬细胞是参与 DTH 的重要效应细胞，其介导炎症反应的主要机制为：直接杀伤、清除病原体并释放溶酶体酶导致近旁组织变性坏死；分泌 IL-12，促进 Th0 向 Th1 分化；高表达 B7 分子和 MHC Ⅱ 分子，增强抗原提呈功能。

## 二、自身免疫性疾病

免疫自稳是指机体的免疫系统对自身成分形成免疫耐受状态。自身免疫性疾病是因免疫自稳的打破而引起的疾病状态。在淋巴细胞发育成熟的过程中，针对自身抗原的 T、B 淋巴细胞可发生克隆清除或失活，形成免疫自身稳定，但在体内仍存在少量的自身反应性 T、B 淋巴细胞克隆。在某些情况下，这些自身反应性 T、B 淋巴细胞可攻击自身的细胞或分子，产生自身免疫（autoimmunity）反应，持续迁延的自身免疫反应会引发自身免疫性疾病。

### （一）自身抗体导致组织损伤（Ⅱ型超敏反应）

**1. 细胞表面或细胞外基质抗原的自身抗体引起的组织损伤** 自身抗体与靶细胞表面或细胞外基质抗原结合，通过激活补体、促进吞噬（调理作用）、ADCC 效应和局部炎症介质释放等机制，引起肥大细胞活化、血管平滑肌扩张、血小板聚集和凝血途径激活等，导致组织细胞损伤。如自身免疫性血细胞减少症、药物引起的溶血性贫血等疾病中，自身抗体与血细胞表面的抗原结合激活补体系统，导致血细胞溶解，同时血细胞由于结合了抗体和补体 C3b 等片段，经过肝、脾和肺时，由 FcR 和补体受体介导的调理吞噬作用，促进巨噬细胞吞噬和清除自身血细胞。

**2. 细胞表面受体的自身抗体介导的功能障碍** ①激动型受体的自身抗体。此类抗体和受体结合，对受体起到激动作用，从而引发自身免疫性疾病。如毒性弥漫性甲状腺肿（Grave's disease）是由血清中存在促甲状腺激素受体（thyroid stimulating hormone receptor，TSHR）的 IgG 抗体引起的自身免疫性疾病。当 TSHR 抗体（IgG）和 TSHR 结合后，可持续刺激甲状腺细胞分泌过多的甲状腺素，使患者出现甲状腺功能亢进（hyperthyroidism）。这种 TSHR 自身抗体也被称为长效甲状腺刺激素。②阻断型受体的自身抗体。有些自身抗体可阻断细胞受体的功能引发自身免疫性疾病，如重症肌无力。重症肌无力（myasthenia gravis，MG）是一种由乙酰胆碱受体（acetylcholine receptor，AChR）的自身抗体引起以骨骼肌进行性无力为特征的自身免疫性疾病。患者体内的 AChR 的自身抗体与乙酰胆碱受体结合，使之内化并降解致使肌肉细胞对运动神经元释放的乙酰胆碱的反应性进行性降低，阻碍了神经信号向肌肉细胞的传递。

### （二）自身抗原 – 抗体复合物介导的组织损伤（Ⅲ型超敏反应）

自身抗体和相应抗原结合形成的 IC 可引起的自身免疫性疾病，如系统性红斑狼疮（systemic lupus erythematosis，SLE），患者体内存在大量针对 DNA 和组蛋白、红细胞、血小板、白细胞等的自身抗体，这些自身抗体和抗原形成的免疫复合物可沉积在皮肤、肾小球、关节、脑等部位的小血管壁，激活补体，造成多器官和组织损伤。损伤的细胞释放的核抗原又刺激机体产生更多的自身抗体，形成更多的免疫复合物，进一步加重病理损伤。患者可表现多器官、多系统的病变，严重者则会危及的生命。

### （三）自身反应性 T 淋巴细胞介导的组织损伤（Ⅳ型超敏反应）

体内存在的针对自身抗原的自身反应性 T 淋巴细胞在一定条件下可引发自身免疫性疾病，效应机制属Ⅳ型超敏反应。如胰岛素依赖性糖尿病（IDDM）患者体内存在的自身反应性 T 淋巴细胞可持续杀伤胰岛中的 β 细胞，致使胰岛素的分泌严重不足。多发性硬化的患者体内的自身反应性 T 淋巴细胞可浸润脑组织，引起典型的炎性损害。

### （四）固有免疫细胞过度激活介导的组织损伤

一些自身免疫性疾病如 SLE 和银屑病的发生与固有免疫的过度激活密切相关。SLE 患者血液循环中存在着高水平的 IFN-α，其水平和患者抗 DNA 抗体的产生、补体激活、IL-10 的产生相关，也与疾病的进展和活动性相关。SLE 患者血清中的 DNA 和抗 DNA IgG 组成的免疫复合物可刺激浆细胞样树突状细胞（plasmacytoid dendritic cells，pDC）产生 IFN-α。pDC 来源的 IFN-α 可激活自身反应性 B 细胞，促进其分化成产生自身抗体的浆细胞，浆细胞产生的抗自身 DNA 或 RNA 抗体又会形成更多免疫复合物。这些复合物可沉积在机体的各器官引发 SLE 的病变，也可刺激 pDC 产生更多的 IFN-α，使机体进入 SLE 发病的恶性循环。固有免疫反应也可促进银屑病（psoriasis）的发生，研究表明皮肤移植物中 pDC 产生的 IFN-α 参与了银屑病的发生和发展。

### 三、免疫缺陷病

免疫缺陷病（immunodeficiency disease，IDD）是由遗传因素或其他原因造成的免疫系统先天发育障碍或后天损伤而致的一组综合征。患者可出现免疫细胞发育、分化、成熟、增殖、调节和代谢异常，并导致机体免疫功能障碍，临床表现为易反复感染、自身免疫性疾病和某些肿瘤发生率增高（见第八章免疫缺陷病）。

（杨琬芳）

# 第二节　中医学理论

中医学中虽无免疫一词，但有"正气存内，邪不可干""邪之所凑，其气必虚""风雨寒热，不得虚，邪不能独伤人"等相关论述，这种重视内因的发病学观点贯穿于中医学始终，强调了人之正气在发病过程中的决定性作用。在中医学中，正气包含着脏腑功能的完备协调、气血津液的充盛不虚等，因此正气亏虚不足也就意味着脏腑功能低下，气血津液不足，阴阳、五脏关系失调等方面。另外，中医学认为肾为先天之本，脾胃为后天之本，在人体疾病发生发展过程中脾肾两脏尤为重要。

## 一、免疫相关疾病的中医辨证名称

### （一）脏腑辨证名称

中医学的脏腑辨证，是以整体观念为主导思想，以阴阳五行学说为理论工具，以藏象学说为基础。《内经》以脏腑的不同生理功能特点为依据，把人体脏腑分为脏、腑和奇恒之腑三类，脏有五，为心、肺、肝、脾、肾，合称五脏，其共同的生理特点，是化生和贮藏精、气、血、津液。从组织结构上说，它们多为内部组织较充实的脏器，即《内经》中所提到的"所谓五脏者，藏精气而不泻也，故满而不能实。"

而由于脏是化生和贮藏精、气、血、津液的，一般不考虑其有余而唯恐其不足，故脏病多虚证。以下是现代免疫学五脏相关疾病的中医辨证名称。

**1. 心系辨证名称**　心居胸中，心包外护，心在体合脉，其华在面，开窍于舌，外应虚里，五行属火，五季属夏，在志为喜，在液为汗，在味为苦，在色为赤。其主要生理功能为心主血脉，心主神明。故心病虚证多由心气、心阳、心阴、心血的亏虚而使血液运行无力，濡养作用减退，甚至宗气不足不能助肺呼吸，心失所养，情志不遂，精神意识思维异常。心的实证主要由于痰阻、火扰、寒凝、瘀血、气滞等引起血脉流行不畅，甚则心脉痹阻，痰迷心窍。

在临床上心系免疫相关疾病主要包括冠心病、心律失常等疾病，冠状动脉粥样硬化性心脏病是冠状动脉血管发生动脉粥样硬化病变而引起血管腔狭窄或阻塞，造成心肌缺血、缺氧或坏死而导致的心脏病，常常被称为冠心病。心律失常是由于窦房结激动异常或激动产生于窦房结以外，激动传导缓慢、阻滞或经异常通道传导，即心脏活动的起源和传导障碍导致心脏搏动的频率和节律异常。它可单独发病，亦可与其他心血管病伴发。其预后与心律失常的病因、诱因、演变趋势、是否导致严重血流动力障碍有关，可突然发作而致猝死，亦可持续累及心脏而致其衰竭。

中医学把冠心病多归属为心脉痹阻，它们多是由于瘀血、痰浊、阴寒、气滞等因素，痹阻心脉而出现以心悸怔忡、胸闷、心痛为主症的一类证候。此证多是由于正气亏虚、心阳不振，有形之邪阻滞心脉所致，因其成因不同，又有瘀阻心脉、痰阻心脉、寒凝心脉、气滞心脉等证型。临床症状一般表现为心悸怔忡，心胸憋闷作痛，病引肩背内臂，时作时止。阳气不振，心失温养，心动失常，故见心悸怔忡，阳气不运，血行无力，心脉痹阻，故心胸憋闷疼痛。手少阴心经之脉运行，从心系上肺，出腋下，循内臂，心脉不通则气血运行不畅，故痛引肩背内侧。心律失常从中医学的角度可能是由于心气虚、心阳虚、心血虚、心阴虚，以及上述的心脉痹阻等原因造成，临床上要结合其他症状加以鉴别。

**2. 肺系辨证名称**　肺为华盖，在体腔中位居最高，在体合皮，其华在毛，开窍于鼻，五行属金，五季为秋，在志为悲，在液为涕，在味为辛，在色为白。其主要生理功能为肺主气，司呼吸，通调水道和肺朝百脉。肺病的虚证多因久病咳喘或其他脏病变累及于肺，导致肺气虚和肺阴虚。实证多因风、寒、燥、热等外邪袭肺或痰饮、痰热等停聚于肺所致。

临床的肺系免疫相关疾病有上呼吸道感染、过敏性鼻炎、哮喘等。上呼吸道感染简称上感，是包括鼻腔、咽或喉部急性炎症的总称。对于上呼吸道感染，不同病原体感染与中医辨证分型相关，病毒感染、血常规正常、淋巴细胞升高者以风寒束表证为主；肺炎支原体、细菌感染、血象升高者（包括白细胞升高、中性粒细胞升高及共同升高）以风热犯表证为主；混合感染、白细胞及淋巴细胞共同升高者以外寒里热证为主。证型分布与季节有关，秋季多为风燥犯表证，冬季多为风寒束表证，早春多为风热犯表证；证型分布与病程有关，早期以病毒感染为主，辨证以风寒束表证居多，随病程延长，辨证多为风热犯表证及外寒里热证，热化趋势明显。过敏性鼻炎，中医多认为是由于肺气虚为本，肺寒饮停为基本病理，其病因分为内因和外因两种，外因概括为气候变化、风寒之邪、火热之邪，内因与患者的体质和经脉失调等情况相关；病机概括为肺气虚寒，卫表不固；脾气虚弱，清阳不升；肾阳不足，温煦失职；肺经伏火，上犯鼻窍等几方面。至于哮喘的病因病机，主要包括痰饮伏肺、风盛痰阻、气郁气逆、脏腑虚衰等，临床上一般肺鼻同治，对于过敏性鼻炎和哮喘有很好的缓解和治疗作用。

**3. 肝系辨证名称**　肝位于右胁，胁肋为肝之分野，胆附着于肝，位于肝之短叶间。肝开窍于目，在体主筋，其华在爪，外应两胁。五行属木，五季为春，在志为怒，在液为泪，在味为酸，在色为青。其主要生理功能有肝主疏泄，肝主藏血。肝体阴而用阳，喜调达而恶抑郁。

肝体阴易虚，而用阳易亢，及肝之阴血易亏耗成为虚证，而肝气郁结，肝阳易偏亢产生气郁，火逆，阳亢，风动或火热及寒，湿邪内犯，形成实证；其阴虚阳亢，阳亢化风，为本虚标实之证。临床中常见的肝脏免疫性相关疾病有病毒性肝炎、原发性硬化性胆管炎等。病毒性肝炎是由肝炎病毒所致弥漫性肝脏病变为主的全身性疾病，但中医尚无确切的相应病名，亦无统一的辨证分型标准，根据临床症状体征，可归属于胁痛、黄疸、癥积的范畴，原发性硬化性胆管炎，同样归属于黄疸范畴，疾病后期乃属鼓胀。《素问·六元正纪大论》："湿热相薄……民病黄瘅。"《沈氏尊生书·黄疸》："天行疫疠，以致发黄者，俗称之瘟黄，杀人最急。"《诸病源候论》："因为热毒所加，故卒然发黄，心满气喘，命在顷刻，故云急黄也。"这里所讲的"湿热疫毒"是引起黄疸的主要原因，而黄疸又是慢性活动性肝炎最常见的症状之一。慢性肝炎多由"湿热疫毒"

所致，"湿"有黏滞之性，"热"为阳蒸之态，"疫"乃传染之机，"毒"寓"隐""显"之变。慢性乙肝犹如伏邪，湿热疫毒感染后很快隐伏血分，隐而不发，待劳倦、酒色、外感引动内邪，则可发为胁痛、黄疸、积聚、鼓胀。湿热久羁，一方面可以耗伤阴血，造成肝肾阴虚；另一方面可以阻遏脾阳，脾失健运，致脾虚，脾肾阳虚，脾虚不能运化水湿，形成痰浊，阻滞经脉，加之久病入络形成瘀血。

**4. 脾系辨证名称** 脾居中焦，开窍于口，其华在唇，在体主肉，外应于腹。五行属土，五季应长夏，在志为思，在液为涎，在味为甘，在色为黄。其主要生理功能有脾主运化，主统血，主升清。脾喜燥恶湿。脾的虚证多因饮食劳倦，思虑过度所伤，或者病后失调所致的脾气虚、脾阳虚、脾气下陷、脾不统血等证；实证则多由饮食不洁、外感湿热、寒湿之邪或失治误治所致的湿热蕴脾、寒湿困脾等证。

临床中常见的脾系免疫相关疾病有溶血性贫血，消化道出血等疾病。溶血性贫血通常与先天性或遗传性因素和自体免疫功能紊乱有关，脾主要作为血细胞的破坏场所或自身抗体的产生场所参与发病。中医学认为溶血性贫血属于虚劳、黄疸范畴。一般无黄疸者按虚劳辨证，有黄疸者按黄疸辨证。《灵枢·经脉》中说："脾足太阴之脉……是主脾所生病者……溏瘕泄，水闭，黄疸。"认为黄疸为脾病。《诸病源候论·胎疸候》对新生儿溶血性贫血的病因及症状描述甚详："小儿在胎，其母脏气有热，熏热于胎，至生下小儿，体皆黄，谓之胎疸也。"其"又有百日、半岁小儿，非关伤寒、温病而身微黄者，亦是胃热，慎不可灸也"的描述与家族性溶血性贫血相似，而《千金翼方》："身目皆黄，发热恶寒，小腹满急，小便难。"记载与溶血性贫血表现相似。其中气血两虚造成的虚劳黄疸多是由饮食所伤、劳倦过度损伤脾胃，气血化源不足，或久病经治疗后，邪去正虚，而见气血两虚。气血不足，五脏六腑、四肢百骸失养则见乏力、心悸气短、面色唇甲色淡等证。

消化道出血可由消化道本身的炎症、机械性损伤、血管病变、肿瘤等因素引起，也可因邻近器官的病变和全身性疾病累及消化道所致。中医认为此证属于脾不统血证，它是指脾气亏虚不能统摄血液而致血溢脉外所表现的证候。本证多由久病脾气虚弱，或劳倦思虑过度，损伤脾气，脾虚气弱统摄无权血溢脉外所致。脾气亏虚，统摄无权，血不循经而溢脉外，故见各种出血症状。脾气不足，运化失健，故食少、腹胀、便溏。脾虚气血生化乏源，加之反复出血，气血两虚，故面色无华或萎黄、神疲乏力、少气懒言。

**5. 肾系辨证名称** 肾位于腰部，腰为肾之府。肾开窍于耳及前后二阴。在体主骨生髓充脑，其华在发，五行属水，五季为冬，在志为恐，在液为唾，在味为咸，在色为黑。肾主藏精，主水，主纳气。肾病多虚证，其证多因禀赋不足，或幼年精气未充，或老年精气亏损，或房事不节等所导致肾的阴、阳、精、气亏损而形成肾虚诸证。临床上肾系相关的免疫疾病有慢性肾小球肾炎、尿毒症等。

肾小球肾炎又称肾炎综合征（简称肾炎），是常见的肾脏病，指由于各种原因发生于双侧肾脏肾小球临床表现为一组症候群的疾病。临床一般表现为水肿、蛋白尿、血尿、肾功能下降、尿量减少或无尿，腰膝酸软等症状。中医学认为慢性肾炎主要是风邪合寒、热或夹湿邪等，在各种原因导致的脾肾亏虚的基础上，乘虚侵入所致，其中水肿多是由于肾阳不足，膀胱气化功能障碍，水液内停，溢于肌肤形成，而肾用失司，主水、封藏等功能减退，便出现腰痛、水肿、眩晕、尿浊、尿血等症。

## （二）气血津液辨证名称

**1. 气血不足**　气血不足即气虚和血虚，气虚指原（真）气不足，气的推动、温煦、固摄、防御、气化等功能减退，或脏腑功能活动减退所表现的虚弱证候。也就是说，中医的气包含两部分内容，一部分指体内的原气，另一部分则指人体各脏腑的功能。

《素问·六节藏象论》："天食人以五气，地食人以五味。五气入鼻，藏于心肺，上使五色修明，音声能彰。"可见除先天之气外，人体内的元气与后天也有很大的关系，张景岳注："天以五气食人者，臊气入肝，焦气入心，香气入脾，腥气入肺，腐气入肾也。"（《素问·六节藏象论》中五气还有其他含义，此处略），先天之气和后天之气相合而为人体的"气"，这些"气"又被机体调用，分为卫气、宗气、营气和元气。其中卫气来源于脾胃运化的水谷精微，有防御外邪、温养全身和调控腠理的生理功能。布达于肌表，起着保卫作用，抵抗外来的邪气，使之不能入侵人体。内而脏腑，外而肌肉皮毛都得到卫气的温养，从而保证了脏腑肌表的生理活动得以正常进行。能够调节控制腠理的开阖，促使汗液有节制地排泄。宗气来源于脾胃运化的水谷精微和肺吸入的自然界的清气，其在生理功能方面主要有行呼吸、行血气和资先天三个方面。走息道以司呼吸，贯心脉以行气血，主司视、听、言、动等活动。营气同样来源于脾胃运化的水谷精微，有化生血液和营养全身两个方面的作用。注于脉中，化为血液，循血脉流注于全身，五脏六腑、四肢百骸都得到营气的滋养。元气则由肾之先天之精所化，受后天精气的不断充养，用于推动人体的生长发育，温煦和激发各个脏腑经络组织器官的生理活动。气虚病证可涉及全身各个方面，如气虚则卫外无力、肌表不固，而易汗出；气虚则四肢肌肉失养，周身倦怠乏力；气虚则清阳不升、清窍失养而精神委顿，头昏耳鸣；气虚则无力以帅血行，则脉象虚弱无力或微细；气虚则水液代谢失调，水液不化，输布障碍，可凝痰成饮，甚则水邪泛滥而成水肿。

在脏腑功能方面，气虚还可导致脏腑功能减退，从而表现一系列脏腑虚弱征象。《素问·经脉别论》说："食气入胃，散精于肝，淫气于筋。食气入胃，浊气归心，淫精于脉。脉气流经，经气归于肺，肺朝百脉，输精于皮毛。"在临床上，气虚影响到的脏腑还有"肝"和"肾"（这里指中医藏象学说中的五脏，不可与西医解剖学脏腑概念混淆）。

（1）**肺气虚**　肺主气，司呼吸，外合皮毛，通调水道。肺气虚，则其主宣降、司呼吸、调节水液代谢、抵御外邪的作用就会减弱，出现短气自汗、声音低怯、咳嗽气喘、胸闷，易于感冒，甚至水肿、小便不利等病证。

（2）**肾气虚**　肾居腰府，藏精气，司二阴开合。精气充五脏而上荣于脑髓。肾气亏虚，失于荣养，见神疲乏力，眩晕健忘，腰膝酸软乏力，小便频数而清，白带清稀，舌质淡，脉弱。肾不纳气，则呼吸浅促，呼多吸少。

（3）**脾气虚**　脾居中焦，主运化、司升清、统血行。脾气虚弱，不能运化水谷精微，气血生化乏源，症见饮食减少、食后胃脘不舒，倦怠乏力，形体消瘦，大便溏薄，面色萎黄，舌淡苔薄，脉弱。

（4）心气虚 心主血脉，藏神明。心气亏虚，不能鼓动血脉，亦不能养神，故见心悸、气短、多汗，劳则加重，神疲体倦，舌淡，脉虚无力。

（5）肝气虚 肝为疲劳之本，长期劳累，劳伤肝气，肝气不足，目酸而易疲劳；气不上行，津液不能布散头面，则口干面燥；气不载血上行，则脑部缺血，头目昏花，视物模糊，思维不清，面色萎黄；肝气不足，肝经壅滞，易为暑湿所伤，而易中暑。

以上是对五脏气虚导致的相应脏腑功能低下的总结，而气血为人体阴阳的代表，二者互根互用，所谓"气为血之帅，血为气之母"，是其义也。所以气虚也会影响到血虚，血虚是血液亏虚，脏腑百脉失养表现全身虚弱的证候。以面、唇、颊、舌等皮肤黏膜组织呈淡白色。兼有以心、肝为主的脏腑组织失养的证候。

（6）心血虚 心主血脉，心血虚多由失血，过度劳神，或血的生化之源不足所致。症见心悸、心烦、易惊、失眠、健忘、眩晕、面色苍白、唇舌色淡、脉细弱等，治宜补血安神。

（7）肝血虚 肝主藏血，肝肾同源，肾精不足，导致精不化血，从而导致肝血不足；脾肾亏虚，生化乏源从而导致气血亏虚；慢性病耗伤肝血，或失血过多，或生血不足等均可导致肝血虚。

综上所述，气血不足是指气虚和血虚同时存在的证候，可由于先天禀赋不足，后天劳倦太过，饮食失调，或久病失养，或失血过多导致，临床需根据患者各种的不同情况辨证论治。

2. 气不摄血 是气虚不能统摄血液，而见失血的证候。此证多因久病气虚或慢性失血，气随血耗而致，而这种病理变化，有赖于气能摄血这一功能，具体来说，由于脾气的统摄作用，血液才能正常运行于脉中而不致溢出经脉；反过来说，若脾气虚，则往往导致各种出血证。此外，血液的正常运行与心肺肝脾各脏腑的功能也有密切相关。

心主血脉，心气推动血液在脉中运行全身。心脏、脉管和血液构成了一个相对独立的系统。心气的充足与推动功能的正常在血液循行中起着主导作用。

肺朝百脉，主治节，辅助心脏主管全身血脉。肺气宣发与肃降，调节全身的气机，随着气的升降而推动血液运行至全身。尤其是宗气贯心脉而行血气的功能，更突出了肺气在血行中的推动和促进作用。

肝主疏泄，调畅气机，是保证血行通畅的一个重要环节。肝有贮藏血液和调节血量的功能，可以根据人体各个部位的生理需要，在肝气疏泄功能的协调下，调节脉道中循环的血量，维持血液循环及流量的平衡。同时，肝藏血的功能也可以防止血溢脉外，避免出血的发生。

脾主统血，脾气健旺则能统摄血液在脉中运行，防止血溢脉外。

由上可知，血液的正常运行，是在心、肺、脾、肝等脏器相互配合下完成的。其中任何一脏的功能失调，都可以引起血行失常的病变。例如，心气不足，血运无力，进而可导致心血瘀阻证；肺气（或宗气）不足，则血行无力，可引起瘀血证；脾气虚不能统血，则可致便血、崩漏及肌衄发斑等；肝血不足可见妇女月经量少，甚至经闭，疏泄失职可致吐血、衄血及妇女崩漏等症。

临床上的气不摄血多与脾、肝、肺、肾等脏腑有关，主要包括气虚无力统摄和气逆统摄失职导致出血两个方面的病机变化，前者应责之于脾，后者当责之于肝。由于脾主统血，所以气不摄血的病变，主要表现为中气不足，气不摄血的咯血、吐血、紫斑、便血、尿血、崩漏等症，同时兼见面色不华、疲乏倦怠、脉虚无力、舌淡等气虚的表现。这是由于脾气亏虚，统摄无权，血不循经而溢出脉外，故见以上各出血症状，另外脾虚失于统摄，冲任不固，所以可见妇女有月经过多，甚则崩漏等症状，脾是后天之本，气血生化之源，脾气不足，脾失运化，加之反复出血，导致气血两虚，出现面色无华，或萎黄，神疲乏力，少气懒言。除脾以外，肺、肝、肾等脏的气机不畅也可导致气对血的统摄功能下降。

肺气亏虚，呼吸功能减弱，主气及卫外功能失职，宗气不足，肺失宣肃，气逆于上，故咳喘无力，少气懒言，动则耗气，咳喘益甚，呼吸功能进一步减弱，出现咳血等症，即气不摄血。

肝体阴而用阳，故肝气易郁结，肝阳易上亢，产生气郁、火逆、阳亢等证，使气逆统摄失职，而肝又为藏血之脏，若情志刺激，如因大怒，而引发肝气逆上，则可致血随气逆，或为咯血、吐血，甚则壅遏清窍而发作昏厥。如《素问·生气通天论》说："大怒则形气绝，而血菀于上，使人薄厥。"

3. **气随血脱** 是指大量出血时引起气脱的证候，此证多由于肝、胃、肺等脏本有宿疾，而脉道突然破裂，或外伤，或崩中等引起的急性大量出血，随即出现气脱症。这与血能载气的功能密不可分，血能载气是指气存于血中，依附于血而不致散失，赖血之运载而运行全身。血虚的病人，也就会出现气虚病变，而大失血的病人，气亦随之发生大量的丧失，往往导致气的涣散不收，漂浮无根的气脱病变，称为"气随血脱"。

如上文所述，"气为血之帅，血为气之母。"气摄血，血载气，血脱易致气虚，气虚又加速血脱，两者互为因果。由于出血过多，气无所附，则阳气暴脱。如能及时救治，则可转危为安，继而表现气血两虚的病理状态。如病情恶化，可出现亡阴亡阳，发展为阴阳离决而死亡。西医疾病如支气管扩张大出血、胃及十二指肠溃疡大出血、食管静脉曲张破裂等，故治疗此类疾病，贵在速战，要及时益气固脱，防止阳气暴脱，阴阳离决。

肝藏血，人失血过多或久病耗伤肝血，气随血而脱，其固摄血液作用下降，又会导致肝血的进一步亏损，出现吐血、衄血，而这又会加强气的暴脱，形成一个恶性循环，如不能及时施治，则预后不良。

肺主气，司呼吸，肺系的大出血引起的气脱更为明显，呼吸功能减弱，出现咳嗽、气喘、咳血等症，且随着肺气脱失，肺的通调水道的功能也受到影响，水液代谢输布随之失常，出现咳痰、水肿等症状，另外肺气脱失还可导致肺卫失宣，影响机体的卫外功能，即免疫力下降，使人易外感，恶风寒，自汗出等。

4. **血随气逆** 是指血随气逆而上冲，甚则动血而吐血，或壅闭清窍而昏厥的病理变化。这有赖于气能行血的作用，即血液的运行离不开气的推动作用，而血液的运行有赖于心气、肺气的推动及肝气的疏泄调畅，气血充盛，气机调畅，气行则血行，血液的正常运行才能得以保证。反之气的运行发生逆乱，升降出入失常，也会影响血液的正常运行，出现血液妄行的病变，如气逆者血随气升，即为血随气逆。

临床上的血随气逆通常指肝气上逆导致面红目赤、吐血、眩晕或昏厥的病机。因"气为血之帅"，在病理情况下，若气机上逆，则血也随之上逆。《素问·调经论》曰："血之与气，并走于上，则为大厥，厥则暴死，气复反则生，不反则死。"而甚者则气逆失血，即呕血由气逆而致。此证多因情志过分激动，肝火随气上逆而然。常伴见胸胁满痛、烦躁而渴等症。《金匮翼·诸血统论》曰："气逆失血者，血从气逆，得之暴怒而厥也。经云：阳气者，大怒则形气绝，而血菀于上，使人薄厥。又怒则气逆，甚则呕血及飧泄是也。"

5. **气滞血瘀**　是气机郁滞而致血行瘀阻所出现的证候，气能行血，如果气机瘀滞，则不能正常推动血行，因此会产生血瘀的病变。此证多由情志不遂，或外邪侵袭，或跌仆外伤所致，《仁斋直指方·血荣气卫论》载："盖气者，血之帅也，气行则血行，气止则血止，气温则血滑，气寒则血凝，气有一息之不运，则血有一息之不行。"《血证论》亦谓："气结则血凝。"气滞、血瘀互为因果，气滞导致血瘀，血瘀又加重气滞。治宜行气活血化瘀，可用血府逐瘀汤类。此证一般多先由气的运行不畅，然后引起血液的运行瘀滞，即由气滞而导致血瘀，故此证多与肺有关；也可由离经之血等瘀血阻滞影响气机引起，这是由瘀血导致气滞，所以此类病证往往与肝有关；外伤也可导致此证，这是瘀血和气滞同时发生的。

肝主疏泄而藏血，具有条达气机，调节情志的功能，情志不遂或外邪侵袭肝脉则肝气郁滞，疏泄失职，故情绪抑郁或急躁，胸胁胀闷，走窜疼痛；气为血帅，肝郁气滞，日久不解，必致瘀血内停，故渐成胁下痞块，刺痛拒按；肝主藏血，为妇女经血之源，肝血瘀滞，瘀血停滞，积于血海，阻碍经血下行，经血不畅则致经闭、痛经。舌质紫暗或有瘀斑，脉涩，均为瘀血内停之症。

肺主气，调节全身气机，辅心运血，若邪阻肺气，宣降失司，日久可致心、肺气滞血瘀，而见咳喘、心悸、胸痹、唇舌青紫等表现。

气滞可导致血瘀，血瘀必兼气滞。由于气滞和血瘀互为因果，多同时并存，常难以明确区分先后。如上述的闪挫等外伤因素，就是气滞和血瘀同时形成。但无论何种原因所致的气滞血瘀，辨别气滞与血瘀的主次是必要的。

6. **气阴两虚**　又称气阴两伤。是气虚和阴虚同时并见的病理变化。此证常见于热性病过程中，热在气分，汗出不彻，久而伤及气阴；或热盛耗伤津液，气随液脱；或温热病后期及内伤杂病，真阴亏损，元气大伤。也可见于某些慢性代谢性消耗性疾病，如糖尿病、结核病、肿瘤等疾病。阴虚为阴液不足，即津液或血液不足，气和阴的同时亏损是源于气和阴的互化。

气是津液生成的动力，津液的生成依赖于气的推动作用。津液来源于饮食水谷，饮食水谷经过脾胃运化、小肠分清别浊、大肠主津等一系列脏腑生理活动后，其中精微的部分被吸收，化生津液以输布全身，即气能化津。在津液生成的一系列气化过程中，诸多脏腑之气，尤其是脾胃之气起到至关重要的作用。脾胃等脏腑之气充盛，则化生津液的力量增强，人体津液充足。若脾胃等脏腑之气亏虚，则化生津液力量减弱，导致津液不足的病变，治疗时往往采取补气生津的法则。

由饮食水谷化生的津液，通过脾脏的升清散精，上输于肺，再经肺之宣降，通调水道，下输于肾和膀胱。津液在输布过程中受到各脏腑阳气的蒸腾温化，可以化生为气，以敷布于脏腑组织、形体官窍，促进正常的生理活动即津能化气。因此，津液亏耗不足，也会引起气的衰少。

故气阴两虚多与肺、心、中焦脾胃等脏有关，临床上常见的气阴两虚证的相关疾病有肺癌、肺气肿、糖尿病等，治宜益气生津养阴。

**7. 气随津脱** 是指由于津液大量丢失，气随津液外泄而暴脱亡失的病理状态。如暑热、大汗、严重吐泻时，导致机体的阳气随津液外泄、甚则暴脱。轻者表现为口渴饮水、尿少而黄、大便干结等津伤症状及疲乏无力、少气懒言等耗气的表现；重者，如剧烈腹泻，在大量损耗津液的同时，可出现面白肢冷、呼吸气微、脉微欲绝等气脱的危重证候，气脱则全身机能突然衰竭，可见面色苍白，神昏晕厥，汗出不止，目闭口开手撒，甚则二便失禁，脉微欲绝等症。如《金匮要略心典·痰饮》所言："吐下之余，定无完气。"此证的发生有赖于气和津液之间的关系，即津能载气。

津液是运行的载体之一。在血脉之外，气的运行必须依附于津液，否则也会使气漂浮失散而无所归，故津能载气。因此，津液的丢失，必定导致气的损耗，例如暑热病证，不仅伤津耗液，而且气亦随汗液外泄，出现少气懒言、体倦乏力的气虚表现。当大汗、大吐、大泻等津液大量丢失时，气亦随之大量外脱，故称之为"气随津脱"。

此外由于津血同源，津液和血的生成都来自脾胃化生的水谷精气，当人的饮食摄入不足或者脾胃功能失调，都可以引起津血的化生不足而产生津亏血少的病变，从而导致气随津脱，故在治疗时应注意益气生津，敛阴养血止汗。

**8. 气滞津停** 是一般以气化不利为先，继则气郁水停，出现虚实夹杂，升降失司的证候，该证的产生主要是由于气能行津，津能载气。

气是津液在体内正常输布运行的动力，津液的输布、排泄等代谢活动离不开气的推动作用和升降出入运动。津液由脾胃化生之后，经过脾、肺、肾及三焦之气的升降出入运动，推动津液输布到全身各处，以发挥其生理作用。此后，通过代谢所产生的废液和人体多余的水分，都转化为汗、尿或水汽排出体外。津液在体内输布转化及排泄的一系列过程都是通过气化来完成的。如若气虚，推动作用减弱，气化无力进行，或气机郁滞不畅，气化受阻，都可以引起津液的输布、排泄障碍，并形成痰、饮、水、湿等病理产物，病理上称为"气不行水"，也可称为"气不化水"。临床上要消除这些病理产物及其产生的病理影响，常常将利水湿、化痰饮的方法与补气、行气法同时并用，所谓"治痰先治气""治湿兼理脾"，即是气能行津理论的具体应用。

再者，由于津液是气的载体，气依附于津液得以运行，因而津液输布代谢正常，则气机调畅，谓之津行则气行。当津液输布运行受到阻碍时，也往往会引起气机的郁滞不畅，谓之津停则气滞。"津停气滞"与前面所述"气不行水"的病理变化是互为因果的，二者之间互相影响，往往形成恶性循环，加重病情，因此临床中为了提高疗效，必须将利水药与行气药同时使用。

在正常情况下，"饮入于胃，游溢精气，上输于脾，脾气散精，上归于肺，通调水道，下输膀胱，水精四布，五经并行，合于四时五脏阴阳，揆度以为常矣"。若气滞使得脏腑功能失调，水津不布，必致津液停蓄而生痰。气滞可使津停，而津停又会导致进一步气滞，两者互为因果，故在临床上治疗气滞津停，首先要行气理气，如《丹溪心法》云："善治痰者，不治痰而治气。气顺则一身之津液亦随气而顺矣。"

## 二、免疫相关疾病与脾胃学说和肾命学说

### （一）免疫相关疾病与脾胃学说

脾胃学说最早出自《内经》，《素问·刺法论》中提出："脾为谏议之官，知周出焉。"脾胃同居腹中，脾属脏，胃属腑，互为表里，共同完成饮食水谷的受纳和运化，化生气血，充养全身各组织器官。人体的形神活动，全靠水谷精气维持，水谷精微能化生气血，根源在于脾胃的受纳和运化功能，所以说："五脏六腑皆禀气于胃。""有胃气则生，无胃气则死。"《内经》认为，人有疾病，如能进饮食，水谷的精气能充养正气，正气充实就能战胜病邪，恢复健康。

金元四大家之一的李东垣在《内经》的"胃气为本""得谷者昌""五脏六腑皆禀气于胃"等理论的基础上，著成《脾胃论》，他认为后天胃气充养先天元气，所以他重视调理脾胃，认为"养生当实元气"，欲实元气，当调脾胃，调理脾胃，能激发饮食营养的消化吸收，促进气血的生化，元气充足，足以抗邪，则身心健康。如果没有脾胃虚弱的内在因素，则虽有外邪，也不能侵入发病。明清时期，脾胃学说又有了新的进展，明代的张景岳在李东垣《脾胃论》的基础上提出了"安五脏即所以治脾胃"，而清代的叶天士在此基础上又提出了"滋养胃阴法"，他认为李东垣的《脾胃论》只重脾而忽略了胃，脾为脏而属阴，喜燥而恶湿，胃为腑而属阳，喜润而恶燥。李东垣的补中益气、升阳益胃等法，只可用之于脾，而不可用之于胃。

至此脾胃学说已经较为完善，随着现代科学技术的发展，经众多学者证实，中医的脾胃学说与现代医学的免疫学有着密切关系。《素问·刺法论》载："脾为谏议之官，知周出焉。"与西医学的免疫监视具有相似性，而脾的运化升清功能又是脾发挥免疫监视功能的基础，可以通过调理脾胃、健脾实脾去增强脾的免疫监视作用，从而防止疾病的发生。中医学的"脾"包括西医学的脾脏和胰腺等，而脾脏是神经–内分泌–免疫系统（neuroendocrine-immune system，NEI）的一个重要组成部分，中医学强调"健脾"，即在一定程度上强调提高人体的免疫功能。《金匮要略》中提出："四季脾旺不受邪。"也说明脾胃与免疫力有着密切的关系，脾虚的实质在于免疫功能障碍，脾旺则表明免疫功能正常。临床上常见的免疫相关疾病有萎缩性胃炎、溃疡性结肠炎、克罗恩病等。

萎缩性胃炎除 A 型自身免疫性胃炎外，B 型也有免疫因素参与，我国大多数患者属这一类型。患者多胃脘痞胀，嗳气不舒，纳食减少；辨证多为中虚气滞，或兼夹湿热；治宜健脾养胃，清热除湿。溃疡性结肠炎是与免疫相关的胃肠病，病位在脾、胃、肠，病因常与肾、肺、湿热有关，治以健脾助运、清利湿热。虽然二者均以健脾化湿，清热解毒，但萎缩性胃炎的治疗侧重于活血，而炎症性肠病侧重于凉血止血。克罗恩病则是由于瘀毒内蕴造成，与上述疾病又有差别。综上，脾胃疾病以内伤为本，外邪引动为标，究其根本，也与脾虚湿热有关。临证选方用药宜轻剂缓投，勿过于苦寒辛燥，忌峻剂剋伐，要以健脾化湿解毒为要。

### （二）免疫相关疾病与肾命学说

命门一词，最早见于《内经》，《灵枢·根结》篇曰："命门者，目也。"张景岳释为"致命之处"，其命门与肾尚无关联。肾与命门的结合始自《难经》，《难经·三十六难》曰："肾两者，非皆肾也，其左者为肾，右者为命门。命门者，诸精神之所舍，原气之系也，男子以藏精，女子以系胞。"文中明确指出右肾为命门，是人体精神之舍，原气所附之处。另外《难经·八难》指出的"十二经脉者，皆系于生气之原，所谓生气之原者，谓十二经之根本也，谓肾间动气也。此五脏六腑之本，十二经脉之根，呼吸之门，三焦之源"是对命门功用、地位的又一阐发。其后，晋·王叔和承《难经》之说，在《脉经》中提出命门的诊脉部位"肾与命门俱出尺部"，从此开后世左尺候肾，右尺候命门之说。至六朝高阳生托名王叔和《脉诀》，以左尺候肾属水，右尺候手厥阴，配之命门少阳三焦相火，将命门与脉象相联，在脉诊上为命门学说的应用首开先河。

而后唐太仆令王冰在阐释《内经》时论曰："大热而甚，寒之不寒，是无水也；大寒而甚，热之不热，是无火也。"无火者不必去水，宜"益火之源，以消阴翳"，无水者不必去火，宜"壮水之主，以制阳光。"王冰此论对后世探讨命门的性质，研究肾命的病理变化，制定治疗大法等影响很大。

金元时期，肾命方面的理论探讨十分活跃，诸家均从不同角度讨论了这一论题。刘完素持《难经》左肾右命门说，张元素在《脏腑标本寒热虚实用药式》中提出，命门为相火之原，三焦为相火之用，李杲发挥其师张元素的学术理论，从脾胃的角度阐发"火与元气不两立，一胜则一负"的观点，并提出著名的"甘温除热"治疗阴火上冲的法则。

对肾命学说做出重大贡献的，应首推元代朱丹溪。朱氏将命门学说升华为一套系统的理论，其学术核心为"相火论"，以相火作为人体生命的基本力，将命门所藏相火提高到生命本源的层次。肾命学说真正走向成熟当在明清时期。受北宋理学家周敦颐《太极图说》的影响，诸医家纷纷从太极八卦的角度探讨本学说。如明代孙一奎命门为肾间动气，属坎中之阳的观点，明代赵献可命门为君主说，无不以命门为人生立命之本源。至明末张景岳则将命门学说发挥到了极致，认为"命门与肾本同一气。""命门总主乎两肾，而两肾皆属于命门。""治水治火，皆从肾气，此正重在命门。"将肾与命门严密结合在一起，自此命门学说较为完善了。

命门学说对西医学的发展影响颇深，在现代免疫学的研究中，发现肾所藏之精是免疫细胞发育的基础，《素问·金匮真言论》曰："夫精者，身之本也。"精，是构成人体生命活动的基本物质；同时也是维持人体生命活动的基本物质。在中医理论认识中，肾具有藏精、主生长发育生殖及脏腑气化的生理功能。肾所藏之精有先、后天之分。"先天之精"禀受于父母，是构成人体胚胎的原初物质，与生俱来，具有遗传特性。正如《灵枢·本神》云："生之来，谓之精。"即指先天之精。因此可以认为，肾所藏"先天之精"是免疫细胞发育的先天基础。《素问·上古天真论》曰："肾者主水，受五脏六腑之精而藏之。"现代医学认为免疫细胞为参与免疫应答或与免疫应答相关的细胞，是血液的组成成分之一，主要包括淋巴细胞、单核－巨噬细胞、粒细胞、肥大细胞、抗原提呈细胞等。肾所藏后天之"脏腑之精"为化血之源头，可以提供免疫细胞发育所需营养。因此，肾藏之精气（先天和后天）是免疫细胞发育的物质基础。此外，中医认为肾主骨生髓，肾藏精，精化生骨髓，骨髓充实则机体骨骼健壮。如《素问·六节藏象论》曰："肾者，主蛰，封藏之本，精之处也，其充在骨。"因此，骨的生长发育依靠肾中精气的滋养、推动，即骨中精髓的充盈及其所提供的营养。精髓可以化血，精髓是化生血液的重要物质条件。精髓足则血充，故有"精血同源"之说。所以在临床上也运用填精益髓补肾之法来治疗某些血虚证。现代医学发现骨髓是人体终生造血器官，是出生后造血干细胞的主要生产地。造血干细胞具有自我更新能力和多项分化潜能，可定向分化为淋巴样干细胞和髓样干细胞。髓样干细胞在不同生长因子作用下分化、发育形成共同粒细胞、巨核细胞、红细胞前体，继续在骨髓造血微环境中宿居、增殖、分化，维持正常造血组织的功能及恒定血细胞的数量。淋巴样干细胞受骨髓基质细胞表达的黏附分子与细胞因子的影响，逐渐分化形成祖 B 细胞、前 B 细胞、未成熟 B 细胞，最终形成成熟的初始 B 细胞，而 B 细胞是免疫应答中主要的免疫细胞。临床常见疾病有原发性骨质疏松症、骨性关节炎及骨肿瘤等，治宜扶正祛邪，填精益髓。

（王平）

# 第三章 免疫性疾病的现代检测技术与中医诊断 ▷▷▷

随着现代免疫学及细胞生物学、分子生物学等相关学科的发展，免疫学检测技术亦在不断发展和完善之中，新的方法不断出现，已成为当今生命科学主要的研究手段之一。免疫学检测是对抗原、抗体、免疫细胞及细胞因子等进行定性或定量检测，探讨免疫相关疾病的发病机制及诊断、辅助诊断疾病，并进行病情监测和疗效评价。本章主要对体液免疫、细胞免疫、肿瘤标志物、自身抗体、感染免疫和移植免疫检测方法的原理、简要过程和意义简述。

## 第一节 抗原或抗体检测

应用免疫学检测技术对免疫相关物质（抗原、抗体、免疫细胞和免疫分子等）的定性和定量测定的一种免疫学检测方法，用于协助诊断相关疾病。

### 一、抗原抗体检测技术

#### （一）抗原抗体反应的原理与特点

**1. 抗原抗体反应原理** 抗原抗体反应（antigen-antibody reaction）是指抗原与相应抗体在体内或体外发生的高度特异性结合反应。这种特异性结合实质上是由抗原表位与抗体超变区抗原结合位点之间的互补决定的，两者在化学结构和空间构型上互补，这种特异性如同钥匙和锁的关系。

亲和力（affinity）指单一的抗原表位与抗体单一抗原结合位点之间的结合能力，以抗原抗体反应的平衡常数表示。亲合性（avidity）指一个抗体分子与整个抗原之间的结合强度，与抗原表位的数目有关。抗原与抗体的结合为非共价的可逆性结合，它们之间的空间结构的互补程度不同，结合力的强弱也不一样，互补程度越高，则亲和力越大。此外，适宜的温度、pH、离子强度等也能促进抗原抗体之间的紧密接触，促进分子之间的聚合。

**2. 抗原抗体反应特点**

（1）高度特异性 抗原与抗体的结合具有高度特异性，这种特异性是由抗原表位与抗体分子中的超变区互补结合所决定的。利用这一特点，在体外可以对许多未知抗原或抗体进行特异性鉴定。如利用已知的抗伤寒杆菌的抗体检测伤寒杆菌；用已知的支原体抗原来检测患者血清中相应的抗支原体抗体。

（2）可逆性结合 抗原与抗体之间通过非共价键结合，它们之间的结合力包括电荷引力、范德华引力、氢键结合力和疏水作用力等多种非共价结合力。这种非共价键不如共价键结合稳定，易受温度、酸碱度和离子强度的影响而解离，解离后的抗原或抗体均能保持未结合前的结构活性及特异性。抗原抗体复合物解离取决于两方面的因素：一是抗体对相应抗原的亲和力，抗原抗体的亲和力越高，解离度越低，反之亦然。二是环境因素对复合物的影响。温度、酸碱度和离子强度会影响抗原抗体的结合强度，如免疫技术中的亲和层析就是以此为根据来纯化抗原或抗体。

（3）适宜浓度和比例 抗原抗体在体外结合后能否出现肉眼可见的反应取决于两者适当的浓度和比例。在定量的抗体中逐渐增加抗原量，免疫复合物的沉淀量逐渐增加，然后又逐渐减少，反应曲线分三个区：①抗体过剩区，称为前带现象，抗原总量不足以和全部抗体反应，上清中可检测到游离抗体。②等价区。加入的抗原量正好和所有抗体结合，上清中检测不到游离的抗原或抗体。③抗原过剩区，称为后带现象，加入抗原的量多于抗体所需量，导致被沉淀（或被凝集）的抗体减少，原因是过剩的抗原造成了可溶解性免疫复合物形成。故在具体实验过程中要适当稀释抗原或抗体，以调整两者浓度和比例，使其在最短时间内形成最大复合物，避免假阴性。

（4）两个阶段 抗原抗体反应可分为两个阶段：第一阶段是抗原抗体发生特异性结合阶段，抗原与抗体之间是互补的非共价结合，该反应迅速，可在数秒至几分钟内完成，一般不出现肉眼可见的反应。第二阶段为可见反应阶段，是小的抗原抗体复合物之间通过正、负电荷吸引形成较大复合物的过程，此阶段所需时间从数分钟到数日不等，容易受电解质、酸碱度和温度等条件的影响。

## （二）抗原抗体反应的影响因素

**1. 电解质** 适当电解质是抗原抗体出现可见反应的条件。抗原、抗体通常为蛋白质分子，等电点分别为 pI 3~5 和 pI 5~6 不等，在中性或弱碱性条件下，表面带有较多的负电荷，适当浓度的电解质会使他们失去部分负电荷而相互结合，出现肉眼可见的凝集颗粒或沉淀物。故实验中常用生理盐水或含盐的缓冲液稀释抗原或抗体。

**2. 温度** 适当的温度加速抗原抗体反应的进行。提高反应温度可增加抗原与抗体分子的碰撞机会，使反应加速。在一定范围内，温度越高，形成可见反应的速度越快。但若温度高于56℃，可导致已结合的抗原抗体复合物解离，甚至变性或破坏，影响实验结果。每种试验都有其最适温度，例如冷凝试验在4℃左右与红细胞结合最好，20℃以上反而解离。通常37℃是抗原抗体反应的最适温度。

**3. 酸碱度** 抗原抗体反应必须在合适的 pH 环境中进行。一般 pH 在 6~8 之间，pH 过高或过低，均可直接影响抗原抗体的理化性质。此外，当 pH 接近抗原等电点时，即使无相应抗体存在时，由于自身吸引而出现凝集，导致非特异性反应，即假阳性反应。

### （三）抗原抗体反应的检测方法

抗原抗体反应的免疫学检测技术在临床上广泛应用，主要包括以下方面：①用已知的抗原（抗体）检测未知抗体（抗原），用于检测、鉴定各种病原微生物，以及某些疾病诊断和辅助诊断。②定性或定量检测体内的各种大分子物质，如血清蛋白、细胞因子、肿瘤标志物等。

根据抗原和抗体性质的不同和反应条件的差别，抗原抗体反应表现为不同的形式，可分为凝集反应、沉淀反应、补体参与的反应及各种标记技术。

**1. 凝集反应（agglutination reactions）** 是细菌、红细胞等天然颗粒抗原或吸附可溶性抗原的颗粒与相应的抗体在电解质存在的条件下结合，两者比例适当时，出现肉眼可见的凝集团块。根据参与反应的颗粒不同凝集反应分为直接凝集反应和间接凝集反应两种。凝集反应用于定性或半定量检测颗粒性抗原。

（1）**直接凝集反应**（direct agglutination reactions） 颗粒性抗原本身直接与相应的抗体相互作用，当两者比例适宜时出现肉眼可见的凝集现象。主要有玻片法和试管法：①玻片法。已知抗体与相应抗原在玻片上进行反应出现的凝集现象，如红细胞凝集或细菌凝集。玻片法是定性试验，方法简捷、快速，常用于菌种鉴定或人 ABO 血型的鉴定等。②试管法。在试管中对血清进行系列稀释，加入已知的颗粒性抗原进行反应出现的凝集现象。试管法是半定量试验，常用于检测抗体的滴度或效价，如临床诊断伤寒或副伤寒所用的肥达反应。

（2）**间接凝集反应**（indirect agglutination reactions） 将可溶性抗原（抗体）先吸附在某些颗粒载体上（红细胞、细菌、乳胶颗粒等），形成致敏颗粒，然后再与相应抗体（抗原）进行反应出现凝集的现象，称为间接凝集反应。

间接凝集抑制试验则是指用已知抗原致敏的载体及相应抗体检测标本中是否存在与致敏载体相同的待测抗原。先将待测抗原与相应抗体作用，然后再加入已知抗原致敏的载体，如果标本中存在待测抗原，则能与相应抗体结合，当再加入已知抗原致敏载体时则凝集被抑制，称作间接凝集抑制试验。

**2. 沉淀反应（precipitation reactions）** 是指可溶性抗原（细菌培养滤液、细胞或组织的浸出液、血清蛋白等）与相应抗体特异结合后，在电解质参与下出现的沉淀现象。沉淀反应可在液体中进行，也可以在半固体琼脂凝胶中进行，在液体中进行的沉淀反应有免疫比浊法等；凝胶内沉淀反应多用半固体琼脂凝胶作为介质，抗原抗体在凝胶中扩散，在比例合适处形成白色沉淀，分为单向琼脂扩散和双向琼脂扩散试验等。

（1）**单向免疫扩散**（single immunodiffusion） 将一定量的已知抗体均匀混合于已经溶化的琼脂凝胶中制成琼脂凝胶板，并在适当位置打孔后加入可溶性抗原，孔内抗原向四周呈环状扩散形成浓度梯度环，在抗原与抗体的量达到适宜比例时即可形成肉眼可见的沉淀环。由于沉淀环的直径与抗原浓度正相关，可从标准曲线中查出样品中抗原的含量。此法可用于血清中免疫球蛋白（IgG、IgA、IgM）、C3 和其他可溶性抗原的定量测定。

（2）双向琼脂扩散试验（double immunodiffusion）　可溶性抗原和抗体在含有电解质的同一个琼脂凝胶板的对应孔中，各自向四周凝胶中扩散，如果两者相对应则发生特异性反应，在浓度比例合适处形成肉眼可见的白色沉淀线。沉淀线的特征与扩散速度、抗原抗体浓度和纯度有关。本法常用于：①定性检测可溶性抗原或抗体。②对复杂的抗原或抗体成分进行纯度鉴定和相关性分析。

（3）免疫比浊法（immunonephelometry）　是一种抗原抗体结合反应的动态监测方法。在一定量的抗体中（抗体过量）加入递增量的可溶性抗原，形成可溶性免疫复合物，在聚乙二醇作用下，免疫复合物析出形成微粒，使反应体系出现浊度。用浊度计测量反应体系的浊度，绘制标准曲线并根据浊度可推算出样品中抗原的含量。该法快速简便，目前在临床已得到广泛使用，已经建立不同的测定方法，包括散射比浊法、透射比浊法、免疫乳胶比浊法和自动生化分析仪检测法等。

**3. 免疫电泳法（immunoelectrophoresis）**　将凝胶电泳和免疫扩散相结合以提高对混合组分分辨率的一种免疫化学分析技术。在电场作用下，位于琼脂凝胶中的抗原样品分子量不同，在凝胶中迁移率不同而分成不同区带。电泳结束后，在琼脂板中挖一条形的槽，加入相应的抗体，再自然扩散，在抗原抗体适宜比例处可以形成沉淀弧。免疫电泳法可以用已知抗体鉴定抗原的纯度与特异性，或应用纯化抗原鉴定免疫血清。

**4. 免疫标记技术（immunolabeling technique）**　是将抗原抗体反应与标记技术相结合，将已知的抗体（抗原）标记上示踪剂，通过检测标记物，间接测定抗原抗体复合物的一类试验方法。该法具有灵敏度和特异度高、快速，可定性、定量、定位检测等优点，是目前应用最广的免疫学技术。根据标记物的种类和检测方法不同，免疫标记技术分为免疫荧光技术、免疫酶技术、放射免疫技术、免疫电镜技术、免疫胶体金技术和发光免疫测定等。

（1）免疫荧光技术（immunofluorescence technique）　是以荧光素作为标记物的免疫标记技术。是用荧光素标记抗体或二抗，检测标本中待测抗原的方法，借助荧光显微镜、激光共聚焦显微镜或流式细胞仪检测抗原抗体复合物发出荧光，从而对抗原进行定性、定量或定位。可单独使用一种荧光素，也可同时使用两种及以上荧光素标记不同抗体，检查不同抗原。免疫荧光技术可用于鉴定血细胞、免疫细胞表面的多种膜分子。

1）直接荧光法：将荧光素直接标记的抗体检测标本中的待测抗原。该法的优点是特异性强，缺点是检测不同的抗原，需要制备不同的特异性荧光抗体。

2）间接荧光法：用一抗与样本中的待测抗原结合，再与荧光素标记的二抗结合进行检测。该法优点是灵敏度比直接法高，一种荧光标记的二抗体可用于多种不同抗原的检测，缺点是容易出现非特异性的荧光。

（2）酶免疫测定（enzyme immunoassay，EIA）　是将抗原抗体反应的特异性和酶对底物催化的高效性相结合的一种微量分析技术。酶标记抗体（或抗原）与待测抗原（抗体）特异性结合形成免疫复合物，复合物上标记的酶催化底物显色，颜色的深浅与待测抗原（抗体）量相关，通过酶标仪测定有色物质的吸光度值计算抗原（抗体）的含量。该方法的敏感度达到 ng/mL ~ pg/mL 水平。

用于标记的酶有辣根过氧化物酶（horseradish peroxidase，HRP）、碱性磷酸酶（alkaline phosphatase，ALP）等。常用的方法有酶联免疫吸附试验（enzyme linked immunosorbent assay，ELISA）和酶免疫组化技术（enzyme immunohistochemistry technique），前者主要用于测定可溶性抗原或抗体，后者用于测定组织或细胞表面的抗原。

1）ELISA：特异性强，方法简单，因此是酶免疫技术中应用最广泛的技术。其基本方法是将已知的抗体（或抗原）吸附在固相载体表面，使抗原抗体反应在固相载体表面进行，用洗涤法洗去液相中游离成分，ELISA的操作方法很多，以下主要介绍几种基本方法：①双抗体夹心法。适用于检测血清、脑脊液、胸水和腹水等各种液相中的可溶性抗原。将特异性的抗体包被固相载体表面，加入待测血清，孵育后洗涤，再加酶标记的特异性抗体一起孵育，包被抗体、待测抗原和酶标抗体形成夹心式复合物。洗涤结合成分，加入底物后显色，根据有无颜色及颜色的深浅，定性或定量检测抗原。②间接法。最常用检测抗体的方法。将已知抗原包被固相载体，加入待测标本，如果标本中有待测抗体则能够与固相载体上的抗原结合，再加入酶标记的二抗进行反应，加底物显色。③竞争法。可用于测定抗原或抗体。待测抗原（或抗体）和酶标抗原（或抗体）竞争与固相抗体（抗原）结合。因此，结合于固相的酶标抗原（抗体）量与待测抗原（抗体）的量成反比。④BAS-ELISA。BAS（biotin avidin system，BAS）生物素 – 亲和素系统，BAS-ELISA将生物素 – 亲和素系统与生物标记结合，是以生物素 – 亲和素特异结合的反应为原理的生物放大系统。亲和素（avidin）是一种碱性糖蛋白，每个分子由4个亚基组成，可以和4个生物素分子高亲和力结合，用亲和素作为桥梁，连接生物素化抗体或过氧化物酶，形成复合体，因此把亲和素和生物素与ELISA耦连起来，可大大提高ELISA敏感性。

2）免疫组化技术：以酶标抗体与组织或细胞的抗原进行反应，结合形态学检查，对抗原进行定性、定量或定位检测的技术。该技术具有免疫反应的特异性和组织化学的可见性，可在细胞、亚细胞水平检测各种抗原物质，常用的方法有酶免疫组化、免疫金组化、免疫电镜技术等。

（3）放射免疫测定法（radioimmunoassay，RIA）　是用放射性核素标记抗原或抗体进行的免疫学检测的免疫标记技术。将同位素的敏感性与抗原抗体反应的特异性结合起来使检测的灵敏度达到pg水平，并且具有重复性好，准确性高等优点，广泛用于激素、药物等微量物质的检测。常用的放射性核素有$^{125}$I和$^{131}$I等，分为液相和固相两种方法。

（4）发光免疫分析（luminescence immunoassay，LIA）　是将发光分析和免疫反应相结合而建立的一种新的免疫分析技术。该方法不仅具有发光分析的高灵敏度和抗原抗体反应的高度特异性，而且还具有检测范围宽、操作简便快捷、标记物稳定性好、无污染、仪器简单经济、可实现自动化分析的特点。根据发光反应、标记物和标记方法不同，发光免疫分析可分为化学发光免疫分析、生物发光免疫分析和化学发光酶免疫分析。可用于微量抗原抗体的定量检测，也可以用于吞噬细胞功能测定。

1）化学发光免疫测定（chemiluminescence immunoassay，CLIA）：用化学发光剂（如鲁米诺或吖啶酯等）标记抗体或抗原，待免疫反应完成后对发光标记物进行定量或定性检测。

2）生物发光免疫测定（bioluminescence immunoassay，BLIA）：用生物发光物质（如萤火虫、发光水母）或参与生物发光反应的辅助因子（如 ATP 等）对活细胞进行多种生物学功能的检测。例如通过荧光素酶报道基因检测细胞凋亡、增殖。

3）化学发光酶免疫测定（chemiluminescence enzyme immunoassay，CLEIA）：用酶标记抗原或抗体，待免疫反应结束后加入底物（即发光剂）进行检测。常用的酶有辣根过氧化物酶和碱性磷酸酶。

4）电化学发光免疫测定（electrochemiluminescence immunoassay，ECLIA）：该法是在发光反应中加入了电化学反应，整个反应分电化学和化学发光两个过程。以电化学发光剂（如三联吡啶钌）标记抗原或抗体，用三丙胺（TPA）做电子供体，在电场中电化学引发特异性化学发光反应，通过检测发光强度可对抗体或抗原进行定量。该方法可用于所有的免疫测定，也可用于 DNA/RNA 探针检测。

（5）免疫胶体金技术（immunological colloidal gold signature，ICS）　用胶体金颗粒标记抗体（抗原）检测未知抗原（抗体）的方法称为免疫胶体金技术。氯金酸（$HAuCl_4$）在还原剂的作用下，可聚合成特定大小的金颗粒，形成带负电的疏水胶溶液，因静电作用呈稳定的胶体状态，故称为胶体金。在碱性条件下，胶体金颗粒表面负电荷与蛋白质的正电荷基团靠静电引力结合。胶体金电子密度高，颗粒聚集后呈红色，可用于标记多种大分子，如白蛋白、免疫球蛋白、糖蛋白激素、脂蛋白、植物血凝素和亲和素等。

（6）免疫印迹技术（immunoblotting）　又称 Western blotting，是将凝胶电泳高分辨力和固相免疫测定结合起来的一种方法。是将十二烷基硫酸钠 – 聚丙烯酰胺凝胶电泳（SDS-PAGE）、蛋白转印和固相免疫测定三项技术结合。免疫印迹的基本步骤：先将复杂的混合物进行 SDS-PAGE 抗原分离，然后将分离的蛋白质条带转移至固相的硝酸纤维素膜（NC）或聚偏二氟乙烯膜（PVDF）上，最后用酶标记的一抗或二抗对转印到膜上的蛋白抗原条带进行特异性反应，加入显色底物以显示结果。其鉴定蛋白质的敏感性为 $1ng \sim 5ng$，该技术可以对转移到固相膜上的蛋白质、核酸等抗原和抗体进行定位、定性或定量连续分析，现已被广泛地用于分子生物学和医学研究领域。

（7）免疫共沉淀技术（co-immunoprecipitation，IP）　是用来研究两种蛋白质之间相互作用的一种技术。基本原理：在细胞裂解液（非变性条件下裂解细胞）中加入兴趣蛋白抗体，孵育后再加入与抗体特异结合的结合于琼脂糖珠上的 SPA，若细胞中有与兴趣蛋白结合的目的蛋白，则可以形成"目的蛋白 – 兴趣蛋白 – 抗兴趣蛋白抗体-SPA/琼脂糖珠"复合物，离心沉淀复合物，蛋白变性后通过聚丙烯酰胺凝胶电泳，复合物四组分被分开，然后通过 Western blotting 法对目的蛋白进行检测。这种方法得到的目的蛋白是在细胞内与兴趣蛋白天然结合，符合体内实际情况，得到的结果可信度高。这种方法常用于测定两种目标蛋白质是否在体内结合，也可用于确定一种特定蛋白质的新的作用搭档。

5. 蛋白质芯片技术　蛋白质芯片又称蛋白质微阵列（protein microarray），可实现快速、准确、高通量的检测。基本原理是将各种蛋白质抗原有序地固定于介质载体上为待检芯片，用标记特定荧光物质的抗体样本与芯片作用，与芯片上蛋白质抗原匹配的抗体将与之结合。再将未结合的抗体洗去，最后用荧光扫描仪或激光共聚扫描技术测定芯片上各点的荧光强度。芯片上的荧光将指示蛋白质抗原对应的抗体及其相互结合的程度。抗体芯片是指将抗体固定到芯片表面以检测相应的抗原。抗原芯片、抗体芯片在微生物感染检测和肿瘤抗原初筛中具有广泛的应用价值。

## 二、免疫细胞检测技术

通过对免疫细胞数量和功能的检测，判断机体免疫功能状态，最常用的标本是外周血，动物试验也可以用胸腺、脾、淋巴结及各种组织。首先要从不同材料中分离免疫细胞，根据细胞的表面标志、理化性质及功能选择不同的分离方法。

### (一) 免疫细胞的分离

**1. 外周血单个核细胞的分离**　外周血单个核细胞 (peripheral blood mononuclear cells, PBMC) 包括淋巴细胞和单核细胞。PBMC 是免疫学实验最常用的细胞，也是分离纯化 T、B 细胞的第一步。常用的分离方法是淋巴细胞分离液 (葡聚糖泛影葡胺) 密度梯度离心法，其原理是根据外周血各种血细胞密度存在差异，使不同密度的细胞呈梯度分布。红细胞密度最大，沉至管底；多形核白细胞铺于红细胞上，呈乳白色；PBMC 密度稍低于分离液，位于分离液界面上，血浆和血小板由于密度较低位于最上层。

**2. 淋巴细胞及其亚群的分离**　淋巴细胞为不均一的细胞群体，根据表面标志及功能差异使用不同方法分离并鉴定。

(1) 尼龙毛柱分离法　尼龙纤维 (即聚酰胺纤维)，单个核细胞中的单核细胞和 B 细胞具有黏附于尼龙纤维表面，而 T 细胞不具备此特性，因此将单个核细胞悬液通过尼龙毛柱，可将 T 细胞和单核细胞、B 细胞分开。

(2) 免疫吸附分离法　将已知抗淋巴细胞表面标志的抗体包被苯乙烯培养板，加入淋巴细胞悬液，表达相应细胞表面标志的淋巴细胞贴附在培养板上，可与悬液中其他细胞分开。

(3) 免疫磁珠分离法 (immune magnetic bead, IMB)　细胞表面抗原能与连接磁珠的特异性抗体结合，将反应置于磁场中，结合磁珠的细胞被吸附而滞留于磁场中，洗去未结合磁珠的细胞，即可获得高纯度的所需细胞亚群。

(4) 流式细胞术 (flow cytometry, FCM)　又称荧光激活细胞分选仪 (fluorescence activated cell sorting, FACS) 能够分析和分选淋巴细胞及其亚群。是一种集光学、流体力学、电力学和计算机技术于一体，可对细胞进行多参数定量测定和综合分析、分选的方法。

基本过程：将待测细胞制备单细胞悬液，与相应的荧光抗体结合后，进入流式细胞仪，经高速流动系统将样品细胞排成单列，从流动室喷嘴处流出形成细胞液柱，当液柱与高速聚焦激光束垂直相交，液柱中的细胞受激发光照射，产生散射光并发射荧光，由光电倍增管接受光信号并转化成脉冲信号，经电脑处理分辨出细胞类型，并对各类细胞计数和统计。同时，分选部件将欲分选细胞赋以电荷，带电细胞在电场偏转作用下，进入不同的收集管，从而将不同细胞分离，达到分选的目的。

分离细胞准确快速、纯度高、不损伤细胞活性，可在无菌条件下进行，并可直接统计出各类细胞的相对含量，同时还能进行细胞周期、细胞凋亡等分析，广泛应用于基础和临床免疫学研究。

（5）抗原肽 MHC 分子四聚体技术　是一种定量检测抗原特异性 CTL 的方法。用生物素标记的抗原肽-MHC 分子复合物与荧光标记的亲和素结合，一个亲和素可以结合 4 个生物素分子，这样将 4 个抗原肽-MHC 分子复合物结合在一起构成 4 聚体。单体可溶性抗原肽-MHC 复合物与 T 细胞受体（TCR）亲和力很低、解离快，但四聚体抗原肽-MHC 复合物可与一个特异性 T 细胞上的多个 TCR 结合，解离速度大大减慢，从而提高检测的阳性率，用流式细胞术即可确定待测样品中抗原特异性 CTL 的细胞频率。

（二）免疫细胞功能测定

见本章第三节。

（杨琬芳）

# 第二节　体液免疫检测

体液免疫主要包括抗体和补体系统。抗体属于免疫球蛋白（immunoglobulin，Ig），存在于机体的血液、体液、外分泌液和部分细胞的膜上，具有重要的生理功能，Ig 和补体的异常变化可反映机体的体液免疫功能状态，与临床表现相结合，有助于感染性疾病、免疫相关疾病的诊断、鉴别诊断和预后判断。

## 一、免疫球蛋白

免疫球蛋白测定主要针对人体血液、尿液、脑脊液等标本中的免疫球蛋白测定，不同来源标本的 Ig 测定方法不同。Ig 的检测均是利用特异性的抗原抗体反应进行的。血清中的 IgG、IgM、IgA 的含量较高，可采用单向免疫扩散法、免疫比浊法等进行测定。IgD、IgE 的含量较低，常用 ELISA、放射免疫测定法（RIA）、化学发光法等进行测定。

### （一）IgG、IgM 和 IgA 检测

IgG 为人体含量最多和最主要的 Ig，占总免疫球蛋白的 70%～80%，属再次免疫应答抗体。它对病毒、细菌和寄生虫等都有抗体活性，也是唯一能通过胎盘的 Ig，通过天然被动免疫使新生儿获得免疫性抗体。IgM 为五聚体，是分子质量最大的 Ig，在个体发育或受到抗原刺激后，IgM 都是最早出现的 Ig，约占血清总 Ig 的 5%～10%。IgA 分为血清型和分泌型（sIgA）两种。前者存在于血清中，后者主要存在于分泌液（唾液、泪液、乳汁、胃肠道及呼吸道分泌液）中。sIgA 由黏膜局部的淋巴样组织合成，因此浓

度变化与这些部位的局部感染、炎症或肿瘤等病变密切相关。临床上血液 IgG、IgM、IgA 检测方法最常用免疫比浊法来测定其含量。

1. 生理变化　血液中 Ig 含量随年龄不同有一定变化，胎儿出生前可从母体获得 IgG，在孕期 22~28 周，胎儿血 IgG 浓度与母体血 IgG 浓度相等，出生后从母体获得的 IgG 逐渐减少，到第 3~4 个月婴儿血 IgG 浓度降至最低，婴幼儿体液免疫功能尚不成熟，免疫球蛋白含量低于成人，16 岁时可达到成人水平。血液 Ig 随着年龄、性别、种族、血型和测定方法不同有所差异。

2. 多克隆高 Ig 血症　常见于肝脏疾病如慢性活动性肝炎、原发性胆汁性肝硬化等，患者血清中三类 Ig 均可升高。自身免疫病时 Ig 均可升高，如系统性红斑狼疮患者血中多见 IgG、IgA 升高，类风湿性关节炎患者以 IgM 升高为主。慢性感染如结核分枝杆菌、麻风杆菌等患者血中 IgG 可升高。胎儿有宫内感染时脐血或出生后的新生儿血清中 IgM 含量增高。

3. 单克隆升高　主要是指患者血清中某一类免疫球蛋白含量显著增多，而增多的 Ig 多无免疫活性，由其引起的疾病称为免疫增殖性疾病，如多发性骨髓瘤、巨球蛋白血症、恶性淋巴瘤、重链病和轻链病等。如单纯性 IgG 增高主要见于 IgG 型多发性骨髓瘤（multiple myeloma，MM）。

4. 低 Ig 血症　①先天性低 Ig 血症。主要见于体液免疫缺陷和联合免疫缺陷病。患者可能 Ig 全部低下，也可能三种 Ig 中缺一或两种。患者 IgA 缺乏，易发生反复呼吸道感染；患者 IgG 缺乏，易发生化脓性感染；患者 IgM 缺乏，易发生革兰阴性（G⁻）菌败血症。②获得性低 Ig 血症。可由多种原因引起，大量蛋白丢失的疾病（如烧伤、肾病综合征等）、淋巴系统肿瘤（如白血病、恶性淋巴瘤等）、感染性疾病、长期使用免疫抑制剂等可造成获得性低 Ig 血症。

## （二）IgE、IgD 检测

IgE 为血清中最少的一种 Ig，约占血清总 Ig 的 0.002%；它是一种亲细胞性抗体，是介导 I 型变态反应的抗体，与变态反应、寄生虫感染及皮肤过敏等有关，临床常用于检测血液 IgE 的方法有 ELISA、荧光酶免疫试验和化学发光免疫试验三种。

1. 生理性变化　婴儿脐血 IgE 水平很低，出生后随年龄增长而逐渐升高，12 岁时达到成人水平。婴儿高水平的 IgE 预测未来有超敏反应的可能。成人 IgE 升高提示有超敏反应的可能。

2. IgE 增高　可见于超敏反应性疾病如特异性皮炎、过敏性哮喘、过敏性鼻炎、间质性肺炎、荨麻疹、嗜酸性粒细胞增多症等；还见于非过敏性疾病如寄生虫感染；IgE 型 MM、类风湿关节炎等。

3. IgE 降低　见于先天性或获得性丙种球蛋白缺乏症、恶性肿瘤、长期使用免疫抑制剂和共济失调性毛细血管扩张症等。

4. IgD　生物学功能尚不清楚，血液中 IgD 升高主要见于 IgD 型 MM 等免疫增殖性疾病。

## （三）M 蛋白检测

M 蛋白（M protein）亦称单克隆免疫球蛋白，是浆细胞或 B 淋巴细胞单克隆大量增殖所产生的一种异常免疫球蛋白，它的本质是氨基酸组成及排列顺序均一，空间构想、电泳迁移率也完全相同的免疫球蛋白或其片段。

临床意义：检测到 M 蛋白，提示单克隆免疫球蛋白增殖性疾病。见于多发性骨髓瘤、巨球蛋白血症、重链病、轻链病、恶性淋巴瘤和良性 M 蛋白血症等。M 蛋白含量的动态监测，可为单克隆免疫球蛋白增殖性疾病的病情和疗效判断提供价值，M 蛋白含量的多少常反映病情的轻重，M 蛋白含量增加提示病情严重。

## （四）冷球蛋白检测

冷球蛋白（cryoglobulin，CG）是指血清中一种病理性蛋白质，温度低于30℃时易自发沉淀，升温后又溶解的免疫球蛋白，当血中含有冷球蛋白时即称为冷球蛋白血症。

临床意义：冷球蛋白分为 3 型，即 Ⅰ 型、Ⅱ 型、Ⅲ 型。Ⅰ 型为单克隆型，主要是 IgM 类，偶有 IgG，罕有 IgA。临床上多用于多发性骨髓瘤、淋巴瘤、慢性淋巴细胞性白血病的辅助诊断。Ⅱ 型为单克隆混合型，具有自身 Ig 活性，主要是 IgM 类，偶有 IgG 或 IgA。临床上常见于类风湿关节炎、血管炎、特发性冷球蛋白血症。Ⅲ 型为多克隆混合型，为多克隆多类型的免疫球蛋白混合物。临床上常见于急性病毒性肝炎、传染性单核细胞增多症、链球菌感染性肾炎等。

## 二、血清补体系统检测

补体（complement，C）是存在于人和脊椎动物血清及组织液中的一种不耐热的成分，可辅助和补充特异性抗体介导的溶菌、溶血等作用，称之为补体。补体由 30 多种可溶性蛋白和膜结合蛋白组成，称为补体系统。正常人补体成分的含量相对稳定，但某些疾病发生时，补体成分的含量及其活性可发生改变。因此，补体含量及活性检测对机体免疫状态的评价和某些疾病的诊断与疗效观察有极其重要的意义。

## （一）血清总补体活性检测

血清总补体活性测定是检测补体激活后最终效应的方法，反映补体的整体功能。常用的测定方法是经典途径的 CH50（亦称为 CP-CH50），即引起50% 溶血所需要的最小补体量为一个 CH50 单位（U），通过计算可测定出待测血清中总的补体溶血活性，以 CH50（kU/L）表示，其主要反映补体经典途径（C1～C9）各成分的量和活性的综合水平。

## （二）单个补体成分的检测

补体各成分的含量和活性与机体免疫功能及某些疾病的发生有关。因此，可检测补体系统的某单个成分，对机体的免疫功能状态及某些疾病进行诊断和评价。根据国际免疫学会报告主要检测 C3、C4、C1q、B 因子和 C1 抑制物（C1 inhibitor，C1INH）等成分，常用免疫溶血法和免疫化学法检测。

### （三）补体检测的临床意义

补体系统及单个成分均可在机体生理或病理状态下发挥重要作用。因此，检测血清中总补体活性和单个补体成分的含量及活性，有助于了解体内补体系统的状况，对疾病的鉴别、诊断、发病机制研究及疗效观察等有重要意义。通常补体 CH50、C3、C4、C2 的检测反映补体经典激活途径的活性与含量；补体 C3、B 因子的检测反映旁路激活途径的活性与含量；临床应用时应注意对补体活性和含量进行动态观察。

**1. 生理性变化**  胎儿出生后随着年龄的增长，其血清补体 C3、C4 水平逐渐增加，到 12 岁左右达成人水平。

**2. 补体活性和含量增高**  多见于传染性疾病、急性炎症、组织损伤和某些恶性肿瘤患者。这些病人血清中补体活性和含量明显高于正常人，并且可有补体单个成分增高，如 C3、C4、C2 和 C9。此外，心肌梗死、糖尿病和妊娠也可出现补体增高。

**3. 补体活性和含量降低**  可分为先天性和后天获得性两种。

（1）**先天性补体成分缺陷**  某些补体成分先天性缺陷可导致疾病：①C1 INH 缺陷可致血管神经性水肿。②衰变加速因子（decay accelerating factor，DAF）和膜反应性溶解抑制物（membrane inhibitor of reactive lysis，MIRL）缺陷可致阵发性夜间血红蛋白尿。③细胞表面补体受体 1（CR1）缺陷可致循环免疫复合物清除障碍。④C2、C3 缺陷可导致严重感染。⑤C1q 缺陷可引起严重顽固性皮肤损害。⑥I 因子和 H 因子缺陷可引起肾小球肾炎。

（2）**后天性获得性**  常见继发性补体活性和含量降低有三种情况：①补体消耗增多。多见于感染和自身免疫性疾病的活动期，如Ⅱ型、Ⅲ型超敏反应、自身免疫性溶血性贫血、系统性红斑狼疮、移植排斥反应等，由于患者体内形成大量免疫复合物，过度活化补体使其消耗增多，因此使血清补体活性和含量降低。因此，血清补体活性和含量检测为自身免疫性疾病的进程和疗效判断提供依据。②补体大量丢失。大面积烧伤、大出血和肾病综合征等，大量体液和蛋白丢失，导致补体活性和含量下降。③补体合成不足。补体主要是由肝细胞合成，当肝细胞受损或大量破坏时补体合成减少，如重症肝炎、肝硬化、肝细胞癌。严重营养不良时也可使补体合成不足。

（杨琬芳）

## 第三节　细胞免疫检测

人体的淋巴细胞分为 T、B 和 NK 等细胞群，它们又分别有若干亚群，各有其独特的表面标志和功能。免疫细胞亚群及功能的检测实质是对淋巴细胞的表面标志进行检测，判断机体的免疫水平。

## 一、T淋巴细胞亚群的检测

T淋巴细胞是一群功能不同的异质性细胞，在发育的不同阶段及成熟细胞在静止期和活动期，其细胞膜表面分子的种类和数量均不相同。这些分子与T细胞对抗原的识别、细胞活化、增殖和分化功能相关，称之为T细胞的表面标志，可用以分离、鉴定不同功能的T细胞，其单克隆抗体对临床相关疾病的诊断和治疗具有重要应用价值。

### （一）T淋巴细胞数量检测

T细胞表面有特异性绵羊红细胞受体（E受体/CD2），可与绵羊红细胞结合形成花环样细胞，称为E花环。E受体被广泛用作鉴定和计数T细胞的标志。显微镜下计数花环形成细胞占淋巴细胞的比例（以每个淋巴细胞结合3个以上绵羊红细胞者视为花环细胞），可用以分离、计数T细胞。

**1. 降低**　见于免疫功能低下的疾病，如恶性肿瘤、免疫性疾病、某些病毒感染、大面积烧伤、多发性神经炎等。

**2. 升高**　见于甲状腺功能亢进症、甲状腺炎、重症肌无力、慢性活动性肝炎、SLE活动期及器官移植排斥反应等。

### （二）T淋巴细胞功能检测

**1. T淋巴细胞增殖试验**

（1）**形态学方法**　体外培养时，T淋巴细胞在有丝分裂原（PHA或ConA）或特异性抗原刺激下可转化为淋巴母细胞，产生一系列形态变化，如细胞变大，胞质增多、出现空核，核仁明显、染色质疏松等，然后发生有丝分裂，用显微镜计数淋巴细胞及转化的母细胞数，求出转化的百分率。也可以用于$^3$H-TdR掺入法及MTT比色法测定T淋巴细胞的增殖能力，从而反映T细胞的免疫功能，也可用于判断疾病的疗效和预后。

（2）**T淋巴细胞介导的细胞毒试验**　细胞毒实验是检测CTL、NK等细胞杀伤靶细胞活性的一种细胞技术。主要用于肿瘤免疫、移植排斥反应、病毒感染和自身免疫病等方面的研究。

1）$^{51}$Cr释放法：用放射性核素$Na_2^{51}CrO_4$标记靶细胞，将标记的靶细胞与待检效应细胞共同孵育一段时间，若待检T细胞能够杀伤靶细胞，则$^{51}$Cr从靶细胞释放出来。用γ计数仪测定$^{51}$Cr的释放活性，靶细胞溶解破坏越多，$^{51}$Cr释放越多，上清液的放射活性就越高。通过计算$^{51}$Cr特异释放率，判断T细胞的杀伤活性。

2）乳酸脱氢酶（lactate dehydrogenase，LDH）法：乳酸脱氢酶在胞浆内含量丰富，正常时不能通过细胞膜，当细胞受损伤或死亡时可释放到细胞外，此时细胞培养液中LDH活性与细胞死亡数目成正比，用比色法测定并与靶细胞对照孔LDH活性比较，可计算效应细胞对靶细胞的杀伤活性。本法操作简便快捷，自然释放率低。

3）细胞凋亡检测法：靶细胞被CTL杀伤后，可发生细胞凋亡。研究细胞凋亡的方法有很多，如形态学观察、琼脂糖凝胶电泳、原位末端标记法、流式细胞仪检测等。①琼脂糖凝胶电泳法。在细胞凋亡过程中，内源性核酸内切酶被激活，该酶优先作用于连接 DNA 的核小体间区域，将 DNA 链切割成为 180~200bp 或其整倍数的片段。将这些 DNA 片段抽提出来进行琼脂糖凝胶电泳，即可出现梯状电泳图谱。②流式细胞术检测（FACS）。正常细胞 DNA 为二倍体，细胞发生凋亡时 DNA 断裂成非二倍体或亚二倍体，因此，在 FACS 峰之前出现一个亚二倍体峰，根据峰值大小可判断凋亡的百分率。③原位末端标记法。染色体 DNA 双链断裂或单链断裂而产生大量的黏性 3'-OH 末端，可在脱氧核糖核苷酸末端转移酶（terminal deoxynucleotidyl transferase，TdT）的作用下，将脱氧核糖核苷酸和荧光素、过氧化物酶、碱性磷酸酶或生物素形成的衍生物标记到 DNA 的 3'-末端，并通过一定的显示系统使之显示出来，从而可对完整的单个凋亡细胞或凋亡小体进行原位染色。该方法使用的标记核苷酸多为 dUTP，故称为脱氧核糖核苷酸末端转移酶介导的缺口末端标记法（TdT dependent dUTP-biotin nick end labeling，TUNEL）。由于正常的或正在增殖的细胞几乎没有 DNA 的断裂，因而没有 3'-OH 形成，所以很少能够被染色。

### （三）T 细胞亚群测定

T 细胞膜表面有多种特异性抗原，世界卫生组织（WHO）统称为白细胞分化抗原（cluster differentiation，CD）。用单克隆抗体与 T 细胞表面抗原结合后，再与荧光标记二抗反应，用荧光显微镜或流式细胞仪检测并计数不同亚群细胞的百分率。参考值：T 细胞亚群测定见表 3-1。

表 3-1　T 细胞亚群测定

| T 细胞亚群 | 免疫荧光法 | 流式细胞术 |
|---|---|---|
| CD3$^+$（总 T） | 63%±10.8% | 61%~85% |
| CD3$^+$CD4$^+$（Th） | 42.8%±9.5% | 28%~58% |
| CD3$^+$CD8$^+$（CTL） | 19.6%±5.9% | 19%~48% |
| CD4$^+$/CD8$^+$（Th/CTL） | 2.2±0.7 | 0.9~2.0 |

其临床意义如下。

**1. CD3$^+$**（总 T 细胞）降低　见于自身免疫性疾病，如 SLE、类风湿关节炎等。

**2. CD3$^+$CD4$^+$**（Th）降低　见于恶性肿瘤、遗传性免疫缺陷症、艾滋病、应用免疫抑制剂者。

**3. CD3$^+$CD8$^+$**（CTL）降低　见于自身免疫性疾病或超敏反应性疾病。

**4. CD4$^+$/CD8$^+$**（Th/CTL）升高　自身免疫性疾病、病毒性感染、超敏反应、移植排斥反应等。

**5. CD4 +/CD8 +减低**　见于艾滋病，恶性肿瘤进行期和复发。

**6. CD3、CD4、CD8 较高且有 CD1、CD2、CD5、CD7 增高**　则可能为急性 T 淋

巴细胞性白血病。

## 二、B 细胞功能及抗原检测

B 细胞介导体液免疫，因此其数目和功能测定是反映机体体液免疫水平的重要指标。B 细胞功能检测主要包括 B 细胞增殖试验和抗体形成细胞检测。

### （一）B 细胞增殖试验

B 细胞受丝裂原刺激后，进行分裂增殖，孵育一定时间后，检查抗体形成细胞的数目。小鼠 B 细胞可用细菌脂多糖作为刺激物，人 B 细胞多用含有金黄色葡萄球菌 A 蛋白（SPA）的金黄色葡萄球菌作为刺激物。

### （二）抗体形成细胞检测

溶血空斑试验（plaque forming cell assay，PFC）是体外检测 B 淋巴细胞抗体形成功能的一种方法。其原理是将绵羊红细胞（SRBC）免疫家兔或小鼠，取家兔淋巴结或小鼠脾脏制成细胞悬液，与高浓度的 SRBC 混合后加入琼脂凝胶中，其中每个释放溶血性抗体的细胞可致敏其周围的 SRBC，在补体参与下，抗体形成细胞周围的 SRBC 溶解，在其周围形成一个肉眼可见的空斑，每个空斑代表一个抗体形成细胞，空斑的数量反映机体的体液免疫功能。

应用 CD19、CD20 和 CD2 等单克隆抗体，分别与 B 细胞表面抗原结合。通过免疫荧光法、免疫酶标法或流式细胞技术进行检测，可以得到 CD19、CD20、CD22 等细胞阳性百分率和 B 淋巴细胞数。

参考值：CD19：11.74% ±3.37%（流式细胞术）。其临床意义如下。

**1. 升高**　见于急、慢性 B 淋巴细胞白血病和 Burkitt 淋巴瘤等。

**2. 降低**　见于无丙种球蛋白血症、使用化疗或免疫抑制剂后。

## 三、自然杀伤细胞免疫检测

自然杀伤（NK）细胞具有细胞介导的细胞毒作用，能直接杀伤靶细胞。体外检测 NK 细胞活性的方法有形态学法、酶释放法（LDH 法）、放射性核素释放法、流式细胞术等，根据实验要求和具体条件不同选用方法。

### （一）形态学法

以人 PBMC 或小鼠脾细胞作为效应细胞，与靶细胞按一定比例混合温育，用台盼蓝或伊红 Y 等活细胞拒染的染料处理，光镜下观察着色的死亡细胞，计算出靶细胞的死亡率即为 NK 细胞的活性。

### （二）乳酸脱氢酶释放法

见 T 淋巴细胞介导的细胞毒试验。

### (三) $^{51}$Cr 释放法

见 T 淋巴细胞介导的细胞毒试验。参考值范围：自然杀伤细胞活性测定结果见表 3-2。

表 3-2　NK 细胞活性测定结果

| 检测方法 | 结　　果 |
| --- | --- |
| $^{51}$Cr 的释放 | 自然释放率 10%~15%；自然杀伤率为 47.6%~76.8%；$^{51}$Cr 利用率 6.5%~47.8% |
| LDH 法 | 细胞毒指数为 27.5%~52.5% |
| 流式细胞术 | 13.8%±5.9% |

### (四) 临床意义

NK 细胞活性可以作为判断机体抗肿瘤和抗病毒感染的指标之一。在实体瘤、血液系统恶性肿瘤、免疫缺陷病、某些病毒感染和艾滋病患者 NK 细胞活性降低；宿主抗移植物反应时，NK 细胞活性升高。

## 四、细胞因子与黏附分子检测

细胞因子（cytokine，CK）是免疫细胞及组织细胞表达并分泌，在细胞间发挥相互调控作用的一类小分子可溶性蛋白质或多肽。黏附分子（adhesion molecule，AM）是由细胞产生，介导细胞间或细胞与细胞外基质间相互作用的分子。CK 和 AM 在调节机体免疫应答、炎症反应、肿瘤发生和促进造血等方面发挥重要作用。检测机体的 CK 和 AM 水平，有助于疾病的辅助诊断、疗效监测和预后判断。CK 和 AM 的测定可分为基因水平和蛋白水平，基因水平主要检测 mRNA 的表达水平，常用 RT-PCR 技术进行定性或定量测量，该法灵敏度高，主要用于研究领域。蛋白水平检测可分为生物活性检测和蛋白含量检测，生物活性检测常用生物学方法，根据生物学活性设计检测特定的方法。目前临床常用的检测方法是免疫学检测法，该法测定的是 CK 或 AM 的蛋白含量。

### (一) 分子生物学方法

可检测 CK 或 AM 的基因表达情况，制备 CK 或 AM 的 cDNA 探针或根据已知的核苷酸序列人工合成寡聚核苷酸探针，用这些基因探针可检测特定 CK 或 AM 基因表达。具体方法可使用斑点杂交、细胞或组织原位杂交、Northern blot、RT-PCR 及实时定量 PCR 等。

### (二) 生物活性检测法

根据 CK 特定的生物活性而设计的检测法。各种 CK 具有不同的生物活性，例如 IL-2 促进淋巴细胞增殖，TNF 杀伤肿瘤细胞，IFN 保护细胞免受病毒攻击。因此，选择某一 CK 独特的生物活性，可对其进行检测。生物活性检测法又可分为以下 3 类。

**1. 细胞增殖法**　许多细胞因子具有细胞生长因子活性，如 IL-2 刺激 T 细胞生长、IL-6 刺激浆细胞生长等。利用这一特性，建立了依赖于某种因子的细胞系，这些细胞系在通常情况下不能存活，只有在加入特定因子后才能存活并增殖。例如 IL-2 依赖株 CTLL 在不含 IL-2 的培养基中很快死亡，而加入 IL-2 后则可在体外长期培养。在一定浓度范围内，细胞增殖与 IL-2 量呈正相关，因此可通过测定细胞增殖情况鉴定 IL-2 的含量。

**2. 靶细胞杀伤法**　某些细胞因子（如 TNF）能够在体外杀伤靶细胞或抑制靶细胞生长。检测细胞因子杀伤靶细胞活性的方法有乳酸脱氢酶法、$^{51}$Cr 释放法和细胞凋亡检测法。基本方法是将不同稀释度待测样品或细胞因子标准品与靶细胞株共同培养，检测存活的靶细胞数，通过与对照组比较判定细胞的杀伤率。

**3. 抗病毒活性测定法**　干扰素可抑制病毒所导致的细胞病变，测定其抗病毒活性可反应该细胞因子的水平。用细胞因子样品处理易感细胞，使之建立抗病毒状态，再用适量病毒攻击细胞，通过检测病毒引起的细胞病变程度来判定样品中细胞因子的活性。

### （三）免疫学检测法

随着重组细胞因子的出现，可较方便地获得细胞因子的特异性抗血清或单克隆抗体，因此可利用抗原抗体特异性反应的特性，用免疫学技术定量检测细胞因子。常用的方法包括 ELISA、RIA 及免疫印迹法。免疫学检测法可直接测定样品中特定细胞因子的含量，为大规模检测临床患者血清中细胞因子的含量提供了方便。但本法可测定细胞因子的抗原性，与细胞因子活性不一定相平行，因此要了解细胞因子的生物学效应，必须结合生物学检测法。

上述三种方法中，分子生物学法只能检测细胞因子基因表达情况，不能直接提供有关因子的蛋白浓度及活性等资料，主要用于机制探讨。生物学活性检测法比较敏感，又可直接测定生物学功能，是最可靠的方法，适用于各种实验目的，是科研部门最常用的技术，但需要长期培养依赖性细胞株，检测耗时长，步骤繁杂，影响因素多，不容易熟练掌握。免疫学检测法简单、迅速、重复性好，但所测定的只代表相应细胞因子的量而不代表活性，同时敏感度也低于生物活性检测方法。

### （四）临床常用的 CK 及 AM 检测及意义

**1. 特定疾病的辅助诊断**

（1）细胞因子与疾病　许多疾病过程中均可出现细胞因子异常表达，高表达、低表达或缺陷均与某些特定疾病密切相关，同时反映疾病的过程。在众多细胞因子中仅有少部分细胞因子（如 IL-2、IL-6、TNF 和 IFN 等）的检测对疾病诊断具有价值。①细胞因子风暴。多种疾病发生时，如创伤、心力衰竭、急性呼吸窘迫综合征等，血液中迅速大量产生促炎细胞因子，如 IL-1、IL-6、IL-12、IL-18、TNF-α、IFN-γ 等，引发全身炎症反应综合征。②变态反应性疾病。血清中 IL-4 分泌增加可促进 IgE 合成，同时 IL-10 降低。③自身免疫病。类风湿性关节炎、强直性脊柱炎和银屑病患者体内 TNF-α 水平升高。④免疫缺陷病。细胞因子或细胞因子受体表达异常，如 IL-2Rγ 链基因缺陷可引起重症联合免疫缺陷病；骨髓瘤细胞表面高表达 IL-6R 并分泌大量的 IL-6。⑤恶性肿瘤。治疗过程中监测细胞因子有助于疗效评估。IL-2、IFN-γ 等反应机体的免疫调节、抗肿瘤效应。⑥移植排斥反应。发生急性移植排斥反应时，受者血清及移植物局部 TNF-α、IL-1、IL-6、IL-2、IFN-γ 等水平升高；IL-2R 作为器官移植后排斥反应和感染早期的监测指标之一。

（2）黏附分子与疾病　黏附分子在炎症、肿瘤转移和器官移植排斥反应中发挥重要作用，因此，对其检测有助于此类疾病的辅助诊断。临床意义主要有：①自身免疫病。类风湿性关节炎患者 E-选择素升高；系统性红斑狼疮患者 E-选择素、ICAM-1 和 VCAM-1 表达升高。②肝脏疾病。慢性病毒性肝炎患者血液 E-选择素、ICAM-1、VCAM-1、IL-1 和 TNF-α 升高；酒精性肝炎导致的肝硬化患者 ICAM-1 表达显著升高。③肾脏疾病。ICAM 是肾脏炎症的主要标志之一。④动脉粥样硬化。ICAM 和 P-选择素升高可作为心血管疾病的风险指标。

**2. 评价机体的免疫水平**　机体免疫状态与疾病的发生、发展和预后密切相关，免疫应答的强弱可通过细胞因子或黏附分子的表达水平来反映。但并非这些分子表达越高越好，表达过高或过低均是免疫调节异常的结果。

**3. 疾病疗效监测和用药指导**　人为调整患者体内的细胞因子水平可达到治疗目的。根据患者细胞因子水平或免疫状态的检测结果，调整细胞因子的种类及剂量达到治疗目的；对细胞因子过表达或可溶性黏附分子增高所致疾病，使用相应抗体或细胞因子拮抗剂阻断其作用。因此，根据细胞因子或黏附分子的表达水平监测治疗效果并指导临床用药。

**4. 临床应用原则**

（1）标本选取　临床上根据不同的监测目的，选择适当的标本，如评价全身免疫或炎症状态，常用血清或血浆；评估炎症局部细胞因子水平，选用局部分泌液；评价疾病疗效和预后，选用急性期和恢复期两份标本进行动态监测；分析细胞表面的细胞因子或黏附分子，应注意待测细胞的活性状态。

（2）联合检测　不同检测方法的联合使用和多种细胞因子联合检测。由于检测方法和结果计算不同，同一细胞因子或黏附分子检测结果可能相差较大，临床上要全面了解某一细胞因子或黏附分子在疾病发生发展中的作用，常需联合使用不同的检测方法综合分析检测结果；体内细胞因子是一个复杂的调节网络，常需多种细胞因子联合检测用于诊断疾病和评价预后。

（杨琬芳）

## 第四节　感染免疫检测

感染性疾病（infectious diseases）是由微生物（细菌、病毒和真菌等）和寄生虫感染人体后，和免疫系统相互作用并出现一系列的临床症状和体征，称为感染性疾病。临床上常通过检测抗原、抗体等特异标志物来辅助诊断感染性疾病及判断疗效。本节主要介绍常见病原体的血清免疫学检测在临床诊断中的应用。

## 一、细菌感染免疫检测

### （一）链球菌感染

临床常见的链球菌主要有化脓性链球菌、肺炎链球菌、草绿色链球菌等。

**1. 常用检验项目和方法**　抗链球菌溶血素 O（anti-streptolysin O，ASO）试验、抗链球菌透明质酸酶、A 群链球菌抗原、B 群链球菌抗原等。溶血素 "O" 是 A 群溶血性链球菌产生的具有溶血活性的代谢产物，相应抗体称抗链球菌溶血素 "O"。ASO 检测常用速率散射免疫比浊和 ELISA。

**2. 临床意义**　ASO 常用于 A 群溶血性链球菌感染的辅助诊断，增高常见于上呼吸道感染、活动性风湿热、风湿性关节炎、风湿性心肌炎、急性肾小球肾炎等。患者免疫功能不全或使用免疫抑制剂时，ASO 可不升高。

### （二）沙门菌感染

临床常见的沙门菌有伤寒沙门菌、甲型副伤寒沙门菌、乙型副伤寒沙门菌等，感染后细菌抗原如菌体 "O" 抗原、鞭毛 "H" 抗原和表面 Vi 抗原可以刺激机体产生相应抗体（抗 "O" 抗原的 IgM 抗体，抗 "H" 抗原的 IgG）。

**1. 常用检验项目和方法**　抗 "O" 抗体和抗 "H" 抗体用肥达反应，抗 Vi 抗体用 ELISA。肥达反应（Widal reaction，WR）是利用伤寒和副伤寒沙门菌的菌液为抗原，检测患者血清中有无相应抗体的一种凝集试验。

**2. 临床意义**　正常参考值为抗 "H" 抗体凝集效价 <1∶160，抗 "O" 抗体凝集效价 <1∶80，副伤寒甲、乙和丙抗体凝集效价 <1∶80（直接凝集法）。单份血清抗 "O" 抗体凝集效价 >1∶80 及抗 "H" 抗体凝集效价 >1∶160 者有诊断意义；若动态观察超过参考值或较原效价升高 4 倍以上更有价值。①抗 "O" "H" 抗体凝集效价均升高，提示伤寒可能性大，多数病人在病程第 2 周出现阳性。②抗 "O" 抗体凝集效价不高、抗 "H" 抗体凝集效价升高，可能是预防接种或是非特异性回忆反应。③抗 "O" 抗体凝集效价升高，抗 "H" 抗体凝集效价不高，则可能是感染早期或与伤寒沙门菌 "O" 抗原有交叉反应的其他沙门菌感染。伤寒和副伤寒沙门菌 IgM 抗体于发病后 1 周即出现升高，有早期诊断价值。

### （三）流行性脑脊髓膜炎

脑膜炎奈瑟菌是流行性脑脊髓膜炎的病原体，感染后机体可产生群特异性多糖抗体和型特异性外膜蛋白抗体。

**1. 常用检验项目和方法**　抗体测定用间接血凝试验和 ELISA；抗原测定方法有对流

免疫电泳法、乳胶凝集试验、RIA 和 ELISA。

**2. 临床意义**　脑膜炎奈瑟菌抗原的测定可用于流行性脑脊髓膜炎的确诊。感染 1 周后，抗体逐渐增高，2 个月后逐渐下降；接受疫苗接种者高抗体效价可持续 1 年以上。

### （四）结核分枝杆菌感染

结核分枝杆菌是兼性细胞内寄生菌，细胞免疫占主导地位，结核分枝杆菌感染后体内会产生效应 T 细胞，也可产生抗细胞壁脂质成分的抗体，但出现晚，效价低，对机体无保护作用。

**1. 常用检验项目和方法**　检验项目有结核分枝杆菌致敏的 T 细胞和抗结核分枝杆菌抗体，抗体检测用胶体金或 ELISA 法，PCR 法检测细菌 DNA，酶联免疫斑点技术来检测结核特异抗原刺激活化的效应 T 细胞。

**2. 临床意义**　抗体阳性表示有结核分枝杆菌感染。DNA 检测特异性更强，灵敏度更高。体内存在结核分枝杆菌特异效应 T 细胞，提示患者存在结核感染，需进一步结合临床资料综合判断，效应 T 细胞检测用于活动性结核、肺外结核、结核性腹膜炎等的辅助诊断。

### （五）布鲁菌病、幽门螺杆菌感染

**1. 布鲁菌病**　布氏抗体检测（间接凝集法）是常用的辅助指标。凝集效价明显升高或动态上升有助于布鲁菌病的诊断。

**2. 幽门螺杆菌**　幽门螺杆菌抗原、抗体检测是常用的辅助指标，核酸检测灵敏度高。$^{13}$C-尿素呼气试验是临床常用的检测方法。阳性者常见于胃、十二指肠幽门螺杆菌感染，如胃炎、胃溃疡和十二指肠溃疡等。

## 二、病毒感染免疫检测

### （一）TORCH 试验

TORCH 试验包括：弓形虫、风疹病毒、巨细胞病毒、单纯疱疹病毒（Ⅰ型和Ⅱ型）和其他引起宫内感染和胎儿异常的一组病原体的抗原抗体检测，为妇产科产前的常规检查项目，也可引起其他组织器官感染或机会感染。

**1. 风疹病毒感染**　风疹病毒抗体检测（ELISA、免疫渗滤试验或免疫层析试验），感染早期出现 IgM 型抗体，2 周后可出现 IgG 型，持续 1~3 个月。其临床意义是：2 种抗体均阴性，无感染；IgM 阳性，提示近期风疹感染；仅有 IgG 应动态观察其滴度变化，若急性期和恢复期双份血清，抗体滴度升高 4 倍或以上，则具有诊断意义；新生儿 IgM 阳性提示宫内感染。

**2. 单纯疱疹病毒感染**　单纯疱疹病毒（Ⅰ型和Ⅱ型）抗体检测（ELISA、免疫渗滤试验或免疫层析试验），单纯疱疹病毒Ⅰ型和Ⅱ型均有一定致畸性，故也作为早孕临床筛查项目。抗体检测可分别进行Ⅰ型和Ⅱ型 IgM 和 IgG 抗体检测，IgM 型为近期感染，IgG 型多为既往感染；急性期和恢复期双份血清，抗体滴度升高 4 倍以上，则具有诊断意义。

**3. 巨细胞病毒感染** 巨细胞病毒（CMV）属疱疹类病毒，是先天性和围生期感染的常见病原体，其先天感染的致畸性仅次于风疹病毒，若妊娠 3 个月宫内感染。可引起流产、死胎、早产、小头或智力低下等。常用 PCR 方法检测血浆中的 CMV-DNA 的拷贝数判断病毒在体内复制程度，动态监测 CMV-DNA 水平更具有指导意义。

**4. 弓形虫感染** 弓形虫感染呈世界性分布，人畜共患，在人体内多为隐性感染，猫是唯一终宿主。孕妇在孕期感染弓形虫可通过胎盘传染给胎儿，引起先天性弓形虫病，可出现死胎、流产、死产、脑积水等。临床上常与以上几种病毒联合检测，直接涂片染色检查虫体；特异性 IgM 型抗体提示近期感染，IgG 型抗体提示既往感染。

## （二）乙型脑炎病毒感染

乙型脑炎病毒感染引起流行性乙型脑炎，是我国夏季的流行的主要传染病之一，全国各地均有发生，病死率高达 10%。

临床上常用 ELISA 或微量间接免疫荧光法检测乙型脑炎病毒特异性 IgM 抗体、RT-PCR 检测标本中的病毒核酸片段；动态监测恢复期血清抗体滴度比急性期升高 4 倍以上时，用于辅助诊断和回顾性调查。

## （三）肝炎病毒感染

肝炎病毒可导致肝脏的急性或慢性炎症。肝炎病毒有多种类型，以下主要介绍常见的五种类型：甲型肝炎病毒（hepatitis A virus，HAV）、乙型肝炎病毒（hepatitis B virus，HBV）、丙型肝炎病毒（hepatitis C virus，HCV）、丁型肝炎病毒（hepatitis D virus，HDV）、戊型肝炎病毒（hepatitis E virus，HEV）。

**1. HAV 感染** 我国仅发现一个基因型，甲型肝炎多为急性，预后良好。HAV 感染标志有 HAV 抗原、HAV 抗体和 HAV 核酸。临床常检测抗-HAV IgM 阳性，是近期感染的标志；IgG 于感染 4 周出现，可持续多年，具有保护性，常作为流行病学调查指标。

**2. HBV 感染** 在我国 HBV 感染较常见，感染年龄越小，转为慢性的可能性越高。HBV 的抗原抗体系统包括乙肝病毒表面抗原（hepatitis B virus surface antigen，HBsAg）、乙肝病毒表面抗体（抗-HBs）、乙肝病毒 e 抗原（hepatitis B virus e antigen，HBeAg）、乙肝病毒 e 抗体（抗-HBe）、乙肝病毒核心抗原（hepatitis B virus core antigen，HBcAg）、乙肝病毒核心抗体（抗-HBc）、乙肝病毒外膜蛋白前 S1 抗原（PreS1Ag）、外膜蛋白前 S1 抗体（抗-PreS1）、乙肝病毒外膜蛋白前 S2 抗原（PreS2Ag）、外膜蛋白前 S2 抗体（抗-PreS2）。HBV 的抗原抗体系统检测的临床意义见表 3－3。

表 3 - 3　乙型肝炎病毒标志物检测及临床意义

| 乙肝病毒标志物检测 | | | | | | 临床意义 |
|---|---|---|---|---|---|---|
| HBsAg | 抗-HBs | HBeAg | 抗-HBe | 抗-HBc IgG | 抗-HBc IgM | |
| - | - | - | - | - | - | 无 HBV 感染，未接种疫苗，不能排除潜伏感染 |
| - | + | - | - | - | - | 既往感染或疫苗接种者，有免疫力 |
| - | + | - | - | + | - | HBV 感染后恢复，有免疫力 |
| + | - | - | - | - | + | HBV 早期感染 |
| + | - | - | - | - | - | HBV 感染慢性活动期 |
| + | - | - | + | + | - | HBV 急性感染血清转换；慢性 HBV 携带者（小三阳） |
| + | - | + | - | + | - | 急、慢性 HBV 感染，病毒复制活跃，感染性强（大三阳） |
| - | - | - | - | - | + | 感染早期；低水平慢性感染；无症状携带；S 基因突变 |
| - | - | - | - | + | - | 既往感染或疫苗接种者，有免疫力 |

**3. HCV 感染**　HCV 感染可引起急性或慢性肝炎，HCV 感染首先出现病毒血症，1 周可在外周血中检测到 HCV RNA 和核心抗原，第 2 周可检出抗-HCV。常用的检验项目有 HCV 核心抗原和抗-HCV，抗-HCV 为非保护性抗体，仅作为 HCV 感染的标志物之一；HCV 感染的窗口期，抗-HCV 检测为阴性；HCV 核心抗原与 HCV RNA 伴随存在是 HCV 感染的直接证据，用于现症诊断。

**4. HDV 感染**　HDV 为缺陷病毒，在感染 HBV 的人群中传播，引起重叠感染。常用检测项目有 HDV Ag 和抗-HDV，抗-HDV 非保护性抗体，抗-HDV IgM 在感染早期出现。因此，HDV 感染时，血清中可同时检测到 HDV RNA、HDV Ag、抗-HDV IgM 和抗-HDV IgG。

**5. HEV 感染**　HEV 感染均为急性感染，可经消化道传播。感染早期可在血液中检出 HEV RNA、HEV Ag 和抗-HEV IgM，但持续时间短，粪便中持续时间较长；抗-HEV IgG 出现较晚，持续时间较长；临床上以抗-HEV IgM 作为早期感染的指标。

### （四）流感病毒感染

流感病毒是流行性感冒的病原体，分为人流感病毒和动物流感病毒（H5N1）。

**1. 人流感病毒**　人流感病毒分甲、乙、丙三个亚型，引起人类大流行的主要是甲型流感病毒，一般 10 ~ 15 年出现一次大变异，产生新的亚种，引起世界性大流行；乙型流感病毒变异度小，一般引起局部流行；丙型流感病毒致病力弱，主要感染婴幼儿和免疫力低下的人群，多为散发病例。常用检测项目有流感病毒抗原、抗体和核酸，流感病毒抗原检测对早期感染具有诊断价值；抗体检测用于流行病学调查。

**2. 禽流感病毒**　禽流感病毒是禽流感的病原体，部分亚型可引起人类感染如 H5N1、H7N7 等。常用的检验项目有禽流感病毒抗体（IgM 和 IgG），IgM 检测用于近期感染的辅助诊断；动态监测 IgG 出现 4 倍以上增长提示近期感染。

### （五）冠状病毒感染

冠状病毒感染主要引起严重急性呼吸综合征（severe acute respiratory syndrome，SARS），该病急性期传染性强，预后无传染性。常用的检测项目是 RNA（RT-PCR）和抗体检测，核酸 RNA 阳性提示病毒感染。抗体阳性提示感染过；动态监测急性期和恢复期抗体效价增高 4 倍以上，表明有近期感染。

新型冠状病毒感染性疾病（SARS-CoV-2）的检测方法包括核酸检测（荧光定量 RT-PCR）法和抗原检测等，核酸检测是直接对采集标本中的病毒核酸进行检测，特异性强，敏感度相对较高，是当前确诊冠状病毒肺炎主要的检测手段。抗原检测是对人体血液中的抗原水平进行检测，包括胶体金法和磁微粒化学发光法，其中胶体金法平均检测时间 15 分钟左右，具有操作简单、快速的特点，用于对核酸检测阴性的病例进行辅助诊断，也可以对病例进行排查筛查。

### （六）轮状病毒感染

轮状病毒主要通过粪 – 口途径传播，引起急性胃肠炎和腹泻，sIgA 抗体具有一定保护作用（抗同型病毒）。常用检测项目 RNA（PCR 法）、抗原（胶乳凝集试验或 ELISA 法）、IgM 和 IgG（免疫斑点法或 ELISA 法）。其临床意义是：PCR 检测轮状病毒 RNA 具有特异性诊断意义；IgM 阳性，提示近期感染；IgG 阳性提示既往感染。

### （七）EB 病毒感染

EB 病毒（Epstein-Barr virus，EBV），属于疱疹类病毒，人感染后主要引起传染性单核细胞增多症，还与鼻咽癌及非洲淋巴瘤有关。EBV 相关的抗原主要包括早期抗原（early antigen，EA），衣壳抗原（viral capsid antigen，VCA），核抗原（nuclear antigen，EBNA）。常用检测项目有针对这些抗原的抗体、病毒 DNA。其临床意义是：DNA 阳性，提示 EB 病毒感染；VCA-IgM、EA-IgG 提示初期病毒感染；VCA-IgG、EBNA-IgG 用于流行病学调查；EA-IgA 和 VCA-IgA 抗体主要出现于鼻咽癌患者。

### （八）人类免疫缺陷病毒感染

人类免疫缺陷病毒（human immunodeficiency virus，HIV）感染可引起获得性免疫缺陷综合征（acquired immunodeficiency syndrome，AIDS）。有 HIV-1 和 HIV-2 两个亚型，临床上以 HIV-1 最多见。常用检测项目有抗-HIV（ELISA、胶体金法）、HIV P24 抗原、HIV RNA（RT-PCR）、$CD4^+T$、$CD8^+T$ 细胞检测。临床意义：临床初筛检测抗-HIV，

灵敏度高，但特异性低，故有假阳性；筛选试验阳性时可以检测 HIV RNA 和 P24 抗原确诊证实。

### 三、寄生虫感染免疫检测

寄生虫感染后的致病性和寄生部位密切相关，机体免疫应答不能完全清除寄生虫，也不能产生终身免疫，形态学检查是寄生虫感染诊断的依据，免疫学检测只作为辅助诊断。

#### （一）日本血吸虫感染

日本血吸虫感染的病原学检查作为确诊依据，外周血抗原抗体检测可辅助诊断。常用检测项目有日本血吸虫抗原和相应抗体 IgE、IgG 和 IgM（ELISA 和胶乳凝集法）。其临床意义是：IgE、IgM 阳性提示新近感染；IgG 阳性提示感染的恢复期。

#### （二）猪囊尾蚴感染

链状带绦虫的幼虫猪囊尾蚴可引起机体多个组织器官感染，称为猪囊尾蚴病，也称"囊虫病"，病原体直接镜检作为确诊依据，免疫学检测对病原学不能确诊的可疑患者有重要意义。常用检测项目血清和脑脊液中猪囊尾蚴抗原、抗体（ELISA），其临床意义是：IgG 阳性提示囊虫病，也用作流行病学调查。

#### （三）疟原虫感染

外周血中疟原虫抗原和特异性抗体检测（IFA、ELISA、免疫印迹法）可辅助诊断疟原虫感染。其临床意义是：抗原检测或疟原虫涂片法阳性、抗体阳性皆提示有近期疟原虫感染。

### 四、其他病原体感染免疫检测

#### （一）衣原体感染

对人类致病的衣原体（chlamydia）包括沙眼衣原体、鹦鹉热衣原体和肺炎衣原体 3 种。常用检测项目有衣原体抗原和特异性抗体。其临床意义是：分泌物中 IgM 阳性提示近期衣原体感染，用于早期诊断；IgG 阳性提示既往衣原体感染。

#### （二）支原体的血清学测定

对人致病的主要有肺炎支原体、溶脲脲原体、人型支原体和生殖道支原体，临床上前两者多见。常用的检测项目有核酸、抗原和抗体检测。直接检测分泌物中的抗原用于早期诊断；急性期和恢复期双份血清效价增长 4 倍以上有诊断意义。

#### （三）梅毒螺旋体感染

梅毒螺旋体是引起梅毒的病原体，梅毒螺旋体感染后机体可产特异性抗体和非特异性抗体，特异性抗体有 IgM 和 IgG 两种，IgM 存在时间短，IgG 可以终身存在；非特异性抗体主要是抗心磷脂抗体，可在多种自身免疫性疾病时出现，非特异性抗体适于有临床症状者早期筛查、疗效观察、预后判断和再感染监测，阴性反应不能排除梅毒螺旋体感染，阳性反应需进一步检查特异性抗体；非特异性抗体和特异性抗体同时阳性确诊梅毒螺旋体感染；单独特异性抗体阳性考虑既往感染。

（杨琬芳）

# 第五节　自身免疫性疾病检测

机体正常情况下能识别"自我"和"非己"，对自身成分不产生免疫应答，称为自身免疫耐受，是维持机体免疫平衡的重要因素。在某些情况下，自身耐受被打破，机体免疫系统对自身成分产生免疫应答称为自身免疫（autoimmunity）反应，持续迁延的自身免疫反应会引起自身免疫性疾病（autoimmune disease，AID）。根据组织器官损伤特点，AID 可分为器官特异性和非器官特异性两大类，大多数 AID 在发展过程中都会出现自身抗体，因此，自身抗体的检测对于 AID 的辅助诊断、病情判断、疗效观察具有重要意义。

## 一、类风湿关节炎相关自身抗体检测

### （一）类风湿因子

类风湿因子（rheumatoid factor，RF）是变性 IgG 的 Fc 段刺激机体产生的一种自身抗体，主要存在于类风湿关节炎患者的血清和关节液内。RF 与体内变性的 IgG 结合形成免疫复合物后活化补体，或被吞噬细胞吞噬，在吞噬细胞释放的酶、细胞因子和黏附分子的参与下，导致组织炎性损伤，发生骨关节炎及血管炎。RF 主要为 IgM 型，也有 IgG、IgA、IgD 和 IgE 型。临床上检测 RF 常用的方法有乳胶凝集法、浊度分析法和 ELISA 等。

临床意义：类风湿性疾病时，RF 的阳性率可高达 70% ~ 90%，类风湿关节炎（rheumatoid arthritis，RA）的阳性率为 70%。因此，高滴度有助于早期诊断，且滴度与患者的临床表现相关。IgM 型 RF 效价升高并伴有严重关节障碍时，常提示 RA 预后不良。血清或滑膜液中 IgG 型 RF 与 RA、滑膜炎、血管炎和关节症状密切相关；IgA 型 RF 在患者血清或滑膜液的检出率为 10%，与关节症状的严重程度及骨质破坏有显著相关性；RF 阴性也不能排除 RA，有部分患者血清 RF 始终阴性，此类患者关节滑膜炎轻，很少发展为关节外类风湿疾病。此外，其他自身免疫性疾病，如硬皮病、干燥综合征、SLE、自身免疫性溶血、慢性活动性肝炎等也见 RF 阳性；某些感染性疾病如传染性单核细胞增多症、感染性心内膜炎等也见 RF 阳性；故本试验的特异性不高，应予鉴别诊断。

### （二）抗瓜氨酸化蛋白抗体

抗瓜氨酸化蛋白抗体（anti-citrullinated protein antibody，ACPA）的靶抗原主要是聚

丝蛋白中的瓜氨酸。

临床意义：抗体主要是 IgG 型抗体，特异性明显高于 RF，在疾病早期就可检测到阳性，具有较高的阳性预测值，且滴度与疾病的活动度相关，ACPA 阳性者容易发生关节损害。临床通常将 ACPA 和 RF 联合检测来诊断 RA，但 ACPA 可独立于 RF 出现。

### （三）抗角蛋白抗体

抗角蛋白抗体（anti-keratin antibody，AKA）主要见于 RA，对于早期诊断 RA 具有重要意义，和 RF 联合应用，提高检出效能。AKA 高滴度提示疾病较严重，对预后判断的有重要意义。

## 二、抗核抗体检测

抗核抗体（antinuclear antibody，ANA）是指针对真核细胞核成分的自身抗体，广义的 ANA 靶抗原不再局限于细胞核内，而是扩展到整个细胞成分，包括细胞核和细胞质，ANA 的类型主要是 IgG，也有 IgM、IgA 和 IgD，此抗体无器官和种属的特异性。主要存在于血清中，也可存在于胸腔积液、关节滑液和尿液中。

检测方法为间接免疫荧光法，以 Hep2 细胞和鼠肝作抗原固定于载玻片上，与受检者血清反应。血清中抗体与抗原结合，再加入 FITC 标记的抗人 Ig，在荧光显微镜下可观察到 ANA 的荧光强度和荧光核型。

临床意义：临床用于筛选 SLE，未经治疗的 SLE 患者 95% 以上可检测出较高滴度 ANA，并且该抗体阴性对排除 SLE 有较高价值。ANA 在其他 AID 中也可出现，但滴度较低。

抗核抗体荧光核型主要包括以下 4 种。

**1. 核均质型**　细胞核荧光染色均匀，分裂期细胞染色体荧光增强。主要是抗 dsD-NA、抗 ssDNA、抗组蛋白和核小体抗体。高滴度主要见于 SLE 患者，低滴度可见于 RA、慢性肝脏疾病等。

**2. 核膜型**　荧光染色主要显示在细胞核周边形成荧光环，或者均一背景上周边染色增强，分裂期细胞浓缩染色体阴性。主要是抗核孔复合物和抗板层素两种抗体，高滴度多见于原发性胆汁性胆管炎患者。

**3. 核颗粒型**　细胞核内出现颗粒状荧光，分裂期细胞染色体无荧光染色。主要是抗 U1-nRNP、抗 Sm、抗 SSA/Ro、抗 SSB/La 等抗体，高滴度多见于混合性结缔组织病，也可见于硬化症等。

**4. 核仁型**　荧光染色主要在核仁区，分裂期细胞染色体无荧光染色，主要是核糖体抗体、RNA 聚合酶的抗体、抗 Scl-70 抗体和抗原纤维蛋白（抗 U3-RNP）抗体等。高滴度多见于硬皮病，也见于 SLE 等。

## 三、抗可提取核抗原抗体谱检测

可提取核抗原（extractable nuclear antigen，ENA）是用盐水或磷酸盐缓冲液从细胞核中提取的酸性蛋白抗原，由小分子 RNA 与特定蛋白质组成的核糖核蛋白颗粒，如 Sm、Scl-70、Jo-1、和 U1-nRNP 等。用免疫印迹试验对这些抗原的自身抗体进行检测，用来反映某些自身免疫病。

临床意义：抗 Sm 抗体是 SLE 的血清标志抗体，但敏感性低，阴性者不能排除 SLE，此抗体与疾病活动无关，治疗后也可为阳性。抗 Scl-70 抗体几乎仅在系统性硬化症患者中检出，其他 AID 中很少见。抗 Jo-1 抗体常见于多发性肌炎患者，而且特异性高，其他 AID 中几乎阴性。抗 SSA/Ro 抗体和抗 SSB/La 抗体是干燥综合征最常见的自身抗体，两者联合检测可提高诊断率。抗 U1-nRNP 抗体是诊断混合性结缔组织病的重要血清学依据，该病患者阳性率高达 95%，但是该抗体无疾病特异性，其他 AID 中也可见，如 SLE、RA 等。

## 四、抗 DNA 抗体检测

抗 DNA 抗体测定分为抗双链 DNA（double stranded DNA，dsDNA）抗体、抗单链 DNA（single stranded DNA，ssDNA）抗体。抗 dsDNA 抗体的靶抗原是细胞核中 DNA 的双螺旋结构，检测具有重要的临床意义，最特异而敏感的检测方法是用马疫锥虫或绿蝇短膜虫作为抗原基质进行间接免疫荧光测定。临床意义如下。

**1. 抗 dsDNA 抗体阳性** 见于活动期 SLE，阳性率为 70%～90%，特异性较高，是 SLE 的特征性标志抗体，是 SLE 的重要诊断标准之一。此抗体滴度与疾病活动程度相关，抗体滴度的动态监测可监控治疗。此外，其他风湿病中抗 dsDNA 抗体也可阳性。

**2. 抗 ssDNA 抗体阳性** 见于 SLE（阳性率为 70%～95%），尤其是合并有狼疮性肾炎。还可见于一些重叠结缔组织病、药物诱导的狼疮和慢性活动性肝炎等，但不具特异性。

## 五、自身免疫性肝病相关自身抗体检测

### （一）抗线粒体抗体

抗线粒体抗体（anti-mitochondrial antibody，AMA）是一种针对细胞质中线粒体内膜和外膜蛋白成分的自身抗体，无器官和种属特异性，该抗体主要是 IgG。常用大白鼠胃或肾髓质和 Hep2 细胞作抗原基质进行免疫荧光法测定。AMA 已发现 9 种亚型（M1～M9）。

临床意义：许多肝脏疾病时可检出 AMA。其阳性率在原发性胆汁性肝硬化（PBC）无症状者为 90.5%，有症状者为 92.5%；慢性活动性肝炎可高达 90% 以上；AMA 可作为原发性胆汁性肝硬化和肝外胆道阻塞性肝硬化症的鉴别诊断。此外，慢性活动性肝炎和门静脉性肝硬化阳性率为 25%。

### （二）抗平滑肌抗体

抗平滑肌抗体（anti-smooth muscle antibody，ASMA）主要为 IgG 型，也有 IgM 类。

无器官和种属特异性，一般认为不结合补体。ASMA 自身靶抗原为三组细胞骨架蛋白，包括微纤维（G 型肌动蛋白和 F 型肌动蛋白）、中级纤维（波形蛋白和 desmin）和微管。

临床意义：ASMA 是自身免疫性肝炎血清学标志性抗体，高滴度对其诊断高度特异。自身免疫性肝炎中 ASMA 主要是 IgG 型；原发性胆汁性肝硬化和自身免疫性肝炎重叠时，IgG 型和 IgM 型同时出现；其中 F 型肌动蛋白与自身免疫性肝炎、自身免疫性胆汁性肝硬化相关，G 型肌动蛋白与酒精性肝硬化相关。此外，波形蛋白与病毒感染、系统性自身免疫病、类风湿关节炎等相关；desmin 可能与心肌炎相关。在药物引起的肝脏损伤、肝硬化、肝癌中，ASMA 的检出率、效价均低，无诊断价值。

### （三）抗可溶性肝抗原抗体

抗可溶性肝抗原（soluble liver antigen，SLA）抗体相应的靶抗原是一种存在于肝细胞质内的蛋白质细胞角蛋白，既没有种属特异性，也没有器官特异性。

临床意义：抗 SLA 抗体对 Ⅲ 型自身免疫性肝炎的诊断和鉴别诊断具有重要价值，大约 25% 的自身免疫性肝炎该抗体阳性；也可用于指导临床治疗。

### （四）抗肝肾微粒体抗体检测

抗肝肾微粒体抗体（anti-liver-kidney microsomal antibody，anti-LKM antibody）可同时与肝和肾微粒体起反应，主要识别肝微粒体分子量为 50kDa 的蛋白质（细胞色素 P450、CYP2D6），相应的抗原主要位于肝细胞的粗、滑面内质网的细胞质侧及肾脏近曲小管。LKM 存在 3 亚种型：LKM-1、LKM-2 和 LKM-3。

临床意义：3 亚种型抗体均是 Ⅱ 型自身免疫性肝炎的血清学标志。其中抗 LKM-1 抗体常见于自身免疫性肝炎（主要是女性、儿童）、慢性丙型肝炎；抗 LKM-2 抗体常见于应用药物替尼酸治疗的病人；抗 LKM-3 抗体与丁型肝炎相关。

## 六、抗甲状腺抗体的检测

甲状腺功能亢进、慢性甲状腺炎、甲状腺功能减退具有自身免疫病的特征，常可测出甲状腺抗体。抗甲状腺球蛋白抗体和抗甲状腺微粒体抗体在临床试验中应用最广，诊断价值也较大。

### （一）抗甲状腺球蛋白抗体

甲状腺球蛋白（thyroglobulin，TG）是由甲状腺滤泡细胞合成的一种糖蛋白，抗甲状腺球蛋白抗体主要是 IgG。

临床意义：90% ~ 95% 桥本甲状腺炎、52% ~ 58% 甲状腺功能亢进和 35% 甲状腺癌的病人可出现抗 TG 抗体阳性。重症肌无力、肝脏病、风湿性血管病、糖尿病也可出现阳性。此外，有些正常人，抗 TG 抗体阳性率随年龄而增加，40 岁以上女性检出率可达 18%。

## （二）抗甲状腺微粒体抗体

抗甲状腺微粒体抗体（anti-thyroid microsomal antibody，ATMA）是针对甲状腺微粒体的一种抗体。

临床意义：ATMA 阳性可见于50%～100%的桥本甲状腺炎、88.9%的甲状腺功能减低症、13.1%的甲状腺肿瘤、8.6%的单纯性甲状腺肿、17.2%～25%的亚急性甲状腺炎，30%的其他风湿病和8.4%的正常人。用抗 TG 抗体与 ATMA 同时检测，可以提高检出的阳性率。

## 七、其他抗体的检测

### （一）抗肾小球基底膜抗体

肾小球基底膜有内、外透明层及中间致密层构成的网状结构，它是由Ⅳ型胶原、层粘连蛋白、纤维粘连蛋白和蛋白多糖组成。肺泡基底膜与肾小球基底膜化学成分相似，且两者具有交叉抗原性。

临床意义：抗肾小球基底膜抗体是抗基底膜抗体型肾小球肾炎特异性抗体，见于肺出血－肾炎综合征、急性肾小球肾炎及免疫复合物型肾小球肾炎。该抗体阳性的患者约有50%病变局限于肾脏，另外50%有肾脏和肺部病变，仅有肺部病变者非常少见。该抗体还见于药物诱导的间质性肾炎，但它在发病中的作用不明。

### （二）抗胃壁细胞抗体

抗胃壁细胞抗体（anti-parietal cell antibody，APCA）是器官及细胞特异性自身抗体，其靶抗原是分子量为94kDa 的 ATP 酶、胃壁细胞的质子泵和主细胞内的胃蛋白酶原。此抗体还可直接与促胃液素受体结合。

临床意义：慢性萎缩性胃炎病人为100% APCA 阳性。APCA 的阳性率与胃黏膜病变的进展程度相关，但抗体效价与病变进展程度及治疗效果无相关性。90%的恶性贫血患者 APCA 阳性；大约1/3 的甲状腺炎患者 APCA 阳性；APCA 也见于胃黏膜萎缩、缺铁性贫血、十二指肠溃疡、甲状腺疾病、原发性艾迪生病和青少年型糖尿病等。

### （三）抗乙酰胆碱受体抗体测定

抗乙酰胆碱受体抗体（anti-acetylcholine receptor antibody，AChR Ab）测定是针对运动肌细胞上乙酰胆碱受体的一种自身抗体。它可结合到运动肌细胞的乙酰胆碱受体上，破坏运动板，使神经肌肉间的信号传递发生障碍，致肌肉运动无力。

临床意义：AChR Ab 对诊断重症肌无力敏感性和特异性高，大约90%的患者阳性，其他眼肌障碍病患者全部阴性。可作为重症肌无力疗效观察的指标。肌萎缩侧索硬化症患者用蛇毒治疗后可出现假阳性。

（杨琬芳）

# 第六节 移植免疫检测

在组织或器官移植中，受者接受供者的移植物后，受者的免疫系统可识别移植物抗原，移植物中的免疫细胞也可识别受植组织抗原，产生免疫应答，称为移植排斥反应。移植成功与否很大程度上取决于是否发生移植排斥反应及其强弱。研究移植免疫的主要目的是了解移植排斥反应发生的机制，以预防和控制排斥反应的发生，使移植物能在受体内长期存活。

## 一、移植前免疫检测

供者与受者的 ABO 血型一致是各种移植的前提，HLA 等位基因的匹配程度决定了移植排斥反应的强弱。因此，必须通过 HLA 组织分型来选择合适的供者，以减少排斥反应的发生。

### （一）HLA 分型

HLA 包括编码 HLA Ⅰ类和 HLA Ⅱ类抗原分子的基因。HLA Ⅰ类抗原分子（HLA-A、HLA-B、HLA-C）和Ⅱ类抗原分子（HLA-DR、HLA-DQ、HLA-DP）均具有高度多态性。受体与供体的 HLA-A、HLA-B、HLA-C、HLA-DR 位点完全匹配者移植物的存活率显著高于不匹配者或部分匹配者。

**1. HLA 血清学分型** 是利用一系列已知的抗 HLA 的特异性标准分型血清与待测淋巴细胞混合，借助补体的生物学作用介导细胞裂解的实验，被称为补体依赖的细胞毒试验。HLA-A、HLA-B、HLA-C、HLA-DR、HLA-DQ 均可采用血清学方法分型，流式细胞术广泛用于在临床的 HLA 配型。

**2. HLA 细胞学分型** HLA-D 和 HLA-DP 位点的抗原需用细胞学分型进行鉴定。

（1）HLA-D 抗原的检测 将仅带一种 HLA-D 抗原的纯合子分型细胞，经过适当（X 线照射、丝裂霉素 C 等）处理，使其失去应答能力，保持刺激能力，用其作为刺激细胞与受检细胞进行混合淋巴细胞培养。若受检细胞受到刺激后不发生或仅出现轻微增殖反应，提示受检细胞与已知纯合子细胞具有相同 HLA-D 抗原。HLA-D 纯合子分型细胞可以鉴定供、受体的 HLA-D 抗原是否一致，从而指导器官移植的选择。

（2）HLA-DP 抗原的检测 以被检者淋巴细胞为刺激细胞，以预致敏的淋巴细胞为反应细胞，进行混合淋巴细胞培养，用 $^3$H-TdR 掺入法观察反应细胞的增殖情况。若被检细胞型别与致敏细胞预先识别的型别相同，则会产生较高的记忆性免疫应答，即阳性反应。选择相同 HLA-DP 抗原的供受体，是器官移植成功的前提。

**3. HLA 基因分型** HLA 个体遗传学差异本质上是编码这些基因产物的 DNA 不同，因此应用分子生物学技术在 DNA 水平上进行 HLA 分型逐步取代其他分型技术。HLA 基因共显性表达，因此所测基因代表蛋白。HLA 基因多态性属于寡核苷酸多态性，而且寡核苷酸的突变型较通常的寡核苷酸多态性要多，所以需要特殊的 PCR 技术，如 PCR-

限制性片段长度多态性、PCR 序列特异性引物、PCR 单链构象多态性、PCR-指纹图、PCR-基因芯片等。

### （二）HLA 分型的应用

**1. 供、受者配型**　器官移植时采用 HLA 组织配型选择合适的供者，以减轻排斥反应。移植物存活与 HLA 配型的关系：①供、受者 HLA-A 和 HLA-B 相配的位点数越多，移植物存活率越高。②供、受者 HLA-DR 相配更为重要，因为 HLA-DR 和 HLA-DQ 基因有很强的连锁不平衡，通常 HLA-DR 位点相配，HLA-DQ 位点也相配。③不同地区 HLA 的连锁不平衡性存在差异，不同地区的 HLA 匹配程度和移植结果预测价值不同。

**2. 淋巴细胞交叉配型试验**　将含有相应抗体的受者血清与供者的淋巴细胞加入补体后一起培养。受者血清中含有抗供者淋巴细胞 HLA 抗原的抗体时，则两者结合后激活补体，引起供者淋巴细胞溶解。要求死亡细胞少于 10%，表明供、受者配型成功。

### （三）群体反应性抗体检测

群体反应性抗体（panel reactive antibody，PRA）是由 HLA 同种异基因免疫致敏诱导产生，如输血、妊娠和器官移植等都能导致 HLA 特异性抗体产生，PRA 百分率可反应体内 HLA 抗体水平，反映移植受者的预致敏状态，识别受者不可接受的 HLA 基因。实体器官移植应检测受体血清是否存在 PRA 及其致敏程度。PRA 11% ~ 50% 时为轻度致敏，PRA > 50% 时为高度致敏。PRA 越高，移植器官的存活率越低。

## 二、移植后免疫监测

移植排斥反应发生时，受者体内或发生一系列的免疫反应。因此，加强移植后的免疫监测，有利于及时发现机体免疫排斥反应、早期诊断和及时采取防治措施。目前已建立多种免疫监测的方法，一般需要结合多项指标及临床表现进行综合分析。

### （一）体液免疫水平检测

受者抗体、补体水平测定对各种类型的移植反应均有诊断意义，尤其是急性、超急性排斥反应。常见的抗体有：ABO 血型抗体、HLA 抗体、抗供者组织细胞抗体、血管内皮细胞抗体等。血清中 PRA 水平可以判断器官移植时受体的敏感度，故高 PRA 状态的受体对所接受的移植器官将构成较大威胁。当受者体内出现移植排斥反应时，补体成分消耗增大，故血清中总补体或单个补体成分减少。

### （二）细胞免疫水平检测

**1. 外周血 T 淋巴细胞及其亚群监测**　T 淋巴细胞亚群检测的内容主要为总 T 细胞（CD3$^+$）及其亚群（CD4$^+$ 辅助性 T 淋巴细胞和抑制性 T 淋巴细胞；CD8$^+$ 细胞毒 T 淋巴细胞）的数量和比例。免疫荧光法或流式细胞仪测定 T 细胞及其亚群。CD4/CD8 比值大于 1.2 时，提示急性排斥即将发生；比值小于 1.08 时，提示发生感染；若进行动态监测，对急性排斥反应和感染具有鉴别诊断的意义。

**2. 细胞因子监测** 细胞因子可分为 Th1 型细胞因子和 Th2 型细胞因子。Th1 型细胞因子（主要是 IL-2 和 IFN-γ）是参与排斥反应的重要效应分子；而 Th2 型细胞因子（如 IL-4、IL-6 和 IL-10 等）可拮抗 Th1 细胞。细胞因子及其受体的测定用作监测移植排斥反应。常见检测方法有：免疫学检测法、生物学测定法和分子生物学测定法。

**3. 尿微量蛋白检测** 尿微量蛋白是指常规方法难以测出的蛋白质。临床器官移植中，尿微量蛋白检测既可以判断大器官移植（如肾脏移植）时排斥反应发生；也可以作为免疫抑制药物对肝肾毒性作用的客观指标。目前常见的尿微量蛋白有：①血浆蛋白。白蛋白、IgG、IgA、β2-微球蛋白、补体 C3、游离血红蛋白、肌红蛋白及其他血浆蛋白。②非血浆蛋白。sIgA、肾小球基底膜抗原等。

**4. 急性时相反应物质检测** 炎性反应的标志性分子如 C 反应蛋白（C-reactive protein，CRP）、IL-1、IL-6、TNF-α、热休克蛋白（heat shock protein，HSP）等，在感染性疾病、自身免疫病和移植排除反应中均有不同程度的升高。临床上同种异基因干细胞移植时发现，受者血清 CRP 水平增高，细菌和真菌感染更明显；肝肾移植者，血清 CRP 水平的动态监测显示 CRP 与移植后的并发症密切相关，CRP 水平比白细胞计数和发热更能反映并发症的可能。此外，CRP 升高，也见于化脓性感染、组织坏死（心肌梗死、严重创伤、大手术、烧伤等）、风湿热活动期和某些器质性疾病。

（杨琬芳）

# 第七节　肿瘤标志物及免疫检测

肿瘤标志物（tumor marker）是指在肿瘤的发生和增殖过程中，由肿瘤细胞本身合成、释放，或是机体对肿瘤细胞反应升高而产生的一类物质。肿瘤标志物存在于血液、细胞、组织或体液中，反应肿瘤的生长，可以通过免疫学及分子生物学等方法检测，对肿瘤的诊断、疗效和复发的监测、预后的判断具有一定的价值。

## 一、肿瘤标志物的分类

肿瘤标志物可存在于细胞表面、细胞质、细胞核和细胞外液（体液），习惯上将体液肿瘤标志物按其性质分为以下几类。

**1. 胚胎抗原** 胚胎期肝脏和胃肠组织合成并存在于胎儿血液中，妊娠 6 个月以后含量逐渐降低，出生后含量极低，如甲胎蛋白、癌胚抗原等。

**2. 糖蛋白类抗原** 大多是糖蛋白或黏蛋白，用肿瘤细胞株制备的单克隆抗体能识别的肿瘤相关抗原，如 CA125，CA199 等。

**3. 激素类抗原** 某些组织恶变时产生肽类激素，如患绒毛膜细胞癌时人绒毛膜促性腺激素升高。

**4. 酶类抗原** 肿瘤发生时体内某些酶或者同工酶合成增加或酶活性异常，如前列腺特异性抗原升高多见于前列腺癌患者。

**5. 癌基因编码抗原**　某些肿瘤发生是由于癌基因激活和抑癌基因变异，如 ras 基因蛋白、p53 抑癌基因编码产物等。

**6. 其他肿瘤标志物**　易感基因、microRNA、β-微球蛋白、铁蛋白等在肿瘤诊断和预后评价中起重要作用。

## 二、常见的恶性肿瘤与相关标志物

### （一）肺癌

肺癌是我国发病率和死亡率最高的恶性肿瘤。原发性肺癌可分为鳞状细胞癌、腺癌、大细胞肺癌和小细胞肺癌（small-cell lung cancer，SCLC）四种类型，前三种类型统称为非小细胞型肺癌（non-small-cell lung cancer，NSCLC）。目前肺癌常用的血清学标志物有下列 5 种。

**1. 癌胚抗原**　癌胚抗原（carcinoembryonic antigen，CEA）是一种富含多糖的蛋白复合物。早期胎儿的胃肠上皮及其他组织可合成 CEA，但妊娠 6 个月以后含量逐渐降低，出生后血清含量极低。CEA 是一种广谱性肿瘤标志物，CEA 升高可见于多种肿瘤如肺癌、胰腺癌、结肠癌、直肠癌、乳腺癌、胃癌等，脏器特异性低。在各类肺癌中，尤其在肺腺癌和大细胞肺癌中 CEA 明显升高，可用于 NSCLC 复发、疗效监测和预后评价。CEA 升高也可见于老年人和某些非肿瘤性疾病如结肠炎、胰腺炎及肺气肿等。因此，其单一水平升高难以诊断恶性肿瘤。

**2. 细胞角蛋白 19 片段**　细胞角蛋白 19 片段（cytokeratin 19 fragment，CYFRA21-1）是角蛋白 CK 19 的可溶性片段分泌入血液后可被检测到。角蛋白是一类上皮细胞的支架蛋白，因细胞角蛋白 19 的可溶性片段能与两株单克隆抗体，KS19.1 和 BM19.21 特异性结合，故称为 CYFRA21-1。CYFRA21-1 不是器官特异性的蛋白，其主要分布于富含上皮细胞的组织或器官，如肺、乳腺、膀胱、肠道、子宫等，肿瘤发生时释放入血。

CYFRA21-1 在不同组织类型肺癌中的敏感性不同，是非小细胞肺癌的首选肿瘤标志物，可用于 NSCLC 与 SCLC 的鉴别诊断。在 NSCLC 中的阳性率为 40% ~ 64%，其中肺鳞状细胞癌中阳性率最高，对 SCLC 敏感性最低；CYFRA21-1 常与 NSE，SCC，CEA 联合检测用于辅助肺癌的分型及鉴别诊断。其血清水平随肿瘤分期的增加逐渐升高，与肿瘤的恶性程度和转移一致，目前 CYFRA21-1 是 NSCLC 鉴别诊断和预后评估的重要因素。

CYFRA21-1 的升高亦可见于除肺癌外的其他实体肿瘤如乳腺癌、膀胱癌、前列腺癌等中；亦见于某些良性疾病如肺炎、结核病、慢性支气管炎、妇科疾病和泌尿系统疾病等。

**3. 神经元特异性烯醇化酶**　神经元特异性烯醇化酶（neuron specific enolase，NSE）是在糖酵解途径中催化甘油分解的酶，它由 3 个亚基（α、β、γ）组成，并形成 5 种同工酶（αα、ββ、γγ、αβ、αγ），γ 亚基的同工酶存在于神经元、轴突和神经内分泌组织，称为 NSE，它与神经内分泌起源的肿瘤有关。SCLC 的 NSE 水平显著高于 NSCLC，因此 NSE 可用于 SCLC 的鉴别诊断和监测放疗、化疗效果。治疗前患者 NSE 升高，化疗后若出现快速下降，提示化疗有效；若持续升高则提示无效或恶化；复发时血清 NSE 升高通常早于临床表现。NSE 也是神经母细胞瘤的标志物，其灵敏度可达 90%。发病时，NSE 水平明显升高，有效治疗后降低，复发后又升高。

**4. 胃泌素释放肽前体** ProGRP 是胃泌素释放肽（gastrin-releasing peptide，GRP）的前体结构。主要表达于呼吸道、胃肠道、中枢神经系统。ProGRP 用于诊断、监测疗效和预后评价，诊断的敏感性为 50% ~ 80%，特异性接近 100%，作为单个肿瘤标志物的特异性优于 NSE。

**5. 鳞状上皮细胞癌抗原** 鳞状上皮癌细胞（squamous cell carcinoma antigen，SC-CA）抗原是肿瘤相关抗原 TA-4 的亚组分，是一种糖蛋白。血清中 SCCA 水平升高多见于鳞状上皮源性的肿瘤，如 25% ~ 75% 的肺鳞状细胞癌、部分食管癌、宫颈癌等，其浓度与鳞状细胞癌的分化程度、鳞癌分期、肿瘤体积、治疗后肿瘤残余、肿瘤复发和病情进展、肿瘤患者生存率有关，也用于治疗效果、复发、转移及预后判断。肺鳞癌时 SCCA 阳性率约 60%，患者接受根治性手术后，72 小时内 SCCA 可降至正常；术后复发或转移时，SCCA 再次升高并早于临床症状出现；无复发和转移时可稳定在正常水平。部分良性疾病如银屑病、天疱疮、特应性皮炎等皮肤疾病、肾功能不全、乳腺良性疾病、上呼吸道感染性疾病等也可引起 SCCA 浓度升高。

### （二）肝细胞癌

在我国肿瘤相关死亡率中，肝细胞癌仅次于肺癌，是世界第五大癌症。

**1. 甲胎蛋白** 甲胎蛋白（alpha-fetoprotein，AFP）是在胎儿早期由肝脏和卵黄囊合成的一种血清糖蛋白，孕 4 周可在胎儿血清中监测到，出生后，AFP 合成很快受到抑制，周岁末血清浓度接近成人水平。当肝细胞或卵囊细胞发生恶性病变时，有关基因被重新激活使 AFP 合成，血中 AFP 含量明显升高。因此血中 AFP 浓度检测对诊断肝细胞癌及滋养细胞恶性肿瘤有重要的临床价值。

AFP 检测的临床应用：①AFP 和结合对高危人群进行筛查，若 AFP > 20ng/mL 且持续增加，即使肝脏超声阴性，也需进一步检查。②连续监测 AFP 有助于肝细胞癌的诊断，原发性肝细胞癌患者血清 AFP 增高，阳性率为 67.8% ~ 74.4%，约 50% 的患者 AFP > 300ng/mL，但约有 18% 的原发性肝癌患者 AFP 不升高。③AFP 升高提示预后不良。④生殖腺胚胎肿瘤（睾丸癌、卵巢癌等）、胃癌、胰腺癌、病毒性肝炎和肝硬化时，血中 AFP 含量有不同程度的升高；胎儿神经管畸形、双胎、先兆流产等均会使孕妇血液和羊水中 AFP 升高，通常 < 300ng/mL。

**2. 去饱和-γ-羧基–凝血酶原** 去饱和-γ-羧基–凝血酶原（des-γ-carboxy-prothrombin，DCP）是从肝癌患者中检出的一种缺乏凝血活性的异常凝血酶原。DCP 与肿瘤大小和分级相关，可用于患者的预后判断，其鉴别肝硬化和肝细胞癌的敏感度和特异度高于 AFP，联合 AFP 能提高肝癌诊断的敏感性。

### （三）胃癌

临床常用的胃癌肿瘤标志物包括：CA72-4、CA19-9 和胃蛋白酶原等。

**1. 癌抗原 72-4** （cancer antigen 72-4，CA72-4）是一种肿瘤相关糖蛋白（tumor associated glycoprotein），是胃肠道和卵巢肿瘤的标志物。高水平的 CA72-4 提示预后不佳，但是敏感性不高，与 CEA 联合检测可以提高诊断胃癌的敏感性和特异性。CA72-4 可用于疾病分期和判断胃肠癌术后残留，如果癌瘤完全切除，则可以降至正常。

**2. 糖链抗原 19-9** 糖链抗原 19-9（carbohydrate antigen 19-9，CA19-9）是一种糖蛋白，属于唾液酸化 Lewis 血型抗原。正常人唾液腺、前列腺、胰腺、乳腺、胃、胆管、胆囊、支气管的上皮细胞存在微量 CA19-9（参考值 < 37U/mL）。CA19-9 升高常见于：胰腺癌、肝胆和胃肠道癌等消化系统肿瘤，连续监测可用于病情进展、手术疗效判断及预后评价。诊断胆囊癌和胆管癌的阳性率为 85% 左右，胃癌、结肠癌为 40%，直肠癌为 30% ~50%；若结合 CEA 检测，对胃癌诊断符合率可达 85%。但无早期诊断价值，对早期病人的敏感度仅为 30%。另外，在其他非恶性肿瘤如急性胰腺炎、胆汁淤积型胆管炎、胆石症、急性肝炎和肝硬化等中，血清 CA19-9 也可出现不同程度的升高。

**3. 胃蛋白酶原** 胃蛋白酶原（pepsinogen，PG）是由胃黏膜分泌的胃蛋白酶前体，研究表明其用于胃癌诊断的特异性为 73%。

### （四）结直肠癌

结直肠癌复发和转移是影响患者预后和导致死亡的主要原因，因此对其筛查显得尤为重要，常用粪便隐血试验作为筛查指标。

**1. CEA** CEA 在早期结直肠癌患者中检出率低，一般不用于筛查，但可用于结直肠癌患者的疗效监测。CEA 水平和肿瘤消长呈正相关，肿瘤治疗有效，CEA 水平下降；相反，若 CEA 水平升高，提示肿瘤复发或远端转移；直肠癌患者术后或全身性治疗后，CEA 水平持续升高，提示肿瘤进展，需进行临床干预。

**2. 癌抗原 242** 癌抗原 242（cancer antigen 242，CA242）是一种唾液酸化的鞘糖脂类抗原，与 CA50 来自相同的大分子，但结构各异，它能识别 CA50 和 CA19-9 的抗原决定簇。CA242 是胰腺癌和直肠癌的标志物，68% ~79% 的胰腺癌患者、55% ~85% 的直肠癌、44% 的胃癌患者 CA242 水平升高；此外，也见于 5% ~33% 的非恶性肿瘤。

### （五）乳腺癌

乳腺癌标志物早期诊断敏感性较低，主要用于监测乳腺癌术后复发和转移。

**1. 癌抗原 15-3** 癌抗原 15-3（cancer antigen 153，CA15-3）是抗原决定簇、糖和多肽组成的糖蛋白，一种乳腺癌相关抗原。30% ~50% 的乳腺癌病人 CA15-3 明显升高，但在早期乳腺癌时阳性率仅为 20% ~30%，因此不能用于筛查与早期诊断，主要用于乳腺癌病人的治疗监测和预后判断，乳腺癌病人血清 CA15-3 浓度升高预示病情进展、肿瘤复发、转移，其浓度升高比临床症状出现或影像学检查的发现时间早。因此，是转移性乳腺癌诊断的首选指标。美国 FDA 批准 CA15-3 作为Ⅱ/Ⅲ期乳腺癌复发的监测指标，当 CA15-3 水平升高 25% 以上，预示着病情进展和恶化。血清 CA15-3 浓度升高还可见于子宫肿瘤、转移性卵巢癌、肝癌、支气管肺癌等。乳腺、肝脏、肺等的良性疾病，CA15-3 血清水平也可见不同程度的增高。

**2. 癌抗原 549（cancer antigen 549，CA549）**　与 CA15-3 来自相同复合物分子中的不同抗原决定簇，两者有相同之处，但 CA549 特异性高，临床常把 CA549 升高作为乳腺癌复发的信号。

**3. 易感基因 BRCA1 和 BRCA2**　BRCA1 和 BRCA2 是人乳腺癌的易感基因，约 90% 的遗传性乳腺癌可检测到 BRCA1 基因突变，BRCA1 和 BRCA2 基因突变者的乳腺癌风险远高于普通人群。

### （六）卵巢癌

卵巢癌最常见的类型是上皮来源的肿瘤。

**1. 癌抗原 125**　癌抗原 125（cancer antigen 125，CA125）为一种肿瘤相关糖蛋白抗原，存在于卵巢癌组织细胞和浆液性腺癌组织中，卵巢上皮癌病人的 CA125 浓度可明显升高，早期诊断和复发诊断的敏感性可达 50%～90%，尤其对观察治疗效果和判断复发较为灵敏；但不存在于黏液型卵巢癌中。此外，3%～6% 的良性卵巢瘤、子宫肌瘤、肝硬化失代偿期或早孕期（3 个月）血清 CA125 也可升高。

**2. 人类附睾蛋白 4**　人类附睾蛋白 4（human epididymis protein 4，HE4）是附睾上皮组织的一种分泌蛋白。HE4 是诊断Ⅰ期卵巢癌灵敏度最高的标志物，对上皮性卵巢癌诊断效能较高，并与卵巢癌分期显著相关，可鉴别诊断子宫内膜异位症和卵巢癌。HE4 和 CA125 联合应用可减少标志物阴性的卵巢癌漏诊。

### （七）前列腺癌

前列腺癌是男性生殖系统最常见的恶性肿瘤，前列腺特异抗原可作为疾病复发和监测的标志。

前列腺特异抗原（prostate specific antigen，PSA）是一种由前列腺分泌的单链糖蛋白，它存在于前列腺管道的上皮细胞中，有高度的器官特异性，在前列腺癌时可见血清 PSA 水平明显升高。血清总 PSA（total-PSA，t-PSA）中有 80% 以结合形式存在，称复合 PSA（complex PSA，c-PSA）；20% 以游离形式存在，称游离 PSA（free PSA，f-PSA）。前列腺癌时 60%～90% 病人血清 t-PSA 水平明显升高；当行外科切除术后，90% 病人血清 t-PSA 水平明显降低；若前列腺癌切除术后 t-PSA 浓度无明显降低或再次升高，提示肿瘤转移或复发。当 t-PSA 处于 4.0～10.0ng/mL 时，f-PSA/t-PSA 比值对诊断更有价值，若 f-PSA/t-PSA 比值 <0.1 提示前列腺癌。此外，前列腺增生、前列腺炎等良性疾病，病人血清 t-PSA 可轻度升高（一般 4.0～10.0ng/mL），此时应注意鉴别。

### （八）其他肿瘤

**1. 甲状腺髓样癌**　甲状腺髓样癌患者血清降钙素（calcitonin，CT）明显升高，手术后数小时内 CT 下降，如手术后 CT 值长期持续增高，提示肿瘤残留或有可能转移，CT 用于诊断和监测甲状腺髓样癌。CT 是甲状腺滤泡细胞 C 细胞合成和分泌的一种单链多肽激素，其生理作用主要是抑制破骨细胞的生成，促进骨盐沉积，增加尿磷，降低血钙和血磷。此外部分肺癌、乳腺癌及胃肠道癌病人可因为高血钙或产生异位分泌而使血清降钙素增加。

**2. 胰腺癌**　CA19-9 是胰腺癌的首选肿瘤标志物，胰腺癌早期特异性为 95% 时，敏感性可达 80%～90%，若与 CEA 同时测定，敏感性还可进一步提高；有 5%～10% 的胰腺癌患者 CA19-9 的血清浓度不升高。

### 三、肿瘤标志物的临床选用原则

同一种肿瘤可含多种标志物，而一种标志物可出现在多种肿瘤。选择特异标志物或最佳组合有利于提高肿瘤诊断的阳性率。动态检测有利于良性和恶性肿瘤的鉴别，也有利于复发、转移和预后判断。

**1. 肿瘤的辅助诊断**　肿瘤标志物不能代替病理学和影像学检查，只能作为辅助诊断指标。

**2. 肿瘤的鉴别诊断、临床分期和疗效监测**　肿瘤标志物可帮助区分良恶性肿瘤和肿瘤类型；肿瘤标志物水平往往与肿瘤的大小及分化程度有关，也与预后相关。

**3. 肿瘤复发或转移监测**　动态监测血清中肿瘤标志物是检测病情的重要指标。患者经手术或放、化疗后，血清中的肿瘤标志物常会降低至正常水平；若再度升高，则提示复发或远端转移。

**4. 肿瘤标志物联合检测**　恶性肿瘤标志物具有复杂性和多样性，一种肿瘤可以产生多种标志物，同种肿瘤的不同组织类型或不同肿瘤可以产生相同的肿瘤标志物，不同患者体内标志物的变化较大。多种肿瘤标志物联合检测可以提高诊断敏感性，大多数肿瘤标志物特异性不高，多用于肿瘤的疗效观察和预后评价。

### 四、肿瘤患者免疫功能检测及临床意义

肿瘤的发生、发展与机体的免疫功能密切相关，尤其是细胞免疫功能。对肿瘤患者的免疫功能检测，有助于评价肿瘤的发生、发展、疗效和预后。通常情况下，免疫功能正常者预后较好，晚期肿瘤或广泛转移的患者免疫功能明显降低。判断免疫功能可以检测机体的体液免疫（见本章第二节）和细胞免疫功能（见本章第三节）。

（杨琬芳）

## 第八节　中医诊断

中医学认为人是一个有机整体，在疾病状态下，局部变化与全身的病理改变相互影响，脏腑失和与临床表现相互对应。因此，透过现象可以把握对疾病本质的认识。《素问·阴阳应象大论》曰："以我知彼，以表知里，以观过与不及之理，见微得过，用之

不殆。"说出了司外揣内、以常达变、见微知著的中医认识和诊察疾病基本原理。

## 一、中医诊断的基本原理

### （一）司外揣内

司外揣内亦称"以表知里"，是指医生通过观察、分析患者的外在表现，可以推测其体内病理变化。《灵枢·本脏》曰："视其外应，以知其内脏，则知所病矣。"在疾病状态下，通过对患者外部现象的观察，可以测知人体内部的脏腑病理变化，体现了现象和本质的统一。医生诊断疾病时，通过观察患者表现于外的症状、体征，去推断患者体内可能的病机，体现了司外揣内的基本原理。如望面色、听声音、切脉象等均属"司外"，对上述临床表现进行综合、分析、判断，以审查病机，辨别证候，便是"揣内"。

### （二）以常达变

以常达变指以健康状态为标准，在此基础上发现太过或不及的异常病理改变。《素问·平人气象论》说："常以不病调病人，医不病，故为病人平息以调之为法。"就是要求医生认识健康状态人体的正常生理变化，通过比较发现患者的异常之处及病变所在，从而做出正确的病证诊断。如医生常用手触摸患者的额头或肌肤，以了解患者是否寒、热及其程度。

### （三）见微知著

《医学心语·医中百误歌》中指出，医生通过观察患者微小的、局部的变化，可以测知明显的、全身的变化。人体是一个不可分割的有机整体，其任何一部分都与全身的其他部分密切相关。因此，局部可反映全身的生理、病理信息。临床实践证明，局部变化是脏腑乃至全身变化的一种反应，对局部症状、体征的证候辨证，能够有效指导疾病的早期诊断与治疗。如舌为心之苗，脾胃之外候，与其他脏腑、经络关系密切，舌象的局部变化可以反映脏腑气血的整体状况，这正是中医舌诊的原理；耳鸣、耳聋等不仅是耳部症状和疾病，由于肾开窍于耳，足少阳经入通于耳，耳部疾病更与肾脏或肝胆脏腑的病证有关。

## 二、中医诊断的基本原则

临床上疾病的表现错综复杂、千变万化，中医诊断是直观此变化，通过逻辑思维来辨识病证，此过程特别强调以下法则。

### （一）整体审查

整体审查是"整体观念"在中医诊断学中的具体体现，是指医生诊断疾病时，重视患者整体的病理联系，将患者和所处的生活环境结合起来综合判断疾病状态。

**1.** 把人作为整体　人体各部位是一个有机联系、相互作用的整体。人体一旦发生疾病，体表的病变可以传入脏腑，脏腑的病变可以反映于体表；一个部位的病变可以影响全身或其他部位，全身的病变也可通过局部反映出来；精神刺激可以影响脏腑的功能，脏腑的病变也可以出现情志活动的变化。因此，任何疾病都与整体有关，局部表现只不过是整体病变的反映。如目赤肿痛，中医不仅认为是局部病变，还将其与肝、胆、脾、心等脏腑的病理变化联系起来诊察。

2. **重视环境对人体的影响**　"天人相应"是指人体从组织结构到功能活动都必须适应自然环境的变化，生命过程随时受自然界环境、气候的影响。人体的生命活动与外界环境密切相关，形成了体内外环境共同维持阴阳动态平衡的各种周期性调节机制。天气炎热时，人体阳气发泄，气血趋于表，则腠理疏松，出汗散热以维持正常体温，适应炎热的气候；相反，天气寒冷时，阳气内藏，气血趋于里，则腠理致密而汗少，减少散热以保持稳定的体温。因此，医生在诊察患者体温、尿液、汗液等时，应充分考虑到季节气候的影响。如感冒受季节、气候及地理环境的影响，有风寒、风热、夹暑、夹湿等不同证候类型；某些慢性疾病易于早春或晚秋时节发作或加重，主要由于此时令气候极不稳定。

### （二）四诊合参

四诊合参是指医生临证时，要将望、闻、问、切四诊收集到的资料，综合判断，参照互证，准确作出判断。

认识疾病的本质，必须对四诊获得的感性材料，反复思考，由表及里，综合分析，准确辨证。四诊是医生获取病情资料四种方法，是从不同途径对患者病情的诊察，但各有局限性。因此，只有综合应用四诊，系统地收集临床疾病资料，为诊病、辨证提供尽可能完整的依据，才能保证诊断的正确性。如临床上医生在询问病情的同时，听其呼吸，望其神色和形态，察舌切脉。

### （三）病证结合

中医诊断包括辨病和辨证，诊断结论由病名诊断和证名诊断组成。"病"和"证"是中医诊断的两个不同侧重点，辨病是探究疾病过程中贯穿始终的总体发展规律，辨证是认识疾病发展过程中某一阶段的主要病理特征。中医诊断时，既要从"纵"向辨别疾病发展规律和临床特点，又要从"横"向辨别患者现阶段的证候病机，两者往往交织在一起，只有将辨证论治和辨病论治有机结合起来，才能提高临床疾病的诊疗水平。中医学中的"异病同治"是指不同的疾病，患者出现相同的证，而采用同一治法；"同病异治"是指同一疾病，患者出现不同的证，而采用不同治法。因此，以辨证为主，结合辨病是中医辨证论治的精髓。

### 三、中医诊断的主要内容

中医诊断的主要内容有四诊、辨证和辨病。

### （一）四诊

四诊是中医诊察病情、收集疾病资料的方法，包括望、闻、问、切四诊。望诊是指医生通过视觉观察患者的神、色、形、态、头面、五官、四肢、舌象、四肢、二阴、皮肤等，获得病情相关资料的方法。闻诊是医生通过听觉和嗅觉，辨别患者的发声、语言、呼吸、咳嗽等声音，身体及其排出物、分泌物的异常气味，获得病情相关资料。问诊是医生对患者或陪诊者进行有目的性的询问，了解疾病发生、发展、诊治经过、现在症状、既往病史、生活习惯等情况的诊察方法。切诊是医生运用手切按患者的脉搏和肌肤、手足、胸腹等部位，诊察脉象和各部位的状况，获得病情资料的方法。

## （二）辨证

辨证是中医诊断思维的核心，是指在中医理论指导下，对四诊收集的患者病情资料进行分析、综合、判断，并做出证名诊断的思维过程。辨证是将患者周围环境、饮食起居、精神情志、体质强弱与疾病发生、发展综合考虑的诊断过程，具有整体、动态和个体化特色。证候是疾病发生发展中某一阶段本质的反映，它是一组以内在联系的症状和体征为依据，不同程度地揭示疾病当前病位、病性、病机等。如肝胆湿热证，病位在肝胆，病性为湿热，病机是肝胆湿热，其临床症状表现为胁肋胀痛灼热、厌食腹胀、口苦、舌红苔黄腻、脉弦数等。

## （三）辨病

辨病是在中医学理论指导下，综合分析四诊收集的患者病情资料，对疾病病种作出判断，得出病名。病名是对疾病整个过程的特点与发展规律做出的概括，如胸痹、消渴等。中医诊断有疾病和证候诊断，体现了辨病与辨证相结合的诊断原则。

（杨琬芳）

# 第四章 中西医结合免疫学防治方法 ▷▷▷▷

机体免疫系统是一个有机整体，正常情况下免疫系统的自身调节作用，可以抵御外源性抗原的入侵，消灭机体癌变细胞，清除自身反应性淋巴细胞以防止自身免疫病，当机体免疫功能异常时可导致多种疾病。西医和中医分别通过不同方式调节机体免疫系统，达到预防和治疗疾病的目的。

## 第一节 西医治疗

通过人工方式增强或抑制机体的免疫功能，或者通过主动和被动免疫达到治疗和预防疾病的目的。

### 一、免疫治疗

针对免疫功能低下或免疫功能亢进，根据免疫学原理，通过人工方式增强或抑制机体的免疫功能，达到治疗疾病目的的措施称为免疫治疗。

#### (一) 免疫治疗的分类

1. 根据对机体免疫应答影响，将免疫治疗分为免疫增强疗法和免疫抑制疗法。

(1) 免疫增强疗法 包括非特异性免疫增强剂、疫苗、抗体或淋巴细胞的过继免疫疗法、细胞因子疗法等，主要用于治疗感染、肿瘤、免疫缺陷等免疫功能低下性疾病。

(2) 免疫抑制疗法 包括非特异性免疫抑制剂、淋巴细胞及其表面分子的抗体、诱导免疫耐受的疫苗的应用等。主要用于治疗超敏反应、自身免疫性疾病、移植排斥、炎症等免疫功能亢进性疾病。

2. 根据治疗特异性，将免疫治疗分为特异性免疫治疗和非特异性免疫治疗。

(1) 特异性免疫治疗 主要包括以下三种方式：接种疫苗、直接给机体输注特异性免疫应答的产物（抗体或效应淋巴细胞）、利用抗体特异性地清除免疫细胞亚群或进行导向治疗。

(2) 非特异性免疫治疗 包括非特异性免疫增强剂和免疫抑制剂的应用，没有特异性，对机体的免疫功能呈现广泛增强或抑制，易导致不良反应。

3. 根据所用制剂的特点，可将免疫治疗分为主动免疫治疗和被动免疫治疗。

(1) 主动免疫治疗 是给机体输入抗原性物质，激活机体的免疫应答，使机体自身产生抵抗疾病的能力。例如破伤风类毒素、狂犬疫苗的应用等均属于主动免疫治疗。

（2）被动免疫治疗　　是将对疾病有免疫力的供者的免疫应答产物输注给受者，或自体免疫细胞体外处理后回输以治疗疾病。包括抗体、小分子免疫肽、免疫效应细胞等的应用。

### （二）常用的免疫治疗方法

**1. 以抗体为基础的免疫治疗**

（1）抗毒素　　用于治疗或紧急预防外毒素所致疾病，如白喉抗毒素、破伤风抗毒素等。

（2）人丙种球蛋白　　包括胎盘丙种球蛋白和人血浆丙种球蛋白，前者由健康产妇胎盘血液中提取（主要含 IgG）；后者来自正常人血清（主要含 IgG 和 IgM）。主要用于丙种球蛋白缺乏症。

（3）抗病毒免疫血清　　由病毒免疫或自然感染痊愈后产生的血清，如抗麻疹免疫血清、抗狂犬病免疫血清、抗乙型脑炎免疫血清等，用于特定传染病的紧急预防和治疗。

（4）抗淋巴细胞丙种球蛋白　　用淋巴细胞免疫动物制备免疫血清，分离纯化而得的免疫球蛋白，注入人体后，它可与淋巴细胞结合，激活补体，可导致淋巴细胞溶解。可用于抗移植排斥反应，延长移植物的存活时间，也可用于治疗某些自身免疫性疾病。

（5）单克隆抗体制剂　　单克隆抗体结构单一，特异性强，应用前景广阔。主要有三种：①抗细胞表面分子的单抗；②抗细胞因子单抗；③抗体导向药物治疗。

**2. 以抗原为基础的免疫治疗**　　是指针对机体异常的免疫状态，人工给予抗原以增强免疫应答或诱导免疫耐受来治疗疾病。

（1）增强机体对抗原免疫应答，治疗感染、肿瘤等疾病。

（2）诱导免疫耐受，治疗自身免疫病、移植排斥反应和超敏反应性疾病。

**3. 以细胞因子及拮抗剂为基础的免疫治疗**

（1）细胞因子　　①干扰素（IFN）。用于抗病毒、抗肿瘤等。②白细胞介素 2（IL-2）。用于治疗肾细胞瘤、黑色素瘤，与化疗药物合用治疗恶性肿瘤效果较好。③集落刺激因子（CSF）。如粒细胞－巨噬细胞集落刺激因子（GM-CSF）用于化学治疗后各种粒细胞低下患者，提高机体对化疗药物的耐受剂量；提高治疗肿瘤的效果，对再生障碍性贫血有肯定疗效。

（2）细胞因子拮抗剂　　主要是通过抑制细胞因子的产生、阻断细胞因子与其受体的结合及信号传导，抑制细胞因子的病理生理作用，如炎症反应、自身免疫病、移植排斥等，从而产生治疗作用。

**4. 以细胞为基础的免疫治疗**　　是将自体或异体的造血细胞、免疫细胞或肿瘤细胞经体外培养、诱导扩增后回输机体，以激活或增强机体免疫应答。

（1）造血干细胞移植　　已经成为造血系统疾病、癌症、自身免疫病等的重要治疗手段。移植所用的干细胞来自 HLA 型别相同的供者，可通过采集骨髓、外周血或脐血，分离出 CD34$^+$ 干/祖细胞。也可进行自体干细胞移植。

（2）骨髓移植　取患者自体或健康志愿者的骨髓经处理后回输给患者，骨髓中干细胞进入患者体内定居、分化、增殖，帮助患者恢复造血功能和免疫力。临床上用于治疗免疫缺陷病、再生障碍性贫血和白血病等。

（3）过继细胞免疫治疗　取自体淋巴细胞经体外激活、增殖或修饰后回输患者，直接杀伤肿瘤或激活机体抗肿瘤免疫效应的治疗方法，称为过继免疫疗法。现已用于原发性免疫缺陷病和肿瘤的治疗。

（4）细胞疫苗　是一种新型的治疗肿瘤的方法（见第十章第三节）。

5. 免疫调节剂

（1）转移因子（transfer factor）　是由致敏的淋巴细胞经反复冻融或超滤获得的低分子量混合物，包括游离氨基酸、核酸和多肽等，因其能介导迟发型超敏反应的转移而称为转移因子，主要功能是将供者的特异性细胞免疫活性传递给受者。因其分子量小、无抗原性、无种属特异性，临床上主要用于治疗一些细胞免疫功能低下的疾病，如真菌、病毒感染和恶性肿瘤。

（2）免疫核糖核酸（immune RNA，iRNA）　是从抗原致敏的淋巴组织中提取的核糖核酸，具有传递特异性免疫信息的能力，并且过继转移的免疫细胞不受种属影响。例如，用抗原免疫动物，然后分离被免疫动物的脾脏、淋巴结中的淋巴细胞，提取其中的核糖核酸给患者注射，可使患者获得体液免疫及细胞免疫，临床上用于治疗肿瘤、真菌和病毒感染。

（3）胸腺肽　是从小牛或猪胸腺中提取的可溶性多肽混合物，包括胸腺素、胸腺生长素等。胸腺肽可促进胸腺内前 T 细胞转化为 T 细胞，进一步分化成熟为具有多种功能的 T 细胞亚群，提高细胞免疫功能，常用于感染性疾病的治疗。

（4）微生物制剂　某些微生物或其成分可促进 APC 对抗原的摄取，上调协同刺激分子水平，促进 Th 细胞和 CTL 细胞活性，增强巨噬细胞功能。例如，卡介苗（bacille calmette-guerin，BCG）和短小棒状杆菌可活化 Mφ，增强其吞噬、杀伤能力，促进 IL-1、IL-2、IFN-γ 等细胞因子的产生，提高 APC 的抗原提呈能力，促进 T 细胞的活化，在抗肿瘤中有确切疗效。

（5）真菌代谢产物　真菌代谢产物中也能提取出免疫抑制剂，例如：①环孢素 A（cyclosporin A，CsA），对 T 细胞，尤其是 Th 细胞有较好的选择性抑制作用，在抗移植排斥反应中取得了很好的疗效，也可用于自身免疫病的治疗。②FK506（prograf）是从土壤真菌代谢产物中分离的大环内酯类抗生素。可选择性作用于 T 细胞，且作用比 CsA 强 10~100 倍，两者联用具有明显的协同作用。③西罗莫司（sirolimus，RPM）是链霉菌属丝状菌发酵物提取的大环内酯类抗生素。其结构与 FK506 相似，免疫抑制作用比 FK506 强，并与 FK506 相互拮抗，与 CsA 有协同作用，主要用于降低移植排斥反应。

（6）天然产物及中药

1）真菌多糖：如香菇、灵芝、猪苓等的多糖成分有明显的非特异免疫增强作用，可以促进淋巴细胞的增殖并产生多种细胞因子。许多真菌多糖已在临床作为传染病和恶性肿瘤的辅助治疗药物。

2）药用植物及其有效成分：许多药用植物如黄芪、人参、猪苓、枸杞子、麦冬、刺五加及其有效成分都有明显的免疫增强作用。从中提取的多糖也具有免疫增强作用。雷公藤及其有效成分雷公藤总苷则具有明确的免疫抑制作用，临床已用于治疗多种免疫性疾病。

3）中药方剂：常用的补肾益精、活血化瘀、健脾益气类的中药方剂均有一定的免疫增强作用。

## 二、免疫预防

### （一）免疫预防分类

针对传染病易感人群的主要预防措施就是免疫预防。根据免疫预防的免疫学机制可以将其分为四类。

**1. 被动特异性预防**　采用抗体或特异性免疫效应制剂作用于机体而预防疾病。如抗原特异性抗体或免疫血清，常用于紧急预防。

**2. 被动非特异性预防**　采用病原的非特异性免疫效应制剂作用于机体而预防疾病。机体可产生病原的非特异性免疫力，如干扰素、胸腺肽和免疫球蛋白等。

**3. 主动特异性预防**　采用抗原（疫苗）免疫机体，使之产生特异性保护性免疫，从而预防疾病。此为免疫预防的主要和最有效手段。

**4. 主动非特异性预防**　采用病原体非直接相关抗原刺激机体产生免疫反应，以提高对靶病原体的免疫力。

### （二）疫苗的发展

**1. 疫苗的作用是基于特异性保护性免疫反应**　疫苗的目的是激发保护性免疫反应，以防止感染。一个理想的疫苗将引起与天然感染相同程度或更好的免疫反应。疫苗最早却是被设计为防止感染，即在感染前使用。现在治疗性疫苗的研究日渐增多，即在感染发生后使用疫苗以进行治疗。

**2. 疫苗的设计主要与疫苗的组分与结构、递送系统及配方有关**　疫苗的发展主要体现在疫苗的组分和结构、疫苗递送系统、疫苗的配方等几个主要方面。疫苗组分主要包括抗原（免疫原）和佐剂。

（1）**抗原（免疫原）**　决定了免疫反应的特异性、保护性和效果。因此，疫苗设计中最重要的是选择合适的免疫原。确定针对病原的特异性保护免疫反应，需要通过免疫识别研究确认保护性抗原、保护性表位，这通常需要在感染人群中确认。免疫原的选择原则：①优势抗原（优势表位）。②保护性抗原（保护性表位）。③保守性强的抗原或表位。④能激发长期记忆的抗原或表位。在上述基础上，还应考虑免疫原结构、功能关系和抗原组分的特性，以改进提高免疫原性。因此，高效疫苗的结构设计应以精细的免疫保护、免疫调节、免疫病理为基础。

（2）佐剂（adjuvant）　能提高免疫原性和疫苗效果。目前有以提高抗体应答为主的 Th2 极化佐剂和以提高细胞免疫为主的 Th1 极化佐剂两类佐剂。

（3）疫苗提呈系统（delivery system）　是通过合适的方式将免疫原提呈给免疫系统以启动免疫反应，其与疫苗的效力直接相关。

（4）疫苗的配方（formulation）　是在对疫苗的组分、佐剂、提呈系统确定的同时，将疫苗作为一种药物或生物制品而确定的疫苗内所含的组分、成分及其比例等，需要通过实验优选。

**3. 疫苗可分为预防性疫苗和治疗性疫苗两类**　预防性疫苗主要用于疾病的预防，用于健康个体或新生儿；治疗性疫苗主要用于患者。根据习惯又可分为减毒活疫苗、灭活疫苗、抗毒素、亚单位疫苗（含多肽疫苗）载体疫苗、核酸疫苗等。

（1）减毒活疫苗（live-attenuated vaccine）　是利用减毒病原体在宿主体内复制产生一个抗原刺激，抗原数量、性质和位置均与天然感染相似，所以免疫原性一般很强，甚至不需要加强免疫，其保护作用通常延续多年。但是存在潜在的危险性，如在免疫力差的部分个体可引发感染；也可能恢复毒力。因此，需要更合理地进行减毒，使其不能恢复毒力。

（2）灭活疫苗（inactivated vaccine）　采用灭活的病原体在宿主体内产生抗原刺激，其安全性好，但免疫原性弱，必须加强免疫。其中疫苗有些是高效的，如脊髓灰质炎疫苗和甲肝疫苗；有些是低效、短持续的疫苗，如传统的灭活流感和伤寒疫苗。

（3）类毒素疫苗（toxoid vaccine）　采用经甲醛处理过的外毒素在宿主体内产生抗原刺激，其安全性好。当疾病主要是由外毒素引起时，类毒素疫苗具有重要意义，如破伤风和白喉的疫苗。

（4）亚单位疫苗与多肽疫苗　利用 DNA 重组技术获取大量纯抗原分子在宿主体内产生抗原刺激，使得质量更易控制，价格也更高。有些亚单位疫苗低剂量就具有高免疫原性，如 HBSAg 等；有些疫苗的免疫力则较低，需要使用佐剂。

（5）肽疫苗　通常由化学合成技术制造，其优点是成分更加简单，质量更易控制。这些疫苗一般需要特殊的结构设计、特殊的递送系统或佐剂。

（6）载体疫苗　用无害的微生物作为载体将抗原基因导入体内诱导免疫应答，其特点是结合了减毒活疫苗免疫原性和亚单位疫苗的准确度。优点：可以在体内有效诱导细胞免疫。目前使用的重要载体有牛痘病毒的变体、脊髓灰质炎病毒、腺病毒、沙门菌和志贺菌等。

（7）核酸疫苗　也称为 DNA 疫苗，包含一个能在哺乳动物细胞高效表达的强启动子元件和合适的 mRNA 转录终止序列，肌内注射后，DNA 进入细胞核，但并不整合到基因组。核酸疫苗存在潜在的问题或者不良反应：①虽然与宿主 DNA 同源重组的可能性很小，但随机插入还是有可能的，是否诱导癌变仍然是一个值得关注的问题。②不同抗原或不同物种 DNA 疫苗的效价不同，应正确评价人用疫苗在模型动物的效应。③机体免疫调节和效应机制有可能导致对抗原表达细胞的破坏，导致胞内抗原的释放，激活自身免疫。④持续长时间的小剂量抗原刺激可能导致免疫耐受。

（8）可食用的疫苗　采用可食用的植物如马铃薯、香蕉、番茄的细胞做载体，通过对其成分的食用而启动保护性免疫反应。植物细胞作为天然生物胶囊可将抗原有效递送到黏膜下淋巴系统，对于黏膜感染性疾病有很好的发展前景。这种疫苗安全性好，但抗原的表达量和佐剂是关键技术问题。

**4. 抗原递送系统的微粒化和缓释化**

（1）抗原微粒化　将抗原沉积后免疫原性会得到提高。如通过明矾沉淀作用、通过氢氧化铝将抗原结合到凝胶样沉淀剂上或者通过电荷相互作用形成凝胶，可提高免疫原性。

（2）抗原聚合作用和多聚体　将小分子或免疫原性差的抗原与聚合物结合，或者抗原与抗原结合形成聚合体可提高免疫原性。

（3）抗原缓慢释放和微型包囊　弗氏佐剂、乳剂均是储蓄抗原、缓慢释放的传统方法，这类递送系统常作为佐剂研究。可被生物降解的微胶囊能包裹抗原，延长抗原的吸收，作为抗原长期贮存池，可实现注射后在不同时间脉冲样释放抗原。微粒大小和聚合物的成分直接影响释放时间，理想的微胶囊是能模拟一个初次剂量与两次加强免疫剂量的微粒混合物。

（4）佐剂　是疫苗的重要组分，和免疫原性差的抗原联合使用。蛋白质的免疫力存在着巨大差异。许多微生物具有非特异的增强免疫反应的分子，如含有灭活结核菌的完全弗氏佐剂既能促进抗体形成，也能促进对它所含抗原的 DTH 反应，而缺乏分枝杆菌的非完全弗氏佐剂，只能促使抗体的形成。

（5）细菌和细菌产物　多种细菌曾被用作佐剂。如果一种灭活的细菌制品本身具有高度抗原性，这种佐剂就可促进与其一起注射的抗原的免疫反应。在细菌产物中，多肽和脂质是强有力的佐剂，但毒性太大，需改良结构来降低毒性。

（6）细胞因子　具有成为佐剂的可能，因其可以影响免疫反应：①细胞因子可以促进抗原提呈细胞激活、分化。②可以促进淋巴细胞的活化、增殖。③可以调节免疫反应。

（7）黏膜免疫佐剂　黏膜免疫系统包括淋巴组织组成的器官（如扁桃体、腺样体、Peyer 集合淋巴组织和阑尾）和单个淋巴滤泡。与感染相比，黏膜的自然感染导致的免疫反应时间相对短，因此黏膜免疫佐剂特别重要。黏膜免疫佐剂包括可增强黏膜淋巴组织对抗原摄取的物质和措施。例如，细菌、病毒能使大量的树突状细胞聚集在气管上皮并随后向淋巴结移行，提示工程化表达抗原的细菌或病毒可能成为有效的黏膜佐剂。

## （三）疫苗的应用和不良反应

**1. 细菌疫苗已取得显著效果**

（1）白百破疫苗　白喉 – 百日咳 – 破伤风三联疫苗（DPT）已被广泛应用，并被看作是添加其他疫苗的平台，如添加乙肝病毒（HBV）疫苗、B 型流感嗜血杆菌（Hib）疫苗和脊髓灰质炎疫苗。

（2）腹泻性疾病疫苗（伤寒、霍乱）　从野生型 S. typhi 突变诱生的 Ty21a 菌株伤寒疫苗已获准使用；口服减毒霍乱疫苗经临床试验证明有较好的免疫原性和保护性，有较好的应用前景。

（3）有荚膜微生物的疫苗　传统使用的针对有荚膜微生物的疫苗来源于纯化的荚膜多糖抗原，但荚膜多糖抗原是天然的多糖抗原，不会引发 T 细胞相关的免疫反应，产生的抗体以 IgM 为主，不发生亲和力成熟。多糖疫苗的设计思路是将多糖抗原交联到蛋白质载体，以诱发 T 细胞依赖的免疫应答，与针对多糖抗原的非 T 细胞依赖的免疫应答相比，这种免疫应答在人体中成熟得更早，疫苗使用后，病原携带率降低，疾病的发生急剧下降。如针对肺炎链球菌的一种 7 价疫苗可以覆盖 70% 的病例，而 11 价的可覆盖 82% 。A 型和 C 型脑膜炎球菌交联疫苗也取得了较好的效果。

（4）结核分枝杆菌疫苗　结核分枝杆菌属胞内感染，对于这种病原体，高效的 T 细胞反应是免疫保护的关键，包括 Th1 型 CD4$^+$T 细胞和 CD8$^+$CTL，以及 γδT 细胞和 NK 细胞。对卡介苗（BCG）的改进，采用了 DNA 疫苗、亚单位疫苗、经基因工程改造的分枝杆菌（包括 BCG 和结核分枝杆菌）。

**2. 病毒疫苗**　已被证明特别有效，也是当前许多疾病根除的基础。如很有希望根除的脊髓灰质炎和麻疹及正在根除中的腮腺炎、风疹、水痘，但 HIV 疫苗仍是严峻的挑战。

（1）病毒性肝炎疫苗　甲型肝炎的预防性疫苗研究策略主要是灭活疫苗或减毒活疫苗。乙型肝炎疫苗（HBV vaccine）的基因重组疫苗价廉、安全，保护性抗体的应答率在 85% ~95% 。

（2）丙型肝炎病毒　丙肝病毒是一种 RNA 病毒，具有编码约 3000 个氨基酸残基的单一开放阅读框，包括两个包膜蛋白 E1 和 E2。但针对核心抗原的 T 淋巴细胞应答是丙型肝炎病毒初期感染的关键免疫反应，此相关性有助于探索针对该病原体的疫苗研制。

（3）轮状病毒疫苗　是幼儿腹泻的重要病原体，目前正在广泛探索新型疫苗，包括组装成病毒样颗粒疫苗、从无症状感染婴儿分离出的轮状病毒 RV3 为基础的活疫苗、DNA 疫苗、转基因植物疫苗等。

（4）人类免疫缺陷病毒疫苗　已尝试了 200 种以上的疫苗设计，迄今尚无有效的 HIV 疫苗问世。但在少数特殊工作人群，重复地暴露于 HIV 病毒，并不发生血清抗体阳转，也不发病，但表现出较强的 HIV 特异性 CTL 应答，或者表现为 Th1 型免疫应答。推测可能是因为在刚接触 HIV 时（血清阳转之前）就活化了免疫系统，全部清除了这些病毒。疫苗的设计如果能在被免疫者体内持续引起这种免疫状态，将会有较好的应用前景。

（5）流感病毒疫苗　保护性免疫机制并不清楚。鉴于该病毒的变异性，因此对病毒流行株的监测就是疫苗研制的关键。疫苗的制备依赖于保护性免疫机制的研究，如保护性抗原、免疫保护机制新认识。

**3. 寄生虫疫苗**　寄生虫抗原的特征是在不同隔离群间存在着差异，可能源于最初患者体内抗体攻击后的虫体突变。因此，对相关抗原的保守部分进行研究，是制备疫苗的关键。

**4. 负调疫苗** 在已经患病的情况下用疫苗诱导所期望的免疫应答而进行特异性治疗。

（1）自身免疫病的治疗疫苗 在自身免疫性疾病、变态反应与移植等情况需要下调免疫应答，此类疫苗称为负调疫苗。A 抗原特异的 T 细胞，非特异性抑制同一组织表达的 B 抗原特异性淋巴细胞，这种抑制作用称为"旁抑制"。在实验研究中，使用此原理制备口服耐受原，可作为负性疫苗用于干预多发性硬化、葡萄膜炎、类风湿关节炎等。

（2）超敏反应的治疗性疫苗 IgE 的形成依赖于 T 细胞辅助和产生 IL-4 产生，口服肽类诱导的耐受的原因是阻碍 T 细胞对非口服多肽表位的免疫反应，甚至是阻止完整变应原的免疫反应；皮下注射变应原的脱敏方式是由于抑制了分泌 IL-4 的 $CD4^+$ T 细胞。目前研究的重点在于鉴定相关的 T 细胞表位，并用来诱导耐受。

**5. 疫苗的安全性和不良反应**

（1）百日咳 完整灭活菌的百日咳疫苗的不良反应是一过性发热、过敏、局部红肿痛、食欲减退和嗜睡等。

（2）脊髓灰质炎 脊髓灰质炎疫苗病毒存在导致神经毒的返祖现象。

（3）麻疹疫苗和其共用者（流行性腮腺炎、风疹或水痘） 并不导致严重并发症，但它们皆为减毒活疫苗，不良反应较为温和，包括不适、发热、温和出疹和发热惊厥（罕见）。麻疹或风疹疫苗单独使用可导致血小板减少性紫癜；流行性腮腺炎疫苗偶尔可导致无菌性脑膜炎。疫苗的辅料或佐剂也可引起炎症、脓肿等不良反应。

**6. 免疫预防和疾病控制** 经典高效疫苗的长期使用使得疾病根除成为可能。预防天花的胜利，显示天花是全球第一个根除的疾病。脊髓灰质炎成为继天花之后第二个可能根除的疾病。消灭脊髓灰质炎的经验可以用于消除麻疹病毒感染，但目前的问题是麻疹疫苗对小于 9 个月的婴儿无效，消除麻疹的障碍可能是 4～6 个月（母体来源的被动免疫消退）与 9 个月之间的婴儿这一易感人群。研制在婴儿体内仍存在母体抗体时就有效的疫苗方案可能会有较好的效应。

婴幼儿和老年人这两个极端年龄的人群为新型疫苗的设计者提出了特殊的要求，如针对母体传播性疾病（乙型肝炎、丙型肝炎、HIV 等）的疫苗，在生命的极早期接种方能达到最佳效果；老年人免疫功能降低，流感病毒和肺炎球菌疫苗免疫接种需采用不同的策略。

## 三、其他治疗

### （一）抗过敏治疗

用于防治超敏反应性疾病的药物主要有 3 类。

**1. 抗组胺药** 主要为组胺 $H_1$ 受体拮抗剂，如苯海拉明、异丙嗪等，能竞争性地结合效应细胞上的组胺 $H_1$ 受体，从而抑制组胺所致的过敏反应。另外，尚有组胺脱羧酶抑制剂，抑制细胞内组胺的形成。

**2. 过敏反应介质阻释剂**　能稳定肥大细胞膜，阻止组胺及其过敏反应介质的释放，抑制过敏反应发生，如色甘酸钠。

**3. 其他抗过敏药物**　包括钙盐（如氯化钙、葡萄糖酸钙）、脱敏制剂（如粉尘螨注射液）、糖皮质激素等。

### （二）抗炎治疗

非甾体抗炎药（nonsteroidal anti-inflammatory drugs，NSAIDs）具有抗炎、止痛、退热和降低血小板黏附力的作用，广泛用于骨关节肌肉疼痛的治疗，是控制风湿性疾病引起的关节肌肉疼痛的一线药物。按化学结构可分为水杨酸类、吲哚衍生物类、吡唑酮类、苯羧酸衍生物及相关化合物、邻氨苯甲酸衍生物类等。按半衰期可分为短效类（如布洛芬）、中效类（如萘普生）、长效类（如炎痛喜康）。药物剂型有普通片剂、肠溶片、缓释剂、栓剂、凝胶剂、针剂等。主要副作用是消化道损伤，如胃肠道黏膜的局部损害、溃疡、穿孔、出血等。近来开发了特异性 COX-2 抑制剂降低了非甾体抗炎药的胃肠道副作用。

（杨琬芳）

# 第二节　中医治法治则

中医学对发病观的认识不仅强调邪气的作用，而且重视正气对发病的影响。"邪之所凑，其气必虚。"说明病邪侵袭是发病的条件，人体正气不足或功能失调则是发病的关键因素。类似的论述还有"风雨寒热，不得虚，邪不能独伤人……此必因虚邪之风，与其身形，两虚相得，乃客其形。"（《灵枢·百病始生》）强调外因必须通过内因而起作用，突出了正气在发病过程中的主导地位。因而，中医治病的关键在于改变正邪双方力量的对比，调动一切可能的因素，恢复人体的正气功能，使邪去正安。

## 一、扶正

扶正即培补正气，主要针对机体正气不足而设，"虚则补之"是其治疗准则。通过药物及针灸、导引等其他治疗方法，并配合适当的营养和功能锻炼等，以增强体质、提高机体抗病能力，从而祛除邪气，恢复健康。具体的治法有以下两种。

### （一）调理脏腑

**1. 补脏腑之虚**　脏腑气血阴阳是人体生命活动的根本，脏腑的气血阴阳失调是机体发生病变的基础。针对各种原因导致的脏腑气血阴阳不足、脏腑功能低下，应根据气血阴阳失调的病理变化，进行虚则补之，或补气，或补血，或温阳，或滋阴。

**2. 顺应脏腑特性**　由于脏腑生理特点的不同，五脏"藏精气而不泻""满而不实"；六腑"传化物而不藏""实而不满"。临床病证特点上，脏病多虚，腑病多实，因而治疗脏病多用补益之法，治疗腑病多用祛邪之法。

**3. 调理脏腑关系**　脏腑之间相互配合、协调为用，共同完成人体生命的各项功能活动。因此调理脏腑之间的关系，采用脏病治腑、腑病治脏，或者脏腑同治的方法，可以恢复脏腑之间的正常生理关系。

### （二）调理气血

**1. 补益气血**　针对气血亏虚的病理变化而设立的治则。气血为人体生命活动的物质基础，而其生成又与五脏六腑关系密切。因此，补益气血的前提是补益脏腑之气血，或补肺脾之气，或补肝肾之精血。

**2. 调理气血**　人体脏腑间气机的升降运动如果出现逆乱，则应顺应其运动规律加以调理。如脾气下陷则益气升提。此外，全身气机以流通为要，一旦各种原因导致气机功能紊乱，可出现气滞、气陷、气闭、气脱等，治疗应针对不同情况进行调理。正常情况下，血行脉中，循环往复，在各种病理因素下，血液运行失常，表现为血瘀和出血两种常见的形式，针对这两种，分别采用不同的调理方法。如出血，要根据具体情况，分别采用收涩止血、补气摄血、凉血止血等方法，而不是单纯止血。如血瘀，总以祛瘀为要，在具体运用活血化瘀法时，除正确地掌握瘀血的诊断指征外，还需分清其病位之脏腑经络、病性之寒热虚实，方能收到满意效果。一般来说，应根据瘀血程度的轻重，分别按和血行瘀、活血化瘀、破血逐瘀三法之序，进行治疗。

## 二、祛邪

祛邪即消除病邪，针对邪气有余而设立，"实则泻之"是其治疗原则。是指利用祛除邪气的药物，或其他疗法，达到邪去正复，恢复健康的目的。如根据外邪、痰饮水湿、饮食积滞等邪气滞留体内，造成脏腑气血阴阳失调，可根据邪气的性质，采用适当的方法。如解表散邪、化痰利湿、消积导滞等。如邪气侵犯脏腑，还可采用清肝、泻肺等方法治疗。

总之，扶正与祛邪是针对疾病基本矛盾而确定的治则。临床应用，要特别注意扶正药物应"无太过""无不及"，以免造成"闭门留寇"之弊；祛邪药物太过、太久，也会损伤正气，而犯"虚虚实实"之戒。因此，应把握"扶正不留邪，祛邪不伤正"这一原则。

（王平）

# 第三节　中西医结合治疗

中西医两门医学各有所长，西医发展迅速，中医发展相对缓慢。随着中医现代化发展，临床医生在提高中医水平的同时，也要提高西医的专业水平，才能提高中西医结合的水平，来提高疗效。

## 一、中西医结合治疗的目的和方式

**1. 中西药合用以增效**　某些免疫性疾病的慢性期，西药已经用了较长时间，病情并无明显好转，加用中药，中西药同时使用，有可能增加疗效。如慢性狼疮性肾炎，激素用了较长时间，并没有减少蛋白尿，如果在原来用药基础上加用中药就可以减少蛋白尿。

**2. 中、西医各自对症治疗**　病情复杂的免疫性疾病，中、西医各自发挥疗效特长。如慢性红斑狼疮患者有面部红斑，同时血小板减少，可以用氯喹治疗减少红斑，同时用中药来提高血小板。

**3. 西医治疗为主，中药用作辅助治疗**　或者以中医中药治疗为主，西医治疗并发症，如红斑狼疮西医治疗病情基本得到控制了，同时使用中药清热凉血、强心化瘀来减轻四肢血管炎和瘀点紫斑；如类风湿关节炎，用中药治疗为主，加用西药来止痛。

**4. 用中药来减轻西药的毒副反应**　如患者长期依赖糖皮质激素，加用中药来解决激素的毒副反应，并且渐渐地将激素减量直至停用。

**5. 合并症和辅助治疗**　许多合并症和辅助治疗，以及抢救重危症患者时，可以发挥中西医综合治疗的优势。

## 二、常用中药的免疫机制研究

### （一）中药对免疫系统的影响

调节免疫功能：有些能提高免疫，有些能抑制免疫，有些能双相调节免疫。

**1. 提高免疫功能的中药**

（1）人参　对细胞免疫和体液免疫均有增强作用，用于长期服免疫抑制剂免疫功能明显低下的病人，免疫缺陷的疾病；但活动期的自身免疫病和过敏性疾病不宜服用。

（2）黄芪　黄芪为补气药，含黄芪多糖、三萜皂苷等成分，对细胞免疫和体液免疫均有明显的提高作用，能增强吞噬细胞杀伤能力、促进抗体生成，全面提高人体的免疫功能。临床对免疫功能低下的、用免疫抑制剂和皮质激素冲击疗法的病人，服用黄芪能保护和提高免疫功能。但对自身免疫病、过敏性疾病，尤其是活动期和阴虚内热型的病人，使用黄芪会激活抗体而加重病情。

（3）灵芝　成分较复杂，主要有灵芝多糖、灵芝酸等成分，对免疫功能的影响也较复杂。灵芝多糖能提高体液免疫，提高 IgG 含量；灵芝还有抗过敏作用，其免疫抑制作用与所含的蛋白质成分有关。临床上灵芝主要用来扶正强身，用于肿瘤患者化疗或术后减毒增效、扶正抗癌，一般疾病手术后康复也可使用。

（4）白术、甘草　白术为健脾药，有提高免疫力的作用。甘草对免疫的作用是双相性的，甘草多糖能够增强体液免疫；甘草酸具有抑制体液免疫的作用。临床上白术和甘草在治疗免疫相关疾病时大多作为保护脾胃和佐使药使用，对机体免疫作用影响不大。

（5）党参　为健脾益气药，是一种免疫增强药，对免疫功能低下的患者使用能提高细胞免疫。

（6）冬虫夏草　对细胞免疫和体液免疫功能均有增强作用。能够激活单核巨噬细胞、促进淋巴细胞增殖；增强小鼠 NK 细胞活性、拮抗环磷酰胺等所致的小鼠 T 细胞免疫功能低下。也有研究表明人工虫草具有细胞免疫抑制作用，虫草菌能显著抑制移植排斥反应，显著抑制小鼠皮肤迟发型超敏反应、延长小鼠移植皮片的存活时间。临床应用虫草及其提取物，对慢性心病、肾病、肝病、肺病等均取得了较好疗效。

（7）天花粉　为养阴生津药，含天花粉蛋白，有较强的抗原性，能促进免疫球蛋白产生而引起过敏反应，是体液免疫增强药。临床用于肿瘤和免疫功能低下、缺陷的病人。

（8）鳖甲、白英、白花蛇舌草　鳖甲能明显增强免疫功能，白英能促进 γ-球蛋白的合成，白花蛇舌草对细胞、体液免疫都有增强作用。三药均不宜用于自身免疫病。

（9）女贞子、当归、柴胡　三药对体液免疫和细胞免疫都有增强作用，一般用于对症治疗。

**2. 调节和抑制免疫功能的中药**

（1）生地黄　养阴凉血药。含有多糖和苷类，能够双相调节免疫功能。临床上阴虚内热型免疫性疾病的常用药。

（2）北沙参　为养阴生津药，含生物碱、多糖等成分，免疫抑制作用与氢化可的松相似，临床上北沙参可与生地黄同用，来治疗红斑狼疮、干燥综合征、贝赫切特病等自身免疫病，并以阴虚内热型为佳。

（3）天冬、麦冬、玄参　有研究表明这三种药物既能提高细胞免疫，又能抑制体液免疫。

（4）金雀根、土茯苓、苦参　金雀根为益气活血药，含生物碱、黄酮苷、甾醇、内酯等成分，中医临床用于治疗头晕乏力和风湿痹痛。土茯苓为清热解毒药，有抑制细胞免疫和抑制炎症的作用。苦参含有生物碱，具有丝裂霉素样的细胞毒作用，能抑制细胞有丝分裂；临床苦参作为免疫抑制药，常用于自身免疫病。

（5）郁金、莪术　郁金为理气化瘀药，含挥发油、莰烯、姜黄素等成分，对特异性细胞免疫和体液免疫均有明显的抑制作用，抑制 I 型和 IV 型变态反应。莪术和郁金是姜科的同一植物，郁金是莪术的块根，莪术是其根茎，郁金性凉，莪术性温，都有行气破瘀功效，莪术的破瘀之力强于郁金。莪术为细胞毒药物，也有免疫抑制作用。

（6）大黄、决明子　二药都是清热药，均含蒽醌苷。临床上大黄使用较广，多用于治疗便秘。但是生大黄所含的羟基蒽醌大黄素和芦荟大黄素是致癌因子，并有生殖毒性，不能长期服用。决明子含游离蒽醌和结合蒽醌，能使小鼠胸腺萎缩，能明显抑制细胞免疫，对体液免疫无影响。临床上决明子用来降脂降压，保肝明目。

（7）何首乌　具有增强细胞免疫而抑制体液免疫的作用。何首乌提取物能增强 T 细胞功能，对 B 细胞作用不明显。经常用于补血、降脂、抗动脉硬化等。

（8）雷公藤　雷公藤及提取物是中草药中作用最强的，也是毒性最大的免疫抑制剂。

（9）对细胞免疫、体液免疫均有抑制作用　有细辛、忍冬藤、白鲜皮、青蒿等。

（二）中药抗过敏、抗炎作用

**1. 牡丹皮、徐长卿**　牡丹皮为凉血化瘀药。含丹皮酚、糖苷、芍药苷等成分。有明显的抗血管炎、抗血管内栓塞的作用，有抗关节炎、抑制关节肿胀的作用，能明显抑制 Ⅰ 型、Ⅲ 型、Ⅳ 型超敏反应。牡丹皮既能活血化瘀，又能凉血止血，具有双相调节作用。临床上牡丹皮常用于治疗栓塞性血管炎、过敏性皮炎、过敏性紫癜、各种关节炎等。徐长卿为祛风止痛药。含挥发油、丹皮酚、黄酮苷等成分，有抗血管炎、镇静、降压、降脂等作用。临床上常用于治疗血管炎、关节炎、神经痛等。

**2. 川芎、赤芍、当归、生地黄**　川芎行血化瘀，有抗血栓生成和血管扩张作用。赤芍为凉血活血药，有扩张血管、增加冠脉血管和四肢血管的血流量、能抑制血小板凝集，抗血栓形成等。当归有扩张血管、抑制血小板凝集、抗血栓形成的作用。临床上川芎、赤芍、当归、生地黄常同用，构成四物汤，选用或合用于血管炎、关节炎、皮炎、雷诺现象等病证。

**3. 槐花米、葛根、虎杖**　槐花米为凉血止血药。富含黄酮类和甾醇类成分，能增强血管抵抗力，降低血管通透性和脆性，保护血管而有止血作用；有抗过敏、消炎、消肿、抑制渗出的作用。临床上槐花米常用于治疗自身免疫病的紫斑、淤点、出血、红斑、过敏性紫癜、过敏性皮炎等。葛根为清热解肌药。含葛根黄酮苷，能抑制血小板聚集，抗血栓形成；能改善微循环，增加冠状动脉、外周动脉、脑动脉的循环血流量；有抗过敏、抑制炎症、退热的作用。

**4. 防己、秦艽、青风藤**　防己有汉防己和木防己两种，汉防己含生物碱甲素、乙素、丙素等，以及黄酮、酚类、有机酸等成分。汉防己生物碱对实验性关节炎有较强的消炎镇痛作用。临床防己治疗风湿病关节肿痛有很好疗效；防己生物碱对自身免疫引起的溶血、血细胞破坏有抑制作用，因而可用于免疫溶血性贫血。秦艽为清热祛风药。含秦艽碱甲、乙、丙等。临床上秦艽对风湿病之关节肿痛、低热有较好的疗效。青风藤为祛风通络药，含青藤碱、双青藤碱等，临床上青风藤治疗类风湿关节炎和各种关节痛都有较好的疗效。

**5. 其他**　羌活、独活、防风，五加皮、寻骨风、岗稔根、菝葜，杨柳枝、西河柳，川乌、草乌、附子等对关节具有消炎镇痛作用。

（王平）

# 第四节　中西医结合治疗优势及存在的问题

医学飞速发展，先进的科学技术在防治免疫性疾病中的应用也层出不穷，对疾病的认识更具体，治疗更有效。然而，人类面对的疾病依然严峻，千变万化的致病病原体仍然使人类措手不及，西医学显然不能完全解决所有疾病与健康问题。传统中医学源于中国上千年的自然哲学思想，具有极强的生命力，不断与时俱进，是具有中国特色的理论体系和丰富的实践经验相结合的医学体系。只有集中全人类的智慧，结合中西医药的优势，加强西医学的应用，发挥中医药的特色，扬长避短，才能使人类认识到科技进步与返璞归真的相辅相成，把握人类健康的命运。

## 一、中西医结合治疗免疫相关疾病的优势

中西医结合治疗免疫相关疾病的方法不是千篇一律的，而是要根据疾病当前中医、西医在治疗上的最新进展，最有效的治疗方法或药物，取长补短，优化组合，确定最佳治疗方案。是以西药为主，配合中药治疗，还是以中药为主，配合西药治疗。要根据病情综合考虑，切忌中西医药物的简单堆砌。首先是疾病诊断的结合，既有西医现代科学技术的诊断，又有中医辨证的诊断，结合起来就是科学辨证的诊断；其次在疾病治疗方面的结合，既要治病也要治证；既注意局部，也重视整体；既重视外因，也重视内因，形成"病证结合"的中西医结合治疗方案。

因此，发挥中西医结合治疗免疫相关疾病的优势，关键在于找准结合点。结合点找准了，疗效就会提高，否则就会失败。提高疾病疗效，缩短疗程，减少西药的毒副反应，减轻患者的痛苦，改善患者生活质量，都是衡量中西医结合治疗免疫相关性疾病的优势的标准。

### （一）中西医结合病证相结合的优势

中西医结合领域最大的进步，就是将西医诊断疾病与中医辨证疾病结合起来，从不同角度、不同层面认识疾病本质和治疗规律，使医生在制定诊疗计划时，能从整体与局部兼顾，宏观和微观并调，更有针对性地选择治疗措施。免疫应属人体阴阳平衡范畴中的重要组成部分，阴阳对立制约、互根互用、相互调节，取得动态平衡，从而使机体的生理功能保持正常状态。免疫系统内部既互相促进，又互相制约，维持平衡和稳定；若阴阳失衡，免疫功能常发生变化。把中医的辨证与西医学的诊断结合起来，先用西医学诊断手段和方法，诊断清楚是什么病，包括病理、生理诊断、影像学诊断等，再按中医辨证的方法辨明是什么证，并找出与各种证候相对应的客观指标，把西医的物理、化学检查指标的变化与疾病证候的发生、发展变化结合起来考虑，使二者互相印证。如核酸水平检测、蛋白质水平测定、血细胞分析、酶的变化、代谢功能、神经功能的改变，影像学的表现，大小便的改变等，肯定与疾病的阴阳、表里、寒热、虚实及脏腑功能状态有密切的关系。只有病证结合的中西医双重诊断，才能全面了解患者的整体状况，明确疾病的病因、病性、病位、病机、严重程度和预后等。

### （二）中西医结合诊疗兼顾祛病和调理的优势

在治疗免疫相关性疾病方面，西医药建立在微观的病原学、病理学和免疫学异常的基础上，有显著的优势。如对于感染性免疫性疾病来说，细菌性感染必须首选敏感抗生素治疗，配合中药以解毒采取"菌毒并治"的措施；而病毒性感染，则以中药为主，辅以西药对症治疗。如流行性感冒采用传统治疗以"麻杏石甘汤"和"银翘散加减"，辅以西药奥司他韦治疗，明显缩短了患者的退热时间。

席卷全球的新型冠状病毒感染疫情是由新型冠状病毒（SARS-CoV-2）感染导致，

该病毒属于β属的冠状病毒，有包膜，呈圆形或椭圆形，直径60~140nm。具有5个必需基因，分别针对核蛋白（N）、病毒包膜（E）、基质蛋白（M）和刺突蛋白（S）4种结构蛋白及RNA依赖性的RNA聚合酶（RNA-dependent RNA polymerase，RdRp）。刺突蛋白通过结合血管紧张素转化酶2（ACE-2）进入细胞。体外分离培养时，新型冠状病毒96个小时左右即可在人呼吸道上皮细胞内发现。西医的治疗主要是应用抗病毒、免疫治疗、激素治疗及对症治疗。中医认为新型冠状病毒肺炎属于中医"疫病"范畴，病因为感受疫毒之气，病位为肺，临床表现主要是肺的功能受损，当机体外感疫疠之气，首先侵袭肺卫，尤其是素体脾胃虚弱，正气不足者，更容易直中于肺，病位由表及里、循三焦和卫气营血传变，若正不胜邪，邪毒入里化热，伤津耗液，甚者灼营动血，直传心包，发为危候。在疫情流行期间，我国多地根据病例的易感年龄、易感人群、发病症状并结合当地发病特点，提出新型冠状病毒感染肺炎的中西医结合预防和治疗方案，应用抗病毒治疗同时给予清肺排毒汤可明显提升患者的救治效果。

再如，在治疗免疫性疾病——肾病综合征过程中，在激素治疗初始阶段，可以通过激素有效控制免疫炎症病理过程，同时采用中医滋阴降火疗法减轻激素的副反应；在激素治疗减量阶段，采用益气养阴疗法可保护肾上腺免受外源性激素的反馈抑制作用，减少复发或反跳；在激素维持治疗阶段，采用补肾健脾疗法，巩固疗效，改善脏腑功能，防止反跳。

五脏的生理功能包括诸多免疫功能，也与免疫系统的发育、成熟相关；五脏的生理功能异常，某些免疫功能也发生变化。中西结合诊疗具有取长补短作用，发挥西医治疗急症快速有效，针对性强等特点，突出中医治疗平衡阴阳，调畅气血，达到调理、调和、调养等功效，兼顾局部祛病和整体调理，使治疗效果明显提升。

### （三）中西医结合药物合理配伍符合病证结合的优势

中西医结合药物选择过程中，需要根据病证结合用药。中药要考虑寒、热、温、凉的药性，考虑其性味、功效、主治。治病就是用药之偏性以纠正邪之偏盛，现代研究表明，中医的正气包括人体免疫系统的免疫防御、免疫自稳和免疫监视三大功能。中医的邪气泛指各种致病因素（包括病原生物），有内邪与外邪之分。正气的抗邪防病能力与免疫防御功能类似；自我调节能力与免疫自稳功能类似；正气的协调脏腑经络气血能力则与免疫监视功能类似，可防止痰积血瘀。要病证结合用药，配伍药物的作用就不能单纯具有抑菌或局部作用，更要注意配伍药物的整体反应，寒证用热药，热证用寒药，注意西药特效作用和中药整体性作用的关系，也就是说西药和中药方剂的作用，配伍既要符合病，也要符合证。如抗生素药物大多是苦寒药，苦寒伤胃，对于脾胃虚寒的病证，使用抗生素后，虽有内清之力，但无外宣之功，会加重食欲不振，导致腹泻，若配伍中药因势利导，选用外宣内清的治疗，效果比单用中药或西药效果更好。

### 二、中西医结合治疗免疫性疾病中存在的问题

应用中西医结合治疗免疫性疾病，虽然是中医和西医两个不同医学体系的结合，但

二者针对的治疗对象是统一的，这就决定医学理论的统一性，这是科学发展的客观规律。在现实医疗实践过程中，要实现中西医结合，创立中西医结合新医学，就要遵循中西医结合医学发展的基本规律，不断认识，不断提高，不断创新。

## （一）研究阐明中医学脏腑的生理、病理及脏腑与体表相关的免疫机制

中医学的脏腑与西医学的脏腑完全不同，中医学涉及的脏腑不仅代表一个脏器，更主要代表一个功能系统。如脾脏被认为是后天之本，主运化、统血液，其功能包括西医的消化系统、血液系统、免疫系统和体液系统等，均和免疫系统疾病发病机制有关。如何利用现代科学知识，把中医的脏腑功能和现代医学结合起来，并阐明其内在和体表的相互关系，这将是中西结合医学发展过程中面临的挑战。

## （二）应用现代科学方法研究证候的客观指标

辨证是中医理论的精华部分，证候的研究必然是关键所在。证候病理包括西医的细胞病理、分子病理、神经病理、功能转化、代谢病理等多个方面，是中西医结合基础医学的重要环节，也是病证结合、局部与整体结合、中西医结合的病理学基础。中西结合医学需要加强证候研究的客观指标及消除证候病理的实验研究，为下一步统一辨证、辨证施治开辟道路。如有的学者提出了用多组学的方式来阐明证的现代医学内涵，为阐明证的本质提出了新的思路。

## （三）加强中西药物的结合应用研究

研究阐明中西药物的性味、功效和主治。证候有阴阳，药物有寒热，阴证用热药，阳证用寒药。如虚寒腹泻，在使用抗生素的基础上，加用理中汤，达到杀菌、健脾、止泻的作用。又如泽泻、山楂均有降血脂作用，五味子有降转氨酶功效，对于高血脂、肝功能障碍的患者在应用常规他汀类降脂药的基础上，可以通过辨证后加用中药。这样就会使很多西药、中药发挥新的作用，促进中西医药物结合发展。

## （四）中西医结合要借鉴和利用其他学科的研究成果

中西医结合医学在发展过程中要充分认识社会政治、经济文化背景，考虑科学技术等因素对医学发展的影响。特别是人类生态学、环境科学、系统科学、心理学、人文社会学的发展对人的系统整体性、人与自然和社会环境的相互依存、相互作用、相互制约的内在联系。中西医结合医学与人文学科的渗透、交叉、融合更加紧密，要不断吸收现代科学的研究成果，从中医与西医的"两结合"，提高和发展到中医、西医和现代科学的"三结合"。

（尉杰忠　黄建军）

# 下 篇 临床篇

## 第五章 风湿免疫病 ▷▷▷

风湿免疫性疾病（简称风湿病）是一组肌肉骨骼系统疾病，包括弥漫性结缔组织病及各种病因引起的关节和关节周围软组织的疾病。根据美国风湿病学会（American College of Rheumatology，ACR）分类，风湿病主要包括 10 大类，如类风湿关节炎（rheumatoid arthritis，RA）、系统性红斑狼疮（systemic lupus erythematosus，SLE）、原发性干燥综合征（primary Sjögren's syndrome，pSS）、各种类型脊柱关节病、系统性硬化症、特发性炎性肌病、痛风及痛风性关节炎、血管炎综合征、骨关节炎、幼年性特发关节炎等。目前风湿病的病因尚不清楚，也缺乏相应的特异性治疗。

## 第一节 概 述

越来越多的研究表明，风湿病是由遗传因素和环境因素相互作用的复杂结果，遗传因素与风湿病的发病及预后极为密切，是决定风湿病易患性和药物反应差异的主要因素。因此，针对遗传因素及其功能的研究对于风湿病易患基因的发现、疾病的早期诊断及个性化治疗方案的确立，以及阐明西医和中医对该类疾病的认识，提高疗效等有着重要的意义。

### 一、风湿免疫病的遗传特征

风湿病属多基因遗传的复杂性疾病，即多个基因和环境因素相互作用导致风湿病的发生和发展。与其他复杂性疾病如原发性高血压、2 型糖尿病等相似，风湿病具有以下主要的遗传特征。

1. 多基因遗传 与单基因遗传病不同，多基因遗传病在临床表型与特定疾病基因型之间没有明确的对应关系，每个特定易患基因只使疾病发生的概率有所增加，其中有些基因对表型的影响大（主基因），有些则影响较小（微效基因），仅单个基因的变异对疾病的发生发展及药物作用的影响可能不大。易患基因可独立发挥作用，也可与其他位点的易患基因相互作用，最终表现为一定的临床特征。

**2. 遗传异质性** 是指个体表现型一致或疾病临床表现相同，但可能由不同基因突变所致，或不同患者的相同临床表现可能是由一组致病基因的不同组合所决定的。由于遗传基因不同，同一复杂性疾病的发病年龄、病程进展、病情严重程度及预后等多个层次的临床表型可能不同。研究表明，遗传病种增多的原因不仅是由于发现了新的疾病，而是从已知的综合征中分出了亚型，即遗传异质性的存在。此外，复杂性疾病在不同种族或民族之间往往存在明显的遗传异质性。例如研究证实，虽然在不同种族 HLA-DRB1 基因共同表位（shared epitope，SE）与 RA 发病都具有很强的相关性，其对 RA 易感性的影响力占整个遗传因素的 30% ~ 40%。但 HLA-DRB1 * 0401、* 0404 和 * 0408 主要在白种人群中与 RA 发病相关联，而 HLA-DRB1 * 0405 主要在亚洲人群中与 RA 发病相关。

**3. 非遗传因素** 有关研究发现，即使是遗传度较高的风湿性疾病，如 SLE 单卵双生子患病一致率在 24% ~ 57%，RA 单卵双生子患病一致率在 15% ~ 20%。因此，尽管遗传背景相同，多数情况下单卵双生子中仅有一人患病，说明其他因素也参与了疾病的发生，如环境因素的影响。研究发现，吸烟是 RA 发病率增加和病情加重的最常见环境风险因素之一。吸烟主要通过基因与环境（吸烟）之间的相互作用而增加 RA 易患性。进一步研究显示，吸烟可显著增加携带 HLA-DRB1 SE 等位基因人群的 RA 发病风险。因此，携带 SE 等位基因同时又是吸烟者，为 RA 的高危人群，与无 SE 等位基因且不吸烟者比较，有吸烟史和双拷贝 SE 携带者的 RA 发病风险增加了 21 倍。

## 二、风湿免疫病的分类

风湿免疫病是一组疾病的总称，约有百余种疾患，是医学领域中最为庞大的一类疾患。美国风湿病学会命名与分类委员会多年来不断对风湿病学研究的新概念进行总结，制订出详尽的分类，目前已被各国医学界广泛接受与采用。

### （一）弥漫性结缔组织病

弥漫性结缔组织病包括：①类风湿关节炎。②幼年类风湿关节炎：全身性发病（Still 病）、多关节发病、少关节发病。③系统性红斑狼疮。④系统性硬化症。⑤多发性肌炎与皮肌炎。⑥坏死性血管炎及其他血管疾病：结节性多动脉炎（包括乙型病毒性肝炎并发的动脉炎及变应性肉芽肿性血管炎）、超敏性血管炎（包括 Henoch-Schonlein 紫癜、低补体血症性血管炎等）、Wegener 肉芽肿病、巨细胞动脉炎（颞动脉炎、Takayasu 动脉炎）、黏膜皮肤淋巴结综合征（Kawasaki 病）、贝赫切特病、冷球蛋白血症、幼年型皮肌炎。⑦干燥综合征（Sjögren 综合征）。⑧重叠综合征（包括未分类及混合性结缔组织病）。⑨其他：风湿性多肌痛、脂膜炎（Weber-Christian 病）、结节性红斑、复发性多软骨炎、弥漫性嗜酸性细胞增多性筋膜炎、成人 Still 病。

### （二）血清阴性脊柱关节病

血清阴性脊柱关节病包括强直性脊柱炎、赖特综合征、银屑病关节炎及与慢性炎性肠病相关的关节炎。

## （三）退行性骨关节病

退行性骨关节病主要指骨关节炎、骨关节病等，包括原发性（包括侵蚀性）骨关节炎和继发性骨关节炎。

## （四）与感染因素有关的关节炎、腱鞘炎及滑囊炎

**1. 直接病因**　①细菌，包括革兰染色阳性球菌、革兰染色阴性球菌、革兰染色阴性杆菌、分枝杆菌、螺旋体、麻风菌等。②病毒，包括肝炎病毒等。③真菌。④寄生虫。⑤原因不明的可疑感染，如 Whipple 病。

**2. 间接病因（反应性）**　细菌性、病毒性。

## （五）伴有风湿病表现的代谢病及内分泌病

**1. 晶体盐类引致的疾病**　①尿酸单钠盐（痛风）。②双水焦磷酸钙（假性痛风、软骨钙化病）。③磷灰石及其他碱性磷酸钙。④草酸盐。

**2. 生化异常**　①淀粉样变性。②维生素 C 缺乏。③特异性酶缺陷（包括 Fabry 病、Farber 病等）。④高脂蛋白血症。⑤黏多糖病。⑥血红蛋白异常（如 Sjögren 综合征等）。⑦真性结缔组织病（如 Ehlers-Danlos 病、Marfan 病、成骨不全、弹性纤维假黄瘤等）。⑧血色病。⑨肝豆状核变性（Wilson 病）。⑩褐黄病（尿黑酸症）。⑪Gaucher 病。⑫其他。

**3. 内分泌疾病**　①糖尿病。②肢端肥大症。③甲状旁腺功能亢进。④甲状腺疾病，包括甲状腺功能亢进、甲状腺功能减退、甲状腺炎。⑤其他。

**4. 免疫缺陷病**　①原发性免疫缺陷。②获得性免疫缺陷综合征（acquired immunodeficiency syndrome，AIDS）。

**5. 其他遗传性疾病**　①先天性多发性关节弯曲症。②过度活动综合征。③进行性骨化性肌炎。

## （六）与肿瘤相关的风湿免疫病

与风湿免疫病相关的肿瘤在临床上表现各异，很多情况下其病因和结果很难判定，大致可分为：①原发性瘤，如滑膜瘤、滑膜肉瘤。②转移瘤。③多发性骨髓瘤。④白血病及淋巴瘤。⑤绒毛结节性滑膜炎。⑥骨软骨瘤病。⑦其他。

## （七）神经病变性疾病

风湿免疫病中，常伴随神经系统受累，神经病变性疾病的发生并不少见，主要包括：①神经源性关节病（Charcot 关节）。②挤压性神经病变，包括周围神经受压（腕管综合征等）、神经根病变、椎管狭窄。③反射性交感神经营养不良。④其他。

## （八）骨与软骨病变

骨与软骨病变是一类伴有关节表现的骨、骨膜及软骨疾病，包括：①骨质疏松症，

包括周身性骨质疏松症、局限性骨质疏松症。②骨软化。③肥大性骨关节病。④弥漫性特发性骨肥厚，包括强直性骨肥厚（Forestier 病）等。⑤骨炎，包括周身性（Paget 骨病）、局限性（筋骨致密性骨炎、耻骨骨炎）。⑥骨坏死。⑦骨软骨炎（分离性骨软骨炎）。⑧骨及关节发育不良。⑨股骨头骨骺滑脱。⑩肋软骨炎，包括 Tietze 综合征等。⑪骨溶解及软骨溶解。⑫骨髓炎。

### （九）非关节性风湿病

①肌筋膜疼痛综合征，包括周身性（纤维组织炎、纤维肌痛症）、局限性。②下背痛及椎间盘病变。③腱鞘炎和滑囊炎，包括肩峰下和三角肌下滑囊炎、二头肌腱炎、腱鞘炎、鹰嘴滑囊炎、肱骨内外髁炎、De Quervain 腱鞘炎、粘连性肩周滑囊炎（冻结肩）、扳机指等。④腱鞘囊肿。⑤筋膜炎。⑥慢性韧带及肌肉劳损。⑦血管舒缩功能障碍，红斑性肢痛病、雷诺病或雷诺现象。⑧其他疼痛综合征，包括气候过敏、精神性风湿病。

### （十）其他各种疾病

**1. 常伴发关节炎的疾病** ①直接关节创伤。②关节内部紊乱。③胰腺疾病。④结节病。⑤复发性风湿症。⑥间歇性关节积液。⑦结节性红斑。⑧血友病。

**2. 其他情况** ①结节性脂膜炎（多中心性网状组织细胞增生症）。②家族性地中海热。③Goodpasture 综合征。④慢性活动性肝炎。⑤药源性风湿综合征。⑥透析伴随综合征。⑦异物性滑膜炎。⑧痤疮及化脓性汗腺炎。⑨手掌及足底脓疱病。⑩Sweet 综合征。⑪其他。

## 三、西医对风湿免疫病的认识

西医学的风湿病学经历了漫长的发展阶段。"风湿"（Rheuma）一词最早见于公元前 4 世纪希波克拉底全集有关人体解剖一文中。当时认为人体生命取决于血液、黏液、黄液（黄胆汁）和黑液（黑胆汁）的平衡。如果冷湿黏液下注于内脏、四肢，则会引起疼痛等病变。当时风湿病仅是一种病理概念，直至 16～17 世纪，风湿病的概念才应用到临床疾病、症候群和某些综合征上。1676 年，有学者对风湿热和痛风这两种疾病进行了比较详细的描述。

19 世纪，风湿病学有了比较迅速的发展。人们从临床症状、体征、实验检查等多方面仔细观察，对"体液病理学说"及"所有关节炎都是痛风变种的学说"提出了质疑。如 Garrod 发现痛风患者的血液中尿酸盐过多，而且这些尿酸盐还可以结晶形式在关节内沉积下来，这对痛风的病因病理有了本质的认识，从而使该病与其他关节炎有了清楚的区别。1800 年，法国医生 Landre-Beauvais 首次对类风湿关节炎做出了详细的描述，他认为这是痛风的变异，且该病发生与贫穷有关，称之为"原发性轻型痛风"。1819年，英国医生 Benjamin C. Brodie 明确地描述了类风湿关节炎的典型病程是从滑膜炎开始，可侵犯软骨滑囊和腱鞘，致使软骨破坏。1858 年，英国医生 Alfred Baring Garrod 首次使用"rheumatoid arthritis"（类风湿关节炎）这一名称，描述其是不同于痛风和风湿热的慢性关节炎，使类风湿关节炎成为一种独立的疾病。1857 年，在希伯登（Heber-

den）（1710—1801）发现骨关节炎的特征性表现——希伯登结节（Heberden's nodes, HN）的基础上，将骨关节炎与其他关节炎分开。

进入20世纪，越来越多的风湿类疾病为人们所认识，如1933年瑞典眼科医生 Henrik Sjögren 报道了表现为干燥性角结膜炎、口腔干燥，并大部分合并类风湿关节炎的一组原因不明的病例。他不仅详细介绍了干燥性角结膜炎，而且还注意到唾液腺、口腔及呼吸道黏液腺分泌减少和类风湿关节炎、贫血等全身的症状表现，此后即将此病称为 Sjögren 综合征（Sjögren's syndrome, SS）。1937年，土耳其皮肤病医生 Behcet 报道了以前房积脓性虹膜睫状体炎、复发性口腔黏膜溃疡和外生殖器溃疡为特征的一组综合征，并称之为贝赫切特综合征（Behcet's syndrome）。这些病名一直沿用至今。目前，风湿病学所涉及的病种已达10大类100余种。

20世纪以来，风湿病学的重大突破在于提示了免疫学等基础学科与风湿病，特别是结缔组织的关系。近半个世纪以来，越来越多的风湿病学医生走进实验室，与基础学科研究人员一起，将风湿病的基础研究推进到分子水平。1940年，挪威免疫学家 Erik Waaler 发现在70%～80%的类风湿关节炎患者的血液中可测定出一种抗体，称之为类风湿因子。类风湿因子的发现不仅给类风湿关节炎赋予新的特征，而且对使用免疫学方法研究风湿病是一个极大的推动。此后，人们对结缔组织病有了越来越深入的认识，并多认为其发病与自身免疫反应有关。20世纪60年代中期，人们对存在于人类白细胞和其他组织细胞的细胞膜上的一组抗原——人类白细胞抗原（human leucocyte antigen, HLA）进行了系统广泛的研究，发现其同血型抗原一样，是由遗传决定的，受染色体上基因的控制。HLA 系统目前已发现其分为 HLA-A、HLA-B、HLA-C、HLA-DR、HLA-DQ、HLA-DP 等多个位点，其中某些抗原对某些疾病有易感性，如 HLA-B27 阳性者，90%以上为强直性脊柱炎，Reiter 综合征阳性率达60%～80%，银屑病关节炎阳性率达50%。HLA 系统的发现不仅有助于强直性脊柱炎、Reiter 综合征、银屑病关节炎、肠病性关节炎等疾病的诊断，有助于疾病预后的判断和治疗方法的选择，而且从基因水平上提示了遗传因素很可能与自身免疫性疾病密切相关。免疫研究的突破，极大地鼓舞了风湿病学界医生，国内外医疗单位纷纷建立免疫学实验室或免疫学研究中心。当前免疫学研究方兴未艾，相信在不久的将来对风湿病的认识必将有突破性进展。

由于风湿病病种繁多，其中不少疾病的病因、发病机理至今尚未能完全阐明，故一直很难简明扼要地为其下定义。目前一般认为风湿病是指以骨、关节、肌肉、韧带、滑囊、筋膜疼痛为主要临床表现的一大类疾病的总称。

## 四、中医对风湿免疫病的认识

中医学认为，风湿病的发病与以下3个方面的因素相关。①风寒湿邪痹阻经络。《素问·痹论》载："风寒湿三气杂至，合而为痹也。其风气胜者为行痹，寒气胜者为痛痹，湿气胜者为着痹也。"风寒湿三种外邪是风湿病的病因，三者很难截然分开，只是某邪偏胜而已。以风邪为主者，关节、肌肉疼痛游走不定，为行痹；以寒邪为主者，其痛重，痛处固定不移，为痛痹；以湿邪为主者，痛而重着，关节肿胀，肌肤麻木不仁，为着痹。痹证迁延日久，风寒湿邪久留于体表不去，便乘虚内侵五脏，发生五脏痹。这与西医学描述的风湿病侵犯多脏器的概念相符。②火毒伤阴耗血，寒邪化毒入络损及脏腑。系统性红斑狼疮与火毒有关，现已证实强烈的日光暴晒或其他的光源照射可诱发系统性红斑狼疮。外受热毒是本病发生的条件，热毒入里，燔灼阴血，瘀阻经络，伤于脏腑，蚀于筋骨则发病。③先天不足，后天失调。"邪之所凑，其气必虚。"诸种外邪得以侵入肌肤、骨节、脏腑，主要是由于身体抵御能力的不足。从西医学的观点来看，显然与遗传和免疫状态有关。

就目前而言，风湿病的中医疗法大致分为两种：一是辨证论治，二是辨病加辨证。前者不考虑具体的现代医学疾病诊断，全部按照传统中医的辨证予以治疗；后者是中医与西医结合最常用的一种方法。因为风湿病大都存在血管炎及在此基础上发生的循环障碍，所以中医学治疗风湿病的一项基本原则是活血化瘀。中医学认为祛风先活血，血行风自灭，要想祛除风湿，必须予以活血，此观点与西医学不谋而合。另外，活血化瘀又有改善结缔组织代谢，帮助损伤组织修复，恢复人体免疫的自身稳定等作用。清热解毒或活血解毒疗法多用于某些全身性风湿病的活动期，根据临床观察，这两类药物有抗感染、抗病毒的作用，可控制抗原抗体复合物的产生，并能退热、改善临床症状。祛风湿，行痹通络法更是治疗风湿病的常用方法，其作用主要为针对变态反应及临床症状的治疗。风湿病的基本病理机制是气血失畅、阴阳失调、脾肾虚衰，因而补气血、调阴阳是治疗风湿病的根本大法。调补气血、阴阳的实质就是培本扶正，增强内分泌调节作用，调整免疫功能。上述的祛风湿、活血化瘀、清热解毒和调补气血、阴阳四种方法，为治疗风湿病的主要治疗原则，如果运用得当，可以获得比较满意的效果。现将部分风湿病的中西医名称对照整理如下。

**1. 风湿热**　行痹、热痹。①急性风湿性关节炎：风湿热痹、热痹。②慢性风湿性关节炎：风寒湿痹、寒痹、着痹。③风湿性心脏病：心痹。

**2. 类风湿关节炎**　历节、白虎历节风、痛痹、顽痹、尪痹，疾病后期为痿痹。

**3. 系统性红斑狼疮**　周痹（周身之痹），常伴内脏痹（心痹、肝痹、脾痹、肺痹、肾痹、肠痹、胞痹、三焦痹）；盘状红斑狼疮：蝴蝶丹、阴阳毒、赤丹等。

**4. 硬皮病**　皮痹，可伴肠痹、食痹。

**5. 皮肌炎及多发性肌炎**　肌痹、肌肤痹、痿症。

**6. 干燥综合征**　燥痹、燥病。

**7. 结节性多动脉炎**　脉痹。

**8. 多发性大动脉炎**　脉痹、无脉痹。

**9. 早期闭塞性脉管炎**　足背脉痹。

**10. 末梢血管炎**　血痹。

**11. 混合性结缔组织病**　混合痹。

**12. 变应性亚败血症**　寒热痹。

**13. 结节性红斑**　风血痹。

**14. 贝赫切特综合征**　狐惑病。

15. 银屑病关节炎　银屑痹。

16. 肠病性关节炎　肠痹。

17. 骨关节炎　①颈椎病：颈肩风。②腰椎肥大性关节炎：腰腿痛、腿股风、环跳风。③膝关节肥大性关节炎：着痹、鹤膝风。④手指退行性关节炎：鸡爪风。⑤跟骨骨刺增生症：足跟风。⑥髋关节肥大性关节炎：环跳风。

18. 膝关节滑囊炎　鹤膝风。

19. 多发性肋软骨炎　软肋痹。

20. 强直性脊柱炎　龟背风、肾痹、骨痹、竹节风。

21. 慢性纤维织炎　着痹、腰痛、肾着。

22. 肌腱炎　筋痹。

23. 痛风　痛风。

24. 大骨节病　骨痹、历节。

25. 脂膜炎　恶核肿、丹毒、痰核、冻烂疮。

26. 巨细胞动脉炎　脉痹、偏头痛。

（郝慧琴）

# 第二节　类风湿关节炎

本节从类风湿关节炎（rheumatoid arthritis，RA）的概述、病因病理、中医病因病机、临床表现、诊断与鉴别诊断、治疗和预后等方面进行论述。

## 一、概述

类风湿关节炎是一种以侵蚀性关节炎为主要临床表现的自身免疫病，可发生于任何年龄。类风湿关节炎的发病机制目前尚不明确，可能与遗传、免疫、感染、环境（如寒冷、潮湿等）等因素有关，基本病理表现为滑膜炎、血管翳形成，并逐渐出现关节软骨和骨破坏等临床表现，最终导致关节畸形和功能丧失，可并发肺部疾病、心血管疾病、恶性肿瘤及抑郁症等。该病属于中医学"痹证""历节""尪痹"等范畴。

RA 几乎见于世界所有的地区和种族，全球发病率为 0.5%～1%，中国大陆地区发病率为 0.42%，总患病人群约 500 万，女性高发年龄为 45～54 岁，男性随年龄增加而发病率上升，男女患病比约为 1∶4。我国 RA 患者在病程 1～5 年、5～10 年、10～15年及 15 年以上的致残率分别为 18.6%、43.5%、48.1%、61.3%，随着病程的延长，残疾及功能受限发生率升高。RA 不仅造成患者身体机能、生活质量和社会参与度下降，也给患者家庭和社会带来巨大的经济负担。

## 二、西医病因病理

### （一）病因

RA 的确切病因尚不明确，西医学目前认为 RA 主要与遗传因素、环境因素、环

境 – 遗传交互作用、表观遗传学修饰等有关。

**1. 遗传因素** 在遗传因素方面，目前通过全基因组关联研究发现 RA 的关联基因达到 30 多个，主要分为人类白细胞抗原（human leukocyte antigen，HLA）编码基因与非 HLA 编码基因，HLA 编码基因对患病贡献率在抗瓜氨酸化蛋白抗体（ACPA）阳性和阴性的人群中分别为 68% 和 66%。现在认为 MHC Ⅱ类基因尤其是高变区带有 QKRAA 氨基酸序列的 HLA-DR4、HLA-DRB1 是该病最相关的基因，此外像 HLA-DA1、HLA-Dw14、HLA-Dw16 等也是与 RA 发病有密切关系的基因。目前认为 HLA 基因的患病贡献率大约在 11%。编码 PADI4 基因和蛋白酪氨酸激酶非受体 22 型（PTPN22）基因被认为与 RA 的遗传易患性有关，而后者被看作是继 HLA-DRB1 之后第 2 强的易患基因。

**2. 环境因素** 在环境因素方面，感染因素的作用不可忽视。大量研究证实，病毒感染与 RA 发病有密切关系。有研究发现 EB 病毒（Epstein-Barr virus，EBV）感染与 RA 发病间有密切关系，且证实 EB 病毒不是通过直接破坏滑膜组织而引起 RA，而是通过感染引起人体自身免疫紊乱，产生抗原抗体交叉反应进而导致关节滑膜出现损伤。现有研究证实，链球菌壁的 M 抗原产生的抗体可能会与平滑肌细胞和心肌细胞的某些成分产生交叉反应，而链球菌 C 抗原产生的抗体又可能与结缔组织的某些糖蛋白发生抗原抗体交叉反应。除上述病毒和细菌外，Ⅰ型 T 细胞病毒、Ⅰ型和Ⅱ型免疫缺陷病毒、A 型链球菌、大肠杆菌、奇异变形杆菌、弯曲杆菌、牙龈卟啉单胞菌等均已被证实与 RA 的发病有一定关联。由此看来，病原微生物感染引起的自身免疫反应是 RA 发病的中心环节。在环境因素中，吸烟是已被公认的与 RA 关联性最强的环境因素。

**3. 性别、年龄因素** 性别与年龄也是影响 RA 发病的重要因素。女性较男性罹患 RA 的风险明显较高。女性在 50 岁之前罹患 RA 的可能性是男性的 3 倍，而 50 岁之后罹患 RA 的可能性则下降为男性的 2 倍，但妊娠期妇女的 RA 发病率又明显低于这一水平。有妊娠史的妇女罹患 RA 的风险较无妊娠史的妇女低，而生产后的前 3 个月这一风险又会升高，哺乳期妇女，特别是第一次妊娠的妇女罹患 RA 的风险明显较高。

**4. 其他因素** 有证据显示饮酒有助于降低罹患 RA 的风险，而饮酒与罹患 RA 的风险之间存在着一定的剂量负相关。有研究显示，吸烟、饮酒因素主要对 ACPA 抗体阳性者起作用，而对 ACPA 抗体阴性者的影响不明显；还有研究显示肥胖也是一种重要的 RA 致病因素，且主要是对 ACPA 抗体阴性者有一定的影响。

## （二）病理

RA 的病理学研究较完备，主要分为基本病变和各器官病变。其中基本病变主要有：①类风湿性肉芽肿或称类风湿小结。②血管炎。各器官的病变：以多发性及对称性，常累及手足小关节的关节病变最常见，此外还有滑膜病变、关节软骨变化、关节相邻组织的变化、关节以外的类风湿病改变（皮下结节、心和肺血管等病变）。

## 三、中医病因病机

中医学认为 RA 属痹证范围，《素问·痹论》指出："所谓痹者，各以其时重感于风寒湿者也。"并根据病邪的偏盛分类，"风寒湿三气杂至，合而为痹。其风气胜者为行痹，寒气胜者为痛痹，湿气胜者为着痹也。"风寒湿热之邪，乘虚袭入人体，引起气血运行不畅，经络阻滞；或痰浊瘀血，阻于经隧，深入关节筋脉，皆可以发病。同时痹证的发生，与体质的盛衰及气候条件、生活环境都密切相关。

病机主要为外邪痹阻肢体，经络气血运行失畅。风寒湿热外邪，侵袭肢节、肌肉、经络之间，以致气血运行失畅，而为痹证。早在《临证指南医案·调经》云："女子以肝为先天。"由于女性的生理特点是以血为本，以血为用，经、孕、产、乳数伤于血，易致肝血不足，这也是女性痹证患者多见的原因之一。痹证临床上大致分为活动期和缓解期。活动期以寒湿、湿热，或寒热夹杂痹阻经脉为常见；缓解期以痰瘀互结，或正气不足为主要表现。辨证总属邪实正虚。活动期多以邪实为主，治疗应以祛邪为主；缓解期或中晚期，多属正虚邪恋或虚实夹杂，正虚多为肝肾亏虚、气血不足，邪实则多见痰浊、瘀血等，治疗宜扶正祛邪。

## 四、临床表现

### （一）症状

RA 的临床表现为可累及大小关节，以手足小关节受累为主，受累关节疼痛、肿胀、功能受限；病变有对称性，交替反复发作的特点。其病理表现为滑膜炎，可侵及下层的软骨和骨，造成关节破坏、狭窄甚至强直。RA 与其他类型的关节疼痛有区别。

临床显示，60%~70%的 RA 起病缓慢，但有 8%~15%急性发病，可在几天内出现关节肿痛等症状。受累关节多为对称性，并侵犯多个关节，但不侵犯某些关节，如远端指（趾）间关节，这一特点尤其值得注意。其他疾病派生的关节疼痛常为短期的，有些可累及远端指间关节。"晨僵"是类风湿关节炎的又一个特别表现。较长时间静止不动后，关节及其周围出现僵硬感，至少持续 1 小时以上，病程 6 周以上。关节外表现有很多，其中类风湿皮下结节是其最常见的关节外表现之一，表现为大小不等的皮下结节，质硬，常对称出现在关节伸面或受压部分附近，也可出现于枕部及跟腱处，类风湿皮下结节对疾病的活动有提示作用。类风湿关节炎患者的心脏病变发病率远高于一般的人群，并且类风湿关节炎患者心脏病变、病死率较高。心脏受累主要表现有心包炎、心肌病变、心律失常、心脏瓣膜病变、冠状动脉病变等，其中有心包炎的患者中，引起心包压塞者少见，很多患者往往无明显临床症状，常在行辅助检查时发现。大部分心肌炎由病毒感染引起，肉芽肿及血管炎也使心肌受累。

类风湿冠状病变与普通冠状动脉粥样硬化不同，主要表现为血管炎病变。国内有研究认为，尿素氮、血小板升高可能是 RA 心脏损伤的危险因素。RA 患者肺部可出现肺间质病变、结节、肺动脉高压、胸膜炎等，多见于患病多年的患者。周围神经病变表现为腕管综合征或缺血性多发性单神经炎等。合并费尔蒂综合征（Felty 综合征）患者可出现脾大、白细胞减少、贫血和（或）血小板减少等。

（二）体征

对称性的关节肿胀、变形，活动受限，以四肢小关节多见，或可见皮下类风湿结节等。

## 五、诊断与鉴别诊断

### （一）诊断标准

主要参照 1987 年 ACR 分类标准或 2010 年欧洲抗风湿病联盟（European League A-gainst Rheumatism，EULAR）RA 分类标准。

**1. ACR 分类标准**　①晨僵至少 1 小时，持续至少 6 周。②3 个或 3 个以上的关节区的关节炎。14 个关节区（双侧近端指间关节、掌指关节、腕、肘、膝、踝和跖趾关节）中，至少 3 个关节区有软组织肿胀或积液，持续至少 6 周。③手关节炎。腕关节、掌指关节或近侧指间关节至少有一个区域肿胀 6 周或以上。④对称性手关节炎。持续至少 6 周。⑤类风湿结节。位于骨突起部位、伸肌表面或关节旁的皮下结节。⑥X 线改变。手 X 线片应具有典型的类风湿关节改变，必须包括骨侵蚀或肯定的关节局限性脱钙或受累关节邻近有明显脱钙。⑦类风湿因子（rheumatoid factor，RF）阳性。具备上述 4 项或 4 项以上即可确诊。

**2. ACR/EULAR 分类标准**　至少一个关节的明确临床滑膜炎（关节肿胀），其他原因无法解释的滑膜炎患者，如果按下列标准评分 6 分或以上，可确诊 RA。

（1）受累关节　包括大关节（肩关节、肘关节、髋关节、膝关节和踝关节）和小关节（掌指关节、近端指间关节、第 2～5 跖趾关节、拇指指间关节和腕关节）。1 个大关节（0 分）；2～10 个大关节（1 分）；1～3 个小关节（有或没有大关节）（2 分）；4～10 个小关节（有或没有大关节）（3 分）；超过 10 个关节（至少 1 个小关节）（5 分）。

（2）血清学（至少 1 项结果）　RF 和 ACPA 阴性（低于或等于当地实验室正常值上限）（0 分）；RF 和 ACPA，至少有一项是低滴度阳性（高于正常值上限，低于正常值上限 3 倍；如 RF 为定性检测，阳性结果应视为低滴度阳性）（2 分）；RF 和 ACPA，至少有一项是高滴度阳性（高于正常值上限 3 倍）（3 分）。

（3）急性反应物（至少 1 项结果）　C 反应蛋白（C-reactive protein，CRP）和血沉（erythrocyte sedimentation rate，ESR）均正常（0 分）；CRP 和 ESR 异常（1 分）。

（4）症状持续时间　症状持续时间小于 6 周（0 分）；症状持续时间大于等于 6 周（1 分）。

以上 4 项，取符合条件的最高分（如患者有 5 个小关节和 4 个大关节受累，评分为 3 分）。

### （二）鉴别诊断

RA 需要与骨关节炎（osteoarthrosis，OA）、系统性红斑狼疮（systemic lupus erythematosus，SLE）、干燥综合征（Sjögren's syndrome，SS）、痛风、银屑病关节炎（psoriatic arthritis，PsA）和强直性脊柱炎（ankylosing spondylitis，AS）等疾病进行鉴别。通过病情评估及疗效评价进行区分，具体评价方法及鉴别手段如下。

**1. 疾病活动评分** 疾病活动评分（disease activity score 28，DAS 28）是以28个关节肿胀数（swelling joint count，SJC）和关节压痛数（tender joint count，TJC）、ESR（或 CRP）、基于视觉模拟评分（visual analogue scale，VAS）对于整体健康状况（general health，GH）的评估。28个关节包含肩关节、肘关节、腕关节、掌指关节、近端指间关节和膝关节，公式如下：

$$DAS28 = 0.56 \times \sqrt{(TJC28)} + 0.28 \times \sqrt{(SJC28)} + 0.70 \times \ln (ESR) + 0.014 \times GH$$

在 DAS 28 中，2.6 作为缓解与否的分界点：缓解（≤2.6）、低疾病活动度（2.6 ~ 3.2）、中疾病活动度（3.2 ~ 5.1）、高疾病活动度（>5.1）。

**2. EULAR 反应标准** EULAR 反应标准以 DAS 28 为基础，分为：目前 DAS 28 为≤2.4，较前评分降低 >1.2 视为效果好；目前 2.4 < DAS 28≤3.7，较前评分降低介于0.6 ~ 1.2 视为效果一般；目前 DAS 28 >3.7，较前评分降低≤0.6 视为效果差。

**3. 简化的疾病活动指数（SDAI）和临床疾病活动指数（CDAI）** 简化的疾病活动指数（simplified disease activity index，SDAI）是传统的5个核心变量的数值总和：SJC、TJC（同于 DAS 28 的28个关节数）、疾病活动性医师整体评估（physician's global assessment of disease activity，PGA）、评价者对疾病活动性的整体评估（evaluator's global assessment of disease activity，EGA）、CRP 水平。除缺少 CRP 外，其余均相同的临床疾病活动指数（clinical disease activity index，CDAI）作为临床判断标准更简便实用，更适用于 RA 的日常评估。两者计算公式：

$$SDAI = SJC\ 28 + TJC\ 28 + EGA + PGA + CRP$$
$$CDAI = SJC\ 28 + TJC\ 28 + EGA + PGA$$

SDAI 和 CDAI 均与 DAS 28 高度相关，且两者均划分了疾病活动分期的截止点。SDAI：缓解（≤3.3）、低度活动（3.3 ~ 11）、中度活动（11 ~ 26）、高度活动（>26）。CDAI：缓解（≤2.8）、低度活动（2.8 ~ 10）、中度活动（10 ~ 22）、高度活动（>22）。疾病活动分期与关节破坏程度密切相关。

**4. 健康评价问卷（HAQ）** 通过健康评价问卷（health assessment questionnaire，HAQ）初步评估患者的健康状况（表 5 – 1）。

表 5 – 1 健康评价问卷

| 在过去的一周内您进行下述活动 | 无困难 0 | 稍有困难 1 | 很困难 2 | 不能进行 3 |
|---|---|---|---|---|
| **穿衣和梳洗** | ☐ | ☐ | ☐ | ☐ |
| 1 能自己穿衣吗，包括系鞋带/纽扣 | ☐ | ☐ | ☐ | ☐ |
| 2 能自己梳头吗 | ☐ | ☐ | ☐ | ☐ |
| **起身** | ☐ | ☐ | ☐ | ☐ |

| 在过去的一周内您进行下述活动 | 无困难 0 | 稍有困难 1 | 很困难 2 | 不能进行 3 |
|---|---|---|---|---|
| 3 能从无扶手的椅子中直接站起来吗 | ☐ | ☐ | ☐ | ☐ |
| 4 能自己上床/下床吗 | ☐ | ☐ | ☐ | ☐ |
| **饮食** | ☐ | ☐ | ☐ | ☐ |
| 5 能拿筷子吗 | ☐ | ☐ | ☐ | ☐ |
| 6 能将装满水的杯子送到嘴边吗 | ☐ | ☐ | ☐ | ☐ |
| 7 能开启未启封的易拉罐吗 | ☐ | ☐ | ☐ | ☐ |
| **行走** | ☐ | ☐ | ☐ | ☐ |
| 8 能出门在平路上行走吗 | ☐ | ☐ | ☐ | ☐ |
| 9 能上五个楼梯台阶吗 | ☐ | ☐ | ☐ | ☐ |
| **个人卫生** | ☐ | ☐ | ☐ | ☐ |
| 10 能自己洗澡并擦干身体吗 | ☐ | ☐ | ☐ | ☐ |
| 11 能洗盆浴吗 | ☐ | ☐ | ☐ | ☐ |
| 12 能自己上厕所吗 | ☐ | ☐ | ☐ | ☐ |
| **触物** | ☐ | ☐ | ☐ | ☐ |
| 13 弯腰拾起地上的东西 | ☐ | ☐ | ☐ | ☐ |
| 14 伸手摘下衣架上的衣帽 | ☐ | ☐ | ☐ | ☐ |
| **握物** | ☐ | ☐ | ☐ | ☐ |
| 15 能用钥匙开门吗 | ☐ | ☐ | ☐ | ☐ |
| 16 能打开已打开过的罐头瓶吗 | ☐ | ☐ | ☐ | ☐ |
| 17 能开关水龙头吗 | ☐ | ☐ | ☐ | ☐ |
| **活动** | ☐ | ☐ | ☐ | ☐ |
| 18 能出门到商店购物吗 | ☐ | ☐ | ☐ | ☐ |
| 19 能上下公共汽车或出租车吗 | ☐ | ☐ | ☐ | ☐ |
| 20 能做家务吗，如扫地、收拾房间、洗菜 | ☐ | ☐ | ☐ | ☐ |

**5.** 患者自我评估　患者可通过自身健康状况进行自我评估。

**6.** 基于患者报告的临床结局量表（PRO）　向患者发放基于患者报告的临床结局量表（patient-reported outcome，PRO）初步了解患病情况（表 5 - 2）。

表 5 - 2　基于患者报告的临床结局量表（PRO）

| 调查指标 | 结局 1 | 结局 2 | 结局 3 | 结局 4 |
|---|---|---|---|---|
| 1 您目前关节的疼痛程度如何 | 完全没有 | 疼痛较轻 | 疼痛较重，可以忍受 | 疼痛很重，难以忍受 |
| 2 您感觉关节肿胀程度如何 | 无 | 很轻 | 较重 | 极重 |

续　表

| 调查指标 | 结局1 | 结局2 | 结局3 | 结局4 |
|---|---|---|---|---|
| 3 您感觉晨起关节僵硬持续多长时间（活动多长时间关节僵硬可以缓解） | 无 | ≤1 小时 | >1 小时,<br>≤2 小时 | >2 小时 |
| 4 与其他关节相比，您的疼痛关节触摸是否发热 | 不热 | 触摸有热感,<br>但不觉发热 | 触摸热, 且<br>自觉发热 | 触摸热, 且关节<br>局部红热 |
| 5 您平时端碗、提物有困难吗 | 无困难 | 有困难 | 很困难 | 完全不能 |
| 6 您是否能梳头 | 无困难 | 有困难 | 很困难 | 完全不能 |
| 7 您蹲起、上下楼梯是否有困难 | 无困难 | 有困难 | 很困难 | 完全不能 |
| 8 您在平地上行走是否有困难 | 无困难 | 有困难 | 很困难 | 完全不能 |
| 9 在日常生活、工作中，您疲劳吗 | 无疲乏 | 有疲乏 | 很疲乏 | 非常疲乏, 不能<br>干任何事 |
| 10 您是否感觉肌肉酸痛 | 无 | 偶尔 | 经常 | 几乎总是 |
| 11 您感觉胃口如何 | 很好 | 有点差 | 很差 | 一点胃口都没有 |
| 12 您近期是否感到烦躁不安、容易发火 | 几乎没有 | 偶尔 | 常常 | 几乎总是 |
| 13 您感到心情不好、兴趣减少、情绪低落吗 | 几乎没有 | 偶尔 | 常常 | 几乎总是 |
| 14 您日常生活（如吃饭、穿衣、洗澡、上厕所）是否需要别人帮助 | 不需要 | 偶尔需要 | 常常需要 | 完全需要 |
| 15 您是否能完成日常工作（家务或学习） | 能 | 有困难 | 很困难 | 完全不能 |

**7. Sharp 评分（X 线）** 根据双手 X 线关节间隙狭窄评分标准（表 5 - 3）和双手 X 线关节骨侵蚀评分标准（表 5 - 4）进一步鉴别诊断。主要评价 RA 患者近端指间关节、掌指关节及腕关节的侵蚀和关节间隙情况。特征性的侵蚀破坏或对称性关节间隙变窄常提示病灶所在部位，这种征象的假阳性率很低。

表 5 - 3　双手 X 线关节间隙狭窄评分标准

| 评分（分） | 对应指标 |
|---|---|
| 0 | 正常 |
| 1 | 部分狭窄 |
| 2 | 普遍狭窄，有 >50% 原有关节间隙留存 |
| 3 | 普遍狭窄，<50% 原有关节间隙留存或关节半脱位 |
| 4 | 关节强直或关节脱位 |

表 5 – 4　双手 X 线关节骨侵蚀评分标准

| 评分（分） | 对应指标 |
|---|---|
| 0 | 正常 |
| 1 | 散在的骨皮质破坏侵蚀 |
| 2 | <50% 的任何一侧关节面的侵蚀 |
| 3 | >50% 的任何一侧关节面的侵蚀 |
| 4 | 关节完全侵蚀破坏 |

**8. MRI 评分系统**　应用国际类风湿磁共振评分系统（rheumatoid arthritis MRI system，RAMRIS）进行评分，并参照 EULAR-OMERACT（outcome measures in rheumatology clinical trials，OMERACT）腕关节、掌指关节 MRI 图谱校准评分。

（1）滑膜炎　腕关节滑膜炎评价部位包括远端桡尺关节、桡腕关节、腕骨间及腕掌关节（第一腕掌关节除外），掌指关节滑膜炎包括 2～5 掌指关节。根据滑膜增生强化程度进行半定量分级，3 处腕关节最高计 9 分，4 处掌指关节最高计 12 分。具体评分方法：不强化或无明显强化（0 分）；轻度滑膜炎，滑膜总体积或厚度的 1/3 强化（1 分）；中度滑膜炎，滑膜总体积或厚度的 2/3 强化（2 分）；重度滑膜炎，滑膜总体积或厚度的全层均强化（3 分）。

（2）骨侵蚀　腕和掌指关节共计 23 处：腕 15 处，即桡骨远端、尺骨远端、掌骨近端 5 处和腕 8 处；掌指关节 8 处，即 2～5 掌骨远端和近节指骨近端。根据骨侵蚀占被评价骨的容积进行评分，腕骨被评价骨容积为其整块骨头，其他长骨，被评价骨容积从其关节面（如关节面缺失，取其估计的最佳位置）至深 1cm 处（评分标准见表 5 –5）。

表 5 –5　骨侵蚀评分标准

| 评分（分） | 侵蚀程度（%） | 评分（分） | 侵蚀程度（%） |
|---|---|---|---|
| 0 | 无侵蚀 | 6 | 51～60 |
| 1 | 1～10 | 7 | 61～70 |
| 2 | 11～20 | 8 | 71～80 |
| 3 | 21～30 | 9 | 81～90 |
| 4 | 31～40 | 10 | 91～100 |
| 5 | 41～50 | | |

（3）骨髓水肿　根据骨髓水肿占骨体积的比例评价每块骨，共 23 处，腕 15 处，即桡骨远端、尺骨远端、掌骨近端 5 处和腕骨 8 处；掌指关节 8 处，即 2～5 掌骨远端和近节指骨近端。腕骨评价整块骨骼，长骨评价从关节面至深度 1cm 处。0 分：无骨髓水肿；1 分：水肿体积为 1%～33%；2 分：34%～66%；3 分：67%～100%。

**9. 关节超声半定量评分标准**　对 RA 最常累及的 7 个关节采用半定量评分法，评估内容包括四个方面：关节渗出、滑膜炎症、骨侵蚀及滑膜层的血流（采用能量多普勒评估）。根据病变的严重程度不同，上述每项都分为 4 级 (0～3)，7 个关节具体分布见表 5 - 6。

表 5 - 6　7 个关节具体分布

| 关节部位 | 关节个数 (n) | 包含关节名称 |
| --- | --- | --- |
| 手指 | 4 | MCP2、MCP3、PIP2、PIP3 |
| 脚趾 | 2 | MTP2、MTP5 |
| 腕关节 | 1 | 腕关节 |

注：MCP2 和 MCP3：第二和第三掌指关节；PIP2 和 PIP3：第二及第三近端指间关节；MTP2 和 MTP5：第二及第五跖趾关节。

(1) 滑膜增厚分级　0 级未见增生滑膜；Ⅰ级为可辨认的最小滑膜组织，即填充关节周围骨之间，不超过骨面最高点连线；Ⅱ级为滑膜组织增厚并超过骨面最高点连线，但不超过骨干；Ⅲ级：增厚的滑膜组织超过骨面最高点连线，并延伸超过一侧骨干。

(2) 滑膜内血流信号分级　0 级滑膜内无血流信号；Ⅰ级为增生的滑膜内见点状彩色血流信号；Ⅱ级为增生的滑膜内见充盈面积不到滑膜面积一半的条状彩色血流信号；Ⅲ级为增生的滑膜内见条状丰富彩色血流信号，充盈面积为滑膜面积 1/2 以上甚至被彩色血流信号充填。

(3) 骨侵蚀分级　0 级骨表面光滑、平整，未见骨质破坏；Ⅰ级为骨表面毛糙、欠平整，未见明显骨质连续性中断或缺失，骨质轻度破坏；Ⅱ级为两平面探及骨表面连续性中断或缺失，骨质中度破坏；Ⅲ级为骨表面凹凸不平，骨质严重受损，骨质广泛破坏。

(4) 关节积液分级　0 级无积液；Ⅰ级为微量积液；Ⅱ级为较多量积液，关节囊无肿胀；Ⅲ级为大量积液，范围广泛，可见关节囊肿胀。

## 六、治疗

### (一) 西医治疗

RA 治疗方案的选择应综合考虑关节疼痛、肿胀数量，ESR、CRP、RF 及 ACPA 的数值等实验室指标，同时要考虑关节外受累情况；此外还应注意监测 RA 的常见并发症，如心血管疾病、骨质疏松、恶性肿瘤等。

1. RA 患者一经确诊，应尽早开始传统合成抗风湿药物（disease-modifying anti-rheumatic drugs，DMARDs）治疗。推荐首选甲氨蝶呤单用。存在甲氨蝶呤禁忌时，考虑单用来氟米特或柳氮磺吡啶。我国 RA 患者使用柳氮磺吡啶治疗的安全性较好，但在使用率方面仅为 4.4%，远低于国外的 43%，且绝大部分为联用其他传统合成 DMARDs。根据我国国情，柳氮磺吡啶与除甲氨蝶呤外的其他传统合成 DMARDs 比，在单药治疗方面更具成本效益比。羟氯喹在我国的使用率为 30.4%，国际上的使用率为 41%。横断面研究显示，我国羟氯喹的使用以联合用药为主（占95%）。系统评价显示，羟氯喹对RA患者的代谢可能有益，并可能减少心血管事件的发生，故一般情况下，建议将其与其他DMARDs联合使用。

2. 单一传统合成DMARDs治疗未达标时，建议联合另一种或两种传统合成DMARDs进行治疗；或一种传统合成DMARDs联合一种生物制剂DMARDs进行治疗；或一种传统合成DMARDs联合一种靶向合成DMARDs进行治疗。

3. 中/高疾病活动度的RA患者建议传统合成DMARDs联合糖皮质激素治疗以快速控制症状。治疗过程中应密切监测不良反应。不推荐单用或长期大剂量使用糖皮质激素。糖皮质激素具有高效抗炎和免疫抑制作用，1948年首次用于治疗RA。但由于其副作用较大，因此在较长时间内临床医师很少将糖皮质激素用于治疗RA。系统评价显示，对中/高疾病活动度的RA患者，在使用传统合成DMARDs的基础上联合小剂量糖皮质激素（泼尼松≤10mg/d或等效的其他药物）可快速控制症状，协助传统合成DMARDs发挥作用。

4. RA患者在使用生物制剂DMARDs或靶向合成DMARDs治疗达标后，可考虑对其逐渐减量，减量过程中需严密监测，谨防复发。在减量过程中，如果RA患者处于持续临床缓解状态1年以上，临床医师可根据患者病情、用药情况，以及患者的经济状况等，与患者讨论是否停用生物制剂DMARDs或靶向合成DMARDs。

## （二）中医治疗

中医治疗以扶正祛邪，因时、因地、因人三因制宜为基本原则。辨病、辨证施治是临床治疗的核心。证候诊断正确与否是临床用药疗效的关键，诊断要点应抓住主症。在疾病的发生、发展过程中，同一患者在不同阶段可呈现不同证候，具有证候个体化、动态演变的特点，临床除出现单一证候，也可出现两证或三证夹杂等复合证候。治疗方案选择应充分考虑患者年龄、体质及生活环境，结合疾病分期、疾病活动度、疾病预后不良因素等进行中医综合治疗方案或中西医联合方案选择。

治疗全程应对患者进行病情评估，包括四诊信息、疾病活动度、PRO、系统性损害等；根据病情活动轻重及对治疗方案的反应每1~3个月评估一次，根据评估结果进行治疗方案的调整。中医治法应根据症状体征表现，或攻或补，或清或温，或攻补兼施，或寒温并用等，内外兼治的综合疗法为最佳治疗方案。治疗方案中推荐的方药是依据有效古方及具有循证研究证据的方药，在此基础上可根据症状体征进行加减。

### 1. 风湿痹阻证
临床表现：关节疼痛、肿胀，游走不定，时发时止。恶风，汗出，头痛，肢体沉重。舌质淡红，苔薄白，脉滑或浮。
治法：祛风除湿，通络止痛。
方药：蠲痹汤加减，药用羌活、独活、秦艽、肉桂、海风藤、桑枝、当归、川芎、木香、乳香、甘草。

**2. 寒湿痹阻证**

临床表现：关节冷痛，触之不温，皮色不红，疼痛遇寒加重，得热痛减，或关节拘急，屈伸不利，肢冷，或畏寒喜暖，口淡不渴。舌体胖大，舌质淡，苔白或腻，脉弦或紧。

治法：温经散寒，祛湿通络。

方药：乌头汤加减。药用川乌、麻黄、豨莶草、白芍、甘草、黄芪、全蝎、蜈蚣、徐长卿、白芥子、金钱白花蛇、当归、桂枝、牛膝、桑寄生、乳香、没药、络石藤、海风藤。

**3. 湿热痹阻证**

临床表现：关节肿热疼痛，关节触之热感或自觉热感，关节局部皮色发红，发热，心烦，口渴或渴不欲饮，小便黄。舌质红，苔黄腻或黄厚，脉弦滑或滑数。

治法：清热除湿，活血通络。

方药：当归拈痛汤加减。药用白术、人参、升麻、葛根、苍术、防风、知母、泽泻、黄芩、猪苓、当归、炙甘草、茵陈、羌活。

**4. 痰瘀痹阻证**

临床表现：关节肿痛日久不消，关节局部肤色晦暗，或有皮下结节。关节肌肉刺痛、僵硬变形，面色黧黯，唇暗。舌质紫暗或有瘀斑，苔腻，脉沉细涩或沉滑。

治法：化痰通络，活血行瘀。

方药：双合汤加减。药用桃仁、红花、当归、川芎、白芍、土茯苓、陈皮、萆薢、竹茹、白芥子、半夏、僵蚕。

**5. 瘀血阻络证**

临床表现：关节刺痛，疼痛部位固定不移，疼痛夜甚。肢体麻木，关节局部色暗，肌肤甲错或干燥无泽。舌质紫暗，有瘀斑或瘀点，苔薄白，脉沉细涩。

治法：活血化瘀，通络止痛。

方药：身痛逐瘀汤加减。药用桃仁、红花、秦艽、地龙、牛膝、没药、川芎、香附、当归、五灵脂、羌活、甘草。

**6. 气血两虚证**

临床症状：关节酸痛或隐痛，伴倦怠乏力，面色无华，心悸气短，头晕，爪甲色淡，食少纳差。舌质淡，苔薄，脉细弱或沉细无力。

治法：益气养血，通经活络。

方药：归脾汤加减。药用黄芪、党参、茯苓、白术、酸枣仁、当归、木香、远志、龙眼、炙甘草。

**7. 肝肾不足证**

临床表现：关节疼痛、肿大或僵硬变形；腰膝酸软或腰背酸痛。足跟痛，眩晕耳鸣，潮热盗汗，尿频、夜尿多。舌质红，苔白或少苔，脉细数。

治法：补益肝肾，蠲痹通络。

方药：独活寄生汤加减。药用桑寄生、牛膝、独活、杜仲、秦艽、白芍、生地黄、党参、当归、茯苓、肉桂、防风、川芎。

**8. 气阴两虚证**

临床表现：关节肿大伴气短乏力，肌肉酸痛，口干眼涩。自汗或盗汗，手足心热，形体瘦弱，肌肤无泽，虚烦多梦。舌质红或有裂纹，苔少或无苔，脉沉细无力或细数无力。

治法：养阴益气，通络止痛。

方药：四神煎加减。药用生黄芪、牛膝、石斛、金银花。

### （三）中西医结合治疗思路与方法

RA 早期诊断、早期规范治疗是病情控制的关键。良好的医患沟通是延缓疾病进展的前提和条件，应提高患者对疾病的认识，了解治疗方案，解除患者因精神与经济压力而产生的心理负担，树立战胜疾病的信心。治疗应以改善症状和体征，达到临床缓解或降低疾病活动，延缓关节破坏，减少并发症，提高生活质量为目标。达到临床缓解或降低疾病活动时，减停药物应在医生指导下进行，中药适合长期维持治疗，可以调和脏腑气血阴阳，减少疾病复发。

治疗全程应重视用药安全性监测，建议每 1~3 月检查血尿常规、肝肾功能，关注心肺变化。在疾病全过程中应在医生指导下开展关节康复功能训练，保持关节功能。中西医治疗 RA 的方法各有其特点，中医疗法既能有效控制疾病症状、延缓病情的进展，还能从根本上调节、调整患者紊乱的免疫功能，且不良反应较西医疗法少，如能与西医疗法结合运用，中西医优势互补，能收到较好的治疗效果。

## 七、预后

预后调摄及患者教育对疾病的管理至关重要，有助于提高 RA 的治疗效果。主要从以下几个方面进行。

**1. 功能锻炼**　RA 患者进行适当的功能锻炼，维持和恢复关节的功能，加强肌肉的力量，防止关节变形，并且能促进机体血液循环，改善局部营养状态，有助于病情的缓解。急性期以休息为主，可做一些床上功能锻炼，如关节的屈伸。稳定期每周坚持 1~2 次的有氧运动（非高强度体育运动），不仅有助于改善患者的关节功能和提高生活质量，还有助于缓解疲劳感。

**2. 心理指导**　RA 病情缠绵，一些患者关节功能障碍，生活质量降低，导致患者有不同程度的心理障碍，及时有效的心理疏导十分必要。指导和帮助患者正确对待疾病，减轻患者心理上的压力，同时争取患者家属的配合与协助，营造和谐的治疗环境，恢复患者失调的心理，可促进病情好转。

**3. 饮食指导**　整体来讲，RA 患者无严格饮食禁忌，可多食清淡、易消化食物；加强营养，多食富含维生素食物；同时可适当限制糖、盐的摄入。具体要根据患者的证型进行个体化饮食指导。

**4. 生活起居**　RA 患者在日常生活中，应注意避风寒湿，居住地应干燥、温暖、向阳，同时注意保暖，多晒太阳，预防感冒。

（郝慧琴）

# 第三节　系统性红斑狼疮

本节从系统性红斑狼疮（systemic lupus erythematosus，SLE）的概述、病因病理、中医病因病机、临床表现、诊断与鉴别诊断、治疗和预后等方面进行论述。

## 一、概述

系统性红斑狼疮是一种系统性自身免疫病，以全身多系统多脏器受累、反复的复发与缓解、体内存在大量自身抗体为主要临床特点。SLE 患病率地域差异较大，目前全球 SLE 患病率为（0～241）/10 万，中国大陆地区 SLE 患病率为（30～70）/10 万，男女患病比为（1∶10）～（1∶12）。SLE 已由既往的急性、高致死性疾病转为慢性、可控性疾病。

## 二、西医病因病理

### （一）发病机制

目前普遍认为 SLE 可能病因包括免疫、遗传、感染、环境、性激素等，其中免疫因素起了很大作用，诸多细胞因子参与其中。

**1. 遗传因素**　SLE 具有很强的遗传倾向。大样本的流行病学调查显示，同胞患病率是一般人群患病率的 20 倍左右。同卵双生子发病一致率为 24%～65%，而异卵双生子发病一致率仅 2%～9%，提示遗传基因在 SLE 发病中占有重要作用。

**2. 免疫因素**　免疫调节障碍是 SLE 发病的重要因素之一。SLE 患者体内存在着多种免疫调节异常，高滴度自身抗体、系统性炎症反应及多器官功能损害，包括淋巴细胞减少、巨噬细胞和 NK 细胞功能异常、免疫耐受的缺失、补体成分减少，以及多种淋巴因子如 IL-1、IL-2 和 TNF 的表达异常，体内产生多种自身抗体，等等。SLE 的发生与 B 细胞的免疫功能异常密切相关，包括 B 细胞的发育和耐受异常、B 淋巴细胞激活因子异常和自身反应性 B 细胞凋亡异常等。B 淋巴细胞过度增殖、活化产生的大量自身抗体从而造成多系统损害是 SLE 的显著特征。IL-6 是一种 B 细胞生长和分化因子，可促进免疫球蛋白合成，与 SLE 的发病和病情活动相关。T 细胞介导的细胞免疫在人体特异性免疫中发挥着重要的作用。SLE 患者 T 细胞的活动性异常增高，SLE 的发病与抑制性 T 细胞和辅助性 T 细胞比例失衡密切相关。T 细胞亚群凋亡异常是导致 SLE 患者 T 细胞免疫调节紊乱和免疫应答异常的重要机制。

**3. 感染因素**　大量研究提示，细菌、病毒等感染因素在 SLE 的发病机制中占有一定的比重，它们作为外界触发因素，可以诱发或者加重 SLE。其中 EB 感染最为常见。

**4. 环境因素**　如化学药物、金属、毒素、氨基酸及药物因素等可能也参与并介导了 SLE 的发病过程。

上述机制共同作用使机体免疫功能紊乱或免疫调节障碍，进而引起自身免疫性疾病。近年来，通过对 SLE 基因结构与表达、内源性反转录病毒及全基因组关联研究等分子生物学角度的研究，为阐明 SLE 的发病机制和寻找治疗方法提供了巨大帮助。

## （二）病理变化

SLE 的主要病理改变为炎症反应和血管异常。它可以出现在身体任何器官。中小血管因免疫复合物沉积或抗体直接侵袭而出现管壁的炎症和坏死，继发的血栓使管腔变窄，导致局部组织缺血和功能障碍。病理改变的主要环节是免疫复合物沉积或抗体直接侵袭而出现管壁的炎症和坏死继发的血栓使管腔变窄，导致局部组织缺血和功能障碍。

## 三、中医病因病机

SLE 主要由先天禀赋不足，肝肾亏损而成。因肝肾精血不足，易致阴虚火旺，虚火上炎，兼因腠理不密，外邪入侵，两热相搏，热毒入里，瘀阻脉络，内伤及脏腑，外阻于肌肤而发病。劳倦内伤，七情郁结，妊娠分娩，冲任受损，日光曝晒，内服药物等都可成为发病的诱因。阴阳失调，阴虚内热是基本病机，热毒炽盛之证可以相继反复出现，甚或热毒内陷，热盛动风。病情虚实互见，变化多端。

## 四、临床表现

### （一）一般症状

全身不适、疲乏、食欲不振、发热等。常见的热型有两种：一种是长期的低热，大多数是作为亚急性发病的表现；另一种是弛张型高热，很少有寒战。发热很可能是 SLE 活动的表现，但应除外感染因素。疲乏是 SLE 常见但容易被忽视的症状，常是狼疮活动的先兆。

### （二）皮肤症状

SLE 的皮肤症状是全身症状的一部分，常在早期出现，包括面部皮疹、皮肤血管炎、黏膜损害及盘状红斑等。

1. **蝶形红斑**　这是本病所特有的症状，皮损以鼻梁为中心，在两颧部出现红斑，两侧分布如蝶状，境界一般比较清楚，扁平或因局部浸润轻度隆起。严重者可见有局部水肿，甚至出现水疱，炎症消退时可出现鳞屑、色素沉着，大部分病例皮疹消退后不留痕迹。

2. **盘状红斑**　黏膜损害常见在上唇皮肤部分及下唇唇红部位出现红斑、脱屑，边界清楚，有的伴有轻度萎缩。

3. **皮肤血管炎**　阳性率约50%，表现虽无特异性，但却提示有结缔组织病的存在。

可表现为瘀点、丘疹、结节、网状青斑和浅表溃疡，这些损害都可能是 SLE 的最早表现；常见指（趾）尖处肿胀、红斑和毛细血管扩张，甲周毛细血管扩张，甲半月板区发红，掌、跖、肘、膝或臀部持续性红斑或紫色斑，附少许鳞屑，微小的毛细血管扩张常见于颜面或其他部位皮肤。

**4. 狼疮脱发** 弥漫性非瘢痕性脱发，在额部顶前区的头发参差不齐、短而易折断，称为狼疮发。

**5. 黏膜损害** 见于 25% 患者。可发生结膜炎、巩膜外层炎及鼻腔与女阴溃疡，当全身症状加剧时，口唇的炎症反应亦常加重，黏膜出现红斑糜烂或小的溃疡，被有黄色的分泌物，疼痛。另外，多形红斑是常见的皮肤症状：一种是光感性多形红斑，另一种是寒冷性多形红斑，发病率高，有辅助诊断价值。

### （三）内脏系统表现

**1. 关节痛与关节炎** 70% ~ 80% 患者都有这种症状，常侵犯踝、腕、膝、肘及近端指间关节，多呈游走性关节痛，大关节可以肿痛、压痛，但红肿的不多，而小关节则常伴有轻度红肿。关节痛尤其是关节炎可以作为本病病情活动的一种表现。

**2. 肾脏受累** 肾损害可出现在本病的任何阶段，以 1 ~ 2 年较多，并随着病程的迁延而增多，发生率约 75%。分为肾炎型或肾病型，表现为蛋白尿、氮质血症、高胆固醇血症和低血清蛋白血症。在临床上肾外表现与肾损害并无明显平行关系，有明显红斑的患者，不一定有肾损害；相反，病期长的肾损害患者，往往无红斑，也无发烧及关节痛。

**3. 心血管系统** 发生率可达 30%。心包炎是 SLE 最常见的心脏损害，可无症状，仅心电图或超声心动图可查出。心肌炎常伴发心包炎，出现率达 25%，休息时无原因的心悸，与体温不成比例的心率加快，心电图检查时 ST-T 段的改变，胸部 X 光检查心脏扩大而无心包液渗出，则应疑及本病。

**4. 中枢神经系统** 是本病的严重损害，可表现为轻偏瘫、抽搐、癫痫、复视、视网膜炎、脉络膜炎、精神病及其他人格障碍。

**5. 血液系统** 贫血最常见，多为正细胞性正色素性贫血，白细胞减少（低于 $4.0 \times 10^9/L$）较常见，不过严重粒细胞减少者少见，若出现时要注意药物所致白细胞减少。白细胞减少与病情活动相关；特发性血小板减少性紫癜有时是 SLE 的先兆，其他异常表现包括中性粒细胞减少症和淋巴细胞减少症。

**6. 胃肠系统** 肝损害约占 1/3，主要为转氨酶升高，或伴有轻度肝大、胃纳差。

**7. 呼吸系统** SLE 有肺及胸膜被累及者占 40% ~ 50%，胸膜炎或胸膜渗出常呈双侧性，是最常见的临床表现。肺受累显示渗出性胸膜炎、间质性肺炎和急性肺炎。

### （四）体征

淋巴结肿大占患者的 20% ~ 35%，脾肿大的发生率一般是 15% ~ 36%，以轻度肿大为多。

## 五、诊断与鉴别诊断

### (一) 诊断

**1. 理化检查**

(1) 血常规　多见正细胞性正色素性贫血，淋巴细胞、白细胞、血小板等减少较常见。

(2) 血沉增快　梅毒血清假阳性率约20%；类风湿因子可阳性；IgG水平升高，丙种球蛋白升高。

(3) 尿常规　可见蛋白、红细胞、管型等。

(4) 免疫学检查　抗核抗体（antinuclear antibody，ANA）阳性率达95%以上；抗双链DNA（double-stranded DNA，dsDNA）抗体的特异度96%～99%；抗Sm抗体（SLE的特异性抗体）的特异度99%，但敏感度仅25%；血清补体常处于低水平，常提示病情活动和肾脏受累。其他抗心磷脂抗体、RNP抗体、抗单链DNA（single-stranded DNA，ssDNA）抗体可阳性。

(5) 皮肤病理　75% SLE患者皮损处或正常皮肤狼疮带试验阳性（沿真皮到表皮交界处有颗粒型免疫球蛋白和补体沉着）。

**2. 诊断要点**

(1) 颊部红斑　固定红斑，扁平或高起，在两颧突出部位。

(2) 盘状红斑　隆起的红斑上覆着角质性鳞屑和毛囊栓，陈旧病灶处可发生萎缩性疤痕。

(3) 光过敏　可观察到或病史中提及光照后面部出现不寻常的红斑。

(4) 口腔溃疡　可观察到口腔或鼻咽部溃疡，一般为无痛性。

(5) 关节炎　累及2个或2个以上周围关节的非侵蚀性关节炎，可有关节肿胀、压痛或积液。

(6) 浆膜炎　胸膜炎有肯定的胸痛病史，或听诊有胸膜摩擦音，或有胸腔积液的证据；心包炎有心电图异常，或有心包摩擦音，或有心包积液。

(7) 肾脏病变　蛋白尿 >0.5g/24h，若不能定量，尿蛋白持续 >（+++）；或见细胞管型，可分为红细胞、血红蛋白、颗粒管型或混合性细胞管型。

(8) 精神神经病变　①癫痫发作。无诱发药物或已知的代谢紊乱，如尿毒症、酮症酸中毒或电解质紊乱。②精神病。无药物影响或已知的代谢紊乱，如尿毒症、酮症酸中毒或电解质紊乱。

(9) 血液学异常　溶血性贫血，或白细胞减少（<4×10$^9$/L），或淋巴细胞减少（<1.5×10$^9$/L）或血小板减少（<100×10$^9$/L，除外药物影响）。

(10) 免疫学异常　抗dsDNA抗体阳性；或抗Sm抗体阳性；或抗心磷脂抗体阳性。

(11) 抗核抗体　免疫荧光抗核抗体滴度异常，或相当于该法的其他试验滴度异常，排除药物诱导的"狼疮综合征"。

上述 11 条中连续出现或同时出现 4 条或 4 条以上，即可诊断为系统性红斑狼疮。

### （二）鉴别诊断

**1. 药物性狼疮**  一般有明确的服药史，服药后尽管出现发热、肌痛、关节痛及浆膜炎等，但很少出现系统性损害。面部皮疹、脱发及雷诺现象较系统性红斑狼疮患者少见，也很少累及肾脏和中枢神经系统。抗核抗体阳性，抗组蛋白抗体和抗单链 DNA 抗体阳性，而抗双链 DNA 抗体和抗 Sm 抗体阴性，补体正常。停药后症状逐渐消失，且有可逆性，这些特点可与系统性红斑狼疮相鉴别。

**2. 类风湿关节炎**  类风湿关节炎以对称性腕、掌指及近端指间关节炎症、疼痛为主，常伴关节的畸形，晨僵时间长，类风湿因子滴度较高等，而 SLE 多有面部皮损、口腔溃疡、肾脏损害及抗 Sm 抗体、抗 ds-DNA 抗体阳性和高滴度的 ANA 阳性，无关节畸型。

**3. 原发性血小板减少性紫癜**  部分 SLE 血液系统异常比较突出，贫血、白细胞减少、血小板减少，且伴发血管炎酷似原发性血小板减少性紫癜，需进一步做血清标记抗体检测和骨髓检查，以资鉴别。

**4. 肾病综合征与肾小球肾炎**  肾病综合征与肾小球肾炎是 SLE 最常见的临床表现之一。但部分 SLE 发病初期仅有肾炎表现，而无 SLE 其他特征，因而鉴别较难，甚至肾脏活组织检查也难以区别是否为单纯肾病综合征、肾小球肾炎抑或狼疮肾，需进行皮肤狼疮带试验或认真随访才有利于鉴别。

## 六、治疗

### （一）西医治疗

对初诊和随访的 SLE 患者，选择 SLE 疾病活动指数 2000（SLE disease activity index，SLEDAI-2000）评分标准，并结合临床医师的综合判断进行疾病活动度评估；基于 SLEDAI-2000 评分标准，可将疾病活动分为轻度活动（SLEDAI-2000 ≤6）、中度活动（SLEDAI-2000 为 7～12）和重度活动（SLEDAI-2000 >12）。对处于疾病活动期的 SLE 患者，建议至少每 1 个月评估 1 次疾病活动度，对处于疾病稳定期的 SLE 患者，建议每 3～6 个月评估 1 次疾病活动度。如果出现复发，则应按照疾病活动来处理。

**1. 激素**  激素是治疗 SLE 的基础用药；根据疾病活动及受累器官的类型和严重程度制定个体化的激素治疗方案，应采用控制疾病所需的最低剂量；对轻度活动的 SLE 患者，羟氯喹或非甾体抗炎药疗效不佳时，可考虑使用小剂量激素（≤10mg/d 泼尼松或等效剂量的其他激素）；对中度活动的 SLE 患者，可使用激素 [0.5～1mg/（kg·d）泼尼松或等效剂量的其他激素] 联合免疫抑制剂进行治疗；对重度活动的 SLE 患者，可使用激素 [≥1mg/（kg·d）泼尼松或等效剂量的其他激素] 联合免疫抑制剂进行治疗，待病情稳定后，适当调整激素用量；对狼疮危象的 SLE 患者，可使用激素冲击联合免疫抑制剂进行治疗。

**2. 羟氯喹**  对无禁忌的 SLE 患者，推荐长期使用羟氯喹作为基础治疗；服用羟氯喹的患者，建议对其进行眼部相关风险评估；高风险的患者建议每年进行 1 次眼科检查，低风险的患者建议服药第 5 年起每年进行 1 次眼科检查。

**3. 免疫抑制剂**  对激素联合羟氯喹治疗效果不佳的 SLE 患者，或无法将激素的剂量调整至相对安全剂量以下的患者，建议使用免疫抑制剂；伴有脏器受累者，建议初始治疗时即加用免疫抑制剂。

**4. 生物制剂**  经激素和/或免疫抑制剂治疗效果不佳、不耐受或复发的 SLE 患者，可考虑使用生物制剂进行治疗。

**5. SLE 患者出现器官和系统受累**

（1）Ⅰ型狼疮肾炎患者，建议根据肾外表现来选择治疗。Ⅱ型狼疮肾炎患者，建议使用激素和/或免疫抑制剂治疗。

（2）Ⅲ型、Ⅳ型和非单纯Ⅴ型（Ⅲ + Ⅴ或Ⅳ + Ⅴ型）狼疮肾炎患者，诱导缓解期建议使用激素联合环磷酰胺或霉酚酸酯治疗，维持期建议使用霉酚酸酯或硫唑嘌呤治疗。

（3）单纯Ⅴ型狼疮肾炎，有肾性蛋白尿者建议使用中等剂量激素联合霉酚酸酯或钙调蛋白酶抑制剂或硫唑嘌呤治疗，并建议使用血管紧张素转换酶抑制剂（angiotensin converting enzyme inhibitor，ACEI）或血管紧张素Ⅱ受体阻滞剂（angiotensin Ⅱ receptor blockers，ARB）严格控制血压。

（4）对出现血小板减少症或自身免疫性溶血性贫血的患者，建议使用激素或静脉注射免疫球蛋白治疗，效果不佳者可加用免疫抑制剂治疗；上述治疗均无效者，或出现危及生命的血液系统受累者，可考虑使用利妥昔单抗治疗。

## （二）中医治疗

**1. 热毒炽盛证**

临床表现：面部蝶形红斑鲜艳，皮肤紫斑，伴有高热，烦躁口渴，神昏谵语，抽搐，关节肌肉疼痛，大便干结，小便短赤。舌红绛，苔黄腻，脉洪数或细数。多见于系统性红斑狼疮急性活动期。

治法：清热凉血，化斑解毒。

方药：犀角地黄汤合黄连解毒汤加减。药用水牛角（先煎）、生地黄、牡丹皮、黄连、黄芩、黄柏、栀子、青蒿（后下）、赤芍、泽泻、知母、白茅根、玄参。

加减：高热神昏，加安宫牛黄丸或紫雪散；咽喉肿痛，加山豆根、蒲公英、甘草清热解毒利咽。

**2. 阴虚内热证**

临床表现：斑疹暗红，伴有不规则发热或持续低热，五心烦热，自汗盗汗，面浮红，关节痛，足跟痛，月经量少或闭经。舌红，苔薄，脉细数。多见于轻中度活动期或稳定期。

治法：滋阴降火。

方药：六味地黄丸合大补阴丸、清骨散、二至丸加减。药用生地黄、鱼腥草、益母草、青蒿（后下）、紫草、知母、黄柏、女贞子、墨旱莲、茯苓、泽泻、牡丹皮、山茱萸。

加减：自汗明显，加黄芪、党参、麻黄根以益气敛汗；盗汗明显，加龟甲（先煎）、地骨皮、糯稻根以滋阴清热止汗。咽干，反复发生咽喉肿痛，加玄参、麦冬、北沙参、桔梗以滋阴润肺，利咽消肿。

**3. 脾肾阳虚证**

临床表现：面色无华，眼睑、下肢浮肿，胸胁胀满，腰膝酸软，面热肢冷，口干不渴，小便清长，尿少或尿闭。舌淡胖，苔少，脉沉细。多见于素体阳虚或SLE晚期合并心肾损害时。

治法：温肾壮阳，健脾利水。

方药：肾气丸、右归丸或附子理中汤，重者用参附汤加减。药用熟地黄、山茱萸、山药、牡丹皮、白茯苓、泽泻、赤芍、生姜、附子（先煎）、肉桂。

加减：水肿明显，加茯苓、车前子（先煎）、冬瓜皮以补益脾肾，利水消肿；腰酸明显，加杜仲、续断以补肾健腰。

**4. 脾虚肝旺证**

临床表现：皮肤紫斑，胸胁胀满，腹胀纳呆，头昏头痛，耳鸣失眠，月经不调或闭经。舌紫暗或有瘀斑，脉细弦。

治法：健脾清肝。

方药：四君子汤合丹栀逍遥散加减。药用党参、白术、茯苓、牡丹皮、栀子、木香、陈皮。

加减：腹胀明显，加香附、枳壳以理气消胀。

**5. 气滞血瘀证**

临床表现：红斑暗滞，角栓形成及皮肤萎缩，伴倦怠乏力。舌暗红，苔白或光面舌，脉沉细。多见于血管炎、紫癜、心脏损害或肝脾肿大患者。

治法：疏肝理气，活血化瘀。

方药：逍遥散合血府逐瘀汤加减。柴胡、白芍、当归、白术、茯苓、炙甘草、桃仁、红花、枳壳、赤芍、川芎、牛膝、益母草、丹参、香附。

加减：伴心悸失眠，加炒酸枣仁、柏子仁以养心安神；倦怠乏力，气短懒言，加黄芪、党参以健脾益气；肝脾肿大，加炙鳖甲（先煎）、三棱、莪术以活血散结。

## （三）中西医结合治疗思路与方法

治疗时根据中西医各自的优点制定个体化的治疗方案。西医主要采用激素和免疫抑制剂进行治疗，短暂地控制患者的病情，不能根治该病，而且长期使用激素等药物还会产生十分明显的毒副作用。在患者病情缓解期或者慢性活动期采用中药进行治疗，再使用小量激素，并逐渐减少激素剂量；发展到毒邪侵袭脑且伴有轻微损伤时，则采用中西医并重治疗；患者病情进一步恶化的情况下，则以西医为主进行抢救。

## 七、预后

调整生活方式有助于 SLE 治疗。SLE 患者应遵循的原则：①避免接触常见的危险物质。②防晒。③适度运动。④注重心理支持。⑤戒烟。⑥补充维生素 D。

（郝慧琴　李振）

# 第四节　强直性脊柱炎

本节从强直性脊柱炎的概述、病因病理、中医病因病机、临床表现、诊断与鉴别诊断、治疗和预后等方面进行论述。

## 一、概述

强直性脊柱炎（ankylosing spondylitis，AS）是一种慢性进行性疾病，主要侵犯骶髂关节、脊柱骨突、脊柱旁软组织及外周关节，并可伴发关节外表现。严重者可发生脊柱畸形和关节强直。AS 是脊柱关节病的原型或称原发性 AS；其他脊柱关节病并发的骶髂关节炎为继发性 AS。AS 的患病率在各国报道不一，日本人为 0.05% ~ 0.2%，我国患病率初步调查为 0.26%。以往认为本病男性多见，男女之比为 10.6∶1，现报告男女之比为 5∶1，女性发病较缓慢及病情较轻。发病年龄通常在 13 ~ 31 岁，30 岁以后及 8 岁以前发病者少见。

## 二、西医病因病理

### （一）发病机制

AS 的病因未明。从流行病学调查发现，基因和环境因素在本病的发病中发挥作用。已证实 AS 的发病和 HLA-B27 密切相关，并有明显家族发病倾向。正常人群的 HLA-B27 阳性率因种族和地区不同差别很大，如欧洲的白种人为 4% ~ 13%，我国为 2% ~ 7%，可是 AS 患者的 HLA-B27 的阳性率在我国患者达 91%。另有资料显示，AS 的患病率在普通人群为 0.1%，在 AS 患者的家系中为 4%，在 HLA-B27 阳性的 AS 患者的一级亲属中高达 11% ~ 25%，这提示 HLA-B27 阳性者或有 AS 家族史者患 AS 的危险性增加。但是，大约 80% 的 HLA-B27 阳性者并不发生 AS，以及大约 10% 的 AS 患者 HLA-B27 阴性，这提示还有其他因素参与发病，如肠道细菌及肠道炎症。

### （二）病理变化

AS 的病理性标志和早期表现之一为骶髂关节炎。脊柱受累到晚期的典型表现为竹节状脊柱。外周关节的滑膜炎在组织学上与类风湿关节炎难以区别。肌腱末端病为本病的特征之一。因主动脉根部局灶性中层坏死可引起主动脉环状扩张，以及主动脉瓣膜尖缩短变厚，从而导致主动脉瓣关闭不全。

### 三、中医病因病机

强直性脊柱炎属于中医痹证中"肾痹""骨痹""腰痛"范畴，其记载始见于《素问·痹论》："骨痹不已，复感于邪，内舍于肾……肾痹者，善胀，民以代踵，脊以代头。"形象地描述了 AS 的典型症状，并指出肾虚为其发病内因，感受外邪或外伤为其诱发因素。其基本病机为先天禀赋不足，素体虚弱，肾肝精血不足，肾督亏虚，风寒湿之邪乘虚深侵肾督，筋脉失调，骨质受损。其病性为本虚标实，肾督虚为本，风寒湿为标。寒湿之邪深侵入肾督，督脉受病，又可累及全身多个脏腑。治疗上以治肾补虚为主，兼以祛邪。如尤在泾指出："脊背中藏有督脉，不通而痛，当通阳。"严西亭在《得配本草》中提出治疗本病须用"主督""走督""通督"的药物，清代王清任提出"痹证有瘀血"说，主张治疗用"身痛逐瘀汤"。

### 四、临床表现

本病发病隐袭。患者逐渐出现腰背部或骶髂部疼痛和（或）发僵，半夜痛醒，翻身困难，晨起或久坐后起立时腰部发僵明显，但活动后减轻。有的患者感臀部钝痛或骶髂部剧痛，偶尔向周边放射。咳嗽、打喷嚏、突然扭动腰部疼痛可加重。疾病早期疼痛多在一侧呈间断性，数月后疼痛多在双侧呈持续性。随病情进展由腰椎向胸颈部脊椎发展，则出现相应部位疼痛、活动受限或脊柱畸形。

据报道，我国患者中大约 45% 的患者是从外周关节炎开始发病。24%～75% 的 AS 患者在病初或病程中出现外周关节病变，以膝、髋、踝和肩关节居多，肘及手和足小关节偶有受累。非对称性、少数关节或单关节，以及下肢大关节的关节炎为本病外周关节炎的特征。我国患者除髋关节外，膝和其他关节的关节炎或关节痛多为暂时性，极少或几乎不引起关节破坏和残疾。髋关节受累占 38%～66%，表现为局部疼痛，活动受限，屈曲挛缩及关节强直，其中大多数为双侧，而且 94% 的髋部症状起于发病后 5 年内。发病年龄小，以外周关节起病者易发生髋关节病变。

本病的全身表现轻微，少数重症者有发热、疲倦、消瘦、贫血或其他器官受累。跖底筋膜炎、跟腱炎和其他部位的肌腱末端病在本病常见。1/4 的患者在病程中发生眼色素膜炎，单侧或双侧交替，一般可自行缓解，反复发作可致视力障碍。神经系统症状来自压迫性脊神经炎或坐骨神经痛、椎骨骨折或不全脱位，以及马尾综合征。极少数患者出现肺上叶纤维化。有时伴有空洞形成而被认为结核，也可因并发霉菌感染而使病情加剧。主动脉瓣闭锁不全及传导障碍见于 3.5%～10% 的患者。AS 可并发 IgA 肾病和淀粉样变性。

### 五、诊断与鉴别诊断

#### （一）诊断

**1. 诊断线索**　对本病诊断的最好线索是患者的症状、关节体征和关节外表现及家族史。AS 特征性的症状为早期下腰背发僵和疼痛。由于腰背痛是普通人群中极为常见的一种症状，但大多数为机械性非炎性背痛，而本病则为炎性疼痛。以下 5 项有助于脊柱炎引起的炎性背痛和其他原因引起的非炎性背痛的鉴别：①背部不适发生在 40 岁以前。②缓慢发病。③症状持续至少 3 个月。④背痛伴发晨僵。⑤背部不适在活动后减轻或消失。以上 5 项有 4 项符合则支持炎性背痛。

**2. 体格检查** 骶髂关节和椎旁肌肉压痛为本病早期的阳性体征。随病情进展可见腰椎前凸变平，脊柱各个方向活动受限，胸廓扩展范围缩小及颈椎后突。以下几种方法可用于检查骶髂关节压痛或脊柱病变进展情况。

（1）枕壁试验 正常人在立正姿势双足跟紧贴墙根时，后枕部应贴近墙壁而无间隙，而颈僵直和（或）胸椎段畸形后凸者该间隙增大至几厘米以上，致使枕部不能贴壁。

（2）胸廓扩展 在第 4 肋间隙水平测量深吸气和深呼气时胸廓扩展范围，两者之差的正常值不小于 2.5cm，而有肋骨和脊椎广泛受累者则使胸廓扩张减少。

（3）Schöber 试验 用于测定脊柱活动度，于双髂后上棘连线中点上方垂直距离 10cm 及下方 5cm 处分别做出标记，然后嘱患者弯腰（保持双膝直立位）测量脊柱最大前曲度，正常移动增加距离在 5cm 以上，脊柱受累者则增加距离少于 4cm。

（4）骨盆按压 患者侧卧，从另一侧按压骨盆可引起骶髂关节疼痛。

（5）Patrick 试验（下肢 4 字试验） 患者仰卧，一侧膝屈曲并将足跟放置到对侧伸直的膝上。检查者用一只手下压屈曲的膝（此时髋关节在屈曲、外展和外旋位），并用另一只手压对侧骨盆，可引出对侧骶髂关节疼痛则视为阳性。有膝或髋关节病变者也不能完成 4 字试验。

**3. 影像学检查** AS 最早的变化发生在骶髂关节，该处的 X 线片显示软骨下骨缘模糊，骨质糜烂，关节间隙模糊，骨密度增高及关节融合。通常按 X 线片骶髂关节炎的病变程度分为 5 级：0 级为正常，Ⅰ级为可疑，Ⅱ级有轻度骶髂关节炎，Ⅲ级有中度骶髂关节炎，Ⅳ级为关节融合强直。对于临床可疑病例，而 X 线片尚未显示明确的或Ⅱ级以上的双侧骶髂关节炎改变者，应该采用 CT 检查。

**4. 实验室检查** 活动期患者可见 ESR 增快，CRP 增高及轻度贫血。RF 阴性和免疫球蛋白轻度升高。虽然 AS 患者 HLA-B27 阳性率达 90% 左右，但无诊断特异性，因为正常人也有 HLA-B27 阳性。HLA-B27 阴性患者只要临床表现和影像学检查符合诊断标准，也不能排除 AS 的可能。

（二）鉴别诊断

**1. 类风湿关节炎** AS 与 RA 的主要区别：①AS 在男性多发而 RA 女性居多。②AS无一例外有骶髂关节受累，RA 则很少有骶髂关节病变。③AS 为全脊柱自下而上地受累，RA 只侵犯颈椎。④外周关节炎在 AS 为少数关节、非对称性，且以下肢关节为主；在 RA 则为多关节、对称性和四肢大小关节均可发病。⑤AS 无 RA 可见的类风湿结节。⑥AS 的 RF 阴性，而 RA 的阳性率占 60% ~ 95%。⑦AS 以 HLA-B27 阳性居多，而 RA 则与 HLA-DR4 相关。AS 与 RA 发生在同一患者的概率为 1/10 万 ~ 1/20万。

**2. 椎间盘脱出** 椎间盘脱出是引起炎性腰背痛的常见原因之一。该病限于脊柱，无疲劳感、消瘦、发热等全身表现，所有实验室检查包括血沉均正常。椎间盘脱出和 AS 可通过 CT、MRI 或椎管造影检查进行鉴别。

**3. 结核** 对于单侧骶髂关节病变要注意同结核或其他感染性关节炎相鉴别。

**4. 弥漫性特发性骨肥厚** 弥漫性特发性骨肥厚（diffuse idiopathic skeletal hyperostosis，DISH）发病多在 50 岁以上男性，患者也有脊椎痛、僵硬感及逐渐加重的脊柱运动受限。其临床表现和 X 线所见常与 AS 相似。但是，该病 X 线可见韧带钙化，常累及颈椎和低位胸椎，经常可见连接至少 4 节椎体前外侧的流注形钙化与骨化，而骶髂关节和脊椎骨突关节无侵蚀，晨起僵硬感不加重，血沉正常及 HLA-B27 阴性。根据以上特点可将该病和 AS 进行区别。

**5. 髂骨致密性骨炎** 本病多见于青年女性，其主要表现为慢性腰骶部疼痛和发僵。临床检查除腰部肌肉紧张外无其他异常。诊断主要依靠 X 线前后位平片，其典型表现为在髂骨沿骶髂关节之中下 2/3 部位有明显的骨硬化区，呈三角形者尖端向上，密度均匀，不侵犯骶髂关节面，无关节狭窄或糜烂，故不同于 AS。

**6. 其他** AS 是血清阴性脊柱关节病的原型，在诊断时必须与骶髂关节炎相关的其他脊柱关节病如银屑病关节炎、肠病性关节炎或赖特综合征等相鉴别。

## 六、治疗

### （一）西医治疗

AS 尚无根治方法，但是患者如能及时诊断及合理治疗，可达到控制症状并改善预后。通过非药物、药物和手术等综合治疗，来缓解疼痛和发僵，控制或减轻炎症，保持良好的姿势，防止脊柱或关节变形，必要时矫正畸形关节，以达到改善和提高患者生活质量的目的。

**1. 非甾体抗炎药（简称抗炎药）** 这一类药物可迅速改善患者腰背部疼痛和发僵，减轻关节肿胀和疼痛及增加活动范围，无论早期或晚期 AS 患者的症状治疗都是首选的。抗炎药种类繁多，但对 AS 的疗效大致相当。吲哚美辛对 AS 的疗效尤为显著，但不良反应较多。如患者年轻，又无胃肠、肝、肾及其他器官疾病或其他禁忌证，吲哚美辛可作为首选药物。

**2. 柳氮磺吡啶** 该药可改善 AS 的关节疼痛、肿胀和发僵，并可降低血清 IgA 水平及其他实验室活动性指标，特别适用于改善 AS 患者的外周关节炎，并对本病并发的前色素膜炎有预防复发和减轻病变的作用。至今，该药对 AS 的中轴关节病变的治疗作用及改善疾病预后的作用均缺乏证据。

**3. 甲氨蝶呤** 活动性 AS 患者经柳氮磺吡啶和非甾类抗炎药治疗无效时，可采用甲氨蝶呤。但经对比观察发现，本品仅对外周关节炎、腰背痛、发僵及虹膜炎等表现，以及 ESR 和 CRP 水平有改善作用，而对中轴关节的放射线病变无改善证据。

**4. 糖皮质激素**　少数病例即使用大剂量抗炎药也不能控制症状时，甲泼尼龙 15mg/（kg·d）冲击治疗，连续 3 天，可暂时缓解疼痛。对其他治疗不能控制的下背痛，在 CT 指导下行糖皮质激素骶髂关节注射，部分患者可改善症状，疗效可持续 3 个月左右。本病伴发的长期单关节（如膝）积液，可行长效皮质激素关节腔注射。

**5. 其他药物**　一些男性难治性 AS 患者应用沙利度胺后，临床症状、ESR 和 CRP 均明显改善。

## （二）中医治疗

**1. 寒湿痹阻证（AS 早期）**

临床表现：腰骶、脊背酸楚疼痛，痛连颈项，伴僵硬和沉重感，转侧不利，阴雨潮冷天加重，得温痛减，或伴双膝冷痛，或恶寒肢冷。舌质淡，苔薄白腻，脉沉迟。

治法：散寒除湿，温经通络。

方药：蠲痹汤合桂枝汤加减。药用羌活、独活、肉桂、秦艽、海风藤、桑枝、当归、川芎、乳香、木香、甘草、桂枝、芍药、大枣、生姜。

**2. 湿热阻络证（AS 早期）**

临床表现：腰骶、脊背、髋部酸痛，僵硬，重着，活动不利，或伴膝、踝等关节红肿热痛，或见烦热、口苦、胸脘痞闷，小便黄赤。舌红苔黄腻，脉濡数。

治法：清热解毒，利湿通络。

方药：四妙散合宣痹汤加减。药用黄柏、紫花地丁、金银花、苍术、连翘、败酱草、忍冬藤、金钱白花蛇、防风、桑枝、薏苡仁、防己、威灵仙、甘草、地龙。

**3. 肾虚督空证（AS 中晚期）**

临床表现：腰骶、脊背、髋部、颈部酸疼、冷痛，痛势隐隐，喜暖喜按，劳累或遇寒加重，或见关节强直，屈伸不利，或伴腿膝酸软乏力，或肌肉萎缩，或畏寒肢冷，或大便稀溏，小便清长。舌淡，苔薄白，脉沉弱。

治法：温肾补督，除痹通络。

方药：青娥丸合独活寄生汤加减。药用杜仲、补骨脂、核桃仁、大蒜、独活、桑寄生、杜仲、牛膝、肉桂、防风、川芎、茯苓、秦艽、人参、当归、白芍、生地黄、细辛、甘草。

**4. 肝肾阴虚证（AS 晚期）**

临床表现：腰骶部、脊背、颈部、髋部酸或疼痛势缓，喜按喜揉，或关节强直变形，屈伸不利，或有四肢酸软乏力，肌肉萎缩，或有双目干涩疼痛，可伴消瘦，咽干口渴，头晕心悸，耳聋耳鸣，心烦失眠，面色潮红，手足心热，盗汗遗精。舌质红或暗红，苔少薄黄，脉弦细数。

治法：补益肝肾，通络止痛。

方药：当归地黄丸合虎潜丸加减。药用当归、熟地黄、川芎、白芍、牡丹皮、延胡索、人参、黄芪、牛膝、陈皮、锁阳、龟甲、干姜、知母、黄柏。

### (三) 中西医结合治疗思路与方法

中药、西药治疗 AS 各有其优势和不足。采用中西医结合治疗 AS，可优势互补，并能减少副反应，临床疗效也明显优于单用中药或西药。其主要机理是中药对机体多靶点、多环节改善机体免疫调节作用，联合西药对 AS 病理损害重要因子如 TNF-α、IL-1、IL-6 等的调节作用，以达到治疗目的。可采用以下方案。

**1. 早期或活动期** 柳氮磺吡啶（sulfasalazine，SASP）加正清风痛宁、帕夫林，或辨证服用中药煎剂，或用西乐葆、莫此可，尽量少用或不用 NSAIDs。

**2. 早中期** 病情明显活动，中轴关节功能明显活动障碍者，SASP 加甲氨蝶呤（methotrexate，MTX），加雷公藤制剂、马钱子制剂、昆明山海棠制剂。

**3. 中晚期** 病情稳定，无明显疼痛，仅有关节功能活动受限，雷公藤制剂加马钱子制剂、金乌骨通胶囊。

**4. 病情较轻** 病情较轻并长期处于相对静止状态，可以正常工作者应以中药辨证治疗为主，以中成药和中药煎剂交替间断服用。

**5. 诊治延迟** 一部分发病年龄较小，各种原因致诊断延迟，治疗不及时或不合理，髋关节受累较早者，在规范选用西药的同时，应着重用中医辨证方法治疗，并以补肾活血、健脾益气为法则择药组方。

## 七、预后

**1. 健康教育** 对患者及其家属进行疾病知识的教育是整个治疗计划中不可缺少的一部分，有助于患者主动参与治疗并与医师的合作。长期计划还应包括患者的社会心理和康复的需要。

**2. 功能锻炼** 运动治疗是 AS 治疗的重要组成部分，具有保持脊柱弹性、预防姿势改变、提高肌力和减轻疼痛的作用。患者可进行家庭锻炼，运动方式包括游泳及散步等有氧运动。在监督指导下的锻炼或团体运动配合物理治疗较家庭锻炼效果更佳。

**3. 其他方面** 患者应尽量保持良好的站姿及坐姿，具体要求：站立时挺胸、收腹，双眼平视前方；坐位也应保持胸部直立。应睡硬板床，多取仰卧位，避免促进屈曲畸形的体位。枕头要矮，一旦出现上胸或颈椎受累应停用枕头。对疼痛或炎性关节或软组织给予必要的物理治疗。吸烟是功能预后不良危险因素之一，应鼓励患者戒烟。

（李振）

# 第五节　多发性肌炎和皮肌炎

特发性炎性肌病（idiopathic inflammatory myopathies，IIM）是一组以四肢近端肌肉受累为突出表现的异质性疾病。其中以多发性肌炎（polymyositis，PM）和皮肌炎（dermatomyositis，DM）最为常见。PM 指无皮肤损害的肌炎，伴皮疹的肌炎称 DM。该病属自身免疫性疾病，发病与病毒感染、免疫异常、遗传及肿瘤等因素有关。

## 一、概述

我国 PM/DM 并不少见，但发病率不清楚。美国发病率为 5/100 万人，女性多见，男女比为 1:2。本病可发生在任何年龄，呈双峰型，在儿童 5~14 岁和成人 45~60 岁各出现一个高峰。本病亦可发生于婴儿。在我国，近来亦有不少研究报告，似乎表明本病有增多趋势。

## 二、西医病因病理

### （一）发病机制

发病机制尚不清楚，但机体的免疫异常、遗传、血管病变及病毒感染等均可能与发病有关。

**1. 免疫学异常**　许多 DM/PM 患者均存在循环自身抗体，被称为肌炎特异性自身抗体（myositis-specific autoantibodies，MSAs）。大多数 MSAs 是直接针对胞浆抗原，其中较常见的是抗 tRNA 合成酶抗体，特别是抗 histidyl tRNA 合成酶抗体（又称抗 Jo-1 抗体），而 Jo-1 的产生与 HLA-DR3 有关；其他 MSAs 还有抗 PL-12 抗体、抗 Mi-2 抗体、抗 PL-7 抗体、抗 SRP 抗体等。患者中发现的抗核抗体有抗 RNP 抗体、抗 Ro 抗体、抗 La 抗体、抗着丝点抗体、抗 Scl-70 抗体、抗 PM-1 抗体、抗 Ku 抗体等。在伴发肿瘤的患者血清中测出抗自身肿瘤的补体结合抗体。约 70% 患者血清中可测出免疫复合物。患者骨骼肌血管壁上显示 IgG、IgM 及/或 C3 颗粒状沉积，特别是在儿童皮肌炎患者。有研究提示 PM 可能是由于淋巴细胞介导的超敏反应所致，在肌肉内发现大量 T 淋巴细胞浸润，而血液中抑制性 T 细胞/细胞毒性 T 细胞明显减少。体液免疫机制在 DM/PM 发病中起到一定作用。

**2. 病毒感染**　病毒，特别是小核糖核酸病毒已被认为可能是肌炎发病的病因。在一些肌炎患者发现与 Coxsackie A9 病毒有关，在儿童 DM/PM 患者已发现其发病与先前的 Coxsackie B 病毒感染有明显关系，并已发现抗 Coxsackie 病毒滴度增高。在患者的皮肤及肌肉血管壁存在类似副黏病毒的管状内皮性包涵体。在儿童 DM 患者，发病前常有上呼吸道感染史，ASO 滴度增高，提示感染免疫反应的存在。

**3. 遗传因素**　50% DM/PM 患者具 HLA-DR3 表型，且总是与 HLA-B8 相关联，最常见于抗 Jo-1 抗体阳性患者。但在肌炎及抗 Jo-1 抗体阳性患者中 HLA-DR52 可高达 90% 以上。临床上，已报告单卵孪生中同时患有 DM，患者的一级亲属中出现高百分比的抗核抗体，均提示本病有基因遗传倾向。

**4. 其他**　恶性肿瘤、肌肉过度劳累、精神压力及药物等是肌炎发病的诱因。

### （二）病理变化

**1. PM 的病理学特征**　肌活检病理是 PM/DM 诊断和鉴别诊断的重要依据。PM 肌活检标本的普通苏木素 – 伊红（HE）染色常表现为肌纤维大小不一、变性、坏死和再生，以及炎性细胞的浸润。这种表现并不具有特异性，可见于各种原因引起的肌肉病变。肌细胞表达 MIIC Ⅰ 分子，浸润的炎性细胞主要为 CD8$^+$T 细胞，呈多灶状分布在肌纤维周围及肌纤维内，可以区分药物性、代谢性等非 IIM 肌病。这些非 IIM 肌病主要表现为巨噬细胞而非 CD8$^+$T 细胞的浸润，且肌细胞不表达 MHC Ⅰ 分子。

**2. DM 的病理学特征**　DM 的肌肉病理特点是炎症分布位于血管周围或在束间隔及其周围，而不在肌束内。浸润的炎性细胞以 B 细胞和 CD4$^+$T 细胞为主，与 PM 有明显的不同。但肌纤维表达 MHC Ⅰ 分子也明显上调。肌内毛细血管密度减低但剩余的毛细血管管腔明显扩张。肌纤维损伤和坏死通常涉及部分肌束或束周而导致束周萎缩，束周萎缩是 DM 的特征性表现。

### 三、中医病因病机

DM/PM 是由于患者素体阴虚阳盛，或脏腑内有蕴热加之感受暑湿或烈日暴晒，热毒直射而致内外合邪，充斥血脉，侵蚀肌肤所致。

**1. 脏腑内热，外感邪毒**　素体阴虚阳盛，或脏腑内有蕴热，热毒之邪侵扰肌肤，内舍脾肺，肺热叶焦，中焦郁热，燔灼津液，阴亏血燥，筋脉肌肤失于濡养，热伤脉络，血溢肌肤，发为肌痹。

**2. 热毒直射，薰于肌肤**　烈日暴晒，热毒直射，或外感风热之邪，化为热毒，热毒炽盛，充斥血脉，侵蚀肌肤，亦可发为肌痹。

**3. 湿热蕴结，熏蒸于外**　感受暑湿或湿邪内停，郁久化热，熏蒸于外，侵蚀肌肤筋脉，发为肌痹。

**4. 肌痹不已，内舍于脏**　"肌痹不已，复感于邪，内舍于脾。""脾痹者，四肢懈惰，发咳呕汁，上为大塞。"说明脾痹的表现很像 DM/PM。

### 四、临床表现

PM 主要见于成人，儿童罕见；DM 可见于成人和儿童。PM/DM 常呈亚急性起病。在数周至数月内出现对称性的四肢近端肌肉无力，仅少数患者（特别是 DM）可急性起病。PM/DM 常伴有全身性的表现，如乏力、厌食、体质量下降和发热等。

**1. 骨骼肌受累**　对称性四肢近端肌无力是 PM/DM 的特征性表现。约 50% 的患者可同时伴有肌痛或肌压痛。上肢近端肌肉受累时，可出现抬臂困难，不能梳头和穿衣。下肢近端肌受累时，常表现为上楼梯和台阶困难，蹲下或从座椅上站起困难。PM/DM 患者远端肌无力不常见，但在整个病程中患者可有不同程度的远端肌无力表现。随着病程的延长，可出现肌萎缩。约一半的患者有颈屈肌无力，表现为平卧时抬头困难，头常呈后仰。眼轮匝肌和面肌受累罕见，这有助于与重症肌无力鉴别。

**2. 皮肤受累**　DM 除了肌肉受累外，还有特征性的皮肤受累表现。皮肤病变可出现在肌肉受累之前，也可与肌炎同时或在肌炎之后出现。DM 常见的皮肤病变包括以下几种。

（1）眶周皮疹　这是 DM 特征性的皮肤损害，发生率为 60% ~ 80%。表现为上眼睑或眶周的水肿性紫红色皮疹，可为一侧或双侧，光照加重。这种皮疹还可出现在两颊部、鼻梁、颈部、前胸 V 形区和肩背部（称为披肩征）。

（2）Gottron 征　出现在关节的伸面，特别是掌指关节、指间关节或肘关节伸面的红色或紫红色斑丘疹，边缘不整或融合成片，常伴有皮肤萎缩、毛细血管扩张和色素沉着或减退，偶有皮肤破溃，发生率约 80%。此类皮损亦可出现在膝关节伸面及内踝等处，表面常覆有鳞屑或有局部水肿，这是 DM 另一特征性的皮肤损害。

（3）甲周病变　甲根皱襞处可见毛细血管扩张性红斑或淤点，甲皱及甲床有不规则增厚，局部出现色素沉着或色素脱失。

（4）"技工手"　在手指的掌面和侧面皮肤过多角化、裂纹及粗糙，类似于长期从事手工作业的技术工人手，故名"技工手"。还可出现足跟部的皮肤表皮增厚，粗糙和过度角化。此类患者常常血清抗 Mi-2 抗体阳性。

（5）其他皮肤黏膜改变　皮肤血管炎和脂膜炎也是 DM 较常见的皮肤损害；另外还可有手指的雷诺现象、手指溃疡及口腔黏膜红斑。部分患者还可出现肌肉硬结、皮下小结或皮下钙化等改变。

**3. 皮肤和骨骼肌外受累**

（1）肺部受累　间质性肺炎、肺纤维化、胸膜炎是 PM/DM 最常见的肺部表现，可在病程中的任何时候出现。表现为胸闷、气短、咳嗽、咯痰、呼吸困难和发绀等。少数患者有少量胸腔积液，大量胸腔积液少见。喉部肌肉无力可造成发音困难和声哑等。膈肌受累时可表现为呼吸表浅、呼吸困难或引起急性呼吸功能不全。

（2）消化道受累　PM/DM 累及咽、食管上端横纹肌较常见，表现为吞咽困难，饮水发生呛咳、液体从鼻孔流出。食管下段和小肠蠕动减弱与扩张可引起反酸、食管炎、咽下困难、上腹胀痛和吸收障碍等，这些症状同硬皮病的消化道受累相似。

（3）心脏受累　PM/DM 心脏受累的发生率为 6%~75%，但有明显临床症状者较少见，最常见的表现是心律不齐和传导阻滞。较少见的严重表现是充血性心力衰竭和心脏压塞，这也是患者死亡的重要原因之一。

（4）肾脏受累　少数 PM/DM 可有肾脏受累的表现，如蛋白尿、血尿、管型尿。罕见的暴发型 PM 可表现为横纹肌溶解、肌红蛋白尿及肾功能衰竭。

（5）关节表现　部分 PM/DM 可出现关节痛或关节炎表现，通常见于疾病的早期，可表现为 RA 样关节症状，但一般较轻，重叠综合征者关节症状较多见。儿童 DM 关节症状也相对较多见。

## 五、诊断与鉴别诊断

### （一）诊断

**1. 一般检查**　患者可有轻度贫血、白细胞增多。约 50% 的 PM 患者 ESR 和 C 反应蛋白正常，只有 20% 的 PM 患者活动期 ESR >50mm/h。因此，ESR 和 C 反应蛋白的水平与 PM/DM 疾病的活动程度并不平行。血清免疫球蛋白、免疫复合物及 α2 和 γ 球蛋白增高，补体 C3、C4 减少。急性肌炎患者血中肌红蛋白含量增加，血清肌红蛋白含量的高低可估测疾病的急性活动程度，加重时增高，缓解时下降。当有急性广泛的肌肉损害时，患者可出现肌红蛋白尿，还可出现血尿、蛋白尿、管型尿，提示有肾脏损害。

**2. 肌酶谱检查**　PM/DM 患者急性期血清肌酶明显增高，如肌酸激酶（CK）、醛缩酶、谷草转氨酶（AST）、谷丙转氨酶（ALT）及乳酸脱氢酶（LDH）等，其中临床最常用的是 CK，它的改变对肌炎最为敏感，升高的程度与肌肉损伤的程度平行。PM/DM 血清 CK 值可高达正常上限的 50 倍，但很少超过正常上限的 100 倍。肌酶改变先于肌力和肌电图的改变，肌力常滞后于肌酶改变 3～10 周，而复发时肌酶先于肌力的改变。少数患者在肌力完全恢复正常时 CK 仍然升高。少数患者活动期 CK 水平可以正常，这种情况 DM 比 PM 更常见。

**3. 自身抗体**

（1）**肌炎特异性抗体**　PM/DM 的抗体可分为肌炎特异性自身抗体 MSAs 和肌炎相关性抗体两大类。MSAs 主要包括抗氨基酰 tRNA 合成酶（aminoacyl-tRNA synthetase，ARS）抗体、抗信号识别颗粒（signal recognition particle，SRP）抗体和抗 Mi-2 抗体 3 大类。目前发现的抗 ARS 抗体有针对组氨酸（Jo-1）、苏氨酸、丙氨酸、氨基乙酰等氨酰基合成酶的抗体 10 余种，其中抗 Jo-1 抗体最常见，也最具临床意义。抗 Jo-1 抗体在 PM/DM 中阳性率为 10%～30%。抗 ARS 抗体阳性的患者常有发热、肺间质病变、关节炎、雷诺现象和"技工手"等临床表现而被称为"抗合成酶综合征（anti-synthetase syndrome，ASS）"。但部分 ASS 并不会出现上述所有症状，也有的 ASS 可以无肌炎的表现。抗 SRP 抗体主要见于 PM，阳性率为 4%～5%。抗 SRP 阳性的患者发病并无明显季节性，心脏受累也不明显，临床表现呈异质性，可有肺间质病变，也可见于 DM 患者。抗 SRP 阳性患者的病理特点常较一致，表现为明显的肌纤维坏死，但常无炎性细胞的浸润。肌细胞表达 MHC I 分子也不明显，这种表现非常类似免疫介导的坏死性肌炎。抗 SRP 还可偶见于非 IIM 的萎缩性肌病患者。抗 Mi-2 抗体在 PM/DM 患者中的阳性率为 4%～20%，多见于 DM，而 PM 中较少见。

（2）**肌炎相关性抗体**　PM/DM 还存在一些非特异性的肌炎相关抗体，有 60%～80% 的患者出现抗核抗体（ANA）；约 20% 的患者 RF 阳性，但滴度较低；另外部分患者血清中还可检测出针对肌红蛋白、肌球蛋白、肌钙蛋白或原肌球蛋白等抗原的非特异性抗体。抗 Scl-70 抗体常出现在伴发系统性硬皮病（SSc）的 DM 患者中；抗 SSA 抗体和抗 SSB 抗体见于伴发干燥综合征（SS）或 SLE 的患者中；抗 PM-Scl 抗体见于 10% 的肌炎患者，其中一半合并有硬皮病。另外，约 1/3 的患者可出现抗 Ku 抗体。

（二）鉴别诊断

多种疾病可引起皮肤及肌肉病变。如果有典型的皮疹和肌无力的表现，DM 一般不难诊断。临床上最容易误诊的是 PM，它需要与多种类型的肌病作鉴别。PM 应鉴别的肌病类型主要包括感染相关性肌病、包涵体肌炎（IBM）、甲状腺相关性肌病、代谢性肌病、药物性肌病、激素性肌病、肌营养不良症、嗜酸性粒细胞增多性肌炎及肿瘤相关性肌病等。目前临床上较常用的诊断标准为 1975 年 Bohan/Peter 建议的 PM/DM 诊断标准。

**1. 对称性近端肌无力** 肩胛带肌和颈前伸肌对称性无力，持续数周至数月。

**2. 肌肉活检异常** 肌纤维变性、坏死，细胞吞噬、再生、嗜碱变性，核膜变大，核仁明显，筋膜周围结构萎缩，纤维大小不一，伴炎性渗出。

**3. 血清肌酶升高** 如 CK、醛缩酶、ALT、AST 和 LDH。

**4. 肌电图示肌源性损害** 肌电图有三联征改变：即时限短、小型的多相运动电位；纤颤电位，正弦波；插入性激惹和异常的高频放电。

**5. 典型的皮肤损害** ①眶周皮疹。眼睑呈淡紫色，眶周水肿。②Gottron 征。掌指及近端指间关节背面的红斑性鳞屑疹。③膝、肘、踝关节、面部、颈部和上半身出现的红斑性皮疹。

确诊 PM 应符合 1~4 条中的任何 3 条标准；可疑 PM 符合 1~4 条中的任何 2 条标准；确诊 DM 应符合第 5 条及 1~4 条中的任何 3 条；拟诊 DM 应符合第 5 条及 1~4 条中的任何 2 条；可疑 DM 应符合第 5 条及 1~4 条中的任何 1 条标准。

## 六、治疗

### （一）西医治疗

PM/DM 是一组异质性疾病。临床表现多种多样且因人而异，治疗方案也应遵循个体化的原则。

**1. 糖皮质激素** 糖皮质激素是治疗 PM 和 DM 的首选药物。但激素的用法尚无统一标准，一般开始剂量为泼尼松 1~2mg/（kg·d）（60~100mg/d）或等效剂量的其他糖皮质激素。常在用药 1~2 个月后症状开始改善，然后开始逐渐减量。减药过快出现病情复发，则须重新加大剂量控制病情。对于严重的肌病患者或伴严重吞咽困难、心肌受累或进展性肺间质病变的患者，可加用甲泼尼龙冲击治疗，方法是甲泼尼龙每日 500~1000mg，静脉滴注，连用 3 天。对激素治疗无效的患者首先应考虑诊断是否正确。诊断正确者应加用免疫抑制剂治疗；另外，还应考虑是否初始治疗时间过短或减药太快所致；是否出现了激素性肌病。

**2. 免疫抑制剂**

（1）甲氨蝶呤（MTX） MTX 是治疗 PM/DM 最常用的二线药。MTX 不仅对控制肌肉的炎症有帮助，而且对改善皮肤症状也有益处，起效比硫唑嘌呤（AZA）快。常用的剂量 7.5~20mg 口服，每周 1 次。

（2）硫唑嘌呤（AZA） AZA 治疗 PM/DM 的剂量为口服 1~2mg/（kg·d）。AZA 起效时间较慢，通常应在用药 6 个月后才能判断是否对 PM/DM 有明显的治疗效果。

（3）环孢素 A（CsA） 目前 CsA 用于 PM/DM 的治疗逐渐增多。主要用于 MTX 或 AZA 治疗无效的难治性病例，CsA 起效时间比 AZA 快，常用的剂量为 3~5mg/（kg·d）。用药期间主要应监测血压及肾功能，当血清肌酐增加 >30% 时应停药。

（4）环磷酰胺（CTX） CTX 在治疗肌炎中不如 MTX 和 AZA 常用，且单独对控制肌肉炎症无效，主要用于伴有肺间质病变的病例。

（5）抗疟药　对 DM 的皮肤病变有效，但对肌肉病变无明显作用。治疗剂量为羟氯喹 300～400mg/d。

## （二）中医治疗

### 1. 风热炽盛证

多见于皮肌炎初发时。临床表现：四肢躯干风团样皮疹；颜面、颈项、胸前部紫红色水肿，痒甚，四肢肌肉酸重无力。舌质红，苔薄黄，脉滑数。

治法：疏风清热，凉血解毒。

方药：普济消毒饮加减。药用板蓝根、连翘、黄芩、黄连、玄参、马勃、牛蒡子、薄荷、僵蚕、柴胡、桔梗、陈皮、升麻、甘草。

### 2. 热入营血证

多见于皮肌炎急性发病期。颜面红斑赤肿，或者皮肤瘙痒，伴壮热，烦躁不宁，口渴，四肢痿软无力，咽痛，饮食呛咳，尿黄或赤，大便干。舌质红绛，苔黄燥，脉象洪数。

治法：清热解毒，凉血活血。

方药：清瘟败毒饮加减。药用生石膏、知母、生甘草、玄参、水牛角、金银花、大青叶、生地黄、牡丹皮、赤芍、柴胡。

### 3. 脾虚湿热证

临床表现：肢体软弱无力，肌肤酸胀肿痛，长期发热，面色萎黄，或暗红发斑，食欲不振，胸脘痞满。舌体胖大，舌苔黄腻，脉象滑数。

治法：清热利湿，健脾益气。

方药：当归拈痛汤加减。药用当归、人参、苦参、升麻、葛根、苍术、炙甘草、黄芩、茵陈、防风、知母、泽泻、猪苓、白术。

### 4. 肝肾阴虚证

多见于多发性肌炎病情相对稳定期。斑色浮红而时轻时重，肌肉隐隐作痛，日渐瘦弱，甚则不用，关节微痛，头晕目眩，腰膝酸软，午后身热，肌肤干涩。舌红少苔，脉细数。

治法：滋补肝肾，养阴清热。

方药：大补阴丸合知柏地黄丸加减。药用生地黄、熟地黄、牡丹皮、山药、茯苓、知母、黄柏、牛骨髓、墨旱莲、黄精、楮实子。

## （三）中西医结合治疗思路与方法

从整个病程及中西医疗效对比看，急性活动期西药占有绝对的优势；但是在使用糖皮质激素、免疫抑制剂后中药起辅助作用；而在病情相对缓解期、糖皮质激素减量时，以及提高体质、提高机体免疫力、防止继发感染等方面中药占有重要地位。更为重要的是在辨证施治下的中医用药，可兼顾全身之体质、免疫、已用药等情况，主次分明，或中西药合用，疗效更为确切。

### 七、预后

早期诊断、合理治疗，可获得满意的长时间缓解，可同正常人一样从事正常的工作、学习。成人患者可死于严重的进行性肌无力、吞咽困难、营养不良，以及吸入性肺炎或反复肺部感染所致的呼吸衰竭。对并发心、肺病变者，病情往往严重，且治疗效果差。儿童患者通常死于肠道血管炎和感染。合并恶性肿瘤的肌炎患者，其预后一般取决于恶性肿瘤的预后。

（李振）

# 第六节　风　湿　热

风湿热（rheumatic fever，RF）是一种由咽喉部感染 A 组乙型溶血性链球菌后反复发作的急性或慢性的全身结缔组织炎症，主要累及关节、心脏、皮肤和皮下组织，偶可累及中枢神经系统、血管、浆膜及肺、肾等内脏。临床表现以关节炎和心脏炎为主，可伴有发热、皮疹、皮下结节、舞蹈病等。

### 一、概述

本病发作呈自限性，急性发作时通常以关节炎较为明显，急性发作后常遗留轻重不等的心脏损害，尤其以瓣膜病变最为显著，形成慢性风湿性心脏病或风湿性瓣膜病。本病多发于冬春阴雨季节，寒冷和潮湿是重要的诱因。发病可见于任何年龄，最常见为 5～15 岁的儿童和青少年，3 岁以内的婴幼儿极为少见。男女患病概率大致相等。

### 二、西医病因病理

#### （一）发病机制

有关 RF 发病机制研究有很大进展，但具体发病机制目前仍未完全阐明。现认为风湿热发病可能与以下几方面有关：①易感组织对链球菌的免疫反应，RF 发病不是因为链球菌直接作用的结果，而是机体免疫反应的结果，目前认为链球菌抗原的分子模拟机制是 RF 主要发病机制。②A 组溶血性链球菌细胞壁外层的 M 蛋白被认为是致"风湿热源性"的标志。至今已发现 M 蛋白抗体有 100 余种型别，但只有 M1、M3、M5、M6、M19、M24 等血清型可引起 RF。③内皮细胞是风湿性心脏炎发病机制新的研究焦点，有报道 IFN-γ、IL-6、IL-10、TNF-α、TGF-β1 等基因多态性与 RF 之间有潜在关联，其中 TNF-α-G308A 基因、甘露糖结合凝集素（mannose-binding lectin，MBL）与 RF 的易感性有关。IL-1 受体拮抗剂（IL-1ra）基因多态分析，IL-1ra 基因多态性表现在数目可变的串联重复（variable number tandem repeat，VNTR），其中 2 个重复体（ILRN×2）可能参与小儿风湿热炎症反应，并且已经在风湿热患儿皮损中发现 IL-1、IL-1 受体及

IL-1ra 之间的平衡有变化。抗内皮细胞抗体（anti-endothelial cell antibody，AECA）、抗心磷脂抗体（anticardiolipin antibody，aCL）与风湿性心脏瓣膜病有关。④已查明基因对 RF 有重要影响，发现在 RF 患者中 HLA-B27 阳性率达 42.85%，HLADRB1×14 基因多态性与 RF 密切相关，提示 MHC 在风湿热发病中起重要作用。

### （二）病理变化

病变过程分为急性渗出期、增生期、硬化期，三期可交错存在，持续约 4～6 个月。①急性渗出期（1 个月左右）。病变部位为心脏、关节、皮肤。病理：组织水肿、变性或坏死，炎性细胞浸润，纤维素及浆液渗出。②增生期（3～4 个月）。病变部位为心肌和心瓣膜，还可分布于肌肉及结缔组织（皮下小结）。病理：风湿小体，是 RF 的病理诊断依据，表明风湿活动。③硬化期（2～3 个月）。病变部位为二尖瓣、主动脉瓣和三尖瓣。病理：纤维组织增生和瘢痕形成。以心脏瓣膜损害最突出，在瓣膜的闭锁线上出现赘生物，使瓣膜增厚。

### 三、中医病因病机

本病临床表现，以关节炎症状为主者归属于中医"热痹""风湿热痹"等范畴；以心脏炎症状为主者，则归属"心痹""心悸""怔忡"等范畴。"热痹""心痹"等名均始见于《内经》。《素问·四时刺逆从论》曰："厥阴有余病阴痹；不足病生热痹。"《素问·痹论》曰："心痹者，脉不通，烦则心下鼓，暴上气而喘……"宋代《圣济总录》描述："热痹，肌肉热极，体上如鼠走，唇口反坏，皮肤色变。"

### 四、临床表现

#### （一）前驱症状

在典型症状出现前 1～6 周。常有咽喉炎或扁桃体炎等上呼吸道链球菌感染表现，如发热、咽痛、颌下淋巴结肿大、咳嗽等症状。50%～70% 的患者有不规则发热，轻、中度发热较常见，亦可有高热。脉率加快，大量出汗，往往与体温不成比例。但发热无诊断特异性。

#### （二）典型表现

风湿热有 5 个主要表现：游走性多发性关节炎、心脏炎、皮下结节、环形红斑、舞蹈病。这些表现可以单独出现或合并出现，并可产生许多临床亚型。皮肤和皮下组织的表现不常见，通常只发生在已有关节炎、舞蹈病或心脏炎的患者中。

**1. 关节炎** 是最常见的临床表现，呈游走性、多发性关节炎。以膝、踝、肘、腕、肩等大关节受累为主，局部可有红、肿、灼热、疼痛和压痛，有时有渗出，但无化脓。关节疼痛很少持续 1 个月以上，通常在 2 周内消退。关节炎发作之后无变形遗留，但常反复发作，可继气候变冷或阴雨而出现或加重，水杨酸制剂对缓解关节症状疗效颇佳。

**2. 心脏炎** 患者常有运动后心悸、气短、心前区不适主诉。二尖瓣炎时可有心尖区高调、收缩期吹风样杂音或短促低调舒张中期杂音。主动脉瓣炎时在心底部可听到舒张中期柔和吹风样杂音。窦性心动过速（入睡后心率仍 > 100 次/min）常是心脏炎的早期表现，心率与体温升高不成比例，水杨酸类药物可使体温下降，但心率未必恢复正常。风湿热的心包炎多为轻度，超声心动图可测出心包积液，心脏炎严重时可出现充血性心力衰竭。轻症患者可仅有无任何风湿热病理或生理原因可解释的进行性心悸、气促加重（心功能减退的表现），或仅有头晕、疲乏、软弱无力的亚临床型心脏炎表现。

**3. 环形红斑** 出现率 6% ~ 25%，皮疹为淡红色环状红斑。中央苍白，时隐时现。骤起，数小时或 1~2 天消退，分布在四肢近端和躯干。环形红斑常在链球菌感染之后较晚才出现。

**4. 皮下结节** 为稍硬、无痛性小结节，位于关节伸侧的皮下组织，尤其肘、膝、腕、枕或胸腰椎棘突处，与皮肤无粘连，表面皮肤无红肿炎症改变，常与心脏炎同时出现，是风湿活动的表现之一，发生率 2% ~ 16%。

**5. 舞蹈病** 常发生于 4~7 岁儿童，为一种无目的、不自主的躯干或肢体动作，面部可表现为挤眉眨眼、摇头转颈、努嘴伸舌，肢体表现为伸直和屈曲、内收和外展、旋前和旋后等无节律的交替动作，激动兴奋时加重，睡眠时消失，情绪常不稳定，需与风湿热神经系统的舞蹈症相鉴别。

**6. 风湿热症状** 多汗几乎见于所有的活动期。鼻出血、瘀斑、腹痛也不少见，后者有时误诊为阑尾炎或急腹症，此可能为肠系膜血管炎所致。有肾损害时，尿中可出现红细胞及蛋白。

## 五、诊断与鉴别诊断

### （一）诊断

**1. 链球菌感染指标** 咽拭子培养的链球菌阳性率在 20% ~ 25%；ASO 阳性，在感染后 2 周左右出现，以往急性风湿热患者 ASO 阳性率在 75% 以上，但由于近年来抗生素的广泛应用及因临床表现不典型而造成取材延误，ASO 的阳性率已低至 50%，抗 DNA 酶-B 阳性率与 ASO 阳性率无明显差异，但两者联合阳性率可提高到 90%。以上检查只能证实患者在近期内有 A 组乙型溶血性链球菌有感染，不能提示体内是否存在 A 组乙型溶血性链球菌感染诱发的自身免疫反应。

**2. 急性炎症反应指标与免疫学检查** 急性期 ESR 和 CRP 阳性率较高，可达 80%。但来诊较晚或迁延型风湿热，ESR 增快的阳性率仅 60% 左右，CRP 阳性率可下降至 25% 或更低。血清糖蛋白电泳 α1 及 α2 增高可达 70%，较前两者敏感。非特异性免疫指标如免疫球蛋白（IgM、IgG）、循环免疫复合物（circulation immunity compound, CIC）和补体 C3 增高约占 50% ~ 60%。抗心肌抗体（AHRA）阳性率分别为 48.3% 和 70%，ASP 阳性率 70% ~ 80%，外周血淋巴细胞促凝血活性试验（procoagulant activity, PCA）阳性率在 80% 以上，后者有较高的敏感性和特异性。

**3. 心电图及影像学检查**　对诊断风湿性心脏炎有较大意义。心电图检查有助于发现窦性心动过速、P-R 间期延长和各种心律失常。超声心动图可发现早期、轻症心脏炎及亚临床型心脏炎，对轻度心包积液较敏感。心肌核素检查（ECT）可检测出轻症及亚临床型心肌炎。

## （二）鉴别诊断

**1. 典型的风湿热**　风湿热临床表现多种多样，迄今尚无特异性的诊断方法，主要依据2002—2003 年世界卫生组织对风湿热和风湿性心脏病诊断标准进行诊断（表 5-7）。

表 5-7　2002—2003 年世界卫生组织对风湿热和风湿性心脏病诊断标准

| | |
|---|---|
| 初发风湿热[a] | 2 项主要表现或 1 项主要及 2 项要表现加上前驱的 A 组链球菌感染证据 |
| 复发性风湿热不患有风湿性心脏病[b] | 2 项主要表现或 1 项主要及 2 项次要表现加上前驱的 A 组链球菌感染证据 |
| 复发性风湿热患有风湿性心脏病 | 2 项次要表现加上前驱的 A 组链球菌感染证据[c] |
| 风湿性舞蹈病隐匿发病的风湿性心脏炎[b] | 风湿热主要表现或 A 组链球菌感染证据可不需要 |
| 慢性风湿性心瓣膜病［患者第一时间表现为单纯二尖瓣狭窄或复合性二尖瓣病和（或）主动脉瓣病][d] | 不需要风湿热任何标准即可诊断风湿性心脏病 |
| 主要表现 | 心脏炎、多关节炎、舞蹈病、环形红斑、皮下结节 |
| 次要表现 | 临床表现：发热，多关节痛<br>实验室：急性期反应物升高（ESR 或白细胞数）<br>心电图：P-R 间期延长 |
| 近 45 天内有支持前驱链球菌感染的证据 | ASO 或风湿热链球菌抗体升高。咽拭子培养阳性或 A 组链球菌抗原快速试验阳性或新近患猩红热 |

注：[a]患者可能有多关节炎（或仅有多关节痛或单关节炎）及有数项（3 个或 3 个以上）次要表现，联合有近期 A 组链球菌感染证据。其中有些病例后来发展为风湿热，一旦风湿热诊断被排除，应慎重地把这些病例视作"可能风湿热"，建议进行继发预防。这些患者需予以密切追踪和定期检查其心脏情况。这尤其适用于高发地区和易患年龄患者。[b]感染性心内膜炎必须被排除。[c]有些复发性病例可能不满足这些标准。[d]先天性心脏病应予排除。

**2. 不典型或轻症风湿热**　对于不典型或轻症风湿热，临床上往往达不到上述标准。针对不典型或轻症风湿热提出了"可能风湿热"的诊断方案，步骤如下。

（1）细心问诊及检查以确定有无主要或次要表现　如轻症的心肌炎常表现为无任何原因而出现逐渐加重心悸、气短。低热需作定期体温测量才能发现，临床上可仅有头晕、疲乏主诉。

（2）有条件的医院可做特异性免疫指标检查　如 AHRA，只需荧光显微镜即可实施，ASP 和 PCA 阳性高度提示风湿性心脏炎存在。

（3）彩色多普勒超声心动图、心电图和心肌核素检查　可发现轻症及亚临床型心脏炎，有时对临床表现单纯关节炎的病例也可测出阳性结果。

（4）排除风湿热可能的疾病，应与下列疾病鉴别　①类风湿关节炎。与本病的区别是关节炎呈持续性，伴晨僵，类风湿因子效价升高，骨及关节损害明显。②反应性关节炎。有肠道或泌尿道感染史，以下肢关节炎为主。伴肌腱端炎、腰痛，HLA-B27 阳性。③结核感染过敏性关节炎（Poncet 病）。有结核感染史，结核菌素皮试阳性，非甾体抗炎药疗效不佳，抗结核治疗有效。④亚急性感染性心内膜炎。有进行性贫血、瘀斑、脾肿大、栓塞、血培养阳性。⑤病毒性心脏炎。有鼻塞、流涕、流泪等病毒感染前驱症状，病毒中和试验、抗体效价明显增高。有明显及顽固的心律失常。上述疾病的早期与风湿性关节炎或心脏炎常易混淆，容易造成误诊，排除性诊断是确诊风湿热的一个不可缺少的诊断步骤。

## 六、治疗

### （一）西医治疗

**1. 一般治疗**　注意保暖，避免潮湿和受寒。有心脏炎者应卧床休息，待体温正常、心动过速控制、心电图改善后，继续卧床休息 3~4 周后恢复活动。急性关节炎早期亦应卧床休息至 ESR、体温正常后开始活动。

**2. 消除链球菌感染灶**　这是去除风湿热病因的重要措施，否则本病将会反复发作或迁延不愈。目前公认苄星青霉素是首选药物。

**3. 抗风湿治疗**

（1）单纯关节受累　首选非甾体抗炎药，常用乙酰水杨酸（阿司匹林）。亦可用其他非甾体类抗炎药，如萘普生、吲哚美辛等。对已发生心脏炎者，一般采用糖皮质激素治疗，常用泼尼松。为防止停用激素后出现反跳现象，可于停用激素前 2 周或更早一些时间加用阿司匹林，待激素停用 2~3 周后再停用阿司匹林。对病情严重，如有心包炎、心脏炎并急性心力衰竭者，可静脉滴注地塞米松或氢化可的松，至病情改善后，改口服激素治疗。抗风湿疗程，单纯关节炎为 6~8 周，心脏炎疗程最少 12 周，如病情迁延，应根据临床表现及实验室检查结果，延长疗程至病情完全恢复为止。

（2）亚临床心脏炎的处理　既往无心脏炎病史，近期有过风湿热，只需定期追踪及坚持长效青霉素预防，无需特殊处理。对曾患心脏炎或现患风湿性心脏病者可根据实验室检查（如 ESR、AHRA、ASP、PCA 等）、超声心动图、心电图及体征的变化而制定具体治疗措施：①如仅有轻微体征改变而上述各项检查正常者，无需抗风湿治疗，应继续追踪观察。②如实验室检查变化明显，但无其他原因解释，可试行 2 周的抗风湿治疗（一般用阿司匹林），如 2 周后实验室检查恢复正常，则不需进一步处理，如实验室检查仍不正常，可再继续抗风湿治疗 2 周后复查有关项目，若仍不转阴，又有可疑症状及体征或超声心动图或心电图改变者，需进行正规抗风湿治疗。③如实验室检查、心电图、超声心动图均有明显的改变，而无其他原因解释者，虽无明显症状，应作进一步观察及应用一个疗程抗风湿治疗。

（3）舞蹈病　应尽量避免强光及噪声刺激，在上述治疗基础上，首选丙戊酸，对于该药物无效或是严重舞蹈病如瘫痪的患者，应用利培酮治疗。对风湿热多巴胺受体阻断药物，如氟哌啶醇也可能有用。越来越多的证据表明免疫抑制治疗，如静脉注射甲泼尼龙，随后逐渐口服泼尼松是有效的，尤其适用于那些上述药物治疗无效或不能耐受的患者。

## （二）中医治疗

### 1. 风热袭表证

临床表现：恶风发热，咽喉肿痛，口干口渴，肌肉关节游走性疼痛，局部灼热；偶见皮肤红斑。舌质红，苔黄干，脉浮数。

治法：清热解表，疏风通络。

方药：银翘散加减。药用连翘、金银花、桔梗、薄荷、竹叶、生甘草、荆芥穗、淡豆豉、牛蒡子、芦根。

加减：若咽喉肿痛重者，加浙贝母、射干、苦杏仁、僵蚕；发热者，加葛根、柴胡、黄芩，重用生石膏。

### 2. 风湿热痹证

临床表现：身热不扬，周身困重，肢节烦痛或红肿疼痛，或风湿结节，皮下硬痛，或红疹融合成不规则斑块，或有身肿，小便黄赤，大便黏滞。舌质红，苔黄厚腻，脉滑数。

治法：祛风除湿，清热通络。

方药：白虎加桂枝汤合宣痹汤。药用生石膏、知母、甘草、桂枝、粳米、忍冬藤、连翘、黄柏、海桐皮、威灵仙、桑枝。

加减：若湿邪甚者，加苍术、萆薢；肌肤红斑甚者，加赤芍、牡丹皮、地肤子；化火伤阴者，加生地黄、玄参、麦冬；关节肿胀明显且疼痛者，加鸡血藤、当归。

### 3. 寒湿热痹证

临床表现：体内蕴热，复感风寒湿邪，致热痹兼夹寒湿，关节局部红肿热痛，兼见恶风畏冷，得温则舒，关节晨僵、活动后减轻。舌质红、苔白或黄白相间，脉弦紧或滑数。

治法：化湿清热，祛风散寒。

方药：桂枝芍药知母汤合麻杏薏甘草汤化裁。药用桂枝、炮附子、麻黄、防风、苦杏仁、白术、薏苡仁、白芍、知母、鸡血藤、忍冬藤。

加减：若疼痛甚者，加川乌、草乌；热重，加生石膏、牡丹皮。

### 4. 阴虚热痹证

临床表现：低热，午后潮热，倦怠乏力，口干口渴，鼻衄，心悸，烦躁，关节肌肉肿胀灼热疼痛。脉细数，舌质鲜红，少苔。

治法：育阴清热，通经活络。

方药：一贯煎加减。药用生地黄、北沙参、枸杞子、麦冬、当归、白芍、知母、龟甲、丝瓜络、地骨皮、钩藤、地龙、天麻。

加减：若心气不足，气阴两伤者，加西洋参、五味子、黄精；心烦不寐者，加酸枣仁、龙骨、牡蛎、胆南星；便干者，加何首乌、桃仁。

**5. 痰瘀热痹证**

临床表现：关节肿胀刺痛，肌肤发热，经久不愈，或关节变形，活动不利，或皮下结节，红斑色紫暗。舌质色暗，有齿痕，苔白厚或黄白相间而黏腻，脉弦滑数。

治法：化痰清热，祛瘀通络。

方药：痰瘀痹痛汤。药用桂枝、茯苓、天南星、浙贝母、当归、土鳖虫、姜黄、马鞭草、忍冬藤、鹿衔草。

加减：若湿重，加防己、薏苡仁；热重，加牡丹皮、知母；痛甚者，加乳香、没药，或加马钱子粉，或用大黑蚂蚁粉。

**6. 心痹实证**

临床表现：持续低热或中度发热，昼轻夜重，身热早凉，汗多；心悸，心前区不适，闷痛或灼痛；皮肤红斑，皮下结节，或有眼巩膜充血及鼻腔出血；甚或面色苍白，呼吸困难，浮肿等。舌质红或暗红，苔白厚或黄白相间，脉滑数或细数或疾或结代。

治法：清营解毒，救心开痹。

方药：参珠救心丹。药用西洋参、丹参、苦参、珍珠粉、重楼、麦冬、五味子、生地黄、玄参、牡丹皮、石菖蒲、郁金、天竺黄。

**7. 心痹虚证**

临床表现：两颧潮红，心悸气短，疲乏无力，低热，胸闷，心前区不适，皮肤红斑，皮下结节，或有眼巩膜充血及鼻腔出血。舌质淡红或暗红少苔，脉细涩或结或代。

治法：气阴双补，养心活血。

方药：生脉散合炙甘草汤。药用人参、麦冬、五味子、炙甘草、桂枝、生地黄、阿胶、大枣、生姜、丹参、川芎。

加减：若气虚甚者，加黄芪、白术；阴虚甚者，加石斛、枸杞子；血瘀甚者，加红花、赤芍。

### （三）中西医结合治疗思路与方法

目前西医治疗本病常用非甾类抗炎药及激素，治标不能治本，并形成药物依赖，引起并发症日趋增多，疗效不肯定，容易反复。用中医药整体辨证施治，不但大大减少不良反应，而且解决了长期服用西药所带来的毒副作用，对久治不愈的风湿热关节炎患者均有疗效，为风湿热的治疗提供新途径。

## 七、预后

大约70%的急性风湿热患者可在2～3个月内恢复。急性期65%左右的患者心脏受累，如不及时合理治疗，70%可发生心脏瓣膜病。

（李振）

# 第七节　贝赫切特病

贝赫切特病（Behcet's disease，BD），过去翻译为白塞病，是一种病因不明的多基因炎症性系统疾病。临床特征包括口腔和生殖器溃疡、眼部炎症、皮肤损伤，以及关节、血管、神经、肺、胃肠道、肾脏、血管和泌尿生殖道表现。该病可能始于上述症状中的一种或多种，但随着时间的流逝，其他症状可能会逐渐出现。在眼外，其病程的特征是急性炎症反复发作，呈自限性，可导致严重的残疾。

## 一、概述

从地中海盆地到东亚的古代丝绸之路沿线国家的人民所患疾病中，BD 的患病率最高。流行率估计值有所不同，据报告在意大利为（3.8～15.9）/10 万人，在法国为 7.1/10 万人，在西班牙为 7.5/10 万人，在埃及为 7.6/10 万人，在土耳其为（20～420）/10 万人，在以色列为（15.2～120）/10 万人。相比之下，北美和北欧国家的患病率很低：每 10 万人患病率介于 0.27～5.2 之间。男女患病比例因地区而异，在地中海、中东和亚洲大多数国家，该疾病通常在男性中更为普遍；反之，较高的女性患病报道发生在美国、北欧和东亚国家。

本病类似中医学的"狐惑病"。中医学认为本病属于"寒疡""阴疡"范畴，属里证、寒证、虚证。病因病机为肝郁化火，虚火内扰，耗阴伤津，致气阴两伤，或肝郁脾虚，或苦寒伤脾，或久病脾虚失运，水湿失化，湿热内蕴化毒，湿毒熏蒸三焦、脏腑，流注于经脉，腐蚀为患；其病机错综复杂，五脏相因，湿毒为患，为虚实夹杂、本虚标实之症。

## 二、西医病因病理

**1. 病因**　本病病因目前尚不明确，研究表明多与以下四种因素有关。

（1）**感染**　研究表明感染在 BD 的发病中起重要作用，本病与急、慢性病毒感染、细菌感染（如链球菌、结核分枝杆菌感染）引起的自体免疫异常有关。国内有报道表明，本病患者有三分之一曾患过结核病或者正处于结核病病期之中，部分病人经过治疗结核后，不仅结核治愈，且 BD 症状也有好转。研究亦发现单纯疱疹病毒和溶血性链球菌与本病有关。以上表明，本病的发生与细菌、病毒感染有关。

（2）**遗传因素**　本病有地区性发病倾向，如多见于地中海沿岸国家。对表明人类遗传特征的物质 HLA 的研究发现，BD 患者中 HLA-B5 阳性检出率可达60%以上，HLA-B51 的阳性检出率也很高。因此，有人提出，这两种 HLA 类型所代表的遗传特征可能是部分 BD 发病的内因或内环境。因为并非所有 BD 患者均有 HLA-B5 或 HLA-B51 阳性，BD 可能与常染色体隐性遗传有关。

（3）**微量元素**　患者病变组织中有机氯、有机磷和铜离子含量增高。也有人发现微量元素锌、硒缺乏，可能与本病有关。

（4）**免疫异常** 患者血清中存在抗口腔黏膜抗体、抗动脉壁抗体等自身抗体，血清中免疫复合物阳性率达 60%，并与病情活动有关，患者免疫球蛋白增高，淋巴细胞比例失调，血管周围、脑脊液、血管壁等病损处可见到淋巴细胞、免疫球蛋白、补体等与免疫反应有关的物质，说明本病与免疫失调有密切关系。

**2. 病理**

（1）**细胞免疫** 活化的 T 细胞出现在患者的局部组织和周围血中，其中 CD4 和 CD8 均有增多，γδT 细胞也增多。患者 T 细胞受体 TCRβ 株升高不一致，即 TCRVβ 呈多态性，说明 T 细胞升高是由多种不同抗原促发的。由于周围血中 IL-2 和 IFN-β 是增高的，Th2 分泌的细胞因子 IL-4 和 IL-10 呈低水平，因此 BD 属 Th1 占优势的细胞免疫反应，而血循环中的致炎性细胞因子 IL-1β、TNF-α 和 IL-8 也是增高的。

中性粒细胞的反应是非特异性的细胞反应，在本病中有一定作用，如本病中出现的非细菌性化脓性毛囊炎、针刺反应、前房积脓均显示有大量中性粒细胞的浸润、活化和功能亢进。来自 BD 患者的中性粒细胞具有产生大量过氧化物和溶酶体酶及加强趋化作用的能力，以致造成组织损伤。中性粒细胞的活化可能与致炎性细胞因子的促发有关。

血管内皮细胞衬于血管内壁，为血流提供光滑表面，维持血液正常的流动，也作为渗透膜调节血管内、外的物质交换。近年来发现它能合成、释放活性物质（如血管舒张因子和收缩因子，抗凝血和促凝血因子）促进和抑制血管壁细胞生长因子，防止血细胞黏附于血管壁等。当受到刺激（如致炎细胞因子）后，内皮细胞表达的黏附分子增多，有利于血小板和白细胞黏附于其壁，形成血栓。同时白细胞外移，活化释放导致组织损伤的介质，并扩大了自身组织的损伤。内皮细胞受损后有抗原递呈，促进炎症反应的作用，目前认为内皮细胞参与了系统性血管炎的发生和发展。然而，由于内皮细胞本身的异质性，不同大小、种类和不同器官的内皮细胞形态、功能不同，解释了不同血管炎中受损器官和临床表现的迥异。

（2）**体液免疫** BD 与其他具有已知的自身抗体的弥漫性结缔组织病不同。它与抗核抗体谱、抗中性粒细胞胞质抗体、抗磷脂抗体的相关性不明显。近年来的研究认为抗内皮细胞抗体（AECA）与血管炎病有一定相关性，它可以出现在多种血管炎病变中，如原发性血管炎病中的大动脉炎、川崎病、韦格纳肉芽肿、显微镜下多血管炎，以及继发性血管炎中的狼疮肾炎和皮肌炎。

AECA 的靶抗原在各个血管炎中大不相同：在 SLE 有 DNA、DNA-组蛋白、核糖体 P 蛋白，系统性血管炎有蛋白酶 3 或髓过氧化酶，在 BD 的靶抗原尚不明。

AECA 与内皮细胞损伤的因果关系尚不明确。但它可以活化内皮细胞，促发补体依赖和（或）抗体介导的细胞毒反应，导致内皮细胞的损伤持续或进一步进展。

## 三、中医病因病机

**1. 感受湿热毒邪** 先天禀赋不足，营卫失和，外感湿热毒邪，或热病、斑疹余毒未尽，与湿浊相合而致湿热之邪内蕴，化腐成瘀，上扰则口、咽喉、眼侵蚀赤肿，下注则二阴溃烂浸淫，外流肌肤则斑疹疮疡，甚至内损脏腑气血，引发本病。

**2. 饮食情志所伤**　饮食不节或过食肥甘厚腻，使脾运失健，湿热内蕴，聚湿生热，或长期忧思，则肝失疏泄，郁久化热侮上而湿邪内生，又致湿热互结致病。

**3. 素体阴虚内热**　素体阴虚肝肾不足，阴虚阳盛，或房事不节，扰动相火，消烁真阴，或热病后期，邪热伤阴，虚火上浮熏蒸内外，均可损及口、咽、眼、前后二阴，导致肿赤溃疡为患。湿热毒邪壅盛，不得透泄，充斥上下，循经走窜于眼目、口咽、二阴、四肢等处而致蚀烂疡溃。

## 四、临床表现

### （一）口腔溃疡

贝赫切特病的最典型特征之一是复发性口腔炎，在 97% ~ 100% 的患者中可以看到。通常是最初的症状，口腔溃疡的外观和位置与普通口腔溃疡相似。典型的病变是圆形的，轮廓分明的，并覆盖着淡黄色的假膜。病变可能单发或多发，并在数周内消退。口腔溃疡的最常见部位是舌头、嘴唇、牙龈和颊黏膜。根据口腔溃疡的特点，可将其分为小、大或疱疹状。较小的溃疡定义为孤立的或多发的、浅的和小的（<10mm），通常可以愈合而不会留下疤痕。与小溃疡相比，大溃疡更大（>10mm）、更深且更痛苦。疱疹状溃疡是指许多浅（直径 1 ~ 2mm）的病灶，成簇出现。

### （二）泌尿生殖器病变

生殖器溃疡发生在 70% 以上的病例中，并且在形态上与口腔溃疡相似，但是它们通常更大，更深并且有疤痕的情况下可以治愈。在男性患者中，它们最常见于阴囊。阴茎病变很少见。附睾炎也很常见，但是尿道炎不是 BD 的特征，可能有助于将其与赖特综合征区分开。在女性患者中，溃疡发生在外阴、阴道和子宫颈上，并可能导致性交困难。男女均发生腹股沟、肛周和会阴溃疡。

### （三）眼病

部分患者还可表现为眼睛病变，出现眼睛红肿、疼痛、畏光或视力下降、视物不清，可为一只或两只眼睛同时受累。男性比女性更常见、更严重。

### （四）皮肤病

有部分患者会发生皮肤病。结节性红斑通常发生在下肢，为黄豆大小的结节，按压时伴有疼痛感，在女性患者中更常见。另外也可观察到小叶性脂膜炎和血管炎，在组织病理学常显示中隔性脂膜炎。痤疮样病变是该疾病的另一常见表现：它的外观类似于普通的痤疮，且出现在常见的痤疮部位，例如面部、背部和胸部，但也出现在不常见的部位，如手臂和腿部，可自行好转，但易反复发作。部分患者在针眼部位可出现脓疱或水泡。

### （五）肌肉骨骼疾病

部分患者可见非糜烂性关节炎。

### （六）胃肠道疾病

胃肠道受累亦是一个常见的症状，包括吞咽困难、厌食、腹痛、腹泻、黑便和穿孔，上述症状可都出现或只出现一个。溃疡常见于回肠末端、盲肠和升结肠，但实际上胃肠道的任何部分均可受到影响。临床上，无法明显区分炎症性肠病相关的溃疡与贝赫切特病。

### （七）神经系统疾病

累及中枢神经系统的贝赫切特病，虽然发生率低（约为20%），但却是最严重的表现之一。多以男性为主，其中的70%~80%患者有实质性累及，并且脑干是最常见的受累部位。有的患者可有手脚不灵活、头疼头晕、恶心呕吐、手脚感觉麻木、疼痛或无力，还可出现一侧的手脚瘫痪，严重的可出现抽搐、翻白眼等类似"抽羊角风"的表现。通常在诊断后数年会出现神经系统症状，如神经系统缺陷、脑膜脑炎和精神症状（包括人格改变）。由于硬脑膜窦血栓形成，颅内高压，可有头痛和乳头水肿。症状反复发作，并逐渐导致不可逆的神经损伤。

### （八）血管疾病

少部分的患者发生血管受累。浅表性血栓性静脉炎和深部静脉血栓形成是最常见的静脉并发症。患者可出现活动后气短、憋气，胸口疼痛甚至晕厥。动脉病变的发生率相对较低，占所有血管受累的1%~33.5%，主动脉和肺动脉受累可引起严重的动脉瘤形成或闭塞，而肺动脉瘤破裂是导致患者致命性出血的最重要死因之一。

## 五、诊断要点

**1. 贝赫切特综合征常用的诊断标准**　①反复口腔溃疡：一年内反复发作至少三次。②反复外阴溃疡。③眼部病变：前和（或）后色素膜炎，裂隙灯检查时玻璃体内有细胞出现或由眼科医生观察到视网膜血管炎。④皮肤病变：有结节性红斑、假性毛囊炎或丘疹性脓疱，或未服用糖皮质激素的非青春期患者出现痤疮样结节。⑤针刺试验阳性：试验后24~48小时由医生看结果。有反复口腔溃疡并有其他4项中2项以上者，可诊断为BD。

**2. 实验室检查**　检查内容包括一些自身抗体如抗核抗体、抗内皮细胞抗体等，血沉、C反应蛋白等炎症指标，结核、病毒等感染指标及脏器功能指标等。其他辅助检查包括眼科的特殊检查、血管彩超、脑部核磁共振、关节B超等。

## 六、治疗

### （一）西医治疗

BD 具有典型的复发和缓解病程，治疗目标是迅速抑制炎症加重和复发，以防止不可逆转的器官损伤。最佳治疗需要多学科方法。应根据年龄、性别、器官受累的类型和严重程度及患者的偏好进行个体化治疗。眼部、血管、神经和胃肠道受累可能与不良预后相关。许多患者的疾病表现可能随时间推移而改善。BD 复发和缓解的性质、不同类型器官和系统受累的自然病程差异，以及男性和女性之间病程的差异，都要求进行对应个体化治疗。BD 患者皮肤、黏膜和关节受累可导致生活质量受损，但不会引起永久性损伤，而未治疗的眼睛、血管、神经系统和胃肠道系统受累可导致严重损伤，甚至死亡。当病变仅累及皮肤、黏膜和关节时，可根据患者的需求、使用药物的不良反应、症状对其生活质量的影响程度等因素定制治疗方案。当慢性口腔和生殖器溃疡导致瘢痕形成时，需要积极治疗以防止口咽狭窄，以及闭塞性和变形性生殖器瘢痕形成。当患者器官受累时，快速抑制炎症和预防复发以防止器官功能丧失则非常重要。免疫抑制剂通常是实现这一点的必要条件。由于疾病表现通常会随着时间的推移而减轻，因此治疗可能会逐渐减少，甚至在疾病过程中停止。

**1. 皮质类固醇**　局部皮质类固醇激素对口腔和生殖器溃疡有益，可以作为一线治疗方法，特别是对于轻度疾病患者。全身性皮质类固醇激素是眼、血管、胃肠道和神经系统受累的中重度患者的推荐治疗方法。

**2. 秋水仙碱**　秋水仙碱已被用于治疗贝赫切特病，尤其是皮肤黏膜疾病。秋水仙碱的抗炎作用归因于它破坏中性粒细胞中的微管，从而抑制了它们趋化因子的迁移。

**3. 硫唑嘌呤**　是一种嘌呤合成抑制剂，是贝赫切特病最广泛使用的免疫抑制药物之一。

**4. 沙利度胺**　沙利度胺是在 19 世纪 50 年代开发的镇静药，由于其致畸作用而于 1961 年撤市。但是，现代研究发现它是一种抑制 TNF-$\alpha$ 诱导的核因子 NF-$\kappa$B 活化和三磷酸腺苷（ATP）诱导的 IL-1$\beta$ 分泌的免疫调节药物。通过调节 NF-$\kappa$B 的活性，沙利度胺可以下调参与贝赫切特病病理生理的下游基因的表达。

**5. 肿瘤坏死因子-$\alpha$ 抑制剂**　对 BD 患者非常有效。其中，英夫利昔单抗最常用，主要用于难治性贝赫切特眼病。

### （二）中医治疗

BD 乃肝、脾、肾三经之病变。首先要辨病位：以眼目红赤为主，当责之于肝；以口唇破溃、皮肤红疹为主，当责之于脾；以前后二阴溃疡为主，当责之于肾。其次要辨病之虚实，病程较短，局部肿痛明显，溃疡数目较多者，多为实火；病程较长，反复发作，肿痛不甚，溃疡数目不甚多，但难以愈合者，多系虚火所致。治疗当以清热除湿、泻火解毒为原则。气郁化火者，佐以理气解郁；阴虚火旺者，滋阴降火；阴虚及阳，虚阳上扰者，又当温阳散火；病久不愈者，还应加入活血行瘀之品。

**1. 肝脾湿热证**

临床表现：起病急，病程短，口腔黏膜及外阴溃疡，灼热疼痛，或下肢皮肤红斑结节，或伴有畏寒发热，心烦口干，胸闷纳呆，妇女带下黄稠，小溲短赤。舌苔黄腻，脉濡数或弦数。本证多见于急性活动期。由湿热偏盛，内蕴肝脾而成。

治法：清热解毒，化湿和中。

方药：龙胆泻肝汤合甘草泻心汤加减。药用龙胆草、栀子、黄芩、通草、车前子（包煎）、柴胡、当归、生地黄、生甘草、黄连、干姜、半夏、党参、大枣。

加减：胸闷、纳呆、舌苔厚腻者，加藿香、佩兰；食少、便溏，加白术、茯苓、赤小豆。

外用：锡类散或珠黄散适量，撒于患处，1日3次。

**2. 气郁化火证**

临床表现：反复发生口腔及外阴溃疡，皮肤出现结节红斑，胸胁胀满，眼红目赤，心烦口苦，小便黄赤，大便干结。舌质红，苔黄腻，脉弦数。本证多见于BD活动期，由肝气郁结，日久化火而成。

治法：清肝泻火，疏利气机。

方药：丹栀逍遥散加减。药用牡丹皮、栀子、黄芩、木通、车前子（包煎）、柴胡、当归、生地黄、甘草。

加减：胸胁胀闷明显，妇女乳房作胀，月经不调，加香附、枳壳以疏肝理气；气滞血瘀，皮疹紫暗，舌暗脉涩，加桃仁、红花以活血化瘀；面红目赤，大便干结。苔黄燥，加芦荟、大黄以釜底抽薪，泻火解毒。

**3. 心脾积热证**

临床表现：口舌、外阴破溃，皮肤结节红斑，心烦口苦，夜寐不宁。舌质红，苔黄，脉弦数。

治法：清心泻胃，散火解毒。

方药：清胃散合导赤散加减。药用黄连、生地黄、牡丹皮、当归、升麻、通草、竹叶、甘草。

加减：口臭唇干，烦热易饥，加藿香、栀子、防风、生石膏以清散伏火；烦躁不安，夜寐不宁，加川黄连、酸枣仁以清心宁神。

**4. 阴虚火旺证**

临床表现：病程日久，口腔及外阴溃疡反复发作，头目眩晕，腰膝酸软，手足心热，妇女月经不调，男子遗精，夜寐梦多，口干口苦。舌质红，少苔，脉细数。

治法：滋补肝肾，养阴清热。

方药：知柏地黄丸加减。药用知母、黄柏、生地黄、山茱萸、山药、茯苓、泽泻、牡丹皮。

加减：心悸怔忡，神疲乏力，兼心脾两虚，加党参、当归、黄芪；腰膝酸软，形体消瘦，加女贞子、墨旱莲。

**5. 虚阳上扰证**

临床表现：口腔及外阴溃疡疼痛反复不愈，疮面周围发暗，口舌干燥，面色萎黄或苍白虚浮，腰膝酸软，形寒怕冷，腰以下为甚。舌质淡，苔薄，脉虚或细或缓而无力。

治法：温补肾阳，引火归原。

方药：金匮肾气丸合交泰丸加减。药用制附子、生地黄、山茱萸、山药、茯苓、泽泻、牡丹皮、黄连、肉桂。

加减：腹胀便溏，脉沉迟，脾胃虚寒者，可加用白术、干姜以温补脾阳。

### （三）中西医结合治疗思路与方法

现代医学对 BD 的病因学研究尚未形成统一定论，目前倾向于多因素引起的自身免疫性疾病，可能与免疫异常、种族差异、家族遗传、感染、微循环障碍、维生素和微量元素缺乏及环境心理等诸多因素有关。目前分子生物学基础研究普遍认为 BD 作为一种多因素诱导的免疫性血管炎症，其发病机制与白细胞功能亢进、炎症因子异常升高所致血管内皮细胞损伤有关。现临床上，糖皮质激素、秋水仙碱、免疫抑制剂、生物制剂等用于治疗 BD 取得了一定的疗效，但联合用药、长时间用药的安全性仍颇受关注。

BD 属中医学"狐惑病"范畴，中医药治疗上注重整体观念，通过辨证论治，运用中药内服及外用药物涂抹能够更好地治疗本病。但对于 BD 病因病机，中医临床医家各有其法，尚未形成权威、统一的定论。近年来，中医治疗 BD 的方法包括湿热论、热毒论、瘀热论、气阴两虚论、脾肾阳虚论、伏气温病论、络病论等。BD 病机复杂，病候反复而易生变其他疑难病。再者病因及发病机制尚未全面了解，应当进一步深入研究。中医治疗当根据症状变化，及时辨证施治，针对不同患者症状特点、不同病程阶段，采用正确治则，分期而治。

## 七、预后

本病大多数患者预后良好，然而不同表现的 BD 患者预后不同，多数患者病情长期处于缓解－复发交替的状态，部分患者经有效治疗后能达痊愈。仅表现为口腔溃疡或皮疹的患者预后较好，表现为系统受累者，如眼部、神经系统和肠道受累，不治疗则预后差，严重者导致失明、肠穿孔或死亡，所以需积极治疗，并且越早治疗效果越好。

（刘杨）

# 第八节　干燥综合征

干燥综合征（Sjögren's syndrome, SS）是一种以侵犯泪腺、唾液腺等外分泌腺体、B 淋巴细胞异常增殖、组织淋巴细胞浸润为特征的弥漫性结缔组织病。临床上主要表现为干燥性角结膜炎和口腔干燥症，还可累及内脏器官。本病分为原发性和继发性两类，后者指继发于另一诊断明确的结缔组织病或其他疾病者。本节主要讲述原发性干燥综合征。

## 一、概述

据估测我国患病率为 0.29% ~ 0.77%，老年人的患病率为 2% ~ 4.8%。女性多见，男女比为（1∶9）~（1∶10）。任何年龄均可发病，好发年龄为 30 ~ 60 岁，是一种较常见的风湿性疾病。

中医学认为，干燥综合征起于"燥"。"燥胜则干""诸涩枯涸，干劲皱揭，皆属于燥"。中医古典医籍并无"干燥综合征"这一病名的记载，根据其临床表现，大多数医家将此病归为"燥痹"范畴。

## 二、西医病因病理

**1. 病因**　干燥综合征确切的发病机制尚不清楚，目前主要认为由遗传和环境因素等共同影响。目前深入研究的几个遗传位点（HLA，IRF5，STAT4，BLK）均与干燥综合征发病相关。病毒感染等环境因素是干燥综合征发病的重要病因，EB 病毒属于疱疹病毒属，在人群中普遍易感，但 EB 病毒感染机体后处于潜伏状态，在干燥综合征患者的唾液腺和泪腺活检中常常发现 EB 病毒高表达，提示了 EB 病毒可能参与干燥综合征的发病。总之，干燥综合征的发病受到多种基因的调控，而环境因素加速疾病的进展。虽然已经对干燥综合征发病机制进行了广泛的研究，但仍有许多未知领域值得去探索。

**2. 病理**　本病主要累及外分泌腺体，以唾液腺和泪腺为代表，表现为腺体导管扩张、狭窄及腺体间质大量淋巴细胞浸润、小唾液腺上皮细胞破坏和萎缩。类似病变还可出现在其他外分泌腺体，如皮肤、呼吸道、胃肠道和阴道黏膜，以及肾小管、胆小管、胰腺导管等具有外分泌腺体功能的内脏器官。

## 三、中医病因病机

本病是由于燥邪损伤气血、津液，致阴津亏耗，使肢体筋脉失养、痰浊凝聚、瘀血痹阻、经脉不通而肌肉失于濡润，致肌肤涩涩、脏器损伤。其临床辨证分型复杂，从现有文献可知现代医家的辨证分型有从脏腑辨证、三焦辨证、八纲辨证等进行，也有根据各家临床经验辨证分型。虽然分型标准多样，但是以阴虚内热证最多，而后依次为阴虚血瘀证、气阴两虚证和燥邪犯肺证。由此可见，阴虚、血瘀、燥毒是本病的关键所在。因本病以津液匮乏、阴血不足为主，故治疗当遵"辛以润之"和"咸以软之"的经旨，在养阴润燥之同时佐以辛通之品，使滋阴而不滞，增液而不腻。

## 四、临床表现

起病多隐匿，临床表现多样，主要与被破坏腺体的外分泌功能减退有关。

### （一）局部表现

**1. 口腔干燥症**　唾液腺病变可引起下述症状：①口干。近 80% 的患者主诉口干，严重者需频频饮水，进食固体食物需以水送下。②猖獗性龋齿。牙齿逐渐变黑，继而小片脱落，最终只留残根，是本病的特征之一。③唾液腺炎。以腮腺受累最常见，约50%的患者有间歇性腮腺肿痛，累及单侧或双侧，可自行消退，持续肿大者应警惕恶性淋巴瘤的可能。少数病人有颌下腺、舌下腺肿大。④舌。表现为舌痛，舌面干、裂、潮红，舌乳头萎缩，呈"镜面舌"样改变。

**2. 干燥性角结膜炎** 因泪液分泌减少而出现眼干涩、异物感、磨砂感、少泪等症状，部分病人可因泪腺肿大表现为眼睑肿胀，角膜干燥严重者可致角膜溃疡，但穿孔失明者少见。

### （二）系统表现

可出现全身症状，如乏力、低热等，约 2/3 的患者出现其他外分泌腺体和系统损害。

**1. 皮肤黏膜** 约 1/4 的患者出现皮疹，特征为高出皮面的紫癜样皮疹，多见于下肢，为米粒大小、边界清楚的丘疹，压之不褪色，分批出现，反复发作者可遗留色素沉着，与高球蛋白、冷球蛋白血症有关。还可有荨麻疹样皮疹、结节红斑等。

**2. 肌肉骨骼** 约80%的患者有关节痛，其中10%者有关节肿，多不严重，多数可自行缓解，发生关节破坏者极少；有些病人的关节表现和类风湿关节炎非常相似。3%~14%的患者有肌炎表现。

**3. 肾** 30%~50%的患者有肾损害，主要累及远端肾小管，表现为因肾小管酸中毒引起的周期性低钾性麻痹，严重者出现肾钙化、肾结石、肾性尿崩症及肾性骨病。近端肾小管损害较少见。部分患者肾小球损害较明显，可能与淀粉样变、免疫复合物沉积、药物不良反应等有关。

**4. 呼吸系统** 上、下呼吸系统均可受累，表现为鼻干、干燥性咽喉炎、干燥性气管/支气管炎，小气道受累者可出现呼吸困难。部分患者胸部影像学上表现为肺大疱、间质性肺炎等，一些患者可发展为呼吸衰竭，少数患者会出现肺动脉高压。

**5. 消化系统** 因黏膜层外分泌腺体破坏出现食管黏膜萎缩、萎缩性胃炎、慢性腹泻等非特异症状。肝脏损害见于约20%的患者，临床上可无相关症状，部分患者并发免疫性肝病，以原发性胆汁性胆管炎多见。部分病人出现亚临床胰腺炎，导致慢性胰腺炎者亦非罕见。

**6. 神经系统** 周围和中枢神经系统均可累及，以周围神经损害多见。可出现感觉、运动神经异常、偏瘫、横断性脊髓炎等，亦有无菌性脑膜炎、视神经脊髓炎和多发性硬化的报道。

**7. 血液系统** 可出现白细胞减少和（或）血小板减少。病人发生淋巴瘤的危险较普通人群高近40倍，多为大 B 细胞来源的非霍奇金淋巴瘤。持续腮腺肿大、新近出现的白细胞减少、贫血、单克隆球蛋白、原有自身抗体消失提示可能发展为淋巴瘤。

**8. 甲状腺疾病** 近45%的患者出现甲状腺功能异常，约20%的患者同时伴有自身免疫性甲状腺炎的表现。

## 五、诊断要点

### （一）诊断标准

1. 原发性干燥综合征无任何潜在疾病的情况下，有下述 2 条则可诊断。

（1）符合表 5-8 中 4 条或 4 条以上，但必须含有条目Ⅳ（组织学检查）和（或）条目Ⅵ（自身抗体）。

（2）条目Ⅲ、Ⅳ、Ⅴ、Ⅵ 4 条中任 3 条阳性。

2. 继发性干燥综合征患者有潜在的疾病（如任一结缔组织病），而符合表 5-8 的Ⅰ和Ⅱ中任 1 条，同时符合条目Ⅲ、Ⅳ、Ⅴ中任 2 条。

3. 必须除外颈、头面部放疗史、丙肝病毒感染、AIDS、淋巴瘤、结节病、GVH病，抗乙酰胆碱药的应用（如阿托品、莨菪碱、溴丙胺太林、颠茄等）。

表 5-8　干燥综合征分类标准的项目

| 项目 | 临床表现 | 标　　准 |
|---|---|---|
| Ⅰ. 口腔症状 | 1. 每日感口干持续 3 个月以上；<br>2. 成年后腮腺反复或持续肿大；<br>3. 吞咽干性食物时需用水帮助。 | 3 项中有 1 项或<br>1 项以上 |
| Ⅱ. 眼部症状 | 1. 每日感到不能忍受的眼干持续 3 个月以上；<br>2. 有反复的沙子进眼或砂磨感觉；<br>3. 每日需用人工泪液 3 次或 3 次以上。 | 3 项中有 1 项或<br>1 项以上 |
| Ⅲ. 眼部体征 | 1. Schirmer Ⅰ 试验（+）；<br>2. 角膜染色（+）。 | 2 项检查任 1 项或<br>1 项以上阳性 |
| Ⅳ. 组织学检查 | 下唇腺病理示淋巴细胞灶 | |
| Ⅴ. 唾液腺受损 | 1. 唾液流率（+）；<br>2. 腮腺造影（+）；<br>3. 唾液腺同位素检查（+）。 | 3 项检查任 1 项或<br>1 项以上阳性 |
| Ⅵ. 自身抗体抗 SSA 或抗 SSB（双扩散法） | （+） | |

### （二）免疫学检查

免疫学检查主要为抗 SS-A 抗体和抗 SS-B 抗体检查，用双扩散法检查可见抗 SS-A抗体或抗 SS-B 抗体阳性。

### （三）病理检查

以每 4mm² 组织内至少有 50 个淋巴细胞聚集于唇腺间质者视为一灶，下唇腺病理检查可见淋巴细胞灶≥1。随着病程发展可在淋巴结以外组织如胃肠道、甲状腺、肺、肾、眼眶等处出现淋巴细胞浸润。

### （四）基因检查

原发性干燥综合征患者中有自身抗体阳性及腺体外表现的，其人类白细胞抗原HLA-B8、HLA-Dw-3 和 HLA-DR3 出现的频率为 50% ~ 80%，且与种族相关。血清学检测显示阳性患者有较高的 DQA1 * 0501 等位基因。HLA 相关基因的细胞学分析可用流式细胞术，基因型分析可用单链构象多态性（SSCP）、限制性片段长度多态性（RFLP）、序列特异性寡核苷酸探针（SSO）等，基因分析可用聚合酶链式反应（PCR）或直接测序。

### （五）其他血液检查

患者可有 $\gamma$-球蛋白升高。

## 六、治疗

### （一）西医治疗

干燥综合征是一种因 B 细胞功能亢进，过度产生免疫蛋白、抗体合成过多而产生免疫异常的慢性免疫性病。目前主要治疗目的在于减轻口、眼干燥症状，并预防因长期口、眼干燥而产生的器官损伤。重症患者治疗关键是抑制免疫反应。当出现严重内脏损害时，可使用糖皮质激素治疗。

**1. 局部干燥症治疗** 治疗时应保持环境的清新湿润，禁止使用抑制腺体分泌的药物。眼干燥症：常规治疗干眼的药物种类较多，主要以甲基纤维素、硫酸软骨素和复合维生素为主要成分的干眼滴剂等，除此之外应戴眼防护镜，注意避光避风。口干燥症：目前的人工涎液虽然也应用于临床，但是因为其作用时间短等缺点，目前并不适用于大多数干燥症患者。对于口干症状一般嘱患者多饮水，勤漱口，注意口腔卫生，忌食辛辣刺激食物，禁烟禁酒及防止继发感染。另外毒蕈碱胆能受体激动剂类药物逐渐运用于临床，其主要作用是刺激外分泌腺，例如匹罗卡品和西维美林，它能明显改善口干、眼干和其他干燥症状。其中西维美林对 $M_1$、$M_3$ 型受体有较为特异的作用，能有效改善口眼干燥症状。

**2. 全身免疫治疗**

（1）**糖皮质激素** 糖皮质激素常常被用于治疗免疫性疾病，但因其副反应较多和患者对其副作用所产生的排斥，使得糖皮质激素在临床治疗上颇受限制；对于 SS 重要脏器受累的患者，常使用激素配合免疫抑制剂同时治疗。激素主要作用在于抑制 B 细胞增殖，并促使免疫球蛋白分解代谢，降低 IgG、抗 SSA、SSB 抗体水平，也可促使唾液腺分泌。故可用于治疗原发干燥综合征合并血小板减少、肾病综合征等。目前尚无准确的有关激素的循证医学根据和实验，故激素的临床使用剂量仅依靠医师的个人经验。

（2）**免疫抑制剂** 临床常用的免疫抑制剂有甲氨蝶呤、硫酸羟氯喹、艾拉莫德、环磷酰胺、巯唑嘌呤等。甲氨蝶呤能够改善干燥综合征患者的全身症状，抑制干燥综合征患者细胞因子分泌、促使免疫球蛋白合成减少，而且通过改变 NF-κB 的表达，调节Th1/Th2 的比例，从而阻止外分泌腺被浸润、破坏。硫酸羟氯喹可以通过抑制乙酰胆碱酯酶活性改善唾腺分泌，同时抑制产生疾病的免疫球蛋白 IgG、抗核抗体等。所以在应用于合并 RA 的风湿病患者有较为不错的疗效。但羟氯喹在长期使用中会出现眼部毒性的副作用，例如外层视网膜损伤等，所以在服用羟氯喹时，应 6～12 个月行眼科检查。艾拉莫德因为其阻碍前列腺素合成以抑制炎症、抑制 IL-1、IL-6 产生以抗风湿多用于治疗类风湿关节炎，但近年来有研究显示艾拉莫德可以通过阻止 B 细胞活化来抑制免疫蛋白合成等作用，故可用于治疗干燥综合征。甲氨蝶呤、羟氯喹和艾拉莫德可改善患者的头部的干燥症状，但其药物副作用也较为常见，如副作用并不严重也可在医师指导下长期服用。环磷酰胺和巯唑嘌呤可单用或合用，在控制病情方面也有良好效果。尤其治疗干燥综合征合并神经系统症状，环磷酰胺与糖皮质激素配合治疗效果较好。

（3）生物制剂　生物制剂在治疗干燥综合征上尚有发展空间，以目前的多项临床试验来讲，生物制剂疗效明显，但安全度仍需长期观察。目前生物制剂的研究方向主要集中于抗 B 细胞抗体的应用上，尤其是抗 CD20 和抗 CD22 抗体。前者以利妥昔单抗为代表，可用于改善干燥综合征患者症状体征、减少组织器官损伤、降低疾病活动度；后者以依帕珠单抗为代表，其临床耐受性好，主要作用是抑制由于 B 细胞降低过度表达的CD22。除此之外，生物制剂还有 TNF 抑制剂等，也具有较好的临床效果。

## （二）中医治疗

### 1. 辨证论治

（1）燥邪犯肺证　又称燥气伤肺证，可见于单纯干燥综合征患者，病多发于春、夏及秋初，多由外感燥邪或感受风热之邪化燥伤阴而致。

临床表现：口鼻干燥，干咳无痰或痰少黏稠，难以咯出，常伴有发热头痛、关节疼痛、周身不爽、大便干结等。舌红苔薄黄而干，脉细数。

治法：清热润燥，宣肺布津。

方药：清燥救肺汤加减。药用桑叶、生石膏（先煎）、南沙参、北沙参、人参须、黑芝麻、阿胶（烊化）、麦冬、苦杏仁、枇杷叶、茯苓、炙甘草。

加减：口干多饮，加知母、天花粉以生津止渴；咽喉肿痛，加金银花、连翘以清热解毒；发热头痛，加柴胡、葛根以疏散退热；痰黏不爽，加川贝母、海蛤壳以化痰；大便干结，加瓜蒌仁、火麻仁以润肠通便。

中成药：羚羊清肺丸、养阴清肺膏，或蜜炼川贝枇杷膏。

（2）阴虚内热证　本证是干燥综合征中最常见的证候。多为阴虚体质之人，或久病、年高等致使津液内耗，阴液不足而导致，主要涉及脾、肝、肾阴虚，间有涉及肺胃阴虚。

临床表现：口燥咽干，频频饮水，口角干裂，或伴反复腮腺肿痛，或发作性口腔溃疡。两眼干涩无泪，皮肤皲裂、粗糙脱屑，毛发枯槁不荣，肌肉瘦削，手足心热，心烦失眠，大便燥结，妇女阴道干涩。舌质红绛，苔干燥少津或干裂无苔，脉细数。

治法：养阴生津，润燥清热。

方药：六味地黄丸合增液汤加减。药用生地黄、熟地黄、山茱萸、生山药、牡丹皮、麦冬、玄参、枸杞子、石斛、天花粉、五味子、生甘草。

加减：口干明显，加沙参、天冬以养阴生津；眼干明显，加女贞子、白芍以滋阴明目；腮腺肿痛，加僵蚕、夏枯草以散结消肿；口腔溃疡，加土茯苓、蒲公英以清热解毒；关节疼痛，加秦艽、防风以祛风除湿止痛；乏力，加生黄芪、太子参以补益元气。

中成药：可根据不同证型选用杞菊地黄丸、知柏地黄丸，或大补阴丸。

（3）气阴两虚证　本证多由久病缠绵、阴虚内燥，累及于气所致。气能生津，故气虚则津损，津亏则阴耗，气阴两伤，失于濡润，从而出现干燥综合征的症候群。

临床表现：口眼干燥，唇干皱揭，进干食困难，关节酸痛，头晕低热，神疲乏力，胃脘不适，纳差便溏，肢端欠温，易患外感。舌淡胖，舌尖红，舌边有齿痕，少苔，脉虚细无力。

治法：益气养阴，增液润燥。

方药：补中益气汤合生脉散加减。药用生黄芪、党参、白术、当归、陈皮、升麻、葛根、沙参、麦冬、五味子、天花粉、石斛、山药、茯苓、炙甘草。

加减：低热，加地骨皮、青蒿以退虚热；关节疼痛，加海桐皮、秦艽以祛风湿，止痹痛；胃脘不适，加佛手片、香橼皮以和胃止痛；纳差，加炒谷麦芽以健脾开胃；便溏，加白扁豆、薏苡仁以健脾止泻。

中成药：生脉饮口服液合补中益气丸。

（4）阳虚津凝证　本证临床较为少见。多见于禀赋阳虚气弱者，或病程迁延日久，阴液亏虚，阴损及阳转化而成。

临床表现：口眼干燥，体倦神疲，少气懒言，手足畏冷，心悸水肿，腰酸膝软，尿清便溏，关节肿痛不温。舌质淡嫩，舌体胖大有齿痕，脉迟缓无力。

治法：温阳育阴，益气布津。

方药：右归丸合二仙汤加减。药用生地黄、熟地黄、天冬、麦冬、山药、山茱萸、杜仲、枸杞子、制首乌、女贞子、当归、菟丝子、仙茅、淫羊藿、巴戟天、功劳叶。

加减：水肿，加防己、黄芪、茯苓以利水渗湿；便溏，加干姜、白术以温中健脾止泻；手足心热，加知母、黄柏以滋阴清热；关节肿痛，加桂枝、防风、青风藤以祛风止痛。

中成药：金匮肾气丸，或右归丸。

（5）气血瘀阻证　本证与患者久病，阴液亏损有关。患者年老久病，津亏阴伤，气机郁滞，气可行血，导致气血瘀阻，最终出现以气滞血瘀为特征的干燥综合征症候群。

临床表现：口咽干燥，但欲漱水不欲咽，眼干涩少泪，关节屈伸不利，肢体刺痛或麻木不温，肌肤甲错，皮下结节或红斑触痛，皮肤紫癜，腮腺肿大发硬日久不消，肝脾肿大，妇女兼见月经量少或闭经。舌质紫暗，或有瘀点瘀斑，苔少或无苔，舌下络脉瘀曲，脉细涩。

治法：活血化瘀，养阴生津。

方药：血府逐瘀汤加减。药用当归、生地黄、赤芍、鸡血藤、桃仁、红花、柴胡、枳壳、牛膝、麦冬、玄参、天花粉、鹿衔草、益母草、甘草。

加减：腮腺肿硬，加夏枯草、山慈菇以消肿散结；肝脾肿大，加丹参、茜草以活血祛瘀；皮肤紫癜，加牡丹皮、紫草以凉血消斑；肢体刺痛，加苏木、刘寄奴以活血止痛；皮下结节红斑疼痛，加皂角刺以活血散结；关节畸形、皮肤粗糙者，加水蛭、土鳖虫以破血逐瘀。

中成药：大黄䗪虫丸，或血府逐瘀口服液，或复方丹参滴丸。

**2. 针药并治**  针灸可改善唾液分泌，并能减少唾液中黏多糖，降低黏稠度，令口干症状明显缓解。针灸治疗的机理是通过针灸刺激神经元，提高脉管活性内肽（vasoactive intestinal polypeptide，VIP）及降钙素基因相关肽 CGRP（calcitonin gene-related peptide）水平，并能促进腺上皮细胞的分泌功能，提高受损腺体血流量、改善微循环进而增加唾液分泌。

## （三）中西医结合治疗思路与方法

中西医结合是两种不同理论体系和思维模式医学相互渗透、取长补短的医疗实践。中医学强调宏观和整体，重视人体各脏腑及功能之间联系，西医学重视微观和局部器质、功能的改变，加深对中西医结合的认识，有利于提高临床疗效，以下将对中西医结合治疗的思路进行简要探讨。

**1. 辨体、辨病与辨证相结合**  中医学历来强调因人制宜，以"辨体"为前提，"辨病"与"辨证"相结合，在西医诊断基础上辨证论治，是目前中西医结合临床基本诊疗模式。SS 的发病机制复杂，涉及多系统损害，与遗传、感染、内分泌等因素有关。辨体是在防治 SS 时因人的体质不同而开展的针对性辨识，SS 的遗传易感与中医体质学"禀赋遗传论"相吻合。辨病是确定上述因素导致外分泌腺出现形态、生理及功能病变的过程，借助腺体功能检测、抗体测定等理化手段明确诊断，能明确疾病转归、预后、疗效标准，防止误诊。辨证是中医临证的精髓，侧重于机体在发病某一阶段的病理状态，除了病变本身，还重视整体功能及邪正双方盛衰状况。从中西医结合角度认识 SS 的辨病，既要明确西医诊断，还要辨析中医病名，从病因病机来辨识 SS，中医病名作为中医理论直接应用的具体体现，是前人对这一疾病辨证论治经验的结晶，辨析中医病名有利于更加准确地辨证。SS 的病机核心为本虚标实，阴津亏虚为本，燥毒瘀阻为标；阴津亏虚，燥毒瘀阻，肌肤孔窍、四肢百骸失养，损及脏腑是其基本病变。基于此探讨中西医结合治疗 SS 思路，既要考虑到"体病相关、体质可调"理论在阻止 SS 的发生发展、减少发病率、延缓系统损害中的作用，还要在西医辨病治疗基础上，重视中医辨证论治，在掌握疾病普遍治疗规律的同时，又着眼于患者禀赋和全身机能状态的差异性。临证之际，在西医选用改善口眼干药物、激素类、免疫抑制剂等药基础上，再根据临床证候辨证论治，务必"治病必求其本"，运用清热润燥、养阴生津、滋阴通络、益气温阳类中药。

2. 宏观与微观相结合　中医通过四诊等手段收集辨证素材，运用中医理论对病变进行宏观阐释，其不足之处在于人体内在病变不一定都会显露于外，即尚未"形见于外"出现典型的证。提高 SS 的诊治水平和临床疗效，就要在中医宏观辨治基础上，运用现代技术和研究方法，再从微观角度辨识疾病和证候演变规律。基于"燥、毒、瘀、虚"的核心病机，中药治疗 SS 也多从滋阴、解毒、祛瘀的角度出发，其机理的探讨大多围绕以下几个方面进行：①整体调理身体机能，调节免疫，改善体质。②滋阴类药有增强免疫及免疫抑制作用。③活血化瘀药物能扩张血管，改善微循环和机体免疫功能。④清热解毒药有调节免疫因子与炎性递质水平的作用。⑤部分中药能促进唾液腺的分泌，缓解干燥症状。在中医宏观辨证论治指导下遣方用药，不仅能有效改善症状，还可以调节免疫，其在西医学治疗观的影响下，被赋予新的、更高要求。

SS 在其发生发展过程中，有大量细胞因子、炎症因子，如 IL-1β、IL-6、IL-17、TNF-α、INF-γ 等异常升高，而升高的因子又会加剧病情的发展。由于存在中西医的差异性，中医燥毒、瘀血等实邪是否与西医学异常升高的致病因子一致，还需更多研究，但可以肯定的是它们之间有相关性，现代临床研究也证实了这一点，如益气活血法能降低 SS NOD 小鼠颌下腺细胞中的 TNF-α 和 IL-1β 水平；解毒化瘀法可降低 TNF-α 水平进而保护小鼠颌下腺中 AQP5 的表达；养阴清热法能降低 SS 患者外周血中 INF-γ 的水平，从而促进泪腺分泌。

3. 中西医药互补治疗　目前针对 SS 的治疗多为经验性用药，中、西药各有优势和不足，临证用药需深思熟虑，权衡利弊。中西医结合不是简单中、西药的堆砌，关键在找准结合点，根据患者病情，将中、西药优化结合，充分发挥中、西医药的互补性。西药优势在于靶向治疗作用较强，起效迅速，但其对整体机能及全身伴随症状的改善不如中药，不良反应大。中医在遣方用药时，重视个体差异，治疗局部的同时，更注重调节整体气血阴阳的平衡。中药"多靶点"的特性作用于 SS 的多个病理环节，多层次、多途径发挥作用，不良反应少，适合长期用药。因此在临床中，依据互补增效原则，灵活、准确地选择中、西药结合，方能取得更好的临床疗效。

4. 依托循证医学体系，提升中西医结合水准　循证医学是以证据为基础的医学，强调从系统研究中获取充分的证据，从而使在个人经验及科学研究基础上的诊疗手段、方法更具说服力。中医药治疗 SS 多限于临证经验总结、古代文献整理，或个案报道，缺乏多中心、随机、对照、盲法等研究，此时借助循证医学体系，以提高临床疗效为突破口，尝试将辨证论治标准化、规范化，把中医、中西医结合治疗经验转化为具有科学依据、有普遍指导意义的治疗方法，实施以预后指标为终点的前瞻性、大样本、多中心、随机对照试验，以客观指标来评价研究中医药、中西医结合治疗的临床疗效，重点应转向临床流行病学和基础实验研究等方面，获得强有力的客观证据，从而全面提高 SS 的中西医结合诊疗水平与临床疗效。

七、预后

总体而言，干燥综合征的预后良好。患者的预期寿命与普通人群相当。然而，疾病的多种表现降低了患者的生活质量。心血管疾病、感染、实体瘤和淋巴瘤是死亡的主要原因。在干燥综合征患者中，预期寿命由原发疾病决定。

（刘杨）

# 第九节　结节性红斑

结节性红斑（erythema nodosum，EN）系多种原因引起的发生于皮下脂肪的非特异性炎症性疾病。临床特征为散在的皮下结节，鲜红色至紫红色，大小不等，按之疼痛，好发于小腿伸侧，愈后不留瘢痕。

## 一、概述

本病好发于青壮年，尤以女性为多，男女之比约1.3∶6。一般易在春、秋季发病。目前病因尚未完全明了，一般认为系多种因素如病毒、链球菌、真菌及结核感染或药物（溴化物、碘化物、磺胺药）等引起的血管反应，亦可作为某些潜在性疾病如肉样瘤、麻风、淋巴瘤、结缔组织病等病的一种表现，但也有不少患者找不出病因。

结节性红斑在中医学文献中无相似的病名记载，但其临床表现类似于"瓜藤缠""湿毒流注""梅核火丹"等病名的记载。如清代《医宗金鉴·外科心法要诀》曰："此证生于腿胫，流行不定，或发一二处，疮顶形似牛眼，根脚漫肿……若绕胫而发，即名瓜藤缠，结核数枚，日久肿痛。"详尽地描述了本病的病位及临床特点。

## 二、西医病因病理

**1. 病因**　结节性红斑的病因颇多且复杂，通常认为与感染、药物、雌激素等因素有关。

（1）链球菌感染　某些患者可发生在上呼吸道感染、咽峡炎和急性扁桃体炎之后。

（2）结核菌感染　此病与结核感染之间存在着密切的联系。经统计全国60%以上的病人同时合并结核菌感染，或者有结核病灶，或者结素试验阳性，认为该病是机体对结核菌或其毒素的过敏现象。

（3）药物　某些药物尤其是溴剂、磺胺药及口服避孕药是该病最常见的致病原因。

（4）迟发性变态反应　该病是一种由多种原因引起的皮肤变态反应，其发病机制尚不明确。有些人把这种疾病看作是一种血管对微生物或其他抗原的迟发性变态反应。

（5）其他疾病　结节红斑可以见于自身免疫病、溃疡性结肠炎、结节病等。此外，在急性或慢性白血病中，亦有可能伴发该病。

**2. 病理**　该病是一种由多种原因引起的皮肤变态反应，其发病机制尚不明确。有些人把这种疾病看作是一种血管对微生物或其他抗原的迟发性变态反应。其发病机制可能为Ⅲ型变态反应，可产生较小的抗原抗体复合物，穿过并对血管壁造成损伤，造成血管炎症和浅层脂膜炎，随着抗原抗体的消退，受损也会随之恢复。也有人认为本病属于

"Ⅳ型变态反应"。本病主要组织病理为真皮和皮下组织的炎症病变。其主要症状是血管炎，尤其是较人的小静脉管壁内炎症浸润及内皮细胞增生，但血管腔畅通，没有阻塞和血栓。在早期急性炎症反应阶段，主要为中性粒细胞浸润，伴有少量淋巴细胞、嗜酸粒细胞和少量红细胞外渗。随着疾病进展，中性粒细胞消失，取而代之的是淋巴细胞、浆细胞和组织细胞的浸润。在脂肪小叶间隔中，可出现巨细胞和肉芽肿改变。血管及脂肪小叶无明显损伤。

### 三、中医病因病机

中医认为本病的病因不外乎内、外二因。外因多与久居潮湿之地或过度劳累，风寒湿毒邪气入侵有关；内因与正气不足、阴虚血热、营卫失调、过食辛辣厚味有关。

1. **外感邪气，内有湿热**　表虚之人，腠理空疏，风寒湿邪入侵，加之体内有湿热之邪，外邪与湿热之邪相搏，蕴蒸肌肤，经络痹阻，瘀血凝滞而成。

2. **湿毒下注，郁于肌肤**　素体脾虚或忧思伤脾，或过食肥甘厚味，损伤脾胃，湿毒积聚，或寒湿积久不化，中焦脾阳不运，致使湿浊积聚，湿毒循经流注肌肤，阻隔经络，致气滞血瘀而成。

3. **血热内蕴，发为红斑**　或素体血热，或阴虚生热，或过食辛辣之品，血热内生，加之外感湿热，瘀阻发斑。

4. **痰瘀互结，气血郁滞**　脾气虚弱，运化失司，痰浊内生，阻碍气机之运行，从而瘀血内生；或病久瘀血入络，气机不畅，水液停滞，聚而为痰，痰气、痰瘀互结而发病。

5. **阳气虚弱，寒湿凝聚**　阳虚之人，卫外失固，易受寒湿之邪侵袭，客于肌肤，阻塞腠理经络，气血凝滞而发病。

### 四、临床表现

结节性红斑常见于青壮年，尤以女性为多，男女之比约1.3∶6；通常发生在春天或秋季。结节性红斑可急性发病，亦可隐袭起病。部分病人于发病前有感染史或服药史。临床上常表现为全身不适、乏力、低热、关节和肌肉酸痛等前驱症状。皮肤损害多发生在下肢伸侧，也可累及大腿下段和臀部，但一般不会影响到上肢和颜面。皮疹表现为双侧对称的皮下结节，其表面皮肤始为鲜红，约经两周后，逐渐变成暗红色或淡紫红色，数目多少不定，大小直径为1~10cm，常呈群集或散在对称性分布。结节永不破溃，但若近邻的损害彼此融合可形成较大硬块。于是容易发生压迫局部血管，导致静脉回流不畅，可能会引起下肢出现局部水肿。病损结节处自觉疼痛，触压疼痛较明显，中等硬度。慢性结节性红斑不同于急性结节性红斑的特征，好发于老年妇女，皮损为单侧，若为双侧，则不对称，除关节痛外，不伴有其他全身症状。结节不痛，且比急性结节性红斑软。病程须经3~6周，结节方可逐渐消退，但屡见再发。有时，症之临床可见新的皮下结节分批分期不断出现，致使病情迁延不已而久久未能痊愈。病程有局限性，易于复发。

## 五、诊断要点

### （一）诊断标准

1. 多见于青年女性。发疹前和发疹时可有发热、喉痛、全身不适和关节疼痛等全身症状。

2. 皮损主要发生于小腿伸侧面，对称分布，股部等处亦可累及。

3. 基本表现为鲜红色、疏散分布、高出皮面的结节，呈花生米至樱桃大小，有疼痛及压痛，在压力下结节颜色不变，数目可至十到数十个，不易破溃。

4. 具有自限性，一般在 3~6 周，但常复发。

### （二）实验室检查

急性单纯性的病例血象常有白细胞计数轻度升高，分类相对淋巴细胞增多；有时 ASO 滴度增高，血沉中度增快；结核菌素试验在部分患者呈阳性反应；胸部 X 线或 CT 检查：明确是否有结核感染及性质；若为慢性复发性的病例，常有其他疾病伴发，并可有相应疾病的实验室改变支持。

### （三）鉴别诊断

1. 硬红斑　本病常需与硬红斑鉴别。后者起病缓慢，结节主要发于小腿屈侧，一般为 3~5 个，呈暗红色，核桃大小，质较硬，可破溃成溃疡，愈后留瘢痕，自觉疼痛较轻，病程为慢性经过，组织病理学检查呈结核性改变，且病变部位的血管壁有炎症浸润、增厚、管腔闭塞和血栓形成。

2. 回归发热性结节性非化脓性脂膜炎　为结节性红斑皮损，主要位于胸、腹、股和臀部，成团出现，消失后留有局部萎缩和碟形凹陷，每次发作均有发热，病理改变为皮下脂肪小叶炎。

3. 亚急性结节性游走性脂膜炎　出现在小腿的结节性红斑样皮疹，通常病程早期可发生在单侧，无痛，呈离心性扩大，边缘鲜红，中央变白，可逐渐变平而形成斑块，大小为 10~20mm，持续时间两个月到两年不等，表现有色素沉着，也称游走性结节性红斑。

## 六、治疗

### （一）西医治疗

1. 治疗原发病　尽量寻找并除去可疑的病因，对原发疾病进行治疗和消除。

2. 休息　发作期应卧床休息，抬高患肢或尽量减少活动，尤其是较剧烈的运动。

3. 内用疗法　疼痛较著者可口服止痛药和非甾体类抗炎药，如吲哚美辛及布洛芬等。有明显感染者，给抗生素。严重者，给予皮质类固醇激素，如泼尼松或倍他米松/

二丙酸倍他米松肌内注射，3周1次，可迅速控制病情。另外，可用10%碘化钾合剂，每天3次，服2~4周，该法安全有效，但应注意长期应用可导致甲状腺功能减退。病情顽固者，可应用羟氯喹、氨苯砜，也可服中药雷公藤片或昆明山海素片。

**4. 外用疗法**　外用鱼硼软膏，10%樟脑软膏敷包扎或75%酒精局部湿敷，外涂糖皮质激素软膏有止痛功效。也可在皮损内注射曲安西龙混悬液加2%普鲁卡因溶液，对结节持续剧烈疼痛者有明显作用。还可通过紫外线、蜡疗、透热或音频电疗来进行全身治疗。

## （二）中医治疗

**1. 风热夹湿证**

临床表现：红斑色红高起，疼痛伴发热、恶寒、头痛、肢节酸痛。舌质淡红，舌苔薄白略腻，脉浮数或浮滑。

治法：疏风散热，除湿通络。

方药：清热通络汤加减。药用金银花、鸡血藤、连翘、威灵仙、忍冬藤、络石藤、萆薢、黄芪、地龙、苍术、黄柏。

加减：若发热、汗出，加柴胡、知母、石膏；咽痛，加牛蒡子、薄荷；湿盛，加薏苡仁、滑石。

**2. 湿热下注证**

临床表现：红斑及结节大小不等，色鲜红，灼热，绕胫而发，时有疼痛，伴有口渴不欲饮，胸闷脘痞，困倦嗜卧，关节沉重酸痛，小便黄。舌质红，苔厚腻，脉滑数。

治法：清热利湿，活血通络。

方药：茵陈赤小豆汤合三妙丸加减。药用茵陈、赤小豆、连翘、忍冬藤、薏苡仁、苦参、汉防己、泽泻、苍术、黄柏、牛膝、赤芍、玄参。

加减：下肢浮肿者，加冬瓜皮；结节肿大者，加夏枯草、生牡蛎。

**3. 血热内蕴证**

临床表现：结节大小不一，颜色鲜红，压痛明显，或灼热疼痛伴有发热，口渴烦躁，关节肿痛、大便秘结，小便短赤。舌红少苔，脉弦数。

治法：清热凉血，化瘀通络。

方药：通络方加减。药用牡丹皮、赤芍、王不留行、泽兰、当归、红花、桃仁、川牛膝、白花蛇舌草、土茯苓、忍冬藤、生甘草。

加减：血热甚者，加生地黄、紫草、玄参；瘀滞甚者，加三棱、莪术、地龙；痛甚者，加乳香、没药。

**4. 寒湿阻络证**

临床表现：结节色淡或紫暗，遇寒加重，常反复发作，伴有面色白、关节痛、手足逆冷。舌淡，苔白腻，脉弦紧。

治法：温经散寒，除湿通络。

方药：当归四逆汤加减。药用当归、桂枝、细辛、芍药、甘草、鸡血藤、牛膝、大枣。

加减：寒甚者，加吴茱萸、干姜；湿甚者，加白术、茯苓；瘀滞甚者，加丹参、川芎。

**5. 气滞血瘀证**

临床表现：病情缓慢，反复发作，皮损略红，稍高出皮面，疼痛拒按。舌质暗或有瘀斑，脉沉涩。

治法：活血化瘀，软坚散结。

方药：桃红四物汤加味。药用桃仁、红花、生地黄、当归、川芎、赤芍、鬼箭羽、丹参、鸡血藤。

加减：若病初有湿热，加金银花、薏苡仁、黄柏；结节大者，加夏枯草、生牡蛎；痒者，加苦参、白鲜皮；痛甚，加延胡索。

### （三）中西医结合治疗思路与方法

结节性红斑是一种反复发作、病因复杂的炎症性皮肤病，多见于青年女性。西医学对其病因病机的认识还未明确，因此病因学治疗就相对困难。在这方面，中医学就发挥了优势，各位医家大多从"湿、瘀、痰"等方面进行分析，根据整体观念与辨证论治，运用不同的理法方药治疗该病，取得了较为满意的疗效。中医中药在治疗该病上面有其独有的长处，但其自身亦存在一定缺陷：不同的医家对其理解较为繁杂，目前并未有一个较为统一的标准，推广起来有一定困难，这也是中医学在当代发展的困惑。中成药制剂治疗该病，使用方法较为便利，较易于被患者所接受，但对于患者的病情变化，不能及时处理与治疗，可能会影响治疗效果。中药与西药合用后可弥补中医的不足之处，增加疗效，并减少毒副作用，降低复发率，不但近期疗效肯定，并可取得稳定的远期疗效。因此，疼痛较著者可口服止痛药和非甾体类抗炎药。有明显感染者，给抗生素。严重者，给予皮质类固醇激素，可迅速控制病情。在使用这些药物的同时，配合中医的辨证论治，不但有助于改善症状、控制病情、巩固疗效、减少西药的用量，而且还能减轻西药的毒副作用。

### 七、预后

结节性红斑的转归与预后较好。本病起病较急，其基本病理是气滞湿阻，瘀血痰浊，性质多属实证，也有虚实夹杂证。一般通过及时治疗调护，3～6 周红斑可以消退，很快就会控制病情，但易于反复。本病皮损不化脓，愈后不留痕迹，不累及脏器，病情较轻。

（刘杨）

## 第十节　混合性结缔组织病

混合性结缔组织病（mixed connective tissue disease，MCTD）是具有系统性红斑狼

疮（SLE）、系统性硬皮病（SSc）、多发性肌炎/皮肌炎（PM/DM）及类风湿关节炎（RA）等疾病的某些症状的混合表现，血清中有高滴度的斑点型抗核抗体（ANA）和抗核糖核蛋白（U1-RNP）抗体的疾病。其临床特征包括雷诺现象、关节痛或关节炎、手肿胀、食管功能障碍、肺弥散功能降低、淋巴结病变及炎性肌病和血管炎，其肾损害较轻，预后佳。本病由 Sharp 等于 1972 年首次提出，50 年来，本病概念不断更新，并发现该病脏器受累广泛，有逐渐演化为某一特定结缔组织病（CTD），尤其是 SSc 的趋势。因此，许多学者认为 MCTD 是 CTD 的中间状态或亚型，识别该病将有助于治疗和对预后的评价。

一、概述

MCTD 的患病率不详，但可能高于 PM/DM 而低于 SLE。发病年龄在 4～80 岁，平均年龄 37 岁，女性多见，占 80%。

MCTD 在中医学文献中无相似的病名，与"皮痹""肌痹""周痹""脉痹""阴阳毒""历节病"等均有相似之处。有急性心内膜炎、心肌损害者属"心痹""心悸"；有肺功能异常、呼吸困难为"肺痹""喘证"；胸腔积液为"悬饮"；食管功能障碍而出现吞咽困难、恶心、呕吐、腹泻者为脾胃损伤，归为"脾痹"；有肾炎、肾功能损害者可属"肾痹""水肿"；有肝脏损害者属"肝痹""黄疸""胁痛"；有雷诺现象属"脉痹"等。

二、西医病因病理

MCTD 的病因及发病机理至今尚不明确。研究资料表明是一种免疫功能紊乱的疾病，例如高滴度的抗 U1-RNP 抗体、高球蛋白血症、抑制性 T 细胞缺陷、循环免疫复合物存在、组织中有淋巴细胞和浆细胞浸润等。MCTD 主要的病理改变是广泛的血管内膜和（或）中层增殖性损害，导致大血管和许多脏器小血管狭窄，并伴有肺动脉高压和肺功能的异常。

三、中医病因病机

本病的病因病机比较复杂，先天禀赋不足，外感六淫之邪，自毛皮乘虚而入，客于肌肤经络之间，营卫不和，气血凝滞，瘀血痰阻，血脉不通，皮肤受损，渐及皮肉筋骨，则病变由表入里，损及脏腑而发本病。

1. 先天禀赋不足　先天禀赋不足之人，阴阳失调，偏于肾阴亏虚，则属阴虚内热。外邪乘虚而入，"邪入于阴则痹"。痹阻先在阴分，阴虚为本，血虚有火。病久阴血暗耗，阴损及阳，气阴两虚，时有外感诱发，病深则阴阳两虚。

2. 肾阳衰微　素体肾阳衰微，阴寒内凝，复感外邪而发。病程迁延日久者，痹阻络脉之邪可内舍于脏腑，使脏腑功能失调，元阳虚亏，真阴不足，气血虚衰，全身多部位和脏器损害，甚至危及生命。

3. 六淫外感　素体营血不足，卫外不固，腠理不密，风寒湿之邪乘虚外袭，凝结于肤腠，阻滞于经络，致使营卫失和，气血瘀滞，痰瘀痹阻，失于濡养；或外邪郁而化热，化热则伤阴，湿热交阻或暑热由皮肤而入，酿成热毒；燥气伤津，津亏血燥。总之，风、寒、暑、湿、燥、火，外能伤肤损络，内能损及营血脏腑。

**4. 瘀血痰阻**　由于病久气血运行不畅，而致血停为瘀，湿凝为痰。痰瘀互结，复感外邪，内外互结，阻闭经络、肌肤、关节、血脉，甚至脏腑。阻塞上焦，心肺损伤，气喘胸闷，胸痛心悸；阻于中焦，脾胃受损，运化失职，胃纳不佳，生血不足，血虚有火，热迫血行，血不循经，溢于脉外则衄血、紫斑皮疹或见血尿；阻于下焦，肝肾受损，精华流失，则腰酸浮肿，腹水贫血；上巅入脑则偏瘫、癫病。痰瘀交阻或瘀热内生，凝聚皮表肌腠，气血痹着，失于濡养则手浮肿呈腊肠样肿胀，指尖皮肤变硬，甚或溃疡和坏死；血脉痹阻，阳气不达四末，故肢端皮肤或白或青紫；阻于经络肌腠关节则肌肉关节酸痛无力。

## 四、临床表现

**1. 发热**　MCTD 患者中，1/3 的患者出现原因不明的发热。全身淋巴结肿大，肝脾肿大，往往是 MCTD 的最初表现，发热同时常伴有肌炎、无菌性脑膜炎、浆膜炎等。

**2. 关节病变**　几乎每个患者早期都会出现关节痛和关节僵硬，且较 SLE 中更常见、更严重。60% 的患者最终发展为明显的关节炎，类似 RA 中常见的关节畸形：尺侧偏斜、天鹅颈、纽扣花改变等，放射学检查通常以缺乏严重的侵蚀性损害为特征。但有些患者可见关节边缘侵蚀（如溶骨性改变）和关节破坏（如关节融合）。有时可出现脊柱受累甚至导致死亡。肋骨侵蚀和屈肌腱鞘炎少见。

**3. 皮肤黏膜病变**　以雷诺现象最常见和最早出现，并常伴随指（趾）肿胀，严重者可以出现指端坏死。2/3 的患者有手肿胀及腊肠指。可见皮肤绷紧增厚，皮肤组织学检查可见胶原增生，真皮层水肿明显。此现象在儿童 MCTD 患者中并不突出。有些患者出现类似 SLE 的皮损，尤其是颧部红斑和盘状红斑。有些患者表现为类似皮肌炎的指节处的红斑（Gottron 丘疹）和眼睑处紫罗兰色的向阳疹。其他皮损包括颊部溃疡、口干燥症、口腔溃疡、鼻中隔穿孔等。44% 的 MCTD 患者前臂屈肌、手足伸肌和跟腱等处可见皮下结节。其组织学表现为非特异炎症反应，而与典型的类风湿结节不同。MCTD 患者很少有局限性硬皮病表现。

**4. 肌肉**　肌痛是最常见的表现之一。这往往与 PM 或纤维肌痛综合征难于鉴别。MCTD 炎性肌病的临床和组织学表现和特发性的 PM 类似。但多数 MCTD 患者无明显肌无力、肌电图和肌酶谱改变，其肌炎常在慢性基础上呈急性发作，并对短程大剂量的激素治疗反应良好；另一种情况是在 MCTD 发病初期其隐匿的炎性肌病，对糖皮质激素反应差。

**5. 心脏**　心脏的三层结构均可受累。最常见的临床表现是心包炎，见于 10%～30% 的患者，但心脏压塞罕见。有的患者心肌受累继发于肺动脉高压，在初期无表现，但对早期治疗很重要。MCTD 患者的二尖瓣瓣膜前叶可呈疣状增厚，这类似于 SLE 患者的

Libman-Sacks 心内膜炎。可有包括束支传导阻滞的传导异常。20% 的患者超声心动图异常,最常见的超声改变是右室肥厚、右房增大和心室间传导障碍,超声对右室收缩压的评价有助于诊断亚临床型肺动脉高压。

**6. 肺脏** 最具有鉴别意义的肺功能试验是单次呼吸一氧化碳的弥散量测定。一项为期 6 年的随访提示,35% 的患者有潮气量受损,一氧化碳弥散能力(DL-CO)下降了 43%。间质性肺部疾病通常呈进行性加重,有效容积和肺泡气体交换减少。肺出血也偶有报道。肺动脉高压常常是 MCTD 死亡的主要原因之一。

**7. 肾脏** 早期关于 MCTD 的描述认为肾脏损害很少见。目前研究表明 25% 的患者有肾脏损害。高滴度的抗 U1-RNP 抗体对弥漫性肾小球肾炎的进展有相对保护作用,与它们是否出现于 SLE 还是 MCTD 无关。MCID 患者发生肾损害时,通常为膜性肾小球肾炎。有时也可引起肾病综合征,但大多数患者没有症状。弥漫性肾小球肾炎和实质或间质性病变在 MCTD 很少发生。有些患者出现肾血管高血压危象,与硬皮病肾脏病变类似。病程较长的患者可出现淀粉样变和氮质血症。

**8. 胃肠道** 60% ~ 80% 的患者可出现胃肠道受累,是重叠 SSc 特征。大于 65% 的患者有症状和食管压力改变,与皮肤损伤的严重程度无关。其他表现少见,并且与 MCTD 的发病机制无关,MCTD 的腹痛可能来源于肠道蠕动减少、浆膜炎、肠系膜血管炎、结肠穿孔或胰腺炎。

**9. 神经系统** 最常见的受损是三叉神经病变,普遍认为与 SSc 一样,而三叉神经病变在 SLE 中罕见。MCTD 的精神病和惊厥少见,头痛多常见,多为血管源性,并有偏头痛的因素。有些头痛伴有发热和肌痛,与病毒综合征的后遗症反应有些类似,其中有的可以出现脑膜刺激征,脑脊液检查提示无菌性脑膜炎。其他神经系统受累包括癫痫样发作、器质性精神综合征、多发性周围神经病变、脑栓塞和脑出血等。

**10. 血管** 中小血管内膜轻度增生和中层肥厚是 MCTD 特征性的血管病变。这与 SSc 的血管损害相似,而与 SLE 不同。SLE 常见的特征性改变是血管周围炎性细胞浸润和类纤维蛋白坏死。据报道 45% 的 MCTD 患者抗内皮细胞抗体阳性,抗内皮细胞抗体被认为与自发性流产及肺受累有关。

**11. 血液** 75% 的 MCTD 患者有贫血,多为慢性感染性贫血。60% 的患者 Coomb's 试验阳性,但完全的溶血性贫血少见。与 SLE 相似,75% 的 MCTD 患者有白细胞减少,主要影响淋巴细胞系,与疾病的活动有关。血小板减少、血栓性血小板减少性紫癜、红细胞发育不全相对少见。100% 的 MCTD 患者 ANA 和抗 U1-RNP 抗体均为阳性,多数患者有高丙种球蛋白血症。MCTD 的抗 U1-RNP 抗体主要为 IgG 型,而 SLE 主要为 IgM 型。MCTD 患者存在低补体血症,但不如 SLE 常见,也与临床关系不大。

## 五、诊断要点

### (一)实验室检查

几乎每一例 MCTD 患者血清中都有高滴度的斑点型 ANA。大多数 MCTD 患者的抗

U1-RNP 抗体在早期出现，并贯穿病程始终。如以血凝法检测，抗 ENA 抗体中 U1-RNP 抗体滴度常在 1∶1000，甚至可高达一比数百万。免疫印迹检测常有抗 U1-RNP（68kDa）抗体。抗体滴度可以波动，但和病情活动无关。丙种球蛋白可高达 20～50g/L。血清补体大多正常或中等量减少。50% 的患者有类风湿因子（RF）阳性。伴有肌炎的患者肌酸激酶常增高。抗 Sm 抗体阴性，抗 dsDNA 抗体和 SLE 细胞少见，这些与 SLE 患者不同。疾病活动期出现免疫复合物。

## （二）Sharp 标准

**1. 主要标准** ①严重肌炎。②肺部受累：CO 弥散功能小于70% 和（或）肺动脉高压和（或）肺活检显示增殖性血管病变。③雷诺现象或食管蠕动功能减低。④手指肿胀或手指硬化。⑤抗 ENA 抗体≥1∶10000 和抗 U1-RNP 抗体阳性和抗 Sm 抗体阴性。

**2. 次要标准** ①脱发。②白细胞减少，低于 $4×10^9$/L。③贫血。④胸膜炎。⑤心包炎。⑥关节炎。⑦三叉神经病。⑧颊部红斑。⑨血小板减少。⑩轻度肌炎。⑪手肿胀病史。

**3. 判断标准**

（1）确诊标准　符合4条主要标准，抗 U1-RNP 抗体滴度 >1∶4000 及抗 Sm 抗体阴性（阳性为排除标准）或前3条主要标准中的2条及2条次要标准和抗 U1-RNP 抗体滴度 >1∶1000。

（2）高度疑似的诊断标准　符合3条主要标准及抗 Sm 阴性，或2条主要标准和1条次要标准，抗 U1-RNP 抗体滴度 >1∶1000。

（3）疑似的诊断标准　符合3条主要标准，但抗 U1-RNP 抗体阴性；或2条主要标准，或1条主要标准和3条次要标准，伴有抗 U1-RNP 抗体滴度≥1∶100。

## （三）鉴别诊断

MCTD 诊断的关键线索是雷诺现象、手肿胀、多关节炎、炎性肌病、高滴度的斑点型 ANA 和抗 U1-RNP 抗体。诊断 MCTD 之前，尚应与其他风湿病鉴别。与 SSc 相比，MCTD 的多发性关节炎、肌炎、淋巴结病、白细胞减少和高球蛋白血症发生率高；与 SLE 相比，MCTD 的双手肿胀、肌炎、食管运动障碍和肺受累更多见；而严重的肾脏和中枢神经系统受累较 SLE 少见，抗 dsDNA 抗体、抗 Sm 抗体和 SLE 细胞通常阴性，血清补体水平不低。MCTD 与 PM/DM 相比，雷诺现象、关节炎、双手指肿胀、食管运动障碍、肺受累明显增高，且有高滴度的抗 U1-RNP 抗体，而缺乏在 PM 中特有的抗 Jo-1 抗体和抗 PM-1 抗体。

## 六、治疗

## （一）西医治疗

混合性结缔组织病的治疗一般以对症治疗和控制病情发展为主。治疗方案和药物剂量应注意个体化的原则，并注意观察药物的不良反应。治疗可因疾病某一时期以某些表现突出而采用不同药物。

**1. 针对雷诺现象**　首先保暖，避免手指外伤、使用振动性工具工作、情绪激动等刺激加重本症的因素。禁止吸烟，吸烟能使血管痉挛。

（1）血管扩张剂　钙通道阻滞剂如硝苯地平每次 10～20mg，每日 3 次。血管紧张素转化酶抑制剂如卡托普利每次 12.5～25mg，每 8 小时 1 次。

（2）改善微循环　复方丹参注射液 8～16mL 加于低分子右旋糖酐 500mL 中静脉滴注。

（3）抗血小板聚集药物　如阿司匹林抑制血小板聚集和前列腺素的合成。

（4）局部可试用前列腺环素软膏和硝酸甘油贴剂　以扩张手指血管。如出现指端溃疡或坏死，可以静脉注射前列腺环素。

**2. 针对以关节炎为主要表现者**　轻者可应用非甾体抗炎药，重者加用甲氨蝶呤或抗疟药（氯喹或羟基氯喹）。因为抗疟药可能诱发室性心律失常，故对于心肌炎或束支传导阻滞的患者要慎用。

**3. 针对以心肌炎为主要表现者**　选用糖皮质激素和免疫抑制剂治疗。轻症和慢性病程应用小－中等量糖皮质激素如泼尼松每日 10～30mg，急性起病和重症患者应用泼尼松每日 60～100mg，同时加用甲氨蝶呤每周 10mg。必要时静脉注射免疫球蛋白。

**4. 针对肺动脉高压**　是 MCTD 患者致死的主要原因，所以应该早期，积极治疗。除了阿司匹林、钙通道拮抗剂、血管紧张素转换酶抑制剂外，还可应用中－大量糖皮质激素和免疫抑制剂（首选环磷酰胺和甲氨蝶呤）。

**5. 针对肾脏病变**　膜性肾小球肾炎可选用糖皮质激素如泼尼松每日 15～60mg。肾病综合征对激素反应差，可加用环磷酰胺或苯丁酸氮芥等免疫抑制剂。有肾衰竭患者应进行透析治疗。在治疗过程中，无菌性脑膜炎、肌炎、浆膜炎、心包炎和心肌炎对糖皮质激素反应好，而肾病综合征、雷诺现象、毁损型关节病变、指端硬化和外周神经病变对激素反应差。为减少激素的副作用和撤减激素，应加用免疫抑制剂（如甲氨蝶呤和环磷酰胺）和抗疟药（如氯喹、羟基氯喹）。在应用上述药物时应定期查血、尿常规，肝肾功能，避免不良反应。使用抗疟药时应用药前及用药后每 3～6 个月检查眼底，因其主要副作用有角膜沉积和视网膜病变。

## （二）中医治疗

早期轻症以风热犯肺为主。慢性活动期以阴虚内热证最为常见，可贯穿在整个病变过中，阴虚内热常与血热、瘀热相互交结较易为外邪所诱发而急性发作。急性发作以气营热盛证为主，待高热退下后，证向阴虚内热转化。中晚期多以脾肾两虚、气血不足、痰浊瘀阻为主。

### 1. 风热犯肺证

临床表现：发热恶风，肢体肌肉关节酸痛，咽痛咳嗽，眼睑浮肿，面部及全身皮肤肿胀或多样红斑皮疹，手指浮肿，肢端发白或青紫。舌淡红，苔白，脉数。本证多见于

MCTD 早期轻症。

治法：宣肺清热，佐以通络。

方药：银翘散合白虎汤加减。药用金银花、连翘、生石膏（先煎）、薏苡仁、黄芩、知母、荆芥、苦杏仁、桑枝、蝉蜕、大青叶、地龙、生甘草、虎杖、防风、防己、秦艽、川牛膝。

加减：若肌肉关节酸痛较重，加姜黄、威灵仙、透骨草、苍术、忍冬藤、五灵脂；若汗出恶风较重，酌加黄芪、桂枝、白芍以益气固表，调和营卫以扶正祛邪。

### 2. 阴虚内热证

临床表现：长期低热，淋巴结肿大，手足心热，面色潮红，斑疹鲜红，齿衄咽痛，便秘，溲赤，四肢肌肉关节酸痛，眼睑呈紫蓝色，掌趾瘀点，指端青紫，五指难展。舌红苔薄，脉细数。本证在 MCTD 慢性活动期最为常见。

治法：养阴清热，佐以化瘀通络。

方药：玉女煎、增液汤加减。药用生地黄、生石膏（先煎）、麦冬、玄参、黄芩、薏苡仁、知母、忍冬藤、虎杖、川牛膝、生甘草、地龙、桑枝、鳖甲、秦艽、威灵仙、生黄芪。

加减：肌萎无力，加白鲜皮、鸡血藤、防己、当归、苍术、木瓜；低热重加青蒿、地骨皮、白芍；口干较重，加芦根、石斛、玉竹；咽喉肿痛重，加金银花、板蓝根、连翘、牛蒡子；热伤血络则瘀点紫斑皮疹迭起，齿衄、溲赤较重者，加紫草、牡丹皮、茜草、墨旱莲、白茅根；脱发，加何首乌、墨旱莲、熟地黄；淋巴结肿大重用玄参、加牡蛎、夏枯草、川贝母、青皮。

### 3. 气营热盛证

临床表现：高热不恶寒或稍恶寒，颜面红赤，红斑红疹，咽干口燥，渴喜冷饮，尿赤短少，关节酸痛，手浮肿呈腊肠样肿胀，肢端皮肤变化明显或白或青紫，掌趾瘀点，眼睑紫蓝，肌酸无力。舌红苍黄或舌红绛少苔，脉滑数或洪数。本证为热毒炽盛，气营两伤，相当于 MCTD 感染诱发急性发作期。

治法：清热泻火，化瘀解毒。

方药：清瘟败毒饮加减。药用生石膏（先煎）、知母、生地黄、玄参、黄芩、牡丹皮、赤芍、金银花、连翘、大青叶、紫草、虎杖、桑枝、地龙、川牛膝、木瓜、防己、黄芪、寒水石、滑石、竹叶、炙甘草。

加减：若稍有恶寒者，可加桂枝以调和营卫，温通经络；衄血、尿血，加藕节炭、白茅根、茜草以清热凉血；如有头痛、呕吐、寒战，舌苔黄厚，热毒较盛，加黄连、板蓝根、栀子、大黄、黄柏、贯众以清热解毒；咽干、渴喜冷饮较重者，加芦根、石斛、沙参、麦冬、五味子。

### 4. 瘀热痹阻证

临床表现：手足瘀点累累，斑疹斑块暗红，手浮肿呈腊肠样肿胀，双手白紫相继，双腿青斑如网，脱发，口舌糜烂，鼻衄肌衄，关节红肿热痛，肌肉酸痛无力，放射线检查可见骨糜烂和皮下硬结，眼睑紫蓝，小便短赤，有蛋白尿、血尿却无水肿，低热或自觉烘热，淋巴结肿大，烦躁不安。舌红苔薄或舌光红边有刺或边有瘀斑，脉细弦数。本证相当于 MCTD 慢性活动期中手足血管炎、雷诺征、关节痛关节炎、多发性肌炎为主，并出现肾炎蛋白尿、血尿者。为瘀热痹阻，脉络受损，迫血妄行所致和痰瘀互结复感外邪而发。

治法：清热凉血，活血化瘀。

方药：清热地黄汤加减。药用水牛角（先煎）、生地黄、知母、玄参、丹参、牡丹皮、赤芍、大血藤、虎杖、黄芩、川芎、桑枝、地龙、川牛膝、威灵仙、防己、木瓜、薏苡仁、白茅根、猪苓、茜草、黄芪、甘草、红花、五灵脂。

加减：妇女闭经，加当归、益母草；肌衄，加何首乌、藕节、地榆；雷诺现象较重，寒热错杂，加桂枝，重用红花，寒热并用。

### 5. 热郁积饮证

临床表现：咳嗽气喘，胸闷胸痛，心悸怔忡，时有低热、咽干口渴、烦躁不安、红斑红疹，手浮肿呈腊肠样肿胀，肢端青紫，肌肉酸痛无力，眼睑紫蓝。舌红苔厚腻，脉滑数濡数偶有结代。本证为热郁上焦，心肺受阻，相当于 MCTD 引起心肺损害，表现为间质性肺炎、心包炎、心肌炎、心瓣膜炎、肺动脉高压。

治法：清热蠲饮，化瘀通痹。

方药：葶苈大枣泻肺汤、泻白散加减。药用葶苈子、桑白皮、防己、知母、生地黄、沙参、黄芩、薏苡仁、猪苓、茯苓、郁金、苦杏仁、枳壳、甘草、生黄芪、虎杖、桑枝、秦艽、忍冬藤、地龙、威灵仙、川牛膝、地骨皮、大枣。

加减：白痰多，可加白芥子，善祛皮里膜外之痰涎。咳嗽重，加川贝母、陈皮、百部、半夏以清肺化痰止咳；心悸、脉结代重，加玉竹、五味子、丹参、石菖蒲、龙齿；气短胸闷，加苏子、瓜蒌皮、厚朴、旋覆花以宽胸顺气；胸痛彻背，加薤白、丹参；发热，加生石膏以加强清热之力。

### 6. 脾肾两虚证

临床表现：面色无华，但时有潮红，指甲亦无华，神疲乏力，畏寒肢冷，但时而午后烘热，口干舌燥，斑疹暗红，面浮肿，眼睑紫蓝，手浮肿呈腊肠样肿胀，指尖皮肤变硬，甚至溃疡和坏死，肢端或白或青紫，两腿浮肿如泥，进而腰股俱肿，关节肌肉酸痛麻木无力，纳呆食少，脘腹胀满，小便短少，蛋白血尿。舌体胖，舌质偏红或偏淡，苔薄白或薄腻，脉弦细或细数或细弱。本证可见于 MCTD 慢性期手指硬皮样改变明显、胃肠道蠕动缓慢、肾性低蛋白血症、肾功能不全。

治法：健脾益肾，化瘀利水。

方药：独活寄生汤加减。药用独活、桑寄生、秦艽、生地黄、熟地黄、白芍、当归、川芎、党参、黄芪、白术、茯苓、炙甘草、猪苓、五加皮、防己、赤小豆、骨碎补、川牛膝、泽泻、龟甲、杜仲、枳壳、杏仁、红花。

加减：血红蛋白、白细胞下降明显，重用黄芪、当归，加何首乌、女贞子、黄精、鸡血藤；虚火上浮，加知母、黄芩、黄柏、牡丹皮；腰膝酸痛，重用杜仲、桑寄生、川续断；畏寒肢冷，脉细弱舌淡苔薄，加桂枝、附子；蛋白尿、血尿加芡实、山茱萸、白茅根、山药，并重用黄芪。

### （三）中西医结合治疗思路与方法

MCTD 的病因及发病机制尚不明确。可表现出多种结缔组织病（SLE、SSc、PM/DM 或 RA）的任何临床症状。然而 MCTD 具有的多种临床表现并非同时出现，患者表现亦不尽相同。中医药治疗的优势主要体现在治法多样化，通过辨证和辨病相结合，调整人体异常的免疫功能，改善局部及全身症状，尤其在缓解雷诺现象、关节痛或关节炎、肌痛、手指肿胀或硬化等症状方面优于单纯西医治疗，不但近期疗效肯定，并可取得稳定的远期疗效。中药与西药合用后可增加疗效，并减少毒副作用，降低复发率。同时对 MCTD 多系统损害如肺动脉高压、肾脏病变、肺脏病变、胃肠道病变、神经系统、血管病变及血液系统病变等都有较好的治疗作用，并能提高患者的生活质量。因此，对于以关节炎为主要表现者，轻者可应用非甾体抗炎药和中药治疗，可以增强疗效，减轻或消除非甾体抗炎药的毒副作用。如果以重症关节炎、肌炎为主要表现，以及多系统损害者，可以在使用西药糖皮质激素或（和）免疫抑制剂治疗的同时，配合中医的辨证论治，不但有助于改善症状、控制病情、巩固疗效、减少西药的用量，而且还能减轻西药的毒副作用。MCTD 是临床上有 SLE、SSc、PM/DM 及 RA 等疾病特征的综合征，也是临床治疗比较困难的问题，中西医结合治疗研究的重点应放在中药能否防治本病早期的多系统的、多器官损害方面。目前充分利用有扩张血管、改善微循环、软化皮肤和免疫调节作用的中药和中药制剂，并不断开发出确实有效的中成药制剂。

### 七、预后

MCTD 预后相对良好，但并非所有的患者都是如此，如肺动脉高压有时进展迅速，患者可在几周内死亡。进展性肺动脉高压和心脏并发症是 MCTD 患者死亡的主要原因。此外，心肌炎是少见的致死原因。总之，MCTD 的病程难以预测，大多数患者预后相对良好，但主要与早期诊断、早期治疗有关。如果已有主要脏器受累则预后差。

（刘杨）

## 第十一节　系统性硬化症

系统性硬化症（systemic sclerosis，SSc）也称为硬皮病（scleroderma），是一种以皮肤和（或）内脏器官广泛纤维化为特征的自身免疫性疾病。可分为局限性硬皮病（localized scleroderma，LSc）和系统性硬皮病（systemic scleroderma，SSc）两大类。自身免疫反应（高免疫球蛋白血症及血清中存在多种自身抗体）、血管病变（小血管内膜损伤及肢端、内脏频发雷诺现象）和皮肤、内脏结缔组织中的胶原纤维增生是导致硬皮病产生多系统损害的三大因素。临床上以局限性或弥漫性皮肤增厚和纤维化为特征，可影响心、肺和消化道等器官的全身性疾病。

## 一、概述

硬皮病是一种少见病，患病率为（50~300）/100万，年发病率为（2.3~22.8）/100万；女性多见，男、女发病率之比为（1∶3）~（1∶14），发病年龄以30~50岁多见，儿童相对少见。在某些职业中有高发倾向，如铀矿工人、长期接触粉尘和有机溶剂者，病因及发病机制尚未明了，近年研究提示本病患者可能具有硬皮病易感基因，在精神创伤、反复感染、过度劳累、妊娠流产等因素作用下或在粉尘、有机溶剂等刺激下易感基因开放表达，引起自身免疫功能亢进、血管内皮受损、胶原基因过度表达，促使多种胶原增生性细胞因子过多释放，导致持续性胶原和细胞外基质的过度产生和沉积，最终产生组织纤维化。

中医学认为硬皮病属"皮痹"，多由阴阳气血失调致病。早期患者阳虚为多见。阳虚则生寒，血得寒则凝，血凝则脉络不通，肤失濡养，不通则痛，故临床多为形寒，肢冷，手指麻木刺痛，皮肤板硬等症。以上病例通过温阳和营，活血通络法后，病情都有不同程度的好转。随着病情的发展，根据阴阳互根，阴阳互生的病机传变，患者可出现阳损及阴，阴虚生热的症状；另外，如果寒邪日久，郁而化热，热盛损筋，腐肉化脓，可见趾、踝、指等部位发生溃烂，此时因久病阴阳两虚，气血亏损，宜峻补气血，但又因郁而化热，故需寒热并用，攻补兼施。

## 二、西医病因病理

**1. 发病机制**　尚不清楚。目前认为是免疫系统功能失调，激活、分泌多种细胞因子，产生多种自身抗体等引起血管内皮细胞损伤和活化，刺激成纤维细胞合成过多的胶原，导致血管壁和组织纤维化。

**2. 病理变化**　受累组织广泛的血管病变、胶原增殖、纤维化是本病的病理特点。①血管病变主要见于小动脉、微细动脉和毛细血管。由于血管壁内皮细胞和成纤维细胞增生，以致血管腔狭窄、血流淤滞，指（趾）血管数量明显减少。皮肤早期可见真皮层胶原纤维水肿与增生，有淋巴细胞、单核和（或）巨噬细胞、浆细胞和朗汉斯巨细胞散在浸润。②随着病情进展，水肿消退，胶原纤维明显增多，有许多突起伸入皮下组织使之与皮肤紧密粘连，表皮变薄，附件萎缩，小动脉玻璃样变。③心脏可见心肌纤维变性和间质纤维化，血管周围尤为明显。纤维化累及传导系统可引起房室传导障碍和心律失常。可见冠状动脉小血管壁增厚和心包纤维素样渗出。④肾损害表现为肾入球小动脉和叶间动脉内皮细胞增生及血管壁的纤维生坏死，以致肾皮质缺血坏死。肾小球也可有病变。

## 三、中医病因病机

本病起病隐袭，病程绵长，易反复发作，治疗棘手。其病因为正气虚衰，外邪乘虚侵犯，客于肌肤，阻于脉络，邪气可向内传变，累及相类属或相生克的脏腑，导致心肺、食管、胃、肾等多个脏器或脏腑功能失调。

**1. 正虚邪侵**　正虚即素体禀赋不足、脾肾气血亏乏。硬皮病好发于中青年女性，因气血不足，脾肾阳虚致卫外不固，腠理不密，风寒湿三邪乘虚而入，凝于腠理，客于肌肤，致肌肤肿胀，活动不利。病邪日久不去，则入深至络脉、经脉，致脉络痹阻，血瘀不通。久之则肌肤失养，脏腑失调。

**2. 血瘀致痹** 《景岳全书》谓："盖痹者，闭也，以气血为邪所闭，不得通行而为病也。"现代研究证明，SSc 患者血管病变如微循环障碍、血管内皮损伤及血液流变学改变等常出现在疾病早期，随后出现皮肤甚而内脏的硬化，故有血管起因说。《素问·五脏生成》认为皮痹形成与血行瘀滞有关，"卧出而风吹之，血凝于肤者为痹"。皮肤板硬，关节不利，亦可压迫血管致血流不畅，所谓"瘀血致痹，痹证致瘀"，病况日甚。

**3. 情志劳倦** 过度劳累、精神创伤是 SSc 发生或发展的常见诱因。气虚阳衰，外邪阻络之体，如复加情志郁结，气机不畅，气滞血瘀。又烦劳过度，脾伤胃损，水谷失运、气化无力，气虚血瘀，则瘀上加瘀，气血闭阻，病情更甚。

**4. 热毒致瘀** 正气虚衰，外感风热或血瘀痰阻，日久化热均可致津伤液耗，血涩凝滞。肌肤失养而皮硬色暗，脏腑缺血，则痹而失能。临床上本病患者易感染发热，发热后病情愈甚。

总之，硬皮病基本病机为本虚标实，本虚即气血不足，脾肾阳虚，标实则为血瘀。因正气虚弱，风寒湿热之邪乘虚而入，或因寒湿阻络致气血不畅，脉络痹阻，或因热毒伤津，血涩凝滞，而致血瘀。久之肌肤失养，脏腑功能失调而发病。

## 四、临床表现

### （一）早期表现

起病隐匿。约 80% 的患者首发症状为雷诺现象，可先于本病的其他表现（如关节炎、内脏受累）几个月甚至 10 余年（大部分 5 年内）出现。

### （二）皮肤

为本病的标志性病变，呈对称性分布。先见于手指及面部，然后向躯干蔓延。典型皮肤病变一般经过 3 个时期：①肿胀期。皮肤病变呈非可凹性肿胀，有些病人可有皮肤红斑、皮肤瘙痒，手指肿胀像香肠一样，活动不灵活，手背肿胀，逐渐波及前臂。②硬化期。皮肤逐渐变厚、发硬，手指像被皮革裹住，皮肤不易被提起，不能握紧拳头。面部皮肤受损造成正常面纹消失，使面容刻板、鼻尖变小、鼻翼萎缩变软，嘴唇变薄、内收，口周有皱褶，张口度变小，称"面具脸"，为本病的特征性表现之一。③萎缩期。经 5 ~ 10 年后进入萎缩期。皮肤萎缩，变得光滑且薄，紧紧贴在皮肤下的骨面上，关节屈曲挛缩不能伸直，还可出现皮肤溃疡，不易愈合。受累皮肤如前额、前胸和后背等处可有色素沉着或色素脱失相间，形成"椒盐征"，也可有毛细血管扩张，皮下组织钙化。指端由于缺血导致指垫组织丧失，出现下陷、溃疡、瘢痕，指骨溶解、吸收，指骨变短。

### （三）关节、肌肉

关节周围肌腱、筋膜、皮肤纤维化可引起关节疼痛。关节炎少见，只有少数病例出现侵蚀性关节炎。晚期由于皮肤和腱鞘纤维化，发生挛缩使关节僵直固定在畸形位置。关节屈曲处皮肤可发生溃疡，主要见于指间关节，但大关节也可发生。皮肤严重受累者常有肌无力，为失用性肌萎缩或疾病累及肌肉，后者可有两种类型：一为无或仅轻度肌酶升高，病理表现为肌纤维被纤维组织代替而无炎症细胞浸润；另一种则为典型的多发性肌炎表现。

### （四）胃肠道

约70%的患者出现消化道异常。食管受累最常见，表现为吞咽食物时有发噎感，以及胃灼热感、夜间胸骨后痛，这些均为食管下段功能失调，括约肌受损所致。胃和肠道可出现毛细血管扩张，引起消化道出血。胃黏膜下毛细血管扩张在内镜下呈宽条带，被称为"西瓜胃"。十二指肠与空肠、结肠均可受累，因全胃肠低动力症，使蠕动缓慢、肠道扩张，有利于细菌繁殖，导致吸收不良综合征。肛门括约肌受损可引起大便失禁。

### （五）肺

2/3 以上的患者有肺部受累，是本病最主要的死亡原因。最早出现的症状为活动后气短。最常见的肺部病变为间质性肺疾病，其中以非特异性间质性肺炎为主。另一较多见的肺部病变是肺动脉高压，由于肺动脉和微动脉内膜纤维化和中膜肥厚导致狭窄与闭塞造成，最终进展为右心衰竭。预后非常差，平均生存期不足 2 年。肺间质病变多见于弥漫型，而肺动脉高压则多见于 CREST 综合征中。

### （六）心脏

包括心包、心肌、心脏传导系统病变，与心肌纤维化有关。最常见的为缓慢发展的无症状心包积液，发生率为 16% ~ 40%。心肌受损多见于弥漫皮肤型，表现为呼吸困难、心悸、心前区痛等。还可见不同程度的传导阻滞和心律失常。临床心肌炎和心脏压塞罕见。有心肌病变者预后差。

### （七）肾

肾脏损害提示预后不佳。多见于弥漫型的早期（起病 4 年内）。表现为蛋白尿、镜下血尿、高血压、内生肌酐清除率下降等。有时可突然出现急进性恶性高血压和（或）急性肾衰竭。上述两种情况均称为硬皮病肾危象（renal crisis），也是本病的主要死亡原因。

### （八）其他

本病常伴眼干和（或）口干症状。神经系统受累多见于局限型，包括三叉神经痛、腕管综合征、周围神经病等。本病与胆汁性肝硬化及自身免疫性肝炎密切相关。约半数出现抗甲状腺抗体，可伴甲状腺功能减退及甲状腺纤维化。

## 五、诊断要点

根据雷诺现象、皮肤表现、特异性内脏受累及特异性抗体等，可依据以下 2 个标准诊断。

### （一）1980 年美国风湿病学会制定的 SSc 分类标准

**1. 主要指标** 近端皮肤硬化：对称性手指及掌指（或跖趾）关节近端皮肤增厚、紧硬，不易提起。类似皮肤改变可同时累及肢体的全部、颜面、颈部和躯干。

**2. 次要指标** ①指端硬化。硬皮改变仅限于手指。②指端凹陷性瘢痕或指垫变薄。由于缺血导致指尖有下陷区，或指垫消失。③双肺底纤维化。标准立位胸片双下肺出现网状条索、结节、密度增加，亦可呈弥漫斑点状或蜂窝状，并已确定不是由原发于肺部疾病所致。

具备上述主要指标或≥2 个次要指标者，可诊断为 SSc。

### （二）2013 年美国风湿病学会/欧洲风湿病联盟制定的 SSc 分类标准

适用于任何可疑患有 SSc 的病人，但不适用于除手指外皮肤增厚或临床表现用硬皮病样病变解释更为合理的病人。病人总分≥9 分可诊断为 SSc（表 5 - 9）。

表 5 - 9　2013 年美国风湿病学会/欧洲风湿病联盟联合制定的 SSc 分类标准

| 项　目 | 亚　项 | 权重/分数 |
|---|---|---|
| 向掌指关节近端延伸的双手手指皮肤增厚（充分条件） | – | 9 |
| 手指皮肤增厚（只计算较高分） | 手指肿胀<br>手指指端硬化（掌指关节远端，但近端指间关节近端） | 2<br><br>4 |
| 指尖病变（只计算较高分） | 指尖溃疡<br>指尖凹陷性瘢痕 | 2<br>3 |
| 毛细血管扩张 | – | 2 |
| 甲襞毛细血管异常 | | 2 |
| 肺动脉高压和（或）间质肺疾（最高得分 2 分） | 肺动脉高压<br>间质肺疾病 | 2<br>2 |
| 雷诺现象 | – | 3 |
| SSc 相关自身抗体 | 抗着丝点抗体 | 3 |
| 抗着丝点抗体、抗拓扑异构酶 I（抗 Scl-70）抗体、抗核糖核酸聚合酶 III 抗体（最高得分 3 分） | 抗拓扑异构酶 I 抗体<br>抗核糖核酸聚合酶 III 抗体 | |

## 六、治疗

### (一) 西医治疗

本病尚无特效药物。早期治疗的目的是阻止新的皮肤和脏器受累，而晚期治疗的目的在于改善已有的症状。

**1. 糖皮质激素**　可减轻早期或急性期的皮肤水肿，但不能阻止皮肤纤维化。对炎性肌病、间质性肺疾病的炎症期有一定疗效；糖皮质激素与 SSc 肾危象的风险增加有关，应用时需监测血压和肾功能。

**2. 免疫抑制剂**　主要用于合并脏器受累者。包括环孢素、环磷酰胺、硫唑嘌呤、甲氨蝶呤、吗替麦考酚酯等。与糖皮质激素合用可提高疗效和减少糖皮质激素用量。

**3. 雷诺现象**　需戒烟，手足保暖。钙通道阻滞剂是治疗雷诺现象的一线药物，严重雷诺现象者可考虑使用 5-磷酸二酯酶抑制剂、氟西汀、前列环素类似物等。

**4. 指端溃疡**　可使用前列环素类似物、5-磷酸二酯酶抑制剂或内皮素受体拮抗剂以减少新发溃疡。

**5. 肺动脉高压**　氧疗、利尿剂、强心剂及抗凝。可考虑应用内皮素受体拮抗剂、5-磷酸二酯酶抑制剂、前列环素类似物及利奥西呱等。

**6. 肺间质疾病**　早期可用糖皮质激素以抑制局部免疫反应，已证实环磷酰胺对 SSc 间质性肺疾病有效。存在器官衰竭风险时可考虑干细胞移植。

**7. 硬皮病肾危象**　尽早使用血管紧张素转换酶抑制剂（ACEI）治疗。肾衰竭可行血液透析或腹膜透析治疗。

**8. 胃肠道病变**　反流性食管炎病人应少食多餐，餐后取立位或半卧位。质子泵抑制剂可用于治疗 SSc 相关的胃食管反流，预防食管溃疡及狭窄发生。促胃动力药物可改善 SSc 相关的胃肠动力失调症状。间断或定期使用抗生素可以治疗有症状的小肠细菌过度生长。营养不良者应积极补充蛋白质、维生素和微量元素。

### (二) 中医治疗

本病因气血不足、脾肾阳虚导致风寒湿邪乘虚而入，凝于腠理，阻于脉络而发病，早期气血不通，营卫不和，腠理失养，瘀久化热，可伴发热，关节、肌肉酸痛，指（趾）破溃化脓，病程迁延则邪气循经入脏，致脏腑功能失调。后期气血亏损，肌肤失养故皮肤、肌肉萎缩，硬化以致消瘦、硬化皮肤紧贴骨面。治疗以益气温肾、活血通络为主要原则。

**1. 寒凝腠理，脾肾阳虚证**

临床表现：面、手肿胀发紧，晨起握拳受限，皮肤硬肿，按之无痕。畏寒肢冷，腰腿酸软，纳呆便稀，耳鸣脱发，口不渴。舌胖嫩，边有齿印，舌质淡，苔薄白，脉沉细濡。本证相当于硬肿期，治疗不宜一味求热，用大热之药，补阳莫忘滋阴，以免耗伤津液，加重血瘀。

治法：温肾健脾，活血化瘀。

方药：二仙汤合桃红四物汤加减。药用仙茅、淫羊藿、鹿角霜、桂枝、黄芪、当归、丹参、桃仁、鸡血藤、炒白术、生地黄、茯苓皮、炙甘草。

加减：畏寒肢冷显著者，加熟附子；硬肿显著者，加马鞭草；雷诺现象严重者，加土鳖虫、川芎。

**2. 气滞血瘀，脉络痹阻证**

临床表现：指、趾青紫，雷诺现象频发，肤色黧黑，黑白斑驳，皮肤板硬、麻痒刺痛，关节僵化，活动不利；心烦意乱，月经不调，进食哽噎，纳差腹胀。舌紫，舌下青瘀，苔薄，脉细涩。本证相当于硬化期，病情相对稳定，治以活血化瘀为主，辅以益气理气。

治法：益气活血，祛风通络。

方药：四君子汤合血府逐瘀汤加减。药用黄芪、党参、白术、丹参、当归、鸡血藤、桃仁、川芎、土鳖虫、积雪草、乌梢蛇、灵芝、茯苓皮。

加减：纳差腹胀者，加炒麦芽、香橼皮、枳壳；月经不调者，加益母草；雷诺现象严重者，炙土鳖虫加量；皮肤麻痒刺痛，加荆芥、防风、地肤子、白鲜皮、延胡索。

**3. 热毒痰湿，瘀血阻滞证**

临床表现：手足溃疡、痛楚难当，皮肤硬肿发展加速。发热，咳嗽，气短心慌，关节肿痛，乏力肌痛，身热肢冷。舌红，苔黄，脉细数。本证相当于急性发作期，虽表现多样，但均有热象，治法以清热解毒凉血为主，辅以祛风利湿，活血通络。

治法：清热凉血，活血通络。

方药：清热地黄汤加减。药用水牛角、蒲公英、生地黄、牡丹皮、赤芍、白芍、白花蛇舌草、威灵仙、乳香、没药、丹参、黄芪、鸡血藤、桃仁、土鳖虫。

加减：关节疼痛，加羌活、独活、牛膝；低热加地骨皮、青蒿；高热，加生石膏（先煎）；肌痛无力，加垂盆草、苦参、炒白术；伴血管炎者，加徐长卿、金雀根、紫草、生槐花；咳嗽痰黄，加鱼腥草、桑白皮、川贝母。

**4. 气血两虚、瘀血阻络证**

临床表现：皮硬贴骨，活动不利，体瘦形槁，面色无华，神疲乏力，心悸气短，头昏肌痛，纳呆腹胀。苔薄、舌淡嫩、脉细弱。本证相当于萎缩期，多有内脏损害，治疗以益气补血，温肾健脾为主，活血通络为辅。

治法：益气补血，活血通络。

方药：归脾汤合桃红四物汤加减。药用黄芪、党参、当归、何首乌、丹参、鸡血藤、桃仁、土鳖虫、积雪草、乌梢蛇、灵芝、淫羊藿、炒白术。

加减：纳呆腹胀者，加炒麦芽、香橼皮、苏梗；干咳、气急者，加桑白皮、天麦冬；动则心悸、下肢浮肿者，可将党参改野山参，加茯苓皮、泽泻、车前子。

## （三）中西医结合治疗思路与方法

硬皮病有各种类型，尤以系统性硬皮病最为难治，西医治疗手法单一。糖皮质激素、青霉胺及免疫抑制剂有一定疗效。但副作用大难以长期大剂量应用。中医药治疗能调节整体状况，改善免疫功能。益气活血中药加青霉胺小剂量递加疗法，能作用互补并减轻副作用，临床上对硬皮病患者的皮肤硬化及内脏纤维化有显著疗效。系统性硬皮病病情复杂，各人表现不一，除有皮肤硬肿，内脏纤维化外，尚有肌炎、关节炎、浆膜腔炎症，肺部纤维化常伴肺部感染。内脏病变的后期常出现脏器功能不全。心、肺、肾功能不全是 SSc 患者死亡的主要原因，故个体化治疗是治疗成功的关键。

中西医结合分期综合疗法：治疗 SSc 除了从抑制自身免疫反应抗纤维化、改善血管病变、纠正脏器功能四个方面考虑外，尚需根据患者所处病期不同对上述某个方面作重点治疗。如硬肿期患者处于疾病初期，病程进展较快，患者肾上腺皮质功能不足，西医治疗除用青霉胺抗纤维化外，尚需加用小剂量的糖皮质激素，并配合温补脾肾活血通络、祛风除湿中药，常可获满意疗效；硬化期患者病情相对稳定，治疗以抗纤维化为主，益气活血中药加青霉胺小剂量递加疗法效果较佳；萎缩期常伴脏器功能减退，治疗以益气补血、活血通络及纠正脏器功能为主。疾病活动期自身免疫反应十分亢进，治疗以抑制自身免疫反应为主，西药以中等剂量激素加免疫抑制剂，加上清热凉血、抗风湿中药治疗，病情多可控制。

皮肤和内脏器官的纤维化是硬皮病的主要病变，亦是内脏受累乃致预后不良的重要原因，中西医结合研究的重点应放在寻找有效抑制胶原纤维增生的中草药上。目前研究显示不少活血化瘀药、清热药、温阳药具有抑制胶原纤维增生的作用。进一步的研究应筛选有强烈抑制胶原纤维增生作用的药物，提取其有效成分，探索其作用方式、途径，明确其药理机制，以开发确有实效的中成药。自身免疫反应是本病另一大病因，常可促进病情发展，故对一些有免疫抑制作用的清热凉血中药进行临床和实验研究，筛选出作用确切的免疫抑制中药，联合抑制胶原纤维增生的中药组成复方，可获得治疗硬皮病的理想药物。

## 七、预后

因脾肾阳虚、气血不足、风寒湿邪乘虚而入，凝于腠理，此时病变在表，及时固本祛邪，可抑制或逆转病情。病情进展、病邪入络脉络痹阻、气血不畅，此时予益气活血抗纤维化治疗尚可使病情长期稳定。病程迁延内舍于肺、心、肾、胃肠等脏器，造成脏腑功能失调，则治疗较困难。

局限性硬皮病患者的预后一般较佳，跨关节的重度皮肤硬化可致关节变形，活动受限，线状型硬皮病常因肢体萎缩，发育不良而致畸。头、面部线状型硬皮病如伴偏侧面部肌肉萎缩可毁容。

嗜酸性筋膜炎患者经治疗后，大多能完全缓解，预后良好，个别转化成局限性硬皮病，极个别转化成系统性硬皮病。

系统性硬皮病难以根治，病程呈慢性进行性发展。肢端型患者易致指、趾溃疡，指骨吸收，手指挛缩而使手的功能严重丧失，晚期可影响内脏。弥漫型肢端病变轻，但较易影响内脏。心功能不全、肾功能不全、肺部纤维化反复感染致肺功能不全是本病的三大死亡原因。疾病早期及时治疗可使病情长期稳定，预后良好。

（刘杨）

# 第十二节　自身免疫性肝炎

自身免疫性肝炎（autoimmune hepatitis，AIH）是一种由针对肝细胞的自身免疫反应所介导的肝脏实质炎症，以血清自身抗体阳性、高 IgG 和（或）γ 球蛋白血症、肝组织学上存在界面性肝炎为特点，如不治疗常可导致肝硬化、肝功能衰竭。AIH 的临床表现多样，一般表现为慢性，隐匿起病，但也可表现为急性发作，甚至引起急性肝功能衰竭。

## 一、概述

20 世纪 60 ~ 80 年代，多项临床研究证实，免疫抑制剂治疗可显著改善 AIH 患者的生物化学指标和临床症状，甚至能逆转肝纤维化，从而显著改善患者预后和生存质量。随着自身抗体和肝组织病理学检查的广泛开展，我国 AIH 患者检出率逐年增加。女性易患 AIH，男女比例约为 1∶4。AIH 呈全球性分布，可发生于任何年龄段，但大部分患者年龄大于 40 岁。最近，我国开展的一项全国范围内的回顾性调查（入选患者年龄大于 14 岁）发现，AIH 的峰值年龄为 51 岁（范围：14 ~ 77 岁），89% 为女性患者。北欧白种人的平均年发病率为（1.07 ~ 1.9）/10 万，患病率为 16.9/10 万，而阿拉斯加居民的患病率可高达 42.9/10 万。丹麦一项全国范围流行病学调查结果显示，年发病率为 1.68/10 万，且有逐年增高趋势。亚太地区的患病率为（4 ~ 24.5）/10 万，年发病率为（0.67 ~ 2）/10 万。目前，我国尚缺乏 AIH 流行病学的研究数据。

本病属中医学"黄疸""湿阻""胁痛""虚证""癥积"等范畴。其病因病机多由湿热之邪缠绵，日久正气损伤，由实致虚，形成肝郁脾虚，肝肾不足，脉络瘀阻等虚实夹杂的病理表现，其治疗亦可采用清热利湿，疏肝健脾，补益肝肾，活血化瘀等多种方法。

## 二、西医病因病理

**1. 发病机制**　在 AIH 发病机制中主要的自身抗原为去唾液酸糖蛋白受体（ASGP-R）和微粒体细胞色素 P4502D6。自身反应性 T 细胞及其抗原提呈细胞是 AIH 发病的另一必要条件。补体系统和趋化因子也参与了 AIH 的体液免疫损伤机制。

（1）遗传相关基因　HLA 在 AIH 的发病中起着重要作用。Ⅰ 型 AIH 主要的决定簇是 HLA-DR3 和（或）HLA-DR4，HLA-DR3 阳性者发病年龄较轻，多见于女孩和年轻妇女，而 HLA-DR4 阳性的患者多 40 岁以后发病，多见于成人，病情较轻，但常合并有肝外自身免疫性疾病。Ⅱ 型 AIH 患者体内 HLA-DR7 常呈阳性，且多伴有 Ig 缺陷。

（2）自身抗原的出现　当病原体例如各型病毒性肝炎、麻疹病毒等感染机体后，由于病原体上的某些抗原表位与自身抗原有相似的表位,通过打破自身免疫耐受或模拟隐匿抗原从而产生新的抗原表位等途径,刺激淋巴细胞产生抗体,与抗原发生交叉反应,导致组织器官的损伤。

(3)肝细胞损伤的免疫机理 体内淋巴 T 细胞的抑制功能缺失是 AIH 的重要特点之一,具体表现为以 CD4$^+$/CD25$^+$调节性 T 细胞数量的减少和 Foxp3 调节水平的下降,导致不能反映正常免疫调节功能等障碍。另外,有研究肝脏单核细胞浸润水平及外周血 CD8$^+$/CD25$^+$淋巴细胞水平对 AIH 体内肝细胞的损伤有一定的关系。

**2. 病理变化** AIH 的基本病理改变为慢性肝炎,与其他原因导致的慢性肝炎一样,基本病变包括汇管区炎症、界面炎、小叶内灶状坏死、中心带溶解坏死、纤维化及肝硬化。因此,对慢性病毒性肝炎的分级、分期标准同样适用于对 AIH 炎症活动程度和纤维化进展程度的判断。不同病因又各有其形态特点,AIH 自身免疫反应的特点:淋巴细胞、浆细胞浸润重,急性加重或急性发病可呈现明显的中心带坏死,免疫抑制剂治疗可致病变静止(缓解),病变轻重取决于免疫反应的强弱。AIH 的病理变化分为活动期和静止期。

(1)活动期病变 AIH 活动期,有明显的汇管区及汇管区周围的界面性肝炎,常累及大多数汇管区。汇管区内大量淋巴细胞、单核-巨噬细胞及浆细胞浸润,有时伴淋巴滤泡形成。汇管区炎细胞突破汇管区边界,浸润于相邻肝实质,引起界面带进行性单个或小簇肝细胞凋亡、坏死,致界面参差不齐,曾称之为碎屑样坏死(piece meal necrosis),现称界面性肝炎(interface hepatitis),简称界面炎。汇管区及界面炎中浆细胞较多,并常聚集成簇,作为 AIH 的特征,可与其他慢性肝炎的界面炎相区别。界面炎常向小叶内伸延较深,形成汇管区到汇管区或汇管区到小叶中心的桥接坏死。炎症坏死带内存活的肝细胞再生,周围毛细胆管形成腺样结构,称菊形团或肝炎性菊形团,它与慢性淤胆性菊形团的区别在于后者见于慢性淤胆型肝炎,中心毛细胆管腔常扩张或含浓缩胆汁,而 AIH 的菊形团毛细胆管不含胆汁,且菊形团周围常绕以被挤压的肝窦、炎性细胞或纤维间质。

小叶内炎症一般不如界面炎明显,常表现为点灶状坏死,凋亡小体形成,窦内少数单个核细胞及浆细胞浸润。急性发作、急性加重或停药后复发者常致小叶炎症加重、呈现中心带融合性坏死和桥接坏死,甚至出现亚大块或大块坏死。坏死带周边常见明显的淋巴细胞、浆细胞浸润。如不经治疗,汇管区及其周围炎症带纤维化使汇管区不断扩大,与桥接坏死后所形成纤维间隔相连分隔肝实质,常较快进展为肝硬化。

(2)静止(quiescent)期或缓解(remission)期病变 AIH 可自然缓解或经治疗后缓解。皮质激素治疗可使 Treg 功能重建,并减少细胞介导的细胞毒反应。经治疗小叶内坏死消退较快,汇管区炎症消退缓慢或不完全消退,纤维化亦可有消退,甚至部分逆转,活动性肝硬化可转化为静止性肝硬化。AIH 治疗缓解包括 3 个方面,即肝功能恢复正常,免疫球蛋白水平恢复正常;肝组织学界面炎症消失;小叶内炎症消失,但可留有残存的轻度汇管区炎症,可见纤维化、肝硬化。

### 三、中医病因病机

目前中医对于 AIH 的病因病机尚无统一认识，根据其临床经验及对病情的演变特点，提出了本病可能的病因病机。

**1. 肝脾失调，肝郁气滞** 气血失调，肝胆络脉失和，肝脾失调，湿热内生，加之血瘀日久，则脉络不和，故 AIH 的病机关键为瘀血内停、脉络不和。

**2. 湿热瘀毒，留滞肝经** 肝阴亏虚，不能濡养肝体，肝气郁滞，以致木郁土壅，脾胃运化失常，则血行不畅，瘀血阻滞脉络，日久更化热伤阴；脾胃失调，湿热内壅，热毒伤阴，肝肾阴亏，肝络郁滞。

**3. 肝肾不足，瘀血阻络** 患者素体亏虚感邪、情志失调，导致肝失疏泄，脾失健运，肝肾不足，阳气不通，渐至瘀血阻络之证。

**4. 内外合邪，伤及肝肾** 风为百病之长，故外邪最主要的是风邪；其次为内生之邪，如情志不畅所致的内火等；先天禀赋不足，加之后天饮食不节，损伤脾胃，或劳逸所伤，或情志不遂，或外感邪气等交互错杂，日久阴阳气血失衡而发为此病。

### 四、临床表现

大部分 AIH 病人起病缓慢，轻者甚至无症状，病变活动时有乏力、腹胀、食欲缺乏、瘙痒、黄疸等症状。早期肝大伴压痛常有脾大、蜘蛛痣等。约 25% 患者可有急性发作过程。

AIH 临床表现多样，大多数 AIH 患者起病隐匿，一般表现为慢性肝病。最常见的症状包括嗜睡、乏力、全身不适等。体检可发现肝大、脾大、腹水等体征，偶见周围性水肿。约 1/3 的患者诊断时已存在肝硬化表现，少数患者以食管胃底静脉曲张破裂出血引起的呕血、黑便为首发症状。少部分患者可伴发热症状。10%～20% 的患者无明显症状，仅在体检时意外发现血清氨基转移酶水平升高。这些无症状患者进展至肝硬化的危险性与有症状患者相近。AIH 可在女性妊娠期或产后首次发病，早期诊断和及时处理对于母婴安全非常重要。

约 25% 的 AIH 患者表现为急性发作，甚至可进展至急性肝功能衰竭。部分患者 AIH 病情可呈波动性或间歇性发作，临床和生物化学异常可自行缓解，甚至在一段时间内完全恢复，但之后又会复燃。这种情况需引起高度重视，因为这些患者的肝组织学仍表现为慢性炎症的持续活动，不及时处理可进展至肝纤维化。

AIH 常合并其他器官或系统性自身免疫性疾病，如桥本甲状腺炎（10%～23%）、糖尿病（7%～9%）、炎症性肠病（2%～8%）、类风湿关节炎（2%～5%）、干燥综合征（1%～4%）、银屑病（3%）及系统性红斑狼疮（1%～2%）等。AIH 和其他自身免疫性疾病如系统性红斑狼疮均为独立的疾病类型，若同时存在可按主要疾病类型处理，糖皮质激素剂量以能控制疾病活动为主。

活动期 AIH 常有肝外表现，如持续发热、急性游走性大关节炎及多形性红斑等。该病可重叠其他自身免疫性疾病，如原发性胆汁性胆管炎、原发性硬化性胆管炎、桥本甲状腺炎、溃疡性结肠炎、类风湿关节炎、干燥综合征等。

## 五、诊断要点

### (一) 血清生物化学指标

AIH 的典型血清生物化学指标异常主要表现为肝细胞损伤型改变，血清谷草转氨酶 (AST) 和谷丙转氨酶 (ALT) 活性升高，而血清碱性磷酸酶 (ALP) 和 γ 谷氨酰转移酶 (GGT) 水平正常或轻微升高。应该注意的是，血清氨基转移酶水平并不能精确的反映肝内炎症情况。血清氨基转移酶水平正常或轻度异常不一定等同于肝内轻微或非活动性疾病，也不能完全排除 AIH 诊断。病情严重或急性发作时血清总胆红素 (TBil) 水平可显著升高。

### (二) 免疫学检查

**1. I 型 AIH**　大多数 AIH 患者血清中存在一种或多种高滴度的自身抗体，但这些自身抗体大多缺乏疾病特异性。病程中抗体滴度可发生波动，但自身抗体滴度并不能可靠地反映疾病的严重程度。抗核抗体 (antinuclear antibodies，ANA)、抗平滑肌抗体 (anti-smooth muscle antibodies，ASMA) 或抗可溶性肝抗原/肝胰抗原抗体 (anti-soluble liver antigen/liver pancreas antigen，抗 SLA/LP 抗体) 阳性者为 I 型 AIH。

临床上，70% ~80% 的 AIH 患者呈 ANA 阳性，20% ~30% 呈 ASMA 阳性 (国内报道阳性率多低于欧美国家)，ANA 和 (或) ASMA 阳性者可达 80% ~90%。ANA 和 ASMA 为非器官组织特异性自身抗体，在高滴度阳性时支持 AIH 诊断，低滴度阳性可见于各种肝病甚至正常人。

**2. II 型 AIH**　抗肝肾微粒体抗体-1 型 (LKM-1) 抗体和 (或) 抗肝细胞溶质抗原-1 型 (LC-1) 抗体阳性者为 II 型 AIH。

少数 AIH 患者 (3% ~4%) 呈抗 LKM-1 抗体和 (或) 抗 LC-1 抗体阳性，可诊断为 II 型 AIH。抗 LKM-1 抗体阳性患者常呈 ANA 和 ASMA 阴性，因此抗 LKM-1 抗体的检测可避免漏诊 AIH。抗 LKM-1 抗体的靶抗原为细胞色素 P4502D6 (2D6)，已在 AIH 患者肝内检测到针对该自身抗原的 CD4$^+$ 和 CD8$^+$ T 细胞的存在。LC-1 所识别的靶抗原是亚氨甲基转移酶 – 环化脱氨酶。在 10% 的 II 型 AIH 患者中抗 LC-1 抗体是唯一可检测到的自身抗体，且抗 LC-1 抗体与 AIH 的疾病活动度和进展有关。

### (三) 肝组织学检查

AIH 病理组织学表现多样，可为急性，也可为慢性，纤维化程度也不尽相同，其病变本质是肝细胞损伤，组织学检查病理表现如下。

**1. 界面性肝炎**　与门管区或纤维间隔相邻的肝细胞的坏死，称为界面性肝炎或碎屑样坏死。表现为界面肝细胞呈单个或小簇状坏死、脱落，导致小叶界面呈"虫蛀"状，炎症细胞沿破坏的界面向小叶内延伸并包绕坏死的肝细胞。因病变严重程度的不同，相邻区域会形成桥接坏死、亚大块坏死，甚至大块坏死。若病变进一步进展，坏死区网状纤维支架塌陷，间质细胞（如星状细胞等）增生，纤维间隔增宽，最终导致假小叶形成，演变为肝硬化。

按界面破坏范围和浸润深度，界面性肝炎可分为轻度、中度和重度。轻度：局灶性或少数门管区破坏；中度：小于 50% 的门管区或纤维间隔破坏；重度：大于 50% 的门管区或纤维间隔破坏，中度以上界面性肝炎支持 AIH 的诊断。界面性肝炎对于 AIH 的诊断具有特征性而非特异性，它同样存在于其他慢性肝病，如病毒或药物所导致的慢性肝炎，甚至胆汁淤积性肝病，如 PBC 也可见界面性肝炎。因此，诊断 AIH 需要结合临床资料。

2. 淋巴-浆细胞浸润　门管区和门管区周围浸润的炎性细胞主要为淋巴细胞和浆细胞。浆细胞主要见于门管区，有时也可出现小叶内。AIH 浆细胞主要为 IgG 阳性，少量为 IgM 阳性；而 PBC 中浆细胞以 IgM 为主，这一现象可能有助于 AIH 和 PBC 的鉴别。含有 IgG4 阳性的浆细胞可见于合并自身免疫性胰腺炎的肝组织中，也可见于特殊类型的 AIH。需提醒注意的是：局限于界板处的浆细胞聚集往往提示 AIH 而非病毒性肝炎，有近 1/3 确诊的 AIH 患者浆细胞稀少甚至缺失。

3. 肝细胞呈玫瑰花环样排列（hepatic rosette formation）　由 2~3 个水样变性的肝细胞形成的假腺样结构，中心可见扩张的毛细胆管，因形似玫瑰花环故得名，多见于界板周围。

4. 穿入现象（emperipolesis）　淋巴细胞进入肝细胞的组织学表现，多见于界面性肝炎，是 AIH 的又一典型表现。研究表明，65% 的 AIH 患者可见穿入现象，显著高于其他慢性肝病患者，其出现与肝内炎症和纤维化程度有关。这种淋巴细胞主要为 CD8$^+$ T 细胞，可导致肝细胞发生凋亡。

## 六、治疗

### （一）西医治疗

多数 AIH 对免疫抑制治疗有应答，治疗指征：①转氨酶水平 ≥3 倍正常值上限（upper limit of normal，ULN）、IgG≥1.5 倍 ULN。②组织学见桥接样坏死、多小叶坏死或中央静脉周围炎。③初发 AIH、ALT 和（或）AST≥10 倍 ULN。④除肝损伤外，伴出凝血异常：国际标准化比值（INR）≥1.5。不符合上述条件者治疗视临床情况而定。

成人治疗方案为：①优先推荐泼尼松联合硫唑嘌呤治疗。泼尼松起始 30~40mg/d，4 周内逐渐减至 10~15mg/d；硫唑嘌呤 50mg/d 或 1~1.5mg/（kg·d）。联合疗法特别适用于下述 AIH 病人：绝经后妇女骨质疏松、脆性糖尿病肥胖、痤疮、情绪不稳及高血压病患者。②大剂量泼尼松单独疗法。起始 40~60mg/d，4 周内逐渐减至 15~20mg/d。单独疗法适用于合并血细胞减少、巯基嘌呤甲基转移酶缺乏、妊娠、恶性肿瘤的 AIH 患者。非肝硬化的 AIH 患者也可以选用布地奈德替代泼尼松（起始剂量 3mg，每天 3 次，后减为每天 2 次维持）。治疗应强调个体化处理。疗程一般应维持 3 年以上，或获得生化指标缓解后至少 2 年。2 次以上复发者，以最小剂量长期维持治疗。合并胆汁淤积，或 AIH-PBC 重叠综合征、AIH-PSC 重叠综合征者，可加用熊去氧胆酸。对免疫抑制剂无效者，可试用环孢素、他克莫司等治疗。

对于无疾病活动或自动缓解期的 AIH、非活动性肝硬化，可暂不考虑行免疫抑制治疗，但应长期密切随访（如每隔 3 ~ 6 个月随访一次）。对于轻微炎症活动（血清氨基转移酶水平 < 3 倍 ULN、IgG < 1.5 倍 ULN）或病理轻度界面炎的 AIH 患者，需平衡免疫抑制治疗的益处和风险，可暂不启动免疫抑制治疗，而使用甘草制剂等保肝抗炎，并严密观察，如患者出现明显的临床症状，或出现明显炎症活动，再进行免疫抑制治疗。

### （二）中医治疗

**1. 肝胆湿热证**

临床表现：身目发黄，皮肤瘙痒，口干口苦，胸闷纳呆，疲乏无力，恶心厌油腻，小便短赤，大便干燥。舌质红，苔黄腻，脉弦滑数。

治法：清利湿热，利胆退黄。

方药：茵陈蒿汤合龙胆泻肝汤加减。

加减：关节肿胀疼痛者，加延胡索、青风藤、络石藤、木瓜；口干口苦较甚者，加生地黄、白芍、去木通、车前子。

**2. 肝郁脾虚证**

临床表现：胁肋胀痛，走窜不定，胸闷喜太息，性情急躁或抑郁，大便时干时溏，月经不调，或见胃脘痞闷，症状可因情志波动而增减。舌质淡，苔薄白或白腻，脉弦滑或弦细。

治法：疏肝解郁，健脾益气。

方药：逍遥散合柴胡疏肝散加减。

加减：小便不利色黄者，加用车前子、泽泻、木通；伴有胁肋刺痛者，加用川芎、丹参、延胡索。

**3. 瘀血痹阻证**

临床表现：面色晦暗，肝区刺痛，胸闷太息，性急易怒，或见颈胸部或手背蜘蛛痣、肝掌，肝脾肿大，口干不欲饮水，失眠多梦，妇女闭经。舌质红绛或有瘀斑、瘀点，少苔，脉弦细数或细涩。

治法：活血化瘀，软坚消癥。

方药：血府逐瘀汤合三甲汤加减。

加减：乏力者，加生黄芪、女贞子；面色无华，心悸者，加丹参、重用当归；伴有腹壁青筋、红丝缕缕者，选配鬼箭羽、刘寄奴、苏木；肝区疼痛较重，可加蒲黄、五灵脂。

**4. 肝肾阴虚证**

临床表现：胁肋隐痛，低热不退，口干咽燥，腰膝酸软，两眼干涩，视物模糊，头晕目眩，耳鸣健忘，五心烦热，失眠多梦。舌红苔少，脉细数。

治法：滋补肝肾，养阴清热。

方药：一贯煎或滋水清肝饮加减。

加减：入睡困难者，加酸枣仁、首乌藤；盗汗明显者，加用秦艽、地骨皮；目暗不明、眼干涩较重者，选配桑葚、枸杞子；伴有唇脸爪色淡、头晕眼花者，选配当归、阿胶。

### 5. 脾肾阳虚证

临床表现：畏寒肢冷，身目萎黄，神疲乏力，纳差食少，腹或小腹冷痛，面浮肢肿，甚者出现腹水，小便不利或清长，大便稀溏，或五更泄泻。舌淡胖大或齿痕，苔白或白腻，脉沉细或弱。

治法：温补脾肾，利水消肿。

方药：茵陈术附汤（《医学心悟》）合金匮肾气丸（《金匮要略》）加减。

加减：乏力者，加黄芪、女贞子；水肿甚者，加猪苓、桂枝；腰酸腰痛者，加独活、续断、桑寄生。

### （三）中西医结合治疗思路与方法

**1. 泼尼松结合疏肝健脾法**　在疏肝健脾的基础上配以补肾活血之品，肾气充血脉畅，扶正祛邪兼施有助于提高疗效，肝功能指标、ALT 水平和自身抗体谱滴度明显下降。治疗效果明显高于单纯激素治疗，而且不良反应较少，患者对激素治疗的耐受明显提高。

**2. 泼尼松及硫唑嘌呤联合清热利湿法**　泼尼松联合硫唑嘌呤是标准的治疗方法，它可减少激素的用量，同时对大剂量激素治疗副作用较大和不耐受，或对单纯激素治疗应答较差的患者有效。湿热是贯穿 AIH 病程的基本病理因素，清化湿热是其治疗大法，二者相结合，明显改善 AIH 实验室检查指标、肝纤维化指标、肝功能，减轻肝脏炎症、延缓肝硬化进展。

**3. 熊去氧胆酸联合活血化瘀法**　熊去氧胆酸主要用于原发性胆汁性肝硬化的治疗，在 AIH 的治疗中也有使用。AIH 的病因病机可以归纳为瘀、毒、虚，患者素体亏虚感邪、情志失调，导致肝失疏泄，脾失健运，肝肾不足渐至瘀血阻络之证。黄芪、当归、生地黄、赤芍、垂盆草、川芎等中药联合熊去氧胆酸胶囊联合治疗，改善患者乏力、口干、月经失调、舌红等症状体征，无激素导致的副作用，对于不耐受激素治疗的患者，提供了另一种选择。

**4. 激素或非激素疗法联合滋补肝肾法**　中医认为肝肾同源，肝病日久及肾，而 AIH 肝硬化阶段多表现为肝肾阴虚、瘀血阻络。先天禀赋不足或后天调摄不当所致肝肾阴亏，精血不足，气滞血瘀，使用六味地黄汤联合激素治疗 AIH 患者，能提高激素的疗效，降低激素的副作用。同时，能明显改善肝功能及免疫指标，且优于单纯西药治疗。

## 七、预后

AIH 患者在获得生物化学缓解后一般预后较好、生存期接近正常人群。预后不佳的危险因素主要包括诊断时已有肝硬化和治疗后未能获得生物化学缓解。我国研究结果显示，合并其他系统自身免疫性疾病、肝内胆管损伤和诊断时 MELD 分数较高者与治疗应答和预后不佳有关。日本 AIH 患者的 10 年生存率为 94.9%，肝病相关病死率为 3.4%。经历 2 次以上复发的患者较获得持续缓解者生存期缩短。新西兰患者 10 年生存期在不同年龄段分别为 80%~100%，在 6 个月内未能获得 ALT 复常、血清白蛋白低于 36g/L、入选时年龄≤20 岁或≥60 岁是肝病相关死亡的危险因素。英国患者的 10 年生存率为 84%，而 20 年生存率仅为 48%。肝组织学证实肝硬化、入选时失代偿、在治疗后 1 年未能使 ALT 复常及每 10 年复发次数多于 4 次是预后不良的危险因素。丹麦全国的 AIH 患者（1721 例）的 10 年生存率为 73.6%，肝脏相关病死率为 10.2%。男性和入选时肝硬化与病死率增高和肝细胞癌发生有关。在有肝组织学资料的患者（1318 例）中，28.3% 的患者存在肝硬化，肝细胞癌的 10 年累积发生率为 0.7%。在诊断后的 1 年内，AIH 患者病死率为普通人群的 6 倍，之后病死率仍为 2 倍。10 年累积病死率为 26.4%，其中 38.6% 的死亡与肝病相关，包括 36% 死于肝细胞癌。德国的研究结果表明，年龄 <18 岁、初诊时已有肝硬化、SLA/LP 阳性是短期和长期预后不佳的主要危险因素。总之，诊断时的肝硬化和治疗应答是决定患者长期预后的两个最重要危险因素。

尽管近年来在 AIH 的诊断治疗和发病机制方面取得了长足的进步，关于 AIH 仍面临诸多问题和挑战。虽然 Ⅱ 型 AIH 的自身抗原（CYP2D6）已被鉴定，但 Ⅰ 型 AIH 的自身抗原仍未确定，这大大阻碍了自身抗原特异性治疗的开发。目前尚缺乏与人类 AIH 相似的动物模型，发病机制研究进展较缓慢。AIH 的诊断较为复杂，是排除诊断基础上的综合诊断，尚缺乏特异性诊断标志物和诊断时预测高危患者的标志物。目前，AIH 的治疗仍为全身免疫抑制剂的应用，优化治疗方案或二线药物的选择有待临床验证。抗原特异性的免疫调控细胞如调节性 T 细胞和髓系免疫抑制细胞回输可能是具有前景的 AIH 治疗手段之一。最后，由于 AIH 病例数有限，在我国开展多中心的临床合作研究显得尤为重要。

（刘杨）

# 第六章 过敏性疾病 ▷▷▷▷

随着物质生活水平的不断提高，过敏性疾病的发病率也在逐年增高，各种新的过敏原层出不穷。WHO 已将过敏性疾病列为 21 世纪最严重的公共问题之一。过敏性疾病又称为变态反应性疾病，从婴幼儿到老年人的各个年龄阶段都可能发生，常具有比较明显的遗传倾向。本章主要介绍过敏性鼻炎、支气管哮喘、过敏性肺泡炎、过敏性紫癜、荨麻疹、湿疹、接触性皮炎、光敏性皮炎、虫咬性皮炎、天疱疮、扁平苔藓、药物过敏等常见过敏性疾病的定义、病因病机、临床表现、诊断与鉴别诊断，以及中西医治疗和预防。

## 第一节 概 述

对于过敏性疾病，一般按变态反应将其分为四型，以速发型过敏反应比较常见。通常认为，任何过敏原都可能引起过敏反应，但最常见的是蛋白质类物质。引发过敏反应的重要过敏原主要分为吸入性、食入性、药物和接触性四大类。其主要类型有皮肤过敏反应、呼吸道过敏反应、消化道过敏反应及过敏性休克等。过敏性疾病的特异性诊断及寻找过敏原，对患者的特异性预防和治疗都具有重要意义。临床上多以预防为主，西医的治疗原则为去除过敏原，并同时给予抗过敏药物或脱敏治疗。中医学依据"未病先防""正气存内，邪不可干"等理论，应用内外兼治，往往能取得较好的疗效。

### 一、定义及分类

#### （一）定义

过敏性疾病（anaphylactic disease）又称变态反应性疾病，指通过接触（吸入、注入、食入、触摸等）致敏物质而引起过敏反应或变态反应的疾病。局部发病也可累及多系统发病，如处理不当会造成机体伤害。属于常见病、疑难病、多发病。

WHO 把过敏性疾病列为 21 世纪最严重的公共卫生问题之一。随着全球工业化程度的不断提高，过敏性疾病，例如过敏性鼻炎、食物过敏、特异性皮炎、哮喘等发病率逐年升高，已经成为影响人类健康的重要病种。国内外文献显示，全球 20% 的成年人、40% 的儿童有过敏性鼻炎；全球每年因哮喘致死人数达 18 万之多，中国哮喘死亡率全球第一，为万分之 3.67。

#### （二）分类

过敏原是进入体内后能引起 IgE 类抗体产生并能引发过敏反应的抗原性物质。过敏原主要有吸入性、食入性、接触性及注射性等四大类。

**1. 吸入性过敏原** 广泛存在于自然界中，完全避免接触吸入性过敏原很难。

（1）植物花粉 致敏花粉多为风媒花粉，质轻、粒小、产量大。地域性和季节性是花粉播散的特点。蒿属花粉是我国最主要的致敏花粉，而豚草花粉则是欧美国家主要过敏原，已传入我国。

（2）真菌 真菌的孢子和菌丝等也是重要的过敏原。

（3）螨 粉尘螨、屋尘螨等都可引起过敏反应，室内尘土的主要成分为屋尘螨。

（4）动物过敏原 各种动物包括家养宠物如狗、猫和兔等的脱落上皮、毛、唾液、尿液等。动物皮毛和排泄物都是较常见的过敏原。

（5）屋尘 屋尘的成分较为复杂，会有上皮脱屑、毛发、螨、蟑螂和昆虫的碎片及排泄物、细菌、真菌、花粉、棉、麻、丝、尼龙、化纤等成分。

（6）羽毛 被褥、枕芯、衣服、垫料、地毯中的禽类羽毛也属过敏原。

（7）昆虫过敏原 多种昆虫如飞蛾、蚊蝇、蜜蜂、蟑螂、甲虫的鳞片毫毛、脱屑及排泄物均具有致敏性。

（8）植物过敏原 除豚草和蒿属花粉外，木棉、棕榈和烟草也有致敏性。

**2. 食入性过敏原** 严格说来，除了葡萄糖和氯化钠，任何其他食物都可能成为过敏原。天然食品中牛奶和鸡蛋因蛋白质含量较高而易致过敏；无鳞鱼、海蟹、虾、海贝等海产类食物；真菌类食物，如蘑菇等也是常见过敏原；食物添加剂（染料、香料等）、防腐剂、保鲜剂和调味剂也是重要过敏原。

**3. 药物** 化学药物变态反应的发病率呈明显上升趋势，不少药物都能引起过敏反应，如血清制剂、青霉素、磺胺类药物、阿司匹林和普鲁卡因等。

**4. 接触性过敏原** 大多引起接触性皮炎，少数还可以引起皮肤之外的过敏症状，包括：动物的毒素、皮屑，如昆虫的鳞、毛、分泌物等；某些植物的根、茎、花果或其产物等，如常青藤、漆树等；化妆品，如染发水、焗油膏、香水等；生活用品，如肥皂、洗衣液、橡胶制品等；金属及其制品，如镍、铬等；化工原料，如石油、染料、油漆及其制品等；药物，如外用汞制剂、磺胺类药物、抗生素等。

此外，尚有因多种理化因素影响而发生改变的自身组织抗原，或者因为外伤或感染而释放的自身隐蔽抗原，都可成为过敏原。

## 二、发病机制

过敏发生的必要条件是过敏原。常见的过敏原有 2000～3000 种，医学文献记载接近 2 万种。通过吸入、食入、注射或接触等方式使机体产生过敏现象。过敏反应的发生机制是一个复杂的过程，例如可将Ⅰ型过敏反应的发生机制划分为三个阶段。

### （一）致敏阶段

过敏原进入机体后可选择诱导过敏原特异性 B 细胞产生抗体应答，此类抗体与肥大细胞和嗜碱性粒细胞的表面相结合，从而使机体处于对该过敏原的致敏状态。一般这种致敏状态可维持数月或更长，如果长期不再接触该过敏原，致敏状态可自行逐渐消失。

## （二）激发阶段

激发阶段指相同的过敏原再次进入机体，并与致敏的肥大细胞和嗜碱性粒细胞表面的抗体特异性结合，促使这种细胞释放生物活性介质的阶段。在此阶段中，释放的生物活性介质除了组胺以外，还有前列腺素 $D_2$、白三烯、血小板活化因子等，它们的作用基本相似，都可引起平滑肌收缩，毛细血管扩张和通透性增强，腺体分泌物增多。

## （三）效应阶段

效应阶段是指生物活性介质作用于效应组织和器官，引发全身或局部过敏反应的阶段。根据反应发生的快慢和持续的时间长短，又可分为速发相反应和迟发相反应两种类型。速发相反应主要由组胺引发，一般在接触过敏原数秒钟内发生，并可持续数小时。迟发相反应由白三烯、血小板活化因子等引发，在过敏原刺激后 6～12 小时发生反应，可持续数天。

## 三、临床表现

### （一）过敏性疾病常见症状

主要发生于鼻、眼、呼吸道、皮肤，可出现鼻黏膜苍白水肿、眼结膜充血、胸闷、呼吸困难、湿疹、扁平丘疹等症状。食物引发的变态反应，还会有唇肿、口腔疼痛、舌咽肿、恶心、呕吐等表现。

### （二）过敏性疾病的常见类型

有速发型、免疫复合型、细胞毒型、迟发型等；也可根据部位不同可分为皮肤过敏反应、呼吸道过敏反应、消化道过敏反应及过敏性休克等类型。

## 四、诊断

过敏性疾病的诊断分为两个层次，即第一步的疾病诊断和进一步明确病因的诊断。首先明确诊断是否为过敏性疾病，又称非特异性诊断。过敏性疾病非特异性诊断的方法和其他疾病大致相同，同样包括病史、症状、体格检查、实验室检查和其他辅助检查等。过敏性疾病的诊断成立后，就需要找出引起过敏性疾病的病因，即查找过敏原，又被称为特异性诊断，这对患者的特异性预防和治疗都具有重要意义。

### （一）采集病史

过敏性疾病的发病机制，与其他疾病相比，其诊断更注重对病史的采集和分析。因为病史对于过敏性疾病的诊断具有至关重要的意义。通过采集发病的时间、季节、周期性、地点、诱发原因、饮食习惯、生活及居住环境、工作环境、药物过敏史、既往身体状况、月经及生育情况、正在进行的治疗及用药情况、家族遗传史等病史，就可以初步判断是否为过敏性疾病，进而区分是何种过敏性疾病。

### （二）诊断原则

**1. 判断过敏性疾病和非过敏性疾病**　按照过敏反应的定义，判断患者是否属于过敏性疾病。

**2. 分析过敏性疾病的型别**　依据四型分类法，从免疫损伤的机制来分析患者属于哪种类型的过敏反应。

**3. 确定过敏反应的致病因素**　对于Ⅰ型变态反应病患者或过敏体质者，寻找过敏原，做出病因诊断。

**4. 过敏反应过程及参与因素**　确定全身性疾病或其他系统疾病中的过敏反应过程及过敏反应参与因素。

**5. 排除非过敏反应性疾病但具有类似过敏反应性疾病表现的疾病**　某些免疫缺陷病，具有类似过敏反应的表现，如典型的C1抑制因子缺乏所致遗传性血管神经性水肿。

### （三）体内特异性诊断法

特异性诊断试验的目的是查找过敏原。体内试验常用诊断方法包括皮肤敏感试验和激发试验。皮肤点刺试验（skin prick test，SPT）是最常用的方法。激发试验在临床诊断中使用较少，多出于研究的需要。

**1. 皮肤敏感试验**　包括点刺试验、划痕试验、皮窗试验、斑贴试验、皮内试验、被动转移试验等。皮肤点刺试验是最常用的皮肤试验方法，采用特制的皮肤点刺针头对皮肤进行点刺，使微量可疑过敏原进入皮肤，如果点刺部位出现红晕或风团等皮肤反应则确认为阳性。

该法优点是易于操作，出结果快（15~20分钟），临床相关性也较好，并且成本较低。皮肤试验可以作为药物过敏首选的快速诊断方法。缺点是每种过敏原都须做一个点刺，稍有痛感，部分患者尤其是儿童不容易接受。部分严重过敏者还可能出现强烈过敏反应甚至休克，具有一定风险，所以皮肤试验须在具备急救复苏条件的医疗单位进行。

**2. 激发试验**　主要指过敏原经皮肤或黏膜引发的过敏反应。依据受试者对某过敏原的反应判断是否对该过敏原过敏。部分理化因素直接作用于皮肤可使过敏者出现程度强烈的异常反应，称为皮肤激发试验。眼结膜激发试验简便易行，将稀释后的过敏原悬液滴入眼结膜囊内，将空白对照稀释液滴入另一眼内。过敏者会相应出现眼刺痒感，结膜充血和流泪。鼻结膜激发试验是把浸有过敏原悬液的棉球置于下鼻甲前端，过敏者会出现鼻痒、流涕、连续打喷嚏。支气管激发试验是使用雾化器让受试者将过敏原吸入气管。药物过敏激发试验的原则是要求以最安全的途径、最微小的剂量进行，先将小剂量药物滴加于眼结膜或鼻黏膜，若未有反应再逐步增大剂量，随时密切观察受试者反应，且做好发生严重反应的抢救准备。

食物过敏原的激发试验方法是依照受试者提供的可疑食物线索，空腹少量进食可疑食物。如果出现恶心、呕吐、腹痛、腹胀、皮肤瘙痒、关节疼痛等症状及皮疹、水肿、肠鸣音亢进、头晕、血压下降等体征，则考虑该食物为过敏原。对物理因素的激发试验主要在皮肤进行。压力性因素比如皮肤划痕症、压力性荨麻疹可通过直接划痕或施压证实，冷性荨麻疹采取贴冰试验证实，日光性皮炎则可用小剂量、短时间紫外线照射进行求证。

以上方法结果的准确性和可靠性较高，所以可用于对已进行过的体外试验结果进一步证实。也可用于对体外试验试剂中不包括的少见过敏原进行诊断，如药物、化工材料、某些少见食物等。但食物过敏原皮肤试验的准确性较差，所以激发试验是证实食物过敏原、诊断食物过敏的有效手段。对物理因素的过敏反应，激发试验是唯一的诊断方法。

但缺点是操作较为繁琐，并且可能引起过度强烈的反应或严重过敏反应，须在具有急救设备条件的环境下由有经验的专科医师进行。

（四）体外特异性诊断法

体外特异性诊断法是指采集受试者的血液或其他体液，在实验室里进行实验检测的方法，受试者只需提供检测样本，其他试验过程均在患者体外进行。相较体内试验，体外诊断法最大的优点是安全。

（五）诊断的局限性

因为过敏原的种类繁多，很多小分子的抗原或半抗原现今尚不能制备成体外诊断试剂来进行体外检测，如许多化工材料、药物等，并且过敏原体外检测试剂价格相对昂贵，所以不易普及；而且金属过敏原也无法使用体外方法检测。同时，体内检测的种类也相对有限，如果患者的过敏原不在常见的检测项目之内，则会出现全阴性的检测结果。对此类患者过敏原的判断还需要依赖对病史的仔细分析。

五、治疗与预防

（一）治疗

1. 中医治疗　随着过敏性疾病发病率的逐年增加，中医药的治疗作用越发受到重视及患者的青睐。中医理论中"正气存内，邪不可干"是防病的重要思想，也是治疗过敏性疾病的基础理论之一。同时中医外治法因为简便易行，在中医"未病先防"方面能够起到积极的作用。

以过敏性呼吸疾病为例，中医以"祛风止痒"为主要治疗原则。中医认为，"风者，百病之始也"，过敏性呼吸疾病的发生是因为风邪入侵人体，所以才要祛风。中医强调根据患者自身体质用中医药调理，培养人体的正气，可达到预防疾病发生的作用。如果本身是过敏体质的人群，可以根据以往病史提前服用中药，增加人体的抗病能力，才能有效抵抗疾病的侵袭。

**2. 西医治疗**　治疗原则是消除过敏原，给予抗过敏药物治疗或脱敏治疗。常用抗组胺药、皮质类固醇激素、钙神经营养素抑制剂等药物。

遇到无法回避的变应原或有效地控制的变应原，以及药物不能缓解特应性疾病现状的情况，可试行过敏原免疫治疗（也称为脱敏式减敏）。但只有常年坚持脱敏，才可获得理想效果。

## （二）预防

1. 在生活中患者需要仔细观察对哪些物质过敏，回避一切可疑或已知的致敏食物和药物，用其他食物和药物来代替。花粉季节尽量少出门，或者佩戴有效护具，呼吸道感染流行期间，尽量减少出入公共场所。

2. 需要对家居环境进行控制，保持清洁通风，并维持合理室温和湿度，以控制尘螨和真菌等的生长。

3. 尽量不要饲养猫、狗等有毛宠物，动物皮屑和排泄物容易引发过敏。

4. 保持居家环境洁净，消灭蟑螂，室内不要放置花草。

5. 非过敏原的防控方面，则应注意避免受凉，预防感冒，保证睡眠充足，防止疲劳过度，避免精神紧张和剧烈运动。

（李亮）

# 第二节　过敏性鼻炎

过敏性鼻炎（allergic rhinitis，AR）是由变应原引起的鼻黏膜症，其特征为打喷嚏、鼻塞、鼻痒和流鼻涕任何一种或几种综合症状，眼睛、耳朵、鼻窦和喉咙也可能受累。

## 一、概述

过敏性鼻炎又称变应性鼻炎，是特应性个体接触致敏原后由 IgE 介导的以炎性介质（主要是组胺）释放、有免疫活性细胞和细胞因子等参与的鼻黏膜慢性炎症反应性疾病，以鼻痒、喷嚏、鼻分泌亢进、鼻黏膜肿胀等为其主要特点，其在普通人群的患病率为 10% ~ 25%。近年来，随着工业化程度的进展，本病的发病率有逐年增加的趋势。尽管过敏性鼻炎本身并不危及生命（除非伴有严重的哮喘或过敏反应），但该病的发病率很高。过敏性鼻炎还与中耳炎、咽鼓管功能异常、鼻窦炎、鼻息肉、过敏性结膜炎和特应性皮炎有关，可能导致学习困难、睡眠障碍和疲劳。过敏性鼻炎的发病常见于儿童、青春期和成年早期，平均发病年龄为 8 ~ 11 岁，但任何年龄的人都可能发生。

过敏性鼻炎传统上分为常年性过敏性鼻炎（perennial allergic rhinitis，PAR）和季节性过敏性鼻炎（seasonal allergic rhinitis，SAR）。根据疾病对生活质量的影响，按严重程度将 AR 划分为轻度和中/重度，此种分类方法是临床上选择阶梯方式治疗方案的依据。

## 二、西医病因病理

### （一）病因

变应性鼻炎属 IgE 介导的 Ⅰ 型变态反应，涉及多种免疫细胞、细胞因子和黏附分子等的相互作用。概括起来讲，变应性鼻炎的发病有两个阶段：首先是变应原刺激机体并使之处于致敏阶段，此阶段初始 T 细胞向 Th2 分化，产生 Th2 类细胞因子，使 B 细胞分化为浆细胞并产生 IgE，IgE 通过其在肥大细胞和嗜碱性粒细胞表面上的受体而结合在这两种细胞的细胞膜上，随后当变应原再次进入鼻腔，并与结合在肥大细胞和嗜碱性粒细胞上的 IgE 发生桥联（即一个变应原与两个 IgE 分子的 Fab 端相结合），导致肥大细胞和嗜碱性粒细胞脱颗粒释放多种炎性介质（主要是组胺）作用于细胞和血管腺体等，引发一系列的临床表现。

变应性鼻炎的原因可能有所不同，具体取决于症状是季节性的、常年性的还是偶发的。一些患者对多种过敏原敏感，可能患有常年性变应性鼻炎，并伴有季节性恶化。季节性过敏性鼻炎通常是由对季节性花粉和室外霉菌过敏引起的。

**1. 常见的变应原**

（1）花粉 树木花粉随地理位置的变化而变化，通常在春季出现，但有些树种在秋季会产生花粉，且数量较多。与过敏性鼻炎相关的常见树包括桦木、橡树、枫树、雪松、橄榄和榆树。草花粉也因地理位置而异，大多数常见的草种都与过敏性鼻炎有关，许多草存在是交叉反应，这意味着它们具有相似的抗原结构，对一种物种过敏的人也可能对许多其他物种敏感。许多杂草是引起过敏性鼻炎的常见原因，在夏末和秋季最为显著，常见杂草包括短豚草、藜草、鼠尾草、艾蒿和浆草。

（2）户外霉菌 环境条件会影响许多霉菌的生长和散布，霉菌的生长经常在阳光明媚的下午达到顶峰，冬季积雪时几乎不存在，而在夏季和秋季初则达到峰值。

（3）室内尘螨 与过敏性鼻炎有关的主要有粉尘螨和屋尘螨两种。

（4）宠物 对室内宠物过敏是常年性过敏性鼻炎的常见原因，对猫和狗过敏最常见。

（5）蟑螂 蟑螂最常被认为是过敏性哮喘的病因，它也可能在受感染的家庭中引起常年性变应性鼻炎。

（6）职业性过敏性鼻炎 由工作场所接触过敏原引起的职业性变应性鼻炎，进入工作场所立即出现症状，甚至离开工作环境持续出现症状。

**2. 病理** 肥大细胞和嗜碱性粒细胞立即释放的介质包括组胺、类胰蛋白酶、激肽和肝素；肥大细胞快速合成介质，包括白三烯和前列腺素 $D_2$。这些介质相互作用最终导致鼻炎症状（即鼻塞、打喷嚏、发痒、发红、流泪、肿胀、耳压）。黏膜腺体受到刺激，导致分泌增加；血管渗透性增加，导致血浆渗出；发生血管舒张，导致充血和压力。感觉神经受到刺激，导致打喷嚏和瘙痒；上述都可在几分钟内发生，称为反应的早期或即刻阶段。

在 4~8 小时，这些介质相互作用导致炎症细胞向黏膜募集，例如嗜中性粒细胞、嗜酸性粒细胞、淋巴细胞和巨噬细胞，引起持续发炎，称为晚期反应。晚期反应的症状类似于早期的症状，但打喷嚏和瘙痒较少，并且更容易出现充血和黏液产生。可能会持续数小时或数天，炎症反应会产生全身性影响，包括疲劳、嗜睡和不适，通常会导致生活质量下降。

### 三、中医病因病机

本病内因多由肺、脾、肾虚弱，外因则为邪气侵袭，肺气不宣，邪犯鼻窍而成。

**1. 肺气虚弱，风寒外袭** 当肺气虚弱，风寒袭肺，上犯于鼻，则发鼻鼽。

**2. 肺脾气虚，水湿泛鼻** 脾气虚弱可致肺气不足，肺失宣降，则津液停聚，使寒湿之邪久凝鼻部而发鼻鼽。

**3. 肾气亏虚，肺失温润** 肾为诸阳之本，为肺气之根，只有肾气充盛，肺气才能得到温养，吸入之气才能通过肺的肃降下纳于肾，当肾气虚衰，阴寒内盛，浊阴上犯，则导致鼻鼽的发生。

**4. 肺经郁热，风热外袭** 如肺经素有郁热，复为风热之邪承袭，两阳相合，肺气壅塞，失于宣降，热邪炽肺，上凌于鼻，致发鼻鼽。

### 四、临床表现

本病以鼻痒、阵发性连续喷嚏、大量水样鼻涕和鼻塞为主要特征。

**1. 发痒** 鼻痒是由于鼻黏膜感觉神经末梢受到刺激后发生于局部的特殊感觉。合并变应性结膜炎时也可有眼痒和结膜充血，有时可伴有外耳道、软腭及咽部发痒。

**2. 打喷嚏** 呈阵发性发作，从几个、十几个或数十个不等，多在晨起或夜晚发作或接触变应原后即刻发作。

**3. 流鼻涕** 大量清水样鼻涕，是鼻分泌亢进的特征性表现。

**4. 鼻塞** 程度轻重不一，可表现为间歇性或持续性，单侧、双侧或单双侧交替性鼻塞。

**5. 嗅觉障碍** 由于鼻黏膜水肿明显，部分患者尚有嗅觉减退甚至缺失。

**6. 其他症状** 头痛、耳痛、流泪、红眼、眼睛肿胀、疲劳、困倦和不适。

确定症状的时间模式，以及症状在一年中是否以一致的水平发生（即常年性鼻炎），仅在特定季节出现（即季节性鼻炎）或两者兼而有之。确定症状是整天出现还是仅在一天中的特定时间出现。此信息可以帮助建议诊断并确定可能的触发因素。

根据过敏性鼻炎及其对哮喘的影响（ARIA）研究，过敏性鼻炎按症状的发生频率和严重程度进行分类。如果症状发生的时间少于一周或一年少于 4 周，则为间歇性变应性鼻炎；如果症状每周超过 4 天且一年超过 4 周，则为持续性过敏性鼻炎。当不影响生活质量时，则为轻度；如果有以下至少一种症状，则为中度至重度：睡眠障碍，日常活动、运动或休闲受损，学校或工作受损。

**7. 并发症** 过敏性鼻炎患者可能患有其他特应性疾病，例如哮喘或特应性皮炎。

在过敏性鼻炎患者中，有 20% 也有哮喘症状，其他可能的并发症包括鼻窦炎、中耳炎、睡眠障碍或呼吸暂停，牙齿问题（咬合）和腭部异常。如果存在这些并发症之一，则治疗计划可能会有所不同。

## 五、诊断与鉴别诊断

### （一）检查

**1. 前鼻镜或鼻内镜检查**　鼻黏膜特征性表现为苍白、水肿，亦可表现为充血或浅蓝色，下鼻甲尤为明显。鼻腔常见水样分泌物。

**2. 查找致敏变应原**　可供选择的方法有变应原皮肤点刺试验（skin prick test, SPT）、鼻黏膜激发试验和体外变应原特异性 IgE 检测。该三种方法中以皮肤点刺试验临床上最为常用，体外变应原特异性 IgE 检测包括血清和鼻分泌物特异性 IgE 检测。

### （二）辅助检查

**1. 总血清 IgE**　血液中 IgE 总水平的量度。尽管过敏性鼻炎患者的总 IgE 水平比正常人群更高，但该试验对过敏性鼻炎既不敏感也不具有特异性，通常不单独使用此测试来确定过敏性鼻炎的诊断，但在某些情况下与其他因素结合使用时，效果会更好。

**2. 血液中嗜酸性粒细胞总数**　与总血清 IgE 一样，嗜酸性粒细胞计数的升高也支持了过敏性鼻炎的诊断，但对诊断既不敏感也不特异性，与其他因素结合使用时，对结果可能会有帮助。

**3. 影像学**　一般不需要影像学检查来确定变应性鼻炎，但可以帮助评估可能的结构异常或帮助检测并发症，例如鼻窦炎或腺样体肥大。电脑断层扫描（CT），对于鼻窦的冠状扫描图像可以评估急性或慢性鼻窦炎；核磁共振（MRI）图像有助于诊断上呼吸道恶性肿瘤。

### （三）诊断与鉴别诊断

**1. 诊断**　根据常见的临床症状，如阵发性连续喷嚏、清水样鼻涕、鼻塞、鼻痒等，结合鼻腔检查发现鼻黏膜苍白、水肿、鼻腔水样分泌物等体征，以及变应原检查的结果，即可获得正确的诊断。但须与其他类型的非变应性鼻炎，比如嗜酸性粒细胞增多性非变应性鼻炎和血管运动性鼻炎，进行鉴别。变应性鼻炎、嗜酸性粒细胞增多性非变应性鼻炎与血管运动性鼻炎的临床症状和体征有较多相似之处，但后两者的皮肤点刺试验或体外特异性 IgE 检测均为阴性。与变应性鼻炎及嗜酸性粒细胞增多性非变应性鼻炎患者不同，血管运动性鼻炎患者鼻分泌物中嗜酸性粒细胞无增多。变应性鼻炎可并发或合并变应性鼻窦炎（包括变应性真菌性鼻窦炎）、鼻息肉、支气管哮喘和分泌性中耳炎等。

**2. 鉴别诊断**　应与急性鼻窦炎进行鉴别。鼻窦炎常会伴随头痛、鼻腔附近肿胀不适、口臭。但很少打喷嚏，鼻涕浓稠有异味，呈黄色或绿色，有时有血丝，且发出恶臭，症状持续，一直有鼻塞、咳痰等，而且越来越严重，若不治疗很难缓解。

## 六、治疗

### （一）西医治疗

过敏性鼻炎的治疗主要包括：药物治疗（对症治疗）、免疫疗法（对因治疗）、手术治疗。

**1. 环境控制措施和避免过敏原**　已知过敏原（患者具有 IgE 介导的超敏反应的物质），也包括避免非特异性或刺激性触发因素，在可行时考虑环境控制措施。

**2. 药物治疗**　多数过敏性鼻炎患者对药物治疗有反应。间歇性症状的患者通常根据需要口服抗组胺药（第二代），减充血剂或两者同时进行适当治疗。慢性症状的患者，定期使用鼻内激素喷雾，也可以每天使用抗组胺药，减充血药或同时使用这两种药物来代替类固醇激素。眼用抗组胺药滴剂（针对眼部症状），鼻内抗组胺药喷雾剂、抗胆碱能喷雾剂和短期口服皮质类固醇激素（对严重，急性发作保留）也可以缓解症状。

（1）**抗组胺药**　与组胺竞争血管、胃肠道和呼吸道中的组胺受体 1 型（$H_1$）受体位点，进而抑制组胺在 $H_1$ 受体位点诱导的生理效应。第一代抗组胺药大多有中枢抑制作用，第二代抗组胺药克服了中枢抑制作用且抗 $H_1$ 受体的作用明显增强，没有发现其他副作用（如抗胆碱能症状），可作为减充血剂，通常用于过敏性鼻炎的一线治疗，尤其是季节性或偶发症状。局部用氮卓斯汀和奥洛他定是鼻喷雾剂抗组胺药，可有效减少打喷嚏、瘙痒和流鼻涕，还能有效减少充血，每天使用两次，特别是与局部鼻用皮质类固醇激素联合使用时，氮卓斯汀可有效治疗过敏性和非过敏性鼻炎。目前第二代口服抗组胺药有西替利嗪、左西替利嗪、地氯雷他定、非索非那定和氯雷他定。研究表明，这些药物的疗效没有明显差异，只有西替利嗪比安慰剂更容易引起嗜睡，西替利嗪、非索非那定和氯雷他定也可用于含有减充血剂的制剂。

（2）**鼻用皮质激素**　鼻用类固醇激素根据其生物利用度分为三代：第一代皮质类固醇激素，如倍氯米松，比新型鼻用皮质类固醇激素具有更高的生物利用度，并且产生更多的全身性不良反应；第二代和第三代生物利用度较低，全身不良反应有限。鼻用类固醇激素喷雾剂在能够控制了鼻炎的 4 种主要症状（即打喷嚏、瘙痒、鼻漏、充血），尽管不能影响眼部症状，但作为单一疗法非常有效。研究表明，鼻用类固醇激素比抗组胺药的单一疗法更有效，当鼻用类固醇激素与其他药物一起使用时，效果更好，并且无全身性不良反应。鼻用类固醇激素喷雾剂的局部不良反应限于轻微刺激或鼻腔出血，暂时停药可缓解，鼻中隔穿孔很少见。

（3）**白三烯受体拮抗剂**　替代口服抗组胺药治疗变应性鼻炎。白三烯受体拮抗剂之一——孟鲁司特已在美国被批准用于治疗季节性和常年性变应性鼻炎特别是合并哮喘患者的重要药物。当用作单一药物时，在过敏性鼻炎症状上产生适度的改善。

（4）**减充血剂**　通过直接激活呼吸道黏膜的 α-肾上腺素受体来刺激血管收缩。伪麻黄碱产生较弱的支气管舒张作用（不同于肾上腺素或麻黄碱），对治疗哮喘无效；但

可以通过刺激 β-肾上腺素能受体增加心率和收缩力，通过激活黏膜的 α-肾上腺素受体来刺激血管收缩，增加血压。单独使用或与抗组胺药联合使用可治疗鼻塞，副作用可能会出现焦虑和失眠。

（5）肥大细胞稳定剂　主要作用是稳定肥大细胞和抗过敏，抑制肥大细胞脱颗粒，没有直接的抗炎或抗组胺作用，但可有效预防。在接触已知过敏原（如动物、职业）之前使用，在花粉季节开始前 1~2 周开始，每天使用可预防季节性变应性鼻炎。与鼻用皮质类固醇激素相比，虽效果不明显，但安全性好，尤其对于儿童和怀孕是安全的，常用药物如色甘酸钠。

（6）鼻内抗胆碱药　用于减少过敏性或血管舒缩性鼻炎患者的鼻漏。对其他症状无明显影响，可单独使用或与其他药物联合使用。异丙托溴铵鼻喷雾剂的浓度为0.03%，用于治疗过敏性和非过敏性鼻炎；0.06% 浓度用于治疗感冒引起的鼻漏；具有抗分泌特性，当局部使用时，可抑制鼻黏膜浆液性腺体的分泌。鼻黏膜吸收不良，因此无全身不良反应，局部副作用表现为干燥、鼻出血和发炎。

（7）变应原提取物　在某些个体中，使用每日舌下含服（SL）变应原提取物的免疫疗法可以代替每周注射，具体取决于过敏原，SL 变应原提取物必须在接受治疗（过敏原季节）之前 4 个月开始服用。

（8）鼻腔盐水冲洗　可以降低鼻黏膜局部变应原浓度，缓解症状。

**3. 变应原特异性免疫治疗（allergen-specific immunotherapy）**　主要用于治疗吸入变应原所致的 Ⅰ 型变态反应。通过用反复和递增变应原剂量的方法皮下注射或舌下含服特异性变应原提高患者对致敏变应原的耐受能力，达到再次暴露于致敏变应原后不再发病或虽发病但其症状却明显减轻的目的，疗程分为剂量累加阶段和剂量维持阶段，一般推荐总疗程在两年以上。免疫疗法的副作用是有时会发生严重的全身性过敏反应。因此需仔细考虑每位患者的免疫治疗的风险和益处。

（1）适应证　对于严重疾病、对其他治疗方案反应不佳，以及存在并发症或并发症的患者，可以考虑采用免疫疗法，免疫疗法通常与药物疗法和环境控制相结合。

（2）给药　用已知对患者敏感的过敏原进行免疫治疗，这些过敏原存在于患者的环境中（无法轻易避免），花粉，尘螨和猫免疫疗法的价值已得到公认。

（3）禁忌证　免疫疗法存在许多潜在的禁忌证，需要加以考虑。免疫疗法只能由经过适当培训、采取适当预防措施并对潜在不良事件有准备的个人实施。

**4. 手术治疗**　对部分药物和（或）免疫治疗效果不理想的病例，可能需要针对并发症进行手术治疗，如慢性鼻窦炎严重的鼻间隔偏斜（导致严重阻塞），鼻息肉或其他解剖异常者，可考虑进行选择性手术治疗。

## （二）中医治疗

本病主要由于肺气虚，卫气不固，腠理疏松，风寒乘虚而入，犯及鼻窍，邪正相搏，肺气不得通调，津液停聚，鼻窍壅塞，遂致喷嚏、流清涕。肺气的充实有赖于脾气的输布，而气之根在肾，故本病的表现在肺，但与脾肾有一定的关系。

**1. 肺气虚弱，风寒外袭证**

临床表现：鼻窍奇痒，喷嚏频作，清涕量多，鼻塞不通，嗅觉减退，畏寒喜温，倦怠懒言，气短音低，面色㿠白。舌质淡红，苔薄白，脉虚弱。

治法：温肺补气，散寒通窍。

方药：温肺止流丹加减。药用人参、甘草、细辛、荆芥、桔梗、鱼脑石、五味子、白术、黄芪。

加减：如畏恶风寒较甚者，加桂枝、附子以温阳；喷嚏频发不减者，可加苍耳子、辛夷以通窍散风。

**2. 肺脾气虚，水湿泛鼻证**

临床表现：鼻塞鼻胀较重，鼻流清涕或流黏白涕量多，嗅觉迟钝，双下鼻甲黏膜肿胀苍白或晦暗，患病日久，反复发作，平素常感头重头晕，气短怯寒，四肢倦怠，胃纳不佳，大便呈溏。舌质淡，苔白边有齿痕，脉濡弱。

治法：健脾化湿，补肺敛气。

方药：四君子汤加味。药用人参、白术、茯苓、甘草、黄芪、五味子、辛夷。

加减：喷嚏频发较甚者，可加蝉蜕、地龙；鼻流清涕不止者，可加浮小麦、糯稻根。

**3. 肾气亏虚，肺失温润证**

临床表现：常年鼻流清涕，鼻痒不适，喷嚏连连，鼻窍黏膜苍白、水肿，平素畏恶风冷，背恶寒，四肢不温，面色淡白，精神不振，腰膝酸软，遗精梦泄，小便清长，夜间尿多。舌质淡，脉沉细弱。

治法：温肾壮阳，补气润肺。

方药：金匮肾气汤加减。药用熟地黄、山药、山茱萸、牡丹皮、茯苓、泽泻、肉桂、附子、细辛、五味子、覆盆子、蛤蚧。

加减：如出现眩晕耳鸣、健忘少寐、五心烦热、舌红少苔、脉象细数等肾阴虚之象者，可改用滋肾阴以润肺，方用知柏地黄丸或左归丸加龟甲、枇杷叶。

**4. 肺经郁热，风热侵袭证**

临床表现：鼻胀鼻塞，鼻中酸痒不适，喷嚏频作，鼻流浊涕，咳嗽咽痒，口干，心中烦热，喜饮冷饮，遇热则症状加重，鼻下甲肿胀，色稍红或紫暗。舌质红苔黄，脉弦滑。

治法：清热宣肺，疏风散热。

方药：辛夷清肺饮加减。药用黄芩、栀子、石膏、知母、桑白皮、辛夷花、枇杷叶、升麻、百合、麦冬。

加减：如见脾虚湿困而表现痰浊瘀阻之证，可加车前子、泽泻、海藻以化湿散结；鼻塞较甚者，加细辛、白芷以芳香通窍；喷嚏频作者，可加地龙、蝉蜕、蛇蜕、全蝎以通络而镇嚏；涕流过多者，可加五味子、乌梅以敛肺止涕。

## （三）中西医结合治疗思路与方法

西医治疗通过局部使用皮质类固醇激素能够控制急性期的症状，有的患者会引起鼻黏膜出血；中医治疗（中药方剂、中成药物和针灸疗法）多从整体出发，内外兼治，并注意与局部用药相结合治疗，具有提高机体免疫力，降低机体变态反应状态，巩固疗效。与单一疗法相比，中西医结合治疗可以减少激素的使用量，降低毒副作用。对变应性鼻炎中医药治疗的研究大多停留在临床观察近期疗效上，对远期效果评述较少，对临床作用机制研究探讨不够深入。

### 七、预后

过敏性鼻炎容易反复发作，应避免过敏原接触，减少发作次数。

1. 多食清淡之品，少食鱼、肉滋腻之品，避免辛辣烟酒刺激之物，防止痰热内生而诱发外感，引起本病的发生。

2. 注意气候变化和寒温湿度的调节。外感六淫是本病的诱发因素，所以对寒温湿度的调节，尤其对头部温度的防护更为重要。

3. 注意情志的调节应保持心情舒畅，精神愉快，防止情志抑郁而诱发本病。

4. 尽可能避开过敏原，明确过敏物质后，应尽量防止再次接触，以免激发本病，过敏季节减少外出。

5. 坚持体育锻炼，如用手经常做鼻部按摩，使局部达到一定热度、以促进局部血液循环，使经脉通畅，以增强鼻部的抗病能力。每天可用热水蒸气熏鼻或用热毛巾湿敷鼻部。

（杨琬芳）

## 第三节　支气管哮喘

支气管哮喘（bronchial asthma，BA）是机体对抗原性或非抗原性刺激引起的一种气管－支气管反应过度增高的疾病。其临床特征为发作性伴有哮鸣音的呼气性呼吸困难，持续数分钟至数小时或更长时间，可自行或经治疗后缓解。长期反复发作可并发慢性支气管炎和阻塞性肺气肿。约有20%的患者具有家族史。本病可发生于任何年龄，但半数以上在12岁以前发病。

### 一、概述

支气管哮喘简称哮喘，是由多种细胞（如嗜酸粒细胞、肥大细胞、中性粒细胞、T淋巴细胞、气道上皮细胞、平滑肌细胞等）和细胞组分参与的气道慢性炎症性疾病。病变特征包括气道慢性炎症，气道对多种刺激因素呈现的高反应性，广泛多变的可逆性气流受限及随病程延长而导致的一系列气道结构的改变，即气道重构。临床表现为反复发作的喘息、胸闷、气急或咳嗽等症状，多在夜间及凌晨发作或加重，多数哮喘发作可自行缓解或经治疗后缓解。全球和我国哮喘防治指南资料显示，通过长期规范化管理和治疗，80%以上的哮喘可以达到临床控制。

根据哮喘的症状体征，中医学将其主要归属于哮病和喘证范畴。哮病是一种发作性痰鸣气喘疾患，以喉中哮鸣有声、呼吸气促困难为特征，甚者喘息不能平卧；喘证表现是以呼吸困难，张口抬肩、鼻翼扇动、不能平卧等为特征。明·虞抟在《医学正传》中指出："喘以气息言，哮以声响名。"历代医家通过实践对哮喘的治疗形成了许多不同的认识，认为本病发生是多病因、多病机相互影响、相互作用的结果。

## 二、西医病因病理

### （一）病因

哮喘是一种复杂的、具有多基因遗传倾向的疾病，该病具有家族聚集现象，亲缘关系越近，患病率越高。

环境因素包括变应原性因素，如室内变应原（尘螨、蟑螂、宠物）、室外变应原（花粉、草粉）、职业变应原（油漆、染料、饲料）、食物（蛋类、牛奶、鱼、虾）、药物（抗生素、阿司匹林）等和非变应原性因素，如大气污染、吸烟、肥胖、运动等。

### （二）病理

作为哮喘的基本特征，气道慢性炎症是所有患者所共有的，表现为气道上皮下肥大细胞、淋巴细胞、中性粒细胞及嗜酸粒细胞等的浸润，出现气道黏膜下组织水肿、支气管平滑肌痉挛、微血管通透性增加、杯状细胞增生、纤毛上皮细胞脱落及气道分泌物增加等病理改变。如果哮喘长期反复发生，可见支气管平滑肌肥大/增生、气道上皮细胞黏液化生、上皮下胶原沉积和纤维化、血管增生及基底膜增厚等气道重构的现象。

## 三、中医病因病机

中医认为哮喘的发病是宿痰伏藏于肺，成为"夙根"而导致的。凡遇气候突变、饮食不当、情志失调、劳倦等多种诱因，引发痰阻气道，肺气上逆而致哮喘发生。

哮喘为本虚标实之证，宿痰内伏、肺气壅盛为实，脾虚不运、肾虚不纳为虚，其发作时内外合邪，但有寒热之分，且寒邪致病为多，寒性哮喘比热性哮喘多见。

发作期的基本病机变化为"伏痰"遇感引触，痰随气升，气因痰阻，相互搏结，壅塞气道，气道狭窄，通畅不利，肺气宣降失常，引动久积之痰，而致痰鸣如吼，气息喘促。哮喘反复发生的关键在痰与瘀，痰可酿瘀，瘀亦能阻气生痰，互为因果，终致痰瘀互结，伏藏于肺，形成哮喘反复难愈的夙根。

## 四、临床表现

### （一）症状

典型症状为发作性伴有哮鸣音的呼气性呼吸困难。病症可在数分钟内发生，并持续数小时至数天，可自行缓解或经平喘药物治疗后缓解。夜间及凌晨发作或加重是哮喘的重要临床特征。哮喘症状在运动时出现，称为运动性哮喘，多见于青少年。此外，以咳嗽为唯一症状的不典型哮喘称为咳嗽变异性哮喘；以胸闷为唯一症状的不典型哮喘称为胸闷变异性哮喘。

## （二）体征

发作时的典型体征是双肺能闻及广泛哮鸣音，呼气音延长。但特别严重的哮喘发作，哮鸣音反而减弱，甚至完全消失，表现为"沉默肺"，是病情危重的现象。非发作期可无异常表现，此时体检不能闻及哮鸣音，但不能排除哮喘。

## 五、诊断与鉴别诊断

### （一）实验室和其他检查

**1. 痰液检查**　部分患者痰涂片显微镜下可见明显嗜酸粒细胞。

**2. 肺功能检查**

（1）通气功能检测　哮喘发病时呈现阻塞性通气功能障碍现象，用力肺活量（forced vital capacity，FVC）正常或下降，1 秒钟用力呼吸容积（forced expiratory volume，$FEV_1$）、1 秒率（$FEV_1/FVC\%$）及最高呼气流量（peak expiratory flow，PEF）均下降；残气量及残气量与肺总量比值增大。其中以 $FEV_1/FVC\%<70\%$ 或 $FEV_1$ 低于正常预计值的 80% 为判断气流受限的最重要指标。缓解期上述指标可逐渐恢复。病变迁延、反复发病的，通气功能会逐渐下降。

（2）支气管激发试验　用以测定气道反应性。常用吸入激发剂为醋甲胆碱和组胺，通常用使 $FEV_1$ 下降 20% 所需吸入醋甲胆碱或组胺累积剂量（$PD20\text{-}FEV_1$）或浓度（$PC20\text{-}FEV_1$）来表示，如 $FEV_1$ 下降 ≥20%，判定结果为阳性，提示存在气道高反应性。本试验适用于非哮喘发作期、$FEV_1$ 在正常预计值 70% 以上患者的检查。

（3）支气管舒张试验　用来测定气道的可逆性改变。常用的吸入支气管舒张剂有沙丁胺醇、特布他林。吸入支气管舒张剂 20 分钟后重复测定肺功能，FEV1 较用药前增加 ≥12%，且绝对值增加 ≥200mL，判定结果为阳性，提示存在可逆性的气道阻塞。

（4）PEF 及其变异率测定　哮喘发作时 PEF 下降。因为哮喘有通气功能时间节律变化的特点，监测 PEF 日间、周间变异率有助于哮喘的诊断和病情评估。若昼夜 PEF 变异率 ≥20%，提示存在可逆性的气道改变。

**3. 胸部 X 线/CT 检查**　哮喘发病时胸部 X 线可见两肺透亮度增加，提示过度通气状态，缓解期多无明显异常。少数患者胸部 CT 可见支气管增厚、黏液阻塞。

**4. 特异性变应原检测**　外周血变应原特异性 IgE 增高，结合病史有助于病因诊断。

**5. 动脉血气分析**　过度通气可使 $PaCO_2$ 下降，pH 上升，表现呼吸性碱中毒。如果病情继续恶化，可同时出现缺氧和 $CO_2$ 滞留，表现为呼吸性酸中毒。当 $PaCO_2$ 较前增高，即使在正常范围内也要警惕严重气道阻塞的发生。

（二）诊断标准

1. 反复发生喘息、气急、胸闷或咳嗽，多和接触变应原、物理、化学性刺激、病毒性上呼吸道感染、冷空气、运动等有关。

2. 发病时于双肺可闻及弥漫或散在以呼气为主的哮鸣音，呼气相延长。

3. 上述症状可自行缓解或经平喘药物治疗后缓解。

4. 排除其他疾病所引起的喘息、气急、胸闷或咳嗽。

5. 临床表现不典型的（如无明显喘息或体征）需有下列三项中至少一项阳性：①支气管运动试验或激发试验阳性。②支气管舒张试验阳性。③昼夜 PEF 变异率≥20%。

符合 1~4 条或 4、5 条者，可以诊断为哮喘。

（三）哮喘的分期及控制水平分级

哮喘可分为急性发作期和非急性发作期。

**1. 急性发作期**　哮喘突然发生后，喘息、气急、胸闷或咳嗽等症状明显加重，伴有呼气流量降低，多因接触变应原或治疗不当所致。哮喘急性发作时程度轻重不一，可在数小时或数天内出现病情加重，极少数可在数分钟内即危及生命，故需对病情及时做出正确评估并治疗。病情又可以分为轻度、中度、重度和危重 4 级。

**2. 非急性发作期**　亦称慢性持续期，指患者未出现哮喘急性发作，但在长时间内保持有不同频度和程度的喘息、咳嗽、胸闷等症状，多伴有肺通气功能下降的状态。哮喘慢性持续期，又可分为控制、部分控制和未控制三个等级的控制水平。

（四）鉴别诊断

本病须与慢性阻塞性肺疾病、左心衰引起的呼吸困难（过去称为心源性哮喘）、上气道阻塞及变态反应性支气管肺曲霉病等加以鉴别。

六、治疗

（一）西医治疗

目前哮喘虽然不能根治，但长期规范化治疗能使大部分患者达到良好或完全的临床控制。哮喘治疗的目标是长期控制症状、预防发生未来风险，也就是在使用最小有效剂量药物治疗或不用药物的基础上，力保患者与正常人一样生活、学习和工作。

**1. 确定并减少危险因素接触**　部分患者能找到引起哮喘发作的变应原或其他非特异性刺激因素，使患者脱离并长期避免接触这些危险因素是防治哮喘最有效的方法。

**2. 药物的分类和治疗**　哮喘治疗药物分为控制性药物和缓解性药物。控制性药物指需要长期使用的药物，主要用于治疗气道慢性炎症，使哮喘维持临床控制，也称抗炎药。缓解性药物指按需使用的药物，通过快速解除支气管痉挛而缓解哮喘症状，也称解痉平喘药。各类药物列表 7-1 介绍如下，具体使用不做详细阐述。

表 7-1　哮喘治疗药物分类

| 缓解性药物 | 控制性药物 |
| --- | --- |
| 短效 β2-受体激动剂（SABA） | 吸入型糖皮质激素（ICS） |
| 短效吸入型抗胆碱能药（SAMA） | 白三烯调节剂 |
| 短效茶碱 | 长效 β2-受体激动剂（LABA，不单独使用） |
| 全身用糖皮质激素 | 缓释茶碱 |
| | 色甘酸钠 |
| | 抗 IgE 抗体 |
| | 联合药物（如 ICS/LABA） |

**3. 急性发作期的治疗**　急性发作期的治疗目标是尽早缓解气道痉挛，纠正低氧血症，恢复肺功能，预防继续恶化或反复发作，防治并发症。

（1）轻度　在第 1 小时内每 20 分钟吸入 1~2 喷 SABA，后续轻度急性发作可调整为 3~4 小时吸入 1~2 喷，仍不能控制可加缓释茶碱片，或加用短效抗胆碱药气雾剂吸入。

（2）中度　第 1 小时内可持续雾化吸入 SABA。联合应用雾化吸入短效抗胆碱药、激素混悬液。或联合静脉注射茶碱类。若仍不能控制症状，特别是在控制性药物治疗的基础上出现的急性发作，应尽早口服激素，同时吸氧。

（3）重度至危重度　持续雾化吸入短效抗胆碱药、激素混悬液及静脉注射茶碱类药物。同时吸氧。尽早静脉应用激素，等病情得以控制，症状缓解后改为口服给药。注意维持水、电解质平衡，纠正酸碱失衡。如病情继续恶化，必要时应及时给予机械通气治疗。此外要预防呼吸道感染等。

另外，对所有急性发作的患者都要制定个体化的长期治疗方案。

**4. 慢性持续期的治疗**　慢性持续期的治疗应在评估和监测患者哮喘控制水平的基础上，定期根据长期治疗分级方案作出调整，以维持患者的控制水平。

对哮喘患者进行哮喘知识的健康教育、有效控制环境、避免诱发因素，要贯穿整个哮喘治疗过程中。虽然哮喘长期治疗方案分为 5 级，但该方案为基本原则，应用时必须个体化，以最小量、最简单的联合、不良反应最少、达到最佳哮喘控制为原则。

**5. 免疫疗法**　分为特异性和非特异性两种。特异性免疫治疗是指将诱发哮喘发作的特异性变应原（如螨虫、花粉、猫毛等）配制成各种不同浓度的提取液，通过皮下注射、舌下含服或其他途径给予对该变应原过敏的患者，使其对此种变应原的耐受性增高，当再次接触此变应原时，不再诱发哮喘发作，或发作程度减轻，此法又称脱敏疗法或减敏疗法。一般需治疗 1~2 年，若治疗反应良好，可坚持 3~5 年。非特异性免疫治疗，如注射卡介苗及其衍生物、转移因子、疫苗等，有一定辅助的疗效。

### （二）中医治疗

中医辨证需要首辨虚实。

**1. 实证**

（1）风寒袭肺证

临床表现：胸膈满闷，呼吸急促，或喉中痰鸣，咳痰稀白，多兼恶寒头疼，口不渴。苔薄白，脉浮紧。

治法：疏风散寒，宣肺平喘。

方药：小青龙汤加减。药用桂枝、白芍、麻黄、干姜、细辛、五味子、半夏、甘草。

加减：如痰多不利，酌加橘红、紫苏子、紫菀、白前等。

（2）风热犯肺证

临床表现：呼吸急促，胸膈烦闷，甚至胸高气粗，鼻翼扇动，咳呛痰鸣，痰稠黄，身热，汗出，恶风，口渴。苔薄黄，脉浮数。

治法：清热开表，肃肺平喘。

方药：麻杏石甘汤加减。药用麻黄、杏仁、生石膏、甘草。

加减：若痰多，可加葶苈子、射干；热盛痰壅，可加黄芩、桑白皮、瓜蒌清热化痰。

（3）痰浊壅肺证

临床表现：喘急咳嗽，痰多黏稠，胸满气闷，或喉中痰鸣，恶心纳呆，口淡乏味。苔白腻，脉弦滑。

治法：燥湿祛痰，降气平喘。

方药：三子养亲汤合二陈汤加减。药用莱菔子、紫苏子、白芥子、陈皮、半夏、茯苓、甘草。

加减：脾虚湿盛，可加党参、苍术、厚朴燥湿行气化痰。

（4）气郁伤肺证

临床表现：平素忧思气结，遭遇情志刺激，突发呼吸急促，咽中不适，甚则胸闷胸痛，伴有失眠，心悸。苔薄，脉弦。

治法：开郁降气平喘。

方药：五磨饮子加减。药用木香、沉香、槟榔、乌药、枳实。

加减：失眠严重，可加百合、合欢皮、酸枣仁、远志等宁心安神助眠。

**2. 虚证**

（1）肺气阴虚证

临床表现：短气而喘，咳声低弱，声低气怯，畏风自汗，或口咽干燥。舌红苔薄，脉细数。

治法：补气养阴，益肺定喘。

方药：生脉散加味。药用人参、麦冬、五味子、沙参、玉竹、款冬花、紫菀。

加减：若寒痰内盛，可加紫苏子、款冬花、肉桂温肺化痰定喘；若肺阴虚甚，可加百合、熟地黄等。

（2）肾阳虚衰证

临床表现：喘促日久，呼多吸少，动则喘甚，形神疲惫，畏寒肢冷，自汗。舌淡苔白，脉沉细。

治法：补肾纳气，镇逆平喘。

方药：金匮肾气丸合参蛤散加减。药用附子、肉桂、熟地黄、山茱萸、山药、茯苓、泽泻、牡丹皮、人参、蛤蚧。

加减：若冲气上逆，脐下筑动，气从少腹上奔者，加紫石英、磁石、沉香等镇冲纳气。

### （三）中西医结合治疗思路与方法

中医认为本病急则治标、缓则治本。急性发作期，以中西医联合治疗控制发作为好，慢性持续期则应以中医辨证调治为主，通过改善体质，增强免疫力，以达到减少发作乃至不发的目的。对于本病，中西医都强调早期预防，早期治疗，避免拖延加重。

### 七、预后

哮喘的预后因人而异，与是否选用正确的防治方案密切相关。儿童哮喘通过积极规范的治疗，临床控制率可达95%。病情轻者容易恢复；病情重，气道反应性明显增高者，或者伴有其他变应性疾病的则不易控制。

本病的预防十分重要。需要注意气候影响，做好防寒保暖措施，防止诱发；同时需避免吸烟和接触刺激性气体及灰尘；饮食要清淡，且忌食生冷、肥腻、辛辣、海鲜等物，以杜绝生痰之源；防止过度疲劳和情志刺激；避免易于诱发的各种因素，以期减少发作的机会。

（李亮）

## 第四节 过敏性肺泡炎

过敏性肺泡炎（hypersensitivity pneumonitis，HP）是一组由不同过敏原引起的非哮喘性变应性肺疾患，过敏原为含有真菌孢子、细菌产物、动物蛋白质或昆虫抗原的有机物尘埃颗粒。小儿发病率不高。临床上一般分为急性型、亚急性型和慢性型。

### 一、概述

过敏性肺泡炎也称外源性变态反应性肺泡炎（extrinsic allergic alveolitis，EAA），是易感者由于吸入某些抗原（如真菌孢子，特别是嗜热放线菌、细菌、动物及禽类的排泄物或毛皮垢屑污染的粉尘或烟雾、异氰酸盐等有机及无机尘埃）而引起的Ⅲ或Ⅳ型变态反应性肉芽肿性炎性肺疾病的总称。根据暴露抗原的不同，HP有多种不同病名，如农民肺、蘑菇工人肺、饲鸽者肺等，其临床特征及发病机制十分相似。过去以职业性暴露所致的发病较为常见，近年来因居住环境中的宠物鸟、加湿器及室内霉菌等所引起的病例数不断增加。

## 二、西医病因病理

### （一）病因

过敏性肺泡炎是因各种过敏原引起的非哮喘性变应性肺疾患，小儿发病率不高。过敏原与接触多种有机和无机粉尘有着密切的关系。有机粉尘主要是空气中飘浮的有机物颗粒，包括动物、植物及微生物源性的颗粒和微尘。研究显示，农产品加工运输储藏、纸浆和造纸、烟草加工、棉麻丝绸等纺织、榨糖、集约化畜禽圈养、毛纺或羽毛加工、皮毛加工、奶制品生产加工、动物屠宰和加工、垃圾堆放处理等有机粉尘作业环境中高浓度的真菌污染是该病的主要病因。

### （二）病理

本病炎症主要累及肺泡壁、末端气道和肺间质。急性期的表现为肉芽肿性间质肺炎，多累及细支气管，多由上皮细胞、巨噬细胞和淋巴细胞组成，可伴有阻塞性细支气管炎。慢性期多表现为弥漫性间质纤维化，后可发展为肺气肿和蜂窝肺。

## 三、中医病因病机

该病常因寒温失摄、劳倦或酒后当风等，致使人体肺部受风寒或风热侵袭入里而发。初起邪犯肺表，卫气被郁，肺失宣降，引发恶寒、发热、咳嗽等症。经过正邪交争，正胜邪去，痰热消退，但常出现气阴受伤的表现，少数年老或体质虚弱的病患，因正不胜邪，较易发生邪入心营或内闭外脱的危重证候。

## 四、临床表现

过敏性肺泡炎是一种症状和体征较复杂的综合征，临床表现可以从很轻微到十分严重，甚至死亡。这取决于吸入变应原的浓度、暴露的时长和病患体内免疫反应的强度。临床上多将其分为急性型、亚急性型和慢性型三型。

### （一）急性型

短期接触大量的变应原可以引起突然发病，症状包括发热（有时高达40℃）、畏寒、乏力、咳嗽及呼吸困难。体征会有发绀、肺部湿啰音，部分患者能听到哮鸣音。在接触变应原后4~8小时病情最重，症状的强度可以从通常的流感样症状到严重的非心源性肺水肿，急性严重的甚至可致死亡。此型24小时后多可好转，数日内多可治愈。

### （二）亚急性型

病患一般症状较轻且逐渐发病，多表现出不明显的乏力、畏寒。当重复接触变应原时上述表现持续存在，伴随头痛、胸部紧缩感、咳嗽、厌食、盗汗和体重减轻等表现，一般无急性型的流感样症状。大约 1/4 的 HP 病患有咯血症状。病理表现在接触变应原后 6 小时达到高峰，控制接触变应原数日后症状会明显改善。

### （三）慢性型

较为少见，约占 5%。本型起病缓慢，病患处于反复少量或长期持续接触变应原的条件下，发现时多会出现肺部纤维化，表现主要为慢性干咳、呼吸困难及发绀，通常有进行性加重的趋势。HP 的慢性型与特发性肺间质纤维化的表现十分相似，但是前者有明显的变应原长期接触史和急性或亚急性发作的病史。

### 五、诊断与鉴别诊断

#### （一）实验室和其他检查

**1. X 线及胸部 CT 检查**　轻度或早期 HP 病患的胸部 X 线检查可正常，急性型能见到不规则斑片状阴影、肺野呈毛玻璃样和粟粒样结节，散在或密集于中下野，能见到纵隔淋巴结肿大，不过胸膜反应较少，肺部病变呈游走性改变或可作为其影像学特征。X 线特点有：①病变可累及各肺叶，呈多叶分布，以右上叶、右下叶和左上叶分布为多；病变外围多，肺门及肺野外带正常，所有病变与肺门不相连。②病变形态有弥漫性斑点状、粟粒状、云雾状或结节状阴影，其边缘模糊。③双肺斑片影不按肺叶肺段分布，沿支气管走行分布，可呈对称性或蝶翼状并有融合表现。④透过病变可见肺纹理影像。⑤肺间质浸润，表现局限肺纹理增粗，边缘模糊，沿肺纹理分布小点状阴影。⑥肺内病变可自行消失或有迁移征象，脱离接触后阴影逐渐消失。

胸部 CT 检查典型的结节影表现是广泛分布在小叶中心周围，成片状，直径小于 5mm。急性过敏性肺泡炎最常见的是大片状、毛玻璃状阴影，但亦可在亚急性或慢性过敏性肺泡炎患者的 CT 影像上见到。特别是有持续过敏原吸入的环境存在时，影像分布是局限或弥散的，主要分布在中下肺野。在慢性过敏性肺泡炎，肺纤维化的主要表现是不规则的索条状阴影，气道的囊状扩张和蜂窝状阴影，其分布主要在中肺野，但也可以出现在上肺区和下肺野。在慢性饲鸽者肺，几乎 50% 的患者的 CT 表现有蜂窝状阴影，但在其他原因的过敏性肺泡炎却较少出现。目前慢性过敏性肺泡炎 CT 影像呈现阻塞征象在增加，如呼气相气体滞留阴影，囊状肺纤维化和肺气肿。过敏性肺泡炎小叶中心型的小结节和毛玻璃阴影是可逆性改变，而蜂窝肺和肺气肿是不可逆的。

**2. 常规实验室检查**　急性期可见白细胞增多，多形核白细胞升高，偶有嗜酸性粒细胞增多。可见血沉加快和多克隆高丙种球蛋白血症。

**3. 血清特异性抗体与抗原**　血清抗体的敏感性和特异性在临床应用中受到了很大限制，不能只凭单一血清抗体阳性来诊断，也不能依据血清抗体阴性而排除，有的无症状性过敏性肺泡炎（如农民肺、饲鸽者肺）的高危个体，其血清抗体阳性，也有过敏性肺泡炎患者其血清特异性抗体是阴性的。因此，在没有过敏源激活抗体存在的情况下，尚不能确诊过敏性肺泡炎。另外用于检测抗体的变应原种类太少，且没有统一的方法检测变应原。尽管存在上述这些问题，血清特异性抗体在诊断过敏性肺泡炎时依然重要。

**4. 肺功能检查**　弥散功能减低，肺通气功能障碍。早期病例能够恢复，晚期则不能逆转。特异性抗原吸入激发试验阳性有助于诊断，但存在危险性，不作为常规诊断手段。

**5. 肺活检及支气管肺泡灌洗**　活检肺泡壁有大量淋巴细胞、浆细胞浸润。支气管肺泡灌洗液中淋巴细胞和巨噬细胞增多，其中 T 淋巴细胞以 CD8$^+$ 淋巴细胞为主。

### （二）诊断步骤

1. 确定激发的变应原。
2. 确认对该变应原有超敏反应。
3. 确定症状与接触变应原的关系。
4. 评估肺功能下降程度。
5. 检查胸部影像学检查的异常。
6. 考虑是否需要肺活检或支气管镜。
7. 考虑实验室检查的有效性。
8. 除外其他诊断，如吸入性肺炎。

### （三）鉴别诊断

本病需要与支气管哮喘进行鉴别。后者以喘息为主，大多在吸入抗原后即刻发病，两肺可闻及哮鸣音，胸部 X 线过度充气征象明显，血清 IgE 升高，无发热。

## 六、治疗

### （一）西医治疗

**1. 确定并减少危险因素接触**　避免接触抗原是过敏性肺泡炎治疗和预防中最重要的环节。由于许多接触与环境相关，所以改善通风、防尘、戴口罩或调换工作都是有效的必要措施。进入工作场所即发病者，需要考虑变换工作环境或变换工作。对阴暗潮湿的环境（如卫生间、厨房间及库房等）和发霉的物品进行彻底清洁，加强通风和日照，必要时可以改建或迁居，以达到清除抗原的目的。对于"农民肺"发生者的周边人群可指导使用防尘面罩来达到去除抗原的目的。"空调肺""湿化器肺"等是由于空调或湿化器装置被真菌、病毒、细菌等污染所致，所以应尽早更换过滤器、湿化器、清扫机件。因为养鸟所致过敏性肺泡炎的当务之急是放弃饲养。对于急性 HP 和复发性 HP 病患，在脱离变应原后大多可自行恢复，因此不需激素治疗。

**2. 药物治疗**　糖皮质激素对急性过敏性肺泡炎有暂时的治疗作用，但对长期的预后无意义。是否使用激素治疗要取决于急性期的症状和患者生理功能的异常情况。出现症状持续和肺功能明显减退的 HP 患者可以给予口服或静脉糖皮质激素治疗。糖皮质激素的治疗剂量和疗程现在尚未形成共识，一般建议初始剂量采用泼尼松 30～60mg/d，症状减轻后逐渐减量，总疗程应控制在 2 个月左右。对亚急性、慢性患者激素应用时间较长，因而要注意全身不良反应。

## （二）中医治疗

依据本病的传变特点，辨明卫气营血不同阶段和虚实的转化，以泄热透邪、顾护阴液为基本治则。

**1. 风热犯肺证**

临床表现：发热重恶寒轻，少汗或无汗，胸痛，咳嗽，头痛，口微渴。舌边尖红，苔薄白，脉浮数。

治法：辛凉透热，宣肺止咳。

代表方：银翘散加减。药用金银花、连翘、竹叶、荆芥、牛蒡子、薄荷、淡豆豉、桔梗、芦根、甘草。

加减：如头胀痛，加桑叶、菊花以清利头目；如咳嗽明显，加桑白皮、苦杏仁以清肺化痰；身热甚者，加生石膏以清气泄热。

**2. 痰热壅肺证**

临床表现：高热，咳嗽胸痛，咳痰黄稠，咽干唇燥，气促鼻扇，或痰中带血，或咯铁锈痰。舌红苔黄，脉滑数。

治法：清热解毒，宣肺化痰。

代表方：麻杏石甘汤加减。药用麻黄、生石膏、杏仁、甘草、鱼腥草、白茅根、侧柏叶、黄芩、野菊花。

加减：如胸痛严重，加郁金、川芎以行气止痛；心烦较重，加栀子、淡豆豉以清热除烦；大便秘结，加生大黄以攻下腑实。

**3. 热入营血证**

临床表现：身热夜甚，口干，不甚渴饮，心烦不寐，时有谵语。舌红绛，脉细数。

治法：清营泄热，透热转气。

代表方：清营汤加减。药用水牛角、生地黄、玄参、丹参、牡丹皮、连翘、青蒿。

加减：如兼气分热盛则加白虎汤以清气泄热。

**4. 热闭心包证**

临床表现：身热肢厥，神昏谵语，或昏愦不语。舌质深绛，脉数。

治法：清心开窍。

代表方：清营汤送服安宫牛黄丸，或至宝丹或紫雪丹。药用玄参、莲子心、淡竹叶、连翘、水牛角、生地黄、麦冬，将药汁送服"凉开三宝"之一通闭开窍。

**5. 正虚欲脱证**

临床表现：身凉肢厥，颜面苍白，汗出不止，神情淡漠，呼吸短促，烦躁不安。脉微细短促。

治法：通阳益气，敛汗固脱。

代表方：参附汤合生脉散加减。药用人参、附子、麦冬、五味子。

加减：汗出不止者，加煅龙骨、煅牡蛎以止汗固脱。

**6. 余邪未净证**

临床表现：低热持续或无热，仍咳嗽，或有痰少而黏。口舌干燥，舌红少苔，脉细或数。

治法：滋养肺胃津液。

代表方：沙参麦冬汤加减。药用沙参、玉竹、甘草、麦冬、桑叶、生扁豆、天花粉。

加减：若痰黏难咯，加川贝母、瓜蒌；久热不退，久咳不止，加地骨皮、桑白皮以清虚热止咳。

此外，也可以采用外治法来治疗。常用的有：①白芥子末、生甘草末各 10g，加生姜汁调和，纱布包后，敷贴两侧肺俞穴或肺部啰音明显处。每天一次，每次约 15 ~ 30 分钟，出现皮肤发红为止，连敷三天。②大黄、芒硝、甘遂各 10g，三药研末，稍加鸡蛋清敷于炎症病灶相应的胸壁局部。若胸部未出现刺激反应，可连续 3 ~ 5 天。适用于肺炎后期，炎症吸收缓慢的治疗。

### （三）中西医结合治疗思路与方法

本病中医治疗急性期宜泄热透邪、固护阴液。西医治疗原则是迅速脱离接触抗原，急性期可使用糖皮质激素控制症状，对于急慢性过敏性肺泡炎在避免接触抗原的情况下，都可配合中药治疗。尤其对慢性型患者，西医尚无特效疗法，中医治疗能起到积极作用。本病治疗的关键是避免接触抗原，同时调整自身免疫力。

## 七、预后

本病属于免疫反应性疾病，所以避免接触过敏原，脱离相关环境是预防本病发生的最主要条件。调整自身免疫力也是必要的预防手段。

（李亮）

# 第五节　过敏性紫癜

过敏性紫癜（Henoch-Schonlein purpura，HSP）是一种常见的超敏反应性出血性疾病，是免疫复合物介导的 IgA 在小血管内沉积为主的血管炎，主要表现为皮肤紫癜、黏膜出血、关节炎、腹痛及肾脏损害等。

## 一、概述

过敏性紫癜是一种急性免疫球蛋白 A（IgA）介导的疾病，其特征为全身性血管炎，累及皮肤、胃肠道、肾脏、关节的小血管，很少累及肺和中枢神经系统。它是儿童期最常见的血管炎，发病率随着年龄的增长而降低。

HSP 主要影响 3～10 岁的儿童，5 岁儿童的患病率达到峰值，成人少见。在北半球，该病多发于 11 月至 1 月之间，男女比例为 (1.5～2)∶1。HSP 的主要临床特征包括皮肤紫癜、关节炎、腹痛、胃肠道出血、睾丸炎和肾炎。约 70% 的儿童 HSP 临床发病前 1～3 周有上呼吸道感染。HSP 通常是一种急性的自限性疾病，主要是支持性治疗，儿童疾病的症状和体征通常在几天或几个月内消失，病程持续的原因主要是肾脏受累。大约 20% 的 HSP 患肾炎的儿童（占所有 HSP 病例的 7%）会发展为肾病综合征。

## 二、西医病因病理

### （一）病因

HSP 的病因学仍有待明确，但通常认为是多因素的，遗传、环境和抗原成分都与发病相关。75% 的患者发病前有上呼吸道感染、咽部感染或胃肠道感染。多种细菌和病毒感染与 HSP 的发生有关，药物摄入和疫苗接种后也有发生。

**1. 细菌或病毒感染** 是本病最常见原因。A 群链球菌感染（最常见）、弯曲杆菌感染、耶尔森菌感染、布鲁菌病、志贺菌感染、沙门菌感染、军团菌感染、支原体感染、幽门螺杆菌感染、腺病毒感染、EBV 感染、VZV 感染、轮状病毒、传染性单核细胞增多症、肝炎病毒感染等。

**2. 疫苗接种** 伤寒和副伤寒 A 和 B 疫苗、麻疹疫苗、黄热病疫苗、霍乱疫苗接种等。

**3. 药物因素** 氨苄青霉素、红霉素、青霉素、奎尼丁、奎宁、阿糖胞苷等。

**4. 其他** 食物因素、马血清、冷暴露、虫咬等。

### （二）病理

血清 IgA 浓度升高，含 IgA 的循环免疫复合物及 IgA 在血管壁和肾小球系膜中的沉积，在 HSP 的免疫发病机理中显然起着至关重要的作用。血清中的主要是 IgA1 异常，而 IgA1 异常的原因可能是 IgA1 分子铰链区特有的 O 型连接寡糖异常糖基化的结果。IgA 聚集物或含 IgA 免疫复合物沉积在靶器官中，导致包括血管前列腺素（如前列环素）在内的炎性介质的形成，引起 HSP 血管炎的发生。

人淋巴细胞表面 Fc 和（或）C3 受体结合循环免疫复合物或由替代补体途径激活产生的 C3，产生炎症介质。细胞因子参与了 HSP 的发病机理，白介素和生长因子的产生变化也可能起着致病作用；肿瘤坏死因子、IL-1 和 IL-6 可能介导 HSP 中的炎症过程；转化生长因子-β 是公认的 IgA 产生刺激物；内皮素是内皮细胞产生的血管收缩激素。

## 三、中医病因病机

**1. 感受风热** 风为百病之长，易夹他邪侵犯肌表，风热二邪同为阳邪，两阳熏灼与气血相搏，迫血妄行，血不循经，溢于脉外肌表而成瘀血。

**2. 饮食不节**　过食辛辣厚味及醇酒，一者滋生湿热，湿热内蕴，熏灼血络，血溢于脉外而出现发斑、便血；二者饮食不节损伤脾胃，脾胃亏虚失其统摄之职，以致血溢脉外而便血，脾失健运，水湿不化而腹泻。

**3. 瘀热痹阻**　外邪入侵不解，影响气血运行，气滞血瘀，瘀血乃成，郁而化热，瘀热痹阻关节，不通则痛，见关节肿痛。

**4. 素体阴虚**　先天禀赋不足，阴阳失调，肾阴亏耗，阴虚则生内热，热迫血行或热灼血络而出血，离经之血即为瘀。

## 四、临床表现

HSP 发病前通常有：头痛、厌食、发热前驱症状。首发症状以皮肤紫癜最常见，少数病例先有以下症状：皮疹，尤其是腿部、腹部；疼痛和呕吐；关节痛，尤其是膝盖和脚踝；皮下水肿、阴囊水肿、血便等。根据病变累及的部位所表现出的症状如下。

**1. 皮肤型**　前驱症状 2～3 天后出现，主要表现为皮肤反复出现瘀点、瘀斑。紫癜呈对称性分布，反复发作，瘀点大小不等，呈紫红色，略高出皮肤，压之不退色，可相互融合，常伴荨麻疹、多形性红斑及局限性或弥漫性水肿，偶有瘙痒感，严重者可融合成大血泡，中心呈出血性坏死。紫癜多在数日内消退，消退后可留有色素沉着，也可反复出现紫癜。低龄儿童好发于臀部和大腿上部，大龄儿童和成年人好发于脚、脚踝和小腿。儿童和成人之间的主要差异在于后者为慢性和严重性；水泡和溃疡在成人中更常见，皮肤恶化可能持续 6 个月或更长时间。

**2. 胃肠型**　胃肠道症状可能伴随 HSP 的发作，也可能在病程的后期出现。最常见的症状是腹痛，胃肠道问题通常伴随皮疹和关节痛的发作。多发性和复发性肠穿孔是 HSP 不常见的并发症。除腹痛外，胃肠道的可能症状有：恶心、呕吐、大量或血性腹泻、吐血、肠套叠、肠梗塞、有无穿孔、回肠狭窄、肠梗阻伴大量胃肠道出血、急性阑尾炎。

**3. 关节型**　60%～84% 的 HSP 患者会发生关节炎，并且是大约 25% 儿童的主诉。大关节（如膝盖和脚踝）是最常见的受累部位，疼痛和水肿是唯一的症状；手腕和手指不太常见，关节炎会在几天内完全消失，不会造成永久性关节损伤。

**4. 肾型**　肾脏受累是 HSP 患者发病和死亡的最重要原因。在皮肤症状出现之前，肾脏可能已经受累（约 1%～4% 的患者如此），这种损伤在急性期尤为显著，有时从首次发生起就可持续 3 个月之久。皮疹一旦发作，也可能长达 6 个月不消退。在大多数情况下，肾炎的严重程度与其他 HSP 症状无关。

**5. 混合型**　男性患者可能伴有睾丸、阑尾、精索、附睾或阴囊壁的炎症和出血，女性患者可能有月经疼痛。HSP 可能伴有神经系统症状，尤其是头痛、冷漠、活动过度、易怒、情绪不稳、嗜睡、癫痫发作（部分、全身性或癫痫持续状态）和局灶性缺陷（如失语、共济失调、舞蹈症、偏瘫、轻瘫或四肢瘫痪）。

## 五、诊断与鉴别诊断

HSP 的诊断是基于临床的，并不是基于实验室评估，HSP 患者的常规实验室检测结果通常在参考范围内。实验室检查有助于排除其他疾病和评估肾功能。

（一）检查

**1. 血象**　白细胞增多伴嗜酸性粒细胞增多和左移；75% 的患者红细胞沉降率（ESR）轻度升高，67% 的患者存在血小板增多症，低血小板水平提示血小板减少性紫癜。

**2. 出凝血功能检查**　血浆凝血酶 – 抗凝血酶复合物、凝血酶原片段（PF-1 和 PF-2）可能异常；约 50% 的患者Ⅷ因子减少。

**3. 免疫学检查**　血液 IgA 和 IgG 的免疫复合物常增多，以前者明显，IgA 类风湿因子可阳性，ASO 滴度可增高，C3 和 C4 有时会降低。

**4. 尿液**　累及肾脏时，可有血尿，伴轻度至中度蛋白尿。BUN 和肌酐可能升高，表明肾功能下降。

**5. 其他**　大便可能隐血，胰腺炎患者淀粉酶和脂肪酶升高，电解质通常在参考范围内。如果存在胃肠道症状（如肠套叠）、阴囊水肿、睾丸扭转等症状，可以使用超声检查。如果有神经系统症状或严重持续头痛，则必须进行 CT 检查，CT 还可以帮助排除其他引起腹痛的原因。出现腹痛、呕血和黑便需要进行内窥镜检查评估。

（二）诊断与鉴别诊断

HSP 的诊断是根据临床症状，皮肤紫癜具有特征性，不难诊断。对少数关节、消化道、肾炎症状先于皮肤症状的病例需与以下疾病相鉴别。

**1. 单纯皮肤型需与血小板减少性紫癜相鉴别**　后者紫癜的特点为散在小点状或片状，无融合倾向，不突出于皮表，不对称分布，不伴关节及肾炎症状（继发于结缔组织疾病者除外）。血小板计数减少，出血时间延长，骨髓中巨核细胞异常。此外还需要与感染性紫癜、药物性紫癜相鉴别，后者紫癜特点为无一定好发部位，非对称性，亦不分批出现。

**2. 关节型需与风湿性关节炎相鉴别**　后者的关节红、肿、热、痛及游走性均较前者明显，常有关节积液，血沉增快，ASO 多阳性。

**3. 胃肠型需与急腹症相鉴别**　后者有腹部肌肉紧张，压痛明显，体温升高，甚至出现中毒性休克，外周血白细胞计数明显增多。

**4. 肾型需与肾小球肾炎及肾病综合征相鉴**　肾型有尿液异常及肾功能变化时需与肾小球肾炎及肾病综合征相鉴别，后者往往无皮肤紫癜。

六、治疗

（一）西医治疗

**1. 治疗原则**　HSP 是一种自限性疾病，大多数患者无需治疗即可迅速（数周内）康复，因此在大多数情况下，主要是对症支持治疗。停止接触任何抗原刺激剂（例如药物），并在第一个月每周进行一次随访，第二个月每隔一周进行一次随访，此后每月进行一次随访，直到尿液异常消失。对于严重腹痛，严重胃肠道出血或明显肾功能不全的HSP患者，应强烈考虑住院治疗。各种药物（如皮质类固醇激素，硫唑嘌呤和环磷酰胺）和血浆置换术已被用于预防肾脏疾病的进展。

**2. 支持治疗**　是 HSP 的主要治疗方法。对于轻微的关节炎、水肿、发烧或不适，进行对症治疗，包括使用对乙酰氨基酚、抬高肿胀的四肢、吃清淡的食物；如果与药物相关的病因，停用不必要的药物；建议入院以确定诊断是否可疑，控制腹痛或呕吐，监测肾功能，肾脏受累患者需要密切注意其体液平衡，电解质状态和使用降压药。

**3. 药物治疗**

（1）止痛药　非甾体抗炎药可减轻关节和软组织不适，并且似乎不会使紫癜恶化，肾功能不全的患者慎用。布洛芬是治疗轻度至中度疼痛的首选药物，可能通过降低环氧合酶的活性来抑制炎症反应和疼痛，从而抑制前列腺素的合成，对发热也有效。对乙酰氨基酚可有效治疗发热和缓解轻度至中度疼痛，通过抑制内源热原对热调节中心的作用；也可以通过直接作用于下丘脑热量调节中心来减少发热，从而通过出汗和血管舒张来增加机体热量的散发。氟比洛芬具有止痛、解热和抗炎作用，可能通过抑制环氧合酶，从而抑制前列腺素的生物合成。酮洛芬用于缓解轻度至中度的疼痛和炎症。萘普生用于缓解轻度至中度疼痛，通过降低环氧合酶的活性来抑制炎症反应和疼痛，从而减少前列腺素的合成。

（2）皮质类固醇激素　可以治疗 HSP 的皮下水肿和肾炎，缓解相关的关节痛和与胃肠功能障碍有关的症状，在以下情况下可以考虑使用皮质类固醇激素：持续性肾病综合征、新月体占肾小球的 50% 以上、严重腹痛、大量胃肠道出血、严重的软组织水肿、严重的阴囊水肿、神经系统受累、肺内出血。明显的 HSP 的治疗包括甲泼尼龙脉冲疗法、泼尼松和其他免疫抑制药物。

（3）血浆置换　血浆置换已用于治疗快速进展的 HSP 肾炎。

（4）免疫疗法　免疫抑制剂通过抑制多形核白细胞的迁移并逆转毛细血管通透性来减少炎症。利妥昔单抗常用来治疗严重难治性慢性 HSP。甲泼尼龙通过抑制 PMN 迁移并逆转毛细血管通透性增加来减轻炎症。泼尼松是一种用于治疗自身免疫性疾病的免疫抑制剂，可以通过逆转增加的毛细血管通透性和抑制 PMN 活性来减少炎症，可以稳定溶酶体膜并抑制淋巴细胞和抗体的产生。环磷酰胺是一种与氮芥子化学相关的烷基化剂，抑制某些体液活动的环状多肽，当用于自身免疫疾病时，通过 DNA 交联破坏免疫细胞而引起的免疫抑制。

（5）外科介入手术　治疗严重的肠缺血，肾移植可能适用于对药物治疗有抵抗力的严重肾病患者，扁桃体切除术和皮质类固醇激素脉冲疗法成功治疗进行性 HSP 肾炎。

## （二）中医治疗

本病病机主要在于"热迫血行"。热有虚实之分，实热证见面赤壮热、口渴多饮等；虚热证除有颧红唇赤、五心烦热、潮热等热象外，还有脉细等虚象。治疗主要采用清热凉血，化瘀止血为主。

**1. 湿热痹阻证**

临床表现：皮肤紫癜，斑色红赤，伴关节肿痛，活动不利，纳差，大便溏。舌质红，苔黄腻，脉滑数。

治法：清热化湿，疏经通络。

方药：白虎加桂枝汤加减。药用生石膏、知母、桂枝、威灵仙、金雀根、岗稔根、五加皮、虎杖根、忍冬藤、黄芩、苦参、茯苓、猪苓、泽泻、薏苡仁、陈皮、生甘草。

加减：高热者，加生石膏；苔腻者，加豆蔻；紫斑明显者，加牡丹皮、茜草、仙鹤草；上肢疼痛者，加羌活；下肢疼痛者，加独活、牛膝；疼痛剧烈者，加全蝎、蜈蚣。

**2. 风热袭表证**

临床表现：紫癜斑色红赤，分批出现，隐现迅速，伴瘙痒或起风团，发热、咽痛。舌质红苔薄黄，脉浮数。

治法：祛风清热，凉血止血。

方药：银翘散合犀角地黄汤加减。药用金银花、连翘、薄荷、淡竹叶、牛蒡子、水牛角（先煎）、牡丹皮、生地黄、黄芩、防风、生甘草、陈皮、侧柏叶。

加减：皮疹瘙痒者，加白鲜皮、地肤子；高热者，加生石膏，尿血者，加大蓟、小蓟。

**3. 热扰下焦证**

临床表现：皮肤紫癜，斑色红赤，伴尿血、蛋白尿、水肿。舌质红，苔黄腻，脉细数。

治法：清热凉血，益肾消肿。

方药：知柏地黄汤加减。药用知母、黄柏、生地黄、山茱萸、茯苓、猪苓、泽泻、水牛角、牡丹皮、川牛膝、白茅根、小蓟、大蓟、生甘草。

加减：蛋白尿者，加接骨木、落得打；腰酸，加杜仲；肾功能不全者，加六月雪、猫爪草；血压升高者，加菊花、钩藤、夏枯草；浮肿者，加桑白皮、葶苈子、大腹皮。

**4. 中焦湿热证**

临床表现：斑色鲜红，伴腹痛、便血，或恶心、呕吐，大便秘结或溏滞不爽，小便短赤。舌质红苔黄腻，脉滑数。

治法：清热化湿，凉血止血。

方药：小承气汤加减。药用生大黄、厚朴、枳实、黄连、黄芩、栀子、白术、茯苓、泽泻、地榆炭、白芍、炙甘草。

加减：恶心、呕吐者，加半夏、竹茹；苔黄腻者，加生薏苡仁、豆蔻。

**5. 瘀热扰脑证**

临床表现：皮肤紫癜，头痛头晕，癫痫，偏瘫，甚则昏迷。舌质黯红，苔黄脉数。

治法：清热醒脑，活血化瘀。

方药：通窍活血汤加减。药用赤芍、川芎、桃仁、红花、当归、川牛膝、黄芩、珍珠母、生甘草。

加减：头痛者，加蒺藜、天麻；皮肤紫癜明显者，加侧柏叶、茜草；癫痫，加石菖蒲、制胆星、半夏；神志异常者，予服安宫牛黄丸。

### （三）中西医结合治疗思路

中西医辨证施治的方式改善疾病症状，防止复发。西医治疗（激素、非甾体类抗炎药等）可消除血管的炎症反应，减少炎性渗出，改善血管通透性，利于瘀点、瘀斑的消散，同时中药干预，达到一个合理的退药（激素类药物）过程。中医范围的药物选择上主要为凉血解毒、凉血止血等效果的药物。单使用中药治疗效果不好者，要在此阶段联合西医治疗，中西药协同作用使热清血宁，血自归经，可显著改善疗效。

### 七、预后

HSP 通常是一种良性疾病，预后良好。大多数患者会在 8 周内完全缓解症状，可能少于 5% 的患者会出现慢性症状。HSP 的初始攻击可能持续数月，并且可能复发，HSP 仅在极少数情况下是致命的。

具有以下症状的患者通常会完全治愈该疾病：肾脏轻度受累、无神经系统并发症、前驱症状持续不到 4~6 周的疾病。

尽管 HSP 通常可以治愈，但如果出现严重的胃肠道和肾脏并发症，并且复发次数越多，永久性肾脏损害的可能性就越高。潜在的胃肠道并发症包括肠套叠（通常是回肠）、肠梗塞、肠穿孔、胆囊积水、胰腺炎和大量胃肠道出血。与 HSP 相关的肾脏损害是发病和死亡率的主要原因。多达 15% 的患者可能患有长期肾功能不全，多达 20% 患有 HSP 儿童需要进行血液透析，成人的肾脏预后比儿童差。

（杨琬芳）

# 第六节　荨麻疹

荨麻疹（urticaria）俗称"风疹块"，是由于皮肤、黏膜小血管扩张和渗透性增加而出现的一种局限性水肿反应，通常在 2~24 小时内消退，但反复发生新的皮疹。病程可迁延数日至数月。本病临床上较为常见，有 15%~20% 的人一生中至少发作过一次荨麻疹。

### 一、概述

荨麻疹是一种以皮肤出现红色或苍白色风团，时隐时现为特征的瘙痒性、过敏性皮肤病，相当于中医学的"瘾疹"。《医宗金鉴·外科心法要诀》曰："此证俗名鬼饭疙瘩，由汗出受风，或露卧乘凉，风邪多中表虚之人。初起皮肤作痒，次发扁疙瘩，形如豆瓣，堆累成片，日痒甚者，宜服秦艽牛蒡汤，夜痒重者，宜当归饮子服之。"该病以皮肤上出现瘙痒性风团，骤起骤退，发无定处，消退后不留任何痕迹为临床特征。全年都可发病，罹患无年龄差异，有 15%~20% 的人一生中罹患过本病。

## 二、西医病因病理

### (一) 病因

荨麻疹病因复杂，由多方面的原因造成。个体的体质是内因，大多为过敏体质，体内多有不同程度的免疫紊乱。食物、环境因素、物理因素、药物等都可成为外因。有些感染性疾病，如慢性扁桃体炎、慢性肝炎；某些全身性疾病，如内分泌紊乱等，可使人体释放炎性物质，从而诱发荨麻疹；某种程度的精神紧张也会导致荨麻疹。

### (二) 病理

因为各种因素致使皮肤黏膜血管发生短暂性炎性充血与大量液体渗出，造成局部水肿性损害，其发生与消退均迅速，且伴剧痒。也可伴随发烧、腹痛、腹泻或其他全身症状。

## 三、中医病因病机

本病总因禀赋不耐，人体禀受内外邪气所致。《医宗金鉴》曰："心火灼肺风湿毒，隐隐疹点发皮肤。"或卫外不固，风寒、风热之邪客于肌表；或由肠胃湿热郁于肌肤；或由气血不足，虚风内生；或由情志内伤，冲任不调，肝肾不足，而致风邪搏结于肌肤而发病。

## 四、临床表现

荨麻疹临床表现为风团，发作形式多样，多伴有瘙痒，少数患者可合并血管性水肿。按照发病模式，结合临床表现，可将荨麻疹分为急性荨麻疹、慢性荨麻疹和特殊类型荨麻疹。

### (一) 急性荨麻疹

起病急骤，皮肤出现大小不等之风团样损害，突然发生，迅速消退，瘙痒剧烈，退后不留痕迹。微血管内血清渗出急剧时，压迫管壁，风团呈苍白色，皮肤凹凸不平，呈橘皮样。数小时内水肿减轻，风团此起彼伏，连续发生。发作严重者可伴有心悸、烦躁、恶心、呕吐，甚至血压降低等过敏性休克症状。少数可因胃肠黏膜水肿而出现腹痛，严重时与急腹症相类似。如气管、喉黏膜水肿时，可出现呼吸困难，甚至窒息。如伴高热、寒战、脉快等全身中毒症状时，须特别注意有无严重感染如败血症的可能。

### (二) 慢性荨麻疹

风团损害反复发生，时轻时重，病程持续超过六周，可以迁延数月至数年之久。部分发作有时间规律，如晨起或临睡前加重，部分则没有规律性。多数患者找不到明确病因，通常与感染及系统性疾病有关。

### （三）特殊类型荨麻疹

**1. 皮肤划痕症** 也称人工性荨麻疹，是用钝器或指甲划过皮肤后，局部随即隆起，呈现风团性划痕。

**2. 寒冷性荨麻疹** 可分为家族性寒冷性荨麻疹与获得性寒冷性荨麻疹两大类。

（1）**家族性寒冷性荨麻疹** 极少见，分为速发型（遇冷 0.5～4 小时，多在 3 小时内发病）及迟发型（遇冷 9～18 小时后发病），为常染色体显性遗传，常于早年发病。皮损非风团，为红斑或红斑性丘疹，伴有灼痛感，持续多日，速发型家族性寒冷性荨麻疹同时可伴白细胞增多、发热及关节痛。终身反复发作。

（2）**获得性寒冷性荨麻疹** 因寒冷引发皮肤瘙痒或斑状水肿。严重时可有手麻、唇麻、胸闷、心悸、腹痛、腹泻、晕厥，甚至休克等。有时进食冷饮也可引起口腔和喉头水肿。

**3. 日光性荨麻疹** 可能是紫外线过敏所致，暴露于阳光下，出现皮肤瘙痒、红斑、风团，严重者可伴随全身反应，如畏寒、乏力、痉挛性腹痛、晕厥等。

**4. 胆碱能性荨麻疹** 多见于青年，由于受热、情绪紧张、运动、进食热饮或乙醇饮料，促使乙酰胆碱作用于肥大细胞而引发。风团在受刺激后数分钟即出现，直径 2～3mm。大多散发于躯干上部和上肢，互不融合，可于 0.5～1 小时内消退，自觉剧痒。少许仅有剧痒而无皮疹。偶尔伴有乙酰胆碱的全身反应，如流涎、头痛、脉缓、瞳孔缩小、肠鸣音及痉挛性腹痛、腹泻。头晕严重时可导致晕厥，病情多需经数年方可逐渐好转。

**5. 压力性荨麻疹** 皮肤受压后 4～6 小时，局部发生肿胀，影响真皮及皮下组织，持续 8～12 小时消退。常见于行走后足底部和受压迫后的臀部皮肤。机理不清，可能与皮肤划痕症相类似。

此外还有热性荨麻疹、血管性水肿、水源性荨麻疹、接触性荨麻疹等。

## 五、诊断与鉴别诊断

### （一）实验室检查

**1. 过敏原试验** 包括皮肤或吸入试验、放射、酶联免疫吸附试验测定特异性 IgG、斑贴试验等检查，以确定过敏原因。

**2. 血常规** 一般可出现嗜酸性粒细胞增多。

### （二）诊断标准

1. 详细采集病史，如食物过敏、感染、昆虫叮咬等。
2. 临床表现，包括皮肤瘙痒、出现风团。
3. 详细体格检查及有关的实验室检查。

### （三）鉴别诊断

**1. 丘疹性荨麻疹（虫咬性皮炎）**  好发于少儿的腰背和四肢，表现为典型的风团样丘疹，瘙痒剧烈。

**2. 婴儿湿疹**  会出现丘疹、疱疹及水疱等皮损，且会逐渐向周围散开，边界不清，弥漫性，有渗出倾向。

**3. 血管性水肿**  皮损表现为风团和环状红斑样损害，触之有浸润感，皮损中央可有瘀斑，感觉中重度瘙痒。病理表现为白细胞碎裂性血管炎。

**4. 阑尾炎或急腹症**  伴有腹痛的荨麻疹需要与外科急腹症，如阑尾炎等进行鉴别，后者右下腹疼痛明显，有压痛，血常规可见中性粒细胞与白细胞数量比例显著增高。

## 六、治疗

### （一）西医治疗

**1. 一般治疗**

（1）**去除病因**  最重要的是查明和去除病因。详细的病史常比实验室检查更有意义，须进行系统的体格检查和实验室检查，更利于找出可疑的因素。急性荨麻疹应重点查找饮料、食物、药物或感染等因素；慢性荨麻疹应重点查找慢性感染灶、物理或精神等因素。

（2）**避免刺激**  保证病人安静和休息；避免过寒、过热、过度兴奋和刺激及不必要的用药；注意饮食选择。

**2. 药物治疗**

（1）**抗组胺药**  是治疗荨麻疹的主要药物。常用的有：①H受体拮抗剂，治疗各型荨麻疹均有良好的效果。②多塞平，是一种三环类抗抑郁药，对慢性荨麻疹有良好效果。

（2）**拟交感神经药物**  用于治疗急性荨麻疹及伴有喉头水肿、严重肠胃症状或有低血压、过敏性休克。0.1%肾上腺素0.3~0.5mL皮下注射或肌内注射，必要时30分钟后可重复1次。心脏病及高血压患者慎用。

（3）**糖皮质激素**  仅限于严重的急性荨麻疹、血清病样荨麻疹或有喉头水肿和过敏性休克者。可口服泼尼松，每日30~40mg，或曲安西龙24~32mg/d；或静脉滴注氢化可的松（每次100mg），或地塞米松（每次5~10mg）。

**3. 其他治疗**

（1）伴有严重喉头水肿、支气管痉挛的急性荨麻疹，经用肾上腺素和糖皮质激素治疗不能迅速好转者，应立即吸氧，可缓慢静脉滴注氨茶碱200mg，必要时作气管切开或插管，以抢救生命，并作心电图检查及监护，维持有效血压。

（2）可静脉注射钙剂和维生素C以改善毛细血管的通透性。

（3）氨茶碱能使细胞内环磷腺苷的水平升高，从而阻止组胺释放，可和抗组胺药联用。

（4）对顽固性荨麻疹单独使用 $H_1$ 受体拮抗剂疗效不佳者，可合并使用 $H_2$ 受体拮抗剂。如西咪替丁或雷尼替丁与氯苯那敏等合用，疗效较单独使用 $H_1$ 受体拮抗剂好。

（5）外用疗法 可外用止痒洗剂，如白色洗剂、炉甘石洗剂每日数次治疗。

（6）其他 可注射胎盘组织液、组胺球蛋白、卡介菌多糖核酸等。

## （二）中医治疗

### 1. 内治

（1）风寒闭表证

临床表现：风团色白，遇风寒加重，得暖则减，口不渴。舌质淡，苔白，脉浮紧。

治法：散寒疏风。

方药：桂枝汤或麻黄桂枝各半汤加减。药用麻黄、桂枝、白芍、甘草、荆芥、防风。

加减：如阳虚遇寒加重明显，可加淫羊藿、制附子、黄芪等；手足冷可加当归、吴茱萸等；易出汗遇风则起的，可去麻黄加浮小麦、麻黄根、牡蛎等。

（2）风热袭表证

临床表现：风团色红，灼热痒甚，遇热则皮损加重，伴发热恶寒，咽喉肿痛。舌质红，苔薄白或薄黄，脉浮数。

治法：疏散风热。

方药：消风散加减。药用生地黄、当归、防风、蝉蜕、知母、苦参、荆芥、生石膏、地肤子。

加减：如伴咳嗽黄痰，加桑白皮、炒杏仁；大便干结，加火麻仁、瓜蒌仁；心烦者，加生栀子；咽痛甚，加板蓝根、山豆根。

（3）脾胃湿热证

临床表现：风团片大色红，瘙痒剧烈，发疹的同时伴有脘腹疼痛，恶心呕吐，神疲纳呆，大便秘结或泄泻。舌质红，苔黄腻，脉弦滑数。

治法：疏风解表，通腑泄热。

方药：防风通圣散加减。药用麻黄、荆芥、防风、薄荷、大黄、芒硝、栀子、生石膏、黄芩、连翘、白鲜皮、白芍、当归、甘草。

加减：如伴有虫积，可加乌梅、槟榔；血热明显者，加用赤芍、生地黄。

（4）血虚风燥证

临床表现：风团反复发作，缠绵日久，下午或夜间加剧；伴心烦急躁，口舌干燥，手足心热。舌红少津，脉沉细。

治法：养血祛风润燥。

方药：当归饮子加减。药用当归、生地黄、白芍、川芎、何首乌、荆芥、防风、蒺藜、黄芪、甘草、蝉蜕。

加减：如大便稀者，则去生地黄，加炒山药、炒扁豆；痒甚者，加地肤子、白鲜皮、乌梢蛇。

**2. 外治**

(1) 香樟木、蚕沙各 30 ~ 60g，煎水外洗，每日 3 ~ 5 次。

(2) 炉甘石洗剂外搽。

**3. 其他疗法**

(1) 针刺　皮损发于上半身者，取曲池、内关；发于下半身者，取血海、足三里、三阴交；发于周身者，配风市、风池、大肠俞等。手法：除血虚风燥证外，其他均用泻法。耳针取神门、肺区、枕部、肝区、脾区、肾上腺、皮质下等穴，针刺后留针 1 小时，每次选 2 ~ 3 穴。

(2) 放血　分别在双耳尖、双中指尖、双足第二趾尖，常规消毒后用三棱针点刺出血少许。

### (三) 中西医结合治疗思路与方法

荨麻疹基本证型属于"虚实夹杂"。"风邪"是其主要致病原因，急性期大多为实证，而慢性期大多为虚证；西医治疗以抗组胺药物对症控制为主。慢性荨麻疹应以中医辨证治疗为主，也可同时配合西医治疗，控制荨麻疹的发生。如果出现严重过敏症状，如喉头水肿引发呼吸困难，甚至出现过敏性休克、窒息者，应以西医治疗为主。待病情缓解后，再进行相应的中医治疗，以控制并消除荨麻疹发作。

## 七、预后

荨麻疹预后良好，大部分患者皮疹消退后不留痕迹，绝大多数患者在中西医结合治疗下可以彻底治愈，但需要合理预防和调摄。

1. 积极查找和去除病因及可能诱因，如化学刺激物、吸入物。

2. 饮食适度，忌食辛辣发物，防止摄入可疑致敏食物、药物等。

3. 防止搔抓，避免继发感染。

4. 治疗体内慢性病灶及肠道寄生虫，调节内分泌紊乱。

5. 关注气温变化，冷暖适宜，加强体育锻炼，增强体质，保持心态良好。

(李亮)

# 第七节　湿　疹

湿疹 (eczema) 是由多种内、外因素引起的浅层真皮及表皮炎症。病因复杂，一般认为和变态反应有关。临床上瘙痒显著，急性期以丘疱疹为主，有渗出倾向，慢性期常以苔藓样变为主，易反复。有些病人直接表现为慢性湿疹。

## 一、概述

湿疹是一种由多种内外因素引起的过敏性炎症性皮肤病。以多形性皮损，对称分布，自觉瘙痒，可伴渗出，反复发作和慢性化为临床特征。本病发病不分年龄，以先天禀赋不耐者为多。一般分为急性湿疹、亚急性湿疹、慢性湿疹三类。本病相当于中医学的"湿疮"。

中医古代文献无湿疮之名，主要根据其发病部位、皮损特点而有不同的名称，如浸淫遍体，滋水较多者，称浸淫疮；如丘疹为主者，称血风疮或栗疮；而发在耳部者，称旋耳疮；发在乳头者，称乳头风；发在手部者，称涡疮；发在脐部者，称脐疮；发在阴囊者，称肾囊风或绣球风；发在四肢弯曲部者，称四弯风；婴儿发病者，称奶癣或胎敛疮。

## 二、西医病因病理

### （一）病因

湿疹病因复杂，多为内外因共同作用的结果。内因有慢性消化系统疾病、内分泌失调、感染、精神紧张、失眠、过度疲劳等。外因有生活环境、气候变化、食物等，如日光、寒冷、炎热、干燥、热水烫洗及各种动物皮毛、植物、肥皂、化妆品、人造纤维等均能诱发。本病是复杂的内外因引起的一种迟发型变态反应。

### （二）病理

1. **急性期**　表现为表皮内海绵形成，真皮浅层毛细血管扩张，血管周围有淋巴细胞浸润，少数为中性和嗜酸性粒细胞。

2. **亚急性期**　表皮细胞内水肿，伴有小水疱，可见角化不全及轻度棘层肥厚，真皮血管周围淋巴细胞浸润较多。

3. **慢性期**　表皮角化过度、角化不全及轻度棘层肥厚、表皮脚延长，同时也能见到细胞间水肿，真皮上部炎性细胞浸润。

## 三、中医病因病机

总因禀赋不耐，风湿热邪阻于肌肤所致。因饮食不节，过食辛辣腥膻动风之品，或嗜酒伤脾，脾运失健，湿热内生，逢风湿热邪外感，内外合邪，浸淫肌肤发为本病；或因素体脾虚，脾为湿困，肌肤失养或因湿热蕴久，内耗阴血，化燥生风而致血虚风燥，肌肤甲错，发为本病。

## 四、临床表现

根据病程和皮损特点，一般分为下列4类。

### （一）急性湿疹

起病较快，能发于身体的任何一个部位，常对称发生，也可泛发于全身，多以面部的前额、眼睑、颊部、耳部、口唇四周等处常见。始发皮肤潮红、肿胀、瘙痒，随继在潮红、肿胀部位或其周围的皮肤上出现丘疹、丘疱疹、水疱。皮损群集或连结成片，形态不一，边界不清。常因搔抓而水疱破裂，出现糜烂、流滋、结痂。瘙痒明显，轻者微痒，重者剧烈瘙痒，呈间歇性或阵发性发作，多在夜间加剧，影响睡眠。皮损广泛者，可伴有发热、大便秘结、小便短赤等全身症状。

### （二）亚急性湿疹

多由急性湿疹迁延而成，急性期的红肿、水疱变轻，流滋变少，但仍有红斑、丘疹、脱屑，伴有瘙痒，轻重不一，一般无全身不适。

### （三）慢性湿疹

由急性、亚急性湿疹反复发作而成，也可发病即为慢性湿疹，多表现为患部皮肤增厚，表面粗糙，皮纹显著或有苔藓样变，触之较硬，暗红或紫褐色，常伴有少量抓痕、血痂、鳞屑及色素沉着，可有糜烂、流滋，瘙痒明显；多在夜间、情绪紧张、食辛辣腥膻动风之品时加重。如发生在掌跖、关节部，易出现皲裂，引起疼痛。病程漫长，数月至数年不等，多伴有头昏乏力、腰酸肢软等全身症状。

### （四）特定部位及特殊类型的湿疹

1. **头面部湿疹**　发于头皮部位，常有糜烂、流滋，结黄色厚痂，头发黏集成束状，可因染毒而脱发。发于面部，常有淡红色斑片，上覆盖细薄鳞屑。

2. **耳部湿疹**　多发于耳窝、耳后皱襞及耳前部。多见潮红、糜烂、流滋、结痂及裂隙，耳根裂开，似刀割之状，痒而不痛，常对称发生。

3. **乳房部湿疹**　多发生于女性，皮肤潮红、糜烂、流滋，上覆以鳞屑，或有黄色痂皮，伴瘙痒，或因皲裂而引发疼痛感。

4. **脐部湿疹**　皮损为鲜红色或暗红色斑片，有流滋、结痂，边界清楚，不累及外周正常皮肤，多有臭味，也会染毒而红肿热痛，伴见发热畏寒，便秘尿赤。

5. **手部湿疹**　皮损形态多样，潮红、糜烂、流滋、结痂多见。因反复发作，导致皮肤粗糙肥厚。冬季常见皲裂而疼痛。发于手背，可呈钱币状；发于手掌，皮损边缘多欠清。

6. **外阴、肛门湿疹**　主要发于阴囊，可延及肛门周围，或累及阴茎；急性期出现潮红、肿胀、糜烂、渗出、结痂；慢性期见皮肤肥厚粗糙，皱纹加深，色素沉着，伴少量鳞屑，可有轻度糜烂渗出。病程多长，数月数年不愈。

7. **钱币状湿疹**　好发于四肢。皮损多为密集小丘疹和丘疱疹融合成的圆形钱币状斑片，边界清楚，直径约 1~3cm 左右，急性期红肿、渗出较多，慢性期皮损肥厚、色素增加，表面覆有干燥鳞屑，自觉瘙痒明显。

8. **干燥性湿疹**　也称皮脂缺乏性湿疹。发病与气候干燥、皮肤屏障受损、皮脂分泌减少等有关。多发于手足背、上肢、小腿伸侧，多见于鱼鳞病患者和老年人，特征是皮肤干燥伴糠秕状脱屑，也可出现湿疹样皮损，不伴渗出，冬重夏轻。

### 五、诊断与鉴别诊断

依照皮疹多形性、对称分布、边界不清、多在冬季加重、反复发生、瘙痒剧烈等临床特点，可以诊断。

#### （一）诊断标准

根据病史、皮疹形态及病程进行诊断。湿疹的皮损属多形性，以红斑、丘疹、丘疱疹为主，皮疹中央明显，向周围散开，边界不清，弥漫性，多有渗出，慢性者可见浸润肥厚。病程长短不一，反复发作，瘙痒明显。

#### （二）鉴别诊断

**1. 接触性皮炎**　接触史明确，皮损仅限于接触部位，可见红斑、潮红、肿胀、水疱，形态较单一，边界清楚，病因去除后很快恢复，不复发。

**2. 神经性皮炎**　慢性湿疹须与神经性皮炎相鉴别，后者皮损多发于颈项、四肢伸侧、尾骶部。初起为多角形扁平丘疹，逐步融合成片，典型损害为苔藓样变，边界清楚，不伴糜烂渗出。

**3. 手癣**　手部湿疹当与手癣鉴别，后者多见单侧发病，皮损由一处向四周扩大，夏季重，手癣或甲癣多同时伴有真菌检查阳性。此外，病理检查对鉴别诊断也有意义。

### 六、治疗

#### （一）西医治疗

**1. 一般治疗**

（1）详细询问病史，采取必要的系统检查，尽量寻找可能病因并去除。

（2）教育患者了解湿疹的发生、发展规律与防治方法，以便主动配合治疗，保持皮肤清洁。

（3）防止外部各种刺激（如搔抓、热水烫洗、肥皂擦洗），不食用易过敏与刺激性食物（如酒、辣、海鲜、咖啡等）。

**2. 药物治疗**

（1）抗组胺药物　扑尔敏4~8mg，每日3次；或酮替芬1mg，每日3次；或去氯羟嗪25mg，每日3次；或赛庚啶2mg，每日3次。亦可选择无中枢镇静副作用的药物，如阿司咪唑10mg，每日1次；或咪唑斯汀10mg，每日1次；或特非那定60mg，每日2次；或西替利嗪10mg，每日1次；或氯雷他定10mg，每日1次。必要时两种药物配合或交替服用。

（2）非特异性脱敏治疗　10%葡萄糖酸钙10mL或10%硫代硫酸钠10mL，加入5%~10%葡萄糖20mL、维生素C 1.0~2.0mg，静脉注射，每日1次。

（3）糖皮质激素　非常规用药，但对急性、泛发、严重者经一般治疗效果不佳者，可短期使用。如泼尼松每日 20 ~ 40mg，见效后随病情逐减。

（4）环孢菌素、环磷酰胺或硫唑嘌呤　对特别严重的慢性湿疹，系统性使用糖皮质激素无效或不耐受时可试用，有一定疗效。

**3. 外用疗法**

（1）**急性期**　初起仅有潮红、丘疹或少数小疱而无渗液，治宜缓和消炎，减少刺激，应选用湿敷或有止痒作用的洗剂，多用 2% ~ 3% 硼酸水湿敷、2% 冰片炉甘石洗剂或 5% 明矾炉甘石洗剂等。皮损潮红者可使用硼酸滑石粉多次频频撒扑。水疱糜烂渗出明显的，应收敛、消炎，促进表皮恢复，可选用防腐收敛性药液做湿敷，常用的有复方硫酸铜溶液、2% ~ 3% 硼酸水、0.5% 醋酸铅或醋酸铝溶液。仅轻度渗出的，可用氧化锌油外涂或氧化锌糊包扎。

（2）**亚急性期**　治疗原则是消炎、止痒、干燥、收敛，常选用氧化锌油剂、泥膏或乳剂为好。根据渗出糜烂的轻重，皮损浸润肥厚，瘙痒的程度加入适当的收敛剂、角质促成剂如止痒剂，如 3% 黑豆馏油、2% 冰片或 5% 黑豆馏油泥膏。

（3）**慢性期**　治疗原则是止痒，抑制表皮细胞增生，促进真皮炎症浸润吸收。可以根据皮损肥厚、干燥程度采用不同浓度的焦油类（松馏油、煤焦油、黑豆馏油、糠馏油）软膏或糊剂。损害较薄或轻度糜烂渗出的，多用焦油糊剂，干燥肥厚者多用焦油软膏、焦油酊，浓度控制在 5% ~ 10%，也可在焦油制剂中加入适当浓度的角质溶解剂，如水杨酸或硫黄。对慢性肥厚性湿疹，如在焦油制剂中加入一定浓度的糖皮质激素，疗效更好。

（4）**物理及放射疗法**　慢性湿疹也能采用浅层 X 线照射或用放射性核素$^{32}$P 和$^{90}$Sr 治疗。

## （二）中医治疗

**1. 内治**

（1）**湿热蕴蒸证**

临床表现：起病急，皮损灼热潮红，瘙痒不休，渗液流滋；伴身热，心烦，口渴，大便干结，小便短赤。舌红，苔薄白或黄，脉滑或数。

治法：利湿清热。

方药：龙胆泻肝汤合萆薢渗湿汤加减。药用龙胆草、黄芩、柴胡、泽泻、车前子、木通、当归、萆薢、滑石、黄柏、牡丹皮、地肤子、薏苡仁。

加减：如渗液明显，加苦参、泽兰以清热敛湿；大便干燥明显，可加大黄、厚朴以行气通腑。

（2）**脾虚湿盛证**

临床表现：起病较缓，皮损潮红，瘙痒，抓后糜烂流滋，伴见鳞屑；纳少神疲，腹胀便溏。舌淡胖，可有齿痕，苔白或腻，脉濡缓。

治法：健脾利湿。

方药：除湿胃苓汤或参苓白术散加减。药用防风、苍术、白术、党参、茯苓、泽泻、滑石、薏苡仁、白扁豆、桔梗、甘草、厚朴、白鲜皮。

加减：如食少纳差，可加神曲、麦芽、谷芽以消食健脾；脘腹胀满，可加木香、枳实以行气消胀。

（3）血虚风燥证

临床表现：病程日久，皮损色暗或色素沉着，痒甚，或皮损粗糙肥厚；口干不欲饮，纳差腹胀。舌淡，苔白，脉细弦。

治法：养血祛风，润肤止痒。

方药：当归饮子或四物消风饮加减。药用当归、白芍、川芎、生地黄、蒺藜、防风、荆芥、何首乌、黄芪、甘草、蝉蜕、白鲜皮、柴胡、独活。

加减：如血虚明显，可加制首乌、龙眼肉养血；皮损肥厚，可加鸡血藤、丹参以活血养血；瘙痒剧烈，可加乌梢蛇、乌梅、五味子祛风润燥止痒。

**2. 外治**

（1）急性湿疹 初期只有皮肤潮红而无流滋的，以防止刺激、清热安抚为原则，可选用苦参、黄柏、地肤子、荆芥等清热止痒的中药煎汤外洗，或用10%黄柏溶液、炉甘石洗剂外搽；若糜烂、水疱、流滋较多的，以收敛清热止痒为原则，可选用黄柏溶液马齿苋水洗剂外搽，或龙胆草、野菊花、蒲公英、明矾、炉甘石各10g，煎汤待冷后湿敷；急性湿疮后期，滋水减少而结痂时，重在保护皮损、防止刺激、加速角质新生、消除残余炎症为原则，可选用青黛膏、黄连软膏外搽。

（2）亚急性湿疹 治疗原则是消炎、止痒、干燥、收敛，仍有少量流滋的，可用苦参汤、三黄洗剂湿敷外搽；无流滋的，可用祛湿散、青黛散、新三妙散等油调外敷或黄柏霜外搽。

（3）慢性湿疹 治疗原则是止痒、润燥、软坚，可选硫黄软膏、青黛膏、湿疮膏、皮脂膏等。

### （三）中西医结合诊治思路与方法

湿疹的中医治疗，急性期以清热利湿为原则，亚急性期的治则是健脾利湿，慢性期则以养血润肤为原则；西医治疗以抗炎、止痒为原则。中医药治疗可明显降低复发率，有效减轻临床症状，所以各型湿疹均宜中医辨证治疗。如果急性湿疹瘙痒明显，皮损泛发、渗液多而难以控制，或合并感染时需考虑中西医结合治疗以控制病情，亚急性及慢性湿疹中医治疗更具有优势。

### 七、预后

湿疹多数为慢性，病程较长，很难彻底治愈，但是通过积极治疗和日常合理预防，一般不影响正常生活工作。但应该注意：急性期忌用热水烫洗或碱性洗涤剂等刺激物清洗；应避免搔抓，并忌食辛辣、海鲜、酒、牛羊肉等食物；急性湿疹或慢性湿疹急性发作期间，应暂缓预防接种；日常需要保持皮肤清洁，避免过度洗烫、碱性洗涤剂及各种有害因子刺激；治疗全身性疾病，发现病灶应及时积极清除。

（李亮）

# 第八节　接触性皮炎

接触性皮炎（contact dermatitis，CD）是由于皮肤、黏膜单次或多次接触刺激物或致敏物后，在接触部位及接触以外部位发生的急性或慢性炎症性反应。能引起接触性皮炎的物质很多，主要包括动物性物质、植物性物质和化学性物质三种。本病的主要临床表现为红斑、肿胀、丘疹、水疱甚至大疱。需与急性湿疹、颜面丹毒和足癣相鉴别。

## 一、概述

接触性皮炎临床特征表现为发病前有明显的接触史及有一定的潜伏期，皮损限于接触部位，多为红斑、丘疹、水疱、糜烂及渗液等，自觉瘙痒。病程自限性，去掉病因后可自行痊愈。中医无相应病名，历代文献中根据接触物质的类别及其引起的症状特点而有不同的命名，如因漆刺激而引起的，称为漆疮；因贴膏药引起的，称为膏药风；因接触马桶引起的，称为马桶癣等。

## 二、西医病因病理

### （一）病因

可分为刺激性接触性皮炎和变应性接触性皮炎两类。有些物质在低浓度时会成为致敏物，在高浓度时则为刺激物或毒性物质。

**1. 刺激性接触性皮炎（irritant contact dermatitis，ICD）**　接触物本身具有毒性或强烈刺激性（如强酸、强碱），任何人接触该物质都会发病。某些物质虽然刺激性较小，但在高浓度下接触较长时间也能致病。

此类接触性皮炎的共同特点是：①任何人接触都会发病。②没有潜伏期。③皮损仅限于直接接触部位，边界清楚。④停止接触后皮损可消退。

**2. 变应性接触性皮炎（allergic contact dermatitis，ACD）**　为典型的Ⅳ型超敏反应。作为致敏因子的接触物本身并无毒性或刺激性，多数人接触后不发病，只有少数人会在接触后经过一定时间的潜伏期，在接触部位的皮肤黏膜发生超敏反应性炎症。此类物质通常为半抗原（hapten），与皮肤表皮细胞膜的载体蛋白相结合而形成完全抗原，被表皮内抗原提呈细胞——朗格汉斯细胞表面的 HLA-DR 识别。朗格汉斯细胞携带此完全抗原向表皮–真皮交界处移动，并使 T 淋巴细胞致敏，后者移向局部淋巴结副皮质区转变为淋巴母细胞，进一步增殖和分化为记忆 T 淋巴细胞和效应 T 淋巴细胞，通过血流播散全身。从抗原形成并由朗格汉斯细胞提呈给 T 淋巴细胞，到 T 淋巴细胞增殖、分化及向全身播散的整个过程，称为初次反应阶段（诱导期），大约需 4 天时间。当致敏后的个体再次接触致敏因子，即进入二次反应阶段（激发期）。此时致敏因子仍需先形成完全抗原，再与已经特异致敏的 T 淋巴细胞作用，通常在 1~2 天内发生明显的炎症反应。

此类接触性皮炎的共同特点是：①有特定的潜伏期，首次接触后不发生反应，如1~2周后再次接触同样致敏物才发病。②皮损多呈广泛性、对称性分布。③多反复发作。④皮肤斑贴试验阳性。

此外，能引发接触性皮炎的物质不少，常见的有：①动物性。如皮革、毛类、昆虫毒毛及分泌物、羽绒制品等。②植物性。如生漆、无花果、荨麻、芒果、银杏等。③化学性。如香水、染发剂等化妆品及清凉油、磺胺粉、红汞等外用药；六六六、敌敌畏等农药；橡胶、塑料、机油等化工原料及其产品；铬盐、镍及汞剂等重金属盐类。

## （二）病理

病变主要在表皮。引起表皮细胞内外水肿，海绵形成。表皮内水疱，真皮上部血管扩张，血管周围少许以淋巴细胞为主的炎性浸润。在原发性刺激，表皮坏死较明显，中性粒细胞浸润偏多，亚急性皮炎为角化不全及轻度角化过度，棘层轻度增厚，海绵状态较轻，表皮内微小疱或水疱，真皮上部血管周围有较致密淋巴细胞浸润；慢性皮炎，角化过度或角化不全，棘层明显增厚，表皮突延长或增宽，真皮上部毛细血管增生，内皮细胞肿胀，血管周围炎症浸润明显。

## 三、中医病因病机

多因禀赋不耐，皮肤腠理失固，接触毒性物质，如药物、漆、橡胶制品、塑料、染料或有毒植物的花粉、叶、茎等，使毒邪侵入皮腠，蕴积化热，邪热与气血相争而发病。如病情反复，局部气血不荣，肌肤失养，可致干燥、粗糙、肥厚。

## 四、临床表现

本病根据病程可分为急性、亚急性和慢性，此外还有一些病因或临床表现等方面具有不同特点的特殊临床类型。

### （一）急性接触性皮炎

起病较急。皮损多局限于接触部位，部分可蔓延或累及周边部位。典型皮损表现为边界清楚的红斑，皮损形态与接触物有关（如内裤染料过敏者皮损呈现裤形分布，接触物为气体、粉尘则皮损弥漫性分布于身体暴露部位），其上多有丘疹和丘疱疹，严重者红肿明显并出现水疱和大疱。大疱疱壁紧张、内容物清亮，破溃后呈糜烂面，偶可发生组织坏死。伴有瘙痒或灼痛，搔抓后可将致病物质带到其他部位并产生类似皮损。部分病情严重的患者可有全身症状。清除接触物后经合理治疗，通常7~14天内可痊愈，遗留暂时性色素沉着。交叉过敏、多价过敏或治疗不当会引起反复发作、迁延不愈，或转化为亚急性和慢性皮炎。

### （二）亚急性和慢性接触性皮炎

如果接触物的浓度较低或刺激性较弱，皮损开始即呈亚急性，表现为轻度红斑、丘疹，边界不清楚。长期反复接触可导致局部皮损慢性化，出现皮损轻度增生及苔藓样变。

### （三）特殊类型接触性皮炎

**1. 化妆品皮炎** 因为接触化妆品或染发剂所导致的急性、亚急性或慢性皮炎。病情轻重各异，轻者仅为接触部位出现红肿、丘疹、丘疱疹，重者可在红斑基础上出现水疱，甚至泛发全身。

**2. 尿布皮炎** 尿布更换不勤，尿液被产氨细菌分解后产生氨刺激皮肤发生，也有和尿布材质有关的。多发生于婴儿会阴部，可蔓延至腹股沟及下腹部。皮损大片潮红，也可发生斑丘疹和丘疹，边界清楚，形态与尿布包扎范围一致。

**3. 漆性皮炎** 油漆或其挥发性气体导致的皮肤过敏，多影响暴露部位。皮损表现为潮红、水肿、丘疹、丘疱疹、水疱，甚至可融合成大疱，伴有瘙痒灼热。

**4. 空气源性接触性皮炎** 空气中的化学悬浮物（如喷雾剂、香水、化学粉尘、植物花粉）可以导致暴露部位，特别是上眼睑、面部的急慢性皮炎，空气源性致敏物引起的炎症范围更广。

### 五、诊断与鉴别诊断

依据接触史和典型临床表现可以诊断；斑贴试验是诊断接触性皮炎最简单可靠的方法。

### （一）临床特征

**1. 皮炎表现及其严重程度** 根据机体的过敏状况，接触物的性质、浓度、接触方式、接触时长而有所差异。初期反应轻时，可仅在接触部位出现红斑或密集的小丘疹；而反应较重则可引起大片水肿性红斑、水疱，甚则发生大疱；若是烈性原发性刺激物，导致表皮坏死、溃疡；若皮炎发生在面部、阴囊等组织疏松部位，则肿胀明显，局部光亮、纹理消失。

**2. 皮炎的部位** 以面、颈、前臂、手背、腕等暴露部位多见，其范围、形态、排列与接触物的大小形状多一致，边界清楚。根据部位、形状有助于查找病原。如接触物为气体、挥发性物质或粉尘，则皮炎先在暴露部位，继而扩散全身；或因于搔抓将接触物带到其他部位，则该处也会发生相似皮疹；如为高度敏感患者，致敏物的吸收可导致全身泛发皮疹等，有瘙痒、烧灼或胀痛的自觉症状，严重者可伴有畏寒发热、恶心、头痛等全身症状。

### （二）斑贴试验

24~48小时后观察。受试部位无反应为（－），出现瘙痒或轻度发红为（±），出现单纯红斑、瘙痒为（＋），出现水肿性红斑、丘疹为（＋＋），出现显著红肿伴丘疹或水疱为（＋＋＋）。阳性反应说明患者对受试物过敏，但应排除原发性刺激或其他因素所致的假阳性反应。假阳性反应者将受试物除去后，皮肤表现很快消失，而真阳性反应除去受试物后 24～48 小时内皮肤表现往往可增强。阴性反应则表示患者对试验物无敏感性。

### （三）鉴别诊断

**1. 急性湿疹**　无明显接触史，多形性皮损，对称性分布，部位不定，边界不清，病程较长，易转成慢性。

**2. 颜面丹毒**　无明显接触史，皮损颜色鲜红，形如云片，色若涂丹，边界清楚，患处触痛明显，可伴全身症状，如畏寒、发热、头痛、恶心欲呕等。

**3. 足癣**　接触性皮炎发于足部者须与足癣相鉴别，后者多从足缝蔓延而来，炎症多轻，形态较不规则，真菌检查阳性。

同时，需要注意鉴别原发刺激性接触性皮炎和超敏反应性接触性皮炎，表 7-2 列出了两者的区别。

表 7-2　原发性刺激与接触性致敏的鉴别表

| | 原发性刺激 | 接触性致敏 |
|---|---|---|
| 危险人群 | 任何人 | 遗传易感性 |
| 应答机制 | 非免疫性；表皮理化性质改变 | 迟发型超敏反应 |
| 接触物特性 | 无机或有机类刺激物 | 低分子量半抗原（如金属、甲醛、环氧树脂） |
| 接触物浓度 | 通常较高 | 可以较低 |
| 起病方式 | 随着表皮屏障的丧失而逐渐加重 | 接触后 12～48 小时，一旦致敏通常迅速发作 |
| 分布 | 身体任何部位 | 准确地与接触物（如表带、弹力腰带等）对应 |
| 诊断方法 | 试验性脱离致敏原 | 试验性脱离致敏原和（或）斑贴试验 |
| 治疗 | 保护、减少接触机会 | 完全避免 |

## 六、治疗

### （一）西医治疗

常规使用抗组胺类药。对一般接触性皮炎病例，可予以抗组胺药物治疗。

**1. 一般治疗**

（1）首先须查明病因，防止再接触，清除刺激因子，并告知病患，防止日后再接触而复发。

（2）防止搔抓、摩擦、热水或肥皂水洗涤等外界刺激。

（3）禁食辛辣刺激食物，并且保持大便通畅。

**2. 药物治疗**

（1）局部治疗　外用药物原则是消炎、止痒、预防感染。皮损为水疱、糜烂、渗液者，选 3% 硼酸水、0.1% 依沙吖啶或 1/5000 高锰酸钾溶液等；皮损为红肿、丘疹、无糜烂渗液者，可选炉甘石洗剂；进入亚急性期，皮损为红肿不甚明显，可选氧化锌糊膏、止痒霜剂；而慢性期则选皮质类固醇激素软膏或黑豆馏油软膏等。

（2）内科用药　常规使用抗组胺类药，如赛庚啶、酮替芬、安泰乐等，需要时静脉注射 10% 葡萄糖酸钙，病情严重的可考虑口服糖皮质激素，如泼尼松或静滴地塞米松等，为控制炎症的发展，促进皮肤的正常恢复，也可酌情选择加用抗生素。

**3. 对症治疗**

（1）如有严重的急性皮损　泛发性或有大片水疱、渗出及红肿，需足量、短时间内口服泼尼松，每日 60～100mg。病情控制减量后予以抗组胺药物后续治疗。

（2）抗组胺药物　针对一般接触性皮炎病例，可予以抗组胺药物治疗，如氯雷他定、西替利嗪等药物。

## （二）中医治疗

**1. 内治**

（1）风热蕴肤证

临床表现：起病较急，头面部好发，病处色红，肿胀轻，可见红斑或丘疹，伴见瘙痒、灼热，心烦，口干，小便微黄。舌红，苔薄白或薄黄，脉浮数。

治法：疏风清热止痒。

方药：消风散加减。药用当归、生地黄、防风、蝉蜕、知母、苦参、牛蒡子、生石膏、火麻仁、甘草、荆芥、牡丹皮。

加减：如大便干燥，可加大黄、厚朴；瘙痒严重，可加地肤子、白鲜皮、蛇蜕。

（2）湿热毒蕴证

临床表现：起病急骤，皮损鲜红肿胀，可有水疱或大疱，水疱破后则糜烂、渗液，自觉瘙痒，灼热，伴发热，口渴，大便干结，小便黄赤。舌红，苔微黄，脉弦滑数。

治法：清利湿热，凉血解毒。

方药：化斑解毒汤合龙胆泻肝汤加减。药用玄参、知母、石膏、黄连、升麻、连翘、牛蒡子、龙胆草、栀子、黄芩、柴胡、泽泻、木通、生地黄、土茯苓、牡丹皮。

加减：如渗液明显，加苦参、泽兰以清热敛湿。

（3）血虚风燥证

临床表现：病情反复发作，皮损肥厚干燥，有鳞屑，或呈苔藓样变，瘙痒剧烈，有抓痕及结痂。舌淡红，苔薄，脉弦细数。

治法：清热祛风，养血润燥。

方药：消风散合四物汤加减。药用当归、防风、蝉蜕、知母、苦参、牛蒡子、生石膏、火麻仁、甘草、荆芥、牡丹皮、生地黄、白芍、当归、川芎。

加减：如血虚明显，可加鸡血藤、制首乌养血润燥；如大便干燥明显，可加火麻仁、柏子仁以润燥通腑。

**2. 外治**  首先须查明病因，消除刺激物，防止再接触。外治原则与湿疹相类，用药宜简单温和，忌用刺激性药物。

（1）皮损以潮红、丘疹为主的，可用三黄洗剂外搽，或青黛散冷开水调涂，或5%薄荷脑粉、1%～2%樟脑外涂，每天3～5次。

（2）皮损以糜烂、渗液为主的，可用马齿苋、黄柏、野菊花、石韦、蒲公英、苦参等，煎水湿敷；也可用10%黄柏溶液湿敷。

（3）皮损以糜烂、结痂为主的，可用清凉油乳剂或青黛膏等外搽。

### （三）中西医结合治疗思路与方法

本病中医治疗急性期宜清热解毒利湿，慢性期需养阴清热润燥。西医治疗原则是寻找病因、迅速脱离接触物并积极对症处理。急性期肿胀明显，水疱、大疱、渗液严重的皮损，适宜中西医结合治疗；慢性接触性皮炎患者，需查明变应原，防止继续接触致敏物，并配合中医药治疗。

### 七、预后

接触性皮炎在去掉诱因且避免再次接触的情况下，预后良好。须做好必要预防调摄：明确并防止继续接触致敏物质。与职业有关的，需改变工作环境，调整工序，采取防护措施；病程期间，不宜高温或使用化学物质洗涤或摩擦，避免使用强刺激性的止痒药物，并慎用易致敏药物，防止引起交叉或多价过敏；适量增加饮水，忌食辛辣、鱼腥、油腻等刺激性食物；为防止复发，病愈后需避免接触致病因素。

（李亮）

# 第九节  光敏性皮炎

光敏性皮炎（photosensitive dermatitis，PD）常被认为是一种对阳光的过敏，是一种由阳光引起的免疫反应。光敏性皮炎通常分为日光性荨麻疹、化学光敏性皮炎、多形性日光疹、痘疮样水疱病和慢性光化性皮炎等。以暴露在日光下部位的瘙痒性突发性皮疹为其主要特征。一般认为，这种光敏感的体质可以遗传。

### 一、概述

光敏性皮炎主要好发于对紫外线敏感的人群，以及接触或服用了某些光敏物质的人群。主要包括日光性荨麻疹、多形性日光疹、化学光敏性皮炎、痘疮样水疱病和慢性光化性皮炎等。其中多形性日光疹发病率最高，为临床常见的光过敏疾病，发病率最低的是日光性荨麻疹。不同类型的光敏性皮炎好发人群也有所不同。多形性日光疹好发于青年女性，以浅肤色人群为主；痘疮样水疱病主要见于男孩，发病年龄多在10岁内，青春期后可自行痊愈；慢性光化性皮炎多见于中老年男性，尤其是50岁以上的。光敏性皮炎属于过敏性皮肤病，不具有传染性。

## 二、西医病因病理

### (一) 病因

光敏性皮炎是一种光过敏性皮肤病，它是因为患者对紫外线敏感及服用或者接触了外源性光敏物再次经光照后导致的。光敏性皮炎的发生需要具备两个条件：一是皮肤上有光敏物质存在；二是接受日光或类似光源的照射。其中光敏物质，可以来自外部，比如直接涂抹在皮肤上或与皮肤接触的物体；也可以是口服进入体内的药物或者食物，经过机体吸收后，会分布到皮肤，从而引发光敏性皮炎。

### (二) 病理

光线作用于机体所引起的异常反应机制有光毒性反应和光超敏反应两种。光毒性反应属于非免疫反应，每个个体接受超量日光照射后均能引起反应，有急性和慢性的区分。慢性者一般因为长期反复接受大量日晒形成，如光线性角化病、光老化、海员皮肤等，而光超敏反应是一种淋巴细胞介导的迟发型超敏反应，仅发生于少数具有光敏素质的个体。光敏物质吸收光能后发生化学变化成为半抗原，并与体内大分子结合形成完全抗原，刺激机体产生抗体或细胞免疫而发病。根据发病快慢又可分为速发型光超敏反应（如日光性荨麻疹）和迟发型光超敏反应（如多形性日光疹）。光敏物一般分为内源性（如卟啉）和外源性（如泥螺、灰菜和磺胺类药物等）两类。由光超敏反应所引起的免疫相关性皮肤病是本章所讨论的光敏性皮肤病。

临床上有时不易区分光毒性反应和光超敏反应，两者可以单独出现也可同时存在（表7-3），需要进行区别。

表7-3　光毒性反应和光超敏反应的鉴别

| | 光毒性反应 | 光超敏反应 |
| --- | --- | --- |
| 发病人群 | 任何个体 | 少数过敏体质人群 |
| 潜伏期 | 无 | 有 |
| 皮损形态 | 表现为日晒伤症状 | 皮损多形，临床表现复杂 |
| 发病部位 | 仅限于日晒部位 | 不限于日晒部位 |
| 病程 | 发病急，病程较短 | 病程长，可长期发作 |
| 被动转移试验 | 阴性 | 阳性 |
| 光敏剂 | 浓度高，不发生化学反应 | 浓度低，发生化学反应 |

## 三、中医病因病机

该病主因外感热毒，湿热内蕴。患者先天禀性不耐，或湿热蕴结于内，值春夏季节外感阳光毒热之邪，致内外之邪相合，蕴于肌肤而发病，毒热侵肤而见红斑灼热，湿热蕴肤不得宣泄，而见皮肤肿胀、水疱等。治疗当以清利湿热、凉血解毒为法。

## 四、临床表现

不同类型的光敏性皮炎的临床表现有各自不同的特点。

### （一）日光性荨麻疹

日光性荨麻疹是因为日光诱发的一种速发的皮肤超敏反应，日光照射一段时间后可在皮肤暴露部位出现红斑和皮肤黏膜的水肿性团块（又称风团）。风团一般于皮肤暴露在阳光下 10 分钟内发生，离开阳光后 1～2 小时消散，它是一种 IgE 介导的超敏反应，目前具体病因尚不十分清楚。严重者在身体没有暴露的部位也可能出现风团、瘙痒和刺痛感明显，少数比较敏感的患者，仅透过玻璃接受可见光的照射就能诱发，病情严重的会出现畏寒、乏力、晕厥等全身症状，是物理性荨麻疹较少的一种类型。

### （二）化学光敏性皮炎

化学光敏性皮炎受损的分布部位是在光暴露部位，而不是光敏物质接触部位，根据其严重程度，会出现不同类型的皮疹，是暴露在阳光下一定时间之后出现的进行性发红、发炎，甚至是青紫色斑斑。这种反应区别于日光疹之处在于它在患者服用或外用某些药物后发生。这些药物使某些人的皮肤对紫外线的敏感性增强。

### （三）多形性日光疹

多形性日光疹是一种病因不明的对日光的特殊反应，是反复发作的慢性多形性光感性皮肤疾患。妇女和没有规律地晒过太阳的人易发。发作时阳光照射部位出现泛发的红色丘疹和不规则的皮疹。这些皮疹明显瘙痒，一般出现在晒太阳后 30 分钟到几小时。丘疹和红斑大多在一周左右时间消退。但是，出现这种情况的人如果继续坚持到户外晒太阳可减低对阳光的敏感性。大部分病例的致病光谱在 UVA 范围内，不过有的病例对 UVB 或既对 UVA 又对 UVB 致病。绝大多数病例光斑贴试验阳性。约 15% 的患者有光敏家族史。

### （四）慢性光化性皮炎

慢性光化性皮炎多见于 50 岁以上的男性，女性很少发病。皮损好发于面、颈、前臂伸侧和手背等光暴露区域，也可以泛发于上臂、躯干甚至整个上下肢等非暴露区域。有大量色素斑点，皮纹增粗，皮沟深，皮肤发硬，表面多覆盖有鳞屑，也有色素紊乱，皮肤老化比较明显。急性发作期皮损多呈小片状红色丘疹、丘疱疹或弥漫性红斑水肿，同时伴有渗出，继而浸润增厚呈苔藓样斑块。

### （五）痘疮样水疱病

也称种痘样水疱病，90% 初发于儿童，男女发病比例为 2∶1。皮损特点为日晒后暴露部位皮肤出现红斑、水疱，然后糜烂、结痂，愈后留有点状凹陷性瘢痕，多数患者成年后可以自愈。

## 五、诊断与鉴别诊断

### (一) 临床检查

对光敏性皮炎患者做光斑贴试验或紫外线红斑试验，会表现出晒斑样和湿疹样的不同反应。病理检查可见表皮海绵水肿，真皮血管周围可见密集淋巴细胞浸润。

### (二) 诊断标准

皮损为局限性片状红斑，伴烧灼感及疼痛。严重时出现水肿和水疱可伴见结膜炎及头痛、头昏、乏力、口渴、恶心等全身症状。结合下列条件可诊断：①发病前有明确的光敏性物质职业性接触史，同时受到一定时间和强度的日光照射。②皮损出现在与光敏性物质接触且受到日光照射的部位。③皮损开始于受日光照射后数小时内。④避免接触光敏物质或脱离日光照射后，皮炎较快消退，但局部多留有不同程度色素沉着。⑤如做光斑贴试验，呈晒斑样反应。

### (三) 鉴别诊断

**1. 接触性皮炎**　是皮肤或黏膜在接触外源性物质后，于接触部位甚至以外的部位出现的炎症性反应。皮损为红斑、肿胀、丘疹、水疱甚至大疱。发病与日晒、季节及性别均无关。

**2. 湿疹**　皮损呈现多形性，发病部位可在非暴露部位，或者全身发病，与日光、季节无明显关系。

**3. 日晒伤**　日晒伤是正常皮肤过度日晒后引起。可以通过有无光敏物质接触史进行鉴别。

## 六、治疗

### (一) 西医治疗

**1. 一般治疗**　防止接触光敏性物质，避免日光照射。依据临床表现按皮炎的治疗原则对症治疗。注意日常防护，部分患者也可以使用遮光剂避免光敏性皮炎的发生。

**2. 药物治疗**　根据需要也可服用抗过敏药物，如口服氯雷他定、咪唑斯汀等抗过敏药物，外用糖皮质激素软膏、炉甘石洗剂等。

### (二) 中医治疗

**1. 内治**

(1) 热毒灼肤证

临床表现：皮肤弥漫性红斑、微肿，灼热、刺痒、微痛，重者伴身热、头痛、乏力、口干渴、小便短赤。舌质红，舌苔薄黄，脉数。

治法：清热疏风，凉血解毒。

方药：清营汤合桑菊饮加减。药用生地黄、牡丹皮、金银花、连翘、黄连、竹叶、麦冬、水牛角、桑叶、菊花、芦根。

加减：如热甚，加生石膏、生栀子；如烦渴，加天花粉、沙参、白茅根。

（2）风热湿毒证

临床表现：皮肤斑疹颜色鲜红，肿胀、水疱、大疱、丘疹、糜烂、渗液，自觉刺痛、灼热或瘙痒，伴随有目赤，发热，头痛，头晕，心悸，口干渴，小便黄赤。舌质红，苔色黄，脉弦数或洪数、滑数等。

治法：清热祛风，除湿解毒。

方药：清暑汤加减。药用金银花、连翘、车前草、天花粉、赤芍、黄芩、滑石、生甘草、青蒿、佩兰。

加减：如兼血热，加生地黄、牡丹皮；如夹湿，加土茯苓、茵陈。

**2. 外治**

（1）常规可用万花油或清凉油外搽，也可选用双柏散、金黄散或青黛散，水调外敷。

（2）糜烂、渗液较多者，可用中草药煎水待冷湿敷，常用中草药参照湿疹外用药。

### （三）中西医结合诊治思路

本病中医治疗以清热解毒凉血为基本原则。严重者可联合使用抗组胺及抑制光敏的西药。中西医结合，内外同治，可以减轻症状，明显缩短病程。

## 七、预后

对于皮损范围较小，不伴水肿、脱屑、色素沉着、水疱等病情较轻的患者，在经过系统治疗后，可临床治愈。对于有上述表现严重的或者伴有发热、寒战等症状的患者，在经过积极正规的治疗之后，疾病也能得到有效控制，但治愈的时间相对较长。

光敏性皮炎如未得到及时有效的治疗，长期反复发作的情况下，会对患者的外貌产生影响，还可能会引发皮肤创伤，如脱皮、化脓、持续渗液等症状，进而导致创口感染，影响患者的正常生活。

光敏性皮炎的预防主要是去除发病的必要条件，同时应注意以下三点。

1. 每日皮肤清洁护理，避免指甲、锐器划伤皮损处。

2. 避免强光、紫外线灯光照射；高度敏感者居家只可以使用白炽灯或暗室中生活和工作；外出时防止曝晒，要注意遮阳防护，可以使用宽边帽子、遮阳伞、太阳镜等护具。如外用防晒剂，则需要出门前 20 分钟就使用全波段防护的防晒剂，即对 UVA、UVB、UVC 和红外线均有防护作用的防晒剂。

3. 禁止食用黄泥螺、无花果、灰菜、磺胺类药物等容易增加光敏感的蔬菜水果和药物。尽量避免中午食用以下光敏性蔬菜和水果，如小白菜、菠菜、片菜、香菜、油菜、柑橘、菠萝、芒果等；可以食用能增强皮肤抵御紫外线能力的食物，如番茄、鱼类等。

（李亮）

# 第十节　虫咬性皮炎

伤害人体皮肤的虫类有多种，最常见的如各种螨虫、蚊、蠓、臭虫、虱、蜂等。本病好发于暴露部位，常与荨麻疹、接触性皮炎和水痘等做鉴别诊断。临床上多以预防为主，治疗时轻者外治为主，重者需内外兼治。

## 一、概述

虫咬性皮炎（insect bite dermatitis，IBD）是指被虫类叮咬，或接触到其毒液或虫体毒毛而引发的一种皮肤炎症反应。《外科正宗》曰："恶虫乃各禀阴阳毒邪而去……如蜈蚣用钳，蝎蜂用尾……自出有意附毒害人……"该病常见于昆虫孳生的季节，容易发生于头面、四肢等暴露部位，常以小儿和青少年多见。发病特点为皮肤呈现丘疹样风团，上有针头大的瘀点、丘疹或水疱，一般呈散在性分布。

## 二、西医病因病理

### （一）病因

虫咬性皮炎是指因为虫类叮咬，毒虫将口器刺入皮肤吸血，或者同时将毒汁注入体内，或者因为接触有毒液虫体的毒毛所致。常见的致病虫类有蚊子、虱子、螨虫、跳蚤、臭虫、毛虫、隐翅虫、蠓、蜂等。

### （二）病理

因为昆虫种类的不同和个体反应性的差异，会引起叮咬处不同类型的皮肤反应。常见的是红色水肿性丘疹，中央可以有小水疱，黄豆大小，好发于头面四肢等暴露部位。

螨虫为肉眼刚刚可以看到的微小昆虫。农民收割谷物时被蒲螨叮咬皮肤所致的皮炎称谷痒症（grain itch），而粉螨及尘螨却以腐败有机物为食而不吸食血液，所以其致病机制为分泌物、排泄物或尸体碎屑等引起的过敏反应而不属于叮咬。

蚊属昆虫纲双翅目，主要包含按蚊、伊蚊和库蚊三类，只有雌蚊才叮人吸血。人体表的水分、雌激素、温度、二氧化碳及汗液中分泌的乳酸等都能吸引蚊虫。

蠓属双翅目蠓科，成虫体长 1~3mm，因黑色或深褐色俗称为"墨蚊"，多栖息在树丛、竹林、杂草、洞穴等处，同蚊相似，只有雌蠓吸血，在白昼、黎明或黄昏成群活动。

臭虫属昆虫纲异翅亚目臭虫科，白昼躲在床缝或床垫、被褥、枕头、帐角、地板缝等处，夜间爬到人皮肤上吸血。臭虫在吸血时并无疼痛感，往往清晨起床后才发现内衣或床单上有血迹。

跳蚤体形较小而扁平，拥有刺吸式口器，后腿较长，拥有超常跳跃能力，可以从一个宿主跳跃到另一个宿主。最为常见的叮人跳蚤是猫蚤和狗蚤，另外也有人蚤、鼠蚤和鸡蚤等。

蜂种类很多，常见的有蜜蜂、土蜂、黄蜂、大黄蜂等，它们尾部都有毒刺可以蜇人皮肤而致病。蜂毒含有大量组胺、透明质酸酶、磷脂酶A及含有酸性磷酸酶活性的高分子物质等。

蜱属于蛛形纲、蜱螨目，分硬蜱和软蜱，为人、牲畜及野生动物的体外寄生虫，多数栖居于野外及动物巢穴等处。蜱生活史分为卵、幼虫、稚虫（若虫）、成虫4个阶段，蜱不仅可以叮咬动物和人皮肤吸吮血液，还是螺旋体、立克次体、细菌、病毒等的传播媒介，能够引起多种蜱媒疾病。蜱可在体表停留一至数日，白天或夜间吸血时会将螯肢和口下板刺入宿主皮内，口器能够牢牢地固定在宿主皮肤上，不易脱落，同时还分泌抗凝剂及毒性物质注入皮内。

### 三、中医病因病机

人体肌肤被毒虫叮咬，毒液侵入体内；或者接触虫体的毒液和有毒毛刺，虫毒侵入皮肤，和气血相搏而发病。

禀性不耐，高度敏感者，感染虫毒后会引起较为剧烈的正邪交争，毒邪侵入营血，侵蚀筋脉，甚至累及脏腑，而出现严重皮损，同时可以伴有全身中毒反应。

### 四、临床表现

本病多见于昆虫孳生的季节，特别容易发生于头面、四肢等暴露部位。以小儿和青少年多发。临床上因为接触虫类不同，其皮损表现也有区别。

#### （一）螨虫皮炎

皮损表现为水肿性风团样丘疹、丘疱疹或瘀斑，其上会出现小水疱，偶尔为大疱，经常伴有抓痕与结痂。严重者可出现如发热、头痛、关节痛、恶心、乏力等全身症状，少数患者会出现哮喘、蛋白尿、血中嗜酸性粒细胞增高等临床表现。

#### （二）蚊虫叮咬

被蚊虫叮咬后可以没有任何症状表现，或者在皮肤上出现瘀点或瘀斑、风团、丘疹，自觉瘙痒剧烈。婴幼儿被叮咬后可能会出现血管性水肿，手背、面部、包皮等暴露部位更容易发生。严重的可以即刻发生过敏反应、延迟过敏反应甚至全身反应。

#### （三）蠓叮咬

蠓叮咬多发生在皮肤暴露处，被叮咬后出现局部瘀点或水肿性红斑、风团样丘疹及水疱，瘙痒剧烈，难以忍受，甚至可以引起全身性过敏反应。

### （四）臭虫叮咬

臭虫叮咬后数小时可出现风团样丘疹和瘙痒，皮损中央有针尖大小瘀点、水疱、大片红斑或紫斑，同时伴有剧烈瘙痒和疼痛。臭虫可在一晚上多次叮咬，形成连续线状损害、常因瘙痒而搔抓，导致色素沉着。

### （五）跳蚤叮咬

跳蚤通常在人体停留数分钟到数小时，在吸血处形成带出血点的红色斑丘疹，皮肤损害常常成群分布。体质敏感对跳蚤唾液过敏者，可能出现水疱、红斑或紫癜等皮损。

### （六）蜂蜇伤

蜂蜇后局部立刻出现明显疼痛、烧灼感及瘙痒感，随即出现红肿，中心有一瘀点，甚至形成水疱、大疱，严重者甚至可引起组织坏死。如果被多数蜂蜇伤时，可以产生大面积肿胀，少数严重的会有恶心、呕吐、畏寒、发热等全身症状。由于组胺作用可以出现肿胀性红斑、风团、血管性水肿等症状，严重者甚至会出现过敏性休克。蜂蜇伤后7~14天可以发生血清病样迟发型过敏反应，如发热、荨麻疹及关节痛。

### （七）蜱叮咬

蜱叮咬时并不觉疼痛，轻者1~2天后出现局部红斑，中央有一虫咬的瘀点或瘀斑，重者瘀点周围红斑明显，并伴有水肿或丘疹、水疱，甚至出现发热、畏寒、头痛、恶心、呕吐、腹痛等蜱咬热症状。后期可出现结节，抓破后形成溃疡。

### （八）隐翅虫皮炎

隐翅虫皮炎皮损多呈线状或条索状红肿，出现密集的丘疹、水疱或脓疱，自觉疼痛、灼热。

### （九）桑毛虫皮炎

桑毛虫皮炎皮损为绿豆至黄豆大小的红色丘疹、疱疹、斑丘疹或风团，瘙痒剧烈。

### （十）松毛虫皮炎

松毛虫皮炎皮损为斑疹、风团，可以伴有丘疹、脓疱、水疱、皮下结节等，部分患者会出现关节的红肿疼痛。

## 五、诊断与鉴别诊断

### （一）诊断要点

1. 昆虫叮咬与季节和个人生活的环境关系密切，需要仔细询问可能的昆虫暴露史，这是诊断的重要线索。皮肤镜观察到被叮咬后的咬痕或靶样损害，是确定诊断的最直接证据。

2. 好发于皮肤的暴露部位。如果躯干部皮肤损害较多，则应该检查卧具、衣服上是否有致病的虫类，如臭虫、跳蚤、螨虫、虱子等。

3. 皮损一般以红色风团样丘疹为主，也可见风团样红斑块，中心处有小水疱、小丘疹、瘀点，严重者出现大水疱，搔抓后会引起糜烂，会继发感染。皮损散在分布，常不对称。

4. 瘙痒剧烈，同时伴有灼热疼痛。

5. 大多没有全身症状，少数严重者可伴有发热恶寒、呼吸困难、胸闷等全身中毒表现。

### （二）鉴别诊断

本病需要与荨麻疹、接触性皮炎、水痘等鉴别。

1. **荨麻疹**　通常发病突然，皮肤会出现苍白色或红色风团，时隐时现，消退较为迅速，消退后不留任何痕迹，之后又可以成批再次发生，且发病部位并不固定。一般风团时起时消、发无定处是荨麻疹主要鉴别点。

2. **接触性皮炎**　皮肤或黏膜在接触外源性物质后，于接触部位甚至以外的部位出现的炎症性反应。皮损为红斑、肿胀、丘疹、水疱甚至大疱。

3. **水痘**　根据发病季节、前驱症状，以及前驱期后 1~2 天成批发生、向心性分布的脐状凹陷性椭圆形水疱，周围绕有红晕，口腔黏膜可受累等特点即可鉴别。

## 六、治疗

### （一）西医治疗

1. **一般治疗**　日常预防十分重要。

（1）保持环境及个人卫生清洁，勤换衣被。

（2）消灭臭虫、蚤、虱等有害昆虫。

（3）如果发现前驱症状或发生风团样损害应及早用药，以控制或减轻发作。

（4）忌食辛辣刺激性食物，避免饮酒。昆虫孳生季节尽量减少去郊外或公园活动。

（5）草席需要清洗晒干后再使用，减少藏匿在草席中的螨虫等，从而减少相关虫咬皮炎的发生。

（6）保持室内环境清洁，放置蚊香、蚊帐驱蚊。室外活动时应注意提前做好防护，穿长袖衣服，适量喷洒驱蚊露。

（7）尤其要注意个人和职业防护，尽量减少或避免接触宠物、家禽，野外则穿长衣袖并扎紧袖口裤管等，同时可用含二氧二米 E 氯乙烷（DDT）、含除虫菊酯类的杀虫剂对环境进行必要消毒。如为高敏人群则应随身携带急救药盒，其中包括肾上腺素、注射器及抗组胺药物等。

**2. 药物治疗**　对于各种虫咬皮炎症状轻微者，局部可以外用糖皮质激素，内服抗组胺类药物；皮损泛发多处、过敏反应严重者，可短期口服糖皮质激素如泼尼松。一般的可用抗组胺药物西替利嗪10mg，口服，1次/晚；扑尔敏4mg，口服，3次/日。激素治疗多使用泼尼松15～20mg，口服，1次/日，逐渐减量。受损局部除可以外搽皮质类同醇类激素软膏/霜外，也可以用炉甘石洗剂外搽，局部冷湿敷也会有一定效果；如果有继发细菌感染则需要局部或系统使用抗生素。

需要注意，蜂蜇后应立即将毒刺拔除并且挤出毒液，再用清水冲洗，局部用冰块或冷湿敷；中毒反应严重有明显全身症状者应积极抢救。如果发现蜱叮咬皮肤时不可强行拔除，以免撕伤皮肤或将口器折断在皮内，可以使用乙醚或局麻药涂在蜱头部，等待其自行松口后用镊子轻轻拉出并且消毒伤口，如果发现口器残存则需局麻后手术取出。

### （二）中医治疗

本病应该以预防为主，如果发病，症状轻者一般给予外治即可，但症状重者则需要内外同治。

**1. 内治**　多见热毒蕴结证。

临床表现：局部皮疹较为明显，成片红肿、瘀斑、水疱，同时可伴见发热，头痛，胸闷，小便发黄等。舌质红，苔黄，脉数。

治法：清热解毒，消肿止痒。

方药：五味消毒饮合黄连解毒汤加减。药用紫背天葵、紫花地丁、蒲公英、野菊花、金银花、黄芩、黄连、黄柏、荆芥、防风。

加减：如剧烈瘙痒可加白鲜皮、地肤子、紫荆皮等；大便干燥，可加火麻仁、大黄等；如血热明显，可加赤芍、生地黄、牡丹皮等。

**2. 外治**

（1）皮损为红斑、风团、丘疹等，可使用1%薄荷三黄洗剂外搽。

（2）如有继发感染，可使用马齿苋煎汤湿敷，后搽青黛散油膏，或用颠倒散洗剂外搽。

（3）桑毛虫和松毛虫皮炎等可用橡皮膏粘去患处刺毛，并使用新鲜的马齿苋捣烂外敷。

### （三）中西医结合治疗思路

中医学认为虫咬皮炎以清热解毒、祛风止痒为原则。症状轻者，可仅外用清热解毒药物或使用糖皮质激素软膏；对一部分过敏体质人群，尤其是儿童，蚊虫叮咬后的反应可能会十分强烈，并且持续时间也长，需要中西医结合治疗，可以有效减轻症状。

### 七、预防

采取个人和职业防护，远离昆虫污染区，需要时可以穿戴防护服。避免接触家禽和宠物，可以使用含菊酯、DDT无害成分杀虫剂对环境消毒。发生昆虫叮咬时，不要拍打，应将其掸落。高敏人员需要随身携带急救药物，如肾上腺素、抗组胺药物等。

（李亮）

# 第十一节 天疱疮

天疱疮（pemphigus）是一类重症的皮肤病。特征为薄壁、易于破裂的大疱，组织病理为棘刺松解所致的表皮内水疱，有特征性的免疫学所见。临床上一般治疗极为重要，西医多采用免疫抑制性药物，中医则根据具体证型内外兼治，也可中西医结合治疗，收效佳。

## 一、概述

天疱疮是一种慢性、大疱性皮肤病。中医文献中又称为火赤疮、天疱等。《医宗金鉴·外科心法要诀》曰："初起小如芡实，大如棋子，燎浆水疱，色赤者为火赤疮；若顶白根赤，名天疱疮。俱延及遍身，焮热疼痛，未破不坚，疱破毒水津烂不臭。"本病以皮肤或者黏膜上出现大疱、自觉瘙痒为主要临床特征。相当于西医的天疱疮和类天疱疮。

## 二、西医病因病理

### （一）病因

本病病因尚未完全明确，现可认为是一种自身免疫性疾病。天疱疮的抗原主要为桥粒，抗体主要是 IgG，可见四种 IgG 亚型，少数为 IgA。其抗体结合到表皮细胞上，导致棘刺松解。天疱疮抗原的 cDNA 序列与钙黏蛋白有明显的同源性，因此天疱疮抗体也损伤了表皮细胞间的粘连功能，导致棘刺松解。

### （二）病理

天疱疮的病理特征是棘层松解及上皮内疱形成。因上皮细胞间水肿，细胞间桥消失，致棘层细胞松解，彼此分离，在上皮内即形成裂隙或出现大疱，其部位通常在棘层内或棘层及基底层之间。若疱顶破裂脱落，仍然可见基底细胞附着在结缔组织上方，常在疱底可见不规则结缔组织乳头，其表面覆盖一层基底细胞，一般呈绒毛状。疱液内见松解脱落的上皮细胞，单个或者成团，称天疱疮细胞。这些细胞水肿、变性呈圆形，胞核圆形，大而肿胀，染色质多，胞核周围有窄的晕。如将早期形成的大疱剪去疱顶，可刮疱底组织进行涂片，应用姬姆萨或苏木精－伊红染色，可观察到这种天疱疮细胞。在黏膜固有层可见中度炎症细胞浸润，主要为嗜酸粒细胞和淋巴细胞。

## 三、中医病因病机

心火炽盛，脾湿内蕴，复感风湿热毒之邪，而致火毒夹湿，内不得泄，外不可出，泛溢肌肤之间而成。久病湿热邪毒化燥，伤阴耗气，以致气阴两伤。

本病内因心火、脾湿蕴蒸，复感风热暑湿之邪，内外相搏，伏于肌腠，不得疏泄，交阻皮肤而成。

1. **热伏营血** 火毒炽盛，燔灼肌肤，红斑成片，水疱叠起。
2. **心火旺盛** 心火旺盛兼脾运失健，湿浊内生，心火、脾湿交阻，泛溢肌肤。
3. **脾虚湿蕴** 脾气亏虚，湿气内生，不得运化，外泛肌肤。
4. **气阴两虚** 病久湿火化燥，灼津耗气，致使气阴两伤。

### 四、临床表现

天疱疮多好发于中年人，临床上可分为寻常型、增殖型、落叶型、红斑型四种类型。

#### （一）寻常型

好发于全身而以受压和摩擦部位为主。在正常的皮肤上，出现豌豆到黄豆大甚至更大的水疱，初起疱液清亮，而后浑浊。水疱初起丰满紧张，很快松弛、破裂，继而形成红色湿润的糜烂面，容易出血，可结黄褐色痂，常有腥臭味。用手指按压水疱顶部，其疱向周围扩展，或者用手指轻擦疱周的正常皮肤时，表皮会发生剥离，即尼氏征阳性。黏膜损害比皮肤损害更早出现，通常不形成水疱，一般呈大片糜烂面，以口腔最为常见，其次为口唇、眼结膜、咽、喉、鼻、外阴等处。病程较缓慢，在病程中，新的损害会不断出现，而旧的损害又不易愈合，互相融合扩大，严重者表皮会呈现大面积剥离。愈合后遗留色素沉着但不形成疤痕。

寻常型天疱疮患者自觉瘙痒及疼痛，多伴有不同程度的恶寒发热、乏力、食欲减退等全身症状。因慢性损耗，多易继发感染，并发肺炎、败血症等。

#### （二）增殖型

增殖型天疱疮多好发于腋窝、腹股沟、脐窝、外阴、肛门、乳房下等处。早期损害多与寻常型相同，但其特点是糜烂面上会出现蕈状和乳头状增殖，围绕有炎性红晕，表面可结污秽厚痂，散发腥臭气味，周围常会出现新水疱。黏膜损害多与寻常型相同，尼氏征呈阳性。病程缓慢，自觉症状较轻微，经治疗逐步缓解，预后较好。

#### （三）落叶型

皮损多初发于颜面、头部、背上方及胸部，皮损逐渐扩大，渐渐遍及全身。皮损开始可为小而松弛的水疱，疱壁薄，易破裂，破后形成浅在性糜烂面。之后水疱较少发生，多以表皮浅分离及剥脱为特征。表面呈叶状鳞痂，中央黏着，而边缘游离，基底部潮红湿润。黏膜损害比较少见，常呈浅在性糜烂面，症状较轻微。自觉疼痛灼热，间有严重瘙痒。损害多可长期存在而不影响健康，也有缓解期，但易复发。

#### （四）红斑型

红斑型天疱疮是落叶型天疱疮的"亚型"。皮损多发生在头面、躯干及上肢等处，黏膜与下肢通常不受侵犯。鼻和颊部可出现蝶形红斑，表面被有角化和脂溢性鳞屑，与红蝴蝶疮或者面游风相类似，除去痂皮则可见浅在性糜烂面。胸、背、四肢等处可见于红斑基础上，出现松弛性薄壁小疱，破裂后即形成鳞屑。病程缓慢，多可自然缓解，个别会发展为落叶型。

此外，临床上还能见到如副肿瘤性天疱疮、IgA 型天疱疮、药物性天疱疮、疱疹样天疱疮等特殊类型。

### 五、诊断与鉴别诊断

#### （一）诊断

诊断要点为皮肤上有松弛大疱，尼氏征阳性，多伴有黏膜损害，水疱基底涂片见天疱疮细胞，组织病理改变有特征性，表皮内有棘刺松解。间接免疫荧光检查血清中有天疱疮抗体。水疱周围正常皮肤或新皮损直接免疫荧光检查，表皮细胞间有 IgG 和 C3 沉积。

#### （二）鉴别诊断

1. **疱疹样皮炎**　多发于躯干、胸背等部位，皮损为多形性，有红斑、水疱、丘疹、结痂，可同时出现，典型者有小水疱，排列一般呈环状，四周有红晕。痛痒较剧烈，黏膜损害一般较少。尼氏征阴性，血中嗜酸性细胞明显增高。

2. **大疱性表皮松解症**　多幼年发病，水疱常易发生于受撞击或摩擦的部位，如手、膝、足，或为血疱，数天后糜烂、结痂，有色素沉着或萎缩、疤痕。黏膜损害少，多因受机械性损伤后出现皮损。

3. **大疱性多形红斑**　多见于儿童和青年，皮损表现为在红斑上出现大疱和血疱，常累及全身皮肤或黏膜，有瘙痒或疼痛感，常伴高热等全身症状。尼氏征阴性。发病急，病程较短。

### 六、治疗

#### （一）西医治疗

1. **一般治疗**　一般治疗极为重要，对于损害广泛者应该给予高蛋白饮食，补充各种维生素。注意水、电解质平衡，禁食者应给予静脉补充。全身衰竭者可少量多次输血或血浆。加强护理，保持皮肤清洁卫生，从而减少创面的继发感染，并防止压疮的发生。

2. **药物治疗**

（1）**糖皮质激素**　是治疗本病的首选药物，尽量做到及时治疗，足量控制，相当于泼尼松 0.5~2.0mg/（kg·d），寻常型可略高，其他类型天疱疮应略低。依据有无新发皮损，以及出现的速度、糜烂面渗出是否增减、尼氏征现象是否增减及血液中天疱疮抗体滴度等情况来判断。确定病情缓解且稳定后逐步减少药量。维持量的大小及使用时间长短也应根据病情变化而定，以避免加重或复发。病情严重者可采用冲击疗法。但是使用糖皮质激素的患者，有半数者死于糖皮质激素的并发症，如呼吸道感染、肺栓塞、消化道溃疡和糖尿病，所以必须随时警惕其不良反应的发生，并及时采取相应的处理措施。

（2）免疫抑制剂　可抑制自身抗体的形成，为本病主要的辅助治疗方法，和糖皮质激素联合应用，可以提高疗效，减少激素的用量。常用者如环磷酰胺和硫唑嘌呤。环磷酰胺600～1000mg加入生理盐水静脉滴注，每月1次，连续使用2～3次后，根据病情变化而停用或者延长间隔时间继续使用，但最高总量不能超过12g。硫唑嘌呤为每次口服50mg，每日2次。其他如甲氨蝶呤与环孢素在必要时也可以选用。

（3）其他　静脉注射大剂量免疫球蛋白与以上药物联合使用可令天疱疮病情迅速缓解，但其持续时间短。其他不适用糖皮质激素或免疫抑制剂治疗及病情控制不理想的患者，可试用硫代苹果酸金钠、烟酰胺或血浆置换等治疗。

**3. 局部治疗**　保持局部清洁卫生和预防继发细菌感染，使用1:10000高锰酸钾液或者0.1%苯扎溴铵清洗糜烂部位，外搽0.1%雷夫奴尔氧化锌油或者紫草油。口腔糜烂可用1%过氧化氢或2%硼酸溶液每3～4小时漱口一次，并且进食宜软烂。视情况也可外用抗生素、抗真菌制剂治疗。

## （二）中医治疗

### 1. 内治

（1）热毒炽盛证

临床表现：发病较急骤，水疱迅速增多和扩散，可见红斑，皮肤灼热；常伴身热，烦躁不安，口渴欲饮，大便燥结，小便黄。舌质红绛，苔少而干，脉弦数。

治法：清热凉血解毒。

方药：解毒泻心汤加减。药用黄连、防风、荆芥、栀子、黄芩、牛蒡子、滑石、玄参、知母、生石膏、木通、生甘草。

加减：如高热不退，可加水牛角；如大便干燥，可加大黄、芒硝；如水疱渗液较多的，可加苦参、车前子。

（2）心火脾湿证

临床表现：皮损以大疱为主，常有口舌糜烂，渗液；多伴胃纳呆滞，发热心烦，大便干结，小便短赤。舌红苔黄腻，脉濡数。

治法：泻心凉血，理脾利湿。

方药：清脾除湿饮加减。药用苍术、白术、茯苓、生地黄、栀子、泽泻、茵陈、苦参、连翘、淡竹叶、麦冬、甘草。

加减：如心火亢盛，可加黄连、穿心莲；如口腔糜烂，可加金银花、蒲公英、金莲花；如大便干结，可加大黄、芒硝。

（3）脾虚湿蕴证

临床表现：疱壁松弛，潮红不显，皮损变厚或结痂且不易脱落，糜烂面大或湿烂成片；伴口渴不欲饮，或恶心欲吐，倦怠乏力，腹胀便溏，舌质淡胖，苔白腻，脉沉缓。

治法：清热解毒，健脾除湿。

方药：除湿胃苓汤、参苓白术散加减。药用防风、苍术、白术、茯苓、陈皮、厚朴、猪苓、栀子、木通、泽泻、滑石、薏苡仁、桔梗、甘草。

加减：如皮损基底发红，可加黄柏、马齿苋、白茅根；如脘腹冷痛，可加干姜、小茴香。

（4）气阴两伤证

临床表现：皮损以叶状结痂、脱屑、水疱不断出现为主，病程较久，常伴汗出，咽干，口渴，倦怠无力，烦躁不安，大便秘结。舌红，少苔，脉细数。

治法：益气养阴，清热解毒。

方药：生脉饮合益胃汤加减。药用红参、麦冬、五味子、沙参、生地黄、玉竹、冰糖。

加减：如大便干结，可加火麻仁、瓜蒌仁；如瘙痒明显，可加蒺藜、白鲜皮、蛇蜕；如心烦失眠，可加柏子仁、知母。

**2. 外治**

（1）水疱较小未破，面积较广泛者，可选用石珍散、青黛散等，植物油调成糊状，外敷。

（2）水疱破裂，有糜烂渗出者，以地榆、野菊花、金银花各12g、秦皮10g，水煎湿敷。待渗出减少后，外涂生肌象皮膏及黄连膏。

（3）结痂、鳞屑多且厚者，外涂湿疮膏、紫草油或甘草油。

（4）口腔黏膜破溃或糜烂，可选用养阴生肌散、珠黄散、锡类散等，外涂或外吹。

## （三）中西医结合诊治思路

天疱疮的中医治疗注重整体辨证和局部辨证相结合、治标和治本相结合，急性期以清热除湿为治则；慢性期及后期湿热渐退、气阴耗伤，以健脾除湿、益气养阴为治则。湿邪作为本病病机的中心环节，始终贯穿于天疱疮的全部治疗过程，从"湿"论治是治疗天疱疮的基本方法。

天疱疮病程相对较长，病情偏重，急性期以糖皮质激素和免疫抑制剂为主，配合中医药，能够有效发挥增效减毒的特色优势，尤其是在后期，在激素减量和预防激素副作用方面具有十分重要积极的意义。

## 七、预防

适当增加休息，避免过度劳累并全面均衡营养。保持体温并加强个人卫生习惯，避免受凉感冒。保持皮肤、口腔及外阴清洁，预防感染。加强饮食营养，给予高蛋白、高维生素、低盐饮食。定期复查并根据病情变化进行有效治疗和预防复发。

（李亮）

# 第十二节　扁平苔藓

扁平苔藓（lichen planus，LP）是一种原因不明的慢性炎症性皮肤病，以紫红色扁平丘疹为其特征性皮肤损害，常伴黏膜损害。组织病理改变有其特征性。本病易反复，临床建议长期服药。

## 一、概述

扁平苔藓又称扁平红苔藓，是由不明原因引起的累及皮肤、黏膜、指（趾）甲的慢性炎症性疾病。典型皮损为紫红色多角形扁平丘疹，有蜡样光泽。好发于中年人四肢，也可累及口腔及外生殖器，病程一般数月到数年，常有自限性。

## 二、西医病因病理

### （一）病因

发病原因尚不明确，可能和精神神经功能失调、免疫功能异常、内分泌变化、微量元素缺乏、局部不良刺激及感染等有关。

1. 精神神经因素　精神创伤、抑郁、焦虑、失眠、情绪波动、经前期精神紧张或更年期等均可引起发病。

2. 内分泌因素　本病女性患者相对较多，病情波动多与妊娠、更年期及某些影响内分泌功能的药物有关系。

3. 免疫因素　扁平苔藓是一种以 T 细胞介导的炎症病变，T 淋巴细胞由局部微血管外渗，然后移行至口腔上皮，聚集于扁平苔藓病变皮损内。应用皮质类固醇激素及氯喹等免疫抑制剂有明显效果，可证明本病和免疫有关。

4. 感染因素　与细菌、病毒等感染有关系。

5. 系统性疾病　常伴有各种全身性疾病，如糖尿病、高血压、肝炎、消化系统功能紊乱等。

6. 遗传因素　本病具有家族史倾向，说明扁平苔藓发病可能和遗传因素相关。

### （二）病理

本病的病理机制尚未完全明确，但有研究表明本病可能属于一种自身免疫性疾病。可能与活化的 T 细胞攻击皮肤基底层角质形成细胞有关，少数情况可继发和伴随体液免疫反应。病理表现为角化过度，颗粒层楔形增厚，棘层不规则增厚，表皮突出呈现锯齿状，基底细胞液化变性，真皮上部淋巴细胞呈带状浸润，真皮乳头层可见胶样小体和噬黑素细胞。

## 三、中医病因病机

肝肾亏虚，阴虚内热，虚火上炎而导致发病。其发病与七情内伤、外感风热燥邪有关。如过度焦虑，损伤脾胃，脾失健运，水湿内停，郁而化热，热则生燥，燥胜则干，可致黏膜粗糙，白色条纹，渗出糜烂，外感风热，入里化火，上蒸肌肤，也可加重病情。因脾为后天之本，主一身之肌肉，肝主疏泄，怒则伤肝，肝阳上亢，耗损阴血，更增内燥，耗伤肾阴，阴虚火旺，虚火上炎，故本病常责之于肝、脾、肾三脏。

## 四、临床表现

首次发病可能是逐渐开始或者突然发作，可持续数周或数月。虽然扁平苔藓通常能自行消失，但经常复发，反复发作可达数年之久。

### （一）皮肤病损

扁平苔藓的特征性损害是紫红色多角形的具有细薄鳞屑的扁平丘疹，边界清晰，表面光滑，有光泽，大小基本一致，直径约 2 ~ 4mm。放大镜下观察，能见到灰白色具有光泽的小点和浅而细的网状条纹。皮疹中央微凹陷存在微小角栓，皮疹多分散存在，但也可融合成环状或斑块，有时呈线形排列。急性期因搔抓可出现同形反应（Koebner 现象）。皮损可以发生于全身任何部位，一般会呈对称性分布，最常见于口腔、躯干、小腿、腕屈侧、阴道、阴茎头，面部很少出现。患者可出现不同程度的瘙痒。在搔抓或者有轻度皮肤损伤的部位又可能形成新的皮疹。有时皮损愈合后，会留下色素沉着。

### （二）黏膜病损

大约半数患者发生黏膜损害，男女都可发病，多好发于 30 ~ 50 岁的中年女性，有时是本病的唯一表现。口腔损害一般呈乳白色、线状，尽管口腔损害一般没有疼痛，但时常会出现更深的疼痛性溃疡。经常出现反复发作和痊愈交替。长期持续与反复发作的口腔溃疡可引起口腔癌。生殖器及外阴部黏膜也是扁平苔藓易侵犯的部位，自觉症状缺失或者有烧灼感，发生糜烂或溃疡者一般有疼痛。

### （三）指（趾）甲病损

与皮损同时存在或者单独出现，甲变形增厚常有纵沟或嵴，或可变薄，甲的上皮增生，可形成指甲翼状胬肉，此为本型扁平苔藓的特征之一，发病率为 6% ~ 10%。甲母可有炎症反应，严重者指（趾）甲板会萎缩甚至全部破坏，甲板常有纵嵴和表面粗糙不平、萎缩、变形、甲床萎缩、甲胬肉、甲下角化过度及甲板脱落等，常无自觉症状。

本病也可分为多种亚型，如急性泛发型扁平苔藓、慢性局限型扁平苔藓、肥厚性扁平苔藓、色素性扁平苔藓和大疱性扁平苔藓等。

## 五、诊断与鉴别诊断

### （一）实验室检查

组织病理学检查表现为：①角化过度。②颗粒层楔形增厚。③棘层不规则增厚，表皮突出呈现锯齿状。④基底细胞液化变性。⑤真皮上部淋巴细胞呈带状浸润。⑥表皮和真皮乳头层可见胶样小体和噬黑素细胞。直接免疫荧光检查更易于发现，多有 IgM 球状沉积。黏膜病变与皮肤病变基本类似。

### （二）诊断标准

一般根据：①一般多见于中年以上的女性。②根据特有的皮肤黏膜临床表现。③皮肤活检可见扁平苔藓组织病理学改变。

### （三）鉴别诊断

**1. 牛皮癣** 皮损多发于颈部、尾骶部及四肢关节伸侧，苔藓样变明显，无多角形脐窝状丘疹，常与皮色一致，无 Wickham 纹，不并发口腔及指（趾）甲损害。

**2. 慢性湿疹** 皮损表现为皮肤肥厚粗糙，触之较硬，色暗红或紫褐，皮纹显著或呈苔藓样变。皮损表面常附有鳞屑，伴抓痕、血痂、色素沉着，部分皮损可出现新的丘疹或水疱，抓破后有少量流滋。

**3. 银屑病** 点滴状者与扁平苔藓相似，但其鳞屑较多，薄膜现象和点状出血征为阳性。

**4. 其他** 应注意和慢性盘状红斑狼疮区别，后者女性多见，损害多发生在唇部、颊黏膜等部位，多见于头部。黏膜损害的特征是中央萎缩，外围为黄白色或白色发硬的斑块，边缘不规则，界限清楚。

## 六、治疗

### （一）西医治疗

**1. 一般治疗** 因其可自行缓解，所以对无症状的患者无须治疗，对有症状的患者，进行对症治疗，限制刺激性饮食，消除精神紧张，避免搔抓。

**2. 药物治疗**

（1）抗组胺剂 对有瘙痒症状的患者，可应用抗组胺药物如氯苯那敏、异丙嗪或苯海拉明，但这类药物会引起嗜睡。

（2）皮质类固醇激素 对急性泛发、重症患者使用，且具有预防阴道受累、甲翼状胬肉和甲萎缩形成的作用，最小有效剂量相当于泼尼松每日 15～20mg，共应用 6 周，顽固性病例也可用冲击疗法。瘙痒性、局限性或肥大性损害，可应用皮质类固醇激素封包疗法。

（3）维 A 酸类 可以选用依曲替酸（acitretin）或依曲替酯，每日剂量 20～50mg 甚至 70mg，能使皮损减少或消退。

（4）环孢菌素 A 价格昂贵，副作用较大，只可作为最后的选择，用量为每日 3～6mg/kg。另外，也可选择使用雷公藤多苷、硫唑嘌呤、甲氨蝶呤和环磷酰胺等。

（5）维生素 维生素 B 族及烟酸、维生素 A、谷维素、维生素 E 等。

（6）免疫调节剂　①左旋咪唑50mg，口服，每日3次，每周服3天，2个月为一个疗程，应用时需注意监测粒细胞和肝功能。②转移因子2mL，皮下注射，每日1次，20次为一个疗程。③磷酸氯喹0.25~0.5g，每日1次，2~4周为一个疗程。

（7）其他　灰黄霉素0.2g，每日3次，对大疱性扁平苔藓效果较好；氨苯砜每日50~200mg，需分次口服；苯妥英钠每日100~200mg，应用2~8周或氯喹每日250mg；羟氯喹0.2g，每日2次。也可选用镇静药物。

**3. 局部疗法**　用醋酸泼尼松龙混悬液25mg/mL（或12.5mg/mL）或醋酸地塞米松2mg或5mg，加2%普鲁卡因1~2mL进行基底封闭，每3~7天1次，有助于溃疡的愈合。也可以外用0.1%维A酸制剂。

对于疼痛性口腔溃疡，可于饭前应用含过氧化氢、利多卡因或复方硼砂溶液等漱口液形成止痛膜。或环孢菌素A含漱每日1~5mL（100mg/mL）。

**4. 物理疗法**　光化学疗法具有一定效果，或可联用口服维A酸以提高疗效，窄谱UVB也十分理想。液氮冷冻或激光照射可应用于局限性肥大型病例。

## （二）中医治疗

**1. 内治**

（1）风湿毒聚证

临床表现：皮疹泛发，瘙痒剧烈，可见紫色扁平丘疹，常伴有发热、恶风、头痛、汗出、咽喉疼痛，口腔内主要表现为斑块状丘疹聚集，有时可出现糜烂面和疼痛，脉象多浮数。

治法：祛风除湿、清热解毒。

方药：消风散加减。药物乌梢蛇、荆芥、防风、羌活、黄芩、金银花、连翘、蝉蜕、黄连。

加减：如血热盛，加牡丹皮、紫草、生地黄；如瘙痒明显，可加白鲜皮、地肤子。

（2）血虚风燥证

临床症状：发病较迅速，皮疹泛发，瘙痒明显，疹色浅红，口腔内的丘疹多隆起，颜色较淡，表面较粗糙，可形成条索状、网状损害，时常干燥渗血，面色多苍白或萎黄，手足瘙痒。脉象细弱。

治法：养血润燥、祛风止痒。

方药：四物汤加减。药用熟地黄、白芍、当归、川芎、地肤子、龙胆草、黄芩、蒺藜、白鲜皮。

加减：如大便偏干，加火麻仁、决明子；如失眠，加夜交藤、柏子仁；如瘙痒明显，加生牡蛎、钩藤、乌梢蛇。

（3）脾湿不运证

临床表现：皮损主要表现为黏膜糜烂，有灰白色丘疹与网状的条纹反复发作，甚至可起水疱，全身症状见胸胁胀痛，不思饮食，发热，关节疼痛，身体倦怠，或出现口苦、口渴，大便稀薄。舌苔多厚腻，舌质淡，脉濡数。

治法：化湿健脾。

方药：藿香正气散加减。药用藿香、佩兰、白芷、紫苏、陈皮、茯苓、厚朴、苍术、泽泻、苦参、防风、荆芥、黄芩、薏苡仁、白鲜皮。

加减：如食少纳呆，加焦三仙、鸡内金；如脘腹冷痛，加干姜、肉豆蔻。

（4）肝气郁结证

临床表现：皮损黏膜上常见灰白色丘疹组成的白色网状条纹，多因情绪忧郁或者急躁生气而发，经常伴胸胁疼痛，女性出现经前期乳胀疼痛。脉弦。

治法：疏肝理气、清热除烦。

方药：丹栀逍遥散加减。药用牡丹皮、赤芍、栀子、当归、柴胡、茯苓、白术、薄荷、玄参、浮小麦、合欢皮。

加减：如失眠多梦，加珍珠母、酸枣仁；如口苦咽干，加黄芩、麦冬。

（5）气滞血瘀证

临床表现：病程较长，皮疹颜色紫暗，干燥粗糙，融合成片状、环状、线状等，剧痒难忍，伴烦躁易怒或情志抑郁，胁肋胀痛，经前乳胀。舌质暗，苔薄白，脉弦细。

治法：疏肝理气，活血化瘀。

方药：逍遥散合桃红四物汤加减。药用熟地黄、白芍、当归、川芎、柴胡、薄荷、桃仁、红花、地肤子、白鲜皮。

加减：如瘀血明显，可酌加乌梢蛇、皂角刺、三棱等。

（6）阴虚内热证

临床表现：皮疹多见于黏膜部位，口腔、阴部黏膜可出现灰白色丘疹分散或成群的组成白色网状条纹，多伴有口渴不欲饮，咽干喉痛，五心烦热。舌质红，苔薄，脉细数。

治法：养阴清热。

方药：养阴清肺汤、竹叶石膏汤、知柏地黄丸加减。药用生地黄、玄参、麦冬、知母、黄柏、生石膏、竹叶、花粉。

加减：如皮肤糜烂明显，可加生薏苡仁、生白术、苦参等。

**2. 外治**　主要是局部治疗

（1）三黄洗剂　清热解毒，凉血止痒。用于皮疹泛发，瘙痒剧烈，每日3~4次。

（2）煎药漱口或局部喷敷　口腔黏膜损害者，可用金银花、生甘草、白及、芦根各10g，水煎漱口；有溃疡者，用锡类散、冰硼散、西瓜霜等局部喷敷，每日3次。

## （三）中西医结合治疗思路与方法

中医学认为扁平苔藓主要是由风、湿、热、瘀等致病因素所致，所以治疗以祛风除湿、清热活血原则为主。如果瘙痒特别剧烈时，可配合抗组胺药物内服。皮损顽固肥厚者，也需外用糖皮质激素制剂，同时配合紫外线照射、冷冻、激光等治疗。急性泛发者或顽固者可试用免疫抑制剂、糖皮质激素。总之中西医结合治疗本病的效果是优于单一治疗的。

## 七、预后

扁平苔藓一般预后良好。在治疗过程中需要注意以下事项。

1. 务必注意劳逸结合，保持心情舒畅，不熬夜，消除或避免紧张、忧虑、失眠等不良情绪，注意加强锻炼，提高免疫力；

2. 饮食清淡，营养均衡，忌食辛辣等刺激性食物，如辣椒、生姜、生蒜、烟酒等；忌食鱼虾类海鲜食品及其他俗称的发物；

3. 积极治疗感染病灶，但避免使用可能激惹本病的药物，如链霉素、砷剂及磺胺类药物等；

4. 口腔黏膜受累者，应避免辛辣饮食、吸烟、义齿等直接外在刺激；

5. 症状取得很好的控制后，建议持续巩固治疗一段时间。因本病属于慢性复发性疾病，临床上需要长期服药，才能取得理想效果。

（李亮）

# 第十三节 药物过敏

药物既有治病的效用，也有可能引起副作用和不良反应，药物过敏仅是副作用和不良反应中的一种。每种药物引起的过敏症状各有其特点，一般需与疹瘩和麻疹相鉴别。中医治疗有其特色，也可中西医结合论治。

## 一、概述

药物过敏是指药物通过各种途径（包括口服、注射或局部用药）进入人体后，引起器官和组织的过敏反应，又称药物变态反应（drug allergy）。药物过敏无论强还是弱，对身体都是不利的，可引起一系列的病变。通常表现为皮肤潮红、发痒、皮疹、心悸、呼吸困难，严重者可致休克或死亡。

## 二、西医病因病理

### （一）病因

药物引起的过敏反应，是一类非正常的免疫反应。随着新药的不断增加，引起过敏的药物种类也不断增多，任何一种药物在一定的条件下，均有引起过敏的可能。临床上常见的易引起过敏的药物种类如下。

1. 抗生素类　以青霉素、链霉素最多，其次有氨苄青霉素、土霉素、氯霉素等。

2. 解热镇痛类　如阿司匹林、非那西丁和氨基比林等，其中以水杨酸类和吡唑酮类的发病率最高。

3. 催眠药、镇静药与抗癫痫病药　如鲁米那、泰尔登、眠尔通、苯妥英钠等，以鲁米那引起者为最多。

**4. 异种血清制剂及疫苗** 如破伤风抗毒素、狂犬病疫苗、抗蛇毒血清等。

另外，近年来中草药引起本病的报道也日渐增多，其中单味药和复方中药均有引起过敏的现象。

### （二）病理

药物过敏的发病机理比较复杂，通常分为变态反应与非变态反应两大类。

**1. 变态反应** 绝大多数药物及其代谢分解产物都是小分子物质，属于半抗原，只有免疫原性，并无免疫反应性，需要与体内各种载体蛋白共价结合后，才能形成完全抗原，从而具有免疫原性和免疫反应性。完全抗原在抗原提呈细胞的作用下，将其提呈给免疫效应细胞，如 B 细胞和 T 细胞。药物抗原再次作用于机体 B 细胞和 T 细胞后，产生抗体和致敏淋巴细胞而发生各型变态反应。这类免疫反应是药物过敏中最常见的类型。

**2. 非变态反应** 此类药物过敏较少见，可能的发病机制包括效应途径的非免疫活化、蓄积反应、过量反应、药物间的彼此作用、药物对已有皮肤病的激发等。

药物过敏的发病机制复杂，目前还有很多学说尚未得到足够的证实，尚需要深入的研究。

### 三、中医病因病机

总因禀赋不耐，药毒内侵所致。由风热之邪客于肌表，或因湿热蕴蒸，郁于肌肤；也可因外邪郁久化火，血热妄行，溢于皮肤；或火毒炽盛，燔灼营血，外发于皮肤，内攻于脏腑。久之导致阴液耗枯，阳无所附，浮越于外，病重而危笃。

### 四、临床表现

每种药物所引起的过敏表现不尽相同，以下介绍的是常见的临床表现。

### （一）药疹

用药物治疗的患者有 1% ~5% 可发生药疹。药疹可以分为轻症和重症两类。轻症药疹主要包括红斑丘疹型药疹、荨麻疹、固定型药疹等。除固定型药疹的病因比较单一，几乎都因药物引起外，其他皮疹都可以同时由药物和各种感染引起，对荨麻疹和血管炎而言感染一般是主要病因。一些感染和药物因素共同作用时，会发生特异的临床表现，如 EB 病毒感染状态下应用阿莫西林可能引起红斑丘疹型药疹，被称作"阿莫西林疹"。重症药疹主要是指史蒂文斯－约翰逊综合征、中毒性表皮坏死松解症、急性泛发性发疹型脓疱病和药物超敏反应综合征。

虽然同一种药物可能引起不同类型的皮疹，但药物与疹型之间也有一定的规律可循。例如磺胺、解热镇痛药物及巴比妥类药物导致的固定性药疹较阿司匹林引起的血管性水肿常见，而氨苄西林（氨苄青霉素）则以麻疹样红斑最为常见。从服药至皮疹出现的时间则根据该药服用的次数与种类不同而各异。初次服药在出现皮疹前需要一段致敏期，而再次服药则可以很快出现皮疹；磺胺所致固定性药疹的潜伏期通常为 24 小时之内（一般为 6～8 小时），而氨苄西林所致的麻疹样红斑则有 1 周左右的潜伏期。

### （二）药物热

其特点为高热不退（呈稽留热型），但全身性中毒症状通常是轻微的，即症状与体征的分离现象。

### （三）严重全身性过敏反应

过敏性休克是药物过敏反应中最为严重的情况，常见药物为青霉素、造影剂。一般用药后短时间内发病，部分患者发病初期伴有手脚心痒的症状，随即血压下降，意识不清甚至丧失，若治疗不当可致死亡。

### （四）哮喘

除 IgE 介导的 I 型超敏反应以外，非甾体类抗炎药不耐受也是引起哮喘症状的常见病因。

## 五、诊断与鉴别诊断

### （一）诊断

**1. 临床病史** 为药物过敏的重要诊断依据。需要了解的病史包括服用药物的种类，何时开始服药及服药结束时间、反应类型、反应发生和结束的时间。详细分析用药次序和过敏反应的时间特征，有助于鉴别真正的过敏元凶。

影响药物过敏的主要因素包括年龄、遗传背景、药物化学特性、剂量和治疗持续时间、给药方式和给药频率。与药物过敏相关的药物一般认为都是在反应发生的几周内服用的。

**2. 诊断性试验** 在确诊药物过敏的过程中越来越有效。

（1）体内试验 皮肤试验（皮内试验或者点刺试验）仍是临床上应用最为广泛的检测药物过敏的手段，应用其可以判断因潜在半抗原（例如青霉素代谢产物）或是完整蛋白质导致的 IgE 介导的过敏反应。但在针对某些表现半抗原性能的分子进行皮试时，还要考虑其他可能导致过敏反应的代谢产物。皮肤试验需要应用空白缓冲液为阴性对照，应用组胺为阳性对照。在皮肤试验初始阶段，应该使用 $1\mu g/mL$ 的蛋白缓冲液对皮肤进行点刺，这样可使机体暴露于 1ng 以下的活性抗原，安全性相对较高。皮内试验开始时应采用 $0.01\mu g/mL$ 的浓度，而后再依次使用 $0.1\mu g/mL$、$1\mu g/mL$。如果可疑过敏的药物治疗剂量相对比较高，则应使用十倍倍比递增的系列浓度进行皮内试验，直到所应用浓度高到足够检测出过敏元凶。每一次测试需要在 20 分钟后读取结果，因此完成所有测试可能需要长达数小时。对于某种完整蛋白抗原，若在未知其浓度的情况下，绝对不可能贸然进行皮肤试验。对于诊断药物过敏，因为发病机制不尽相同，所以对未知药物进行皮肤试验不一定有提示价值。

斑贴试验适用于迟发性药疹的检测，对诊断接触性过敏性皮炎及固定性药疹都有一定的参考价值。

（2）体外试验 虽然药物特异性 IgE 能通过各种体外测试系统进行检测，而且临床检测种类正在逐步增加，但目前能够检测的种类仍很有限，仅可检测青霉素、阿莫西林、部分头孢类抗生素、乳胶、胰岛素等。

### （二）鉴别诊断

**1. 疫痧** 无用药史，发病急骤，高热，咽痛，头痛，全身中毒症状明显，皮肤呈弥漫性针头样大小的点状红色丘疹，腋窝、肘窝、腹股沟处可见排列为线条状的瘀点，初期舌乳头红肿肿大，可见杨梅舌，口周苍白圈为其特点。

**2. 麻疹** 一般 9～11 天潜伏期，表现出鼻流涕，眼部充血，怕光，分泌物增多，初期口腔黏膜可见蓝白色小点，周围有红晕，大约 2～5 天皮损发齐。发疹时高热，出疹 5～7 天后体温开始下降，皮损逐渐消退。

## 六、治疗

### （一）西医治疗

**1. 一般治疗**

（1）去除病因 停用一切可能的致病药物是首先必须采取的措施，避免在已经出现药物反应的先兆表现时继续使用药物的做法。

（2）支持疗法 给患者有利的条件，尽量避免不利因素，以促使顺利度过自限性的病程，如卧床休息、饮食要有营养，保持适宜的冷暖环境，预防继发性感染等。

（3）加强排泄 视情况给予泻剂、利尿剂，以利于促进体内药物的排出。

**2. 药物治疗**

（1）轻症病例 ①抗组胺药物 1～2 种口服。②维生素 C 静注。③葡萄糖酸钙或 10% 硫代硫酸钠静注。④局部外搽含有薄荷或樟脑的炉甘石洗剂、扑粉或振荡洗剂，一日多次，以止痒、消炎、散热，约 1 周左右可痊愈。

（2）稍重病例 首先需卧床休息，后涂上述药物，再使用泼尼松口服，约 2 周左右可完全恢复。

（3）严重病例 ①皮质类固醇激素。氢化可的松、10% 氯化钾、维生素 C 加入 5%～10% 葡萄糖液缓慢滴注，宜保持 24 小时持续滴注，等体温恢复正常，皮疹大部分消退并且血象正常时，可逐渐减少激素用量，直至改用相当剂量的泼尼松或者地塞米松口服。若皮疹消退，全身情况进一步好转，再逐渐减少口服激素用量，原则上是每次减量为当日用量的 1/6～1/10，每减一次，需要观察 3～5 日，并注意减量中的反跳现象。重症药疹治疗中存在的问题一般为激素用量或用法不当，如开始剂量太小或减量太快。②抗组胺药物。选用两种同时口服。③输新鲜血液、输血浆。④抗生素。选用适当的抗生素以预防感染，但必须慎重，因为严重药疹患者，通常处于高度的过敏状态，不仅容易发生药物的交义过敏，而且有可能出现多源性敏感，即对和原来致敏药物在结构上完全无关的药物产生过敏，引起新的药疹。⑤局部治疗。对于重症药疹患者，皮肤及黏膜损害的局部治疗和护理非常重要，可成为治疗成败的关键。早期急性阶段，皮损可用大量炉甘石洗剂或扑粉来保护皮肤和消肿、消炎。如果有渗液，可以用生理盐水或3%硼酸溶液湿敷，每日更换 4～6 次，干燥后可改用 0.5% 新霉素、3% 糠馏油糊剂，每日 1～2 次。

如果眼结膜和角膜受累，必须及时处理，可以使用生理盐水或3%硼酸水冲洗，以清除分泌物；滴氢化可的松眼液，每 3～4 小时一次，每晚搽氢化可的松或硼酸眼膏，以预防角膜剥脱，而致失明或结膜粘连。口腔及唇部黏膜损害会妨碍进食，可用复方硼砂液含漱，外搽黏膜溃疡膏或锡类散、珠黄散等。对于无法进食者可用鼻饲。

如果伴见心、肺、肝、肾及脑等脏器损害及造血机能障碍等须及时作相应处理。密切注意水和电解质的平衡，并可合理使用三磷酸腺苷、肌苷、辅酶 A 及维生素 $B_6$ 等药物。

## （二）中医治疗

### 1. 内治

（1）湿毒蕴肤证

临床表现：皮肤出现红斑、水疱，甚至糜烂渗液。表皮剥脱，伴有剧痒，口干，烦躁，大便干结，小便赤黄，或伴有发热。舌红，苔薄白或薄黄，脉滑或数。

治法：清热利湿解毒。

方药：萆薢渗湿汤加减。药用萆薢、薏苡仁、土茯苓、黄柏、牡丹皮、泽泻、滑石、通草。

加减：如糜烂渗液明显，加苦参、车前子、木通清热敛湿；如发热不退，可加紫雪丹以清热退烧。

（2）热毒入营证

临床表现：皮损鲜红或紫红，甚则紫斑、血疱；或伴高热，神志不清，口唇干燥，口渴不欲饮，大便干结，小便短赤。舌绛，少苔，或镜面舌，脉洪数。

治法：清营解毒。

方药：清营汤加减。药用水牛角、生地黄、玄参、竹叶、麦冬、丹参、黄连、金银花、连翘。

加减：如高热明显，可加生石膏、知母；如神昏谵语，可加安宫牛黄丸或紫雪丹等以清热开窍；如伴尿血、紫斑者，可加白茅根、牡丹皮、大蓟、小蓟以凉血止血。

（3）气阴两虚证

临床表现：皮损消退，同时可伴低热，口渴，气短，乏力，大便干结，小便发黄。舌红，少苔，脉细数。

治法：益气养阴清热。

方药：增液汤合益胃汤加减。药用生地黄、玄参、麦冬、沙参、玉竹、冰糖。

加减：如脾虚纳差，加白术、茯苓、山药以健运脾胃；如气短乏力，加黄芪、党参益气扶正；如阴伤低热，加用太子参以益气清热。

**2. 外治**　以清利热湿、收敛止痒为原则。

（1）局部红斑、风团、瘙痒严重的，用三黄洗剂或炉甘石洗剂外搽。

（2）糜烂渗液多的，使用地榆、黄柏各 10g，水煎湿敷，待渗出减少后，可用青黛散外扑。

（3）局部干燥结痂的，可使用外涂黄连膏；如结痂较厚，可先使用地榆油外涂轻揩，等痂去，再涂黄连膏。

### （三）中西医结合诊治思路

中医认为药疹以"药毒"为患，清热解毒原则贯彻治疗全过程，西医治疗主要以抗炎为主。必须停用或者更换可疑的致敏药物，多饮水或输注液体以助排泄体内致敏药物。轻症药疹根据临床病情变化，以中西医结合治疗为主；重症药疹因皮损广泛，病情危重，需要及早足量使用糖皮质激素、抗感染、维持电解质平衡，以尽快控制病情。

### 七、预防

预后一般良好。注意早期症状，早期发现过敏症状，及时处理。建立药物过敏卡，让患者牢记，就诊时交给医生作为用药参考。

（李亮）

# 第七章 免疫缺陷病 ▷▷▷▷

免疫系统紧密结合形成免疫防御程序，如果其中一种或几种组分缺失或功能缺陷，就会造成免疫系统的严重损害。

## 第一节 概 述

免疫缺陷病（immunodeficiency disease，IDD）是由于免疫系统先天发育障碍或后天损伤而致的一组综合征。患者可出现免疫细胞发育、分化、成熟、增殖、调节和代谢异常，并导致机体免疫功能障碍所出现的临床综合征，临床表现为易反复感染、自身免疫性疾病和某些肿瘤发生率增高。

### 一、免疫缺陷病的分类

免疫缺陷病按其病因分为两大类。由遗传因素或先天免疫系统发育不良造成的免疫功能障碍引起的疾病，称为原发性疾病（primary immuodeficiency disease，PIDD），或称先天性免疫缺陷病。由后天因素（药物、感染、恶性肿瘤、营养不良等）造成的免疫功能障碍而引起的疾病，称为继发性免疫缺陷病（secondary immuodeficiency disease，SIDD），又称获得性免疫缺陷病。

### 二、免疫缺陷病的特点

#### （一）对病原体易感性明显增加

免疫缺陷病通常是指免疫系统无法对传染性微生物做出适当有效反应的状态。免疫缺陷的主要后果是感染，尽管某些患者自身免疫性疾病和恶性肿瘤的发病率也可能增加。与具有免疫能力的个体中发生的典型感染相反，免疫缺陷患者倾向于发生严重的、持续性的、非常规的或复发的感染。它们可能出现急性感染或器官反复感染造成的损害，例如支气管扩张。不同类型的免疫缺陷，对病原体的易感性明显不同。抗体缺乏综合征往往伴随上呼吸道或下呼吸道的反复细菌感染而出现；而T细胞缺陷主要引起真菌、胞内寄生菌和病毒感染；复发性脓肿的形成可能表明嗜中性粒细胞缺陷；而复发性奈瑟球菌感染则可能提示补体缺陷；T、B联合缺陷则以机会感染为主，患者易发生无致病力或低致病力的微生物或寄生虫感染。

## （二）易发恶性肿瘤和自身免疫病

免疫缺陷病患者恶性肿瘤的患病率增加，至少其中一些恶性肿瘤与感染直接相关，例如淋巴瘤与 Epstein-Barr 病毒感染、Kaposi 肉瘤与人类疱疹病毒 8 感染。免疫缺陷病患者常伴发自身免疫病，正常人群的自身免疫病的发病率为 0.001% ~ 0.01%，而免疫缺陷患者发病率高达 14%，如系统性红斑狼疮、类风湿性关节炎、甲状腺疾病和自身免疫性血细胞减少症等。

## （三）临床表现和病理损伤复杂

免疫缺陷患者因其免疫系统受损的组分不同，临床表现各异，并可同时累及多系统、器官，引起复杂的功能障碍和症状，如免疫缺陷病累及免疫器官（胸腺）、免疫细胞（巨噬细胞、中性粒细胞、NK 细胞、树突状细胞、T 细胞、B 细胞）及细胞信号转导信号通路上的分子而引起的免疫功能紊乱。另外患同一种免疫缺陷病的患者也可能有不同的临床表现和免疫学特征。

## （四）遗传倾向性

多数 PIDD 有遗传倾向性，约 1/3 为常染色体遗传、1/5 为性染色体遗传。15 岁以下的 PIDD 患者多为男性。

虽然免疫缺陷病具有以上特点，但是做出免疫缺陷的诊断通常是在出现严重临床症状之后，这导致发病率和死亡率显著增加。因此，预防尤为重要。

免疫缺陷病常具有多个临床特征，有些特征在大多数的免疫缺陷中会出现；而某些特征仅出现在有限的一些免疫缺陷中；还有一些仅与特定疾病相关。这些特殊的疾病特征通常可用于诊断特定个体的疾病。

**1. 多数免疫缺陷疾病的特征** 反复或慢性感染、标准抗生素治疗后无法清除传染源、非常规感染。

**2. 少数免疫缺陷疾病的特征**

（1）婴儿正常体重增加障碍 被称为成长受阻，如重症联合免疫缺陷病（severe combined immunodeficiency disease，SCID）、干扰素受体缺乏、裸淋巴细胞综合征。

（2）肝脾肿大 如常见变异型免疫缺陷病、干扰素 γ 受体缺乏症、Chediak-Higashi 综合征。

（3）皮疹 如重度联合免疫缺陷病、Wiskott-Aldrich 综合征（WAS）、X 连锁无丙种球蛋白血症。

（4）与胃肠道感染有关的腹泻 常见变异型免疫缺陷病、WAS、X 连锁无丙种球蛋白血症、裸淋巴细胞综合征、SCID、慢性肉芽肿病（chronic granulomatous disease，CGD）。

（5）反复脓肿 如 CGD、白细胞黏附分子缺陷。

**3. 特定的免疫缺陷疾病中发生的非免疫学特征** Wiskott-Aldrich 综合征、共济失调和毛细血管增宽（毛细血管扩张），如免疫共济失调毛细血管扩张、部分或完全白化病（Chediak-Higashi 综合征）。

### 三、免疫缺陷病的治疗原则

#### （一）使用抗生素和抗病毒药物

应用抗生素治疗反复发生的细菌性感染，如果效果不佳，应考虑抗真菌、抗原虫及抗病毒治疗，以控制感染，缓解病情。

#### （二）补充和替代性治疗

通过补充免疫分子（胸腺素、转移因子、各类淋巴因子和免疫球蛋白等），以提高机体免疫功能。

#### （三）移植免疫细胞

通过骨髓、胸腺、造血干细胞或胚胎肝移植以补充免疫细胞或重建免疫功能，可缓解某些原发性免疫缺陷患者的病情，甚至可能是唯一的治疗措施。

#### （四）基因治疗

某些由基因缺陷所致免疫缺陷病，通过基因治疗可以获得较好疗效。主要原理为：将目的基因转入造血干细胞或外周血细胞并获得表达，将转基因细胞定期输入基因缺陷的患者，以纠正由于基因缺陷所致的免疫缺陷。

（杨琬芳）

## 第二节　原发性免疫缺陷病

又称为先天性免疫缺陷病（congenital immunodeficiency disease，CIDD），由免疫系统遗传缺陷或先天发育不全所致，多于幼年起病。根据发生缺陷的免疫系统组分，可将 CIDD 分为 T、B 细胞联合免疫缺陷病、以抗体缺陷为主的免疫缺陷病、吞噬细胞缺陷、补体系统缺陷等引起的免疫缺陷病。目前发现的 CIDD 已经超过 350 种，并且每年有超过 20 种新发现疾病。

### 一、T、B 细胞联合免疫缺陷病

联合免疫缺陷病（combined immunodeficiency disease，CID）是由 T 细胞和 B 细胞均出现发育障碍或缺乏细胞间相互作用所致的疾病，常发生反复难控制的细菌、真菌和病毒感染，多见于新生儿和幼儿。T、B 细胞分化发育中涉及多种分子，其中任一分子的基因突变都可引起免疫缺陷病。重症联合免疫缺陷病（severe combined immunodeficiency disease，SCID）由 T 细胞发育异常和（或）B 细胞发育不成熟引起，包括 $T^-B^+$ SCID、

T⁻B⁻SCID 等 20 多种疾病。SCID 多见于新生儿和婴幼儿，易发生肺炎、脑膜炎等严重感染。但某些 SCID 患者表现为慢性皮疹，是由于母亲 T 细胞进入胎儿而未被排斥（胎儿缺乏 T/B 细胞或其功能异常）导致移植物抗宿主反应，即母亲 T 细胞对胎儿组织发生免疫攻击。能引起 SCID 的主要突变基因有 IL-2RG、JAK3、IL-7Ra、RAG1、RAG2、DCLRE1C、Ligase4、DNA-PKcs、CD6、CD3δ、CD3ε、CD3εζ、ADA 和 CD45，各个基因突变引起的疾病表型不同。

## （一）T 细胞缺陷、B 细胞正常的重症联合免疫缺陷病

T 细胞缺陷、B 细胞正常的重症联合免疫缺陷病（T⁻B⁺SCID）患者的血液中 T 细胞显著减少，NK 细胞减少或正常，B 细胞数量正常，但血清 Ig 降低。X 性联重症联合免疫缺陷病占 T⁻B⁺SCID 的 40%，是细胞因子受体亚单位 γ 链缺陷所致，为 X 连锁遗传。临床表现为出生后不久即发生严重呼吸道感染、慢性腹泻和夭折。γ 链是 IL-2、IL-4、IL-7 等细胞因子受体共有亚单位，介导多种细胞因子的信号转导从而调控 T、NK 细胞分化和成熟，其基因突变使 T 细胞和 NK 细胞发育停滞。因此，尽管 B 细胞数量正常，但由于缺乏 T 细胞的辅助，体液免疫功能仍然缺陷。

DiGeorge 综合征又称先天性胸腺发育不全，典型的原发性 T 细胞缺陷，起因于 22q11.2 缺失，导致 6 ~ 8 周胎儿的第三四对咽囊管发育障碍。患者胸腺、甲状旁腺、心脏及主动脉弓、唇和耳等多脏器发育不全，还可能存在心脏和主动脉畸形及由低钙血症引起的手足抽搐等。主要免疫学异常包括外周血无 T 细胞或 T 细胞数量减少、缺乏 T 细胞应答；B 细胞数正常，抗体水平正常或降低。DiGeorge 综合征患者对原虫、病毒、真菌和胞内寄生菌的易感性增加，如果尚能适当治疗，一般在出生后一年内因严重感染而死亡。患者接种减毒活疫苗（如卡介苗）可发生严重反应，甚至导致死亡。胸腺移植可有效治疗患者的 T 细胞缺陷。早期诊断 DiGeorge 综合征非常重要，特别是婴儿可能要接受新生儿心脏手术。患者输血必须使用 X 射线照射（25Gy/单位）的血液，禁忌活疫苗接种，对于严重细胞免疫缺陷的患者，建议进行骨髓移植。

## （二）T、B 细胞均缺如的重症联合免疫缺陷病

T、B 细胞均缺如的重症联合免疫缺陷病（T⁻B⁻SCID）是一组由多种原因引起但通常呈现相似特征的疾病。由 T、B 细胞均出现发育障碍或缺乏细胞间相互作用所致的疾病，常发生不明原因的腹泻和反复难以控制的细菌、真菌或病毒感染，多见于新生儿和婴幼儿，如不接受骨髓移植治疗，一般在出生两年内夭折。患者出生不久即可发生反复感染，如轮状病毒感染和细菌感染引起的腹泻；口腔和皮肤的白色念珠菌感染等。如果接种活疫苗（脊髓灰质炎疫苗或者卡介苗），患者可能死于疫苗病原体感染。外周血淋巴细胞 <3000/mL，组织内淋巴细胞极少甚至无淋巴细胞存在，T⁻B⁻SCID 是与淋巴细胞成熟有关的基因突变或缺陷。

X-连锁重症联合免疫缺陷病（X-SCID），是最常见的一类 SCID，是由 X 染色体的基因缺陷所致，占总发病率的 50% ~ 60%。患者胸腺上皮细胞发育异常，T 细胞和 NK

细胞的成熟障碍导致外周血的 T、NK 细胞大量减少，由于缺乏 T 细胞的辅助，B 细胞虽然数量正常但缺乏功能，血清 Ig 水平低下。X 染色体的基因编码 2、-4、-7、-11 和 -15 受体的信号转导链，即 γ 链。IL-7 受体 γ 链缺陷不能转导刺激胸腺细胞增生和成熟所需的信号，使 T 细胞的发育停滞于 pre-T 细胞阶段。IL-15γ 链缺陷不能刺激 NK 细胞增生。

另一类 SCID，以常染色体隐性遗传，其特点与 X-SCID 相同，但发生机制不同。导致这类 SCID 是 JAK3 激酶基因的突变。JAK3 激酶与 γ 链耦联，参与 γ 链介导的信转导过程。由于 JAK3 激酶基因的突变，阻断 IL-7 和 IL-15 受体的信号转导过程，从而导致 SCID。

腺苷酸脱氨酶缺陷导致的 SCID 是由第 20 号染色体（20q13-ter）上腺苷酸脱氨酶（adenosine deaminase，ADA）基因突变或缺失使 ADA 缺乏所致，为常染色体隐性遗传，占 SCID 的 10% ~ 15%。ADA 使细胞内 ATP 或 dGTP 积聚，抑制 DNA 合成所需的核糖核苷还原酶，影响淋巴细胞生长和发育，所以 ADA 缺陷将导致 T 细胞和 B 细胞数减少。患者淋巴细胞数量于出生时正常；出生后 1 年内淋巴细胞数量则急剧下降。少数患者的 T 细胞数量接近正常，但功能受损，对抗原性刺激不发生增生性应答。临床表现为免疫系统缺陷病的典型特征，还可见耳聋、行为障碍、肋软骨异常和肝毒性等症状。

嘌呤核苷磷酸化酶缺陷导致的 SCID 是由第 14 号染色体上（14q31）嘌呤核苷磷酸化酶（PNP）基因突变或缺失使 PNP 缺乏所致。为常染色体隐性遗传，约占总 SCID 的 4%。PNP 催化次黄嘌呤核苷转变为次黄嘌呤和催化鸟嘌呤核苷转变为鸟嘌呤。PNP 缺陷将导致脱氧鸟嘌呤核苷和三磷酸鸟嘌呤核苷的堆积，这些产物对不成熟的 T 细胞具有毒性作用。

MHC Ⅱ类分子缺陷症又称为裸淋巴细胞综合征，是一种罕见的原发性免疫缺陷病和 SCID，为常染色体隐性遗传。患者的 B 细胞、巨噬细胞和树突状细胞不表达或几乎不表达 HLA-DP、HLA-DQ 或 HLA-DR 分子。即使在 IFN-γ 刺激下，这些细胞也不能表达以上 MHC Ⅱ类分子。MHC Ⅰ类分子和 β2-微球蛋白表达水平正常或略低于正常水平。由于不能表达 MHC Ⅱ类分子，这些细胞不能作为抗原提呈细胞向 CD4$^+$T 细胞提呈抗原。胸腺基质细胞 MHC Ⅱ类分子表达异常，导致 T 细胞阳性选择障碍，影响 CD4$^+$T 细胞的发育成熟。患者表现为迟发型超敏反应和对 TD 抗原的抗体应答缺陷，对病毒的易感性增加。患者多于出生后 1 年内发病，除非进行骨髓移植，否则患者将死于反复感染。

MHC Ⅰ类分子缺陷症为常染色体隐性遗传，某些 MHC Ⅰ类分子缺陷症是由 TAP-1 和 TAP-2 基因突变引起，是一种 SCID。由于 TAP 基因的突变，内源性抗原不能经 TAP 转运至内质网中。未结合抗原肽的 MHC Ⅰ类分子难以表达于细胞表面，致使 CD8$^+$T 细胞介导的细胞免疫应答缺乏，患者常患呼吸道细菌性感染。

当怀疑有 SCID 时，应立即通过免疫学检查来确诊。通常，血清免疫球蛋白低，淋巴细胞计数低，丝裂原刺激增殖反应减弱，需要进行淋巴细胞亚群分析和其他一系列研究以排除 SCID。早期诊断，预防感染和快速骨髓移植对于确保生存至关重要。诊断延迟会导致并发症的发生（例如弥散性巨细胞病毒感染），从而降低了生存机会；骨髓移植可以治愈；基因治疗已在临床试验中取得成功，可能是将来治疗 SCID 最有希望的疗法。

## 二、以抗体缺陷为主的原发性免疫缺陷病

这是一类以抗体生成及抗体功能缺陷为特征的疾病，患者一般有血清 Ig 减少或缺乏，出生后 7~9 月龄开始发病，患儿对肿瘤和自身免疫病易感，对有荚膜的化脓性细菌易感，但对真菌和病毒则不易感。这类疾病包括：①血清 Ig 和 B 细胞显著降低或缺失型。②至少两类血清 Ig 显著降低伴 B 细胞功能正常或降低型。③血清 IgG、IgA 显著降低伴 IgM 正常或升高伴 B 细胞数目正常型。④Ig 同种型缺陷或轻链缺陷伴 B 细胞数目正常型。⑤特异性抗体缺陷伴 Ig 水平正常和 B 细胞数目正常型。⑥婴儿暂时性低丙种球蛋白血症。发病机制为：参与 B 细胞化发育过程的信号分子基因，包括 Btk、TACI、λ5、Igα、Igβ、BLNK、ICOS、CD19、CD81、CD20、CD40、κ 等缺陷，导致 B 细胞停留在分化发育某一阶段，成熟 B 细胞数量减少或功能缺陷，引起抗体生成及功能缺陷。

### （一）X 连锁无丙种球蛋白血症

X 连锁无丙种球蛋白血症（X-linked agammaglobulinemia，XLA）即 Bruton 病，特点是：外周成熟 B 细胞、浆细胞及各类 Ig 显著降低或缺如，但原始 B 细胞和 T 细胞数量及功能正常。多见于出生 6~9 个月男性婴儿，出现反复化脓性细菌感染；注射丙种球蛋白能控制感染，但因无法诱导呼吸道 sIgA 使鼻部、肺部感染极易复发；发病机制是 Btk 基因突变。Btk 分子参与未成熟 B 细胞分化和成熟 B 细胞活化。Btk 基因突变或缺失致酪氨酸激酶合成障碍，B 细胞发育停滞于前 B 细胞状态，导致成熟 B 细胞数日减少甚至缺失。

### （二）普通变异型免疫缺陷病

普通变异型免疫缺陷病（common variable immunodeficiency，CVID）是一种常见的低丙种球蛋白血症，又称成人型或迟发性低丙种球蛋白血症，为一组遗传方式不定、病因不明确、主要影响抗体合成的 PIDD。大多数 CVID 是由于 T 细胞功能异常不能提供有效辅助，导致 B 细胞不能合成抗体和发生类别转换。CVID 的患病率为 2/10 万 ~4/10 万，患者血清总 IgG 水平通常较低（<5mg/mL），IgA 和 IgM 水平可能正常或下降，伴 B 细胞数量正常或降低，但较 XLA 为轻。临床表现多样，通常在儿童期或成人早期发病，成人通常表现为肺部反复细菌感染。CVID 患者自身免疫病的发生率增加，包括血小板减少、溶血性贫血、吸收不良综合征和器官特异性自身免疫病；有肉芽肿形成的趋势，并可能出现淋巴结病或肝脾肿大；CVID 患者发展成恶性肿瘤的风险增加，特别是淋巴瘤；一些病人可能会发展成更典型的心血管疾病。

CVID 的诊断较难。在诊断之前，需要仔细评估临床病史和实验室检查。没有单一

的诊断方法，但是实验室检查应该包括抗体水平（包括总免疫球蛋白、IgG 亚类和疫苗特异性抗体水平）和淋巴细胞亚群的评估，在大多数情况下，至少使用两种疫苗（如破伤风类毒素和肺炎球菌疫苗）在免疫前和免疫后 4 周测量疫苗特异性抗体水平。通常免疫失败，可能是 CD4$^+$T 细胞计数低。与 XLA 不同的是 CVID 没有一个单一的遗传缺陷，但这些患者的 B 细胞不能正常发育为浆细胞，认为 CVID 患者存在 T 细胞调节异常。CVID 患者需要用重组免疫球蛋白治疗。

### （三）高 IgM 综合征

由于免疫球蛋白类别转换机制缺陷，患者血清中缺乏 IgG、IgA 和 IgE，而 IgM 水平呈代偿性升高，有时可能高达 10mg/mL（正常 <3mg/mL），IgG 的血清水平通常 <3mg/mL。外周血中的 B 细胞数量正常，但产生 IgG、IgA 的活化 B 细胞数量较少；外周血及淋巴组织中有大量分泌 IgM 浆细胞；淋巴结无生发中心；血清中含有大量抗中性粒细胞、血小板和红细胞和其他血液成分及抗组织的自身 IgM 抗体。主要临床表现反复感染，尤其是呼吸道感染，比其他类型的免疫球蛋白缺陷病更严重；对隐孢子虫感染的敏感性增加，可能胆管炎和慢性肝功能损害增加；恶性肿瘤，特别是淋巴瘤和一系列自身免疫性疾病的发病率也增加。

大多数的高 IgM 综合征患者呈 X 连锁隐性遗传，故患者多为男性。主要原因是 T 细胞的 CD40L 基因发生突变，导致活化的 T 细胞的 CD40L 表达异常，不能与 B 细胞的 CD40 有效结合而产生对 B 细胞的刺激信号，而使发生免疫球蛋白类别转换障碍，该基因位于 Xq26-27。少数高 IgM 综合征是常染色体隐性遗传，主要脱氨酶基因缺陷所致，该酶与免疫球蛋白类别转换和亲和力成熟有关。静脉注射 Ig 疗法的开始通常导致血清 IgM 和中性粒细胞计数的正常化。儿童期的权威治疗方法是同种异体骨髓移植；对于那些年龄较大慢性肝病患者，考虑进行肝和骨髓联合移植。

目前临床上原发性抗体缺乏症的标准治疗方法是静脉推注免疫球蛋白（IVIg）替代治疗（大多数 IgA 缺乏症患者不需要这种治疗），这种终身治疗在控制感染、提高生活质量和防止终末器官损害方面极为有效。对患者定期测定输注前血清 IgG 水平，并应保持在生理范围内（>8mg/mL），已确诊肺病患者通常需要更高剂量的 IVIg 以维持临床健康。儿童患者必须定期称重，并适当增加 IVIg 剂量，因为在诊断和治疗后，生长期儿童和成人体重通常会显著增加。治疗的最新进展包括 IVIg 与皮下注射制剂的发展，皮下注射免疫球蛋白制剂在年轻的人群中具有特殊的价值。皮下注射需要更高浓度的免疫球蛋白产品，因为较小的体积（如 20mL）更频繁地注射（如每周一次）。除此之外，当呼吸道感染发生时，患者应在药敏指导下，长期（通常为 10 天）使用大剂量抗生素治疗，并鼓励患者定期进行呼吸练习，以帮助排痰，并在已建立的肺损伤患者，应每天进行体位引流。对原发性免疫缺陷患者不建议重复使用 X 线片和计算机断层检查，因为容易导致恶性疟原虫病，因此应避免非必要的辐射照射。

### 三、吞噬细胞数量和（或）功能先天性免疫缺陷病

这类疾病包括中性粒细胞分化缺陷、运动缺陷、呼吸爆发缺陷、对分枝杆菌病的遗

传易感缺陷、单核－巨噬细胞功能异常（IgG Fc 受体缺陷）及其他缺陷。临床表现为化脓性细菌和真菌的反复感染，轻者仅累及皮肤，重者则感染重要器官而危及生命。新发现的相关缺陷基因：p40 phox、gp91 phox、IRF8、TAZ、COH1、C16/f57、GATA2。

## （一）X 连锁慢性肉芽肿病

X 连锁慢性肉芽肿病（X-linked chronic granulomatous disease，CGD）是常见的吞噬细胞功能缺陷性疾病。患者多为 X 连锁遗传，多为男性患者。该病病因是细胞色素 b-β 亚单位（CYBB）基因突变，导致中性粒细胞、单核巨噬细胞缺乏 NADPH 氧化酶，所致的呼吸爆发缺陷引起。当吞噬细胞吞噬病原微生物时，吞噬细胞氧化酶可将氧还原为氧的中间产物（ROIs）发挥杀菌作用。患者因 NADPH 缺乏，吞噬细胞吞噬微生物以后不能生成足量的 ROIs，因此不能有效杀死吞噬的细菌和真菌，被吞噬的微生物在细胞内仍能存活和繁殖，并随吞噬细胞播散到其他组织器官。持续存在的慢性感染可使吞噬细胞在感染局部聚集，对 CD4$^+$T 细胞持续刺激导致肉芽肿形成，患者表现为反复化脓性感染，在淋巴结、肺、脾、肝、骨髓等多种器官内形成化脓性肉芽肿。

诊断取决于嗜中性粒细胞呼吸爆发失败，中性粒细胞功能检测最常用硝基四氮唑蓝（NBT）还原试验，其中正常的中性粒细胞将黄色的 NBT 染料还原为蓝黑色甲臜晶体沉积于细胞内。该测试可能并非在所有情况下都异常，还可使用更灵敏的流式细胞术筛选技术。

治疗的主要使用抗菌药物（通常与复方新诺明一起），IFN-γ 和常规抗生素是脓肿外科治疗的常用辅助手段，但不建议用于预防性使用。如果能够找到合适的供体，在儿童的感染并发症发展之前，同种异体骨髓移植是治疗慢性肉芽肿疾病的新选择。

## （二）孟德尔式易感分枝杆菌病

孟德尔式易感分枝杆菌病（Mendelian susceptibility to mycobacterial disease，MSMD）是一种由 IL-12/IL-23/IFN-γ 及其受体，或信号转导分子缺陷引起的罕见常染色体隐性遗传性综合征，MSMD 患者易受弱毒力分枝杆菌属如卡介苗、非结核分枝杆菌、环境分枝杆菌等感染，对结核分枝杆菌更易感。分枝杆菌为胞内菌，宿主抗胞内菌感染主要依赖细胞免疫应答。DC 和巨噬细胞经由 TLRs 识别分枝杆菌的 PAMP 而被活化，产生 IL-12 和 IL-23 等细胞因子，激活 Th、NK 分泌 IFN-γ、IL-17 和 TNF-α 等细胞因子；IFN-γ 进一步增强巨噬细胞的抗原提呈和杀伤病原体能力，如此形成 IL-12/IL-23/IFN-γ 环路，MSMD 是由于此环路的参与基因 IL-12p40、IL-12Rβ1、IFN-γ 受体、STAT1 等缺陷，导致的吞噬细胞和 T 细胞对胞内菌的杀伤能力减弱甚至消失，因而易发生分枝杆菌等胞内寄生菌感染。婴幼儿可能会发生致死性感染。

可以通过流式细胞术检测细胞表面 IL-12R、IL-23R 和 IFN-γ 受体的表达来诊断；也可以通过淋巴细胞信号转导功能测定来鉴定。从组织学上讲，完全的 IFN-R 缺乏症是不能形成肉芽肿，而部分缺乏与肉芽肿形成有关。

一旦确定诊断，就可以使用抗微生物化学疗法和辅助细胞因子疗法来治疗轻症患者。

### （三）周期性中性粒细胞减少

周期性中性粒细胞减少症（cyclic neutropenia，CN）可能出现在儿童或成年时期，其特征是复发性脓肿，尽管周期性可能有很大差异，但通常以约 3 周为间隔。感染时中性粒细胞计数通常小于 $1 \times 10^9$/L。或者在急性感染过程中，偶然发现中性粒细胞计数低，病因不明。

诊断时中性粒细胞计数应在 4 周的隔日进行测量，并仔细分析是否存在周期性模式。

治疗取决于疾病的严重程度。可在中性粒细胞数量低时预防性使用抗生素。在更严重的情况下，考虑用粒细胞集落刺激因子治疗。

### （四）白细胞黏附缺陷

白细胞黏附缺陷（leukocyte adhesion deficiency，LAD）包括 LAD-1 和 LAD-2 两种类型。

**1. LAD-1** 通常是婴儿期和儿童期的疾病，是一种罕见的常染色体隐性遗传病，发病机制是由黏附分子整合素家族 β2 整合素 LFA-1（CD11a/CD18）、Mac-1（CD11b/CD18）和 P150/P95（CD11c/CD18）的 CD18（β-链）基因突变或缺陷导致患者白细胞 β2 整合素表达低下或缺乏。β2 整合素缺乏可导致白细胞黏附功能缺陷，包括白细胞与内皮细胞黏附、中性粒细胞趋化和吞噬功能缺陷，中性粒细胞、NK 细胞和淋巴细胞介导的细胞毒作用缺陷。患者临床表现以反复细菌或真菌感染和创伤愈合障碍为特点，常见慢性/复发性皮肤溃疡和牙周炎，患者几乎没有脓液形成和相关的外周血中性粒细胞增多。

**2. LAD-2** 是由于岩藻糖转运蛋白基因突变或缺陷而致，临床症状与 LAD-1 相似。中性粒细胞表面的 E-选择素和 P-选择素配体是含有唾液酸化 Lewis X 寡糖的糖蛋白，由于岩藻糖转运蛋白基因缺陷，导致白细胞表面缺乏 E-选择素和 P-选择素配体，影响白细胞与内皮细胞的黏附作用。

通过流式细胞仪检测白细胞表面分子来诊断。治疗首选抗生素，应以抗生素敏感性为指导，根据感染的频率，可能需要预防性治疗。对于严重受累的个体必要时进行骨髓移植。

### 四、补体系统缺陷病

补体缺陷病多为常染色体隐性遗传，由补体固有成分、调节蛋白或补体受体中任一成分缺陷引起。

补体经典途径缺陷，经典途径激活通路的早期成分（C1、C2 和 C4）的缺陷可表现为反复细菌感染或免疫复合物介导的疾病（狼疮样综合征），C2 缺陷患者尤其容易感染肺炎链球菌。C3 缺乏是罕见的，但它与复发的细菌感染有关。

补体替代途径和终末通路缺陷，替代成分（X 连锁）或终末通路成分 C5、C6、C7、C8 和 C9 的缺陷与复发性奈瑟菌（脑膜炎奈瑟菌或淋球菌感染奈瑟菌）有关。

补体受体缺陷包括 CR3（CD11b/CD18）和 CR4（CD11c/CD18）缺陷，是由 CD18（β 链）基因突变或缺失所致，因此补体受体缺陷引起的疾病称为白细胞黏附缺陷症（见吞噬细胞缺陷）。

补体调节蛋白缺陷的后果是补体激活失控，导致补体固有成分过度消耗。某些调节蛋白缺陷的临床表现与补体固有成分的缺陷相似，如 I 因子和 H 因子缺陷的患者也表现为抗感染能力低下和发生免疫复合物病的倾向性增加，而有些调节蛋白缺陷则表现某些特有的症状和体征，如 C1INH 缺陷所致的遗传性血管神经性水肿和 CD59 缺陷引起的阵发性夜间血红蛋白尿。

## （一）遗传性血管神经性水肿

遗传性血管神经性水肿（hereditary angioneurotic edema，HAE）是 C1 抑制物（C1INH）缺陷引起，是一种常染色体显性遗传性疾病。这种补体调节蛋白缺乏引起 C2 裂解失控，C2b 产生过多，导致血管通透性增高。临床表现为周期性的皮肤黏膜水肿，以及由此引起的腹痛、腹泻、呕吐，若水肿发生于喉头可导致窒息死亡。

C1INH 是丝氨酸蛋白酶抑制剂。C1r 和 C1s 在经典途径的识别与阶段被激活后，C1INH 作为 $C1r_2$-$C1s_2$ 的底物被裂解，并与 $C1r_2$-$C1s_2$ 共价结合，导致与 $C1r_2$-$C1s_2$ 与 C1q 解离，从而中止经典途径的激活。C1INH 缺乏使 C1 激活失控，C4 和 C2 被大量降解，生成过量的 C4a 和 C2b。C2b 具有激肽样作用，称为 C2 激肽。同时，C1INH 是Ⅻ因子和激肽释放酶的抑制剂，C1INH 缺乏会使Ⅻ因子和激肽释放酶激活失控，生成大量的缓激肽。C2 激肽和缓激肽都可使血管通透性增加，导致水肿。

HAE 分两型，Ⅰ型 HAE 是基因缺陷，有家族史，可通过检测 C1INH 进行诊断；Ⅱ型 HAE 是基因点突变，没有明显的家族史，能够产生有缺陷的 C1INH，单纯的 C1INH 检测不能诊断，需同时测定血清 C4 浓度才有助于诊断。与其他原发性免疫缺陷一样通常是诊断比较滞后，在诊断前病人会出现症状，通常具有危险性。如儿童反复腹痛（引起肠壁肿胀），30% 未确诊患者死于喉水肿，34% 的患者有不必要的剖腹手术，10% 的患者诊断前有气管插管或气管切开术。

患者血清中 C4 和 C2 较低，但 C3 水平通常是正常的，这是诊断遗传性血管神经性水肿的重要指标。任何血管性水肿患者均应考虑 C3 和 C4 的测定，以帮助区分过敏性和遗传性血管性神经性水肿。

治疗可用雄激素类固醇或抗纤溶药物进行预防性治疗。抗纤溶药物是女性患者的首选药，因为雄激素具有毒副作用。如果发生喉头水肿（例如拔牙后），需要紧急静脉注射 C1 抑制剂浓缩液。在进行任何外科手术之前，也应给予 C1 抑制剂浓缩物。

## （二）阵发性夜间血红蛋白尿

阵发性夜间血红蛋白尿（paroxysmal nocturnal hemoglobinuria，PNH）的发病机制是

编码糖基磷脂酰肌醇（glycosyl phosphatidylinositol，GPI）的基因 pig-α 翻译后修饰缺陷。补体调节成分衰变加速因子（DAF/CD55）和膜反应性溶解抑制物（MIRL/CD59）是补体溶细胞效应的抑制因子，它们通过 GPI 锚定在细胞膜上。由于 GPI 合成障碍，患者红细胞不能锚定 DAF 和 MRL 而发生补体介导的溶血。临床表现为慢性溶血性贫血、全血细胞减少和静脉血栓形成，晨尿出现血红蛋白。

### 五、已经定义明确的免疫缺陷病

这类疾病包括 Wiskott-Aldrich 综合征（Wiskott-Aldrich syndrome，WAS）、DNA 修复缺陷病等 9 种疾病。除 WAS 和角化不良素基因（DKC1）突变引起的 Hoyeraal-Hreidarsson 综合征为 X 连锁遗传外，其余均为常染色体遗传。可引起该类疾病的突变基因有 WASP、ATM、NBSI、PMS2、RMRP、SATA3、SP110、DKC1、IKAROS 等。

#### （一）Wiskott-Aldrich 综合征

WAS 是伴湿疹和血小板减少的免疫缺陷病，为 X 连锁遗传，发病多见于男性婴儿。发病机制是 X 染色体编码 WAS 蛋白的（Wiskott-Aldrich syndrome protein，WASP）基因在 Xp11.22 处的突变。患病初期，免疫功能缺陷主要表现为对多糖抗原的抗体应答低下，临床表现为反复的细菌感染、血小板减少和皮肤湿疹。随着年龄的增长，淋巴细胞数减少及功能障碍，细胞免疫缺陷加剧，可伴发自身免疫病和恶性肿瘤。同时存在血小板减少、湿疹、反复感染三联症者占 27%。WASP 表达于胸腺和脾淋巴细胞和血小板，作用是与小分子 G 蛋白 Cdc42 结合，调节细胞骨架的重排。WASP 的另一作用是与接头蛋白（如 Grb2）结合，调控细胞内的信号转导。所以，WASP 对淋巴细胞和血小板的发育具有关键性作用。WASP 基因缺陷时，将导致淋巴细胞和血小板发育障碍和免疫细胞间相互作用受阻，使患者细胞和体液免疫应答能力下降或缺陷。另外，WAS 患者的 CD43 编码基因也缺陷，导致患者淋巴细胞、巨噬细胞、中性粒细胞和血小板的 CD43 表达水平降低。患者的免疫缺陷可能是轻度的，疾病初期不容易发现，儿童时期的湿疹最常见。因此，血小板减少症的发现通常是诊断的基本线索。这些患者需要仔细的临床和实验室评估以建立最佳治疗方案，对男性患儿提供早期的骨髓移植治疗，以减少长期并发症的风险并延长预期寿命。

#### （二）毛细血管扩张共济失调综合征

毛细血管扩张共济失调综合征（ataxia telangectasia，ATS）是一种进行性神经和免疫疾病，常染色体隐性遗传病，并在儿童早期表现为神经系统异常，包括小脑性共济失调，眼球震颤和动眼功能减退。毛细血管扩张常见于面部皮肤、结膜和耳垂，是一种进行性综合性免疫缺陷，其免疫学特征是可变的。患者最终发展出淋巴样白血病/淋巴瘤，这与进行性综合免疫缺陷综合征是常见的死亡原因。基本病变 DNA 修复缺陷，导致放射敏感性增加。研究发现 7 号和 14 号染色体断裂、倒位和易位，通常见于 TCR 基因和免疫球蛋白重链基因所在位置；调控 DNA 修复的基因位于第 11 号染色体，编码的蛋白与磷脂酰肌醇 3-激酶有关，在 DNA 修复中发挥作用。患者表现为 T 细胞数目和功能下降，迟发型超敏反应减弱，恶性肿瘤发生率增高；血清 $IgA$、$IgG_2$ 和 $IgG_4$ 减少或缺乏，体液免疫应答能力下降。因此，对这些患者进行仔细持续的免疫学评估至关重要，治疗方法取决于免疫缺陷的程度，通常儿童患者后期才需要静脉注射 Ig。

### 六、免疫失调性免疫缺陷病

免疫失调性免疫缺陷病包括免疫缺陷伴色素减退、家族性嗜血淋巴组织细胞增多（familial hephagocytic lymphohistiocytosis，FHL）综合征、X 连锁淋巴组织增生综合征（X-linked lymphoproliferaive，XLP）及自身免疫综合征四种疾病。除 SH2D1A、XIAP 基因突变引起的 XLP 和 Foxp3 基因突变引起的自身免疫综合征为 X 连锁遗传外，其余均为常染色体遗传。

免疫系统通过不同机制使经抗原活化的已经发生偏移的克隆库或 TCR/BCR 受体库回复到稳定状态。即抗原被清除后，机体通过 Fas/FasL 途径、TNF-α 信号转导途径诱导 AICD 而控制活化淋巴细胞数量，发挥免疫自稳作用。因此，上述途径中相关基因缺陷都会引起免疫失调性疾病。目前发现，编码 Fas 分子及其下游途径的 TNFRSF6、TN-FSF6、CASP10、CASP8、NRAS 基因突变可引起 XLP。

### 七、固有免疫缺陷病

固有免疫缺陷病包括无汗性外胚层发育不良伴免疫缺陷（anhidrotic ectodermal dysplasia with immunodeficiency，EDA-ID）、IL-1 受体相关激酶 4（L1 receptor associated kinase 4，IRAK4）缺陷等多种疾病。

EDA-ID 是一类因 NF-κB 活化关键调节因子（NF-κB essential modulator，NEMO）基因突变导致的发育缺陷病综合征。患者多为男性，表现为少汗或无汗、对热的耐受性差、毛发稀疏、无牙或少牙、反复发生化脓性细菌感染。NF-κB 在静息状态下以无活性形式存在，上游信号刺激诱导 NF-κB 抑制蛋白（IκB）发生磷酸化，促进 NF-κB 蛋白二聚体形成并进入胞核，激活并参与基因转录。NEMO 是调节 NF-κB 功能的关键因子，当发生错义突变后，IκB 不能发生磷酸化，NF-κB 及其相关信号通路活化受阻，进而引起经典型 EDA-ID。

（杨琬芳）

## 第三节　获得性免疫缺陷病

获得性免疫缺陷病指由于其他疾病或某些理化因素所致免疫功能障碍。导致继发性免疫缺陷的常见因素如下。

**1. 外科手术及创伤**　如脾切除、胸腺切除、扁桃体切除、阑尾切除等外科手术及创伤、烧伤、麻醉、放射性损伤等，导致体内免疫细胞和免疫器官受损。淋巴组织对射线敏感，X 射线照射可致淋巴组织萎缩、外周淋巴细胞数减少及 T 细胞功能显著抑制等，患者免疫功能低下可持续多年。

**2. 免疫抑制剂**　长期使用糖皮质固醇类药物、烷化剂、抗代谢药物、部分抗生素等，可抑制免疫功能并出现免疫缺陷。免疫抑制剂主要用于治疗自身免疫病、移植排斥反应等。长期或大剂量免疫抑制疗法可使免疫功能抑制或缺陷，导致肿瘤和机会感染发病率增加。

**3. 营养不良状态**　若免疫器官发育缺乏充足的营养供应，可影响免疫系统的功能状态。例如，肿瘤恶病质、特殊器官系统功能不全及消耗性疾病，可引起免疫球蛋白或白细胞缺失；慢性肾病、消化系统疾患等可因营养不良而导致免疫功能障碍。不同营养成分缺失所致免疫系统损伤其情况各异，例如：维生素 A、维生素 $B_6$、维生素 $B_{12}$、叶酸缺乏可降低 T、B 细胞功能；维生素 $B_1$、维生素 $B_2$ 缺乏对 B 细胞功能有明显影响；锌、铁及硒缺乏对 T 细胞功能影响较大；维生素 $B_{12}$、维生素 $B_6$、铁、铜缺乏抑制中性粒细胞和巨噬细胞功能。

**4. 感染**　是导致免疫功能低下的常见原因。病毒、细菌、真菌及原虫等感染可导致机体免疫防御功能下降、病情迁延并易合并其他病原体感染。例如，先天性风疹综合征常伴 T 细胞、B 细胞缺陷；HIV 感染引发 AIDS 等。

**5. 肿瘤**　肿瘤患者体内环境为免疫负调节占优势，且由于肿瘤恶性生长消耗营养物质、食欲下降导致营养摄入不全及抗肿瘤治疗所致毒副作用，均可导致机体免疫功能缺陷；免疫系统肿瘤如霍奇金淋巴瘤、淋巴肉瘤、急慢性白血病、骨髓瘤等可直接导致淋巴细胞增殖及功能紊乱。

**6. 其他**　免疫缺陷病可继发于其他多种疾病，例如：①染色体异常、酶缺乏、血红蛋白病等遗传性疾病。②糖尿病等自身免疫病、库欣综合征等内分泌疾病、慢性炎症、大面积烧伤等全身性疾病。③组织细胞增生症、肉样瘤等浸润性和血液系统疾病。④酒精性肝硬化、肝肾功能不全性疾病等。

## 一、获得性免疫缺陷综合征

获得性免疫缺陷综合征（acquired immunodeficiency syndrome，AIDS）亦称艾滋病，是由人类免疫缺陷病毒（human immunodeficiency virus，HIV）引起的慢性传染病。本病主要经性接触、血液及母婴传播。HIV 主要侵犯、破坏 $CD4^+T$ 淋巴细胞，导致机体免疫细胞功能受损、缺陷，并发各种严重机会性感染和肿瘤。具有传播迅速、发病缓慢、病死率高的特点。本病归属于中医学"疫毒""虚劳""瘰疬"等范畴。

### （一）免疫学发病机制

AIDS 的病因是感染 HIV。HIV 具有独特的生命周期，主要通过体液交流而传播。患者主要特征表现为 $CD4^+T$ 细胞减少，同时伴反复机会感染，恶性肿瘤及中枢神经系统退行性病变。HIV 致病的免疫学机制如下。

**1. HIV 侵入 $CD4^+$ 靶细胞**　CD4 是 HIV 糖蛋白的特异性受体。因此，HIV 主要感染 $CD4^+T$ 细胞，也能感染巨噬细胞、DC、B 细胞、脑小胶质细胞及 EB 病毒转化的 B 淋巴母细胞系等。HIV 外膜蛋白 gpl20 的第 4 恒定区与 CD4 的 MHC Ⅱ类分子结合，引起 gpl20 构型改变，在其第 3 可变区（V3）发生蛋白分解，并通过细胞表面融合受体（fusion receptor）与跨膜蛋白 gp41 融合，使 gp41 暴露。由于 gp41 疏水性较强，其一端插入靶细胞胞膜中，使病毒包膜与靶细胞膜融合，病毒核心即可进入靶细胞。参与 HIV 侵入不同靶细胞的辅助受体各异，侵入 CD4$^+$T 细胞依赖后者表面趋化因子受体 CXCR4；侵入 CD4$^+$巨噬细胞依赖 CCR5。

**2. HIV 损伤 CD4$^+$宿主细胞**

（1）HIV 胞内复制损伤 CD4$^+$宿主细胞 ①大量 HIV 细胞在细胞内复制，成熟病毒颗粒以芽生方式从细胞释出，导致胞膜损伤和通透性增高，引起渗透性裂解而致细胞死亡。②感染细胞胞质内积聚大量非整合性病毒 DNA、分散不均匀的 mRNA 和病毒核心抗原，干扰宿主细胞的正常代谢，抑制蛋白质合成与表达，影响细胞功能与生存。③感染细胞表明表达的 gpl20 与未感染细胞表面 CD4 结合，导致细胞融合形成多核巨细胞，后者寿命明显缩短。

（2）特异性 CTL 杀伤 HIV 感染细胞 ①HIV 感染后，机体免疫应答启动，产生特异性 CD8$^+$CTL，后者可针对 HIV 感染的宿主细胞产生细胞毒效应。②HIVgp120 与 CD4 结合诱生特异性 CD4$^+$CTL，后者胞毒作用受 MHC Ⅱ类分子限制，并能通过旁观杀伤效应杀伤已感染和未感染的 CD4$^+$T 细胞。

（3）HIV 诱导 T 细胞凋亡 ①可溶性 HIVgp20 或被 HIV 感染的 DC 表面 gpl20 可与 T 细胞表面 CD4 交联，通过激活钙通道而使胞内 Ca$^{2+}$浓度增高，导致细胞凋亡。②gpl20 可与未感染 HIV 的 T 细胞表面 CD4 结合，介导旁邻 CD4$^+$T 细胞凋亡。③HIVgpl20 与 CD4 交联，可促进感染细胞表达 Fas 抗原，诱导靶细胞凋亡。④HIV 基因编码的 Tat 蛋白等可提高 HIV 感染细胞对 Fas 途径致凋亡作用的敏感性。⑤HIV 感染增强细胞因子 IL-4、IL-10 等分泌，可促进活化的 Th1 细胞凋亡。

（4）HIV 抗体的细胞毒效应 机体产生抗 gpl20 抗体，通过 ADCC 或激活补体而破坏 HIV 感染的宿主细胞。

（5）HIV 导致靶细胞功能障碍 ①HIV 抑制细胞膜磷脂合成，从而影响细胞膜功能。②HIV 抑制靶细胞 IL-2 分泌，IL-2 受体表达降低，对各种抗原刺激的应答能力减弱。③HIV 诱导感染细胞产生细胞毒性细胞因子，抑制正常细胞生长因子功能。④HIV 感染单核吞噬细胞可损伤其趋化、黏附和杀伤能力，同时减少细胞表面 MHC Ⅱ类分子表达，使其抗原提呈能力下降。

**3. HIV 感染导致机体免疫功能紊乱**

（1）gpl20 干扰 T 细胞识别抗原 HIV gpl20 与 CD4 结合，从而阻断 CD4 的共受体作用，从而干扰 HIV 抗原特异性 CD4$^+$T 细胞应答。

（2）gpl20 诱导自身免疫应答 ①HIV gpl20 和 MHC Ⅱ类分子均可与 CD4 分子结合，提示二者可能感染存在共同抗原表位，故抗 HIVgpl20 抗体可能与 MHC Ⅱ类分子发生交叉反应。②HIV gpl20 与 IL-2 有同源性，故抗 HIV gpl20 抗体也可能与 IL-2 发生交叉反应。上述针对宿主自身抗原的交叉反应均可抑制免疫功能并破坏免疫细胞。另外，

HIV 某些组分具有超抗原性质，可致多克隆 B 细胞激活，并产生多种自身抗体。

（3）HIV 超抗原（SAg）组分的致病 HIV 基因编码产物具有 SAg 样作用，作为 T 细胞的强活化剂，使表达某些型别 TCR Vβ 链的 CD4⁺T 细胞过度激活，最终导致细胞无反应性或细胞死亡，也可增强 T 细胞对 HIV 感染的易感性；SAg 可激活多克隆 B 细胞，由于 B 细胞功能紊乱和缺乏 Th 细胞辅助，降低体液免疫功能。

（4）HIV 的 Vif 因子抑制 T 细胞信号转导 APOBEC3G（即 CEM-15）属胞嘧啶脱氨酶家族成员，可催化病毒 cDNA 复制中间体的脱氧胞嘧啶脱氨基转变为脱氧尿苷，具有胞内抗病毒作用。HIV 的 Vif 因子（属病毒感染因子）可与胞内 APOBEC3G 结合，使之快速降解和清除，从而抑制 T 细胞信号转导通路，导致 HIV 感染持续存在。

（5）HIV 诱导免疫抑制 HIV 感染可致机体免疫系统持续活化，导致免疫耗竭并发展为免疫缺陷，可表现为 HIV 感染患者 CD4⁺ 和 CD8⁺T 细胞寿命仅为正常 T 细胞的 1/3；HIV 感染者体内 CD8⁺T 细胞的端粒长度显著降低，增殖能力下降；HIV 感染者体内终末期分化细胞比例增加。上述变化类似于正常的细胞衰老过程。

（6）继发损害 HIV 损伤其他免疫细胞，如 HIV 感染损伤骨髓造血干细胞，导致外周 CD4⁺T 细胞极度降低；Mφ 被 HIV 感染而又不易被 HIV 杀死，使其成为 HIV 的庇护所，HIV 可随 Mφ 游走至全身许多组织细胞，造成多脏器损害；HIV 可诱导巨噬细胞分泌大量 IL-1 和 TNF-α，导致患者长期低热，并引起恶病质；淋巴结和脾脏的 DC 通过 FcR 结合病毒-抗体复合物，成为 HIV 的储存场所，并持续感染 Mφ 和 CD4⁺T 细胞。

**4. HIV 的免疫逃逸**

（1）DC 的作用 DC 表面 DC-SIGN（dentritic cell specific intracellular-adhesion-molecule grabbing noninte-grin, DC-SIGN）属于 HIV 受体，可特异性、高亲和力与 gpl20 结合，完整地包裹病毒颗粒，使之免于失活和被吞噬，并通过直接或间接途径将 HIV 颗粒传递给 CD4⁺T 细胞，从而提高病毒感染率并有效保持病毒的传染性。

（2）潜伏感染 HIV 感染细胞后可进入潜伏状态，宿主细胞表面不表达 HIV 蛋白，有利于逃避机体免疫系统识别和攻击；HIV 的 Nef 蛋白可下调细胞表面 CD4 和 MHC 分子表达，干扰 CTL 对感染细胞的识别；HIV 包膜蛋白能通过糖基化和特殊构象而逃避特异性抗体与之结合。

## （二）中医病因病机

根据艾滋病的发病过程和临床特征，可归属中医学"疫毒""虚劳""瘰病"等范畴。人体受"疫毒"之邪以致脏腑气血功能失常，化生乏源，导致气血阴阳虚衰或后期虚实夹杂的转变，日久则病证复杂，病情恶化。"疫毒"之邪最易克伐正气，加重脏腑虚损，脏腑气血亏虚，功能失调，则导致病理产物形成。本病表现及病情复杂，外感疫毒，脏腑虚损是病机的关键。晚期，正气亏耗，多见"虚劳"的表现。正如《素问·刺法论》所云："五疫之至，皆相染易，无问大小，病状相似"，均因为"正气存内，邪不可干"，而"邪之所凑，其气必虚"。

## （三）临床特征

HIV 感染宿主后，病毒基因可整合于宿主细胞基因组，或以非整合形式存在于感染细胞内，其特征为潜伏期长、病程发展缓慢。HIV 在胞内主要呈潜伏感染，当宿主细胞被细菌、病毒、丝裂原激活后，病毒即进行复制。

HIV 急性感染多表现为单核细胞增多样综合征，血清可检出抗 HIV 抗体。临床症状多发生于感染后 2~6 周，表现为发热、肌肉痛、关节痛、头痛、腹泻、咽痛和淋巴结肿大等。典型艾滋病期临床表现为机会性感染、肿瘤和神经系统异常。

某些实验室指标，如 $CD4^+T$ 细胞数量下降、红细胞数降低、红细胞沉降率增加、β2-微球蛋白增高、HIV 抗原阳性或抗原效价持续增高等，均提示疾病发展且预后不良。

## （四）治疗

### 1. 西医治疗

（1）高效抗逆转录病毒治疗　抗逆转录病毒药物治疗是针对病原体的特异治疗。HIV 主要入侵 $CD4^+T$ 细胞和单核-巨噬细胞，在宿主细胞内多种活性分子参与下而大量复制，使 $CD4^+T$ 细胞数量剧减且功能受损，导致严重免疫缺陷。据此设计的治疗方案包括，阻断或抑制 HIV 对胞内成分的利用；给予 IL-2、IL-12，抑制促炎细胞因子产生，扩增 $CD4^+$ 和 $CD8^+T$ 细胞；应用高效抗逆转录病毒治疗（highly active anti-retroviral therapy，HAART），通过终止病毒感染所致免疫缺陷并一定程度促进免疫功能重建，可明显改善 HIV 感染者预后，降低机会性感染率和早期死亡率；应用治疗型疫苗，增强机体抗 HIV 应答，减少抗病毒药物用量。

在有效的 HIV 疫苗研制成功之前，人类所拥有的抗 AIDS 的最好武器是抗逆转录病毒药物。这些药物使 20 世纪 90 年代后期发达国家中 AIDS 的进展速度得到控制，与 AIDS 有关的死亡下降的原因之一。目前获得批准的，作用于病毒传播多必需的蛋白的抗逆转录病毒药物包括，蛋白酶抑制剂、核苷类逆转录酶抑制剂、非核苷类逆转录酶抑制剂、融合抑制剂等。从技术层面，这些类型的抑制剂中任何一种对病毒复制的一直都可以较少 HIV 的复制周期数，降低患者的病毒载量。由于 HIV 的遗传性逃避倾向，每次只用一种抗病毒药物可筛选出对该药物有抗性的 HIV 毒株，再次逐步升级对免疫系统的攻击。因此，临床上常采用 HAART。这种药物治疗方法是以来自两种不同类型的 3 种或 3 种以上抗病毒药物的组合为特点的一种治疗方法，又称"鸡尾酒"疗法。例如，逆转录酶抑制剂可以与蛋白酶抑制剂和融合抑制剂组合。除可抑制病毒复制外，这种多药疗法极大减少了病毒产生同时耐受鸡尾酒疗法中所有药物的机会。病人的免疫系统得到了一定恢复时间，HIV 特异性 T 细胞应答及抗其他病原体的应答至少可以得到一定的恢复。在患者严格遵从医嘱的前提下，HAART 疗法已经在延长 HIV 感染患者生命方面取得一定的成功。

（2）免疫重建　通过抗病毒治疗及其他医疗手段，HIV 感染者受损的免疫功能恢复或接近正常称为免疫重建，这是 HIV 治疗的重要目标之一。

（3）治疗机会性感染及肿瘤 针对具体出现的机会性感染或肿瘤制定具体方案进行治疗。

（4）对症治疗 加强营养支持，有条件辅以心理治疗。

**2. 中医治疗** 采用辨证辨病相结合的原则辨证论治，可配合针灸疗法，心理疗法等。

（1）急性期 多表现为疫毒（侵袭）证。

临床表现：发热微恶风寒，或有畏寒，咽红肿痛，口微渴，头痛身痛，乏力，或见皮疹，瘰疬结节。舌质红，苔薄白或薄黄，脉浮数。

治法：清热解毒，凉血泻火。

方药：清瘟败毒散加减。药用石膏、生地黄、水牛角、黄连、栀子、桔梗、黄芩、知母、赤芍、连翘、玄参、甘草、牡丹皮、竹叶。

（2）无症状期

1）气虚证

临床表现：倦怠乏力，神疲懒言，头晕目眩，面色无华，心悸，自汗。舌质稍淡或正常，脉或虚或正常。

治法：益气健脾。

方药：四君子汤。药用人参、茯苓、白术、甘草。

2）气阴两虚证

临床表现：神疲乏力，气短懒言，自汗盗汗，动则加剧，或伴口干咽燥，五心烦热，身体消瘦；或见干咳少痰，或见腰膝酸软。舌体瘦，舌质淡，苔少，脉虚细数无力。

治法：益气养阴，扶正固本。

方药：生脉散加减。药用西洋参、黄芪、麦冬、五味子、山药、女贞子、墨旱莲。

3）湿热壅滞证

临床表现：头昏沉如裹，身体困重，胸闷脘痞，口黏不渴，纳呆，便溏不爽，妇女可见带下黏稠味臭。舌质红，苔厚腻，或黄腻，或黄白相间，脉濡数或滑数。

治法：清热化湿，通利化浊。

方药：三仁汤或藿朴夏苓汤加减。药用杏仁、豆蔻、薏苡仁、滑石、通草、淡竹叶、半夏、厚朴、藿香、茯苓、猪苓、泽泻、淡豆豉。

4）痰瘀互结证

临床表现：局部肿块刺痛，或肢体麻木，胸闷痰多，或痰中带紫暗血块。舌紫暗或有斑点，苔腻，脉弦涩。

治法：化痰祛瘀。

方药：二陈汤合桃红四物汤加减。药用半夏、陈皮、桃仁、红花、川芎、芍药、当归、地黄。

5）气虚血瘀证

临床表现：神疲倦怠，气短乏力，疼痛如刺，痛处不移，面色暗黑，肌肤甲错。舌质淡紫，或有紫斑，脉涩。

治法：益气活血。

方药：四君子汤合补阳还五汤加减。药用黄芪、当归、赤芍、川芎、地龙、桃仁、红花、生地黄。

（3）AIDS期

1）气血两虚证

临床表现：头晕目眩，头痛隐隐，心悸失眠，遇劳加重，自汗，少气懒言，面色淡白或萎黄，唇甲色淡，心悸失眠，神疲乏力。舌质淡，苔薄白，脉沉细而弱。

治法：气血双补。

方药：八珍汤加减。药用党参、白术、茯苓、当归、白芍、川芎、熟地黄、升麻、菊花、蔓荆子、甘草。

2）痰湿瘀滞证

临床表现：咳喘咯痰胸闷；脘痞不舒，纳呆恶心，呕吐痰涎，头晕目眩；神昏癫狂，喉中痰鸣；肢体麻木肿硬，半身不遂，痰核乳癖，喉中有异物感。舌质淡紫或有斑点，苔白腻或黄腻，脉滑或弦涩等。

治法：燥湿化痰，调畅气血。

方药：二陈平胃散合血府逐瘀汤加减。药用法半夏、陈皮、茯苓、苍术、厚朴、川芎、桃仁、红花、赤芍。

3）阴竭阳脱证

临床表现：发热或高热持续不退，神志恍惚，无汗或有汗热不解，口唇干焦，虚羸少气，四肢不温，淡漠呆滞，不思饮食，便秘或溏泻。舌质红或暗淡，常见瘀斑，舌体瘦无神，苔焦黄或腐腻或少苔或剥落，多有裂纹舌，脉细弱或脉微欲绝。

治法：益气固脱，温阳救逆，清热生津。

方药：独参汤合竹叶石膏汤合附子汤加减。药用人参、石膏、天冬、淡竹叶、半夏、知母、附子、茯苓、白术、白芍、山茱萸、甘草。

**3. 中西医结合治疗思路与方法**　艾滋病具有传播迅速、发病缓慢、病死率高的特点。西医抗反转录病毒治疗是针对病原体的特异治疗，目标是最大限度地抑制病毒复制，重建或维持免疫功能。艾滋病的中医治则以早发现、早治疗为主，均不离解毒通络。急性期尽快解表透邪外出；无症状期扶正祛邪，治以培补元气、祛湿解毒；艾滋病期补益脾肾为主，兼顾祛邪。

（五）预防

该病的预防尤为重要。

**1. 管理传染源**　本病是《中华人民共和国传染病防治法》管理的乙类传染病。发现HIV感染者应尽快向当地疾病预防控制中心（CDC）报告。高危人群普查HIV感染有助于发现传染源。隔离治疗患者，随访无症状HIV感染者。加强国境检疫。

**2. 切断传播途径**　加强艾滋病防治知识宣传教育。高危人群用避孕套，规范防治性病。严格筛查血液及血制品，用一次性注射器。严格消毒患者用过的医疗器械，对职业暴露采取及时干预。对 HIV 感染的孕妇采用产科干预加抗病毒药物干预及人工喂养措施阻断母婴传播。注意个人卫生，不共用牙具、剃须刀等。

3. 保护易感人群　理论上，接种 HIV 疫苗是预防 HIV 感染的最有效方法。

（1）HIV 疫苗研制的主要策略　HIV 疫苗研究已经历了四个阶段。第一代候选疫苗、以单一蛋白亚单位疫苗为主，以诱导中和抗体为主要目标；第二代候选疫苗，利用活载体（如痘苗病毒、腺病毒或其他类似病毒）或裸露 DNA 编码不同 HIV 基因，诱导机体产生细胞免疫应答；第三代疫苗，基于 HIV 调控性的非结构蛋白（如 Tat、Nef）设计；第四代疫苗设计更加注重抗原改造和载体的为复制性，以诱导更强的体液和细胞免疫反应。

目前已尝试的 HIV 疫苗，包括以下 6 类。

1）减毒活疫苗：减毒活疫苗由病毒的活病毒组成，无致病性，但能感染细胞并在体内复制。减毒的活病毒其结构与野毒株病毒最接近，接种途径也与自然感染途径相同，能通过多次复制而自我表达，以诱导强有力、持续的抗体和细胞应答，故其刺激机体产生保护性免疫的作用强于其他种类疫苗。但 HIV 减毒活疫苗具有传播感染的潜在危险，可能导致 1% ~10% 的疫苗接种者发生艾滋病，目前仅开展实验室研究。

2）重组亚单位疫苗：是利用 HIV 的单一蛋白（尤其是 gpl20）制成的疫苗。但由于 HIV 与细胞表面病毒受体的结合极为复杂，此类疫苗既未能引发特异性 CTL 应答，也不能产生抗 HIV 毒株的中和抗体难以保护人体免受感染。但作为 HIV 疫苗的第一次大样本人体试验，为后续的疫苗设计和临床试验提供了宝贵经验。

3）HIV 病毒样颗粒（virus like particle，VLP）：不完整的部分 HIV DNA 感染细胞后，所产生的病毒蛋白自身可组装成颗粒样结构。动物试验显示，HIV 的 VLP 具有很强的免疫原性，可诱导机体产生强体液免疫应答及一定程度免疫应答，并具有良好安全性。因此，VLP 作为 HIV 的候选疫苗而受到关注。另外，表达膜糖蛋白 gp120 分子的VLP 也能诱导中和抗体和特异性 CTL 产生。

4）活载体疫苗：此类疫苗病毒对减毒病原体，如牛痘苗、卡介苗、脊髓灰质炎疫苗及腺病毒、禽痘病毒等进行改造后作为载体，将编码 HIV 重要抗原的基因插入其内并导入人体进行表达。在载体复制期间，所表达的 HIV 抗原表位能诱导特异性抗 HIV 应答。此类疫苗可在体内以天然方式合成和加工抗原，具有良好免疫原性，能诱导较强的适应性免疫应答。

5）DNA 疫苗：即核酸疫苗，即将 HIV 的基因结构的一部分与细菌正常质粒 DNA连接，导入宿主细胞使之表达相应蛋白，诱导机体产生抗 HIV 的保护性应答。与传统疫苗相比，DNA 疫苗易制备、可塑性大、生产工艺简单、成本低廉，尤其是可在宿主细胞以天然方式合成、加工并提呈疫苗抗原，有利于产生中和抗体。同时，质粒载体含非甲基化 CpG，可诱导强的细胞免疫应答。

6）联合免疫：理想的 HIV 疫苗应能同时刺激产生广谱中和抗体和特异性 CTL。因此，多种不同疫苗混合应用可能具有更好的效果，已采取的策略包括 DNA 初免 - 活病毒载体加强的疫苗、活病毒载体初免 – 加强的疫苗等。

（2）HIV 疫苗研究现状　目前，HIV 疫苗研制工作面临诸多困境。负责对疫苗产生应答的免疫细胞被大量破坏，已成为 HIV 疫苗发展的巨大障碍。另外，还有诸多因素构成疫苗开发障碍。

1）HIV 本身的生物学特征：HIV 病毒突变频率高、复制快，两种主要亚型基因序列差异超过 25%，每个亚种又可根据基因序列差异而区分为 10 余种不同亚型。突变的、能逃避机体免疫系统识别的病毒颗粒具有增殖优势，导致 CTL 及中和抗体能特异性识别的表位序列发生变异，造成 HIV 持续性感染。

2）实验模型：迄今尚无可靠的 HIV 感染动物模型用于预测疫苗对人体的安全性和有效性。灵长类动物作为慢病毒感染和病毒疫苗开发的动物模型对探讨 HIV 致病的免疫机制提供了有用信息，但数量有限，且最终仍有赖于人类临床试验。

3）临床试验：风险过大，不能像其他疫苗那样使用活病毒，以免造成更多的人感染。

（3）HIV 疫苗研究展望　由于 HIV 的生物学特性及其致病的免疫学机制尚未完全阐明，使艾滋病疫苗研究面临空前困难。参照其他病毒疫苗的研制策略，难以达到对 HIV 疫苗免疫原性的要求。已开展的 HIV 疫苗临床试验研究，仍对今后设计新疫苗的策略提供了有益启示，探寻能诱生广谱中和抗体的疫苗研制新策略，例如使埋藏于 HIV 膜蛋白内部（可诱生中和抗体）的肽段暴露出来；为针对病毒变异而致的免疫逃避，设计以诱导细胞免疫为主的疫苗；研制含两种或更多种 HIV 亚型抗原的多型疫苗；国际范围内进行候选疫苗临床试验，并建立正确评价疫苗效果的科学体系；深入开展 HIV 分子病毒学研究及全面的 HIV 流行病学调查，阐明 HIV 精细结构、免疫原性、激发保护性应答的抗原表位、病毒逃避免疫监督、HIV 流行毒株分型等；优化筛选 HIV 抗原表位的有效方法，借助非人类灵长类动物模型阐明机体针对 HIV 感染的免疫保护机制。

AIDS 流行成为威胁人类生存的重大公共卫生问题，研制 HIV 疫苗是对医学（基础医学和临床医学）和整个生命科学的巨大挑战。HIV 疫苗研制成功不仅直接有助于阻断 AIDS 流行，更重大的意义在于深入阐明病毒免疫学本质，为有效防治病毒性感染和其他传染性疾病提供新策略。

## 二、免疫系统增生性疾病

免疫增生病（immunoproliferative disease）指免疫细胞分化发育中出现失控性增生及恶性变，包括良性增生和恶性增生两类，以后者较多见。

恶性免疫增生病的外因为病毒感染、照射、化学致癌物质等，内因为遗传因素、内分泌或免疫功能紊乱。免疫细胞恶性增生不但引起局部组织侵袭性损伤及全身性疾病，且由于增生的异常细胞绝对数量极大且分泌产物极多，导致正常免疫功能发生障碍。

免疫细胞恶性增生可发生于细胞分化的不同阶段，常见人恶性免疫增生病有淋巴细胞恶性增生病、浆细胞恶性增生病、感染性单核细胞增多症等。

（刘琪）

# 第八章 移植免疫 ▷▷▷▷

　　移植（transplantation）指用异体或自体正常细胞、组织、器官置换病变的或功能缺损的细胞、组织、器官以维持和重建机体生理功能，已成为治疗多种终末期疾病的有效手段。被移植的健康器官、组织或细胞称为移植物（transplant/graft），提供移植物的个体称为供体（donor），而接受移植物的个体称为受者（recipient）或宿主（host）。

　　器官移植最早来源于神话故事和传说，满足了人们关于器官移植的幻想，但是异体器官移植必须具备的技术和物质条件，在科学技术落后的年代并不具备。进入现代后，科学家们尝试了很多器官移植，无一例外都失败了。直到梅达沃（Peter B. Medawar）博士在实验室做了小鼠异体皮肤移植实验，他发现自体的皮肤移植可以完全愈合，而异体的移植物会发生排斥反应。针对这一发现进行了大量的动物实验，使得人们对移植有了基本的了解，发现移植物具有抗原性，激活了受体的免疫反应。斯内尔（George D. Snell）发现了遗传因素对个体间移植器官的存活状况，提出了主要组织相容性复合体（MHC）H-2 的存在，进而奠定了移植免疫及免疫遗传的基础。

　　目前，人们利用基因敲除技术建立了多种免疫缺陷动物模型，这些动物表现为一种或多种免疫系统组成成分缺陷。由于免疫能力低下，目前几乎所有类型的人类肿瘤均已在免疫缺陷动物体内建立了各种移植模型，为恶性肿瘤的治疗作出了巨大的贡献。此外，免疫缺陷动物也被广泛用于组织工程与干细胞研究，比如"人形耳""人软骨"等裸鼠模型，在很大程度上解决了器官移植来源不足的情况。

## 第一节　同种异体移植排斥反应发生机制

　　根据移植物来源及其遗传背景可将移植分为四个基本类型：①自体移植（autograft），指移植物取自受者并用于受者自身，不会引发排斥反应的移植，如烧伤患者自身健康皮肤在烧伤创面的移植。②同种同基因移植（isograft），也称同系移植（syngeneic transplantation），指遗传背景完全相同的单卵双生子或遗传背景几乎完全相同的同系动物间的移植，一般不会发生排斥反应。③同种异型移植（allograft），也称为同种异基因移植，指同一种属内遗传背景不同个体间的移植，一般都会发生不同程度的移植排斥反应。④异种移植（xenograft），是指不同种属个体间的移植，易产生强烈移植排斥反应。其中同种异型移植是临床最常见的移植类型，也是移植免疫学研究的重点所在。

### 一、同种异体移植分类

　　同种异体移植可按照移植物的器官种类分类，最常见的有皮肤、肾、心脏、脾脏、骨髓、肝脏、肺脏、胰腺和角膜等器官移植，其中皮肤移植的分子机制研究最为透彻。

## 二、中医对同种异体移植免疫学认识

器官移植在中医学体系里无相关理论阐述的重要原因在于中西医自然观、方法论的本质差异。中医学体系建立在"元气论"的基础上，采用"象思维"模式，决定了中医学重整体、强调辨证的基本特征；而西方医学体系建立在原子论、还原论的基础上，决定了西医学重视局部、强调解剖的基本特征。因中医所认识的生理、病理并非建立在解剖结构上，所以不可能把本来不属于解剖结构的生理、病理套用到以解剖结构为基础的理论上去。在以往中医临床实践过程中，往往将供体器官视为自身器官，但因患者本身脏腑气血阴阳失调的体质，以及移植术后应用免疫抑制剂所致的不良反应，产生了一系列特殊的病机特点。所以，从中医重视功能的角度分析，根据临床证候学特点，应将移入的器官与正常器官在功能差异上进行对比，可能会对相关理论的创新有所指导。

器官移植作为一种医疗手段，可以成为探究中医藏象、经络理论与实体器官相关性的有力工具。有观点认为，从经络理论入手可以探讨器官移植后人体的生理病理改变；也有报道通过自体干细胞移植技术反向探讨"心肾相交"的关系，以及通过排斥反应研究肺与大肠相表里的生理病理机制。随着现代科学的不断发展及对相关问题研究的不断深入，特别是复杂性科学对中医的研究日趋兴起，为中医理论体系的创新注入新活力，而中医理论体系的创新反过来也将有力促进现代医学的发展。

## 三、同种异体移植排斥反应相关抗原

### (一) 主要组织相容性抗原

**1. 概述**　组织相容性是指不同的个体间进行组织或器官移植时，供体和受体双方相互接受的程度。若移植物被接受的程度好，则移植成功，否则移植物将被受者排斥。每种哺乳动物都有单独的基因座。编码最强移植抗原的基因座是 MHC。与移植相关的MHC 分子被分成两类，对人类而言，MHC Ⅰ类分子包括 HLA-A、HLA-B、HLA-C，而MHC Ⅱ类分子是 HLA-DR、HLA-DQ、HLA-DP。这两类分子的整体结构相似，主要的差异位于它们的多肽结合沟，Ⅱ类分子的肽结合沟顶部更宽敞。

**2. MHC 分子的作用**

(1) 参与内源性抗原的处理　内源性抗原与 MHC 分子结合并表达于细胞表面，才能被 T 细胞识别，这些与 MHC Ⅰ类分子结合的多肽来自胞内蛋白，这些蛋白由黏附于胞液中的蛋白酶通过蛋白水解作用裂解成小片段，再转运入内质网里，在此处与 MHCⅠ类分子结合，多肽与 MHC Ⅰ类分子结合的途径称内源性途径。相比之下，MHC Ⅱ类分子结合的抗原，其肽链较长，在来源上是属外源性的，可来自红细胞或淋巴细胞。其大部分来源于细胞膜和细胞外蛋白，是通过拥有 MHC Ⅱ类分子的细胞通过吞噬或吞饮作用获得的，Ⅱ类分子载运抗原的途径称为外源性途径。

(2) 约束免疫细胞间的相互作用　在 MHC Ⅰ类不相容的同种器官移植中，CD8[+]

细胞毒 T 细胞易被激活，作用突出；而在 MHC Ⅱ类不相容的移植或综合性 MHC Ⅰ、Ⅱ类不相容的移植中，CD4⁺细胞和淋巴因子激活的非特异性效应细胞具有突出作用。CD8⁺的 T 细胞受 MHC Ⅰ类限制机制的约束，其 TCR 与移植物表面的 MHC Ⅰ类分子 – 抗原复合物结合形成 TCR-MHC Ⅰ-多肽复合物导致细胞毒作用。

（3）参与对免疫应答的遗传控制　在人类的 HLA Ⅱ区存在免疫应答基因，控制机体对特定抗原是否产生应答及这种应答的强弱；而且Ⅱ类基因区还存在所谓免疫应答抑制基因，具有对免疫应答的抑制调节功能。

（4）参与免疫调节　MHC 分子可参与抗原提呈并制约免疫细胞间的相互作用。

（5）移植抗原的识别和免疫应答　MHC Ⅰ类、Ⅱ类分子均会参与 T 淋巴细胞在胸腺中的阳性选择和阴性选择，只有经过与 MHC 有关的选择，T 细胞才能分化为能与外来抗原发生反应的 CD4⁺或 CD8⁺的单阳性细胞，随后经血循环进入外周淋巴器官中定居。

## （二）次要组织相容性抗原

既往研究认为同种异体器官移植发生排斥反应取决于个体间的 MHC 抗原是否相符，然而大量实验及临床病例发现即使个体间的 MHC 完全相配，也会发生排斥反应，但这种排斥反应的强度和速度都较轻。这表明个体间还存着其他抗原参与了排斥反应，这类抗原被称为次要组织相容性抗原。T 细胞对次要组织相容性抗原的特异性反应类似于对病毒的反应，也具有 MHC 限制性，Ⅰ类分子的多肽长度 8~10 个氨基酸。结合于Ⅱ类分子的多肽较长，彼此首尾衔接。

## （三）其他相容性抗原

1. ABO 抗原系统　血型物质 A 和 B 在人类移植中的作用已经确定。ABO 在组织中分布广泛，几乎所有组织的血管内皮中均有。ABO 抗原在血管内皮细胞内是一种重要的移植抗原，可影响移植的临床过程，所以移植时必须合理组合。如 A 型给非 A 型，B 型给非 B 型，这些 ABO 血型不相容的组合常会引起术后不可逆急性血管排斥，导致移植失败。

2. 组织特异性抗原　组织特异性抗原是指特异性地表达于某一器官、组织、细胞上的抗原，是独立于 MHC、ABO 抗原系统之外的另一种抗原系统。组织特异性抗原广泛分布于全身的所有组织中，具有多态性，如内皮细胞上的特异性抗原、肾特异性抗原、肝脏特异性抗原、胰腺特异性抗原、心脏特异性抗原、骨髓特异性抗原和皮肤特异性抗原等。

# 第二节　移植排斥反应类型

异体同种移植排斥反应包括细胞免疫反应和体液免疫反应。细胞免疫主要由抗原提呈细胞和 T 细胞介导，而体液免疫由抗体介导。

## 一、移植排斥反应机制

### (一) 细胞介导的排斥反应

因移植物的组织相容性抗原与受者不符而刺激受者免疫系统发生排斥反应。由于移植物的细胞构成不同，触发的免疫反应也会有所差异。已知抗原提呈细胞和 T 淋巴细胞在其中起了主要作用，去除抗原提呈细胞和 T 细胞或抑制它们的功能均能使移植物的存活时间延长。然而，对于这些免疫细胞识别和排斥异体同种移植物的确切机制还有争议。

**1. 抗原提呈细胞作用** 同种异体移植后，在受者的淋巴结和脾脏检测到大量的供者抗原提呈细胞，这些细胞不仅能提呈供体的 MHC 抗原及其联结的蛋白多肽，还能提供多种供者的抗原蛋白，后者可以由受体的抗原提呈细胞加工处理后提呈。随着时间的延续，供体来源的抗原提呈细胞逐渐减少、消失，最终由受体的抗原提呈细胞取代，并把与受体 MHC 分子联结的供体蛋白多肽提呈给淋巴细胞，进而引起严重的排斥反应。

**2. T 细胞的作用** T 细胞是介导移植排斥反应的关键细胞，如胸腺被敲除的裸鼠由于缺乏功能性 T 细胞，就不会出现移植排斥反应；同样，成年大鼠或小鼠经胸腺切除术后也不会出现排斥反应。但如对上述动物注射同系正常动物的 T 细胞，均能重塑排斥移植物的能力。目前研究认为，对移植物的排斥反应需要 T 细胞各亚群共同完成，如 Th 和 CTL 细胞通过对同种异型抗原的直接识别和间接识别共同完成排斥反应。

(1) 直接识别 (direct recognition) 指供者 APC 将其表面的 MHC 分子或抗原肽-MHC 分子复合物直接提呈给受者 T 细胞，供其识别并产生特异性免疫应答引发早期急性排斥反应的一种识别方式。

(2) 间接识别 (indirect recognition) 指移植物表面的分子或脱落细胞被受者抗原提呈细胞摄取、加工和处理，以抗原肽 – 受者 MHC Ⅱ类分子复合物的形式提呈给受者 $CD4^+$ T 细胞，使之活化，引起排斥反应，主要参与急性排斥反应中、晚期和慢性排斥反应。

### (二) 抗体介导的排斥反应

**1. 抗血液成分抗体** 与人类移植有关的抗原主要有 ABO 血型抗原系统。ABO 血型抗原是红细胞膜表面的糖蛋白，且在人体器官组织血管内皮的细胞表面也可能有血型抗原的存在。如果受者血清中有与供者血型抗原相应的抗体即可导致移植物的功能丧失。因此移植时，要求供受者血型相同或相容，以减少排斥反应。ABO 血型不合发生的排斥反应的机理可能与 ABO 同种血凝素有关。

**2. 抗 HLA 抗体** 人类与移植有关的另一主要抗原为 HLA 抗原系统。HLA 广泛分布在各个组织的有核细胞膜上，不同组织所含的抗原量不同，以外周血白细胞、脾细胞所含抗原数量最多，其次是心、肺、肝、肾等。因此，在 ABO 血型相同或相容的供受者之间，由于受者体内存在抗供者淋巴细胞抗体，移植物术后仍会发生超急性排斥反应，造成移植物功能丧失。因此，抗供者抗体的检测也是术后排斥反应的一种监测方法。

## 二、宿主抗移植反应

宿主抗移植物反应（host versus graft reaction，HVGR）是指在实质性器官移植中，受者体内致敏的免疫效应细胞和抗体对移植物进行攻击，所导致的移植排斥反应。根据排斥反应发生的时间、强度和病理学特点，将其分为超急性排斥反应，急性排斥反应和慢性排斥反应。

### （一）超急性排斥反应

超急性排斥反应（hyperacute rejection，HAR）是指移植物在血液循环恢复后数分钟至 24 小时内发生的，主要由抗体介导的排斥反应。当移植器官再灌注时立即观察到移植物颜色由正常迅速转变为斑点状或暗红色，并且出现肿胀，随后血流量减少，移植物功能丧失。发生的机制主要是由于供受者血型不符，或由于受者体内预先存在抗供者抗体。受者体内有抗供者抗体的原因可由于长期血液透析，反复输血，多次妊娠或以前接受过异体移植或某些病毒、细菌感染等致敏而形成。当此受者再次接触相应抗原时，就会发生体液免疫反应，同时激活补体系统，释放多种活性物质，促使血管内凝血及血栓形成，造成组织缺血和广泛梗死，移植物功能完全丧失。

### （二）急性排斥反应

急性排斥反应（acute rejection，AR）是同种异体移植后最常见的排斥反应，多发生在移植后数天至数周。当移植物血管与受者血液接通后，移植物内的抗原提呈细胞携带同种异体抗原迁移至受者外周淋巴组织，促进 CD4+T 细胞分化为 T 辅助细胞，辅助 CD8+CTL 活化，增殖分化为效应 T 细胞。此外，CD8+T 细胞还可以直接识别同种异型 MHC Ⅰ类分子而激活。活化的 T 细胞在趋化因子的作用下，迁移至移植物发挥免疫效应。CD8+T 细胞直接杀伤移植物细胞，而 CD4+T 细胞则通过分泌炎性因子介导移植物局部炎性级联反应，促进和扩大排斥反应，造成组织损伤。

急性排斥反应以细胞免疫为主，但实际上抗体和补体系统也参与其中。在急性排斥反应的后期，抗体与移植物血管内皮细胞结合及补体激活，使得受累器官的血管内皮细胞发生功能改变，血管内皮的屏障作用丧失并伴随中性粒细胞、单核细胞和血小板的沉积，加重组织损伤和破坏。

### （三）慢性排斥反应

慢性排斥反应（chronic rejection，CR）机制复杂，机制尚不清楚，多发生于移植术数周、数月甚至数年，病程较缓慢，成为影响移植物长期存活的主要障碍。现认为其发生的根本原因是免疫反应，细胞免疫和体液免疫反应均通过不同机制参与慢性排斥反应，主要包括 T 细胞和巨噬细胞介导的迟发型超敏反应，B 细胞活化后产生的抗体和补体激活后引起的血管内皮损伤等。

### 三、移植物抗宿主反应

移植物抗宿主反应（graft versus host reaction，GVHR）是由移植物中淋巴细胞（主要是 T 细胞）识别宿主抗原而活化、增殖分化，直接或间接攻击受者靶组织而发生的一种排斥反应。这种反应会给受者造成严重后果，导致移植失败。GVHR 常见于骨髓、胸腺、小肠、肝和脾等器官移植和输血等。移植物抗宿主病（graft versus host disease，GVHD）是异体骨髓移植的主要并发症之一，其发生率较高（40%~60%），累及多种器官且病情较重，是影响骨髓移植成功的首要因素。异体骨髓移植时，由于供受者之间存在 HLA 差异，会同时发生宿主抗移植物反应和 GVHR，目前临床采用免疫抑制剂可以抑制宿主抗移植反应，但植入的骨髓携带的大量免疫细胞，可识别受者细胞上的组织抗原，并发生免疫攻击，从而发生 GVHR。因此，骨髓供受者之间 HLA 相合程度对 GVHR 的发生至关重要。GVHR 一旦发生，一般难以逆转，会导致移植失败，严重时会威胁受者生命。

（王青）

# 第三节　移植排斥反应的防治原则

器官移植术成败在很大程度上取决于移植排斥反应的防治，移植排斥反应防治的基本原则是严格选择供者、抑制受者免疫应答、诱导移植耐受及加强移植后的免疫监测。

### 一、供者选择

供受者间组织相容性是选择合适供者的主要依据。大量临床资料已证明，器官移植成败主要取决于供、受者间的组织相容性。因此，术前须进行系列检测，以尽可能选择较理想的供者。移植受者需接受广泛的免疫学评估，主要是为了避免有抗体介导的超急性排斥风险。免疫评估包括以下 4 个部分。

#### （一）ABO 血型配对

ABO 抗原属主要组织相容性抗原，其不仅表达于红细胞表面，也可表达于多种器官的组织细胞表面。若供受者间 ABO 血型不符，存在于受者体内、针对异型 ABO 抗原的特异性 IgM 抗体可介导超急性排斥反应。因此，移植术受者须常规进行 ABO 血型配对。用于确定患者是否会形成循环毒性抗 ABO 抗体，不相容血型的移植可能导致体液介导的超急性排斥。

#### （二）HLA 分型

所有移植受体进行组织分型，以确定 HLA Ⅰ类和Ⅱ类基因座位；供体也进行 HLA

分型，供体和受体之间的不相容性程度由在每个 HLA 基因座位不匹配的抗原数量决定。活体肾移植中，尽可能选择 HLA 型别相符的供者，有助于减缓同种排斥反应。造血干细胞移植中，HLA 型别全相合是避免 GVHR 发生的关键。

### （三）血清筛查抗 HLA 表型的抗体

首先要筛选预存抗体。某些移植术受者此前因妊娠、输血或曾进行器官移植，其体内可能产生针对同种异型 HLA 抗原的特异性预存抗体，后者可介导超急性或急性血管性排斥反应。因此，须对受者筛选预存抗体，筛选所有候选移植物以确定对 HLA 抗原的体液敏感程度。将器官移植到对供体 HLA Ⅰ类抗原敏感的受体体内，会使受体面临超急性抗体介导的排斥反应的高风险。

### （四）交叉匹配

交叉配型是一种体外检测方法，用于确定潜在的移植受体是否已经针对器官供体的抗原形成了抗 HLA Ⅰ类抗体，该项免疫测试在移植前进行的，移植前必须获得阴性交叉配型。

## 二、移植物和受者的预处理

### （一）移植物预处理

实质脏器移植时，尽可能清除移植物中过路细胞有助于减轻或防止 HVGR 发生。同种骨髓移植中，为预防可能出现的 GVHR，可对骨髓移植物进行预处理，其原理是基于清除骨髓移植物中 T 细胞。但应用去除 T 细胞的异基因骨髓进行移植，可能发生的 GVHR 效应也随之消失，导致白血病复发率增高，从而影响患者的预后。

### （二）受者预处理

实质脏器移植中，供、受者间 ABO 血型物质不符可能导致强的移植排斥反应。某些情况下，为逾越 ABO 屏障而进行实质脏器移植，有必要对受者进行预处理。其方法为：术前给受者输注供者特异性血小板；借助血浆置换术去除受者体内天然抗 A 或抗 B 凝集素；受者脾切除；免疫抑制疗法等。

## 三、移植后的免疫监测

临床上，移植后的免疫监测极为重要。对排斥反应进行早期诊断和鉴别诊断，及时采取防治措施具有重要指导意义。

目前已建立多种免疫监测实验方法，但需结合多项指标及临床表现进行综合分析。临床上常用的免疫学检测指标包括：①淋巴细胞亚群百分比和功能测定。②免疫分子水平测定（如血清中细胞因子、抗体、补体、可溶性 HLA 分子水平，细胞表面黏附分子、细胞因子受体表达水平等）。上述指标均有一定参考价值，但都存在特异性不强、灵敏度不高等问题。临床上亟待建立一套能指导临床器官移植的免疫学监测方法。

### 四、抑制受者的免疫应答

抑制受者的免疫应答是防治排斥反应的主要手段，同种移植术后一般均发生排斥反应，故临床移植术成败在很大程度上有赖于免疫抑制药的合理应用，后者已成为防治排斥反应的主要手段和常规方法。应用免疫抑制药是迄今临床防治移植排斥的主要策略。临床常用的抑制受者免疫应答的方法如下。

#### （一）免疫抑制剂

**1. 糖皮质激素**　具有抗炎作用，可抑制活化巨噬细胞、降低 MHC 分子表达、逆转 IFN-γ 的炎症因子效应。

**2. 真菌性大环内酯类**　主要包括环孢素 A、他克莫司（tacrolimus）和西罗莫司（sirolimus）等，这些药物是钙调神经磷酸酶抑制剂；主要通过干扰 T 细胞信号转导而发挥抑制作用，通过竞争性结合 T 细胞信号通路中相应分子而抑制 T 细胞激活。两种药物都有肾毒性，CsA 更容易引起多毛症、牙龈肥大、高血压和高脂血症；他克莫司比 CsA 更易引起神经毒性、脱发和移植后糖尿病。西罗莫司常见的不良反应有白细胞减少症、血小板减少症、贫血、高胆固醇血症和高甘油三酯血症，它还与黏膜炎，伤口愈合延迟，淋巴囊肿形成、肺炎和移植物功能延迟有关。

**3. 抗增殖剂**　硫唑嘌呤、霉酚酸酯（MMF）、环磷酰胺、来氟米特等，抗增殖剂能够抑制 DNA 复制，并抑制 B 细胞和 T 细胞增殖。MMF 的不良反应有恶心、腹泻、白细胞减少症和血小板减少症，有时会有侵入性 CMV 感染。

**4. 抗体**　FDA 批准了两种作为 IL-2 受体拮抗剂的抗体，巴西利昔单抗（basiliximab）和达齐珠单抗（daclizumab）用于肾脏移植诱导。已批准将抗淋巴细胞球蛋白，如单克隆抗体（抗-CD3）和多克隆抗体（马或兔来源的抗胸腺细胞球蛋白）用于排斥反应的治疗。抗体与淋巴细胞表面抗原相互作用，消耗循环胸腺来源的淋巴细胞，并干扰细胞和体液介导的免疫反应。淋巴细胞耗竭也可通过补体依赖性溶解或通过调理作用和随后的巨噬细胞吞噬作用发生。最初通常会出现如发热、寒战、血小板减少、白细胞减少和头痛等不良反应。

贝拉西普（Belatacept）是一种融合蛋白，由与 CTLA-4 胞外结构域和人 IgG1 的 Fc 片段连接而成，通过共刺激阻断选择性抑制 T 细胞活化。已经被 FDA 批准与皮质类固醇、免疫抑制剂巴西利昔单抗和霉酚酸酯预防成人肾移植急性排斥反应。Belatacept 也与移植后淋巴增生性疾病的高风险相关。对于未暴露于 EBV 的移植患者，移植后淋巴增生性疾病的风险较高，未感染 EBV 的移植患者在移植后被感染，则很难对病毒产生有效的免疫反应。

上述药物可单独使用，通常需高剂量，从而对机体产生毒副作用。由于不同药物可分别干扰排斥反应的不同环节，故联合应用可能彼此协同，且可降低每种药物剂量，减少毒副作用。

## （二）清除预存抗体

主要用于预防超急性排斥反应。其具体方法是在移植前进行血浆置换，可除去受者血液内预存的特异性抗体，以防止超急性排斥反应。

## （三）其他免疫抑制方法

临床应用脾切除、放射照射移植物或受者淋巴结、血浆淋巴细胞置换等技术防治排斥反应，均取得一定疗效。在骨髓移植中，为使受者完全丧失对骨髓移植物的免疫应答能力，术前常使用大剂量放射线照射或化学药物，以摧毁患者自身的造血组织。

## 五、中医治疗

器官移植后患者的临床表现取决于供者和受者自身的免疫状态，另外免疫抑制剂的使用可能造成不良影响和远期并发症。某些中草药如雷公藤、冬虫夏草等可用于器官移植后排斥反应的治疗。研究发现以多糖、苷、生物碱和黄酮为基础的中药成分，具有双向免疫调节作用，如人参、枸杞子、鹿茸、冬虫夏草、灵芝、香菇、当归、黄芪等所含有的多糖；人参、三七、柴胡、白芍、大豆中的苷类和雷公藤多苷；苦参碱、长春新碱、钩吻碱、粉防己碱等生物碱。补肾活血方中槲皮素与淫羊藿苷的浓度达到100mg/L时，可明显抑制由脂多糖刺激的小鼠巨噬细胞内 TNF-α 和 IL-6 的表达，通过降低小鼠体内细胞因子的水平调节免疫功能，且槲皮素与淫羊藿苷的抑制能力随着药物浓度增加而提高。

研究发现中药不仅可用于自身免疫性疾病、超敏反应和移植排斥反应等免疫性疾病的治疗，还可用于肿瘤疾病的治疗。但目前对中药双向免疫调节的认识尚不够全面，中药对免疫功能双向调节的研究多限于动物实验。因此，今后有必要进行大样本的病例观察试验来验证中药免疫调节的疗效，为中药免疫双向调节提供更多的理论和临床证据。

不同患者脏腑功能差异，接受移植后临床症状和证型不全相同，如肾脏移植后的常见并发症有感染、恶性肿瘤等；骨髓移植后的常见并发症有感染、移植物抗宿主反应（如发热、脾肿大、腹泻、气短）等。中医诊治的核心是辨证论治，通过四诊收集患者相关疾病信息，给予相应的诊治。

总之，任何免疫抑制药物的使用都需要平衡移植器官风险和药物毒性，目的是在适当的水平抑制免疫和预防感染、癌症和代谢并发症在内的长期风险。目前，已开发出针对 B7-1（CD80）和 B7-2（CD86）的单克隆抗体，可阻断 T 细胞 CD28 的激活和增殖反应；依库丽单抗（eculizumab）可用于延长肾移植患者移植肾的存活时间；针对补体 C5a 成分的人源化单克隆抗体已在临床试验中得到了证实，可以最大限度地减少缺血－再灌注损伤；NK 细胞的失活或耗竭的策略有可能改善移植器官的长期存活，成为未来研究的方向。

（杨琬芳）

# 第九章 肿瘤免疫 ▷▷▷▷

肿瘤免疫（tumor immunology）是研究肿瘤抗原、机体抗肿瘤免疫应答及肿瘤的免疫逃逸、肿瘤的免疫诊断和免疫防治。肿瘤是严重危害人类健康的重大疾病，免疫系统与肿瘤的发生具有十分密切的关系。一方面，免疫系统能通过多种免疫效应机制杀伤或清除肿瘤细胞；另一方面，肿瘤细胞也能通过多种免疫逃逸机制抵抗或逃避免疫系统对肿瘤细胞的杀伤或清除。因此，肿瘤细胞如何通过表达肿瘤抗原诱导免疫系统产生针对肿瘤细胞的免疫反应，以及肿瘤细胞如何实现免疫逃逸，是肿瘤免疫研究的关键。基于对肿瘤免疫效应和免疫逃逸机制的认识，人类还可对肿瘤进行免疫诊断和免疫防治。

近年来，随着肿瘤免疫学研究的深入，以免疫检查点抑制剂为代表的免疫治疗已在多种实体瘤中取得了良好的临床疗效。但是，肿瘤免疫治疗仍然面临许多挑战。

## 第一节 概 述

细胞癌变过程中于基因突变或正常静止基因被激活而产生的新抗原（neoantigen），称之为肿瘤抗原（tumor antigen）。此类抗原物质在细胞内被降解所形成的某些短肽可在内质网中与 MHC Ⅰ类分子结合，表达于细胞表面，成为被 CD8[+] CTL 识别的肿瘤特异抗原，从而引起机体的抗肿瘤固有免疫效应和适应性免疫效应。此外，某些细胞恶变后，可使正常情况下处于隐蔽状态的抗原表位暴露，成为肿瘤抗原。

### 一、肿瘤抗原

#### （一）肿瘤抗原的分类

**1. 根据肿瘤抗原的特异性分类**

（1）肿瘤特异性抗原（tumor-specific antigen，TSA）　是指仅存在于某种肿瘤细胞表面而不存在于正常细胞的新抗原。20 世纪 50 年代通过近交系小鼠间肿瘤移植，发现存在此类抗原，亦称肿瘤特异性移植抗原（tumor specific transplatation antigen，TSTA）或肿瘤排斥抗原（tumor rejection antigen，TRA）。1992 年在人黑色素瘤细胞表而首次鉴定出具有明确分子结构的 TSA，它是静止基因激活的产物，含 9 个氨基酸，可与 HLA-A Ⅰ 分子共表达于某些黑色素瘤细胞表面，称为 MAGE-1。TSA 只能被 CD8[+] CTL 识别，是诱发 T 细胞应答的主要肿瘤抗原。

（2）肿瘤相关抗原（tumor-associated antigen，TAA）　指某些肿瘤细胞表面的糖蛋白或糖脂，其在正常细胞仅微量表达，但在肿瘤细胞表达明显升高（如胚胎抗原）。此类抗原一般可被 B 细胞识别并产生相应抗体。

**2. 根据肿瘤抗原产生的机制分类**

（1）*化学或物理因素诱发的肿瘤抗原* 此类肿瘤抗原特点是特异性高而免疫原性较弱，常表现出明显个体独特性。例如，用同一化学致癌剂或同一物理因素（如紫外线、X 射线等）诱发肿瘤，在不同宿主体内，甚至在同一宿主不同部位，所诱发的肿瘤其免疫原性各异。因此，针对单一化学致癌物所诱发的不同组织类型肿瘤，难以研制出具有广谱疗效的单一抗癌疫苗。由于人类很少暴露于上述强烈化学、物理刺激的环境中，故多数人肿瘤抗原不属此类抗原。

（2）*病毒诱发的肿瘤抗原* 病毒诱发的肿瘤中，前病毒基因整合至宿主细胞基因组中，病毒基因编码的蛋白以病毒肽-MHC Ⅰ类分子复合物形式表达于肿瘤细胞表面，诱导机体产生特异性抗瘤免疫应答。同一种病毒所诱发的肿瘤，不管其组织来源或动物种属，均表达相同 TSA，即无种属及组织特异性，可引起交叉反应。但是，由不同 DNA 或 RNA 肿瘤病毒诱生的肿瘤抗原，其分子结构和生物学特性各异，即具有病毒特异性。病毒所诱生 TSA 其诱导宿主产生的应答一般仅针对肿瘤细胞，而对宿主正常组织细胞无作用。

（3）*自发肿瘤抗原* 指某些无明确诱发因素的肿瘤抗原，多数人类肿瘤抗原属于此类，如体细胞突变所产生的独特型表位、黑色素瘤相关抗原、肿瘤 – 睾丸相关抗原（CT 抗原）等。自发肿瘤抗原包括 TAA 和 TSA。

（4）*胚胎抗原（fetal antigen）* 指胚胎发育期由胚胎组织产生的正常成分。其在胚胎后期表达下降，出生后逐渐消失或仅存留极微量。细胞恶变时，此类抗原可重新合成。胚胎抗原可分为两类：①分泌性抗原。由肿瘤细胞产生和释放，如肝细胞癌表达的甲胎蛋白（alpha-fetoprotein，AFP）。②肿瘤细胞膜相关抗原。其疏松地结合于细胞膜表面，易脱落，如结肠癌细胞表达的癌胚抗原（carcinoembryonic antigen，CEA）、胚胎硫糖蛋白抗原（fetal sulphoglycoprotein antigen，FSA）及神经外胚层衍生的癌胚抗原等。一般情况下，宿主对胚胎抗原已产生耐受，故不对其产生免疫应答。胚胎抗原对异种动物具有强免疫原性，可借此制备抗体，用于检测血清 AFP 和 CEA 水平。

## （二）肿瘤抗原的免疫原性

尽管某些肿瘤细胞表达肿瘤抗原，但是大多数肿瘤细胞的免疫原性比较弱，难以诱导机体产生针对这些抗原的特异性免疫应答。AFP 和 CEA 是研究最为深入的两种胚胎抗原，因曾在胚胎期出现，宿主对之已形成免疫耐受，很难引起宿主免疫系统对其发生免疫应答。通过氨基酸突变以改构 CEA 可以提高 CEA 的免疫原性，如将改构的 CEA 与高效免疫佐剂合用，可诱导出较强的抗肿瘤免疫应答。

## （三）肿瘤特异性抗原的筛选和鉴定

严格意义上来说，肿瘤抗原是肿瘤免疫的物质基础，其不仅在肿瘤发生发展及诱机体抗肿瘤免疫效应中起关键作用，亦可作为肿宿免疫诊断和免疫治疗的靶分子。但是，由于肿瘤病因不明，肿瘤细胞恶变机制尚不清楚，肿瘤抗原免疫原性较弱等原因，肿瘤特异性抗原的筛选和鉴定一直是限制肿瘤免疫学发展的重要因素。目前该领域取得如下进展。

**1. 建立抗原特异性 CTL 克隆发现 TSA**  已报道体外制备人黑色素瘤特异性 CTL 克隆，应用其杀伤转染人黑色素瘤 cDNA 文库并表达 MHC I 类分子的靶细胞，已筛选出 CTL 识别的人黑色素瘤特异性抗原（如 MAGE 等）。借助此原理，目前已从不同肿瘤患者体内扩增出多种抗原特异性 CTL 克隆，并据此发现多种人类肿瘤抗原。

**2. 应用肿瘤患者血清在重组 cDNA 表达文库中筛选肿瘤抗原**  近年来建立的重组表达 cDNA 克隆的血清学分析技术，是肿瘤抗原研究领域的重大进展。其原理为建立肿瘤细胞 cDNA 的噬菌体文库，将噬菌体克隆转膜，应用患者血清筛选阳性克隆，通过测序，分析和鉴定肿瘤抗原。借助此技术，迄今已发现 2000 余种肿瘤抗原。以该技术为基础，其后又建立了鉴定肿瘤抗原的噬菌体文库技术、基因差异筛选技术及蛋白质组学技术等。

## 二、机体抗肿瘤的免疫效应

### （一）抗肿瘤的固有免疫效应

**1. NK 细胞**  是机体抗肿瘤的第一道防线，无需抗原致敏即可直接杀伤敏感的肿瘤细胞，且不受 MHC 限制。NK 细胞具有较广抗瘤谱，可杀伤同系同种或异种瘤细胞。对淋巴瘤和白血病细胞尤为有效，在抗新生瘤、已形成肿瘤及转移瘤中均发挥重要作用。但是 NK 细胞对实体瘤作用较弱。

NK 细胞表面调节性受体参与识别肿瘤抗原：①激活型受体。如 NKG2D 可识别人肿瘤细胞表面 MHC I 类分子相关蛋白 A、B（MICA、MICB）等蛋白。②抑制性受体可识别宿主自身 MHC I 类分子。NK 细胞可被肿瘤细胞激活。其机制为多种肿瘤细胞表面 MHC 分子表达下调，影响 NK 细胞表面抑制性受体对相应配体的识别，使激活性受体效应占主导地位，导致 NK 细胞激活并对肿瘤细胞产生杀伤作用。

**2. 巨噬细胞**  在肿瘤免疫中具有双重作用。一方面，巨噬细胞作为专职性 APC 通过提呈肿瘤抗原诱导特异性抗肿瘤免疫应答，活化巨噬细胞可非特异吞噬，或通过 AD-CC 杀伤肿瘤细胞，还可通过分泌 TNF、NO 等细胞毒性因子间接杀伤肿瘤细胞。另一方面，巨噬细胞可被肿瘤细胞分泌的某些因子驯化，成为免疫抑制性肿瘤相关巨噬细胞，能促进肿瘤的发展。

**3. γδT 细胞**  是一种既能杀伤癌细胞、肿瘤干细胞，又能识别癌抗原的免疫细胞。γδT 细胞 TCR 缺乏多样性其可能通过如下机制识别肿瘤抗原：①表达 NKG2D，识别肿瘤细胞表面相应配体。②识别肿瘤细胞表面磷酸化非肽类抗原。③协同 DC 识别肿瘤抗原。

γδT 细胞杀瘤作用的机制为：①γδT 细胞表面 NKG2D 可识别肿瘤细胞表面相应配

体，产生活化信号，通过颗粒酶、穿孔素途径而直接杀伤肿瘤细胞。②γδCT 可识别 HSP70-肿瘤抗原肽复合物而被激活，发挥杀瘤效应。③活化的 γδT 细胞可诱导 DC 成熟。④活化的 γδT 细胞分泌多种细胞因子、发挥杀瘤或抑瘤作用。⑤激活的 γδT 通过表达共刺激分子和产生 IL-12，可激活肿瘤特异性细胞。

**4. NKT 细胞** 是一类特殊的 T 淋巴细胞亚群，可同时表达 NK 细胞和 T 细胞（TCR）的相关受体，与 NK 细胞共享部分表型及功能，是固有免疫的组成细胞，主要参与固有性免疫应答，同时也是适应性免疫应答的参与者和调节者。活化的 NKT 细胞可分泌多种可溶性细胞因子，包括 Th1 和 Th2 型细胞因子，并从正负两个方面调节免疫应答，控制免疫应答的方向和反应水平。NKT 细胞的活化主要有两条途径：①糖脂类抗原激活途径。NKT 细胞可识别由 CD1d 分子递呈的特异性糖脂类分子，如 α-GalCer 可通过 CD1d 分子提呈和 TCR 介导的方式激活 NKT 细胞。②细胞因子激活途径。早期研究认为 NKT 细胞活化只能通过 CD1d 依赖性方式，但后来研究显示病毒感染时可产生大量 IL-12、IL-18 及 IFN-γ 等炎症因子，也可间接诱导 NKT 细胞的活化。大量实验证明，NKT 细胞可通过 Fas/FasL 途径、TNF-α 途径及穿孔素途径发挥直接抗肿瘤作用。NKT 细胞的 Fas/FasL 抗肿瘤途径是通过 NKT 细胞表面的 FasL 与表达 Fas 分子的细胞作用，使细胞发生凋亡，破坏肿瘤细胞。TNF-α 的杀伤作用需要效应细胞与靶细胞长时间接触，以进一步促进穿孔素蛋白活性，从而对大多数肿瘤细胞进行有效的杀伤。Ⅰ型 NKT 细胞和Ⅱ型 NKT 细胞具有不同的作用，Ⅰ型 NKT 细胞具有抗肿瘤作用，而Ⅱ型 NKT 细胞具有抑制肿瘤免疫的作用，二者相互调节可产生新的免疫调控。

**5. 粒细胞** 中性粒细胞与单核－巨噬细胞在功能及效应机制上有许多共同之处。肿瘤周围组织可见大量中性粒细胞集聚及浸润。未经活化的粒细胞抗瘤活性很低，活化的中性粒细胞可通过释放活性氧细胞因子而非特异性杀伤肿瘤细胞。

## （二）抗肿瘤的适应性免疫效应

### 1. T 细胞介导的抗肿瘤作用

（1）CTL 的抗肿瘤作用 CTL 是抗肿瘤免疫的主要效应细胞。凋亡或坏死的肿瘤细胞释放抗原，被 APC 包括 DC 等摄取后加工和提呈给 CD4$^+$T 或 CD8$^+$T 细胞，导致这两类 T 细胞的活化和增殖。当肿瘤细胞高表达共刺激分子时，可直接将抗原提呈给 CD8$^+$T 细胞，刺激其合成 IL-2，增殖分化为对肿瘤细胞具有特异性杀伤作用的 CTL，此途径称为 CD8$^+$T 细胞的直接激活，当肿瘤细胞不表达或低表达共刺激分子时，CD8$^+$T 细胞还需活化的 CD4$^+$Th 的辅助，此为 CD8$^+$T 细胞的间接激活。

CTL 主要通过两条途径对突变细胞或肿瘤细胞进行特异性杀伤，一是穿孔素－颗粒酶途径，二是 Fas-FasL 和 TNF-TNFR 途径或称死亡受体途径。

（2）Th 细胞的抗肿瘤作用 CD4$^+$Th 细胞不仅在 CD$^+$8 CTL 激活中起重要辅助作用，本身也能产生细胞因子和趋化因子间接参与抗肿瘤免疫效应。趋化因子能招募 CTL 和巨噬细胞等到肿瘤局部发挥效应，IFN 可激活巨噬细胞，增强其对肿瘤细胞的吞噬和杀伤作用，TNF 能直接诱导肿瘤细胞凋亡并诱导肿瘤血管坏死等。CD4$^+$Th1 细胞也可直接杀伤肿瘤细胞。

（3）记忆性T细胞的抗肿瘤作用　记忆性T淋巴细胞主要介导再次遇到同种肿瘤抗原时的快速杀伤效应，效应T细胞与肿瘤抗原初次作用后，肿瘤抗原被清除，绝大多数发挥效应的T细胞也走向凋亡，其中仅5%～10%效应细胞存活下来转化为记忆性T细胞。这些抗原特异性T细胞可长期存活，免疫记忆T细胞在表型特征及功能上都存在多样性；其中在抗肿瘤免疫中发挥效应的主要为特异性记忆性CTL。研究表明，影响记忆T细胞形成的因素包括抗原及细胞因子。CD4⁺记忆Th细胞的长期存活依赖于共刺激分子（OX40/OX40L）和IL-7等有效细胞因子的参与，当机体遭遇同种抗原再次攻击时发挥效应。特异性记忆性CTL与初次反应时抗原诱导激活的CD8⁺T细胞数量有关，同时初次激活时相关的细胞因子对记忆性T细胞形成起着非常重要的作用。

除此之外，肿瘤患者外周血T淋巴细胞在预测放化疗疗效，总生存预后等方面均有一定的潜力，需要进一步大样本的临床试验验证。同时，拮抗Treg细胞效应的单克隆抗体正在进行基础实验研究，有望成为肿瘤免疫治疗的又一重大突破。此外，越来越多的研究表明CD8⁺和CD4⁺T细胞对突变新表位的识别与癌症免疫治疗的临床反应之间存在联系，这有待更进一步研究。

**2. B细胞介导的抗肿瘤作用**　B淋巴细胞作为体液免疫系统的重要组成部分，在肿瘤的形成和转移过程中都发挥着尤为关键的作用。在肿瘤组织或癌前病变组织中有大量的T细胞为主的淋巴细胞浸润，其他细胞成分还包括B细胞、DC细胞、NK细胞等。肿瘤浸润性B细胞除了产生特异性抗体发挥体液免疫功能外，还能调节各种免疫细胞，如CD4⁺T细胞、CD8⁺T细胞等，参与肿瘤免疫调节。最近研究表明，肿瘤浸润性B细胞实际上可能是调节性B细胞（Breg）。Breg是一群不同于Treg的淋巴细胞亚群，在自身免疫病中发挥抑制作用。事实上，Breg不仅仅参与自身免疫性疾病的发病，而且与肿瘤的发生、发展及转移等密切相关。

研究表明，Breg通过刺激其表面分子诱导释放调节性细胞因子，各种免疫细胞都可能成为Breg作用的靶细胞，显示Breg在炎症、自身免疫性疾病和肿瘤免疫中的强大调节作用。Breg在肿瘤免疫中的作用可以概括为以下4点：①Breg分泌IL-10调节T细胞分化情况，IL-10在肿瘤局部大量存在，能诱导CD4⁺T细胞进入免疫失能状态。②Breg分泌TGF，其抑制作用主要通过诱导TGF-β受体Ⅱ在膜上的表达，抑制肿瘤抗原相关CD8⁺T细胞增殖。③Breg将静止状态下的CD4⁺T细胞转化成Foxp3⁺Treg，而后者是肿瘤免疫调节的关键细胞。在乳腺癌肺转移的动物模型中研究者发现，肿瘤激活的Breg通过TGF-β途径将静止状态下的CD4⁺T细胞转化成Foxp3⁺Treg，后者促进肿瘤生长。在缺乏Breg情况下，由于Foxp3⁺Treg转化障碍，从而影响乳腺癌肺转移的发生。因此，减少Breg能有效控制肿瘤的转移。④通过与其他免疫细胞相互作用，如Breg通过影响DC细胞的功能，改变肿瘤免疫状况。

B淋巴细胞在肿瘤中发挥着双向调节作用，B淋巴细胞能够通过产生抗肿瘤抗体，分泌多种细胞因子及作为抗原提呈细胞等多种途径正向调控抗肿瘤免疫进程。然而，越来越多的研究证实B淋巴细胞在肿瘤病理状态下亦可发挥免疫抑制性作用，其中以Breg

的调控作用为主。Breg 能够通过分泌多种细胞因子，调控 T 细胞的作用及直接作用于恶性肿瘤细胞等多途径发挥免疫抑制性作用。目前虽然 B 细胞在肿瘤免疫中的研究不如 T 细胞广泛，但目前越来越多研究显示出 B 细胞在这一领域的重要性，而且 B 细胞作为肿瘤免疫治疗的靶细胞已开始应用于临床并显示出其广阔的前景。

（刘杨）

# 第二节 肿瘤免疫逃逸机制

1909 年埃尔利希（Paul Ehrlich）首次提出免疫系统具有识别和杀灭肿瘤的功能。1959 年，通过小鼠肉瘤排斥试验证实了肿瘤细胞上存在特异移植抗原，并可诱导荷瘤机体产生特异性免疫应答。20 世纪 70 年代，免疫监视理论被正式提出，理论认为机体的免疫系统能识别并杀伤癌细胞。到 2002 年，肿瘤免疫编辑理论被首次提出，其分为免疫清除、免疫平衡、免疫逃逸三个阶段，并认为免疫系统发挥免疫监视功能的同时，肿瘤细胞通过修饰自身表面抗原并改变肿瘤微环境来逃避机体的免疫识别与攻击，从而逃避机体免疫监视。深入研究肿瘤免疫逃逸的机制是发展特异、高效的肿瘤免疫疗法的关键，尤其在近 10 年来，肿瘤免疫逃逸机制已成为研究的热点，并取得了较大的进展。

## 一、肿瘤细胞与机体免疫系统的关系

### （一）肿瘤抗原性的变化

肿瘤相关抗原（TAA）的产生是激活 T 细胞的一个重要因素。然而，肿瘤细胞常通过一系列改变（如抗原表达的丢失）抑制 T 细胞的活化，从而躲避机体免疫系统的监视并伺机生长，肿瘤细胞也可以通过内吞抗原或抗原脱落的方式调控自身抗原性。同时，宿主选择性地消除表达肿瘤特异性抗原（TSA）的细胞，某种程度上也促进了肿瘤抗原丢失变异体的产生。另外，肿瘤细胞可像病毒一样发生"抗原漂移"，导致抗原表位突变而改变肿瘤的抗原性，继而逃避 T 细胞介导的攻击。

### （二）MHC 分子表达异常

抗原肽在免疫应答过程中，需要与 MHC 形成复合物，才能被免疫细胞所识别。同样，在肿瘤刺激机体产生免疫应答中，MHC 分子的正常表达至关重要。研究发现在正常体内所有的有核细胞表面均表达 MHC I，但肿瘤常低表达或不表达 MHC 分子，致使肿瘤细胞弱提呈或不能提呈肿瘤抗原，无法诱导 CTL 的活化和杀伤肿瘤。肿瘤 MHC I 类分子类型改变，导致免疫应答刺激信号产生障碍主要涉及 MHC 抗原肽 TCR 三元体结构的形成，其中 MHC I 类分子及 LMP、TAP 等抗原加工提呈相关分子的改变，对肿瘤免疫应答第一信号的产生有直接影响。

利用免疫组化技术得到的结果认为，25% ~75% 的肿瘤细胞有不同形式的 HLA 表型改变，如此大幅度的 HLA 丢失，对以杀伤性 T 淋巴细胞（CTL）为基础的肿瘤免疫十分不利，可能是肿瘤免疫逃逸的主要原因之一。近年来随着杀伤细胞抑制性受体（KIR）研究的深入，有关肿瘤细胞逃逸 T 细胞和 NK 细胞的双识别又有了新的认识。一方面肿瘤细胞表达非经典的 HLA Ⅰ类分子，如 HLA-G 和 HLA-E，这些分子能被 NK 细胞的 KIR（CD94、NKG2A）识别，从而逃避 NK 细胞的攻击；另一方面 T 细胞也可表达 KIR，称为 KIR⁺T 细胞，这种 KIR 分子能抑制 T 细胞抗原受体（TCR）介导的细胞毒功能，从而使 CTL 细胞失去攻击肿瘤细胞的能力。其中 HLA-G 表达的上调较其他HLA Ⅰ或Ⅱ分子表达改变常见。用 HLA-G1 或 HLA-G5 基因转染 HLA-G 阴性神经胶质瘤细胞发现，神经胶质瘤细胞出现较强的抗 CTL 溶细胞作用，并且明显阻碍 CTL 的激活和扩增。通过构建了体外的肿瘤干细胞模型，发现与正常的贴壁细胞相比，肿瘤相关抗原及抗原提呈相关基因 TAA/LMP-7/TAP-1/TAP-2 并无下降，而 MHC 表达下调或缺失。

此外，肿瘤还表达非经典的 HLA 类分子如 HLA-E 和 HLA-G，不仅可以下调 NK 细胞、T 细胞、B 细胞数量，还通过与抑制性受体结合抑制它们的功能，从而来减弱免疫应答。这提示封闭非经典 HLA 可能是潜在的肿瘤治疗靶点。在肿瘤发生过程中，HLAⅡ类分子异常表达的生理和病理学意义还不清楚，不同组织来源的肿瘤表达 HLA Ⅱ类分子对其预后影响也不一样。

### （三）肿瘤细胞表面"抗原覆盖"或被封闭

"抗原覆盖"是指肿瘤细胞表面抗原可能被某些物质所覆盖，如肿瘤细胞可表达高水平的唾液黏多糖或表达肿瘤激活的凝聚系统，这两种成分均可覆盖肿瘤抗原，因而不能被宿主的淋巴细胞所识别，不能发挥杀伤作用。

血清中存在封闭因子，可封闭肿瘤细胞表面的抗原决定簇，从而使癌细胞逃脱效应细胞的识别，免疫致敏淋巴细胞攻击。封闭因子的本质有三种：①封闭抗体。它可附于肿瘤细胞表面遮盖了肿瘤细胞抗原。②可溶性肿瘤抗原。它可封闭效应细胞的抗原受体。③肿瘤抗原抗体复合物。它既可通过其抗原部分与效应细胞结合封闭效应细胞，也可通过抗体与肿瘤细胞表面抗原结合封闭肿瘤细胞，阻断免疫应答。近年来发现，肿瘤细胞释放到循环中的可溶性抗原除形成抗原受体复合物外，本身也能结合到效应细胞的抗原受体中而起封闭作用。以上三种情况均可阻碍效应细胞对肿瘤的识别和杀伤，称为免疫促进作用或免疫增强作用。给荷瘤动物注入肿瘤免疫血清时，可能促进体内肿瘤细胞的生长。肿瘤的免疫促进不仅与封闭因子的存在有关，过继免疫表明淋巴细胞也能引起免疫促进作用。致敏淋巴细胞过继给带瘤宿主，可对免疫靶细胞显示刺激作用而并非抑制其生长。这主要是由致敏和过继的时间差和注入致敏淋巴细胞的量所决定的。早期肿瘤患者的 T 细胞在低度效/靶比率时，可表现对体外肿瘤细胞有刺激生长效应。故有可能在肿瘤的早期可通过免疫刺激来逃避抗体的免疫监视。

可见，特异性封闭因子是一种可溶性因子，能阻碍针对肿瘤抗原的免疫反应，使之不能有效地杀伤肿瘤细胞。其化学本质可能是抗体、抗原或两者的复合物，是肿瘤诱导的产物。

### （四）肿瘤细胞抗原加工途径缺陷或改变

抗原加工是一个复杂的过程。通常认为 CD8$^+$ 细胞毒性 T 细胞所识别的抗原多肽是在胞质内的蛋白中产生的，这些抗原多肽与 MHC Ⅰ 的 α 链和 β2-微球蛋白在分泌过程早期结合。MHC 基因产物 LMP-7 和 LMP-2（低分子量多肽）则可以改变蛋白酶体的位置或功能，以利于抗原多肽产生，或利于它们与 MHC Ⅰ 的结合。MHC 的另外两个基因产物 TAP-1 和 TAP-2（抗原肽转运子）可提高细胞加工抗原的效率。

用重组的痘苗病毒瞬时表达鼠的 MHC Ⅰ 类 Kd 分子研究了 26 种不同的人类肿瘤细胞系的抗原加工能力后发现，三种人类小细胞肺癌细胞始终不能将内源性蛋白呈递给对 Kd 限制性的痘苗病毒特异性的细胞毒性淋巴细胞。生物化学的分析提示这些细胞系不能将 MHC Ⅰ 分子从脑浆内质网转移到细胞表面。这些肿瘤细胞的 LMP-1、LMP-2、TAP-1、TAP-2 四种抗原加工和提呈所必需蛋白的 mRNA 表达也较低，其确切的缺陷机制还不清楚，提示肿瘤细胞抗原加工的下调，不能将特异性抗原提呈给宿主 T 细胞可能是其逃避免疫监视机制之一。这些实验多是使小鼠的 MHC Ⅰ 类抗原在人类肿瘤细胞系中瞬时表达，再以鼠的细胞毒 T 细胞克隆测定杀伤活性。因此，人类的肿瘤细胞是否也通过改变其抗原加工机制来逃避免疫监视，有待进一步明确。

用人工 TAP-1 蛋白的特异性抗血清免疫组化分析测定了 76 例宫颈癌 TAP-1 的表达，其测试结果显示其中的 37 例宫颈癌无 TAP-1 表达。对肺、大肠、乳腺癌中的免疫组化测定初步结果提示 TAP-1 不仅在宫颈癌中表达减少，而且可能是人类肿瘤中的普遍现象。

### （五）黏附分子及协同刺激分子的缺乏

黏附分子是一类介导细胞与细胞、细胞与细胞外基质间黏附作用的膜表面糖蛋白。它们在胚胎的发育和分化、正常组织结构的维持、炎症与免疫应答、伤口修复、凝血及肿瘤的进展和转移等多种生理、病理过程中均具有重要作用。

黏附分子在肿瘤逃逸免疫攻击方面亦具有一定的作用。如某些黏附分子表达异常可使肿瘤细胞逃避 T 细胞的免疫监视。以下情况均有助于肿瘤细胞逃避免疫监视作用。

1. 某些淋巴瘤细胞表面不表达或少表达淋巴细胞功能相关抗原（LFA-1）。

2. 某些 Burkitt 淋巴瘤细胞并不能够表达 ICAM-1 或 LFA-3，结果导致了这些淋巴瘤细胞刺激自体或同种异体 T 细胞应答的能力降低，从而逃逸免疫监视作用。

T 细胞对 APC 细胞所提呈的抗原需要双识别才被激活，即 T 细胞表面 TCR 特异性识别免疫原性多肽的信号，由 CD3 分子传导，为第一信号。APC 细胞表面的黏附分子与 T 细胞表面的相应配体结合，并可产生诱导 T 细胞激活的协同刺激信号，为第二活化信号。

协同刺激分子是激发诱导有效的细胞免疫应答所必需的。很多具有正常免疫力的宿主并不能立即清除体内的高免疫原性肿瘤。肿瘤细胞可能不能传递共刺激的第二信号。B7 分子家族及 CD28/CTLA-4 等协同刺激分子在协同刺激信号的传递中起重要作用。

绝大多数鼠肿瘤均表达 MHC Ⅰ抗原，但缺乏协同刺激分子 B7-1，不能诱导有效的抗肿瘤免疫应答。将 B7-1 基因转入表达人 16 型乳头状瘤病毒的 E7 基因编码的肿瘤特异性抗原的小鼠肉瘤细胞系中，能增加其免疫原性。将 B7-1 基因转入鼠 K1735 黑色素瘤细胞中也会使之被具有正常免疫力的小鼠所排斥。用 B7$^+$K1735 肿瘤细胞免疫过的小鼠可产生抗亲代 B7 阴性的 K1735 肿瘤细胞系的免疫反应。将 MHC Ⅱ基因片段及 B7-1 共转染 Sal 肉瘤，可明显提高其免疫原性。然而，单纯的 B7-1 转染并不能激发免疫反应消灭肿瘤。很多 B 淋巴细胞表达高水平的 B7-1；另外，将 B7-1 基因转入用经典的移植试验测定为无免疫原性的肿瘤细胞，并不能使它们产生免疫原性。有些肿瘤细胞可能缺乏 TS-TA 或抗原加工途径有缺陷。此外，可能还需要其他共刺激分子如 ICAM-1、IFA-3，VCAM-1 或 HSA 等。

## 二、肿瘤细胞的特殊性与异常免疫应答

### (一) 肿瘤细胞"逃逸与免疫刺激"机制

高度免疫的动物表现出明显抗肿瘤的免疫反应。免疫原性强的肿瘤细胞易被机体消灭。肿瘤生长过程中肿瘤抗原的调变或抗原性很弱的自发肿瘤不能诱发有效的抗肿瘤免疫应答，因而得以逃避机体的免疫监视而有选择地存活与增殖。在肿瘤生长早期，由于肿瘤细胞量少，不足以刺激机体免疫系统产生足够的免疫应答。待肿瘤生长至一定程度，形成瘤细胞集团，此时肿瘤抗原编码基因发生突变，可干扰免疫识别过程，使肿瘤细胞得以漏逸，这种现象称为肿瘤细胞的逃逸。也有人认为，少量肿瘤细胞不能引起宿主足够的免疫应答，反而可能刺激瘤细胞不断生长，这种现象称免疫刺激。实验证明，在某些肿瘤组织内存在淋巴细胞，后者能为肿瘤细胞提供某些营养物质并刺激肿瘤细胞生长，这种辅助肿瘤细胞生长的物质称为肿瘤营养因子。

### (二) 肿瘤抗原诱发免疫耐受性机制

肿瘤细胞在宿主内长期存在和不断增多的过程中，其肿瘤抗原可作用于处在不同分化阶段的抗原特异性淋巴细胞，其中处于幼稚阶段的淋巴细胞接触肿瘤抗原后即可被诱发免疫耐受。小鼠乳腺癌病毒诱发的肿瘤即是一个典型的例子。在新生期感染过此种病毒的鼠，到成年期再感染这种病毒时容易诱发乳腺癌，如果将该肿瘤移植给新生期未经感染过的同系小鼠，则诱发宿主产生较强的抗肿瘤免疫应答。这种现象在 SV40 转基因鼠中亦可得到证实。例如体外 RNA 或 DNA 肿瘤病毒转化的细胞与原先的细胞相比，MHC Ⅰ型抗原表达可显示增强或减低，如体外用 SV40 的转化则 MHC Ⅰ型表达水平增高，但当 SV40 已转化的细胞过继到体内生长时，即失去 H-2K 的表达，而变为抗 SV40 特异细胞即杀伤 T 细胞的破坏，且也不能诱导这种杀伤性 T 细胞。

### (三) 免疫选择性机制

在肿瘤形成过程中，某些对免疫监视敏感的肿瘤被消灭，而不敏感的肿瘤细胞活下

来，这种现象称为"免疫选择"。其机制可能为肿瘤抗原发生调变，这种免疫选择的变异细胞可由形态学上或表面表型上的异质性来证实。这种差别有些是与细胞周期相关；肿瘤生长过程中肿瘤抗原的调变或抗原性很弱的自发肿瘤不能诱发有效的抗肿瘤免疫应答，或者对免疫攻击不敏感，因而得以逃避机体的免疫监视而有选择地存活与增殖；肿瘤细胞发生突变，除了与细胞周期相关外，则由于细胞群增殖中随机突变所致。凡是使免疫系统所识别的肿瘤抗原表达减弱的变异，并由此克隆所增殖的细胞即有利于选择。这种变异可成为优势的细胞群，宿主将难以识别，细胞得以增殖。

### 三、免疫抑制作用

恶性肿瘤的发生发展与免疫系统发育不全和功能减退有密切关系：①机体免疫系统功能障碍易发生恶性肿瘤。如动物新生期切除胸腺、化疗药物、放射线、肾上腺皮质激素或抗淋巴细胞球蛋白等均可抑制机体的免疫状态，从而使病毒诱癌和肿瘤异种移植获得成功。另外，先天性免疫缺陷、后天获得性免疫缺陷，如艾滋病病毒所致的免疫抑制，以及长期服用免疫抑制药物的患者，肿瘤发病率均较高。②恶性肿瘤直接侵犯免疫器官而造成机体免疫功能减退或抑制。也可释放免疫抑制因子降低宿主免疫力，或诱导体内抑制性细胞增多。临床发现，在肿瘤生长恶化过程中，特别在肿瘤晚期，病人的免疫功能普遍低下，但当手术切除肿瘤，或给予其他有效治疗，病情缓解以后，免疫功能有不同程度的恢复。

具体来说，肿瘤的免疫抑制作用主要表现为以下 4 个方面。

#### （一）抑制性细胞类型

现已鉴定出抗原特异性和非特异性的抑制性细胞，大多数为抑制性 T 细胞（Ts 细胞）和抑制性巨噬细胞。实验证实，荷瘤鼠的 Ts 细胞在体外培养中可释放特异性抑制因子，直接作用于效应细胞，抑制 CTL 的细胞毒作用。

人单核细胞、巨噬细胞的成熟程度、活化程度对 LAK 细胞的诱导具有正反两方面的调控作用。对某些肿瘤起免疫抑制作用的巨噬细胞、周围血单核细胞可抑制 LAK 细胞活性。研究结果表明，肿瘤细胞和巨噬细胞分泌 $PEG_2$ 或某些体液因子可抑制 LAK 细胞。因此，巨大的肿瘤引起的免疫抑制可以阻断有效的过继免疫治疗。

与特异性抑制因子结合的巨噬细胞在接受相应抗原刺激后，还能释放非特异性巨噬细胞抑制因子直接或间接抑制免疫系统。

#### （二）淋巴因子产生异常与 Th1/Th2 漂移

在肿瘤进展期，不仅荷瘤宿主的细胞免疫功能异常，而且淋巴因子的功能亦失调。研究证实，肿瘤的生长和进展与 IFN-γ 和 IL-2 的产生呈负相关，故有人认为荷瘤宿主的淋巴因子产生异常成为肿瘤逃逸免疫的一个重要原因。

研究发现，肿瘤组织多分泌 Th2 类细胞因子，并认为机体处于 Th2 细胞因子优势状态是肿瘤免疫逃逸的机理之一。肿瘤病人体内 Th2 型细胞因子模式占优势状态，之后发现非小细胞肺癌、绒癌、卵巢癌、脑胶质瘤、肾癌、结直肠癌、黑色素瘤、淋巴瘤等多种类型肿瘤发生 Th2 漂移。

IL-10 和 IL-4 是抑制 Th1 型细胞因子应答和介导 Th2 型细胞发育的主要细胞因子。IL-10 已证明具有多种抑制抗肿瘤免疫应答的作用，包括巨噬细胞炎症反应、抗原提呈功能的降低，T 细胞增殖能力的下降等，并且 IL-10 可保护肿瘤细胞免受特异性 CTL 的杀伤。肿瘤微环境中多种细胞因子可影响 IL-10 的产生，其中 IL-4 是 IL-10 分泌的启动因子之一，肿瘤浸润淋巴细胞（TIL）在首先发生 Th2 漂移后，可大量产生 IL-4，进而促进肿瘤组织产生 IL-10，后者可降低炎症细胞因子的表达，也可降低抗原提呈细胞 MHC 的表达，维持 II 型淋巴细胞在肿瘤组织中的浸润，形成新的 Th2 型 TIL 细胞，进一步促进 IL-10 的表达，形成 TIL→IL-4→IL-10 的循环作用。肿瘤细胞产生的 TGF-β 可诱导 IL-10 的过度表达，并引起荷 EL4 鼠巨噬细胞功能的抑制。

## （三）常见免疫抑制因子及作用机制

已知肿瘤可诱发产生抑制性淋巴细胞、抑制性巨噬细胞及抑制性自然杀伤细胞等，同时还可以自分泌和旁分泌 TGF-β、IL-4、IL-6、IL-10、PGE$_2$ 等多种免疫抑制因子抑制调节性细胞因子的分泌，下调免疫效应细胞的活性，从而使免疫系统的功能受到抑制，保护肿瘤细胞免受特异性 CTL 的杀伤，为其生长提供一个良好的微环境。此外，TGF-β 还能诱导免疫系统中两种重要的 APC-树突状细胞（DCs）和巨噬细胞的凋亡。

**1. TGF-β**（膜结合型和分泌型） 肿瘤自身已发展多种机制来逃避免疫监视其中一个重要因素就是能够产生免疫抑制细胞因子，TGF-β 是一种目前发现最强的肿瘤诱导产生的免疫抑制因子，由 T 细胞产生的 TGF-β 被证明是抑制免疫应答的重要因素，一项研究发现通过 shRNA 抑制肿瘤源性的 TGF-β 可以明显降低肿瘤大小，减慢肿瘤的形成，延长荷瘤小鼠的存活率。

虽然 TGF-β 是目前已发现的由肿瘤诱导产生的最强的免疫抑制因子，但多种过度表达 TGF-β 的肿瘤细胞却更具有侵袭性，且预后不良。通过免疫组化 SP 法检测胶质瘤中 TGF-β1 的表达后发现，高级别组胶质瘤 TGF-β1 的表达率达 71%，而低级别组阳性率仅为 33%，表明 TGF-β1 在胶质瘤中随分级增高其表达率有增高的趋势。因此，在肿瘤进展的过程中，由肿瘤细胞和/或其周围的基质细胞产生 TGF-β，作为肿瘤的促进因子，不仅能提供适宜肿瘤生长、浸润及转移的微环境，使肿瘤细胞更易产生浸润和转移，而且还可以抑制各种免疫细胞在肿瘤组织中的浸润、增殖，影响抗原递呈细胞的抗原递呈能力和 T 细胞的抗肿瘤能力。

**2. 血管内皮生长因子**（vascular endothelial growth factor，VEGF） 可由大多数肿瘤细胞产生，它可以促进血管生长发育，通过促血管内皮细胞分裂从而促进新生血管生成，有利于肿瘤细胞转移穿出血管。在肿瘤中，肿瘤细胞所需营养由肿瘤血管提供，VEGF 也可协助肿瘤细胞提高抵抗杀伤的能力。瘤组织中血管的生成对肿瘤的生长和转移具有重要的意义：肿瘤血管不仅可以向肿瘤细胞提供营养，促进其恶性生长，还可向机体其他部位输出大量肿瘤细胞，使肿瘤向远处侵袭和转移。因此，抑制肿瘤血管生成是控制肿瘤侵袭、转移，改善患者预后和提高生存率的重要措施之一。

VEGF 作为特异的内皮细胞刺激因子，是作用最强、特异性最高的血管生成因子，不仅可以刺激血管内皮细胞（RC）的增殖，促进新血管的生成，还可增加血管的渗透性，从而有利于肿瘤细胞游出血管之外，促进肿瘤细胞的浸润和转移。

VEGF 在成骨肉瘤、膀胱癌、肺癌等多种肿瘤组织中均有较高水平的表达，且表达水平与患者预后及无瘤生存期密切相关。

此外，VEGF 还可抑制 DCs 等的分化与成熟，影响其抗原递呈功能，进而影响 CTL 的活化、扩增及肿瘤细胞对其杀伤的敏感性。

**3. IL-4 和 IL-6** IL-4 主要来自肿瘤细胞、浸润的 CD8$^+$T 细胞。IL-4 功能主要是抑制 Th1 应答，介导 Th2 应答，正常机体以 Th1 介导的细胞免疫的抗肿瘤作用为主，但大多数患肿瘤病人存在 Th1/Th2 漂移，使 Th2 成为主导优势状态，在首次发生 Th2 漂移的肿瘤浸润淋巴细胞（TIL）中，促使肿瘤细胞生成 IL-4，在肿瘤病人体内的 TIL 发生 Th2 漂移时，IL-4 可以促使 IL-10 生成，而 IL-10 会抑制 Th1 应答，而其又可促进形成新的 Th2 型 TIL，新型 TIL 又可以促进 IL-10 生成，IL-10 和 TIL 的相互促进生成，形成恶性循环，使肿瘤患者陷入深度肿瘤免疫抑制状态。IL-6 主要由肿瘤细胞促进淋巴细胞、基质细胞产生。Th1 细胞活性水平降低与 IL-6 表达增加有密切关系。

**4. IL-10** 主要由 Th2 细胞、单核 - 巨噬细胞、B 淋巴细胞和角化细胞或者肿瘤本身等产生，而在早期肿瘤中由肿瘤细胞和 TIL 产生，晚期主要由肿瘤细胞生成，IL-10 可以抑制 APC 在肿瘤组织的浸润、分化、成熟及对抗原的趋化反应，也可诱导表面 MHC Ⅱ类分子和共刺激分子不表达或低表达。研究发现，黑色素瘤患者中 77% 表达 IL-10 mRNA，83% 检测出 IL-10 蛋白质。神经胶质瘤中表达 IL-10 mRNA 水平也明显高于良性肿瘤。食管癌患者肿瘤中 CD80 和 CD86 弱表达可能与 IL-10mRNA 高表达有关，导致患者 DC 细胞受损，协助肿瘤细胞免疫逃逸。

越来越多的研究表明，一种细胞因子在不同的微环境中可以表现出不同的功能，IL-10 不仅具有免疫抑制的功能，研究报道 IL-10 也具有免疫刺激的作用。聚乙二醇化的 IL-10 可以增加 IFN-γ 的分泌及 CD8$^+$T 细胞的数量。增强抗原提呈能力并抑制肿瘤生长，增强对肿瘤细胞杀伤作用。

**5. Fas/FasL** 自杀相关因子（factor associated suicide，Fas）又称 CD95 或 APO-1，是一种重要的诱导细胞凋亡的死亡受体，属于肿瘤坏死因子受体（TNFR）及神经生长因子受体（NGFR）家族成员。Fas 在靶细胞表面与相应配体 FasL 结合后，可活化并传导凋亡信号，诱导细胞的凋亡。机体内多种组织和细胞都可组成或经激活诱导表达 Fas 和/或 FasL，以免疫细胞表达最为丰富，如正常情况下，T 淋巴细胞可通过 Fas 与 FasL 的结合，产生 Fas 阳性细胞的死亡信号，使 Fas 阳性的靶细胞凋亡，对发生快速变化的细胞群的扩增具有一定的限制作用，同时也可有效地去除过度激活的免疫活性细胞，从而下调免疫反应，作为机体内源性平衡的一部分，此过程有重要的生理功能。

机体 Fas/FasL 系统的表达异常或功能缺陷与多种病毒感染性疾病、免疫性疾病、血液系统疾病和肿瘤的发生有关。目前认为肿瘤细胞可通过低表达 Fas 或缺陷某些 Fas

信号传导分子来抵抗 Fas 介导的凋亡和高表达 FasL，通过 Fas/FasL 系统引导 T 细胞的凋亡（Fas 反击）两种机制逃避机体免疫系统的攻击，在体内继续生长。

Fas 在肺癌组织低表达并存在异位表达，使其不能与免疫细胞的 FasL 结合，以此逃避机体 CTL 的杀伤；FasL 在肺癌组织中表达水平增高，使其肿瘤浸润淋巴细胞的浸润程度降低，提示肿瘤细胞可能通过 FasL 表达水平上调诱导 TIL 的凋亡，间接削弱 TIL 对肿瘤的杀伤作用，导致对局部免疫细胞抑制及对肿瘤周围正常组织的侵袭，以此反击机体免疫系统，引起免疫抑制，从而实现癌细胞的免疫逃逸，参与 NSCLC 的发生和发展。

### （四）效应细胞功能异常

肿瘤微环境除包括肿瘤细胞外，还有细胞外基质、免疫细胞和免疫因子等。其中 T 细胞、NK 细胞等免疫细胞的功能缺陷，大量调节性 T 细胞、肿瘤相关巨噬细胞和髓源性抑制细胞等免疫抑制细胞生成构成了免疫抑制的微环境，在肿瘤逃逸机体免疫应答中发挥了重要作用。

**1. T 细胞**　是抗肿瘤免疫过程中主要效应细胞，肿瘤分别经 MHC Ⅰ/Ⅱ途径激活 CD8$^+$T、CD4$^+$T 细胞。CD8$^+$T 细胞可通过穿孔素 – 颗粒酶途径、Fas/FasL 途径和死亡受体途径破坏癌细胞；CD4$^+$T 细胞辅助活化 CD8$^+$T 细胞，分泌趋化因子、IFN、TNF 来增强免疫应答。但荷瘤机体内 CTL 表面常高表达 PD-1、CTLA-4，分别与肿瘤细胞、树突状细胞表面对应的配体结合，使得 T 细胞功能被抑制。同时，T 细胞会高表达 Fas 与肿瘤分泌的 FasL 结合，导致 T 细胞死亡。

**2. NK**　在早期是抗肿瘤的重要细胞，在趋化因子的作用下迁移至肿瘤局部。肿瘤缺少 MHC Ⅰ类分子来抑制 NK 细胞对其的杀伤，并且其表面的糖类配体可与 NK 细胞表面的活化性受体结合来激活 NK 细胞的杀伤肿瘤作用。然而研究报道，乳腺癌浸润组织的 NK 细胞功能损伤大于外周血，并且随乳腺癌进展，其中 NK 细胞的活化性受体（NKp30、NKG2D、DNAM-1 和 CD16）减少，而抑制性受体表达（NKG2A）增加，这使其细胞毒功能大大下降。

研究发现，乳腺癌干细胞可高表达 miR20a 来下调 NK 细胞的激活性配体 MICA/MICB，从而减弱了 NK 细胞的细胞毒作用。此外，肿瘤表面的 HLA-G 或 HLA-E 等非经典的 HLA 类分子分别专一性地与 NK 细胞表面的杀伤细胞抑制性受体（KIR）和 C 型凝集素超家族的 CD94/NKG2A 等结合，抑制 NK 细胞的杀伤，同时诱导产生调节性 T 细胞（Treg）参与机体的免疫耐受，使肿瘤细胞逃避宿主的免疫监视。

**3. 肿瘤相关巨噬细胞（tumor-associated macrophages，TAM）**　在荷瘤机体中，巨噬细胞会在肿瘤微环境中 IL-10、TGF-β 等诱导下发生极化，成为抑制免疫的 TAM。TAM 会促进肿瘤组织中血管的生成，并分泌免疫抑制因子 IL-10、TNF-α、TGF-β、IFN-γ，并直接或间接地抑制 T 细胞功能并介导 CTL 的凋亡。肿瘤组织血管的生成及肿瘤细胞表达 PD-L1 与 TAM 产生的 VEGF 有关。在肝癌患者体内，肿瘤微环境中的 TAM，可通过表面表达的 PD-L1 结合 CD8$^+$T 细胞表面的 PD-1 分子抑制 TIL 的功能或诱导其凋亡而促进肿瘤的免疫逃逸。

**4. Treg** 是 Foxp3⁺CD4⁺CD25⁺ 的 T 细胞群,可以通过直接接触靶细胞或分泌 TGF-β/IL-10 来发挥负性免疫调节作用。一般认为 Treg 的增多,可通过 Treg 表面趋化因子受体 CCR 与肿瘤表面的配体 CCL 招募 Treg。此外,IL-2、TGF-β 会促进 Treg 的增殖,还能诱导 Foxp3 的细胞向阳性转变。肿瘤组织常有 Treg 的聚集,Treg 可以分泌 IL-10、TGF-β 来抑制免疫功能,使肿瘤逃避监视,而高浓度的 TGF-β 又反过来促进 Treg 的增殖、分化。在免疫治疗中,可以阻断 CD25⁺ 来减弱 Treg 的免疫抑制作用。

**5. 髓源性抑制细胞(myeloid-derived suppressor cell,MDSC)** 是一群骨髓来源的异质性细胞,有显著抑制 T 细胞应答的功能。肿瘤可以产生细胞因子 IL-1、IL-6、G-CSF,诱导产生 MDSC,并分泌趋化因子来募集 MDSC。因此,MDSC 常高表达于多种肿瘤组织中。研究发现,胰腺癌病人外周血及肿瘤组织与正常人及慢性胰腺炎患者相比,粒细胞样 MDSC 数量显著增高,其高表达精氨酸酶从而消耗 TCR 合成所需的精氨酸,以此抑制 T 细胞功能。MDSC 还可作为破骨细胞的前体,参与肿瘤中的骨质溶解。另外,MDSC 还可通过表达一氧化氮合酶(inducible nitric oxide synthase,iNOS)、活性氧等或间接地通过诱导 Treg 来抑制免疫反应。有研究显示 MDSCs 数量与肿瘤患者的生存率密切相关。目前一些研究尝试通过药物消除或靶向阻断 MDSC 来治疗肿瘤。

(李振)

# 第三节 肿瘤的免疫疗法

肿瘤免疫治疗是指通过调动宿主的天然防御机制或给予某些生物物质以取得抗肿瘤效应的治疗方法的总称。免疫疗法只能清除少量的、播散的肿瘤细胞,对于晚期的实体瘤疗效有限,常作为一种辅助疗法与手术、化疗、放疗联合应用,以提高肿瘤综合治疗效果。肿瘤免疫治疗主要包括:特异性主动免疫治疗、肿瘤的被动免疫治疗。

## 一、肿瘤主动特异性免疫治疗——肿瘤疫苗

用经过处理的自体肿瘤细胞、培养的肿瘤细胞、异体肿瘤细胞或细胞提取物制备的疫苗或基因工程疫苗进行免疫接种,激发或增强肿瘤患者的特异性抗肿瘤免疫应答,可阻止肿瘤生长、扩散和复发,称为肿瘤主动特异性免疫治疗(active specific immunotherapy,ASI)。目前研制的疫苗主要包括肿瘤细胞型疫苗、肿瘤亚细胞疫苗、分子瘤苗和核酸疫苗 4 种类型。

### (一)肿瘤细胞型疫苗

肿瘤细胞型疫苗是一种目前研究最多、使用时间最长的肿瘤瘤苗,其优越性在于自体肿瘤细胞包容了所有自身肿瘤抗原。

**1. 病毒处理自体或异体肿瘤细胞疫苗** 病毒起到了较好的佐剂效应,对人体无不良反应。

**2. 基因修饰的肿瘤细胞疫苗** 通过基因修饰而改变肿瘤细胞遗传背景,降低其致

瘤性，提高其免疫原性。所修饰的基因包括细胞因子及其受体基因、共刺激分子基因、HLA 基因等。其中细胞因子 IL-2、IL-12、GM-CSF、HLA-B7 基因转导的瘤苗效果相对较好。

**3. 肿瘤抗原肽或基因修饰的 APC 疫苗**  应用肿瘤抗原（肽）刺激 APC 或将肿瘤抗原 cDNA 转染 APC，均可制成疫苗用于肿瘤特异性主动免疫治疗。采用树突状细胞（DC）与肿瘤细胞体外融合相当于多基因转导，形成 DC - 肿瘤细胞嵌合体，回输体内可弥补肿瘤细胞中抗原提呈功能的缺陷，补充共刺激分子。

**4. 逆转肿瘤免疫抑制**  去除肿瘤的免疫抑制，提高免疫效果。如应用 IL-2 基因和 TGF-β 反义基因联合导入的肿瘤疫苗能有效激活免疫系统和抑制肿瘤生长。

### （二）亚细胞瘤苗

亚细胞瘤苗经过对肿瘤细胞灭活用于免疫，防止产生肿瘤种植。采用反复冻融或机械匀浆等方法裂解细胞，获取细胞粗提成分，进入体内更安全。

外泌体瘤苗属于亚细胞瘤苗。肿瘤抗原 DC 分泌的外泌体，具有多种抗原提呈分子和 T 细胞共刺激分子，能够提呈肿瘤抗原，活化 CTL，抑制和根除原有肿瘤，所以极具发展潜力。

### （三）分子瘤苗

分子瘤苗包括肿瘤多肽疫苗、病毒相关肿瘤疫苗、抗独特型抗体疫苗、热休克蛋白 - 肽复合物肿瘤疫苗。

**1. 肿瘤多肽疫苗**  利用人工合成的 TAA 多肽，构建表达 TAA 的重组病毒，制备肿瘤多肽疫苗。优点是此类疫苗能模拟 T 细胞识别的肿瘤抗原表位，不经加工处理即可直接激活特异性 T 细胞，诱导 CTL 的抗瘤效应；并且 TAA 可以产业化生产，不会有肿瘤种植的危险，不存在肿瘤细胞的抑制成分。缺点是此类抗原肽是受 MHC 限制的，MHC Ⅰ类分子相同的患者才能用同一种多肽，并且已知抗原肽尚少，对不均一的肿瘤，缺乏免疫所用抗原肽的肿瘤，便会逃避免疫的攻击。

**2. 肿瘤相关的病毒疫苗**  病毒感染与某些血液系统肿瘤及实体肿瘤的发生相关，如乙肝病毒感染与肝细胞肝癌相关；EB 病毒感染与鼻咽癌及 B 细胞淋巴瘤相关等。因此这类病毒疫苗可能会诱导出针对肿瘤的免疫应答，这又称为病毒对肿瘤相关抗原的放大作用。因此，还可以制备肿瘤抗原肽与灭活病毒的重组疫苗，增强机体对肿瘤抗原的免疫应答。

**3. 抗独特型抗体疫苗**  抗体与抗原结合具有特异性，某些抗 - 抗体（二抗），可作为抗原的内影像模拟抗原而成为疫苗。起内影像作用的抗原表位具有较强免疫原性，无须预先分离或鉴别肿瘤抗原，可直接应用抗肿瘤抗原的抗体作为免疫原，即可制备抗独特型抗体疫苗。独特型疫苗的最大优点是不包含实际的肿瘤抗原或肿瘤多肽，避免了癌基因及病毒的污染；尤其对某些分子结构尚不清楚的癌相关抗原，无法人工合成 DNA 重组，可制备抗独特型抗体作为疫苗。存在问题是抗独特型抗体为鼠源性单克隆抗体，在人体应用时可产生中和抗体，所以人源化抗体型疫苗可望进一步提高其抗瘤效应。

**4. 热休克蛋白 - 肽复合物肿瘤疫苗**　肿瘤细胞内的 HSP（HSP70、HSP90、HSP96）参与抗原的加工处理，它们结合了所有的肿瘤抗原肽。HSP 具有"伴侣抗原肽"作用，从肿瘤组织中提取的 HSP 可结合不同抗原多肽，形成多种 HSP 肽复合物作为瘤苗，可活化肿瘤特异性 $CD8^+CTL$，产生抗肿瘤作用。由于 HSP 不具多肽性。因此，这种疫苗不受 MHC 限制。另外应用从肿瘤组织中提取的 HSP - 肽复合物进行自体免疫，可破坏原有的免疫耐受，可以清除残存肿瘤组织，达到根除肿瘤的目的。

### （四）核酸疫苗

核酸疫苗的原理是以编码肿瘤抗原或相关分子的 DNA 或 RNA 质粒直接肌内注射，可诱发机体产生有效抗瘤免疫应答。核酸疫苗的优点是：在体内可以不断产生抗原刺激免疫系统；易于诱导 CTL；核酸疫苗不与染色体 DNA 整合，使用安全；摄入 DNA 不能使宿主产生抗 DNA 抗体；可大量生产，不需低温保存。缺点是：目的基因表达水平不理想；长期低水平表达抗原可能引起免疫耐受。研究表明肿瘤抗原基因导入 DC 和肿瘤抗原肽富集于 DC 后作为肿瘤疫苗效果好于单纯肿瘤抗原基因或肿瘤抗原肽直接体内免疫（即上述基因修饰的肿瘤细胞疫苗）。

## 二、肿瘤的被动免疫治疗

肿瘤抗体类似一个生物导弹，介导对肿瘤细胞的靶向作用，应用毒素、放射性核素、化疗药物与肿瘤相关抗体连接由静脉注入体内，使药物集中于瘤内，既增强疗效又减少对机体的毒副作用。

### （一）抗体 - 药物导向疗法

抗体 - 药物导向疗法是抗肿瘤单克隆抗体与化疗药物交联，靶向治疗肿瘤，也可将单克隆抗体与脂质体药物相连。其优点是结合了单克隆抗体的化疗药可以被定向运送到肿瘤组织，减少了药物的用量和对机体的毒副作用。

### （二）免疫毒素导向疗法

免疫毒素导向疗法（immunotoxin therapy）是指单克隆抗体与蛋白质毒素类生物制剂交联形成免疫毒素，发挥特异性杀伤肿瘤细胞效应。所用的毒素有植物毒素和细菌毒素，主要包括美洲商陆抗病毒蛋白（PAP）、蓖麻毒素 A 链（ricin A）、铜绿假单胞菌外毒素 A（PEA）、白喉毒素（DT）和破伤风毒素等。

### （三）放射免疫疗法

放射免疫疗法（radioimmunotherapy）的原理与免疫毒素相似，但发挥杀肿瘤作用的是放射性核素。在放射性核素中最广泛应用的是放射 β 粒子的 $^{131}I$。

### （四）抗体 – 超抗原融合蛋白导向治疗

抗肿瘤抗体与超抗原通过化学耦联或蛋白融合法融合成杂交分子，当杂交分子到达肿瘤灶时，其抗体部分与肿瘤细胞表面抗原特异性结合，而超抗原则可激活大量的 T 淋巴细胞杀伤肿瘤细胞。

### （五）异质交联抗体

将肿瘤抗原特异性抗体与一种抗 NK 或 CTL 表面蛋白的抗体共价耦联，形成异质交联抗体（heteroconjugate antibody），可促进 NK 或 CTL 与肿瘤细胞的结合并杀伤之。此外，可试用抗独特型抗体治疗表达特殊表面 Ig 独特型分子的 B 淋巴细胞瘤，以及通过在体外抗体加补体的裂解作用清除骨髓中的肿瘤细胞，对 B 淋巴细胞瘤患者进行自体骨髓移植治疗。

### （六）靶向血管的抗体导向疗法

恶性肿瘤的发生、发展和转移与肿瘤新生血管形成密切关。用抗血管生成因子抗体封闭血管内皮生长因子可以抑制肿瘤生长和转移。

### （七）抗体导向酶解前药治疗

抗体导向酶解前药治疗（antibody directed enzyme prodrug therapy，ADEPT）是一种基于应用前药的疗法。所谓前药（prodrug）指的是药物原型治疗活性较低或完全没有治疗活性，须在体内经过代谢分解，转化为活性型、高度扩散性的小分子才具有疗效。将单克隆抗体与前药专一性活化酶交联，借助抗体将酶带到肿瘤灶，同时给予经化学修饰的前药，到达肿瘤部位后前药被活化为具有细胞毒性的活性药物，在局部杀伤肿瘤组织。其优点是可增强药物在肿瘤组织中选择性杀伤作用，而降低了药物对全身的毒副作用。目前已选择用作前药的抗癌药有氮芥、苯丙氨酸氮芥、去乙酰长春碱、多柔比星、丝裂霉素、甲氨蝶呤和毒素等。选作前药活化酶的有 β-葡萄糖醛酸苷酶、β-内酰胺酶、碱性磷酸酶、胞嘧啶脱氨酶等。

## 三、细胞因子疗法

细胞因子具有直接或间接杀伤肿瘤效应，基因重组细胞因子可以大量生产，已成为肿瘤生物治疗方法之一。与肿瘤治疗相关的有 IFN 类、IL、CSF 等。

**1. IFN 类** 根据其来源、结构及生物学性质的不同，分为 I 型和 II 型。I 型 IFN 包括 IFN-α、IFN-β。

近来研究者从反刍动物孕体内提取出一种新型 IFN，称为 I 型滋养层干扰素（type I trophoblast interferons），属于 I 型 IFN，具有强大的抗病毒、抗增殖能力，广泛应用于治疗病毒感染、肿瘤及自身免疫病。人的 IFN-I 来源于胎盘，IFN-I 与经典的 I 型 IFN 不同之处在于不易被病毒及 ds-RNA 诱导，并且大剂量使用时无明显的毒副作用。IFN-γ

为Ⅱ型 IFN（又称免疫 IFN）主要由活化的 Th0、Th1 和几乎所有的 CD8$^+$T 细胞及 NK 细胞产生。尽管 IFN-γ 具有与Ⅰ型 IFN 相似的抗病毒活性，但感染及 ds-RNA 不诱导 IFN-γ 的产生。IFN 可抑制肿瘤细胞增殖，诱导 NK、CTL 等杀伤细胞，协同 IL-2 增强 LAK 活性，上调肿瘤细胞上的 MHC-Ⅰ类分子表达，增强对杀伤细胞的敏感性。

**2. 白细胞介素**　已批准治疗肿瘤的有 IL-2 及 IL-12。IL-2 是机体免疫网络中起调节作用的细胞因子，能促进 T 细胞增殖、活化，诱导 NK 及 CTL 等细胞毒性效应细胞，激活 LAK 和 CTL 细胞，促进 B 细胞的增殖、分化及抗体的形成。目前 IL-2 在临床治疗和试验性研究中的应用：①IL-2 单独应用（静点、皮下或肌内注射），骨髓移植配合低剂量 IL-2 皮下注射可降低血液恶性肿瘤的复发率，但总体上疗效有限而且需大剂量应用，毒副作用大。②作为体外培养和扩增 LAK 和 TIL 细胞的诱导剂，用于过继免疫治疗。③IL-2 与 LAK 细胞、IFN-α，化疗药物联合应用。④IL-2 基因治疗。

IL-12 可用于治疗因放疗或化疗造成的血小板减少，对于减少肿瘤放疗、化疗造成的胃肠道出血等不良反应。

**3. 集落刺激因子**　包括 G-CSF、M-CSF、GM-CSF、EPO、SCF 和 TPO 等，主要促进不同类型血细胞的增殖、分化；在癌症中主要用于防止和对抗放疗、化疗造成的各种血细胞的下降。研究表明在体外用 GM-CSF 与 IL-4、TNF-α 协同扩增树突状细胞，用于制备肿瘤疫苗。

**4. 抑制细胞因子的支持生存因子**　肿瘤微环境富含免疫细胞衍生的细胞因子，趋化因子和促血管生成蛋白（如 VEGF、FGF、IL-1、IL-6、TNF-α、TGF-β）。VEGF 和 FGF 的产生是肿瘤浸润性白细胞增加血管生成并促进肿瘤发展的一种机制。

（1）**抗 TNF 单克隆抗体**　TNF-α 是急性炎症过程中产生的一种关键细胞因子，也可介导癌症的发展。由于 TNF-α 受体在上皮细胞和基质细胞上均表达，因此 TNF-α 通过调节恶性细胞的增殖和存活而直接促进癌症的发展，也通过对肿瘤微环境中的内皮细胞，成纤维细胞和免疫细胞产生影响而间接地促进癌症的发展。TNF 单克隆抗体（依那西普和英夫利昔单抗）被批准用于类风湿关节炎，但在人类癌症中的并没有显著功效。因此，作为癌症治疗的抗 TNF-α 药物的临床开发已经停止。

（2）**抗 IL-6 嵌合单克隆抗体**　IL-6 是一种糖蛋白，具有广泛的生物学活性，包括调节免疫应答（刺激 B 细胞产生抗体，将原始 CD4$^+$T 细胞分化为 Th17 细胞）、造血作用、急性期反应的产生、炎症和肿瘤发生（通过 JAK-STAT 途径）。

在多发性骨髓瘤（multiple myeloma，MM）中，来自骨髓基质的 IL-6 与浆细胞上的 IL-6R 结合，促进了肿瘤的进展和耐药性。抑制 IL-6 功能的方法包括抑制 IL-6 的产生、抑制 IL-6 与 IL-6R 的结合、阻断 IL-6/IL-6R 复合物与 gp130 的结合及阻断通过 gp130 的胞质内信号。在 CNTO-328（抗 IL-6 嵌合单克隆抗体）的多项临床试验，显示对难治性 MM、RCC 和 B 淋巴增生性疾病有效中显示出疗效，所有患者的 C 反应蛋白水平均降低。单克隆抗体的耐受性良好，在绝大多数研究中均未观察到严重的不良反应。抗 IL-6 单克隆抗体治疗降低了癌症相关的厌食症和恶病质的发生率，也可能在癌症患者的治疗中有用。对抗 IL-6R 的人源化单克隆抗体托珠单抗（tocilizumab）可用作免疫抑制药物，可能进入癌症临床试验。

**5. 抗 RANK 配体的单克隆抗体** NF-κB 配体（RANKL）受体激活剂，同源受体为 RANK，其天然受体骨保护素（OPG）是破骨细胞骨吸收的最终效应分子。破骨细胞的分化，活化和存活都需要 RANKL 信号传导，体内对 RANKL 的抑制导致破骨细胞立即凋亡。地诺单抗（denosumab，又称 AMG-162）是针对 RANKL 的完全人类单克隆抗体，已获得 FDA 批准，可用于绝经后骨质疏松症的妇女及转移性溶骨性病变（MM 和前列腺癌）的患者；也用于预防实体肿瘤癌症转移患者的骨骼相关疾病，包括癌症引起的骨折和需要放射治疗的骨痛。迄今为止，广泛的临床试验表明，AMG-162 可能是一种有效抑制骨吸收且副作用最小的生物制剂。

**6. CXCR4 拮抗剂** 趋化因子受体 CXCR4 在多种类型肿瘤中广泛表达，被认为与细胞迁移和侵袭有关。CXCR4 及其配体 CXCL12 对于维持肿瘤细胞与基质的紧密接触也很重要。因此，特异性的靶向 CXCR4-CXCL12 轴被认为是癌症的重要治疗手段。三种 CXCR4 拮抗剂正在临床开发中：①AMD3100（plerixafor）能够将白细胞的祖细胞从骨髓释放到外周循环中，已获得 FDA 批准，可用于 MM 和 AML 进行干细胞移植之前的干细胞动员；AMD3100 目前正在接受 MM 和 AML 化疗的临床试验。②MDX-1338（medarex）是 CXCR4 的单克隆抗体，并且正被开发用于破坏从骨髓基质到 AML 原始细胞或恶性上皮细胞的存活信号，从而抑制其迁移能力。③CXCR4 拮抗剂 BKT140（生物因子）也已进入难治性 MM 的Ⅰ/Ⅱ期试验。

**7. 抗 CCL2 单克隆抗体** CCL2 是一种趋化因子，可将单核细胞吸引至肿瘤微环境（与肿瘤相关的巨噬细胞），从而通过 PI3K 和 NF-κB 信号传导促进血管生成，免疫抑制和转移。此外，CCL2 通过募集髓样来源的抑制细胞对肿瘤具有直接作用，从而有助于肿瘤逃避免疫攻击。同样，CCL2 充当破骨细胞的成熟因子，破骨细胞可促进肿瘤细胞向骨转移，并在这些部位继续发挥生长优势。因此，靶向 CCL2 或其受体 CCR2 将是一种新颖的治疗方法。CNTO-888（centocor）是一种人 IgG1κ 单抗，对 CCL2 具有高结合亲和力，并具有良好的临床前抗肿瘤活性。

**8. 抗 CCR4 单克隆抗体** 正常和恶性的皮肤 T 细胞通过与真皮毛细血管内皮细胞的相互作用而驻留在皮肤上。在蕈样肉芽肿（一种罕见的皮肤 T 细胞淋巴瘤）中，角质形成细胞释放的细胞因子有促进皮肤 T 细胞在皮肤上定居的倾向，这会渗入真皮，覆盖真皮内皮细胞的管腔表面，并上调真皮毛细血管内皮管腔的黏附分子。此作用引起对皮肤 T 细胞上 CC 趋化因子受体 4（CCR4）的反应。FDA 于 2018 年 8 月批准了首个 CCR4 定向单克隆抗体莫格利珠单抗（mogamulizumab），适用于经过至少接受过 1 次全身治疗后复发或难治性蕈样肉芽肿。

### 四、过继性细胞免疫治疗

过继性细胞免疫治疗指将具有抗肿瘤活性的体外培养的免疫细胞过继于荷瘤宿主内，而达到治疗肿瘤的目的。20 世纪 80 年代末开始尝试了 LAK、TIL 治疗，其中包括异体 LAK、肿瘤局部注射、协同其他生物反应调节剂、化疗药物等，降低了 IL-2 使用剂量。至今，除了 LAK、TIL 外，还报道了 A-LAK（黏附性 LAK）、CD3AK（IL-2 和抗 CD3 抗体共同诱导激活淋巴细胞）、TAK（在前者基础上加入肿瘤抗原提取物）、CIK（细胞因子诱导的杀伤细胞）等。从临床疗效来看，这些方法对癌性腹水治疗效果最好，对黑色素瘤、肾癌、淋巴瘤有效率一般为 20% ~ 30%，对于其他肿瘤的疗效相对低。这种生物治疗的优点是体外诱导效应细胞避开了肿瘤宿主存在免疫抑制，易于活化和扩增。活化的杀伤细胞在体内可以产生抗肿瘤效应，并且与现在的常规治疗方法有互补性。其缺点是不能产业化生产，制备繁琐，质量控制较难，成本高，治疗有效的瘤谱不够广泛。

嵌合抗原受体 T 细胞（chimeric antigen receptor T cell，CAR-T）疗法是一种新兴的癌症治疗方式，收集患者自身的免疫细胞，对其进行基因工程改造以识别肿瘤相关靶，在体外扩增，然后重新注入患者体内以产生反应并防止多种恶性肿瘤进展（即过继性细胞转移）。多种类型的过继细胞转移尚在研究中，CAR-T 细胞疗法是第一个进入临床实践的方法。目前可用于生产 CAR-T 细胞的技术包括逆转录病毒载体、质粒和不断发展的 CRISPR/Cas9 技术。

## 五、肿瘤的基因治疗

肿瘤的基因治疗指将限定的遗传物质导入细胞，以取代突变基因，表达所缺乏的基因产物，或者通过基因调控的方法，有目的地抑制异常基因的表达，以最终达到预防或改变特殊疾病状态为目的。

### （一）免疫基因治疗

抗肿瘤免疫基因治疗的主要目的是增强机体免疫系统对肿瘤的识别。此疗法有助于克服抗肿瘤治疗中所遇到的肿瘤异质性、化疗耐受性及肿瘤细胞免疫原性低等困难。抗肿瘤免疫治疗主要分为以下 3 个方面：

**1. 细胞因子免疫基因治疗** 将细胞因子基因导入肿瘤细胞，使肿瘤细胞局部细胞因子浓度增加，可诱导免疫反应，杀伤肿瘤细胞，这种能产生细胞因子的转基因肿瘤细胞具有肿瘤疫苗的作用。将相应的细胞因子基因导入免疫效应细胞（如 TIL 和 LAK），使之活化后回输体内，活化的 TIL 具有显著的抗自身肿瘤的作用，趋向于在肿瘤局部聚集，并大量表达转基因的相应细胞因子的产物，导致肿瘤细胞溶解，可达到治疗肿瘤的目的。

**2. 基于树突状细胞的肿瘤抗原免疫** 将编码目的抗原的基因，以重组表达载体的形式转入 DC 等抗原提呈细胞，借助宿主细胞的表达合成目的抗原。如通过 MHC Ⅰ、MHC Ⅱ类分子抗原处理提呈给 T 淋巴细胞，从而激发细胞免疫和体液免疫。

**3. 共刺激分子免疫基因治疗** 将共刺激分子基因导入肿瘤细胞，使其在肿瘤细胞表面表达，可增加机体免疫系统的抗肿瘤免疫反应。

### （二）基因导向酶解药物前体治疗

将一些药物敏感基因或自杀基因导入肿瘤细胞，可改变肿瘤细胞的状态，使之有别于正常细胞，这些基因所表达的产物能将原来对细胞无毒或低毒的物质转变为细胞毒性物质，杀伤肿瘤细胞。

### （三）插入抑癌基因或根除癌基因的表达

将野生型抑癌基因导入肿瘤细胞以消除肿瘤细胞的恶性表型和在体内的致瘤性；将某些癌基因的反义寡核苷酸导入肿瘤细胞，反义 RNA 或 DNA 可与癌基因的靶序列结合，封闭癌基因活化，从而抑制肿瘤细胞的增殖。

目前，肿瘤的基因治疗在临床上的广泛应用尚有许多需要解决的问题。主要问题是基因治疗的载体系统在体内的转染率低、抗癌基因的表达量低及不能靶向肿瘤，因而不能将抗癌基因转染给足够的肿瘤细胞。如何提高载体系统的转染率、抗癌基因的表达量、靶向肿瘤细胞的特异性及其安全性，成为肿瘤基因治疗所要解决的关键问题。

## 六、免疫调节剂

免疫调节剂包括沙利度胺、来那度胺和泊马度胺等，具有多种作用，包括调节 T 细胞和 NK 细胞黏附、抗血管生成和直接的抗肿瘤活性。该药物已在多种血液系统恶性肿瘤（MDS、MM 和 CLL）中显示出良好的疗效，并已获得 FDA 批准用于 MDS（5q-）和 MM。对 MDS（5q-）、AML 和 MM 联合治疗策略的评估，将进一步扩大来那度胺作为骨髓微环境调节剂的治疗潜力。来那度胺也在难治性实体瘤（前列腺癌、非小细胞肺癌、黑色素瘤、肾细胞癌和卵巢癌）中进行治疗作用评估。

### （一）CD200 单克隆抗体

人源化的抗 CD200 单克隆抗体（alexion）是一种先天免疫调节剂，目前正在进行应用抗 CD200 单克隆抗体治疗 CLL 和 MM 的初步研究。许多针对 NHL、黑色素瘤、前列腺癌、胰腺导管腺癌和卵巢癌的疫苗试验已经开展，暂未达到预期结果。但是，针对癌症的免疫失调研究仍是本领域活跃的研究方向。

### （二）巴威妥昔单抗

巴威妥昔单抗（bavituxi）是一种结合磷脂酰丝氨酸（PS）的单克隆抗体。磷脂酰丝氨酸通常位于正常细胞的内膜，但暴露于肿瘤血管中的细胞外，形成了抗癌治疗的特定靶点。巴威妥昔单抗与聚苯乙烯的结合有助于调动人体免疫系统以破坏肿瘤及其相关血管。

在顽固性实体瘤患者中应用巴威妥昔联合化疗的 I 期临床试验表明，巴威妥昔可以安全地与化学疗法联合使用，且不会影响药代动力学特性。常见的药物相关不良反应包括疲劳、恶心、皮肤干燥、便秘和呼吸困难。

## 七、打破肿瘤 - 基质相互作用

肿瘤 - 基质相互作用的特征在于正常宿主细胞、侵袭性肿瘤细胞、基质成纤维细胞、炎症细胞、增殖性内皮细胞改变的细胞外基质（ECM），以及通过自分泌和旁分泌机制激活致癌信号通路的生长因子之间的复杂相互作用。因此，肿瘤微环境是一个动态过程，即通过失去凋亡抗性、基因组不稳定性和耐药性促进肿瘤生长、侵袭。因此，在肿瘤的遗传背景下靶向肿瘤微环境是一种潜在的有用的癌症治疗方法。

HH（hedgehog）通路通常调节胚胎发生，但在多种人类恶性肿瘤中会被重新激活，并驱动肿瘤基质反应，从而为浸润性肿瘤提供生长优势。在生理条件下，HH 通路被 HH 受体（PTCH1）抑制，HH 受体抑制该途径的关键激活物 SMO（smoothened GPCR）。然而，HH 配体（SHH）的结合抑制 PTCH1，从而使 SMO 被激活，并驱动 GLI 转录因子激活基因表达，从而影响细胞的增殖、存活和分化。正常的 HH 信号是可逆的，因此在没有 SHH 的情况下，PTCH1 抑制 SMO 并关闭该途径。在恶性肿瘤中，HH 途径的抑制在癌症治疗中具有巨大潜力，与化疗相比，较高的选择性意味着更少的副作用。

研究表明，局部晚期或转移性基底细胞癌患者口服 HH 途径抑制剂 GDC-0449 总体缓解率为 55%，转移性肿瘤患者的缓解率为 50%。GDC-0449 没有明显的血液学不良事件，但 GDC-0449 单药疗法会产生耐药性。口服另一种 HH 通路抑制剂 IPI-926 可导致肿瘤基质耗竭，并增加肿瘤中血管的数量，从而改善吉西他滨的作用，IPI-926 和吉西他滨的组合可诱导凋亡，减少转移并显著延长生存期。

## 八、中医治疗

肿瘤患者机体免疫功能异常，晚期肿瘤或已有广泛转移者，其免疫功能常明显降低，可以通过中药调节免疫功能。人参、党参、苦参、防己、木香、黄芪、灵芝、金银花、麦冬、黄芩、生地黄、山茱萸、枸杞子、大枣、丹参、夏枯草等能促进血液中白细胞数量增加；党参、人参、白术、灵芝、猪苓、当归、牛黄、黄芪、蒲公英、夏枯草、桑寄生、茯苓、青蒿、玉米须、水牛角等能促进单核 – 巨噬细胞功能增强；人参、丹参、川芎、灵芝、何首乌、白术、五味子、当归、黄精、薏苡仁、苦参、淫羊藿等能促进 T 细胞数量增加及淋巴母细胞转化；黄芪、红花、当归、白芷、川芎、天麻、半夏、桑白皮等有类似干扰素作用；人参、何首乌、柴胡、紫河车、地黄、淫羊藿等能促进抗体产生；人参、猪苓、仙鹤草、大枣、灵芝、桂枝、柴胡、当归、甘草、白术、天冬、薏苡仁、茯苓等能激发肿瘤患者免疫反应。肿瘤患者化疗后机体虚弱，常出现乏力、纳差、恶心、呕吐等症状，应根据患者的不同证型给予调理。如用四君子汤补气、四物汤补血、六味地黄丸补阴、小柴胡汤疏肝；若免疫功能低下伴随上呼吸道感染，可使用玉屏风散合桂枝汤。

（杨琬芳）

# 第十章 其他自身免疫性疾病和免疫相关疾病 ▷▷▷▷

免疫系统的生理功能是免疫防御、免疫自稳和免疫监视。免疫系统实现其功能的前提是识别"自己"与"非己"，对"非己"产生应答并清除，对"自己"则不产生应答，维持免疫耐受。理论上，免疫系统在生理状态下不产生针对自身抗原的免疫应答。实际上，机体可对自身抗原产生低水平应答，体内可检出自身抗体（如类风湿因子、抗核抗体、抗线粒体抗体、抗独特型抗体等）或自身反应性 T 细胞（autoreactive T lymphocyte），即自身免疫（autoimmunity）。研究发现，某些自身抗体可能具有生理功能。例如，抗独特型抗体参与免疫网络调节；类风湿因子是针对变性 IgG 的抗体，可与多价 IgG 结合，有助于通过单核 – 巨噬细胞清除循环免疫复合物。由于天然自身抗体效价及自身反应性 T 细胞活性均较低，一般不致引起自身组织损伤。某些情况下，自身免疫应答的质和量发生异常，且自身耐受机制遭破坏，自身抗体和自身反应性 T 或 B 淋巴细胞攻击自身组织细胞，导致机体出现病理改变和相应临床表现，即为自身免疫病（autoimmune disease，AID）。

## 第一节 概　述

自身免疫应答过度而持久并引起疾病状态时称为自身免疫病。此类疾病多属慢性病、潜伏期长且病因不清，一般有如下分类方法。

### 一、自身免疫性疾病的分类

#### （一）按自身免疫应答针对的靶抗原分布进行分类

**1. 器官特异性自身免疫病（organ specific autoimmune disease）**　指自身靶抗原选择性定位于特定器官或细胞类型，病理损害和功能障碍局限于该器官，典型疾病有慢性淋巴细胞性甲状腺炎（桥本甲状腺炎，Hashimoto's thyroiditis），患者体内存在针对甲状腺某些组分（如甲状腺球蛋白）的自身抗体，病变严格局限于甲状腺；胰岛素依赖型糖尿病（insulin dependent diabetes mellitus，IDDM），即 I 型糖尿病（type I diabetes），患者体内存在针对胰岛 β 细胞的自身反应性 T 细胞，病变仅局限于胰腺。

**2.** 全身性自身免疫病又称为系统性自身免疫病（systemic autoimmune diseases）此类疾病的自身靶抗原为多器官组织所共有（如染色质、双链 DNA、组蛋白和 RNA

等），病变可累及多个系统和器官，特别是损伤结缔组织。典型疾病有：系统性红斑狼疮（SLE），受累器官包括皮肤、关节、肾、肺、心等，体内可检出抗多种细胞核成分（dsDNA、核小体等）的高滴度自身抗体；类风湿关节炎（RA），受累器官包括全身关节、肺、心脏等多器官，患者体内可检出针对变性 IgG 的高滴度的自身抗体（即类风湿因子）。

但是，上述分类并不适用于所有自身免疫病，例如：原发性胆汁肝硬化主要病变是小胆管炎症细胞浸润，但患者血清中自身抗体并非特异性针对肝脏，而是抗线粒体细胞色素 P450。

### （二）按受累组织系统分类

1. **结缔组织疾病**　类风湿关节炎（RA）、系统性红斑狼疮（SLE）、皮肌炎（DM）等。
2. **神经肌肉疾病**　多发性硬化、重症肌无力等。
3. **内分泌疾病**　IDDM、慢性甲状腺炎等。
4. **消化系统疾病**　慢性非特异性溃疡性结肠炎、慢性活动性肝炎、恶性贫血等。
5. **泌尿系统疾病**　自身免疫性肾小球肾炎、肺肾出血性综合征等。
6. **血液系统疾病**　自身免疫性溶血性贫血、特发性血小板减少性紫癜等。

### （三）其他分类方法

1. 按自身免疫病发生是否与外因或其他疾病关联，可分为继发性自身免疫病（多为器官特异性，如慢性活动性肝炎、眼外伤后交感性眼炎、外伤后睾丸炎致男性不育症等）及原发性自身免疫病（可为器官特异性、非器官特异性或中间型）。

2. 按自身免疫病病程，可分为慢性自身免疫病（如重症肌无力、自身免疫性甲状腺炎，类风湿性关节炎、SLE 等）和急性自身免疫病（如特发性血小板减少性紫癜、自身免疫性溶血性贫血等）。

## 二、自身免疫性疾病的共同特点

1. 自身免疫病患者体内可检出针对自身抗原的自身抗体和（或）自身反应性 T 细胞，这些抗体和（或）细胞作用于表达靶抗原的组织细胞，造成相应器官病理性损伤和功能障碍。

2. 女性易感性明显高于男性。绝大多数自身免疫病（如自身免疫性甲状腺炎、系统性红斑狼疮、干燥综合征、原发性胆汁性肝硬化、甲状腺功能亢进、混合性结缔组织病等），85% 以上患者为女性；少数自身免疫病（如多发性硬化、重症肌无力、炎性盆腔感染等），女性易感性略高；男性对 I 型糖尿病等易感性略高；个别自身免疫病（如强直性脊柱炎）男性明显易感。

3. 有遗传倾向，属多基因复杂性疾病。如同一家庭数个成员均可罹患牛皮癣。更常见的情况是，同一家族多个成员可分别罹患不同自身免疫病，如斑秃属自身免疫病，患者家庭其他成员常罹患其他自身免疫病。

4. 多种自身免疫病常有重叠。同一患者常可同时罹患多种自身免疫病。

5. 病情易反复发作，慢性迁延。

### 三、自身免疫性疾病发生的相关因素

迄今对自身免疫病发病机制的了解十分有限。一般认为，遗传因素和环境因素（毒素、药物和感染等）等共同参与 AID 发生。

#### （一）遗传因素与 AID

遗传背景在一定程度上决定个体对自身免疫性疾病发生的易感性。自身免疫性疾病患者的直系亲属患病概率高于常人。例如，单卵孪生子患同一自身免疫病的概率（12%~60%）明显高于异卵孪生子（5%）；同一家族不同成员可易感相同或不同的自身免疫病；某些自身免疫病与性染色体相关；某些动物品系，如 NZB 小鼠、NZB/NZW F1 代杂交小鼠、NOD 小鼠、肥胖品系（obese strain, OS）鸡等高发自身免疫病。个体遗传背景与 AID 易感性相关的机制包括：遗传因素可控制机体针对特定（自身）抗原产生应答及应答的强度，其中尤以 MHC 基因的作用最为重要；免疫应答和免疫耐受的建立有赖于多种免疫分子参与，若相关分子编码基因异常，可影响免疫耐受的维持，表现为对 AID 易感。

**1. HLA 与 AID 易感性关联**

（1）HLA 与 AID 易感性关联的群体分析　携带某些 HLA 等位基因或单体型的个体患特定自身免疫病的频率远高于正常人群，尤以 HLA Ⅱ类基因与自身免疫病关联最为明显。例如，胰岛素依赖性糖尿病（IDDM）与 HLA-DR3、HLA-DR4、HLA-DQ2、HLA-DQ8 关联；类风湿性关节炎（RA）与 HLA-DR4 关联；高加索人群中，90% 强直性脊柱炎（AS）患者与 HLA-B27 关联；携带 HLA-B8、HLA-DW3、HLA-DR3 单体型的个体，其发生自身免疫病的危险远比携带其他单体型的个体高。

不同人群中 AID 与 HLA 关联的情况并非完全一致，例如：高加索人群中 RA 与 HLA-DRBI-04 紧密关联，而西班牙和非洲人群中并非如此；不同种族中，硬皮病（SD）与不同 HLA 等位基因关联；早年发病的重症肌无力（MG）与 HLA-B8 和 HLA-DR3 关联，晚年发病的 MG 与 HLA-B7 和 HLA-DR2 关联。另外，HLA 还可能与对特定 AID 的抗性关联，如携带 HLA-DQ6、HLA-DR2 等位基因者不易患 IDDM。

（2）HLA 与 AID 易感性关联的机制　机体启动自身免疫应答的前提是，自身反应性 T 细胞识别自身抗原肽-MHC 分子复合物从而被激活。特定的 MHC 等位基因产物能否有效地提呈特定自身抗原肽，决定携带该 MHC 等位基因的个体是否易感某种 AID。目前，HLA 与 AID 易感性关联机制的假说如下。

1）选择性假说：强调 MHC 等位基因在机体 T 细胞库形成过程中的作用。胸腺中某些自身抗原肽表达水平极低或与自身 MHC 分子结合的亲和力极低，导致 T 细胞克隆在胸腺发育过程中难以识别和结合相应自身抗原肽-MHC 分子复合物，从而使某些自身反应性 T 细胞克隆逃避阴性选择而得以保存。简言之，特定 MHC 等位基因使某些自身反

应性 T 细胞阴性选择受阻，中枢耐受机制发生障碍。

例如，HLA-DQβ 是人类 IDDM 的易感基因，其编码产物 DQβ 链 57 位氨基酸残基具有多态性。正常人群 DQβ 链 57 位氨基酸残基为天冬氨酸，有利于在 DQβ 抗原结合凹槽末端形成盐桥，而高加索人群 IDDM 患者 DQβ 链 57 位氨基酸残基为缬氨酸、丝氨酸或丙氨酸，导致 DQβ 抗原结合凹槽末端缺乏盐桥。其结果是，HLA-DQβ 与自身抗原肽结合的亲和力极低，自身反应性 T 细胞的 TCR 难以识别相应自身抗原肽-HLA-DQβ 复合物，自身反应性 T 细胞得以保存。人类群体调查发现 HLA-DR3、HLA-DR4 与 IDDM 关联，是因为 HLA-DR3、HLA-DR4 等位基因与 HLA-DQβ 基因紧密连锁。

2）分子模拟假说：特定 HLA 等位基因产物能更有效地提呈与自身抗原相似的病原体抗原，以分子模拟的方式引发自身免疫病。例如，携带 HLA-B27 基因的个体，其提呈与自身抗原相似的病毒抗原的能力较强，故病毒感染后更易出现识别自身抗原的 CTL，造成脊柱细胞损伤，引发强直性脊柱炎。

3）基因连锁不平衡假说：某些 MHC 等位基因与 AID 致病基因呈连锁不平衡。

**2. 非 HLA 基因与 AID 易感性相关** 与 AID 易感性关联的非 AID 基因包括参与抗原清除（如参与清除免疫复合物的补体组分）和抗原提呈的基因、参与信号转导的基因、共刺激分子基因、凋亡基因和细胞因子基因等。例如：①自身免疫调节（autoimmune regulator，AIRE）单基因缺失者，其外周组织抗原在胸腺上皮细胞表达受阻，使相应自身反应性 T 细胞在胸腺发育时逃避阴性选择而进入外周，导致多个内分泌腺（如胰腺）受损，引起自身免疫性多内分泌腺病 – 念珠菌病 – 外胚层营养不良综合征（autoimmune polyendocrinopathy-candidiasis-ectodermal dystrophy，APECED）。②补体 C1q、C3 或 C4 纯合子基因缺陷者，由于免疫复合物清除障碍并沉积于血管壁，易患 SLE。③控制细胞凋亡的基因（如 Fas/FasL）缺陷者，其激活诱导的细胞死亡（AICD）机制出现障碍，使自身反应性 T 细胞凋亡受阻，易发生自身免疫性淋巴细胞增殖综合征、SLE 等。④共抑制分子基因（如 CTLA-4）异常参与糖尿病、乳糜泻和自身免疫性甲状腺炎发生；小鼠敲除 CTLA 基因可出现致死性自身免疫病，用抗体阻断 CTLA-4 可明显增强小脑膜炎和糖尿病模型的组织损伤。⑤IL-2 基因缺陷可导致自身免疫性肠炎或溶血性贫血。⑥DNA 酶基因缺陷的个体，由于清除凋亡颗粒的功能障碍，可能通过表位扩展等机制而易患 SLE。⑦某些类风湿性关节炎和 SLE 患者存在 IgVH 基因缺失等。

目前，全基因组关联研究（genome wide association study，GWAS）成为探讨 AID 相关遗传背景的重要手段，已鉴定、确认与多种自身免疫病（如 SLE、RA、原发性胆汁性肝硬化等）密切相关的基因或染色体区域，越来越多的自身免疫性疾病的遗传易感位点被发现。

## （二）自身抗原的改变与 AID

某些环境因素（感染、创伤、药物、物理、化学物质等）可使自身抗原释放和（或）性质改变，从而引发异常自身免疫应答。

**1. 隐蔽抗原释放和暴露** 由于特殊的解剖部位，体内某些器官或组织（如脑、眼晶体、睾丸、精子等）成分在正常情况下不与免疫细胞接触，称为隐蔽抗原（seques-tered antigen）。按克隆清除学说，这些免疫隔离部位存在的抗原在胚胎期未与免疫系统接触，故相应特异性淋巴细胞未被消灭或抑制。在外伤、感染等情况下，免疫隔离部位的隐蔽抗原可能释放入血液或淋巴液，激活相应自身反应性淋巴细胞，导致自身免疫病发生。例如：因输精管结扎术，精子（隐蔽抗原）可释放入血，从而刺激机体产生抗自身精子抗体，并引发自身免疫性睾丸炎；眼外伤导致伤侧眼球的晶状体（隐蔽抗原）释放，可激发机体产生抗晶状体抗体或激活特异性淋巴细胞，从而导致健侧眼球发生交感性眼炎。

**2. 自身抗原改变**

（1）自身抗原性质改变　物理因素（如冷、热、电离辐射）、化学因素（如药物等）或生物学因素（如细菌、病毒、寄生虫等）均可改变自身组织抗原的性质，可表现为：①暴露新的抗原表位。②抗原发生构象改变。③抗原被修饰或发生降解，成为具有免疫原性的肽段。④外来半抗原（如某些药物）、完全抗原（如微生物毒素）与自身组织成分中的完全抗原（如蛋白质）、半抗原（如多糖）相结合等。由于自身抗原发生改变，使机体免疫系统将其视为"异己"物质而予以排斥。例如：①肺炎支原体感染可改变红细胞表面 I 型血型抗原，刺激机体产生抗红细胞抗体，导致红细胞破坏。②变性的自身 IgG 可刺激机体产生 IgM 或 IgG 类抗体，称为类风湿因子（rheumatoid factor, RF），自身变性 IgG 与 RF 形成免疫复合物，可引发关节炎等自身免疫性疾病。③多种药物与血细胞或其他组织细胞结合，能通过改变细胞的免疫原性而引起自身免疫病。

（2）自身抗原量的改变　例如，正常人血清中仅存在微量甲状腺球蛋白，并使机体对其产生低带耐受，此时相应 Th 细胞耐受，不能辅助 B 细胞产生自身抗体；甲状腺受损时，血清甲状腺球蛋白水平升高，当其浓度超过低带耐受限度，相应 Th 细胞耐受被破坏，并辅助相应 B 细胞产生抗甲状腺球蛋白抗体，从而引起自身免疫性甲状腺炎。

**3. 分子模拟**　有些微生物具有与宿主正常细胞或细胞外基质相同或相似的抗原表位，宿主针对微生物抗原产生的抗体（或效应 T 细胞）能与具有相同或相似表位的宿主自身成分发生交叉反应，即分子模拟（molecular mimicry），由此引发炎症反应和自身组织损伤，导致 AID。例如：①A 型溶血性链球菌细胞壁成分与人体心肌间质、心瓣膜、肾基底膜及其他结缔组织具有相似抗原表位，机体感染此型链球菌后所产生的抗体，能与心脏和肾脏等部位的结缔组织发生交叉反应，导致风湿性心脏病和急性肾小球肾炎。②大肠杆菌 O14 与结肠黏膜有相似抗原表位，故 O14 株感染可致溃疡性结肠炎。③EB 病毒等编码的蛋白与髓磷脂碱性蛋白（MBP）有较高同源性，感染 EB 病毒可引发多发性硬化。④多种微生物的热休克蛋白（HSP）与人 HSP 或其他组织抗原存在相似表位，可引起肾小球肾炎、慢性活动性肝炎、类风湿性关节炎、SLE 和心肌炎等 AID。

**4. 抗原表位扩展**　一种抗原分子可能有多种表位，依据抗原表位刺激机体免疫应答的强弱，可分为两类：①优势表位（dominant epitope）。具有强免疫原性，在抗原初始接触免疫细胞时，可首先激发免疫应答。②隐蔽表位（cryptic epitope）。其隐藏于抗原大分子内部或密度较低，故免疫原性较弱，一般不能激发机体产生强应答。自身免疫病组织受损过程中，可能不断暴露新的隐藏表位，APC 通过摄取损伤或凋亡细胞的碎片，可能将隐蔽表位提呈给自身反应性淋巴细胞克隆，产生自身免疫应答。换言之，随 AID 进展，免疫系统不断扩大所识别的自身抗原表位范围，即出现表位扩展（epitope spreading）。

表位扩展机制参与多种 AID（如 SLE、类风湿性关节炎、多发性硬化和 IDDM）发生、发展。针对自身抗原隐蔽表位的淋巴细胞克隆在中枢免疫器官发育过程中，有可能逃逸阴性选择而出现于外周成熟淋巴细胞库中。AID 发生过程中，某些诱因或自身免疫损伤效应可造成自身组织细胞凋亡或坏死，使含隐蔽表位的自身抗原被暴露或释放，并通过 APC 摄取、加工、处理，将其提呈给相应自身反应性淋巴细胞克隆。随 AID 疾病进展，免疫系统不断扩大所识别自身抗原表位的范围，使更多自身抗原遭受免疫攻击，导致疾病迁延不愈并不断加重。

### （三）免疫系统异常与 AID

机体通过两种机制建立并维持免疫耐受：中枢耐受，指 T、B 细胞在中枢免疫器官发育过程中，通过阴性选择而剔除自身反应性淋巴细胞克隆；外周耐受，指高浓度抗原（多为自身抗原）持续提供强刺激信号，导致未成熟（或已成熟）淋巴细胞发生克隆清除或失能。多种环境因素可能导致免疫系统功能异常，使上述耐受机制发生紊乱，从而引发自身免疫病。

#### 1. 淋巴细胞异常与 AID

（1）自身反应性淋巴细胞逃避"克隆丢失" 自身反应性 T 细胞（或 B 细胞）在胸腺（或骨髓）内分化成熟过程中，通过识别基质细胞所提呈的自身抗原肽-MHC 分子而发生凋亡，此即阴性选择所致的克隆丢失。由于胸腺（或骨髓）功能障碍或微环境发生改变，某些自身反应性淋巴细胞可能逃避阴性选择，免于被排除，该克隆进入外周可对相应自身抗原产生应答，引起 AID。正常情况下，胸腺内少数自身反应性 T 细胞也可能逃避阴性选择而进入外周，但其识别自身抗原后，可通过激活诱导的细胞死亡（AICD）机制而被清除。该过程与 Fas/FasL 途径介导的细胞凋亡有关。若因 Fas/FasL 基因突变而使该途径受阻，外周血中大量自身反应性 T 细胞逃避 AICD，也可能破坏自身耐受，导致 AID 发生。例如，Fas 基因突变的个体可发生系统性自身免疫综合征（systemic autoimmunity syndrome），其临床表现类似于 SLE 患者。

（2）淋巴细胞突变 理化、生物或某些原发因素导致淋巴细胞发生突变，使其抗原识别能力异常，可对自身抗原产生免疫应答。

（3）T、B 细胞旁路活化 正常情况下，体内存在针对自身抗原的 T、B 细胞克隆，因缺乏足够的活化信号而处于无应答状态（失活或静止）。某些致病因素可能通过不同的旁路机制，直接或间接激活静止的效应 T、B 细胞，导致自身免疫病发生。

1）Th 细胞旁路激活途径：自身免疫应答为胸腺依赖性，Th 细胞在其中起重要作用。正常情况下，Th 细胞易发生耐受，故即使自身反应性 B 细胞功能正常，机体也不产生自身免疫应答。某些外来抗原具有与自身抗原相似或相同的 B 细胞表位，但具有不同的 T 细胞表位。此类外来抗原进入机体，可激活相应 Th 细胞，从而绕过原已产生耐受的 Th 细胞，使由于缺乏 Th 细胞辅助信号而处于静止状态的自身反应性 B 细胞克隆激活，产生自身免疫应答，此机制称为 Th 细胞旁路（Th cell bypass）。

临床上某些自身免疫病的发生与上述机制有关。例如：链球菌可能与心脏瓣膜组织具有相似的 B 细胞决定簇，但具有不同的 T 细胞决定簇，故链球菌感染可通过 Th 细胞旁路途径产生针对心脏组织的自身抗体，导致风湿性心脏病；某些药物可对机体组织细胞的胞膜抗原进行修饰，在胞膜表面形成新的 T 细胞决定簇，通过旁路途径激活相应 Th 细胞，从而辅助自身反应性 B 细胞产生应答，并导致自身免疫病。

2）多克隆淋巴细胞激活：某些超抗原、免疫佐剂、病毒及细菌组分或产物、药物具有多克隆激活剂活性，可直接激活多克隆 T 细胞，或绕过耐受的特异性 Th 细胞，非特异性地直接激活多克隆 B 细胞，其中包括某些自身反应性 T、B 细胞克隆，从而导致 AID 发生。例如：脂多糖（LPS）可非特异性活化大量 B 细胞（包括自身反应性 B 细胞），产生自身抗体；EB 病毒感染所致传染性单核细胞增多症，患者体内多克隆 B 细胞激活，产生抗平滑肌、抗核蛋白、抗淋巴细胞和抗红细胞等的自身抗体；金黄色葡萄球菌外毒素、肠毒素 SEA 等超抗原，可激活大量 T 细胞（包括自身反应性 T 细胞）。

3）独特型旁路激活途径：某些外源性抗原本身或其刺激机体产生的抗体，可与自身反应性 T、B 细胞抗原受体有公有独特型（public idiotype），故这些致病因子或其他抗体可激活特异性独特型 Th 细胞（绕过耐受的 Th 细胞），使之辅助携带相应公有独特型的自身反应性 T、B 细胞发生自身免疫应答。

4）Toll 样受体（TLR）激活途径：与自身抗原呈低亲和力结合的淋巴细胞可逃避中枢免疫器官的阴性选择而进入外周。正常情况下，这类自身反应性淋巴细胞对自身抗原不产生应答，一旦这种"忽视"被足够强的刺激所打破，即可能产生自身免疫应答。例如，感染状态下，TLR9 可识别存在于细胞内的非甲基化 CpG 序列。一般情况下，CpG 序列是细菌 DNA 的组分，哺乳动物细胞内 CpG 水平极低，难以有效激活 TLR9。当大量细胞发生凋亡且所形成的碎片未能被及时清除时，凋亡细胞的染色质成分可与特异性 B 细胞的 BCR 结合而被内化，其中的 CpG 序列可与 B 细胞内 TLR9 结合而启动信号转导，并打破原有的"免疫忽视"状态，从而产生抗 DNA 抗体，并引发系统性自身免疫病。

（4）T 细胞亚群功能失衡　CD4$^+$Th 细胞功能亚群（包括 Th1、Th2、Th17 及 Treg）构成复杂的免疫调节网络，各亚群比例和功能平衡在维持内环境稳定中发挥重要作用。感染或其他诱因能改变微环境中细胞因子组成，可影响 T 细胞分化并使 T 细胞功能亚群失衡，最终导致 AID 发生。

1）Th1 细胞/Th2 细胞失衡：一般情况下，Th1 细胞参与器官特异性 AID 发生，而 Th2 细胞对此类疾病发生有拮抗效应。应用 Th1 应答抑制剂（如抗 IL-2 受体、IFN-γ 或 IL-12 的单抗）或 Th2 型细胞因子（如 IL-4、IL-10）可抑制上述 AID；反之，Th1 型细胞因子（如 IFN-γ、IL-12 等）或 Th2 应答抑制剂（如 IFN‑γ、抗 IL‑4 抗体等）可促进疾病发生、发展。另外，Th2 细胞功能增强还参与非器官特异性 AID（如全身性红斑狼疮等）发生。同理，上述 Th1/Th2 型细胞因子可分别促进或拮抗疾病发生、发展。

2）Treg 细胞缺陷：Treg 细胞是重要的免疫负调节细胞，在维持自身耐受中发挥关键作用，其分化或功能缺陷可导致自身免疫病发生。例如，IPEX（免疫失调、多发内分泌病、肠病、X 染色体连锁）综合征患者 X 染色体 Foxp3 基因突变；自身免疫病（如多发性硬化、Ⅰ型糖尿病、银屑病和重症肌无力等）患者体内 Treg 数量和功能（细胞因子 TGF-β、IL-10）下降。另外，Foxp3 是 Treg 细胞特征性转录因子，其表达直接影响 Treg 细胞分化。已发现，Foxp3 基因上游启动子区保守区域的甲基化程度，与其表达水平呈负相关，从而可通过调控 Treg 细胞分化而参与自身免疫病发生。

3）CD4$^+$Th17 细胞功能失衡：CD4$^+$Th17 细胞是体内重要的免疫效应细胞之一，广泛参与炎症反应和组织损伤。Th17 细胞与 AID 发生、发展相关。例如，RA 患者血清及关节滑液 IL-17 水平升高，关节滑液内 Th17 细胞及中性粒细胞聚集；MS 患者病灶 IL-17 mRNA 水平及脑脊液 IL-17 蛋白水平升高；AID 病灶局部出现大量 Th17 细胞浸润，且浸润程度与疾病严重程度呈正相关。

（5）B 细胞亚群功能失衡　B 细胞过度激活在体液免疫介导的自身免疫病发生中起重要作用。近年发现一类具有负调节功能的调节性 B 细胞（Breg），其主要通过产生 IL-10 而抑制 T 细胞活化及炎症反应。

（6）调节性 DC　体内存在一类调节性 DC（DCreg），在建立和维持免疫耐受中发挥重要作用。

2. 免疫分子异常与 AID

（1）MHC Ⅱ类抗原异常表达　正常情况下，体内多数组织器官仅表达 MHC Ⅰ类抗原，不表达 MHC Ⅱ类抗原。IFN-γ 等细胞因子可诱导组织细胞表面异常表达 MHC Ⅱ类抗原，从而可能将自身抗原提呈给 Th 细胞，启动自身免疫应答，导致自身免疫病。已发现，甲状腺毒症的甲状腺上皮细胞，原发性胆汁性肝硬化的胆管上皮、糖尿病的胰腺内皮细胞和 β 细胞表面均异常表达 MHC Ⅱ类抗原。

（2）细胞因子异常表达　细胞因子异常表达可导致自身免疫应答，其机制可能是诱导 MHC Ⅱ类抗原异常表达或异常增加；诱导黏附分子表达增加，使 APC 与 T 细胞结合的亲和力增强，促进自身免疫应答的发生。

（3）共刺激分子异常表达　T 细胞对自身抗原产生外周耐受的机制之一是 APC 表面的共刺激分子表达下降或缺失，导致 T 细胞失能。多种微生物产物（如细菌 DNA、LPS 等）具有免疫佐剂效应，可直接刺激固有免疫细胞产生细胞因子，导致 APC 表面黏附分子和共刺激分子（B7、CD40L、CTLA-4 等分子）表达异常，从而终止自身反应性 T 细胞的外周耐受，引发 AID。如 CTLA-4 基因敲除或用抗 CTLA-4 抗体封闭 APC 表面 CTLA-4，可加重 EAE 小鼠的自身免疫性组织损伤。

（4）微小 RNA 异常表达　微小 RNA（miRNA）是含 18～25 个碱基的非编码单链小 RNA 分子，广泛存在于病毒、线虫、植物及动物细胞内，在进化中高度保守。成熟 miRNA 通过其核酸序列与特定靶 mRNA 互补结合，通过降解 mRNA 或抑制靶基因翻译，从而调控目的基因表达。miRNA 在免疫细胞分化、发育及免疫应答调控中发挥重要作用，并与 AID 发病相关。例如，RA 患者外周血 PBMC 中 miR-146a 和 miR-16 表达增加，且与疾病活动度相关；与骨关节炎相比，RA 关节滑液和成纤维细胞内 miR-155 表达增高，可能通过调节滑液成纤维细胞内基质金属蛋白酶 3（MMP-3）参与组织损伤。

### （四）参与 AID 发生的其他因素

**1. 神经－内分泌系统与 AID**　下丘脑－垂体－肾上腺反馈环路对 Th 和 Mφ 具有抑制性调节作用。该环路产生糖皮质激素，可抑制自身反应性 Th 细胞和 Mφ 活化，分泌细胞因子 IL-1、IL-6、TNF-α 等；细胞因子刺激下丘脑－垂体－肾上腺环路，通过产生糖皮质激素而发挥免疫抑制作用。因此，该环路任一环节发生功能障碍，均可引发自身免疫病。如类风湿关节炎患者下丘脑旁核功能缺陷可抑制糖皮质激素释放，自身反应性 Th 细胞和 Mφ 产生炎性细胞因子的作用失控，导致血清 IL-1、IL-6 水平明显升高，可引发免疫病理损伤。

**2. 年龄、性别因素**

（1）**年龄**　AID 发病率随年龄增长而升高，可能与老年人胸腺功能低下引起免疫系统功能紊乱有关。

（2）**性别**　AID 中女性患者居多，女性患 AID 的风险是男性的 2.9 倍。女性高发某些 AID，多发性硬化和 SLE 发病率是男性的 10～20 倍；某些自身免疫病在男性多发，如强直性脊柱炎患者中男女之比为 3∶1。性激素和 X 染色体与 AID 易感性关联的机制尚不清楚。

综上所述，AID 发生机制十分复杂，表现为任一 AID 发病均可能涉及多种因素的综合作用；不同 AID，其发生机制各异；患有同一种 AID 的不同个体，其致病机制可有差别；即使同一患者，在 AID 发生、发展的不同阶段，起关键作用的致病机制也可能不尽相同。

### （五）固有免疫与自身炎症性疾病

自身免疫病是机体针对自身抗原产生异常免疫应答而发病。在此过程中，多种固有免疫细胞也参与自身组织损伤。近年新定义一类自身炎症性疾病（autoinflammatory disease），指无抗原引发、不产生针对特定抗原的细胞免疫和体液免疫情况下，机体所发生的炎症反应。此类疾病与自身免疫病具有许多相似的病理特征，两者均由免疫系统攻击自身组织所致，并均引起炎症反应，但发病机制各异。自身炎症性疾病多属于遗传性疾病，伴有基因突变，其发病由固有免疫异常所致，而与适应性免疫应答无关，临床特征为原因不明、反复发作的炎症，但患者体内不能检出高滴度自身抗体和自身反应性 T 细胞。固有免疫与适应性免疫异常分别介导自身炎症性疾病和自身免疫病发生。

目前，已发现一系列自身炎症性疾病，如 IL-1β 激活紊乱（IL-1β activation disorder），包括 Cryopyrin 相关周期综合征（cryopyrin associated periodic syndrome）、家族性地中海发热（familial Mediterranean fever，FMF）、化脓性关节炎合并坏疽性脓皮病、痤

疮综合征等。NF-kB 活化综合征（NF-kB activation syndrome），包括克罗恩病（Crohn's disease）、BLau 综合征（BLau syndrome）、变异型 Guadeloupe 周期性发热综合征（Guadeloupe variant periodic fever syndrome）等。蛋白质错误折叠疾病（protein misfolding disorder），包括 TNF 受体相关周期性综合征（TNF receptor associated periodic syndrome，TRAPS）、强直性脊柱炎（ankylosing spondylitis）。补体调节性疾病（complement regulatory disease），包括溶血性尿毒症综合征（hemolytic uremic syndrome）、老年性黄斑变性（age-related macular degeneration）。细胞因子信号紊乱（disturbances in cytokine signaling），如家族性巨颌症（Cherubism）、巨噬细胞活化综合征（macrophage activation syndrome）等。

### 四、自身免疫性疾病的免疫损伤机制

AID 组织损伤多由 Ⅱ、Ⅲ、Ⅳ型超敏反应所致，抗体、补体、抗原抗体复合物、T 细胞、巨噬细胞、NK 细胞等参与。免疫系统可通过不同效应机制损伤自身组织细胞，针对抗原的特异性免疫应答；炎症反应及过量效应物质所致损伤作用。典型的临床例证为：自然怀孕过程中，IgG 可通过胎盘屏障进入胎儿体内，而 T 细胞不能通过。若妊娠期母体罹患由自身抗体所致自身免疫病，则新生儿出生后一段时间内会出现与母体相同的自身免疫病临床表现，但其症状可随母体抗体被清除而逐渐消退。临床上通过置换婴儿血液或血浆可加快抗体清除。上述临床例证表明，自身抗体是相关自身免疫病的主要效应分子。

#### （一）自身抗体介导组织损伤

**1. 细胞表面或细胞外基质成分自身抗体介导组织损伤** 针对细胞表面或细胞外基质抗原的自身抗体直接与靶抗原结合，通过激活补体、趋化中性粒细胞和单核 – 巨噬细胞、促进吞噬（调理作用）、ADCC 效应及局部释放炎症介质与机制，引起肥大细胞活化、血小板聚集、血管平滑肌扩张和凝血途径活化等，导致细胞和组织损伤。如抗基底膜Ⅳ型胶原的自身抗体引起肺出血 – 肾炎综合征通过上述机制致病。自身免疫性溶血性贫血、药物引起的溶血性贫血、自身免疫性血小板减少性紫癜等疾病中，自身抗体与血细胞结合并激活补体系统，可直接导致细胞溶解；同时，与抗体或 C3b、C4b 片段结合的血细胞经过脾、肝和肺时，由 FcR 和补体受体（CR1、CR2）等介导调理作用，促进巨噬细胞吞噬和清除相应自身血细胞。

**2. 细胞表面受体自身抗体介导组织损伤** 自身抗体与细胞表面特异性受体结合，可通过多种机制导致该受体功能障碍。

（1）模拟配体作用 自身抗体与受体结合，可模拟其配体的作用，刺激靶细胞功能亢进。例如，毒性弥漫性甲状腺肿患者血清中存在促甲状腺激素受体（thyroid stimulating hormone receptor，TSHR）的自身 IgG 抗体，此抗体与 TSHR 结合，可模拟促甲状腺激素的作用，持续刺激甲状腺细胞分泌过量甲状腺激素，患者出现甲状腺功能亢进；某些低血糖症患者体内存在胰岛素受体激动剂样自身抗体，此抗体与胰岛 β 细胞表面胰

岛素受体结合，可发挥类似于胰岛素样的效应，引起低血糖症。

（2）竞争性阻断机制　自身抗体与受体结合，可阻断天然配体与受体结合，或改变受体结构，从而抑制受体功能。例如，某些胰岛素耐受性糖尿病患者体内产生胰岛素拮抗剂样自身抗体，此抗体可竞争性抑制胰岛素与胰岛β细胞表面胰岛素受体结合，引发糖尿病；某些原发性甲状腺功能减退症患者血清中存在高效价结合TSHR的抑制性免疫球蛋白或促甲状腺激素受体抗体（TSH receptor antibody，TRAb），此抗体可封闭甲状腺素受体功能，导致甲状腺组织萎缩。

（3）介导受体内化与降解　自身抗体与受体结合，可介导受体内化并降解，或通过激活补体系统而引发细胞损伤。例如，重症肌无力（MG）患者体内存在神经肌肉接头部位乙酰胆碱受体的自身抗体，该抗体可竞争性抑制乙酰胆碱与受体结合，并促使乙酰胆碱受体内化并降解，从而阻断或降低骨骼肌细胞对运动神经元所释放乙酰胆碱产生反应，阻碍神经系统信号向肌肉细胞传递，进而出现以骨骼肌无力为特征的临床表现。

### （二）自身抗原–抗体复合物介导组织损伤

可溶性自身抗原与相应自身抗体结合形成循环免疫复合物，其随血流而沉积于某些组织部位，造成组织损伤，如系统性红斑狼疮（SLE）。患者体内存在针对自身细胞核抗原（如核体、剪接体和胞质小核糖蛋白复合体）的IgG类自身抗体，形成大量循环免疫复合物可沉积在肾小球、关节、皮肤及其他器官的毛细血管，激活补体系统，导致以中性粒细胞浸润为主的局部炎症反应，从而引起肾小球肾炎、关节炎、皮肤红斑及多部位脉管炎等多器官、多系统病变，最终导致广泛而严重的小血管炎性损伤。

### （三）自身反应性T细胞介导组织损伤

体内存在的针对自身抗原的自身反应性T细胞在一定条件下可引起AID。其效应机制属Ⅳ型超敏反应，CD8+CTL可直接攻击相应靶组织；CD4+Th1可辅助CTL，或通过释放细胞毒性细胞因子和促进其他炎性细胞（如Mφ）聚集和激活的细胞因子，引起淋巴细胞和单核细胞浸润为主的炎性病变，直接或间接造成组织损害。例如，IDDM发病中，CD8+和CD4+T细胞浸润胰岛组织，CTL特异性杀伤胰岛β细胞，Th1细胞产生细胞因子引起炎症反应并损伤胰岛细胞；EAE发病中，MRP特异性Th1细胞介导中枢神经系统损害，过继转移MBP特异性Th1细胞给正常动物，可成功诱发EAE。此外，自身反应性T细胞在慢性淋巴细胞性甲状腺炎、恶性贫血及自身免疫性心肌炎等AID发病中也起重要作用。

### （四）固有免疫细胞介导组织损伤

多种固有免疫细胞参与自身组织炎性损伤。例如，巨噬细胞被细胞因子激活或被嗜细胞抗体"武装"后，即具有胞毒作用；NK细胞可通过ADCC效应等损伤靶组织，如桥本甲状腺炎甲状腺内含大量抗甲状腺球蛋白抗体，后者与甲状腺球蛋白结合形成抗原抗体复合物，并沉积于腺上皮细胞表面，其中抗体Fc段可与病灶部位NK细胞表面Fc

受体结合，通过 ADCC 作用损伤甲状腺组织。AID 可能并非单一机制参与其免疫损伤机制。例如，重症肌无力的组织损伤涉及抗乙酰胆碱受体抗体介导Ⅱ型超敏反应和自身反应性 T 细胞介导Ⅳ型超敏反应。

### 五、自身免疫性疾病的防治

理论上，治疗自身免疫病的理想方法是重新恢复免疫系统对自身抗原的耐受，但迄今尚未实现这一目标。目前，临床干预措施仅限于缓解或减轻 AID 患者临床症状。近年来，通过对自身免疫病动物模型的研究，已在特异性免疫治疗中取得初步进展。但是，不同模型所获结论并非完全一致，且动物与人 AID 发病机制不尽相同，故实现临床应用仍有待时日。

#### （一）自身免疫性疾病的预防

自身免疫病的发生受遗传、环境等多种因素影响，并且自身免疫病的患者之间有极大的个体差异。因此，没有普遍适用的预防方法。根据目前对自身免疫病的认识，可以减少暴露于具有潜在风险性的环境中，例如采用疫苗和抗生素控制微生物的感染，特别是持续性感染等。

#### （二）自身免疫性疾病的治疗

**1. 对症治疗**

（1）抗炎疗法　应用糖皮质激素、水杨酸制剂、前列腺素抑制剂等可抑制炎症因子产生、抑制免疫反应，从而减轻 AID 症状。

（2）替代治疗　对因自身免疫而致某些重要生理活性物质减少的 AID，可进行替代疗法。例如，重症自身免疫性贫血患者输血；甲状腺炎患者补充甲状腺激素；糖尿病患者给予胰岛素等。此类疗法仅针对自身免疫病受损器官的修复或功能补偿，并不能阻止自身免疫病进程。患者一般需要终身使用替代药物以补偿受损器官功能。

（3）胸腺切除和血浆置换　重症肌无力患者常伴胸腺病变，部分患者经胸腺切除可改善症状。毒性弥漫性甲状腺肿、重症肌无力、类风湿性关节炎和 SLE 等发病与自身抗体相关，可通过血浆置换清除血浆中自身抗体和免疫复合物，从而缓解病情。

**2. 免疫抑制**

（1）抑制细胞代谢　应用硫唑嘌呤、环磷酰胺、甲氨蝶呤等抑制细胞代谢的药物，与皮质激素联合应用，可杀伤快速增殖的细胞，从而抑制自身反应淋巴细胞增殖和分化。

（2）免疫抑制剂　环孢素 A（CsA）和 FK506 可抑制 T 细胞活化和增殖，一般用于治疗由自身反应性 T 细胞介导的 AID（如 IDDM、EAE 和牛皮癣等）。

**3. 生物制剂药物**　治疗自身免疫病的生物药物的研制是一个活跃的领域。

（1）诱导针对致病自身抗原的免疫耐受　诱导机体建立针对致病自身抗原的免疫耐受，是治疗 AID 的理想方法。例如，T 细胞疫苗（T cell vaccine）的制备；治疗性肽疫苗；口服自身抗原诱导耐受；模拟胸腺阴性选择而诱导耐受等。

（2）阻断 T 细胞激活　阻断 TCR 与自身抗原肽-MHC 分子复合物特异性结合，制备与 MHC 分子或 TCR 具有高亲和力的短肽，通过阻断 TCR 识别自身抗原肽-MHC 分子复合物，干预某些 AID。阻断共刺激信号，CTLA-4-Ig 是 CTLA-4 与 Ig Fc 段的重组可溶性融合蛋白，其可与 B7-1、B7-2 高亲和力结合，通过阻止 B7 与 T 细胞表面 CD28 分子相互作用，抑制 T 细胞激活。研究证明，反复注射 CTLA-4-Ig 可抑制 MBP 诱发的 EAE。此外，CTLA-4-Ig 及抗 CD40L 单抗用于治疗多发性硬化、牛皮癣、SLE 等也取得良好疗效。

（3）清除自身反应性免疫细胞　靶向清除自身反应性 T 细胞，例如，将毒素和放射性物质与自身抗原耦联，可用于选择性杀伤自身反应性淋巴细胞；用抗自身反应性 T 细胞 TCR 的单抗，特异性清除相关细胞。靶向清除自身反应性 B 细胞，应用针对 B 细胞表面分子的单克隆抗体，通过 ADCC 作用或诱导凋亡而消除 B 细胞。例如，应用抗 CD20、抗 CD22、抗 CD52 的抗体，可清除自身反应 B 细胞并用于治疗 SLE、RA 等。

（4）基于细胞因子的制剂　细胞因子疗法，通过给予外源性细胞因子而治疗 AID。细胞因子阻断疗法，应用针对细胞因子及其受体的单克隆抗体，通过阻断相应细胞因子效应，可抑制自身免疫应答，从而治疗 AID。

（5）重建免疫系统　自身免疫病与患者免疫细胞异常有关，借助同种异体造血干细胞移植（HSCT）以重建患者免疫系统，有可能治愈某些自身免疫病。通过免疫重建，机体对自身抗原重新建立免疫耐受；免疫重建中，自身反应性 T、B 细胞克隆可发生凋亡而被清除。

（刘琪）

# 第二节　血液免疫病

由于血管超敏反应、免疫调节功能异常而产生自身抗体或活化的补体，致使机体出现超敏反应性炎症、细胞破坏等引起的疾病。

## 一、免疫性血小板减少性紫癜

### （一）概述

免疫性血小板减少性紫癜（immune thrombocytopenic purpura, ITP）是一种免疫介导的血小板过度破坏而致的出血性疾病。其中血小板膜抗原被自身抗体识别并包被，导致其在脾脏血窦处隔离并被单核巨噬细胞过度吞噬，结果使循环中血小板寿命缩短，同时由于骨髓巨核细胞产血小板的能力无法完全代偿血小板数量的减少，导致循环中血小板数量减少，近年来研究显示 T 淋巴细胞、自然杀伤细胞（NK 细胞）等功能异常也可能是致病的原因之一。ITP 的疾病以广泛皮肤黏膜和内脏出血、血小板数量的减少、骨髓巨核细胞发育障碍、血小板生存时间缩短及血小板特异性抗体出现等为特征。发病率约为（5~10）/10万，65岁以上老年有发病率升高趋势。临床分为急性型和慢性型，前者好发于儿童，无性别差异，冬春两季易发病，一般存在前驱病毒感染史，多表现为自限性。后者多见于成人，男女比例为1:2，目前认为属于自身免疫性疾病的一种。本病病死率为1%，多因颅内出血而致。

本病以皮肤、黏膜或内脏器官出血为主要临床表现，现代中医将其归属于"血证"范畴，与中医古籍中的"紫癜""葡萄疫""阴阳毒""紫斑"等病证相似，第七届全国中西医结合血液病学术会议将ITP中医病名定为"紫癜病"。

### （二）西医病因病理

**1. 病因** ①感染。儿童ITP患者、急性型患者，在发病前2周左右常有上呼吸道感染病史；慢性患者会因感染而致病情加重。②免疫因素。部分ITP患者血浆和血小板表面可检测到血小板膜糖蛋白特异性自身抗体，可以使血小板致敏后被单核巨噬细胞系统过度吞噬破坏，是发病的主要机制。③其他因素。部分患者HLA-A、HLA-B7和HLA-DRW9抗原表达与ITP发病呈正相关性；可能和雌激素水平相关，男女发病比例为1:2，并且慢性ITP患者多见于育龄期妇女。

**2. 病理** 目前认为ITP是患者体内产生针对血小板的自身抗体，使血小板破坏过多、寿命缩短、数量减少为特征的自身免疫性疾病，尽管其病因尚未完全清楚，但是ITP患者体液免疫和细胞免疫都有不同程度的异常。

（1）**体液免疫** ①血小板相关抗体。患者体内产生对一种或多种血小板膜糖蛋白具有特异性的免疫球蛋白（IgG），结合在循环的血小板上。部分ITP患者体内存在抗血小板膜心磷脂抗体、抗磷脂酰肌醇抗体和抗磷脂酰丝氨酸抗体。②血小板破坏场所。脾脏是ITP病理生理异常的关键器官，不仅因为在白髓中形成血小板自身抗体，而且在红髓中单核-巨噬细胞破坏了免疫球蛋白包裹的血小板。血小板抗体产生主要在脾脏，其次是骨髓，尤其是脾脏切除疗效不佳的患者，骨髓可能是抗体的主要来源。血小板抗原初始刺激和淋巴细胞增殖反应主要发生在脾脏，随着反应逐渐强烈，抗原特异性记忆细胞产生，骨髓也成为主要的反应场所。③血小板减少。原因主要有：抗血小板自身抗体Fab段与血小板相关抗原结合，通过Fc受体介导的单核-巨噬细胞对血小板的吞噬破坏；血小板表面抗原与抗体结合后激活补体导致血小板被溶解破坏，补体C3的裂解片段C3b结合到血小板表面，与吞噬的C3b受体结合，导致血小板被吞噬；免疫复合物介导的血小板溶解效应，抗病毒抗体与相应病毒结合形成免疫复合物，与血小板上的Fc受体结合，激活补体，导致血小板被溶解破坏；骨髓巨核细胞产血小板数量的增加不足以来维持正常的血小板循环数量，则会出现血小板减少，此外巨核细胞的凋亡也是导致血小板代偿失败的原因之一。

（2）**细胞免疫** 部分患者外周血和脾脏中的T细胞数量和Th/Ts比例明显降低，提示免疫调节失衡，可能在ITP发病中起重要作用，白细胞介素（如IL-2、IL-6）等细胞因子在ITP患者中也明显升高。

（3）**出血机制** ITP出血的原因是多因素共同作用的结果，而血小板抗体引起的血小板破坏是导致血小板减少是出血的主要原因，其次抗体与血小板上的功能抗原结合，引起血小板功能异常。

### （三）中医病因病机

本病急性期多见于中医学的"血证"，如"衄血""鼻衄""吐血""下血"，甚则"晕厥"。慢性期多见于"齿衄""崩漏""虚劳"等。其病变脏腑主要与心、肺、胃、脾、肾等相关，病因多见于热病后期，阴血不足，热迫血行；或因久病，饮食不调，脾胃不和，或情志不畅，以致脾胃失和，气血生化不足，气不摄血，血溢脉外；或因久病，年老体弱，劳逸过度，饮食不调，过食生冷等，以致脾阳不升，肾阳不足，阳虚失于统摄；或因久病瘀血阻滞，血不归经；或因失血过多，气随血脱，导致晕厥等。

### （四）临床表现

**1. 急性型**　发病急骤，多数患者发病前有上呼吸道病毒感染史，大多数急性ITP病例（尤其是儿童）表现为轻度临床症状，呈现自限性的疾病过程。

皮肤黏膜出血表现为瘀点、紫癜、瘀斑不等，血液亦可从毛细血管渗入皮肤和黏膜，导致鼻出血，牙龈出血，口腔黏膜血疱等，严重的出血亦可出现在重要脏器危及患者生命。当血小板计数降至 $10 \times 10^9/L$ 以下时，可能会发生内脏出血，如呕血、咯血、尿血、阴道出血等，出血量过大，导致血压降低甚至失血性休克；蛛网膜下腔出血则出现剧烈头痛、意识障碍、瘫痪，是本病致死的主要原因，在儿童中的发生率为 $0.5\% \sim 1\%$。

**2. 慢性型**　发病呈慢性过程，属于原发性疾病。出血轻较局限，但常反复发生。也可表现皮肤黏膜的瘀点和瘀斑，意外受伤后不易止血，但是牙龈出血、鼻出血和内脏出血少见，月经量过多比较常见，可能是部分患者的唯一临床症状，长期月经量过多可出现失血性贫血。患者可能因感染而使得病情突然加重。

### （五）诊断与鉴别诊断

目前没有单一的实验室检查或临床表现能够确定ITP的诊断，ITP属于排除性诊断，包括血小板减少症的其他原因，如白血病，肿瘤的骨髓间质浸润，骨髓增生异常综合征，再生障碍性贫血和药物不良反应等；血小板凝集引起的假性血小板减少症也是诊断考虑因素。

**1. 外周血检查**　外周血检查血小板计数大于 $50 \times 10^9/L$，患者多无自觉症状；急性或慢性急性发作时血小板计数通常可低于 $20 \times 10^9/L$；血小板计数 $10 \times 10^9/L$ 患者常有广泛出血和内脏器官出血或颅内出血。许多患有急性ITP的儿童外周涂片上的正常或非典型淋巴细胞数量增加，表明近期发生了病毒感染性疾病。

**2. 骨髓穿刺和活检**　骨髓评估对ITP的诊断价值尚无定论。在没有其他明显异常的情况下，ITP患者的骨髓活检显示巨核细胞数目正常或增加，但成熟障碍。对于儿童，除了具有非典型血液学检查的患者（例如：外周血涂片上未成熟的细胞或持续的中性粒细胞减少）以外，不需要进行骨髓检查。

在 60 岁以上的成年人中，活检可用于排除骨髓增生异常综合征或白血病。对于接受皮质类固醇治疗的成年人，因为皮质类固醇可以改变骨髓的细胞形态，活检用于基线预处理参照，便于治疗后的动态观察。脾切除术前进行骨髓活检有助于评估可能的发育不全或纤维化。

**3. 其他检查** 酶联免疫吸附试验或者免疫荧光检测血小板抗体 PAIgG 和 PAIgM。用核素或者丙二醛法检测血小板寿命。出凝血时间检测和凝血酶活性检测。

**4. 鉴别诊断**

（1）遗传性血小板疾病 全血细胞计数提示血小板减少是其特征，红细胞和白细胞的形态正常。镜检血小板的形态通常是正常的，血小板大小不等，但可见大血小板，直径甚至接近红细胞，但常缺乏颗粒或染料着色异常，则考虑遗传性血小板疾病。

（2）假性血小板减少症 如果在抗肝素或柠檬酸盐抗凝血液样本中重复测定血小板计数正常，则可建立该诊断；由 EDTA 抗凝的血液制成的外周涂片上的血小板团块提示假性血小板减少症。

（3）其他疾病 贫血和/或中性粒细胞减少可能提示存在其他疾病。

## （六）治疗

治疗的目标是控制血小板破坏，减轻出血改善症状，避免复发，防止内脏器官出血。急性期治疗采用皮质类固醇控制出血（尤其是内脏器官的出血），免疫治疗能针对病因治疗；慢性或缓解期使用中药改善机体的免疫功能状态，减轻症状，因此，中西医结合治疗能显著提高疗效。

**1. 西医治疗** ITP 无法治愈，在药物或手术治疗后数年可能复发。大多数患有急性 ITP 的儿童不需要维持治疗，病情会自发缓解。出血严重者应该注意休息，血小板低于 $20 \times 10^9/L$ 者，应严格卧床避免外伤。

（1）药物治疗 皮质类固醇是急性 ITP 初始治疗的首选药。可以使用口服泼尼松 $1mg/$（$kg \cdot d$），分次或者顿服，病情严重者或口服药物不能者可改为甲泼尼龙或大剂量地塞米松静脉注射，好转后改口服治疗，待血小板恢复正常时逐渐减量，并以 $5 \sim 10mg/d$ 维持治疗。国外学者认为血小板计数大于 $30 \times 10^9/L$ 者，不需要治疗。

二线药物是免疫球蛋白（Ig）。对于具有未接受脾脏切除术的患者，且 Rh（D）阳性，相比于 IVIg，静脉注射 Rho 免疫球蛋白（Rh Ig）疗效更好，毒性更低，且成本更低。Rh Ig 可在 Rh（D）阳性的人中诱发免疫溶血（免疫溶血性贫血），并且当血红蛋白浓度低于 80g/L 时不应使用。有少量研究报道 Rh Ig 的大量使用可使血管内溶血、弥散性血管内凝血（尤其是老年患者）和肾衰竭。

利妥昔单抗可作为 ITP 的三线治疗药物。利妥昔单抗也被认为是脾切除术的替代方法，美国血液病学会（ASH）还提示使用利妥昔单抗优于脾切除术。

其他药物有血小板生成素受体激动剂，可使患有慢性 ITP 且对常规药物治疗或脾切除无效的成年人的血小板计数维持在安全水平。美国 FDA 于 2018 年 4 月批准福他替尼（Fostamatinib）用于成人慢性 ITP 对先前治疗反应不敏感的血小板减少症。它是美国首个批准的酪氨酸激酶（SYK）抑制剂。

（2）脾切除 ①适应证。糖皮质激素治疗无效，病程迁延 3 ~ 6 个月；糖皮质激素维持量大于 30mg/d；有糖皮质激素使用禁忌证；$^{51}$Cr 扫描脾区放射指数增高。②禁忌证。年龄小于 2 岁，妊娠期，因其他疾病不能耐受手术。

（3）免疫抑制剂治疗及其他 使用环孢菌素、氨苯砜、血小板生成素受体激动剂等。针对 ITP 患者，单输血小板缓解出血症状是禁忌的，但如发生严重的重要脏器出血危及生命时，也可考虑临时应用。

（4）孕妇治疗 需注意是否近期有分娩可能，如果血小板计数大于 $50 \times 10^9$/L，则发生严重出血的风险较低，但合理的预防措施是在分娩前一周开始口服泼尼松。如果分娩前血小板计数少于 $50 \times 10^9$/L 建议口服泼尼松和 IVIg 治疗。没有出血表现且血小板计数为 $30 \times 10^9$/L 或更高的孕妇，除非即将分娩，直到妊娠 36 周才需要接受治疗。对于血小板计数低于 $30 \times 10^9$/L 或临床出血的孕妇，一线治疗是口服皮质类固醇或 IVIg。与地塞米松相比，口服泼尼松和泼尼松龙不易穿过胎盘。尽管 ASH 指南建议泼尼松的起始剂量为每天 1mg/kg，但其他专家建议起始剂量为每天 0.25 ~ 0.5mg/kg，因为没有证据表明较高的起始剂量会更好。IVIg 的建议起始剂量为 1g/kg。

（5）儿童治疗 大多数患有急性 ITP 的儿童不需要治疗，血小板减少症会自发消退。ASH 建议没有观察到出血或轻度出血（诸如瘀伤和瘀斑等皮肤表现）的儿童，无论血小板计数如何，都应单独观察。对于需要治疗的小儿患者，ASH 建议一线治疗的皮质类固醇激素疗程短，而不是 IVIg 或抗 D 免疫球蛋白。

**2. 中医治疗** 中医对本病的治疗主要依据急性期和慢性期的临床表现进行辨证论治。

（1）血热妄行证

临床表现：发病急，病势变化快，出血多、颜色鲜红，时有血块，临床上根据出血部位的不同可见吐血、咯血、鼻出血等不同症状，可伴发热、咽痛等症状。舌红，苔黄或黄腻，脉数有力。常见于急性 ITP 患者。

治法：清热解毒，凉血止血。

方药：犀角地黄汤加减。药用水牛角（先煎）、生地黄、赤芍、牡丹皮、白茅根、竹叶、玄参、板蓝根、黄连、土大黄。

加减：若有剧烈头痛、恶心呕吐者，加黄芩、柴胡、怀牛膝、大黄等；咯血者，加桔梗、瓜蒌、芦根等；鼻出血者，可加黄芩、黄连、仙鹤草等；发热咽痛者，加金银花、连翘、牛蒡子等。

（2）气血两虚证

临床表现：起病缓，病程长，出血量少而色淡，紫癜色淡红而稀疏，时隐时现，月经延迟，同时伴头晕乏力，心悸气短，神疲自汗，面色不华。舌淡苔白，脉沉细无力。常见于慢性 ITP 轻型患者。

治法：益气养血，摄血止血。

方药：归脾汤加减，或八珍汤加减。药用炙黄芪、党参、炒白术、茯苓、当归、阿胶、熟地黄、炒白芍、女贞子、墨旱莲、仙鹤草、茜草、大枣、山楂、神曲。

加减：若气随血脱者，用独参汤、四逆汤或参附汤回阳救逆；或用生脉饮益气养阴；若伴头晕者，加升麻、桔梗等；若饮食少者，加焦三仙、鸡内金、神曲等。

（3）脾肾阳虚证

临床表现：病程长，在气血两虚证基础上同时伴畏寒肢冷、面色苍白或有浮肿、腰膝酸软。舌淡、舌边有齿痕，苔白，脉沉迟等。多见于慢性期 ITP 患者。

治法：温补脾肾，填精补血

方药：右归丸加减。药用熟地黄、山药、山茱萸、枸杞子、阿胶、菟丝子、当归、补骨脂、附子、锁阳、杜仲、仙鹤草、茜草、大枣。

（4）阴虚火旺证

临床表现：病程长，紫癜呈暗紫红色，月经提前，量多色暗红，鼻衄、齿衄，伴头晕目眩，两颊潮红，多梦盗汗，腰膝酸软，口干便结，梦遗。舌红绛，少苔或无苔，脉细数等。本证多见于慢性 ITP 患者，病程多在 3 年以上。易发生在大剂量激素治疗期间。

治法：滋阴降火，凉血止血。

方药：知柏地黄丸合大补阴丸加味。药用知母、黄柏、生地黄、山茱萸、山药、泽泻、牡丹皮、茯苓、鳖甲（先煎）、龟甲（先煎）、女贞子、墨旱莲、补骨脂、仙鹤草、茜草、大枣。

（5）瘀血内停证

临床表现：病程长，多在 3 年以上，常见瘀斑、瘀点，口干咽燥。舌质暗，脉沉涩。本证多见于慢性型 ITP 患者，或久治不愈者。

治法：缓中补虚，消癥化瘀。

方药：桂枝茯苓丸加减，或温经汤加减。药用桂枝、茯苓、桃仁、赤芍、牡丹皮、黄柏、鹿角胶、麦冬、仙鹤草、茜草、当归、大枣、神曲。

**3. 中西医结合治疗思路与方法**　ITP 的西医治疗以糖皮质激素、大剂量丙种球蛋白、脾切除、免疫抑制剂、血浆置换等方法来治疗，虽能迅速提升血小板、控制出血症状，但存在很大副作用。中医治疗 ITP 疗效较慢，但毒副反应较小，因此，在明确病情缓急轻重后，通过辨证论治，进行中西医结合治疗，能够更好地控制急性期病情，慢性期中医治疗巩固疗效，亦可达到较好的止血效果。大黄、茜草、白鲜皮等促进凝血作用；三七、栀子、大蓟、鱼腥草、紫珠叶等有止血作用。对于实热或阴虚内热的 ITP 患者，切忌辛辣之品。

## （七）预后

预防病毒感染是防止复发和病情恶化的关键。慢性患者应避免接触过敏性食物、药物，预防细菌和寄生虫感染。

## 二、自身免疫性溶血性贫血

自身免疫性溶血性贫血（autoimmune hemolytic anemia，AIHA）是由于机体产生了抗自身红细胞的抗体和（或）补体，使红细胞破坏加速，超过骨髓代偿能力所致溶血性贫血。

### （一）概述

AIHA 根据致病抗体最佳活性温度可分为温抗体型、冷抗体型和混合型，AIHA 年发病率为（1~3）/10 万人。

温抗体型 AIHA（warm active antibody autoimmune hemolytic anemia，WAIHA）占 70%~80%，发病高峰为 70 岁左右，女性多于男性。冷抗体型 AIHA（cold active antibody autoimmune hemolytic anemia，CAIHA）包括冷凝集综合征（cold agglutinin syndrome，CAS）和阵发性冷性血红蛋白尿（paroxysmal cold hemoglobinuria，PCH），CAS 约占 AIHA 15%，女性多于男性，原发性 CAS 发病高峰在 50 岁以后，继发性 CAS 好发于青少年和青壮年；PCH 占 AIHA 的 2%~5%。混合型 AIHA 占所有 AIHA 小于 5%。各年龄组均可发病，男女发病之比为 1：15。

### （二）西医病因病理

**1. WAIHA 病因和发病机制**  原发性 WAIHA 约占 50%，继发性 WAIHA 常和以下因素相关：①淋巴系统增殖性疾病。如恶性淋巴瘤、多发性骨髓瘤等。②自身免疫性疾病。如系统性红斑狼疮、类风湿性关节炎等。③免疫缺陷性疾病、微生物感染、使用药物等。

发病机制：由于免疫调节功能紊乱，产生了抗自身红细胞抗体，结合自身红细胞后被单核 - 巨噬细胞破坏而发生血管外溶血。温抗体主要为 IgG1 及 IgG3，其次为非凝集性 IgM、IgA，在 37℃ 左右作用最活跃，多为不完全抗体。抗体吸附到红细胞膜上，同时补体 C3 也结合到红细胞膜表面，红细胞膜上的 IgG 的 Fc 段和补体 C3 分别与巨噬细胞膜上 Fc 受体（FcR）及 C3b 受体结合，导致红细胞被巨噬细胞识别，其接触部分变形，最后被巨噬细胞吞噬，膜发生缺损，红细胞趋于球形，最终将被破坏。

**2. CAIHA 病因与发病机制**  CAIHA 以继发性为主，CAS 多继发于肺炎支原体感染、传染性单核细胞增多症。PCH 多继发于病毒及梅毒感染。两种 AIHA 均可继发于淋巴系统增殖性疾病。冷性抗体在 20℃ 以下作用最活跃，主要包括 IgM 冷凝集素及 D-L（Donath-Landsteiner，D-L）抗体分别引起 CAS 和 PCH。

（1）冷凝集素综合征  引起 CAS 的自身抗体多为 IgM（19S）冷凝集素，少数为 IgG 或 IgA，主要对红细胞血型抗原起反应。IgM 冷凝集素抗体为完全抗体，在低温条件下可直接使红细胞在血循环中发生凝集反应，加温后凝集反应消失。CAS 患者在末梢循环低于 30℃ 时，冷凝集素抗体能结合在红细胞膜上，使红细胞发生凝集反应，导致雷诺现象的发生；同时可激活补体，导致溶血的发生，主要在血管及肝脏内。

（2）阵发性冷性血红蛋白尿 D-L抗体是IgG（7S）冷抗体，极易固定补体，对红细胞血型抗原P具有特异性，20℃以下时其吸附于红细胞膜上并固定补体，激活经典途径形成膜攻击复合物，对红细胞膜产生损伤作用，表现为钾离子丢失，钠离子进入红细胞内，导致红细胞肿胀、破坏而发生血管内溶血；当复温至37℃时抗体脱落，溶血反应趋于缓解。

**3. 混合型** 在同一个患者的红细胞表面既可以结合温型自身红细胞抗体，又可结合冷型自身红细胞抗体。溶血主要与温抗体相关，故溶血机制以WAIHA为主，多为慢性血管外溶血。

### （三）中医病因病机

本病常表现为黄疸反复发作，畏寒发热，腰背酸痛，尿色加深呈浓茶样或酱油样。日久则有面色苍黄，身疲乏力，少气懒言，甚则头晕耳鸣、腰膝酸软、畏寒肢冷等。起病大多与湿热毒邪有关，少数为寒湿内侵或脾肾阳虚所致。故常表现出虚中夹实、本虚标实的特点。

**1. 湿热内蕴** 患者外感湿热，或嗜食烟酒肥厚辛辣之品，或外感寒湿，入里化热，以致湿热内盛，熏蒸肝胆，胆汁不循常道而外溢，发为黄疸，湿热内盛故发热，与正气相搏于表则寒战。

**2. 脾肾阳虚** 外感寒湿，或饮食不节，过食生冷，以致脾肾阳虚，不能温化水湿，湿邪阻滞于胆道，胆汁外溢而成黄疸。

**3. 气血两虚** 长期慢性溶血或急性溶血后的恢复期，患者久病，脾肾不足，气血生化乏源，或热毒内盛，耗气伤津，气阴两伤，最终成为气血两亏。

**4. 气滞血瘀** 长期反复溶血患者，或因热毒炼津成痰，阻滞经络，或因脾肾不足，气血生化乏源，气虚运血无力，血停而成瘀，或情志不畅，肝气郁结，气机不畅，气滞而成瘀。

### （四）临床表现

**1. WAIHA** 多为慢性血管外溶血，患者有贫血及黄疸，可能有肝、脾肿大。长期高胆红素血症可并发胆石症和肝功能损害。抗磷脂抗体阳性者多并发血栓疾病。小儿多见于急性发病，全身症状较明显，可有发热寒战、腰背痛、腹痛、呕吐等。继发性者多有原发病的表现。

当感染或叶酸缺乏时，可诱发AIHA危象，包括溶血危象、再障危象及巨幼细胞贫血危象。当AIHA同时或相继发生ITP时应注意Evans综合征的可能。

**2. CAIHA**

（1）冷凝集素综合征 冷凝集素引起毛细血管内红细胞凝集导致的循环障碍和慢性溶血表现，当皮肤部位血液温度低，冷抗体凝集红细胞致毛细血管功能障碍而出现皮肤色泽改变，呈白色、深蓝色、紫色不等，以肢体远端、耳郭、鼻尖、手指及足趾等处最为常见，并可伴有肢端麻木和疼痛，这种改变一般为可逆性，复温后消失，严重者也可出现四肢营养改变甚至组织坏疽。急性型可有发热、寒战、血红蛋白尿及急性肾功能不全；慢性型可有贫血、黄疸及肝脾肿大。

（2）阵发性冷性血红蛋白尿　诱发因素多为受寒冷刺激，急性发作表现为寒战、高热、全身乏力、腰背四肢疼痛，随之出现血红蛋白尿，呈棕红色、棕色甚至酱油色，从受冷到出现血红蛋白尿所需时间不等，从数分钟到数小时。急性全身反应和血红蛋白尿可持续数小时或数天，血红蛋白尿发作后出现虚弱苍白、黄疸，全身症状重于CAS。继发性患者应有原发病的表现。

**3. 混合型**　兼有WAIHA及CAS的特点，表现严重贫血、不同程度的黄疸和肝脾肿大，多为慢性溶血表现，溶血程度与受寒关系不密切，但遇冷后有雷诺现象，偶有血红蛋白尿。

## （五）诊断与鉴别诊断

**1. 检查**

（1）WAIHA　溶血相关的检查有：通过血常规明确贫血的存在；通过溶血的筛查实验明确溶血的存在及溶血的部位；通过直接抗人球蛋白试验（direct anti-human globulin test，DAT）和（或）间接抗人球蛋白试验（indirect anti-human globulin test，IAT）确诊本病，以DAT更为重要。继发AIHA的原发病检查。

（2）CAIHA

1）冷凝集素综合征：静脉抽血时发现有红细胞自凝现象；血常规呈现轻、中度贫血，且贫血的出现与冷接触密切相关；冷凝集素试验阳性。

2）阵发性冷性血红蛋白尿：发作时贫血较严重，冷热溶血试验阳性（诊断PCH的特异性实验），血管内溶血检查多阳性。

（3）混合型　同时冷凝集素试验阳性，DAT为IgG和C3均阳性。

**2. 诊断与鉴别诊断**

（1）温抗体型AIHA的诊断依据　①近4个月内无输血和特殊药物应用史。②有溶血性贫血的临床表现和实验室证据。③DAT阳性，冷凝集素效价在正常范围。④广谱抗人球蛋白试验（Coomb's试验）阴性者，肾上腺糖皮质激素或脾切除治疗有效，除外其他溶血性贫血（特别是遗传性球形红细胞增多症）得以确诊。另外，依据能否查到病因，诊断为原发性或继发性WAIHA。

WAIHA发作时，外周血涂片可见球形红细胞增多，需与遗传性球形红细胞增多症（hereditary spherocytosis，HS）鉴别，而HS多有阳性家族史，发病年龄低，可呈巨脾，小球形红细胞增多更明显，Coomb's试验阴性，红细胞渗透脆性增加，红细胞自溶试验增强并可为葡萄糖明显纠正。

（2）CAS　寒冷条件下出现外露突出部位或肢端发绀，升温后消失；冷凝集素效价显著增加；DAT试验为补体C3阳性，IgG阴性。

（3）PCH　受寒后出现急性发作的血红蛋白尿；D-L试验阳性；DAT试验$C_3$阳性而IgG阴性。冷抗体型AIHA需与阵发性睡眠性血红蛋白尿（PNH）鉴别，因两者均可出现酱油色尿、尿含铁血黄素阳性。但 PNH 多见于男性，常与睡眠有关，而与受冷无关；常有全血细胞减少，蔗糖水溶血试验和酸溶血试验阳性；而冷热溶血试验阴性，流式细胞术检测 PNH 外周血细胞膜上的 CD55 和 CD59 表达下降。

### （六）治疗

#### 1. 西医治疗

（1）WAIHA 治疗 治疗原则包括消除自身抗体形成的病因；阻断抗体的产生；积极对症治疗；继发性 WAIHA，原发疾病治疗最为关键。

一线治疗药物有：肾上腺皮质激素为首选治疗，常用制剂有泼尼松、泼尼松龙、地塞米松等。其作用机制可能与抑制自身抗体产生、改变抗体与红细胞抗原亲和性及降低单核、巨噬细胞对致敏血细胞的清除率有关。开始大剂量使用，以泼尼松为例，$1 \sim 1.5$ mg/（kg·d）口服，维持 1 个月后缓慢减量（$5 \sim 10$ mg/w），然后小剂量（$5 \sim 10$ mg/d）维持 $3 \sim 6$ 个月停药。重者可用 2 mg/（kg·d），病情急重者可用氢化可的松或地塞米松静脉滴注。在长期激素治疗应防止其副作用。

二线治疗常用的方法有脾脏切除、环孢素、静脉注射免疫球蛋白等。

1）脾脏切除：脾脏是抗体产生的器官，又是破坏致敏红细胞的场所。切除指征：①激素无效。②泼尼松维持量过大（大于 10 mg/d）。③激素不耐受者或应用禁忌证。④脾脏溶血指数较高。术后有效率为 60%，IAT 试验阴性或抗体为 IgG 型者，切脾疗效可能较好。术后复发病例再用糖皮质激素治疗，仍可有效。

2）其他免疫抑制剂：免疫抑制剂使用指征：①激素和脾切除不能缓解者；②有脾切除禁忌证；③急性溶血性危象静脉激素治疗无效或泼尼松维持量大于 10 mg/d，常用的免疫抑制剂有环孢素（cyclosporine A，CsA）$4 \sim 6$ mg/（kg·d）起效后逐渐减量至维持剂量 6 个月以上；环磷酰胺（cyclophosphamide，CTX）$1.5 \sim 2$ mg/（kg·d）等，通过杀伤多种免疫细胞而抑制机体的免疫反应。此类药物应与激素联合应用，可减少激素用量。如治疗有效，可先将激素逐渐减量，最后可停用激素，仅以免疫抑制剂药物维持，并也可逐渐减量，总疗程 $6 \sim 12$ 月。其明显的毒性反应是骨髓抑制，故应定期监测血象。

3）静脉注射免疫球蛋白（IVIg）：单独静脉应用激素治疗无效时，合用 IVIg 可提高疗效。用法：0.4 g/（kg·d），连续 5 天，或 1.0 g/（kg·d），$1 \sim 2$ 天。疗效与剂量相关，起效快，但作用常不持久，停药后需以激素或其他药物维持治疗。作用机制：①抑制自身抗体的产生。②竞争性抑制单核巨噬细胞 FcR 与红细胞结合。③加速循环免疫复合物的灭活。

4）达那唑（danazol）：是人工合成的 17a-乙炔睾酮衍生物，具有免疫调节功能，减少巨噬细胞 FcR 的表达，抑制补体与致敏红细胞的结合。用法每次 0.2 g，每日 3 次，口服。

5）单克隆抗体：抗 CD20 单克隆抗体：利妥昔单抗（rituximab，美罗华）可用于激素和脾切除无效或激素无效但不接受脾切除的难治性 WAIHA 患者，375 mg/（m²·w），连续 4 周；也可或小剂量 100mg/（$m^2 \cdot w$），连续 4 周。

作用机制：①通过 ADCC、抗体调理吞噬作用清除 $CD20^+$ B 细胞克隆，阻断自身抗体产生。②直接阻断巨噬细胞 Fc 受体介导的红细胞破坏。③增加调节性 T 细胞（Treg）数量，改善其功能。

6）输血：指征有①急性 AIHA。②溶血危象。③可能危及生命的极重度贫血。但输入红细胞可能导致输血反应，加重溶血；输入的血中含有补体，可加重溶血。因此输血时应注意：①严格的交叉配血。②输血前给予足量抗过敏药物。③缓慢输血同时观察有无输血反应。

7）预防性抗凝治疗：本病活跃期，深静脉血栓栓塞及脾梗死等血栓现象相对常见，对伴随抗磷脂抗体阳性或其他静脉栓塞危险因素的 AIHA 患者应考虑给予预防性抗凝治疗。若有铁、叶酸及维生素 $B_{12}$ 的缺乏，应补充。

8）血浆置换：血浆置换（plasma exchange，PE）对部分难治性 AIHA 治疗有效，常配合其他治疗，如激素、免疫抑制剂等。PE 次数及间隔时间视病情而定。可快速清除自身抗体、补体等减少其对红细胞的损伤，明显减轻免疫反应物对肾脏的损害，以缓解症状。

（2）CAIHA 的治疗　治疗原发病最为重要，其次是保暖及支持治疗，避免输血，必要时应输注生理盐水洗涤的红细胞，应预热至 37℃，保温下缓慢输注。急性 CAS，病程短，可自愈，不一定需要药物。免疫抑制治疗慢性 CAS，苯丁酸氮芥 2～4mg/d，疗程不短于 3 个月；环磷酰胺 50mg/d，连用 4 天，2～3 周后重复 1 次。

**2. 中医治疗**

（1）湿热内蕴证

临床表现：皮肤、白睛黄染，尿色如茶或深如酱油，或有发热，口渴而不思饮，腰背酸痛，大便干结。舌黄腻，脉滑数。

治法：清热利湿。

方药：茵陈五苓散加味。

加减：胁胀腹满者，加枳壳、厚朴；发热便结重者，重用生大黄，加生地黄、玄参、麦冬；舌紫、脉弦、腹中积块者，加丹参。

（2）脾肾阳虚证

临床表现：头晕耳鸣，纳少便溏，腰膝酸软，畏寒肢冷。舌淡胖，苔白，脉沉细。

治法：补脾益肾。

方药：四君子汤合左归丸加减。

加减：有黄疸者，加茵陈、泽泻、柴胡；有瘀血者，加桃仁、红花、三棱、鳖甲（先煎）。

（3）气血两虚证

临床表现：面色苍白或苍黄，头昏乏力，心悸气短，自汗，少气懒言，尿色多清。舌淡胖，苔薄白或薄黄腻，脉细。

治法：益气养血。

方药：八珍汤加味。

加减：有黄疸，湿热未清者，加茵陈、泽泻，柴胡；兼阴虚内热者，加知母、黄柏、山茱萸、女贞子、墨旱莲。

（4）气滞血瘀证

腹中癥积，推之不移，胁腹作胀，舌质黯紫或有瘀斑，脉弦细。

治法：理气化瘀。

方药：血府逐瘀汤加减。

加减：兼有气血两虚者，加黄芪、党参、熟地黄；湿热未清者，加茵陈、泽泻、茯苓。

**3. 中西医结合治疗思路与方法**　治疗目的是改善症状，抑制红细胞抗体产生，避免红细胞凝集，防止并发症。西医治疗急性期使用肾上腺皮质激素抑制自身抗体产生，缓解急性期症状，但长期使用激素副作用明显；慢性期减缓激素用量，同时根据患者的证型，联合中医药综合治疗，本病属中医学"虚劳""黄疸""血疸"范畴，中药汤剂清热解毒、健脾化湿，调节机体免疫功能，减少抗体产生，控制溶血，经过一段时间的巩固治疗，一般患者可恢复，且疾病不易反复。本病病程较长，病情复杂，中西医结合治疗可提高远期疗效。

## （七）预后

激素近期疗效尚好，溶血控制后应减为小量维持，不宜过早停药，以防复发。如激素治疗效果不满意，可联合免疫抑制剂。血浆置换仅作为急救辅助治疗。多数原发性WAIHA 病程迁延、反复，病死率可达 46%，肺栓塞、感染、心血管并发症为主要死因。继发性 WAIHA 的预后很大程度上取决于原发基础性疾病的严重程度。

（杨琬芳）

# 第三节　神经系统免疫病

神经系统免疫性疾病是神经病学领域中的一大类重要疾病，主要累及青中年人群，并具有免疫疾病的复杂性和神经系统疾病的高致死性、高致残性的特点，因而受到临床医师和研究者的高度关注。神经免疫疾病包括多发性硬化、重症肌无力、吉兰－巴雷综合征等。由于疾病诊断困难，且患者对疾病认知不足、依从性差，神经免疫性疾病总体诊治情况仍不理想。

## 一、多发性硬化

### （一）概述

多发性硬化（multiple sclerosis，MS）是一种以中枢神经系统白质炎性脱髓鞘为主要病理特点的自身免疫性疾病。本病多在成年早期发病，女性多于男性，大多数患者表现为反复发作的神经功能障碍，多次缓解复发，病情每况愈下。最常累及的部位为脑室周围白质、视神经、脊髓、脑干和小脑主要临床特点为症状、体征的空间多发性和病程的时间多发性。MS呈全球性分布，不同的地区发病率不同，我国属低发病区。MS的发病率与地区的纬度有密切关系，离赤道愈远，其发病率愈高。人种差异对多发性硬化发病有一定影响，不仅影响MS的易感性，还影响多发性硬化的病变部位、病程及预后等。移民能改变MS的危险性，移民者MS的患病率与其移居地相同。作为患病的危险因素、出生地比移民后的居住地显得更为重要。

中医学方面，本病归属"痿证"的范畴。

## （二）西医病因病理

**1. 病因** 主要有：①病毒感染与自身免疫反应。MS病因及发病机制迄今不明，MS与儿童期接触的某种环境因素如病毒感染有关，曾高度怀疑某些病毒如EB病毒、人类疱疹病毒（human herpes virus，HHV-6）、麻疹病毒、人类嗜T淋巴细胞病毒Ⅰ型（human T lymphotropic virus-I，HTLV-I），但从未在MS患者脑组织证实或分离出病毒。目前的资料支持MS是自身免疫性疾病，因为其组织损伤及神经系统症状被认为是直接针对髓鞘抗原的免疫反应所致，如针对自身髓鞘碱性蛋白（myelin basic protein，MBP）产生的免疫攻击，导致中枢神经系统白质髓鞘的脱失，临床上出现各种神经功能的障碍。分子模拟（molecular mimicry）学说认为患者感染的病毒可能与MBP或髓鞘少突胶质细胞糖蛋白（myelin oligodendrocyte glycoprotein，MOG）存在共同抗原，即病毒氨基酸序列与MBP、MOG等神经髓鞘组分的某段多肽氨基酸序列相同或极为相近，推测外界病原体感染机体后体内激活细胞并生成相应抗体，其可与神经髓鞘多肽片段发生交叉（免疫）反应从而导致脱髓鞘病变。②遗传因素。MS有明显的家族倾向，两同胞可同时罹患，约15% MS患者有一个患病的亲属。患者的一级亲属患病风险较一般人群大12~15倍。MS遗传易感性可能受多数微效基因的相互作用影响，与6号染色体组织相容性抗原HLA-DR位点相关。③环境因素。MS发病率随纬度增高而呈增加趋势，离赤道越远发病率越高，南北半球皆然，提示日照减少和维生素D缺乏可能会增加罹患MS的风险。MS高危地区包括美国北部、加拿大、冰岛、英国、北欧、澳洲的塔斯马尼亚岛和新西兰南部，患病率为40/10万或更高。赤道国家发病率小于1/10万，亚洲和非洲国家发病率较低，约为5/10万。我国属于低发病区，与日本相似。

**2. 病理** MS病理特点为炎性脱髓鞘，进展阶段主要病理为神经元变性。病理可见中枢神经系统白质内多发性脱髓鞘斑块，多位于侧脑室周围，伴反应性神经胶质增生，也可有轴突损伤。病变可累及大脑白质、视神经、脊髓、脑干和小脑。脑和脊髓冠状切面肉眼可见较多粉灰色分散的形态各异的脱髓鞘病灶，大小不一，直径为1~20mm，以半卵圆中心和脑室周围，尤其是侧脑室前角最多见。镜下可见急性期髓鞘崩解和脱失，轴突相对完好，少突胶质细胞轻度变性和增生，可见小静脉周围炎性细胞（单核、淋巴和浆细胞）浸润。病变晚期轴突崩解，神经细胞减少，代之以神经胶质形成的硬化斑。

## （三）中医病因病机

中医学认为，本病病因与感受外邪、情志不舒、饮食不节、内伤劳倦、房事过度、居处湿地、肾精不足等有关，尤以先天禀赋不足或素体虚亏为致病之本。肾为先天之本，故与肾关系最为密切。MS 病位在脑，脑为奇恒之腑，由髓汇聚而成。根据《内经》的论述："肾者主水，受五脏六腑之精而藏之。""肾生骨髓。""肾主身之骨髓。""脑为髓之海。""诸髓者，皆属于脑。""肾不生则髓不能满。"肾气充盈则髓海得养，肾精亏虚则肾不生髓，髓海不足，精血同源，精亏则血虚，血虚气弱，脑失所养，症见脑转耳鸣，发为眩晕，或见四肢痿软无力。

肾虚髓亏是 MS 的根本病因，又与肝脾肾多脏功能失衡密切相关。肾藏精，生髓，肝藏血，主筋。肾精亏虚，真阴不足，水不涵木，肝肾阴虚，筋骨失养，而痿软无力；肾精不足，肝目失养则视物模糊，发为视瞻昏渺。肾阳虚亏，脾失温煦，水谷精微运化不利，气血生化之源匮乏，气血亏虚，脑髓、四肢、肌肉失养，筋骨经络失养而发病。脾失健运，不能运化水湿，聚湿生痰，痰湿阻滞，而四肢痿软，手足麻木。

络瘀失荣为病之标。络脉是从经脉横支别出，络脉为血气交汇之处，亦为邪毒易居之所。导致络脉之病的邪毒，有外来之邪和内生之邪，外来之邪有六淫等；多发性硬化是一种缓解－复发的长期发病过程，久病病邪入络。络虚失荣，可有肢体麻木不仁，腰背束带感等感觉异常。叶天士曾言："邪与气血两凝，结聚络脉。"多发性硬化因督阳匮乏，温煦推动无力，气血运行不畅，痰浊瘀血瘀滞络脉而出现肢体疼痛；亦可因督阳不足，络脉失于温煦，或因寒邪外伤脊络绌急，而见自发性疼痛或抽掣。正所谓："寒气客于脉外则脉寒，脉寒则缩蜷，缩蜷则脉绌急，绌急则外引小络，故卒然而痛。"

总之，本病其基本病机是本虚标实，肾精亏虚为本，络瘀失荣为标；急性发作期，以邪实为主，多为湿热浊毒损伤督脉及脑髓出现一系列临床症状；缓解期，以正虚为主，精亏督虚，髓海不足，导致症状缠绵难愈；复发期，因感邪气引动宿邪复燃，导致毒邪鸱张，败坏形体，损伤脏腑经络，病情加重，预后不良。

## （四）临床表现

**1. 年龄和性别**　起病年龄多在 20～40 岁，10 岁以下和 50 岁以上患者少见，男女患病之比约为 1:2。

**2. 起病形式**　以急性/亚急性起病多见，隐匿起病仅见于少数病例。

**3. 临床特征**　绝大多数患者在临床上表现为空间多发性和时间多发性。空间多发性是指病变部位的多发，时间多发性是指缓解－复发的病程。少数病例在整个病程中呈现单病灶征象。单相病程多见于以脊髓症候起病的缓慢进展型多发性硬化和临床少见的病势凶险的急性多发性硬化。

**4. 临床症状和体征**　由于多发性硬化患者大脑、脑干、小脑、脊髓可同时或相继受累，故其临床症状和体征多种多样。

（1）肢体无力　最多见，大约50%的患者首发症状包括一个或多个肢体无力。运动障碍一般下肢比上肢明显，可为偏瘫、截瘫或四肢瘫，其中以不对称瘫痪最常见。腱反射早期正常，以后可发展为亢进，腹壁反射消失，病理反射阳性。

（2）感觉异常  浅感觉障碍表现为肢体、躯干或面部针刺麻木感，异常的肢体发冷、蚁走感、瘙痒感，以及尖锐、烧灼样疼痛及定位不明确的感觉异常。疼痛感可能与脊髓神经根部的脱髓鞘病灶有关，具有显著特征性，亦可有深感觉障碍。

（3）眼部症状  常表现为急性视神经炎或球后视神经炎，多为急性起病的单眼视力下降，有时双眼同时受累。眼底检查早期可见视盘水肿或正常，以后出现视神经萎缩。约30%的病例有眼肌麻痹及复视。眼球震颤多为水平性或水平加旋转性。病变侵犯内侧纵束引起核间性眼肌麻痹，侵犯脑桥旁正中网状结构（paramedian pontine reticular formation，PPRF）导致一个半综合征。

（4）共济失调  30%~40%的患者有不同程度的共济运动障碍，但 Charcot 主征（眼震、意向性震颤和吟诗样语言）仅见于部分晚期多发性硬化患者。

（5）发作性症状  是指持续时间短暂、可被特殊因素诱发的感觉或运动异常发作性的神经功能障碍，每次持续数秒至数分钟不等，频繁、过度换气、焦虑或维持肢体某种姿势可诱发，是多发性硬化中比较特征性的症状之一。强直痉挛、感觉异常、构音障碍、共济失调、癫痫和疼痛不适是较常见的多发性硬化发作性症状，其中，局限于肢体或面部的强直性痉挛，常伴放射性异常疼痛，亦称痛性痉挛，发作时一般无意识丧失和脑电图异常，被动屈颈时会诱导出刺痛感或闪电样感觉，自颈部沿脊柱放散至大腿或足部，称为莱尔米特征（Lhermitte sign），是因屈颈时脊髓局部的牵拉力和压力升高、脱髓鞘的脊髓颈段后索受激惹引起。

（6）精神症状  在多发性硬化患者中较常见，多表现为抑郁、易怒和脾气暴躁，部分患者出现欣快、兴奋，也可表现为淡漠、嗜睡、强哭强笑、反应迟钝、智能低下、重复语言、猜疑和被害妄想等可出现记忆力减退、注意力损害。

（7）其他症状  膀胱功能障碍是多发性硬化患者的主要痛苦之一，包括尿频、尿急、尿潴留、尿失禁，常与脊髓功能障碍合并出现。此外，男性多发性硬化患者还可出现原发性或继发性性功能障碍。

多发性硬化尚可伴有周围神经损害和多种其他自身免疫性疾病，如风湿病、类风湿综合征、干燥综合征、重症肌无力等。多发性硬化合并其他自身免疫性疾病的机制是由于机体的免疫调节障碍引起多个靶点受累。

（五）临床分型

**1. 复发缓解型 MS（relapsing-remitting MS，RRMS）**  最常见，占多发性硬化患者的80%~85%。表现为明显的复发和缓解过程，每次发作后均基本恢复，不留或仅留下轻微后遗症。

**2. 继发进展型 MS（secondary progressive MS，SPMS）**  约50%的复发缓解型多发性硬化患者，在患病10~15年后疾病不再有复发缓解过程，呈缓慢进行性加重。

**3. 原发进展型 MS（primary progressive MS，PPMS）**  约占多发性硬化患者的

10%，病程＞1年，疾病呈缓慢进行性加重，无缓解复发过程。

**4. 进展复发型 MS（progressive-relapsing MS，PRMS）** 约占5%，发病时残疾持续进展，伴有复发和不完全缓解。

## （六）诊断与鉴别诊断

**1. 辅助检查**

（1）脑脊液（CSF）检查　可为 MS 临床诊断及鉴别诊断提供的重要依据。

1）CSF 单个核细胞（mononuclear cell，MNC）数：轻度增高或正常，一般在 $15 \times 10^6/L$ 以内，约1/3起病或恶化的病例可轻至中度增高，通常不超过 $50 \times 10^6/L$，超过此值应考虑其他疾病而非 MS。40% MS 病例 CSF 蛋白轻度增高。

2）IgG 鞘内合成检测：MS CSF-IgG 增高主要为 CNS 内合成，是 CSF 重要的免疫学检查。①CSF-IgG 指数，是 IgG 鞘内合成的定量指标，约70%以上 MS 患者增高，测定这组指标也可计算 CNS 24 小时 IgG 合成率，意义与 IgG 指数相似。②CSF-IgG 寡克隆区带（oligoclonal bands，OB），IgG 鞘内合成的定性指标，OB 阳性率可达95%以上。应同时检测 CSF 和血清，只有 CSF 中存在 OB 而血清缺如，且 OB 检测需用等电聚焦法检测方视为有效，才支持 MS 诊断。

（2）诱发电位　包括视觉诱发电位（visual evoked potential，VEP）、脑干听觉诱发电位（brainstem auditory evoked potential，BAEP）和体感诱发电位（somatosensory evoked potential，SEP）等，50%~90%的 MS 患者可有一项或多项异常。

（3）MRI 检查　分辨率高，可识别无临床症状的病灶，使 MS 诊断不再只依赖临床标准。可见大小不一类圆形的 $T_1$ 低信号、$T_2$ 高信号，常见于侧脑室前角与后角周围、半卵圆中心及胼胝体，或为融合斑，多位于侧脑室体部，视神经可见水肿、增粗；脑干、小脑和脊髓可见斑点状不规则 $T_1$ 低信号及 $T_2$ 高信号斑块；病程长的患者多数可伴脑室系统扩张、脑沟增宽等脑白质萎缩征象。

**2. 诊断**　①从病史和神经系统检查，表明中枢神经系统白质内同时存在着两处以上的病灶。②起病年龄在 10~50 岁之间。③有缓解与复发交替的病史，每次发作持续24小时以上；或呈缓慢进展方式而病程至少1年。④可排除其他病因。如符合以上四项，可诊断为"临床确诊的多发性硬化"。如①②中缺少一项，可诊断为"临床可能的多发性硬化"；如仅为一个发病部位，首次发作，诊断为"临床可疑的多发性硬化"。

目前国内外普遍采用的诊断标准有 Poser 诊断标准（表6-1）和 McDonald 诊断标准（表6-2）。

表6-1　Poser（1983年）诊断标准

| 诊断分类 | 诊断标准（符合其中一条） |
| --- | --- |
| 临床确诊 MS（clinical definite MS，CDMS） | ①病程中两次发作和两个分离病灶临床证据<br>②病程中两次发作，一处病变临床证据和另一部位亚临床证据 |

续 表

| 诊断分类 | 诊断标准（符合其中一条） |
|---|---|
| 实验室检查支持确诊 MS（laboratory supported definite MS, LSDMS） | ①病程中两次发作，一个病变临床证据，CSF OB/IgG（+）<br>②病程中一次发作，两个分离病灶临床证据，CSF OB/IgG（+）<br>③病程中一次发作，一处病变临床证据和另一病变亚临床证据，CSF OB/IgG（+） |
| 临床可能 MS（clinical probable MS, CPMS） | ①病程中两次发作，一处病变临床证据<br>②病程中一次发作，两个不同部位病变临床证据<br>③病程中一次发作，一处病变临床证据和另一部位病变亚临床证据 |
| 实验室检查支持可能 MS（laboratory supported probable MS, LSPMS） | 病程中两次发作，CSF OB/IgG（+），两次发作需累及 CNS 不同部位，须间隔至少一个月，每次发作需持续 24 小时 |

表 6 – 2  2010 年修订的 McDonald 诊断标准

| 临床表现 | 附加证据 |
|---|---|
| 2 次或 2 次以上临床发作[a]<br>客观临床证据提示 2 个或 2 个以上 CNS 不同部位的病灶或提示 1 个病灶并有 1 次先前发作的合理证据[b] | 无[c] |
| 2 次或 2 次以上临床发作[a]<br>客观临床证据提示 1 个病灶 | 由以下 2 项证据的任何一项证实病灶的空间多发性（DIS）<br>①MS4 个 CNS 典型病灶区域（脑室周围、近皮质、幕下和脊髓）中至少 2 个区域有 ≥1 个 $T_2$ 病灶<br>②等待累及 CNS 不同部位的再次临床发作[a] |
| 1 次临床发作[a]<br>客观临床证据提示 2 个或 2 个以上 CNS 不同部位的病灶 | 由以下 3 项证据的任何一项证实病灶的时间多发性（DIT）<br>①任何时间 MRI 检查同时存在无症状的钆增强和非增强病灶<br>②随访 MRI 检查有新发 $T_2$ 病灶和（或）钆增强病灶，不管与基线 MRI 扫描的间隔时间长短<br>③等待再次临床发作[a] |
| 1 次临床发作[a]<br>客观临床证据提示 1 个病灶<br>（临床孤立综合征） | 由以下 2 项证据的任何一项证实病灶的空间多发性<br>①MS 4 个 CNS 典型病灶区域（脑室周围、近皮质、幕下和脊髓）[d] 中至少 2 个区域有 ≥1 个 $T_2$ 病灶<br>②等待累及 CNS 不同部位的再次临床发作[a]<br>由以下 3 项证据的任何一项证实病灶的时间多发性<br>①任何时间 MRI 检查同时存在无症状的钆增强和非增强病灶<br>②随访 MRI 检查有新发 $T_2$ 病灶和（或）钆增强病灶，不管与基线 MRI 扫描的间隔时间长短<br>③等待再次临床发作[a] |

续　表

| 临床表现 | 附加证据 |
| --- | --- |
| 提示 MS 神经功能障碍隐袭性进展（PP-MS） | 疾病进展 1 年（回顾性或前瞻性确定）并具备下列 3 项中的任何 2 项[d]<br>①MS 典型病灶区域（脑室周围、近皮质或幕下）有 ≥1 个 $T_2$ 病灶，以证实脑内病灶的空间多发性<br>②脊髓内有 ≥2 个 $T_2$ 病灶，以证实脊髓病灶的空间多发性<br>③CSF 阳性结果［等电聚焦电泳证据有寡克隆带和（或）IgG 指数增高］ |

注：临床表现符合上述诊断标准且无其他更合理的解释时，可明确诊断为 MS；当临床怀疑 MS，但不完全满足上述诊断标准时，诊断为"可能的 MS"；当用其他诊断能更合理地解释临床表现时，可排除 MS。

a. 一次发作（复发、加重）定义为：由患者报告的或客观观察到的，在没有发热或感染的情况下发生在当前或过去，持续 24 小时以上的一次典型的急性 CNS 脱髓鞘事件。发作应当由同时期的神经系统检查记录证实。在缺乏神经系统检查证据时，某些具有 MS 典型症状和演化特征的过去事件亦可为先前的脱髓鞘事件提供合理证据。发作性症状的报告（既往或当前）应当是至少持续 24 小时的多次发作。在确诊 MS 前，需确定至少一次发作必须由以下三种证据之一所证实：①神经系统检查的客观发现；②自诉先前有视力障碍患者的阳性 VEP 结果；③MRI 检查发现的脱髓鞘病灶与既往神经系统症状所提示的 CNS 脱髓鞘区域一致。

b. 根据 2 次发作的客观临床发现所作出的临床诊断最为可靠。在缺乏客观神经系统检查所发现的证据时，证实一次既往发作的合理证据包括具有典型症状和炎症脱髓鞘事件演化特征的过去事件。但至少有 1 次发作必须被客观发现所支持。

c. 不需要附加证据。但基于这些标准对 MS 作出诊断时，仍需要影像学证据。当所进行的影像学检查或其他检查（如 CSF）结果为阴性时，诊断 MS 需格外谨慎，需要考虑其他诊断。对 MS 作出诊断前必须满足；临床表现无其他更合理的解释，且必须有客观证据来支持 MS 的诊断。

d. 钆增强病灶不作为诊断 DIS 的必需条件。对有脑干或脊髓综合征的患者，其责任病灶应被排除，不予计数。

**3. 鉴别诊断主要有** ①多发性腔隙性脑梗死。两者累及的部位有重叠的区域，但总的来说多发性腔隙性脑梗死的病灶比较偏外，而 MS 斑多位于室管膜下区，分布于侧脑室体部前后方居多；而多发性腔隙性脑梗死的病灶多分布于侧脑室体部侧方，且病灶多呈三角形。②感染。包括莱姆病、HIV、结核、梅毒、Whipple 病、热带痉挛性截瘫等，可结合病史、其他系统伴随表现、病原学检查、脑脊液实验室检验结果等进行鉴别。③皮层下动脉硬化性脑病。皮层下动脉硬化性脑病的特点是多发散在的缺血病灶与脑萎缩相伴随，同时伴有侧脑室体部周围的脑白质变性，MRI 表现为对称分布的呈蝶翼状长 $T_1$、长 $T_2$ 信号，而 MS 只有在反复发作多年后才会出现脑萎缩表现，很少伴随白质变性，根据影像特征及临床表现可资鉴别。

## （七）治疗

**1. 西医治疗** 多发性硬化的治疗包括急性发作期治疗、缓解期治疗、疾病修饰治疗（disease-modifying therapies，DMTs）和对症治疗。急性期治疗以减轻症状、尽快减轻神经功能缺失、残疾程度为主。疾病调节治疗以减少复发、减少脑和脊髓病灶数、延缓残疾累积及提高生存质量为主。

（1）急性发作期治疗

1）大剂量甲泼尼龙（methylprednisolone）冲击治疗是 MS 急性发作期的首选治疗方

案，短期内能促进急性发病 MS 患者的神经功能恢复。治疗的原则为大剂量、短疗程，不主张小剂量长时间应用。临床上常用两种方法：对于病情较轻者，甲泼尼龙 1.0g/d 加入生理盐水 500mL，静脉滴注 3~4 小时，3~5 天停药；对于病情较严重者，从 1.0g/d 开始，共冲击 3~5 天，以后剂量阶梯依次减半，每个剂量使用 2~3 天，直至停药，原则上总疗程不超过 3 周。若在激素减量过程中病情再次加重或出现新的体征和（或）出现新的 MRI 病灶，可再次使用甲泼尼龙 1.0g/d 冲击治疗。任何形式的延长糖皮质激素用药对神经功能恢复无长期获益，并且可能导致严重不良反应。

2）对激素治疗无效者和处于妊娠或产后阶段的患者，可选择静脉注射大剂量免疫球蛋白（intravenous immunoglobulin，IVIg）或血浆置换（plasma exchange）治疗，但疗效尚不明确。IVIg 用量为 0.4g/（kg·d），连续用 5 天为 1 个疗程，5 天后如果没有疗效，则不建议患者继续使用；如果有疗效且疗效明显时，可继续每周使用 1 天，连用 3~4 周。血浆置换对既往无残疾的急性重症 MS 患者有一定治疗效果。

（2）疾病免疫修饰治疗　针对不同时期的 MS 病理特点，应用疾病修饰药物进行长期治疗，对复发型 MS，目标在于抑制和调节免疫，控制炎症，减少复发；对进展型 MS，一方面要控制复发，一方面神经保护和神经修复可能有效。

1）复发型 MS：DMTs 包括 β-干扰素（interferon-β，IFN-β）和醋酸格拉默（glatiramer acetate，GA）；对疾病活动性较高或对一线 DMTs 治疗效果不佳的患者，可选用二线 DMTs 治疗，包括那他珠单抗（natalizumab）和米托蒽醌（mitoxantrone）。芬戈莫德（fingolimod）和特立氟胺（teriflunomide）是目前被美国 FDA 批准用于复发型 MS 患者的两种口服药物，口服 DMTs 能改善患者的依从性，其他药物包括硫唑嘌呤（azathioprine）和静脉注射人免疫球蛋白（IVIg）。

β-干扰素：IFN-β 能抑制淋巴细胞的激活，减少炎性细胞穿透血脑屏障进入中枢神经系统。推荐用于治疗 RRMS 患者，在欧洲也被批准用于治疗 SPMS。包括 IFN-β1a 和 IFN-β1b 两类重组制剂。IFN-β1a 与人类生理性 IFN-β 结构基本无差异，IFN-β1b 缺少一个糖基，17 位上由丝氨酸取代了半胱氨酸。

IFN-β1a 有两种规格，22μg（6MIU）和 44μg（12MIU）。用法：44μg 皮下注射，3 次/周，不能耐受高剂量的患者，22μg（6MIU）皮下注射，3 次/周。IFN-β1b 常用剂量为 250μg 皮下注射，隔日 1 次。IFN-β1a 和 IFN-β1b 通常均需持续用药 2 年以上，因 MS 患者使用干扰素治疗能产生中和抗体，通常用药 3 年后临床疗效下降。常见不良反应为流感样症状（疲倦、寒战、发热、肌肉疼痛、出汗）及注射部位红肿、疼痛，大多数症状可逐渐消失，采用逐渐增量的方法可减少流感样症状的发生，睡前注射或注射前服用非甾体类抗炎药可减轻流感样症状。IFN-β 禁用于妊娠或哺乳期妇女。

醋酸格拉默：一种结构类似于髓鞘碱性蛋白的合成氨基酸聚合物，可能通过激活其反应性 Th2 细胞，促进抗炎性细胞因子的产生，诱导髓鞘反应性 T 细胞的免疫耐受而发挥抗炎作用，被批准用于治疗 RRMS 患者。用法：20mg 皮下注射，1 次/日。此药耐受性较好，但可引起局部注射反应，包括红肿、硬结、压痛、发热、瘙痒。

那他珠单抗：为重组 α4-整合素（淋巴细胞表面的蛋白）单克隆抗体。α4-整合素与其在血脑屏障内皮细胞上的配体血管细胞黏附分子-1结合后淋巴细胞方可进入中枢神经系统，因此那他珠单抗能阻止激活的T细胞通过血脑屏障。因其增加进行性多灶性白质脑病发生的风险，通常被推荐用于对其他治疗效果不佳或不能耐受的患者。用法：300mg静脉注射，每4周1次。

米托蒽醌：一种具有细胞毒性和免疫抑制作用的蒽醌衍生物。通过减少B淋巴细胞，抑制辅助性T淋巴细胞功能，促进抑制性T细胞的活性而发挥免疫抑制作用。推荐用于SPMS、PRMS患者及重症RRMS患者。对心脏功能正常的患者，通常按$12mg/m^2$给药，静脉滴注，每3个月一次，总累积剂量$140mg/m^2$（2~3年内8~12次给药剂量）。常见副作用包括胃肠道反应、肝功能异常、脱发感染、白细胞和血小板减少等，少见但严重的副作用包括心脏毒性和白血病，治疗期间需监测心脏功能、肝功能和血象。

芬戈莫德：一种针对淋巴细胞鞘氨醇-1-磷酸（sphingosine-1-phosphate，S1P）受体的免疫调节剂，在体内经磷酸化后与淋巴细胞表面的S1P受体结合，改变淋巴细胞的迁移，促使细胞进入淋巴组织，减少中枢神经系统内淋巴细胞的浸润，2010年被美国FDA批准用于治疗RRMS患者。用法：0.5mg口服，1次/日。常见不良反应有头痛、流感、腹泻、背痛、肝转氨酶升高和咳嗽等。

特立氟胺：为来氟米特的活性产物，通过抑制线粒体内的二氢乳清酸脱氢酶（dihydroorotate dehydrogenase，DHODH）而抑制嘧啶合成，进而抑制淋巴细胞增殖。用法：7mg或14mg口服，1次/日。两种剂量均能降低复发率，高剂量能延缓残疾进展。常见不良反应有腹泻、肝功能损害、流感、恶心、脱发、妊娠妇女和缺乏有效避孕措施的育龄期妇女禁用。

硫唑嘌呤：具有细胞毒性及免疫抑制作用，对降低年复发率可能有效，但不能延缓残疾进展。对无条件应用DMTs或治疗无效的患者，在充分评估疗效风险比的前提下，可选择硫唑嘌呤治疗。推荐剂量为1~2mg/（kg·d）口服，1~2次/日，用药期间需严密监测血常规及肝肾功能，长期应用会增加恶性肿瘤发生的风险。

富马酸二甲酯（dimethyl fumarate，DMF）：是一种治疗RRMS的免疫抑制药物，主要是通过激活核转录因子Nrf2发挥其作用。用法：120mg口服，2次/日或240mg，2次/日。常见不良反应包括恶心、腹泻、腹痛等胃肠道症状及面部潮红、头痛等。

利妥昔单抗（rituximab）：是一种B细胞CD20$^+$抗原抑制剂单克隆抗体，可用于治疗RRMS或SPMS。用法：600mg/24w，共96周（4次）。不良反应为皮疹、头痛、瘙痒、心律失常、鼻炎、荨麻疹等。

奥他丽珠单抗（ocrelizumab）：是一种B细胞CD20$^+$抗原抑制剂单克隆抗体，用于治疗RRMS或PPMS。用法：开始剂量：300mg，静脉输注，两周以后给予第二次，300mg，静脉输注，随后剂量：每6个月600mg静脉输注。不良反应：皮肤瘙痒、头痛、呼吸道感染等。

阿仑单抗（alemtuzumab）：是一种靶向CD52细胞溶解单抗，适用于RRMS、PPMS，特别是已对治疗MS两种或更多药物疗效不佳的患者。用法：第一疗程：12mg/d，静脉注射连续使用5天；第二疗程：在第一疗程之后1年静脉注射，12mg/d，连续使用3天。常见的不良反应为：皮疹、头痛、发热、恶心、泌尿系感染、疲乏、失眠、关节炎等。

2）继发进展型MS：米托蒽醌为目前被美国FDA批准用于治疗SP-MS的唯一药物，能延缓残疾进展。其他药物如环孢素A（cyclosporine A，CsA）、甲氨蝶呤（methotrexate，MTX）、环磷酰胺（cyclophosphamide，CTX）可能有效。对不伴复发的SPMS，目前治疗手段较少。

3）原发进展型MS：目前尚无有效的治疗药物，主要是对症治疗和康复治疗。β-干扰素及血浆置换治疗无效。环孢素A、甲氨蝶呤、环磷酰胺可能有效。

（3）对症治疗

1）疲劳：药物治疗常用金刚烷胺（amantadine）或莫达非尼（modafinil），用量均为100～200mg/d，早晨服用。职业治疗、物理治疗、心理干预及睡眠调节可能有一定作用。

2）行走困难：中枢性钾通道拮抗剂达方吡啶（dalfampridine），是一种能阻断神经纤维表面的钾离子通道的缓释制剂，2010年被FDA批准用来改善各种类型MS患者的行走能力。推荐剂量为10mg口服，2次/日，间隔12小时服用，24小时剂量不应超过20mg。常见不良反应包括泌尿道感染、失眠、头痛、恶心、背痛、灼热感、消化不良、鼻部及喉部刺痛等。

3）膀胱功能障碍：可使用抗胆碱药物解除尿道痉挛、改善储尿功能，如索利那新（solifenacin）、托特罗定（tolterodine）、非索罗定（fesoterodine）、奥昔布宁（oxybutynin）。此外，行为干预亦有一定效果，尿液排空功能障碍患者，可间断导尿，3～4次/日。混合性膀胱功能障碍患者，除间断导尿外，可联合抗胆碱药物或抗痉挛药物治疗，如巴氯芬（baclofen）、多沙唑嗪（doxazosin）、坦索罗辛（tamsulosin）等。

4）疼痛：对急性疼痛如莱尔米特征（Lhermitte sign），卡马西平或苯妥英钠可能有效。度洛西汀（duloxetine）和普瑞巴林（pregabalin）对神经病理性疼痛可能有效。对慢性疼痛如痉挛性疼痛，可选用巴氯芬或替扎尼定（tizanidine）治疗。加巴喷丁（gabapentin）和阿米替林（amitriptyline）对感觉异常如烧灼感、紧束感、瘙痒感可能有效。配穿加压长袜或手套对缓解感觉异常可能也有一定效果。

5）认知障碍：目前仍缺乏疗效肯定的治疗方法。可应用胆碱酯酶抑制剂如多奈哌齐（donepezil）和认知康复治疗。

6）抑郁：可应用选择性5-羟色胺再摄取抑制剂（SSRI）类药物。心理治疗也有一定效果。

7）其他症状：如男性患者勃起功能障碍可用西地那非（sildenafil）治疗。眩晕症状可选择美克洛嗪（meclizine）、昂丹司琼（ondansetron）或东莨菪碱（scopolamine）治疗。

**2. 中医治疗**

（1）辨证论治

1）湿热浸淫证

临床表现：肢体痿软，身体困重，或有发热，口苦咽干，大便秘结，小便短赤不利，虚烦不眠，咳痰黄稠。舌苔黄腻，脉濡数或弦数有力。

治法：清热利湿，活血通络。

方药：四妙散。药用苍术、黄柏、川牛膝、薏苡仁、黄芩、丹参、红花。

2）湿浊内蕴证

临床表现：眩晕，头痛，头重如裹，倦怠无力，胸闷，腹胀，口淡食少，呕吐痰涎，言语不利，下肢困重，僵硬无力，步履失调。舌体胖大，色暗红，苔白黄腻，脉滑数或沉濡。

治法：利湿化浊，行气健脾。

方药：五苓散和三仁汤。药用茯苓、猪苓、白术、泽泻、桂枝、竹叶、厚朴、滑石、杏仁、薏苡仁、豆蔻、木通、清半夏，藿香、佩兰。

3）瘀阻脉络证

临床表现：四肢麻木僵硬、痉挛或肢体痿软无力，肢体抽搐作痛，或有明显痛点。唇紫舌暗或见瘀点瘀斑，脉沉细无力或脉细涩。

治法：益气通脉，活血通络。

方药：圣愈汤。药用黄芪、党参、熟地黄、当归、白芍、川芎、桃仁、红花、乳香、没药。

4）气虚血瘀证

临床表现：头晕，眼花，面色萎黄，气短乏力，走路不稳，心悸，便溏，肢体麻木、束带感或痉挛疼痛。舌质紫暗或有瘀点、瘀斑，苔白，脉细涩或迟涩。

治法：益气行血，化瘀通络。

方药：补阳还五汤。药用生黄芪、当归、川芎、赤芍、地龙、桃仁、红花。

5）肝肾亏虚证

临床表现：头晕耳鸣，视物不清，四肢麻木或挛急，语言不利，腰膝酸软，走路不稳，五心烦热，两目干涩，少寐健忘，口干咽燥。舌红，苔少或薄黄，脉细数或细弦。阴虚阳亢、虚风内动证患者出现头晕头痛，血压偏高，健忘失眠，五心烦热，口干咽燥，心悸易怒，目眩耳鸣，偶有肢体颤动。舌偏红，苔薄白，脉弦数。

治法：滋补肝肾，益精填髓。

方药：左归丸。药用熟地黄、山茱萸、山药、菟丝子、龟甲胶（烊化）、鹿角胶（烊化）、川牛膝、枸杞子。

6）脾肾阳虚证

临床表现：头晕，耳鸣，言语不利，神疲乏力，步态不稳，记忆力下降，视物昏花或复视，畏寒肢冷，肢麻筋紧，下肢无力，甚至瘫痪，小便频数或失禁，大便稀溏。舌质淡，舌体胖大，苔薄白或白腻，脉沉细。

治法：温补脾肾，助阳益气。

方药：地黄饮子合二仙汤。药用生地黄、熟地黄、巴戟天、山茱萸、石斛、肉苁蓉、制附子（先煎）、五味子、肉桂、茯苓、麦冬、石菖蒲、远志、仙茅、淫羊藿、当归、黄柏、知母。

（2）中成药

二妙丸，适用于湿热浸淫证；血府逐瘀胶囊，适用于瘀阻脉络证；右归丸，适用于脾肾阳虚证；人参养荣丸，适用于气虚血瘀证。

（3）针灸治疗

主穴：中脘、气海、血海、三阴交、太溪等。

配穴：上肢瘫，取肩髃、曲池、外关、合谷等；下肢瘫，取环跳、髀关、伏兔、风市、足三里、阳陵泉、三阴交、悬钟、昆仑等；语音障碍，取廉泉、通里、照海穴等；吞咽困难，取天突、翳风、风池、廉泉等；视力障碍，取睛明、球后、光明等；尿潴留，取关元、气海、中极、肾俞等；便秘，取足三里、阳陵泉、天枢、大肠俞等。

**3. 中西医结合治疗思路与方法**　MS治疗的关键是早期积极治疗，最终目的是减少复发、减少脑和脊髓病灶数、延缓残疾，从而提高生存质量。正确地使用免疫抑制剂是延缓疾病进展的前提和条件，应提高患者对疾病的认识，了解治疗方案，解除患者因精神与经济压力而产生的心理负担，树立战胜疾病的信心。达到临床缓解或低疾病活动时，激素用药及停药应在医生指导下进行，中药适合长期维持治疗，可以针对其肾虚髓亏的病机对其进行辨证论治，从而减少疾病的复发。

治疗全程应重视激素用药及免疫抑制剂的副作用，建议治疗期间监测心脏功能、肝功能和血象。在治疗的过程中应持续开展肌肉康复功能训练及心理辅助治疗，还可加以膀胱功能的相应康复训练。中西医治疗MS的方法各有优缺点，中医疗法能有效规避西医疗法的副作用，还能降低成本，且从根本上帮助患者调节、调整紊乱的免疫功能，同时不良反应较西医疗法少，但中医药的介入主要在缓解期，如能与西医疗法结合运用，中西医优势互补，则能收到较好的治疗效果。

## （八）预后

MS临床类型不同，病程差异较大，预后迥异。大多数患者预后较好，可存活20～30年。良性型MS预后较好，起病15年后尚无明显功能障碍；恶性型MS可于起病后相对较短时间内病情恶化致残或致死。此外，高龄发病者、临床出现锥体系或小脑功能障碍症状体征者预后不佳，而40岁以前发病，单病灶起病，临床表现以复视、视神经炎、眩晕、感觉障碍为主要症状者预后相对较好。

## 二、重症肌无力

## （一）概述

重症肌无力（myasthenia gravis，MG）是一种神经－肌肉接头传递障碍的获得性自身免疫性疾病，病变部位在神经－肌肉接头的突触后膜，该膜上的AChR受到损害后，受体数目减少。主要临床表现为骨骼肌极易疲劳，活动后症状加重，休息和应用胆碱酯酶抑制剂（cholinesterase inhibitors）治疗后症状明显减轻。重症肌无力的发病率为

（0.5～5）/10万，患病率约10/10万。中医学方面，从MG整体病程而言皆可归属于"痿病"范畴。

### （二）西医病因病理

**1. 病因** 重症肌无力是获得性自身免疫性疾病，主要与自身抗体介导的突触后膜AChR损害有关。其依据有：①80%～90%的重症肌无力患者血清中可以检测到AChR抗体，10%～20%的重症肌无力患者血清中可以检测到肌肉特异性酪氨酸激酶（muscle-specific tyrosine kinase，MuSK）抗体，其肌无力症状可以经血浆交换治疗得到暂时改善。②患本病的母亲生产的新生儿也可患重症肌无力，该患儿的血清中有AChR抗体，该抗体的滴度随患儿症状的改善而降低。③将重症肌无力患者的血清输入小鼠可产生类重症肌无力的症状和电生理改变。④将电鳗鱼放电器官提纯的AChR注入家兔，可制成重症肌无力的实验性自身免疫动物模型，其血清中检测到的AChR抗体，可与突触后膜的AChR结合，免疫荧光发现实验动物突触后膜上的AChR的数目大量减少。⑤80%重症肌无力患者胸腺肥大，淋巴滤泡增生，10%～20%的患者有胸腺瘤。胸腺切除后70%患者的临床症状可得到改善或痊愈。重症肌无力患者常合并甲状腺功能亢进、甲状腺炎、系统性红斑狼疮、类风湿关节炎和天疱疮等其他自身免疫性疾病。

**2. 病理** ①胸腺。80%的重症肌无力患者胸腺重量增加，淋巴滤泡增生，生发中心增多；10%～20%合并胸腺瘤。②神经－肌肉接头。突触间隙加宽，突触后膜皱褶变浅并且数量减少，免疫电镜可见突触后膜崩解，其上AChR明显减少并且可见IgG-$C_3$-AChR结合的免疫复合物沉积等。③肌纤维。肌纤维本身变化不明显，有时可见肌纤维凝固、坏死、肿胀，少数患者肌纤维和小血管周围可见淋巴细胞浸润，称为"淋巴溢"。慢性病变可见肌萎缩。

### （三）中医病因病机

重症肌无力的主要中医病因病机如下。

**1. 脾胃气虚** 脾胃主肌肉四肢，功用主运化和升清，若脾胃气虚，运化失职，气血生成乏源，加之清阳不升，则四肢不得清阳之充养而发痿证。

**2. 脾肾阳虚** 先天肾阳虚衰，或劳倦伤肾，命门火衰，不能温煦脾阳，脾阳不振，则不能运化水谷之精微，肌肉筋脉失其濡润，故四肢肌肉痿软无力。

**3. 肝肾阴虚** 肝主筋，肾主骨，筋膜连接骨关节，协调肌肉、骨关节的运动，肝肾精血同源，素体肝肾不足，或久病及肾，或房劳过度、劳役太过，伤及本元，阴精亏损，水不涵木，筋脉失养，发为痿病，则四肢痿软乏力，尤以下肢痿软无力更明显。

**4. 肺热津伤** 肺主津液布散，温热湿毒或病后余邪灼烧肺叶，伤津耗气，津伤失布，不能润泽五脏，五体失养而痿弱不用。《素问·痿论》曰："五脏因肺热叶焦发为痿躄。"《素问·生气通天论》指出："因于湿，首如裹，湿热不攘，大筋软短，小筋弛长，软短为拘，弛长为痿。"

**5. 气血两虚**    人之所赖以生者，血与气耳。脾胃功能正常，则气血旺而畅达，四肢百骸筋肉得养，肌肉强健，活动自如。若先天脾胃虚弱，或因劳倦、思虑、饮食等损伤脾胃，气血生化乏源，致使气血不足或气血不畅，不能荣养肌肉筋脉，则肌肉痿弱无力发为痿证。

**6. 大气下陷**    《灵枢·五味》指出："大气之抟而不行者，积于胸中，命曰气海，出于肺，循喉咽，故呼则出，吸则入。"《灵枢·邪客》曰："宗气积于胸中，出于喉咙，以贯心脉，而行呼吸焉"为据，皆指明"宗气即为大气"。张锡纯所著《医学衷中参西录·治大气下陷方》有云："胸中大气下陷，气短不足以息……或气息将停，危在顷刻"，以及"有呼吸短气者，有心中怔忡者，有淋漓大汗者，有神昏健忘者，有声颤身动者，有寒热往来者，有胸中满闷者，有努力呼吸似喘者，有咽干作渴者，有常常呵欠者，有肢体痿废者……"所述症状颇似重症肌无力危象的临床表现。因此，后世医家把肌无力危象的重要病因病机总结为"大气下陷"。

### （四）临床表现

本病可见于任何年龄，小至数月，大至 70～80 岁。发病年龄有两个高峰：第一高峰为 20～40 岁，发病者女性多于男性，约为 3∶2；第二高峰为 40～60 岁，发病者以男性多见，多合并胸腺瘤。少数患者有家族史。常见诱因有感染、手术精神创伤、全身性疾病、过度疲劳、妊娠、分娩等，有时甚至可以诱发重症肌无力危象。

**1. 临床特征**

（1）受累骨骼肌病态疲劳    肌肉连续收缩后出现严重无力甚至瘫痪，休息后症状减轻，肌无力常在下午或傍晚因劳累后加重，晨起或休息后减轻，此种波动现象称之为"晨轻暮重"。

（2）受累肌的分布和表现    全身骨骼肌均可受累，多以脑神经支配的肌肉最先受累，肌无力常从一组肌群开始，范围逐步扩大，首发症状常为一侧或双侧眼外肌无力，如上睑下垂、斜视和复视，重者眼球运动明显受限，甚至眼球固定，但瞳孔括约肌不受累，面部肌肉和口咽肌受累时出现表情淡漠、苦笑面容；连续咀嚼无力、饮水呛咳、吞咽困难；说话带鼻音、发音障碍；累及胸锁乳突肌和斜方肌时则表现为颈软、抬头困难，转颈、耸肩无力；四肢肌肉受累以近端无力为重，表现为抬臂、梳头、上楼梯困难，膝腱反射通常不受影响，感觉正常。

（3）重症肌无力危象    指呼吸肌受累时出现咳嗽无力甚至呼吸困难，需用呼吸机辅助通气，是致死的主要原因。口咽肌无力和呼吸肌乏力者易发生危象，诱发因素包括呼吸道感染、手术（包括胸腺切除术）、精神紧张、全身疾病等。心肌偶可受累，可引起突然死亡。大约 10% 的重症肌无力出现危象。

（4）胆碱酯酶抑制剂治疗有效    这是重症肌无力一个重要的临床特征。

（5）病程特点    缓慢或亚急性起病，也有因受凉、劳累后病情突然加重。整个病程有波动，缓解与复发交替，晚期患者休息后不能完全恢复，多数病例迁延数年至数十年，靠药物维持，少数病例可自然缓解。

2. 临床分型

（1）成年型（Osserman 分型）

Ⅰ眼肌型（15%~20%）：病变仅限于眼外肌，出现上睑下垂和复视。

ⅡA 轻度全身型（30%）：可累及眼、面、四肢肌肉，生活多可自理，无明显咽喉肌受累。

ⅡB 中度全身型（25%）：四肢肌群受累明显，除伴有眼外肌麻痹外，还有较明显的咽喉肌无力症状，如说话含糊不清、吞咽困难、饮水呛咳、咀嚼无力，但呼吸肌受累不明显。

Ⅲ急性重症型（15%）：急性起病，常在数周内累及延髓肌、肢带肌、躯干肌和呼吸肌，肌无力严重，有重症肌无力危象，需做气管切开，死亡率较高。

Ⅳ迟发重症型（10%）：病程达 2 年以上，常由Ⅰ、ⅡA、ⅡB 型发展而来，症状同Ⅲ型，常合并胸腺瘤，预后较差。

Ⅴ肌萎缩型：少数患者肌无力伴肌萎缩。

（2）儿童型 约占我国重症肌无力患者的 10%，大多数病例仅限于眼外肌麻痹，双眼睑下垂可交替出现呈拉锯状。约 1/4 病例可自然缓解，仅少数病例累及全身骨骼肌。

1）新生儿型：约有 10% MG 孕妇可将 AChR 抗体 IgG 经胎盘传给胎儿，患儿出生后即哭声低、吸吮无力、肌张力低、动作减少。经治疗多在 1 周至 3 个月缓解。

2）先天性肌无力综合征：出生后短期内出现持续的眼外肌麻痹，常有阳性家族史，但其母亲未患 MG。

（3）少年型 多在 10 岁后发病，多为单纯眼外肌麻痹，部分伴吞咽困难及四肢无力。

## （五）诊断与鉴别诊断

1. 辅助检查

（1）血、尿、脑脊液检查正常，常规肌电图检查基本正常，神经传导速度正常。

（2）重复神经电刺激（repeating nerve electric stimulation，RNES） 为常用的具有确诊价值的检查方法。应在停用新斯的明 17 小时后进行，否则可出现假阴性。方法为以低频（3~5Hz）和高频（10Hz 以上）重复刺激尺神经、正中神经和副神经等运动神经。MG 典型改变为动作电位波幅第 5 波比第 1 波在低频刺激时递减 10% 以上或高频刺激时递减 30% 以上。90% 的重症肌无力患者低频刺激时为阳性，且与病情轻重相关。

（3）单纤维肌电图（single fibre electromyography，SFEMG） 通过特殊的单纤维针电极测量并判断同一运动单位内的肌纤维产生动作电位的时间是否延长来反应神经-肌肉接头处的功能，该病表现为间隔时间延长。

（4）AChR 抗体滴度的检测 对重症肌无力的诊断具有特征性意义。85% 以上全身型重症肌无力患者的血清中 AChR 抗体浓度明显升高，但眼肌型患者的 AChR 抗体升高可不明显，且抗体滴度的高低与临床症状的严重程度并不完全一致。

（5）胸腺 CT、MRI 检查　可发现胸腺增生和肥大。

（6）其他检查　5% 重症肌无力患者有甲状腺功能亢进，表现为 $T_3$、$T_4$升高。部分患者抗核抗体和甲状腺抗体阳性。

**2. 诊断**　MG 患者受累肌肉的分布与某一运动神经受损后出现肌无力的范围不相符合，临床特点为受累肌肉在活动后出现疲劳无力，经休息或胆碱酯酶抑制剂治疗可以缓解，肌无力表现为"晨轻暮重"的波动现象，结合药物试验、肌电图及免疫学等检查的典型表现可以作出诊断。另外，还应该行胸腺 CT、MRI 检查确定有无胸腺增生或胸腺瘤，并根据病史、症状、体征和其他免疫学检查明确是否合并其他自身免疫疾病。下述试验有助于 MG 的诊断。

（1）疲劳试验（Jolly 试验）　嘱患者持续上视出现上睑下垂或两臂持续平举后出现上臂下垂，休息后恢复则为阳性。

（2）抗胆碱酯酶药物试验

1）新斯的明（neostigmine）试验：新斯的明 0.5 ~ 1.0mg 肌内注射，20 分钟后肌无力症状明显减轻者为阳性，可同时注射阿托品 0.5mg 以对抗新斯的明的毒蕈碱样反应（瞳孔缩小、心动过缓、流涎、多汗、腹痛、腹泻和呕吐等）。

2）腾喜龙（tensilon）试验：腾喜龙 10mg 用注射用水稀释至 1.0mL，静脉注射 2.0mg，观察 20 秒，如无出汗、唾液增多等不良反应，再给予 8.0mg，1 分钟内症状好转为阳性，持续 10 分钟后又恢复原状。

**3. 鉴别诊断**

（1）Lambert-Eaton 肌无力综合征　为一组自身免疫性疾病，其自身抗体的靶器官为周围神经末梢突触前膜的钙离子通道和 ACh 囊泡释放区。多见于男性，约 2/3 患者伴发癌肿，尤其是燕麦细胞型支气管肺癌，也可伴发其他自身免疫性疾病。临床表现为四肢近端肌无力，需与重症肌无力鉴别。此外，患者虽然活动后即感疲劳，但短暂用力收缩后肌力反而增强，而持续收缩后又呈疲劳状态，脑神经支配的肌肉很少受累。另外，约半数患者伴有自主神经症状，出现口干、少汗、便秘，新斯的明试验可阳性，但不如重症肌无力敏感；神经低频重复刺激时波幅变化不大，但高频重复刺激波幅增高可达 200% 以上；血清 AChR 抗体阴性；用盐酸胍治疗可使 ACh 释放增加而使症状改善。这些特征可与重症肌无力鉴别。

（2）肉毒杆菌中毒　肉毒杆菌作用在突触前膜阻碍了神经 – 肌肉接头的传递功能，临床表现为对称性脑神经损害和骨骼肌瘫痪。但患者多有肉毒杆菌中毒的流行病学史，新斯的明试验或依酚氯铵试验阴性。

（3）肌营养不良症　隐匿起病，症状无波动，病情逐渐加重，肌萎缩明显，肌酸激酶明显升高，新斯的明试验阴性，抗胆碱酯酶药治疗无效。

（4）延髓麻痹　因延髓发出的后组脑神经受损出现咽喉肌无力表现，但多有其他神经定位体征，病情进行性加重无波动，疲劳试验和新斯的明试验阴性，抗胆碱酯酶药治疗无效。

（5）多发性肌炎　表现为四肢近端肌无力，多伴有肌肉压痛，无晨轻暮重的波动现象，病情逐渐进展，肌酸激酶明显增高。新斯的明试验阴性，抗胆碱酯酶药治疗无效。

## （六）治疗

### 1. 西医治疗

（1）药物治疗

1）胆碱酯酶抑制剂：通过抑制胆碱酯酶，减少 ACh 的水解而减轻肌无力症状。成人每次口服溴吡斯的明（pyridostigmine bromide）60～120mg，3～4 次/日。应在饭前 30～40 分钟服用，口服 2 小时达高峰，作用时间为 6～8 小时，作用温和、平稳，不良反应小。辅助药如氯化钾、麻黄碱可加强胆碱酯酶抑制剂的作用。

2）肾上腺糖皮质激素：可抑制自身免疫反应，减少 AChR 抗体的生成，适用于各种类型的 MG。

冲击疗法：适用于住院危重病例、已用气管插管或呼吸机者。甲泼尼龙（methyl prednisolone，MPL）1000mg 静脉滴注，1 次/日，连用 3～5 日，随后每日减半量，即 500mg、250mg、125mg，继之改为口服泼尼松 50mg，当病情稳定后再逐渐减量；也可用地塞米松 10～20mg 静脉滴注，1 次/日，连用 7～10 日，临床症状稳定改善后，停用地塞米松，改为泼尼松 60～100mg 隔日顿服。当症状基本消失后，逐渐减量至 5～15mg 长期维持，至少 1 年。若病情波动，则需随时调整剂量。也可一开始就口服泼尼松每天 60～80mg，当症状缓解后再逐渐减量。大剂量类固醇激素治疗初期可使病情加重，甚至出现危象，应予注意。

小剂量递增法：隔日每晨顿服泼尼松 20mg，每周递增 10mg，直至隔日每晨顿服 60～80mg，症状稳定改善后，逐渐减量至隔日 5～15mg 维持数年。此法可避免用药初期病情加重。

长期应用激素者应注意激素的不良反应如：胃溃疡出血、血糖升高、库欣综合征、股骨头坏死、骨质疏松等。

3）免疫抑制剂：适用于对肾上腺糖皮质激素疗效不佳或不能耐受，或因有高血压、糖尿病、溃疡病而不能用肾上腺糖皮质激素者。应注意药物不良反应，如周围血白细胞、血小板减少、脱发、胃肠道反应、出血性膀胱炎，肝肾功能受损等。常用免疫抑制剂：①环磷酰胺：成人口服每次 50mg，2～3 次/日，或 200mg，每周 2～3 次，静脉注射，儿童口服 3～5mg/（kg·d）。②硫唑嘌呤：口服每次 50～100mg，1～2 次/日，用于类固醇激素治疗不佳者。③环孢素 A（cyclosporine A，CsA）：对细胞免疫和体液免疫均有抑制作用，减少 AChR 抗体生成。口服 6mg/（kg·d），疗程 12 个月。不良反应有肾小球局部缺血坏死、恶心、心悸等。

4）禁用和慎用药物：氨基糖苷类抗生素、新霉素、多黏菌素、巴龙霉素等可加重神经-肌肉接头传递障碍；奎宁、奎尼丁等药物可以降低肌膜兴奋性；另外吗啡、地西泮、苯巴比妥、苯妥英钠、普萘洛尔等药物也应禁用或慎用。

（2）胸腺治疗

1）胸腺切除：可去除患者自身免疫反应的始动抗原，减少参与自体免疫反应的细胞、细胞和细胞因子。适用于伴有胸腺肥大和高 AChR 抗体效价者；伴胸腺瘤的各型重症肌无力患者；年轻女性全身型 MG 患者；对抗胆碱酯酶药治疗反应不满意者 70% 的患者术后症状缓解或治愈。

2）胸腺放射治疗：对不适于做胸腺切除者可行胸腺深部$^{60}$Co 放射治疗。

（3）血浆置换　通过正常人血浆或血浆代用品置换患者血浆，能清除 MG 患者血浆中 AChR 抗体、补体及免疫复合物。每次交换 2000mL 左右，每周 1~3 次，连用 3~8 次。起效快，但疗效持续时间短，仅维持 1 周至 2 个月，随抗体水平增高而症状复发且不良反应大，仅适用于危象和难治性重症肌无力。

（4）大剂量静脉注射免疫球蛋白　外源性 IgG 可以干扰 AChR 抗体与 AChR 的结合从而保护 AChR 不被抗体阻断，IgG 0.4g/（kg·d）静脉滴注，5 日为一疗程，作为辅助治疗缓解病情。

（5）危象的处理　危象指 MG 患者在某种因素作用下突然发生严重呼吸困难，甚至危及生命。须紧急抢救。危象分三种类型。

1）肌无力危象（myasthenic crisis）：为最常见的危象，疾病本身发展所致，多由于抗胆碱酯酶药量不足。如注射腾喜龙或新斯的明后症状减轻则可诊断。

2）胆碱能危象（cholinergic crisis）：非常少见，由于抗胆碱酯酶药物过量引起，患者肌无力加重，并且出现明显胆碱酯酶抑制剂的不良反应如肌束颤动及毒蕈碱样反应，可静脉注射腾喜龙 2mg，如症状加重，则应立即停用抗胆碱酯酶药物，待药物排除后可重新调整剂量。

3）反拗危象（brittle crisis）：由于对抗胆碱酯酶药物不敏感而出现严重的呼吸困难，腾喜龙试验无反应，此时应停止抗胆碱酯酶药，对气管插管或切开的患者可采用大剂量类固醇激素治疗，待运动终板功能恢复后再重新调整抗胆碱酯酶药物剂量。

危象是重症肌无力患者最危急的状态，病死率为 15.4%~50%，随治疗进展病死率已明显下降。不论何种危象，均应注意确保呼吸道通畅，若早期处理病情无好转时，应立即进行气管插管或气管切开，应用人工呼吸器辅助呼吸；停用抗胆碱酯酶药物以减少气管内的分泌物；选用有效、足量和对神经–肌肉接头无阻滞作用的抗生素积极控制肺部感染；给予静脉药物治疗如皮质类固醇激素或大剂量丙种球蛋白；必要时采用血浆置换。

**2. 中医治疗**

（1）辨证论治

1）脾胃气虚证

临床表现：面色无华，上眼睑下垂，睁眼无力，朝轻暮重，少气懒言，肢体无力，或吞咽困难，纳差，便溏。舌质淡，舌体胖，舌边有齿痕，苔薄白，脉细弱。

治法：益气升阳，调补脾胃。

方药：强肌健力饮加减。药用黄芪、五指毛桃、党参、白术、当归、升麻、柴胡、炙甘草。

2）脾肾阳虚证

临床表现：四肢倦怠无力，或上睑下垂，咀嚼无力，或吞咽困难，或言语欠清，畏寒肢厥，面色苍白，腰酸膝软，小便清长，便溏。舌质淡胖，苔薄白，脉沉细无力。

治法：温补脾肾，益气升阳。

方药：右归丸加减。药用制附子（先煎）、肉桂，熟地黄、山茱萸、枸杞子、山药、生黄芪、杜仲、菟丝子、人参、当归、鹿角胶（烊化）。

3）肝肾阴虚证

临床表现：四肢痿软乏力，目干涩，视物不清，或复视，上睑下垂，少寐多梦，五心烦热，盗汗，口燥咽干，头晕耳鸣，腰膝酸软。舌红少苔，脉细数。

治法：滋补肝肾，强筋壮骨。

方药：左归丸加减。药用生地黄、山茱萸、山药、龟甲胶（烊化）、鹿角胶（烊化）、枸杞子、牛膝、菟丝子。

4）气血两虚证

临床表现：神疲乏力，四肢痿软，行动迟缓，心悸气短，少气懒言，面色无华，时有自汗，口唇色淡。舌淡而嫩，苔薄白，脉细无力。

治法：益气养血。

方药：八珍汤加减。药用人参、白术、茯苓、炙甘草、当归、熟地黄、白芍、川芎。

5）大气下陷证

临床表现：久病肢体痿软无力，或眼睑下垂，活动后加重。突然喘息气促，不足以息，或努力喘挣，神疲乏力，气怯声低，气短难续，汗出如珠，或气息将停，甚至神昏，危在顷刻。或伴畏寒肢冷，寒热往来，咽干作渴，满闷怔忡等。舌淡或淡暗，脉沉迟微弱欲绝，或参伍不调。

治法：益气和中，升阳举陷。

方药：升陷汤加减。药用生黄芪、知母、柴胡、桔梗、升麻。

（2）中成药

补中益气丸、参苓白术散，适用于脾胃气虚证；金匮肾气丸，适用于脾肾阳虚证；健步虎潜丸、六味地黄丸、杞菊地黄丸，适用于脾肾阴虚证；人参养荣丸、十全大补丸，适用于气血两虚证。

（3）针刺疗法

主穴：百会、四神聪、中脘、血海、气海、脾俞、肾俞、膈俞、足三里、阳陵泉、三阴交、太溪。

配穴：眼肌型，取攒竹、阳白、太阳、四白、丝竹空；单纯上睑下垂，取申脉、阳辅；延髓型，取风池、哑门、天突、廉泉；咀嚼乏力，取下关、颊车、地仓、合谷；全身型，取肩髃、曲池、外关、合谷、环跳、风市、阳陵泉、太冲；抬头无力，取风池、天柱、列缺、阳陵泉。

**3. 中西医结合治疗思路与方法**　改善MG症状、减少合并症和重症肌无力危象的发生是疾病控制的关键。多种免疫抑制剂的使用是MG现代治疗最重要的进展之一，在免疫抑制剂使用的同时如何配合中药增效减毒成为中西医治疗研究的重点。不同的分型采用不同的治疗方案，解除患者因精神与经济压力而产生的心理负担，树立战胜疾病的信心。中西医结合治疗的近期目标应为快速改善症状，稳定病情，远期目标当是预防复发，提高治愈率，而对于难治性 MG 则应以提高患者生活质量为治疗目的。达到临床缓解或低疾病活动时，减停药物应在医生指导下进行，中药适合长期维持治疗，可以提高和巩固疗效，改善全身状态，有利于康复。治疗全程应重视用药安全性监测，建议监测血象，关注肝肾功能。在疾病全过程中应在医生指导下开展关节康复功能训练，保持关节功能。

中西医治疗 MG 的方法各有其特点，中西医结合治疗可以减轻病人的临床症状，提高治疗效果，并降低单纯西药治疗所引起的副作用，如能与西医疗法结合运用，中西医优势互补，能收到较好的治疗效果。

（七）预后

重症肌无力患者一般预后良好，但危象的死亡率较高。

## 三、吉兰-巴雷综合征

（一）概述

吉兰-巴雷综合征（Guillain-Barre's syndrome，GBS）是一种自身免疫介导的周围神经病，主要损害多数脊神经根和周围神经，也常累及脑神经。临床特点为急性起病，症状多在 2 周左右达到高峰，表现为多发神经根及周围神经损害，常有脑脊液蛋白-细胞分离现象，多呈单时相自限性病程，静脉注射免疫球蛋白（intravenous immunoglobulin，IVIg）和血浆置换（plasma exchange，PE）治疗有效。该病包括急性炎性脱髓鞘性多发神经根神经病（acute inflammatory demyelinating polyneuropathy，AIDP）、急性运动轴索性神经病（acute motor axonal neuropathy，AMAN）、急性运动感觉轴索性神经病（acute motor sensory axonal neuropathy，AMSAN）、Miller-Fisher 综合征（Miller-Fisher syndrome，MFS）、急性泛自主神经病（acute panautonomic neuropathy，APN）和急性感觉神经病（acute sensory neuropathy，ASN）等亚型。

中医学中，本病属于"痿病"范畴，指肢体筋脉弛缓、软弱无力，日久因不能随意运动而致肌肉萎缩的一种病证。

（二）西医病因病理

**1. 病因** GBS 确切病因未明。临床及流行病学资料显示部分患者发病可能与空肠弯曲菌（Campylobacter jejuni，CJ）感染有关。以腹泻为前驱症状的 GBS 患者 CJ 感染率高达 85%，常引起急性运动轴索性神经病。CJ 是革兰阴性微需氧弯曲菌，有多种血清型，患者常在腹泻停止后发病。此外，GBS 还可能与巨细胞病毒、EB 病毒、水痘-带状疱疹病毒、肺炎支原体、乙型肝炎病毒、HIV 感染相关。较多报告指出白血病、淋巴瘤、器官移植后使用免疫抑制剂或患者有系统性红斑狼疮、桥本甲状腺炎等自身免病常合并 GBS。

**2. 病理**  主要病理改变为周围神经组织小血管周围淋巴细胞、巨噬细胞浸润，神经纤维脱髓鞘，严重病例可继发轴突变性。

### (三)中医病因病机

GBS 的中医病因病机盖因正气不足或禀赋不足，外感六淫之邪，特别是外感温热或湿热毒邪，《素问·痿论》中指出，本病主要病理为"肺热叶焦"，肺脏不能输精于五脏，因而五体失养，产生痿软证候。或因久处湿地，湿邪入侵，郁久化热；过食甘肥，酿生湿热，湿热浸淫筋脉，气血运行不畅，筋脉肌肉失养，而致弛纵不收，因而成痿。或因脾胃虚弱，纳运失常，津液气血生化无源，肌肉筋脉失养，渐而成痿。如《临证指南医案·痿》云："阳明为宗筋之长，阳明虚则宗筋纵，宗筋纵则不能束筋骨以流利机关，此不能步履，痿弱筋缩之症作矣"。或因肝肾亏虚，筋脉失其营养，筋脉失其濡润而致痿证。"盖肝主筋，肝伤则四肢不为人用，而筋骨拘挛。肾藏精，精血相生，精虚则不能灌溉诸末，血虚则不能营养筋骨。"可见痿证的发生与肺胃肝肾等脏腑密切相关。由此可见，该病属本虚标实，其脾、肺、肝、肾、气、血、阴、阳之虚为本；温热、湿热毒邪、痰浊、血瘀等为标。

### (四)分型和诊断

**1. AIDP**  GBS 最常见的类型，也称经典型 GBS，主要病变为多发神经根和周围神经节段性脱髓鞘。

(1)临床表现

1)任何年龄、任何季节均可发病。

2)病前 1~3 周常有呼吸道或胃肠道感染症状或疫苗接种史。

3)急性起病，病情多在 2 周左右达到高峰。

4)首发症状多为肢体对称性迟缓性肌无力，自远端逐渐向近端发展或自近端向远端加重，常由双下肢开始逐渐累及躯干肌、脑神经。多于数日至 2 周达高峰。严重病例可累及肋间肌和膈肌致呼吸麻痹。四肢腱反射常减弱，10% 的患者表现为腱反射正常或活跃。

5)发病时患者多有肢体感觉异常如烧灼感、麻木、刺痛和不适感等，可先于或与运动症状同时出现。感觉缺失相对轻，呈手套–袜套样分布。少数患者肌肉可有压痛，尤其以腓肠肌压痛较常见，偶有出现 Kernig 征和 Lasegue 征等神经根刺激症状。

6)脑神经受累以双侧面神经麻痹最常见，其次为舌咽、迷走神经，动眼、展、舌下、三叉神经瘫痪较少见，部分患者以脑神经损害为首发症状就诊。

7)部分患者有自主神经功能障碍，表现为皮肤潮红、出汗增多、心动过速、心律失常、体位性低血压、手足肿胀及营养障碍、尿便障碍等。

8)多为单相病程，病程中可有短暂波动。

(2)辅助检查

1)脑脊液检查：①脑脊液蛋白–细胞分离是 GBS 的特征之一，多数患者在发病数天内蛋白含量正常，2～4 周内蛋白不同程度升高，但较少超过 1.0g/L；糖和氯化物正常；白细胞计数一般 < 10 × 10⁶/L。②部分患者脑脊液出现寡克隆区带（oligoclonal bands，OB）；但并非特征性改变。③部分患者脑脊液抗神经节苷脂抗体阳性。

2）血清学检查：部分患者血抗神经节苷脂抗体阳性，阳性率高于脑脊液。

3）部分患者粪便中可分离和培养出空肠弯曲菌，但目前国内不作为常规检测。

4）神经电生理：运动神经传导测定可见远端潜伏期延长、传导速度减慢，F 波可见传导速度减慢或出现率下降，提示周围神经存在脱髓鞘性病变，在非嵌压部位出现传导阻滞或异常波形离散对诊断脱髓鞘病变更有价值。

5）腓肠神经活检：可作为 GBS 辅助诊断方法，但不作为必须的检查。活检可见有髓纤维脱髓鞘，部分出现吞噬细胞浸润，小血管周围可有炎症细胞浸润。

（3）诊断标准

1）常有前驱感染史，呈急性起病，进行性加重，多在 2 周左右达到高峰。

2）对称性肢体和脑神经支配肌肉无力，重症患者可有呼吸肌无力，四肢腱反射减弱或消失。

3）可伴轻度感觉异常和自主神经功能障碍。

4）脑脊液出现蛋白－细胞分离现象。

5）电生理检查提示远端运动神经传导潜伏期延长、传导速度减慢、F 波异常、传导阻滞、异常波形离散等。

6）病程有自限性。

**2. AMAN** 以广泛的运动脑神经纤维和脊神经前根及运动纤维轴索病变为主。

（1）临床表现 ①可发生于任何年龄，儿童更常见，男女患病率相似，国内患者在夏秋发病较多。②前驱症状多有腹泻和上呼吸道感染等，以空肠弯曲菌感染多见。③急性起病，平均在 6～12 天达到高峰，少数患者在 24～48 小时内即可达到高峰。④对称性肢体无力，部分患者有脑神经运动功能受损，重症者可出现呼吸肌无力。腱反射减弱或消失与肌力减退程度较一致。无明显感觉异常，无或仅有轻微自主神经功能障碍。

（2）辅助检查 ①脑脊液检查：同 AIDP。②血清免疫学检查。部分患者血清中可检测到抗神经节苷脂 GM1、GD1a 抗体，部分患者血清空肠弯曲菌抗体阳性。③电生理检查。运动神经受累为主，并以运动神经轴索损害明显。

（3）诊断标准 参考 AIDP 诊断标准，突出特点是神经电生理检查提示近乎纯运动神经受累，并以运动神经轴索损害明显。

**3. AMSAN** 以广泛神经根和周围神经的运动与感觉纤维的轴索变性为主。

（1）临床表现 ①急性起病，平均在 6～12 天达到高峰，少数患者在 24～48 小时内达到高峰。②对称性肢体无力，多有脑神经运动功能受累，重症者可有呼吸肌无力，呼吸衰竭。患者同时有感觉障碍，甚至部分出现感觉性共济失调。常有自主神经功能障碍。

（2）辅助检查 ①脑脊液检查。同 AIDP。②血清免疫学检查。部分患者血清中可检测到抗神经节苷脂抗体。③电生理检查。除感觉神经传导测定可见感觉神经动作电位波幅下降或无法引出波形外，其他同 AMAN。④腓肠神经活检。可见轴索变性和神经纤维丢失，但不作为确诊的必要条件。

（3）诊断标准　参照 AIDP 诊断标准，突出特点是神经电生理检查提示感觉和运动神经轴索损害明显。

**4. MFS**　与经典 GBS 不同，以眼肌麻痹、共济失调和腱反射消失为主要临床特点。

（1）临床表现　①任何年龄和季节均可发病。②前驱症状可有腹泻和呼吸道感染等，以空肠弯曲菌感染常见。③急性起病，病情在数天至数周内达到高峰；多以复视起病，也可以肌痛、四肢麻木、眩晕和共济失调起病。相继出现对称或不对称性眼外肌麻痹，部分患者有眼睑下垂，少数出现瞳孔散大，但瞳孔对光反射多正常。可有躯干或肢体共济失调，腱反射减弱或消失，肌力正常或轻度减退，部分有吞咽和面部肌肉无力，四肢远端和面部麻木和感觉减退，膀胱功能障碍。

（2）辅助检查　①脑脊液检查。同 AIDP。②血清免疫学检查。部分患者血清中可检测到空肠弯曲菌抗体。大多数患者血清 GQlb 抗体阳性。③神经电生理检查。感觉神经传导测定可见动作电位波幅下降，传导速度减慢；脑神经受累者可出现面神经 CMAP 波幅下降；瞬目反射可见 $R_1$、$R_2$ 潜伏期延长或波形消失。运动神经传导和肌电图一般无异常。电生理检查非诊断 MFS 的必需条件。

（3）诊断标准　急性起病，病情在数天内或数周内达到高峰；临床上以眼外肌麻痹、共济失调和腱反射消失为三大主要症状，肢体肌力正常或轻度减退；脑脊液出现蛋白 - 细胞分离；病程呈自限性。

## （五）治疗

### 1. 西医治疗

（1）一般治疗

1）抗感染：考虑有胃肠道 CJ 感染者，可用大环内酯类抗生素治疗。

2）呼吸道管理：重症患者可累及呼吸肌致呼吸衰竭，应置于监护室，密切观察呼吸情况，定时行血气分析。当肺活量下降至正常的 25% ~ 30%，血氧饱和度、血氧分压明显降低时，应尽早行气管插管或气管切开，机械辅助通气。加强气道护理，定时翻身、拍背，及时抽吸呼吸道分泌物，保持呼吸道通畅，预防感染。

3）营养支持：延髓支配肌肉麻痹者有吞咽困难和饮水呛咳，需给予鼻饲营养，以保证每日足够热量、维生素，防止电解质紊乱。合并有消化道出血或胃肠麻痹者，则给予静脉营养支持。

4）对症治疗及并发症的防治：尿潴留可加压按摩下腹部，无效时导尿，便秘可给予缓泻剂和润肠剂。抗生素预防和控制坠积性肺炎、尿路感染等。

（2）免疫治疗

1）血浆置换（PE）：可迅速降低血浆中抗体和其他炎症因子，推荐有条件者尽早应用。每次交换量为 30 ~ 50mL/kg，依据病情轻重在 1 ~ 2 周内进行 3 ~ 5 次。禁忌证包括严重感染、心律失常、心功能不全和凝血功能障碍等。GBS 发病后 7 天内使用 PE 疗效最佳，但在发病后 30 天内 PE 治疗仍然有效。

2）免疫球蛋白静脉注射（IVIg）：可与大量抗体竞争性阻止抗原与淋巴细胞表面抗原受体结合，达到治疗作用。成人剂量 0.4g/（kg·d），连用 5 天。免疫球蛋白过敏或先天性 IgA 缺乏患者禁用。发热面红为常见的不良反应，减慢输液速度可减轻。偶有无菌性脑膜炎、肾衰、脑梗死报道，可能与血液黏度增高有关。PE 和 IVIg 为 AIDP 的一线治疗方法，但联合治疗并不增加疗效，IVIg 后使用 PE，会导致输入的丙种球蛋白被清除，故推荐单一使用。IVIg 在发病后两周内使用最佳。

3）糖皮质激素：目前国内外指南均不推荐糖皮质激素用于 GBS 治疗。但对于无条件行 IVIg 和 PE 治疗或发病早期重症患者可试用甲泼尼龙 500mg/d，静脉滴注，连用 5 日后逐渐减量，或地塞米松 10mg/d，静脉滴注，7～10 天为 1 个疗程。

（3）神经营养　应用 B 族维生素治疗，包括维生素 $B_1$、维生素 $B_{12}$、维生素 $B_6$ 等。

（4）康复治疗　病情稳定后，早期进行正规的神经功能康复锻炼，包括被动或主动运动、理疗、针灸及按摩等，以预防失用性肌萎缩和关节挛缩。

**2. 中医治疗**

（1）辨证论治

1）热盛伤津证

临床表现：发热，烦渴，咽干痛，干咳，甚则气逆而喘（呼吸困难），肢体瘫痪，小便短赤，大便干结，舌红少苔，脉细数或虚大而数。多用于疾病初期。

治法：清热润燥，养阴生津。

方药：清燥救肺汤加减。药用生石膏（先下）、桑叶、麦冬、胡麻仁、阿胶珠（烊化）、芦根、竹叶、沙参、枇杷叶、苦杏仁、西洋参、玄参、甘草。

2）湿热浸淫证

临床表现：身热不扬，呼吸困难，不思饮食，渴不欲饮，肢体沉重，痿软无力或瘫痪，或麻木微肿，胸部满闷、发紧，小便短赤，舌红苔黄腻，脉滑数。多见于疾病极期。

治法：清热利湿，活血通络。

方药：四妙散加味。药用苍术、黄柏、川牛膝、薏苡仁、防己、木瓜、茯苓、泽泻。

3）脾胃虚弱证

临床表现：肢体痿软无力，甚则瘫软，面浮无华，神疲乏力，少气懒言，食少纳呆，大便稀溏，舌质淡，舌苔薄白，脉细弱。多见于疾病恢复期。

治法：化湿和胃，益气健脾。

方药：参苓白术散加减。药用党参、焦白术、山药、白扁豆、炙甘草、茯苓、薏苡仁、砂仁、莲子、木瓜。

4）肝肾亏虚证

临床表现：肢体弛缓性瘫痪，伴腰酸膝软，肢体麻木，感觉异常，脑转耳鸣，口干舌燥，时有盗汗，舌红瘦少苔，脉细弱。多见于疾病恢复期。

治法：补益肝肾，滋阴清热。

方药：虎潜丸加减。药用生地黄、熟地黄、龟甲、白芍、知母、黄柏、牡丹皮、山茱萸、山药、茯苓、锁阳、陈皮、怀牛膝。

5）脾肾阳衰证

弛缓性瘫痪首发于双下肢，继而波及上肢，见四肢麻木，手足凉；面色苍白，吞咽呛咳，肢冷汗出；唇甲青紫，舌质黯或有瘀点、瘀斑，或暗滞，或见胸部束带感，伴呼吸困难。舌苔白腻，脉沉迟。甚或神昏，脉微欲绝。多见于疾病极危重症期。

治法：温补脾肾，回阳救逆。

方药：四逆汤加味。药用制附子（先煎）、干姜、炙甘草、人参。

（2）中成药

人参归脾丸，适用于脾胃虚弱证；健步虎潜丸，适用于肝肾亏虚证；知柏地黄丸，适用于肝肾亏虚证偏阴虚火旺者；六味地黄丸，适用于肝肾亏虚证偏肾阴虚者；金匮肾气丸，适用于脾肾阳衰证偏肾阳虚者；参附注射液，适用于脾肾阳衰证阳气欲脱者。

（3）针刺疗法

主穴：上肢，取肩髃、肩髎、臑会、曲池、手三里、外关、合谷、中渚等；下肢，取环跳、风市、梁丘、血海、足三里、阳陵泉、阴陵泉、丰隆、三阴交、悬钟等。

配穴：肺热伤津，加大椎、尺泽、肺俞，用泻法以清热泻肺；湿热浸淫，加行间，用泻法以清热利湿；为增强泻邪之力，可配用三棱针疗法，如少商、尺泽、十宣等穴，均点刺出血，以泄热开壅决闭、解毒祛瘀通络，此皆急则治标之法。脾胃虚弱，加脾俞、胃俞，用补法以健脾和胃；肝肾虚亏，加肝俞、肾俞，用补法滋补肝肾，养精生髓。

**3. 中西医结合治疗思路与方法**　针对 GBS，抑制异常的免疫反应及周围神经炎性损伤、促进神经损伤修复及功能改善是病情控制的关键。针对疾病的不同环节、不同层次、不同靶点进行综合调节，是实现治疗目标的最佳途径。促使患者的免疫功能及受损神经组织结构及其功能的恢复正常，是疾病完全康复的重要条件。治疗全程应重视用药安全性监测，建议在疾病治疗时，待病情稳定后，早期进行正规的神经功能康复锻炼，例如被动或主动运动、理疗、针灸及按摩等，以预防失用性肌萎缩和关节挛缩。

中西医治疗 GBS 的方法各有优缺点，中医疗法通过辨证论治及辨病论治相结合，治疗以培正祛邪，达到从整体调治，疏通气血，充养肢体，恢复机体正常生理功能且不良反应较西医疗法少，如能与西医疗法结合运用，中西医优势互补，能收到较好的治疗效果。

（六）预后

本病具有自限性，预后较好。瘫痪多在 2 周后开始恢复，多数患者 3 个月至 1 年内恢复正常，约 10% 患者遗留较严重后遗症。GBS 病死率约 5%，主要死于呼吸衰竭、感染、低血压、严重心律失常等并发症。60 岁以上、病情进展迅速、需要辅助呼吸及运动神经波幅降低是预后不良的危险因素。

（宋丽娟　张晋岳　李万婷）

# 第四节　肾病免疫病

肾病免疫病主要是由免疫复合物沉积于肾小球形成的。肾源性免疫复合物多数由免疫球蛋白 G（immunoglobulin G，IgG）组成，IgA 肾病（immunoglobulin A nephropathy，IgAN）例外。在免疫复合物疾病中出现何种损伤由四种重要因素决定：①免疫沉积形成的部位。②沉积物形成机制。③沉积抗体的特性。④IgG 沉积的数量。

在肾病免疫病中，常见的有急性肾小球肾炎、肾病综合征。急性肾小球肾炎发病机制为抗原抗体免疫复合物，随血流抵达于肾，沉积于肾小球，引起一系列炎症反应，损伤肾。肾病综合征根据免疫复合物沉积部位不同，分为系膜增生性肾小球肾炎（包括 IgA 肾病）、膜性肾病、系膜毛细血管增殖性肾炎、局灶性节段性肾小球硬化等。

## 一、急性肾小球肾炎

### （一）概述

急性肾小球肾炎（acute glomerulonephritis，AGN），多由链球菌感染后引起，其他细菌、病毒及寄生虫感染亦可引起，是以急性肾炎综合征为主要临床表现的一组疾病，简称急性肾炎。临床以急性起病，血尿、蛋白尿、水肿和高血压为主要表现，可伴有一过性肾功能不全。本节主要介绍链球菌感染后的急性肾小球肾炎（poststreptococcal acute glomerulonephritis，PSGN）。

PSGN 多见于小儿和青少年，偶见于老年人，男女发病率约为（2~3）∶1。本病以血尿、蛋白尿、水肿、高血压为主要表现，具有发病急，病程短的特点，相当于中医学"水肿"之"阳水"。

### （二）西医病因病理

**1. 病因**　常由感染和感染后免疫反应引起。

（1）感染　本病主要由 β-溶血性链球菌感染所致。

1）常在扁桃体炎、咽炎、猩红热、丹毒、脓皮病等链球菌感染后发生。

2）病人血中 ASO 滴度增高。

3）用抗生素控制链球菌感染，可有效降低急性肾小球炎的发病率。

4）肾小球中可找到链球菌细胞壁 M 蛋白抗原。

（2）免疫因素　本病系感染诱发的免疫反应所致。

1）一般链球菌感染后的急性肾小球肾炎不发生于链球菌感染的高峰，而在起病 1 周或 2~3 周发病，符合一般免疫反应的出现期。

2）在急性肾小球肾炎发病的早期，可出现血清补体 C3（Complement 3，C3）、血清总补体活性（fifty percent hemolytic unit of complement，CH50）降低，说明有免疫反应存在。

3）肾小球内的免疫复合物的沉积激活补体，释放多种炎症介质，引起肾小球正常结构和免疫化学物质的变化。

4）巨噬细胞增殖在病变发展中起重要作用，NF-κB 核转录因子（nuclear factor-κ-gene binding，NF-κB）在免疫系统的细胞中起关键作用，调节肾小球肾炎发病机制中许多致炎细胞因子和细胞黏附分子基因的转录，导致肾小球内炎症细胞的浸润。

5）纤维蛋白沉积于系膜区，刺激系膜细胞增殖。

**2. 病理** 病理变化随着急性肾小球肾炎的病程及病情的轻重而不同。

（1）典型病例 在光镜下可见弥漫性肾小球毛细血管内皮细胞的增殖、肿胀，毛细血管发生不同程度的阻塞及系膜细胞增生，可伴中性粒细胞和单核细胞的浸润，纤维蛋白的沉积，肾小球毛细血管出现血流不畅，引起缺血、肾小球滤过率降低。

（2）严重病例 巨噬细胞的增殖形成新月体，肾小球基底膜上皮内侧形成"驼峰"状电子致密物沉积。免疫荧光检查可见 IgG 及 C3 存在于"驼峰"中并沉积，肾小球细胞变得浑浊肿胀，肾间质水肿。

## （三）中医病因病机

本病具有发病急、病程短的特点，以水肿、蛋白尿、血尿最为多见。水肿多见眼睑部位，属于中医学"水肿"之"阳水"范畴，病变部位主要在肺、脾、肾。常因感受风寒或风热，使肺通调水道功能失司，发为水肿；或湿毒浸淫，肺通调水道功能失职，脾失健运，小便不利；或水湿困脾，阻遏肾阳，脾失健运，肾失气化。出现血尿属于中医学之"尿血"范畴，多因热邪蓄于下焦，灼伤膀胱之脉络而形成。出现蛋白尿属于中医学之"尿浊"范畴，多由湿热余邪未清，蕴结下焦，清浊不分。

## （四）临床表现

患者常于发病前 1~3 周常有上呼吸道炎症，如咽炎、扁桃体炎、皮肤感染等，发病时以水肿、蛋白尿、血尿最为多见。小儿常有发热，可达 39℃，可伴畏寒。小儿有时出现头痛、恶心、呕吐、抽搐、气急、心悸等症状时，才被发现。成人可出现腰酸、腰痛，少数人见尿频、尿急。病情轻重不同，有 3%~5% 的患者病情较重，表现为尿闭，甚至发展为急性肾功能衰竭，积极治疗多数可康复。

**1. 水肿** 70%~90% 的病例可见轻重不等的水肿，常表现为清晨起床眼睑水肿，下肢及阴囊部水肿也较明显。水肿一般持续 1~2 周开始消退，重者可达 3~4 周。

**2. 高血压** 50%~90% 的病例可见高血压，程度不一。高血压程度与水肿程度平行，随着利尿而恢复，多在 2 周左右平稳，小儿较成人恢复快。高血压呈持续状态表明肾脏病较严重，常是急性转变为慢性的先兆。

**3. 尿异常** 可表现为少尿、无尿、血尿、蛋白尿等异常变化。

（1）少尿或无尿 水肿伴有尿量减少，常在 400~700mL，少数病例尿量明显减少，少于 30mL，甚至无尿。此时尿比重稍高，1~2 周后尿量逐渐增加；恢复期尿量每天可达 2000mL 以上。

(2) 血尿　几乎 100% 病例都出现血尿，轻重不等，严重时全为血尿，大多呈浑浊咖啡色。肉眼血尿常持续数天后转为镜下血尿，一般 6 个月内消失。

(3) 蛋白尿　大部分的病例蛋白尿呈阳性，常为轻、中度，重度者少见。一般 2 ~ 3 周后转为微量蛋白尿，2 ~ 3 个月消失。持续蛋白尿是转为慢性的趋向。

(4) 尿沉渣　晨尿中有大量红、白细胞，上皮细胞及各种管型，红细胞管型是活动期的表现，管型中以透明管型和颗粒管型多见。

(5) 尿中纤维蛋白降解产物　FDP 和 C3 含量常在利尿期增高。

**4. 血液检查**　红细胞计数轻度降低、发病初期白细胞可增多。早期，血清总补体浓度 CH50 和 C3 可明显降低，后随着病情好转而恢复。部分患者循环免疫物阳性。

**5. 肾功能测定**　多数病人有不同程度的肾功能不全，以肾小球滤过率的改变最为显著，内生肌酐清除率试验及菊粉清除率降低，肾血流量正常，肾小管功能有改变。

急性肾小球肾炎病程长短不一，短者，数日，一般在 4 ~ 8 周；长者达一年以上。一般水肿和高血压先消退，蛋白尿和血尿可持续数月至 1 年。

### (五) 诊断与鉴别诊断

**1. 诊断**　在咽峡、皮肤等处链球菌感染后，发生水肿、血尿、蛋白尿等症状，诊断较明确。链球菌感染后急性肾小球肾炎的诊断至少具备以下 3 项中的 2 项。

(1) β-溶血性链球菌　在咽部或皮肤病变部位可检出致肾炎的 A 组 M 蛋白型 β-溶血性链球菌。

(2) 抗体　链球菌胞外酶的免疫反应——抗链球菌溶血素 "O"（anti-streptolysin O，ASO）抗体、抗链球菌激酶（antistreptokinase，ASK）抗体、抗脱氧核糖核酸酶 B（anti-deoxyribonuclease B，ADNaseB）抗体、抗透明质酸酶（anti-hyaluronidase，AH）抗体，有一项或多项呈阳性。

(3) C3 补体　血清浓度短暂下降，肾炎症状出现后 8 周内恢复正常。

对于症状不明显的患者，须详细检查，特别是多次检查尿常规才能确诊。

**2. 鉴别诊断**

(1) 其他肾小球肾炎所表现的急性肾炎综合征　呈现这类特征的非原发性肾小球疾病主要包括血小板减少性紫癜、溶血性尿毒综合征、动脉硬化栓塞性肾病和急性过敏性间质性肾炎。非链球菌感染后的肾小球肾炎包括感染后心内膜炎、分流性肾炎、败血症、肺炎球菌性肺炎、伤寒、二期梅毒、脑膜炎球菌血症、病毒和寄生虫感染后肾小球肾炎。继发性者常有其他系统症状，有疑问时可做肾活检，对诊断有帮助。

(2) 膜增生性肾小球肾炎　临床上常伴有肾病综合征，50% ~ 70% 病例有持续性低补体性血症，8 周内不恢复。

(3) IgA 肾病　部分病例有前驱感染，感染后数小时至数日内有肉眼血尿，部分病例血清 IgA 升高，血清补体 C3 一般正常，病情无自愈倾向。

(4) 急进性肾小球肾炎　急进性肾小球肾炎起病常和急性肾小球肾炎相似，而治疗和预后却不同，故对症状严重、病情急剧恶化者要高度重视，必要时做肾活检以明确诊断。

### （六）治疗

急性肾小球肾炎多可自愈，轻症病例不可过多用药。具体可采取以下方法。

**1. 西医治疗** 西医治疗本病主要采取抗感染、对症治疗。

（1）控制感染 一般主张用青霉素（过敏者用林可霉素或红霉素）常规治疗 10~14 天，以防止肾小球肾炎反复或迁延，避免使用对肾脏有损害的抗生素。

（2）对症治疗

1）水肿及少尿：水肿明显者用呋塞米 20~40mg，1~3 次/日，伴有严重急性肾炎综合征者，在 5% 葡萄糖液 20mL 中加入呋塞米 80~200mg 静脉注射，日 1~2 次；也可在 20% 甘露醇 250mL 加呋塞米 80~100mg，每日静滴一次，可产生明显的利尿作用。

2）高血压及高血压脑病：轻度高血压通过控制水、盐摄入及利尿解决；血压急剧升高者给予利血平 1mg 肌内注射。若发生高血压脑病，需迅速降压；抽搐者用安定 10mg 缓慢静脉注射，必要时重复使用安定。

急性肾小球肾炎患者，青霉素控制感染 3 月，镜下血尿及蛋白尿消除缓慢或有持续倾向时，应积极寻找体内有无感染灶（如扁桃体炎等），并设法去除。

**2. 中医治疗** 本病可按水肿辨证施治，尿浊、尿血在水肿辨证基础上进行加减治疗。

急性肾小球肾炎具有发病急、病程短的特点，相当于水肿之阳水，多因风邪、湿毒、水湿而致。阳水发病急骤，水肿多由头面眼睑开始，自上而下，继而波及全身，肿处皮肤绷紧光亮，按之凹陷，常伴有恶寒发热、尿赤、便结等，病程较短。

（1）风水相搏证

临床表现：眼睑浮肿，来势迅速，波及全身，恶寒发热，肢体酸楚，小便不利等。偏风热者，可有咽喉红肿，舌红，脉浮数；偏风寒者，伴恶寒、咳喘，痰稀白，舌苔薄白，脉浮紧。

治法：疏风解表，宣肺行水。

方药：越婢加术汤加减。药用方中麻黄宣肺发汗，祛在表之水；生石膏清肺泄热；白术、甘草、生姜、大枣健脾化湿，培土制水。共奏宣肺清热，祛风利水功效，治风水夹热之证。可加茯苓、猪苓、泽泻、车前子等淡渗利水消肿。偏风寒者，去石膏，加紫苏、桂枝、防风祛风散寒；偏风热者，去生姜、大枣，加金银花、连翘、桔梗、芦根等清热解毒利咽。

（2）湿毒浸淫证

临床表现：身发疮痍，甚则溃烂，发热，见眼睑浮肿，波及全身，伴尿少色赤，或泡沫尿，口渴，舌红，苔薄黄，脉滑数。

治法：宣肺利水，清热解毒。

方药：麻黄连翘赤小豆汤合五味消毒饮加减。麻黄连翘赤小豆汤中麻黄、杏仁、桑白皮、赤小豆宣肺利水；连翘清热散结；五味消毒饮中银花、野菊花、蒲公英、紫花地丁、紫背天葵，清解热毒。

（3）湿热壅盛证

临床表现：全身浮肿，绷紧光亮，胸脘痞闷，心烦，发热，口渴，小便短赤，或大便干结，舌红，苔黄腻，脉沉数或滑数。

治法：分利湿热，逐水消肿。

方药：疏凿饮子加减。方中羌活、秦艽、防风、大腹皮、茯苓皮、生姜皮疏风解表，发汗消肿，使在表之水从汗而解；泽泻、木通（用小通草代）、椒目、赤小豆与商陆、槟榔通利二便，使在里之水从下而消，如此分消走泄，湿热得去，水邪得除。

腹满不减，大便不通者，可用已椒苈黄丸，加强攻泻之力，使水从大便而泄；肿势严重，水邪犯肺，兼喘促不能平卧者，脉弦而有力，用五苓散、五皮散合葶苈大枣泻肺汤，以泻肺行水；湿热久羁，化燥伤阴者，加白茅根、芦根、石韦、生地黄、女贞子等，不宜过用苦温、滋腻之品。湿热伤及肾络，尿血、尿有泡沫者，加小蓟、墨旱莲、侧柏叶、槐花、土茯苓、半边莲、黄柏等清热利湿，凉血止血。

**3. 中西医结合治疗思路与方法**　采用中西医结合治疗 AGN，可优势互补，西医可针对感染和感染后免疫反应进行对症治疗，急性肾小球肾炎多具有水肿，根据水肿发病急、病程短的特点，中医可按水肿之阳水辨证治疗，同时根据伴随症状进行加减。此外，还应注意以下两点。

（1）休息　休息对防止病情加重、促进疾病好转非常重要。急性期绝对卧床休息，有利于肉眼血尿消失、水肿消退、高血压恢复正常。同时应注意保暖，避免受寒，寒冷易引起肾小动脉痉挛，加重肾脏缺血。

（2）饮食　发病初期，因有水肿和高血压，原则上给予低盐饮食并限制水的摄入量。血压高，水肿显著者，予以无盐饮食，每日入量控制在 1000mL 以内。无尿者应按急性肾功能衰竭处理。

（七）预后

一般情况下，儿童链球菌感染后急性肾小球肾炎的近期和远期预后良好。成人链球菌感染后急性肾小球肾炎的预后比儿童预后差，可有持续性蛋白尿和（或）血尿，或有慢性进行性肾小球硬化，出现高血压和肾功能衰竭。应尽早进行肾穿刺活检，明确病理改变，积极治疗。

此外，注意增强体质，提高防御功能，保持卫生，减少上呼吸道感染、咽炎、扁桃体炎等。注意清洁，减少皮肤感染。发生上述疾病积极治疗。

二、肾病综合征

（一）概述

肾病综合征（nephrotic syndrome, NS）是一组临床综合征，诊断要点包括大量蛋白尿（尿蛋白≥3.5g/d）、低白蛋白血症（血浆白蛋白≤30g/L）、高度水肿、高脂血症。前两项是诊断肾病综合征的必要条件，后两项为次要条件。

中医学无肾病综合征病名，属于水肿范畴，有"阳水"和"阴水"之分。水肿是体内水液滞留，泛滥肌肤，以头面、眼睑、四肢、腹背，甚至全身浮肿为主要特征的一类病。严重的还可伴有胸水、腹水等。

### （二）西医病因病理

**1. 病因** 肾病综合征常可分为原发性和继发性，75%为原发性肾小球疾病，25%为继发性肾小球疾病。排除继发性才可诊断为原发性，常见的继发性全身疾病有：系统性红斑狼疮、糖尿病、多发性骨髓瘤、药物、毒物、过敏性紫癜、淀粉样变等。本节重点讨论原发性肾病综合征。

**2. 病理** 不同病理改变引起的肾病综合征，预后不同，有的易发展为肾功能不全，要重视早期病因和病理类型诊断。

我国以肾小球系膜增生性原发性肾病综合征最为常见，占25%～33%；其次为膜性肾病，占20%～25%，以成人多见；微小病变性，成人约占20%，膜增殖性占10%～20%；局灶节段性肾小球硬化占5%～15%。

（1）**系膜增生性肾小球肾炎** 肾小球系膜细胞和系膜基质在光镜下可见弥漫增生，根据增生情况可分为轻、中、重度。电镜下可见系膜区电子致密物。

按免疫荧光结果可分为IgA肾病，以IgA沉积为主；非IgA系膜增生性肾小球肾炎，以IgG或免疫球蛋白M（immunoglobulin M，IgM）沉积为主，常见C3在肾小球系膜区或系膜区毛细血管壁呈颗粒状沉积，提示免疫反应参与发病过程。抗体多于抗原的情况下，形成难溶性大分子免疫复合物，主要沉积在系膜区；原位免疫复合物形成可能是形成本病的另一种方式。

本病好发于青少年，男多于女，多数病人对糖皮质激素和细胞毒药物敏感，其治疗效果与病理程度呈正相关。

（2）**膜性肾病** 早期肾脏肿大、苍白，慢性肾衰晚期肾脏大小仍正常或稍小。本病光镜和电镜下，上皮下免疫复合物为原位形成，只分布在毛细血管祥而不分布在系膜区，多数出现"钉突"，一般无内皮、系膜或上皮细胞增生。

免疫荧光可见：IgG、C3弥漫性颗粒沉积于肾小球毛细血管祥，有时可见IgM及纤维蛋白。本病为免疫复合物长期、缓慢沉积于上皮细胞下所致，通过补体的终末成分（terminal complement complex C5b-9，TCC C5b-9）导致基底膜损伤。细胞免疫功能障碍亦是致病因素之一。原发性膜性肾病可发生于任何年龄，成人多见，男女比例为2:1。起病隐匿，一般无肉眼血尿，常发病5～10年逐渐出现肾功能损害。

（3）**微小病变型肾病** 光镜下肾小球基本正常，近端小管上皮细胞可见脂肪变性。免疫荧光检查一般无免疫沉积物，电镜下弥漫性上皮足突融合或消失为其典型病变。微小病变型肾病在儿童NS中占到80%～90%，成人占20%～25%，男多于女。

（4）**系膜毛细血管增生性肾炎** 又称膜增生性肾炎。光镜下可见系膜细胞和系膜基质弥漫重度增生，并可插入到肾小球基底膜和内皮细胞之间，使毛细血管袢呈"双轨征"。电镜下：内皮下和系膜区致密沉积物，系膜插入，基膜增厚，毛细血管腔狭窄。免疫病理检查见：IgG、C3 沿肾小球系膜区和毛细血管壁呈弥漫性粗颗粒沉积，由相对较大的难溶性免疫复合物反复持续沉积引起。

膜增生性肾炎占原发性肾小球疾病的 10% ~ 20%，起病前多出现上呼吸道感染，好发于青少年，男多于女。几乎所有患者有血尿，30% ~ 40% 起病时有高血压。肾损害、高血压和贫血出现早，病情呈进展型，发病 10 年后约有 50% 的病例进展至慢性肾衰。

（5）局灶性节段性肾小球硬化　病理为局灶损害。光镜下，位于皮髓交界处的肾小球最先受累，表现为大量无细胞的基质及透明样物质沉积、毛细血管闭塞及毛细血管袢与球囊粘连，肾小管萎缩，间质纤维化呈灶性分布。电镜下，肾小球上皮细胞足突融合、足突与基底膜分离及裸露的基底膜节段。免疫荧光检查见：硬化区 IgM 与 C3 沉积，表明本病为免疫复合物性疾病。

本病占原发性肾病综合征的 5% ~ 10%，可发生于任何年龄，以青年男性多见，均表现为非选择性持续性蛋白尿，50% 为肾病综合征。

### （三）中医病因病机

水肿的常见病因为风邪、水湿、疮毒、瘀血。风为六淫之首，风寒或风热之邪，侵袭肺卫，肺失通调，风水相搏，发为水肿；或久居湿地，冒雨涉水，或营养不足，脾失健运；或饮食不节，过食肥甘，嗜食辛辣，久则湿热中阻，损伤脾胃，水湿壅滞；或先天禀赋弱，肾气亏虚，久病劳倦，脾肾亏虚，津液转输及气化失常，发为水肿。病位在肺、脾、肾，而关键在肾，病机为肺失通调、脾失转输、肾失开阖、三焦气化不利。

### （四）临床表现

肾病综合征主要表现为大量蛋白尿（尿蛋白≥3.5g/d）、低白蛋白血症（血浆白蛋白≤30g/L）、高度水肿、高脂血症。起病急骤或隐匿，患者可有乏力、恶心、腰酸、食欲下降等。

**1. 大量蛋白尿**　肾病综合征的最主要诊断依据之一。每日从尿液丢失蛋白质多达 3.5g。

**2. 低蛋白血症**　见于绝大部分肾病综合征患者，尿液中丢失蛋白质、肾小管分解蛋白质增加，肝脏蛋白质合成增加不足以克服丢失和分解时，出现低蛋白血症。此外，该病患者由于胃肠道黏膜水肿，食欲下降，蛋白质摄入减少，吸收不良或丢失，进一步加重低蛋白质血症，长期会造成营养不良和生长发育迟缓。

**3. 水肿**　一般情况下，水肿的出现及严重程度与低蛋白血症的程度呈正相关。低蛋白血症引起血浆胶体渗透压下降，使水分从血管腔进入组织间隙，是造成肾病综合征水肿的主要原因。水肿较明显，严重者表现为全身水肿、胸腔和腹腔积液，甚至心包积液，此种情况多见于微小病变或部分膜性肾病患者。

4. 高脂血症 肾病综合征脂代谢异常的特点是血浆中几乎所有脂蛋白成分均增加，总胆固醇（total cholesterol，TC）和甘油三酯（triglyceride，TG）明显升高。肾病综合征患者的高脂血症对心血管疾病发生率的影响，主要取决于高脂血症出现的时间长短、低密度脂蛋白（Low-density lipoprotein，LDL）与高密度脂蛋白（high-density lipoprotein，HDL）的比例（LDL/HDL）、高血压病史及吸烟等不良因素。高脂血症时间较长，伴有LDL上升而HDL下降，会加速冠状动脉粥样硬化的发生，增加发生急性心肌梗死的危险。

5. 常见并发症

（1）感染 肾病综合征患者抗感染能力下降的主要原因有长期使用免疫抑制剂、丢失蛋白质、低蛋白血症造成的营养不良，而非特异性免疫应答能力减弱等。细菌感染是导致肾病综合征患者死亡的主因之一，老人和儿童发生严重感染较成人多。常见的感染有：呼吸道感染和泌尿道感染、原发性腹膜炎、蜂窝织炎，一旦感染应立即予以治疗。

（2）高凝血状态和静脉血栓形成 肾病综合征由于血浆中凝血因子的改变，促凝集和促凝血因子的增高，抗凝集和抗凝血因子的下降及纤维蛋白溶解机制的损害，存在高凝状态。

抗生素、激素和利尿剂的应用加重了静脉血栓的形成。肾病综合征时，当血浆白蛋白小于20g/L时，增加了肾静脉血栓形成的危险性，其中急性患者可表现为突发的腰痛、血尿、蛋白尿增加和肾功能减退；慢性患者无任何症状，但血栓形成后的肾瘀血常加重蛋白尿，或对治疗反应差。肾外栓塞血栓脱落后，可发生肺栓塞。

（3）急性肾衰 是肾病综合征最严重的并发症。低蛋白血症、血管病变、老年患者多伴肾小球动脉硬化，因此对血容量和血压下降非常敏感，故当急性失血、严重呕吐、腹泻导致体液丢失、腹水、使用大量利尿药及抗高血压药物后，均可使肾灌注骤然减少，进而使肾小球滤过率降低，并因急性缺血后肾小管上皮细胞肿胀、变性及坏死，导致急性肾衰。

肾小管功能减退：儿童多见。肾小管对滤过蛋白的大量重吸收，使肾小管上皮细胞受到损害，常表现为糖尿、氨基酸尿、高磷酸盐尿，肾小管性失钾和高氯性酸中毒。出现多种肾小管功能缺陷者常提示预后不良。

（4）骨和钙代谢异常 肾病综合征时出现低钙血症，因血循环中维生素D（vitamin D，VD）结合蛋白和VD复合物从尿中丢失，使血中1,25-二羟维生素D3［1,25 $(OH)_2VD_3$］水平下降，使肠道钙吸收不良和骨质对甲状旁腺素（parathyroid hormone，PTH）耐受而导致。

此外，肾病综合征时常出现血清铜、铁和锌浓度下降、代谢性碱中毒。

（五）诊断与鉴别诊断

1. 诊断

（1）蛋白尿 持续24小时尿蛋白≥3.5g。尿常规中尿蛋白++～+++，可见红细胞。

(2) 低蛋白血症　血浆白蛋白量≤30g/L。

(3) 高脂血症　伴或不伴高甘油三酯血症，血清中 LDL、极低密度脂蛋白（very low-density lipoprotein，VLDL）和脂蛋白 α（Lipoprotein α，Lp α）浓度增加。

(4) 高度水肿　大量蛋白尿、低蛋白血症是诊断肾病综合征的必要条件。临床上只要满足上述两项必要条件，肾病综合征的诊断即成立。

(5) 辅助检查　①肝、肾功能及血脂。血浆白蛋白明显下降（≤30g/L），TC、TG、VLDL 和 LDL 升高，HDL 也可升高。肾功能可正常或下降。②纤溶系统。纤维蛋白原常升高，纤维蛋白溶酶原和抗凝血酶Ⅲ（Antithrombin Ⅲ，AT Ⅲ）可下降。③免疫球蛋白和补体。血补体水平可正常或下降，免疫球蛋白下降，有时可检出循环免疫复合物。④尿纤维蛋白降解产物（fibrin degradation products，FDP）和 C3 可升高。

**2. 鉴别诊断**

(1) 原发性还是继发性　一般先排除继发性才考虑原发性。继发性常伴有全身症状（如皮疹、关节痛、各脏器病变等）、血沉增快、血清蛋白电泳 γ 球蛋白增多、血清 IgG 增高、血清补体下降等征象，而原发性罕见。肾活检对病理类型诊断很重要。

(2) 乙型肝炎病毒相关性肾炎　血清乙型肝炎病毒抗原阳性，肾活检组织中可找到乙型肝炎病毒抗原。

(3) 狼疮肾炎　多见于育龄期妇女，表现为发热、皮疹、关节痛等多系统受损，血清抗核抗体、抗 SM 抗体阳性，补体 C3 下降，肾活检呈现"满堂亮"。

(4) 过敏性紫癜肾炎　常见于青少年，伴有皮肤紫癜、腹痛、关节痛、黑便。血尿和（或）蛋白尿多在皮疹 1~4 周后出现，典型紫癜有助于鉴别诊断。

(5) 糖尿病肾病　常见于糖尿病病程 10 年以上的病人，糖尿病病史及眼底改变有助于鉴别诊断。

(6) 肾淀粉样变性　中老年人好发，肾淀粉样变性是全身多器官受累的表现，原发性淀粉样变主要累及心、肾、消化道，皮肤和神经；继发性淀粉样变，主要累及肾、肝、脾，肾受累时，体积会增大，表现为肾病综合征。

(7) 骨髓瘤性肾病　多见于中老年男性，表现为骨痛、血清单株球蛋白增高、蛋白电泳 M 带及蛋白尿呈阳性，骨髓象显示浆细胞异常增生。累及肾小球时可出现肾病综合征。

## （六）治疗

肾病综合征的治疗注意原发疾病的治疗和对症治疗。

**1. 西医治疗**

(1) 原发病治疗

1）糖皮质激素治疗：原发性肾小球疾病使用糖皮质激素治疗，主要起到抗炎和免疫抑制作用，可减轻急性炎症时渗出和降低毛细血管通透性而减少尿蛋白漏出。激素制剂常用的有泼尼松龙、甲泼尼龙、氟羟泼尼松龙和地塞米松等。

使用原则：①起始足量。成人常用泼尼松1.0mg/（kg·d），最大剂量不超过60~80mg/d；儿童可用至2.0mg/（kg·d），最大剂量不超过80mg/d。足量治疗8周，必要时延长至12周。②缓慢减药。足量用药后，每2~3周减少原用量的10%，药量越小递减速度越慢，递减量越少。③维持剂量。激素总疗程一般在6~12个月，以不出现临床症状的最小剂量为度，激素减至0.5mg/（kg·d）或接近复发剂量时，需要维持足够长的时间，再逐渐减量。在维持阶段如有体重变化、妊娠、感染、手术等情况时应调整激素用量。水肿严重、肝肾功能损害者，应予以甲泼尼龙口服。

2）免疫抑制剂治疗：对激素依赖（激素药减到一定剂量就复发）或激素抵抗（常规激素治疗无效）者，可考虑在激素治疗基础上加用或单用免疫抑制剂治疗。常用药物有：①环磷酰胺（cyclophosphamide，CTX）是临床应用最多的烷化剂，一般剂量为2.0mg/（kg·d），口服2~3月，分每日1~2次服用，病情稳定后减量，累计剂量一般不超过10~12g。免疫抑制剂主要副作用为骨髓抑制和肝损害、性腺抑制、胃肠道反应、脱发、出血性膀胱炎等。使用过程中注意定期检查血常规和肝功能。②环孢霉素A（Ciclosporin A，CsA）：是神经钙调酶抑制剂，可通过选择性抑制T辅助细胞及细胞毒效应而发挥作用。起始剂量为3~5mg/（kg·d），大部分患者在一个月内起效。起效后逐渐减量，维持剂量≥6个月。血药浓度维持在谷浓度150~200ng/mL左右。副作用为齿龈增生、多毛、肝肾毒性。肾功能不全及肾小管间质病变严重者慎用。③其他：吗替麦考酚脂（mycophenolate mofetil，MMF）等用于激素抵抗和激素依赖的原发性肾病综合征有一定疗效，主要抑制T、B淋巴细胞增生，缓解肾病综合征，降低复发率，减少激素用量等。

（2）对症治疗 适当休息，可进行床边活动，预防血栓形成，对症治疗。

1）低蛋白血症治疗：建议每日蛋白摄入量为1.2~1.5g/（kg·d），供给的蛋白质应为优质蛋白，如牛奶、鸡蛋、鱼、肉类。

2）水肿的治疗：①限钠饮食。建议饮食的食盐含量为2~3g/d，应根据水肿程度，有无高血压、血钠浓度、激素剂量等调整钠摄入量，必要时测定尿钠排出量，作为摄钠量参考。②利尿剂的应用。噻嗪类利尿剂，如氢氯噻嗪，一般剂量为50~80mg/d，分次口服，使用时注意低钠、低钾的发生；袢利尿剂，如呋塞米（速尿），一般剂量为20~80mg/d，分次口服，使用时注意低钠、低钾、低氯的发生；排钠潴钾利尿剂，如螺内酯，20~40mg/d，每日2~3次口服，使用时注意高钾血症的发生，肾功能不全者慎用。

3）高凝状态治疗：血浆白蛋白低于20g/L时，肾静脉血栓形成的危险性增加。可预防抗凝。常用抗凝药物有：①肝素。常用剂量为50~75mg/d静滴。②尿激酶（urokinase，UK）。直接激活纤溶酶原，常用剂量为2万~8万U/d，从小剂量开始，可与肝素同时静滴。③华法林。抑制肝细胞内维生素K相关因子的合成。凝血酶原时间在正成人的50%~70%时使用，常用剂量2.5mg/d，口服。

4）高脂血症治疗：有选择性地选用降脂药物，以胆固醇升高为主，选用3-羟基-3-甲基戊二酸单酰辅酶A还原酶抑制剂，如辛伐他丁、氟伐他丁、普伐他丁等；以甘油三酯升高为主的，选用纤维酸类药物，如非诺贝特、吉非贝齐等。降脂药的主要不良反应是肝毒性和横纹肌溶解，使用过程中注意监测肝功能和肾功能并避免两类降脂药同时使用。

5）急性肾衰治疗：肾病综合征合并急性肾衰时，在合理使用利尿剂、肾上腺皮质激素、纠正低血容量和透析疗法的支持下，大多患者随着尿量增加，肾功能可逐渐恢复。

**2. 中医治疗** 中医无肾病综合征病名，根据其主要临床表现（大量蛋白尿、低蛋白血症、高度水肿、高脂血症等）将其分为不同范畴。其中大量蛋白尿相当于中医学"尿浊"范畴、低蛋白血症相当于中医学"虚劳"范畴、高度水肿相当于中医学"水肿"范畴。

（1）尿浊 尿浊是以小便浑浊，如米泔水，尿时无涩痛感为主症的疾患。肾病综合征出现大量蛋白尿，尿中有大量泡沫，相当于中医"尿浊"范畴，可按"尿浊"来辨证论治。

1）湿热内蕴证

临床表现：尿液浑浊，色白或黄或红，或夹凝块，上有浮油，或尿血，尿道有灼热感，口干苦，舌红苔黄腻，脉濡数。

治法：清热利湿，分清泄浊。

方药：程氏萆薢分清饮。方中萆薢、石菖蒲清利湿浊；黄柏、车前子，清热利湿；茯苓、白术健脾除湿；莲子心、丹参清心活血通络。

2）脾虚气陷证

临床表现：尿液浑浊如白浆，反复发作，经久不愈，伴有小腹坠胀，神倦无力，面色少华，劳累后加重，舌淡苔白，脉虚弱。

治法：健脾益气，升清固摄。

方药：补中益气汤。本方由黄芪、人参、白术、炙甘草、陈皮、升麻、柴胡、当归组成，全方补益中气，使脾气升清。

3）肾虚不固证

临床表现：尿液浑浊日久不愈，精神萎靡，消瘦无力，头晕耳鸣，腰膝酸软。肾阴虚者见烦热，口干，舌红少苔，脉细数。肾阳虚者见面色白，畏寒肢冷，舌淡红，苔白，脉沉细。

治法：偏肾阴虚者，宜滋阴益肾；偏肾阳虚者，宜温肾固摄。

方药：偏肾阴虚者，用知柏地黄丸合二至丸；偏肾阳虚者，用鹿茸补涩丸。知柏地黄丸由六味地黄丸加知母、黄柏组成；二至丸由女贞子、墨旱莲组成。鹿茸补涩丸由人参、黄芪、菟丝子、桑螵蛸、莲子、茯苓、肉桂、附子、鹿茸、桑白皮、龙骨、补骨脂、五味子组成。前方滋养肾阴；后方温肾固摄。

（2）虚劳 虚劳又称虚损，是以脏腑亏损，气血阴阳虚衰，久虚不复成劳为主要病机，以五脏虚证为主要临床表现的多种慢性虚弱证候的总称。肾病综合征出现低蛋白血症，表现为食欲下降、神疲乏力、营养不良等，相当于中医学"虚劳"范畴。

虚劳的证候繁多，以气、血、阴、阳为纲，五脏虚证为目。

1) 气虚证：以肺、脾、肾气虚为主。

临床表现：气短懒言，语声低微，呼吸表浅，面色白或萎黄，头昏神疲，肢体无力，舌淡，脉细弱，动者尤甚。

治法：补肺益肾健脾。

方药：肺肾气虚者方选补肺汤合人参蛤蚧散加减。前方人参、黄芪益气固表；熟地黄、五味子益肾敛肺；紫菀、桑白皮清肃肺气。后方蛤蚧入肺肾二经，补肺肾，定喘止嗽；人参、茯苓大补元气益脾肺；杏仁理气祛痰止咳。热象不显者，去桑白皮、知母、川贝母，防苦寒伤正。脾气虚者，再加白术、炙甘草，与人参、茯苓合，取四君子汤意，加强健脾益气之功。

2) 血虚证：以心、肝血虚为多。

临床表现：面色淡黄或淡白无华，唇、舌、指甲色淡，头晕目花，肌肤枯糙，舌淡红，苔少，脉细。

治法：健脾益气，养心肝血。

方药：归脾汤合四物汤加减。气能生血行血，血虚需要益气养血。脾为气血生化之源。方中黄芪、人参、白术补气健脾；龙眼肉补脾气养心血；茯神、酸枣仁宁心安神；熟地黄、当归、白芍补血养血；川芎、木香理气醒脾，与补气养血之品配伍，补而不滞。

3) 阴虚证：以肝肾阴虚多见。

临床表现：颧红，潮热，手足心热，虚烦不安，盗汗，口干，舌光红少津，脉细数无力。

治法：滋补肝肾，养阴清热。

方药：六味地黄丸合补肝汤加减。六味地黄丸滋补肝肾滋阴。补肝汤，由当归、川芎、熟地黄、白芍、木瓜、酸枣仁、炙甘草组成。当归、川芎、熟地黄、白芍养血柔肝；木瓜、甘草酸甘化阴；麦冬、酸枣仁滋养肝阴。如脾胃阴虚，加麦冬、沙参、玉竹滋脾胃之阴。

4) 阳虚证：阳虚常由气虚进一步发展而成，以心、脾、肾的阳虚为多见。主要表现有面色苍白或晦暗，畏寒神倦，五更泄泻，或有浮肿，下肢为甚，舌质胖嫩，边有齿印，苔淡白而润，脉细微、沉迟或虚大。①脾肾阳虚，主症畏寒神倦，五更泄泻，浮肿，下肢为甚。治法：温补脾肾，化饮利水。方药：附子理中汤合金匮肾气丸加减。前方人参、白术、甘草益气健脾、燥湿和中；干姜、附子温中祛寒；后方重用山药、山茱萸、生地黄补肝肾益精血，佐附子、桂枝温阳化气，取"少火生气"之义；泽泻、茯苓利水渗湿浊；牡丹皮清泻肝火，补中有泻。②心肾阳虚，主症心悸怔忡，小便不利，面浮肢肿。治法：温补心肾，益气温阳。方药：拯阳理劳汤合右归饮加减。方中人参、黄芪补益心气，白术、陈皮、当归、大枣健脾养血，附子、肉桂、生姜温通心肾；熟地黄、山茱萸、山药、枸杞子滋阴益肾、养肝补脾，填精补髓，取"阴中求阳"，杜仲补肾阳，强腰膝，甘草补气，调和诸药，加用实脾饮可加强温阳利水之效。

（3）水肿　水肿是体内水液滞留，泛滥肌肤，以头面、眼睑、四肢、腹背，甚至全身浮肿为特征表现的一类病证。严重的还可能伴有胸水、腹水等。肾病综合征水肿发病急骤者，先从头面眼睑肿起，相当于水肿之"阳水"，可按阳水辨证论治来治疗。肾病综合征水肿发病隐匿者，先从脚踝下肢肿起，相当于水肿之"阴水"，可按阴水辨证论治来治疗。

1）阳水：①风水相搏证，眼睑浮肿，继则四肢及全身皆肿，来势迅速。兼恶寒，发热，肢节酸楚，小便不利等。偏于风热者，伴咽喉红肿疼痛；舌质红，脉浮滑数。偏于风寒者，恶寒，咳喘；舌苔薄白，脉浮滑或浮紧。治法：疏风清热，宣肺行水。方药：越婢加术汤加减。方中麻黄散风宣肺，兼利水消肿；生石膏清肺泄热，白术健脾利水，使肺气宣，水湿下行；生姜、大枣、甘草调和营卫。风热偏盛者，可加连翘、桔梗、板蓝根、鲜芦根；风寒偏盛者，去石膏，加紫苏、桂枝、防风。②湿热壅盛证，遍体浮肿，皮肤紧绷光亮，胸脘痞闷，烦热口渴，小便短赤，大便干结；舌红苔黄腻，脉沉数或濡数。治法：分利湿热。方药：疏凿饮子加减。方中商陆通利二便；槟榔、大腹皮行气导水；茯苓皮、泽泻、木通、赤小豆利水，使水肿从二便下行；秦艽、羌活、椒目、生姜疏风透表，使在表之水从汗外泄。③湿毒浸淫证，身发疮痍，甚则溃烂，恶风发热，眼睑浮肿，波及全身，皮薄光亮，尿少色赤，舌红苔薄黄，脉浮数或滑数。治法：宣肺解毒，利湿消肿。方药：麻黄连翘赤小豆汤合五味消毒饮加减。前方中麻黄、杏仁、桑白皮宣肺行水；连翘清热散结；赤小豆利水消肿。后方金银花、野菊花、蒲公英、紫花地丁、紫背天葵清热解毒。

2）阴水：①脾阳虚衰证，身肿日久，腰下明显，按之凹陷不起，脘腹胀闷，纳少便溏，面色不华，神疲乏力，四肢倦怠，尿少；舌淡苔白腻或白滑，脉沉缓或沉弱。治法：健脾温阳利水。方药：实脾饮加减。方中由附子、干姜、草果温阳散寒；白术、茯苓、炙甘草、生姜、大枣健脾补气；大腹皮、茯苓、木瓜利水祛湿；木香、厚朴理气，气行水行。合方共奏健脾温阳利水之效，使水肿消除。②肾阳衰微证，水肿反复不已，全身肿，腰以下甚，按之凹陷不起，少尿或尿反多，腰冷痛，四肢厥冷，畏寒神疲，面色苍白，心悸胸闷，喘促不能平卧，腹大而胀满；舌淡胖，苔白，脉沉细或沉迟无力。治法：温肾助阳，化气行水。方药：金匮肾气丸合真武汤加减。前方温补肾阳；后方由附子、白术、茯苓、芍药、生姜通利小便，温散水寒。合方共奏温补肾阳，化气行水之效，使水肿消退。③水瘀互结证，水肿日久不退，肿势轻重不一，四肢或全身浮肿，以下肢为主，或有皮肤瘀斑，腰部刺痛，或伴血尿；舌紫暗，苔白，脉沉细涩。治法：活血祛瘀，化气行水。方药：桃红四物汤合五苓散加减。血不利则为水，前方由当归、白芍、熟地黄、川芎、桃仁、红花组成，活血化瘀；后方由茯苓、猪苓、白术、泽泻、桂枝组成，通阳行水。合方共奏活血化瘀，通阳行水之效，使血运通畅，水肿消除。

**3. 中西医结合治疗思路与方法**　NS采用中西医结合治疗，优势互补，西医针对NS原发疾病用糖皮质激素治疗，主要起到抗炎和免疫抑制作用，可减轻急性炎症时渗出和降低毛细血管通透性而减少尿蛋白漏出。使用原则：①起始足量。②缓慢减药。③维持剂量。对激素依赖或激素抵抗者，可考虑在激素基础上加用或单用免疫抑制剂治疗。此外，适当休息，可进行床边活动，预防血栓形成，对症治疗低蛋白血症、水肿、高凝状态、高脂血症、急性肾衰。中医根据其主要临床大量蛋白尿、低蛋白血症、高度水肿、高脂血症分属于不同的范畴。其中大量蛋白尿相当于中医学"尿浊"范畴、低蛋白血症相当于中医学"虚劳"范畴、高度水肿相当于中医学"水肿"范畴进行辨证论治。

### （七）预后

NS 预后的个体差异大。预后的主要决定因素有。

**1. 病理类型** 一般来说，微小病变性肾病和轻度系膜增生性肾小球肾炎的预后较好。微小病变性肾病部分患者可自发缓解，治疗缓解率高，但缓解后易复发。早期膜性肾病仍有较高的治疗缓解率，晚期难达治疗缓解，但病情多进展缓慢，发生肾衰竭较晚。系膜毛细血管性肾小球肾炎及重度系膜增生性肾小球肾炎预后差，较快进入慢性肾衰竭。

**2. 临床表现** 大量蛋白尿和高血压、肾功能损害者预后差。激素敏感者预后好，激素抵抗者预后差。

**3. 并发症** 存在反复感染、血栓栓塞者常影响预后。

（郭文娟）

# 第五节 皮肤免疫病

皮肤免疫病是一种多因素的发病机制复杂的疾病，发病原因与遗传因素、环境因素和自身免疫有关。虽然已经提出了部分假设，但本病的病因和发病机制尚不明确。

## 一、银屑病

### （一）概述

银屑病（psoriasis）又名"牛皮癣"，是一种常见并易复发的慢性炎症性皮肤病。全国银屑病科研协作组于 1984 年在我国城市和农村分别抽样调查，发现银屑病总患病率为 0.23%。男性患病率高于女性，城市患病率高于农村，北方患病率高于南方。在发病年龄方面，以青壮年为多，国内有报道称本病平均初发年龄为 26.5 岁。

美国国立卫生研究院（NIH）的流行病学调查显示，大约 2.2% 的美国人患有银屑病。各国银屑病的发病率差异很大，总的来说，全世界有 2%~3% 人受到银屑病的影响。银屑病可在任何年龄发病，但在 20~30 岁和 50~60 岁存在双峰值。发病的平均年龄是 28 岁。银屑病在女性中比男性中更为普遍；银屑病的发病率与气候和遗传因素有关。

### （二）西医病因病理

国内外对本病的病因和发病机制都进行了大量研究，但本病的病因和发病机制尚未完全清楚。在本病的发生和发展过程中，环境、遗传和免疫因素可能起了的主要原因或诱因作用。

**1. 病因**

（1）遗传因素　临床实践证明，本病常有家族性发病史，并有遗传倾向。据国内报道有家族史者为10%～23.8%，国外文献报道有家族史者占10%～80%不等，一般认为约为30%。研究发现，先证者的一、二级亲属的患病率分别为7.24%和0.95%，明显高于一般人群的患病率，一、二级亲属的遗传度分别为67.04%、46.59%。对219对双生子研究发现：同卵双生子患病率为63%，异卵双生的患病率23%，且同卵双生的发病年龄和症状均相似。以上研究表明遗传因素在本病的发病上起到重要作用，同卵双生的遗传度为80%～91%，未达到100%，表明其他因素在银屑病的发病中也起到一定作用。

银屑病与某些HLA等位基因有关，关联强度最大的是HLA-Cw6。在一些家族中，银屑病是一种常染色体显性遗传病。显示与银屑病和银屑病亚型相关的其他HLA抗原包括HLA-B27、HLA-B13、HLA-B17和HLA-DR7。一项多中心研究证实，两个晚期角化包膜基因LCE3C和LCE3B的缺失是不同人群中银屑病易感性的常见遗传因素。肥胖也是与银屑病相关的因素，有研究观察到银屑病随着体重增加发作或恶化和/或随着体重减轻而改善。

染色体6p21.3上的PSORS1是最主要的银屑病易感基因位点，其范围已缩小到HLA 2C位点的端粒端60kb的片段中。银屑病候选基因CDSN（corneodesmosin）、银屑病素基因（S100A7）、HCR（α-helix coiled-coil rod homologue）、MHC Ⅰ相关基因A（major histocompatibility complex class Ⅰ chain-related gene A，MICA）和TNF-α与银屑病相关的研究也取得很大进展。

（2）免疫因素　研究表明银屑病是一种自身免疫性疾病，患者皮肤和循环中TNF-α水平很高，用TNF-α抑制剂治疗通常疗效较好。银屑病皮损与底层皮肤中T细胞活性增加有关。银屑病与过度的T细胞活性有关，实验模型可以通过用链球菌超抗原刺激来诱导，链球菌超抗原与真皮胶原交叉反应。这种小肽在银屑病患者中引起T细胞活性增加，但在对照组中则没有。基于直接改变淋巴细胞的功能研发了一些用于治疗严重银屑病的新药。

点状银屑病通常在机体免疫功能异常活化后出现，如链球菌性咽炎、停止类固醇激素治疗和使用抗疟药物。

（3）环境因素　银屑病是一种压力相关疾病，严重情绪压力会加剧银屑病的发生发展，并发现了银屑病斑块中神经递质浓度增加。除压力外，许多因素会导致病情恶化，包括感冒、创伤、感染（如链球菌、葡萄球菌、人类免疫缺陷病毒）、酒精和药物（如碘化物、类固醇激素停药、阿司匹林、β受体阻滞剂、A型肉毒杆菌、抗疟药）。一项研究显示，慢性牙龈炎患者的银屑病发病率增加，对牙龈炎的治疗提高了对银屑病的控制，但不影响长期发病率，突出了这种疾病的多因素和遗传影响。

银屑病的发病与年龄有关，其他很多调查研究发现季节、气候对银屑病的发病和复发也有一定影响。

2. 病理　在银屑病患者中，不存在明显的诱因。然而，一旦触发，有大量白细胞聚集到真皮和表皮，导致特征性银屑病斑块。病理表现为表皮被大量活化的 T 细胞浸润，这些 T 细胞能够诱导角质细胞增殖。通过对银屑病斑块的组织学检查和免疫组织化学染色检查，显示银屑病病变内有大量 T 细胞。研究发现 20% 体表面积病变的银屑病患者血液循环 T 细胞数量约为 80 亿个，而银屑病斑块的真皮和表皮中有大约 200 亿个 T 细胞。最终，随着各种细胞因子（TNF-α、IFN-γ、IL-12、IL-17 和 IL-2）的大量产生，炎症过程加剧，失去调节，尤其是 TNF-α 水平的升高与银屑病的发作相关。受影响的皮肤由于浅表血管扩张和表皮细胞周期改变导致的血管充血，表皮增生导致细胞更新速度加快（从 23 天到 3 ~ 5 天），细胞不正常成熟，颗粒层中细角质层细胞黏附性降低，导致皮损呈片状、鳞状，其表面通常类似于银色鳞屑。

（1）寻常型银屑病　表皮改变出现较早。角质增厚，主要为角化不全，在疏松的角化不全细胞间，夹杂着空气间隙，以致临床上其鳞屑呈银白色。在角层内或角层下，可见由中性粒细胞构成的小脓肿（Munro 小脓肿），是中性粒细胞由真皮乳头层上端毛细血管向表皮游走所致，多见于早期的损害中。颗粒层变薄或消失。棘层增厚，表皮嵴延长，其末端常较宽，可与邻近的表皮嵴相结合。表皮内一般无海绵形成，但在乳头顶部的棘层常显示显著的细胞间水肿。乳头部的血管扭曲扩张，管壁轻度增厚。乳头部水肿，并向上伸长，呈杵状，其顶端的棘层变薄，仅留有 2 ~ 3 层细胞，该处常无颗粒细胞，因此，较易刮破乳头顶部的小血管，在临床上即有点状出血现象。真皮上部有轻度到中度炎细胞浸润。陈旧的损害中，其浸润由淋巴细胞及组织细胞组成。早期损害中，可能还有中性粒细胞，偶见有浆细胞及嗜酸性粒细胞。

电子显微镜下见表皮基底层变化不大，主要为细胞内张力丝数目减少且直径变细，并丧失了正常的聚集，桥粒减少，核糖体及线粒体增多。棘层有类似改变，细胞核增大，部分核仁增大，数目增多，个别有核丝分裂。颗粒层的透明胶质颗粒变小，数量明显减少，甚至消失。角质细胞膜增厚，核扁平、浓缩，核膜不清。所有表皮细胞间的细胞间隙增宽。真皮乳头的毛细血管管腔扩大，内皮细胞变薄，其间出现桥状的窗孔，中性粒细胞通过这些间隙而游走至表皮细胞间隙中。

（2）脓疱型银屑病　其病理变化基本与寻常型银屑病相同。但于棘层上部出现海绵状脓疱，疱内主要为中性粒细胞。真皮层炎症浸润较重，主要为淋巴细胞和组织细胞，有少量中性粒细胞。

（3）红皮病型银屑病　除银屑病的病理特征外，其变化与慢性皮炎相似。呈显著角化不全，颗粒层变薄或消失，棘层肥厚，表皮嵴延长，有明显的细胞内和细胞间水肿，但不形成水疱。真皮上部水肿，血管扩张充血，血管周围早期有中性粒细胞和淋巴细胞浸润，晚期多为淋巴细胞、组织细胞及浆细胞等。

## （三）中医病因病机

临床对银屑病的辨证论治各有特色，用先按体质后按证型来分类：素体肝阴不足，或阴虚火旺木火刑金，或肝克脾虚运化不健，或气阴两伤。

**1. 阴虚火旺，木火刑金**　因患者素体阴虚，邪易热化。随热化的程度不同可分为：风热、血热、湿热型等。

（1）风热型　多见于银屑病始发者，病情较轻并有自愈能力，但春秋两季易复发者；可见患者伴有轻度的上呼吸道感染。舌脉：一般舌质正常，舌苔变化不大，可薄白也可薄黄；脉多见于右寸肺脉浮象。

（2）血热型　多见于银屑病复发者，或由风热型发展而成，或始发银屑病患者中的较重者，患者自愈能力差，相当于寻常型银屑病的进行期。一般患者伴有明显的上呼吸道感染，以咽喉红肿疼痛为多见。舌脉：舌质偏红、鲜红或舌尖鲜红，舌苔薄黄、黄厚或少苔；脉多见于肺脉浮或浮数，因情志所致者多见肝脉弦或沉细，伴失眠多梦等。

（3）湿热型　患者为阴虚火旺木火刑金之体，但金木气交不顺为主，所以皮损仅限于掌跖部位，气交不顺郁而生热，热炼津液为痰湿，皮损以四末为主，相当于掌跖脓疱疹型银屑病。舌脉：舌质正常或偏红，部分患者舌体有裂纹，舌苔黄或黄厚或黄腻；脉滑或弦或弦细。

**2. 木克脾虚，运化不健**　患者原本脾土不健，易被肝木所克，脾虚不运，脾阳不足。

（1）风寒型　患者多有家族史，但各年龄段皆有。行期时患者可伴有轻度的上呼吸道感染，以鼻塞流涕、扁桃体肿大为主，或咽干咽痛、见头痛目涩、见关节酸楚。舌质正常或偏淡，苔白；脉濡滑或紧或细或弱。

（2）寒湿型　多为风寒型患者发展而来，特点是患者有明显的气虚乏力症。舌脉：一般舌质偏淡，苔白；脉濡或紧或细弱。

**3. 气阴两伤，虚风血燥**　患者久病后气阴两伤，气血皆不足，肺气不健，虽然肝火不旺，邪气不盛，但卫气祛邪无力而皮损长期不愈。气阴两伤，但阴虚是本，故易化燥，气虚血行不利又可见血瘀。

## （四）临床表现

根据银屑病的临床特征，一般可分为寻常型、脓疱型、关节病型及红皮病型银屑病四种类型。

**1. 寻常型银屑病**　临床最多见的一型，大多急性发病。初起一般为炎性红色丘疹，粟粒至绿豆大小，以后可逐渐扩大或融合成为棕红色斑块，边界清楚，周围有炎性红晕，基底浸润明显，表面覆盖多层干燥的银白色鳞屑。轻轻刮除表面鳞屑则逐渐露出一层淡红发亮的半透明薄膜，这是表皮内棘细胞层，称薄膜现象。再刮除薄膜，即达到真皮乳头层的顶部，此处的毛细血管被刮破，则出现小出血点，称点状出血现象（即Auspitz's sign）。白色鳞屑、发亮薄膜和点状出血是本病的临床特征。

在其发展过程中，皮损形态可表现为多种形式：如损害为粟粒至绿豆大小的丘疹，呈点滴状散布全身者，称点状银屑病，较常见于儿童扁桃体炎后发病；如损害较大，呈硬币大小圆形扁平斑片或斑块，称钱币状银屑病；如皮损扩大并融合，形成地图状者，称地图状银屑病；如损害逐渐扩大而中央消退成环状或迂回弯曲形如脑回者，称环状银屑病；如损害分布呈带状或蛇形者，称带状银屑病；如损害数量较多，分布范围较广，甚至波及全身者，称泛发性银屑病；如损害发生于头皮、眉和耳部，并具有脂溢性皮炎和本病的特征者，称脂溢性皮炎样银屑病；少数患者皮损有糜烂及渗出，称湿疹样银屑病，干燥后形成污褐色鳞屑痂，并重叠堆积，状如蛎壳者，称蛎壳状银屑病；皮损苔藓样改变而类似扁平苔藓者，称扁平藓样银屑病；有些患者因反复发作及经过多种治疗，皮损呈肥厚性，暗红色，鳞屑少而薄，并互相融合为片状损害，似皮革状或苔藓样改变，称慢性肥厚性银屑病；少数患者皮损表面呈扁平赘疣状，称疣状银屑病。

损害可发生于全身各处，由于损害所在部位不同，其临床表现也各有特点：①头皮银屑病。约50%的患者发生，可单独见于头皮，但大多数同时见于躯干及四肢等处。皮损为边界清楚、覆有厚的鳞屑性红斑，有时融合成片，甚至满布头皮。②指（趾）甲银屑病。约有50%的银屑病患者具有指（趾）甲损害，最常见的损害是甲板上有点状凹陷，甲板不平，同时失去光泽，有时甲板可出现纵嵴、横沟、浑浊、肥厚、游离端与甲床剥离或整个甲板畸形或缺如，可能与甲癣没有区别，但更容易发展。③口腔银屑病。可表现为严重的唇疱疹，延伸至周围皮肤，跨越唇红区。④喉状牛皮癣。主要存在于躯干；上呼吸道感染A群β溶血性链球菌后2~3周，突然出现。⑤斑块状牛皮癣。最常见的是影响膝盖、肘部、头皮和躯干的伸肌表面。⑥爆发性银屑病。累及上躯干和上肢；最常见于年轻患者。⑦餐巾纸银屑病。主要累及儿童尿布区域。⑧反向银屑病。好发于弯曲表面、腋窝、腹股沟、乳房下，并在皮肤褶皱处；此类型容易被误诊为真菌感染。

病程缓慢，有的持续十余年或数十年，甚至迁延终身。易反复发作，少数患者治愈后不复发。大部分病人到冬季症状加重或复发，至春夏季节减轻或消失；相反，少数病人的症状在夏季加重，而在冬季减轻或消失；其发病的季节性往往不明显。病程一般可分为三期。

（1）进行期 新皮疹不断出现，旧皮疹不断扩大鳞屑厚积，炎症明显，周围有炎性红晕，痒感较显著。患者皮肤敏感性增高，在此期间，如外伤、摩擦、注射或针刺正常皮肤后，常可在该处发生皮疹，这种现象称为同形反应（isomorphic reaction 或 Kober's phenomenon），又称为人工银屑病。

（2）静止期 病情保持静止阶段，基本无新疹出现，旧疹也不见消退。

（3）退行期 炎症浸润逐渐消退，鳞屑减少，皮疹缩小变平，周围出现浅色晕，最后遗留暂时性色素减退的银屑病白斑；达临床治愈，亦可出现色素沉着。消退部位一般先自躯干及上肢开始，头部及下肢皮损往往顽固，消退较迟。

**2. 脓疱型银屑病** 一般出现在手掌和脚掌上，或散在整个身体，本型在临床上较少见，约占银屑病的0.77%，可分为泛发型及掌跖脓疱型银屑病两种。

（1）泛发性脓疱型银屑病 大多急性发病，可在数周内泛发全身，常伴有高热、关节痛和肿胀、全身不适及白细胞增多、血沉加快等全身症状，并在银屑病的基本损害基础上出现密集的粟粒大小无菌性小脓疱，在表面覆盖着不典型的银屑病鳞屑，以后脓疱迅速增多成为大片，部分融合成脓湖或环形红斑。脓疱于数日后干涸脱屑，但其下又可再发新的脓疱，常因摩擦等外因使脓疱破裂，而出现糜烂、渗液、结痂或脓痂等皮损；口腔颊黏膜亦可出现簇集或多数散在小脓疱，甲床亦可出现小脓疱，患者常有沟状舌。全身各处均可发疹，但以四肢屈侧及皱襞部位多见，病程可达数月或更久，大多数呈周期性反复发作，也可发展为红皮病。常可并发肝、肾等系统损害，亦可因继发感染、电解质紊乱或器官功能衰竭而危及生命。

（2）掌跖脓疱型银屑病　皮损只限于手足部，多发生于掌跖，也可扩展到指（趾）背侧，常对称发生。损害为对称性红斑，斑上出现许多粟粒大小的无菌性脓疱，疱壁不易破裂，经数周后即可自行干涸，结褐色痂。痂脱落后，可出现小片鳞屑，剥除鳞屑后可出现小出血点，以后又可在鳞屑下出现成群的新脓疱，以致在同一斑片上可见到脓疱和结痂等不同时期的损害。指（趾）甲亦常被侵犯，产生变形、浑浊、肥厚，并有不规则的嵴状隆起，严重者甲下可有脓液积聚。皮损部位常有疼痛和瘙痒，患者一般情况良好亦可伴有低热、头痛、食欲不振及全身不适等症状。连续性肢端皮炎、脓疱性细菌疹亦属于本病，统称为掌跖脓疱病。

**3. 关节病型银屑病**　又名银屑病性关节炎，银屑病在关节炎患者中较为常见，要比正常人多2~3倍。银屑病患者关节炎的发生率为6%~8%。关节病型银屑病除有银屑病损害外，患者还发生类风湿关节炎症状，其关节症状往往与皮肤症状同时加重或减轻。多数病例常继发于银屑病之后，或与脓疱型银屑病或红皮病型银屑病并发。约有10%的病例，银屑病出现在关节炎之后。此类关节炎可同时发生于大小关节，亦可见于脊柱，但以手、腕及足等小关节多见，尤以指（趾）关节，特别是指（趾）末端关节受累更为普遍。受累关节红肿疼痛，重者大关节积液，附近皮肤红肿，关节的活动逐渐受限，病情迁延可导致关节强直或肌肉萎缩。

**4. 红皮病型银屑病**　本病的临床表现为剥脱性皮炎，为罕见的一种严重银屑病，约占银屑病病人的1%。多见于成人极少累及儿童。常因银屑病在急性进行期中的某些刺激因素（如药物刺激）引起；少数可由寻常型银屑病自行演变而成；发病时，皮损部位出现潮红，迅速扩大，最后全身皮肤呈弥漫性红色或暗红色，炎性浸润明显，表面附有大量麸皮样鳞屑，不断脱落，其间常伴有小片正常皮岛。发生于手足者，常呈整片的角质剥脱。指（趾）甲浑浊、肥厚、变形，甚至引起甲剥离而脱落。口腔、咽部、鼻腔黏膜及眼结膜均充血发红。患者常伴有发热、畏寒、头痛及不适等全身症状。浅表淋巴结可肿大，白细胞计数常增多。病程顽固，常数月或数年不愈，易复发。

### （五）诊断与鉴别诊断

根据本病的临床表现、皮疹特点及好部位、发病与季节的关系等，一般不难诊断。临床需与下列疾病鉴别。

**1. 脂溢性皮炎**　损害边缘不十分鲜明，基底部浸润较轻，鳞屑少而薄，呈油腻性，带黄色，刮除后无点状出血。好发于头皮、胸背、颈及面等部位。无束状发，但常伴有脱发。

**2. 玫瑰糠疹**　好发于躯干及四肢近端，为多数椭圆形小斑片，其长轴沿肋骨及皮纹方向排列，鳞屑细小而薄。病程仅数周，消退后不易复发。

**3. 扁平苔藓**　常有剧烈瘙痒，皮疹为紫红色的多角形扁平丘疹，密集成片状或带状，表面有蜡样光泽，可见网状纹理，鳞屑薄而紧贴不易刮除。

**4. 毛发红糠疹**　在斑片周围常能见到毛囊角化性丘疹，其损害表面覆盖密集的细小鳞屑，不易剥脱，掌跖部往往有过度角化。

**5. 慢性湿疹**　湿疹往往有剧烈的瘙痒，鳞屑不呈银白色，有皮肤浸润、肥厚苔藓样变及色素沉着等同时存在。

**6. 头癣**　头皮银屑病需与头癣鉴别。头癣为灰白色糠状鳞屑，有断发及脱发，易查见真菌，多见于儿童。

**7. 汗疱性湿疹**　先有水疱鳞屑薄，炎症明显，鳞屑去除后无点状出血，伴剧烈瘙痒。

**8. 甲癣**　甲癣先自游离缘或侧缘发病，甲屑内可查见真菌同时可伴有手足癣。

**9. 类风湿关节炎**　血清类风湿因子检查阳性，没有银屑病皮损和指甲改变。

## （六）治疗

本病的治疗方法虽多，往往只是暂时的缓解而难以治愈。通常按轻、中、重三度治疗。根据银屑病皮损的面积占体表面积的大小将银屑病分为：轻度，皮损面积 < 2%；中度，皮损面积为 2% ~ 10%；重度，皮损面积 > 10%。但手足部等银屑病仍作为重度银屑病。轻者只需要外用药治疗，且应选用不良反应最小的药物。中、重度银屑病的治疗往往需要联合疗法治疗，即最初治疗应选择毒副作用最小的内用药和外用药，根据对治疗的反应情况调整治疗药物，尽量采用序贯、交替、间歇和联合治疗。必须根据患者的不同病情，采用不同的治疗方案（即个体化治疗）。

**1. 内用药治疗**

（1）维 A 酸类药　主要机制是调节表皮增殖和分化及免疫功能等，主要用于泛发性脓疱型银屑病、红皮病型银屑病、严重性顽固性银屑病及严重斑块状银屑病，单独或与其他疗法联合应用，有较满意的疗效。常用药物有：①阿维 A 酯（etretinate），口服剂量依病情而定。②阿维 A 酸（acitretin），又称依曲替酸，在体内半衰期比阿维 A 酯缩短，体内累积量减少，从而副作用降低，是治疗银屑病尤其是中、重度银屑病较好的药物。阿维 A 酸治疗脓疱型银屑病可以单独使用，而对其他类型的银屑病，如严重寻常型及顽固性斑块状银屑病疗效并不满意，需要与其他的抗银屑病疗法联合，如与外用糖皮质激素、焦油类、维生素 D 类似物、PUVA、环孢素、羟基脲、生物制剂等药物联合治疗，可以提高疗效、疗程缩短，减少副作用。③芳香维 A 酸乙酯（arotinoid），是第三代维 A 酸类药，常用于严重顽固的银屑病治疗。

维 A 酸类药主要副作用为致畸作用，部分阿维 A 在体内可转化为阿维 A 酯，阿维 A 酯半衰期为 80 ~ 160 天，研究证明停药 2 年仍在尿中测得此药，育龄妇女在停药后的 2 年之内应采取避孕措施。服药期间可有唇、眼、鼻黏膜干燥，皮肤弥漫性脱屑及毛发脱落，长期服用时可出现血脂升高，肝脏损害等，但停药后可恢复正常。

（2）抗肿瘤药物　抗肿瘤药物对银屑病虽有一定疗效，但会产生毒性反应，故在用药前及用药期间，要检查肝、肾功能和白细胞计数等，且停药后易复发，故使用抗肿瘤药物并不是治疗银屑病的方向。甲氨蝶呤（methotrexate，MTX）是一种叶酸还原酶抑制剂，可阻止表皮细胞增殖时 DNA 合成，抑制细胞核的有丝分裂。MTX 可以抑制体内被激活的淋巴细胞增殖和减弱 $CD8^+T$ 细胞的功能和抑制中性粒细胞的趋化性。MTX 是全身治疗银屑病的标准用药，但其治疗量和中毒量很接近，长期用药可引起肝脏广泛性纤维化和肝硬化，故在应用时需注意安全、严格选择适应证。羟基脲及其他抗肿瘤药：曾用于治疗银屑病，因副作用大，近年已少用。

（3）免疫疗法

1）环孢素 A（cyclosporine A，CsA）：主要作用于 T 细胞的选择性强效免疫抑制剂。常用于治疗病情严重的脓疱型、关节病型、红皮病型银屑病及对常规治疗无效的泛发性斑块状银屑病。常用剂量每日口服 3～5mg/kg，维持量 3mg/（kg·d）。主要不良反应有肾毒性、高血压、恶心、呕吐、乏力、肌颤及尿路刺激症状等。在治疗前及治疗期间均要监测肾功能和血压。

2）他克莫司（tacrolimus，FK506）：是大环内酯类抗生素，其抑制 T 细胞，尤其对 IL-2 和 IFN-γ 的抑制能力要比环孢素 A 强 100 倍，治疗严重顽固斑块状银屑病患者有效。常用剂量每日 0.01～0.15mg/kg，其不良反应类似环孢素 A，但对肾毒性、高血压及骨髓抑制作用不严重。

3）霉酚酸酯（mycophenolate mofetil，MMF）：是一种口服免疫抑制剂，阻止 DNA 合成和细胞增殖，用于预防器官移植的排斥反应，目前也用于治疗严重银屑病，有良好效果。常用剂量为 1g，每日 2 次。主要不良反应有胃肠道症状、贫血、白细胞减少，有增加感染和诱发肿瘤的危险，应注意监测。

其他如使用疫苗疗法、卡介苗素、转移因子、胸腺肽、左旋咪唑等，对部分患者有效。

（4）生物制剂疗法

1）细胞因子阻断剂：①依那西普（etanercept，益赛普），是肿瘤坏死因子 α（TNF-α）受体单抗，由人 P75 TNF-α 受体与人 IgG1 的 Fc 段结合而成的一种重组融合蛋白，能够特异性结合 TNF-α 和 TNF-β。该药治疗关节病型银屑病及重度顽固性银屑病有效。用法每周 2 次，每次 25mg 皮下注射，间隔 72 小时，疗程 12 周。②英利昔单抗（infliximab，瑞米卡得），是鼠－人的嵌合单克隆抗体，常用量为 5mg/（kg·d）。但有研究者观察到当静脉输注英利昔单抗时，可出现发热、水肿、荨麻疹、肌痛、活动性结核的播散加重、充血性心力衰竭等，使用时应注意。③阿达利姆单抗（adalimumab，休米拉），是人重组 IgG1 抗 TNF-α 单克隆抗体。用于治疗中、重度银屑病和银屑病性关节炎都有明显疗效。

2）抑制 T 细胞和抗原提呈细胞（APC）的协同刺激作用的生物制剂：①阿法赛特（alefacept），是 APC 表面的协同刺激分子白细胞功能相关抗原-3（LFA-3）和人 IgG1 的

Fc 段组成的一种重组融合蛋白，能够与 T 细胞表面 CD2 结合，阻断 LFA-3 与 CD2 的相互作用，从而抑制 T 细胞的活化。该药治疗中、重度斑块状银屑病及关节病型银屑病的用法：15mg 肌内注射或 7.5mg 静脉注射，每周 1 次，连续 12 周。能延长复发时间，副作用少，偶见头痛、感冒样症状。②依法利珠单抗（efalizumab），是抗 CD11a 的人源化单克隆抗体，能与 T 细胞表面的白细胞功能相关抗原-1（LFA-1）结合，阻断了 APC、内皮细胞活化的角质形成细胞表面的 CAMA-1、CAMA-2 和 CAMA-3 与 LFA-1 的相互作用。用于治疗中、重度斑块状银屑病。用法：1~2mg/kg，皮下注射，每周 1 次，连续 12 周。最常见的副作用为出现轻至中度流感样症状，少数病人可发生血小板减少。

（5）作用于核受体的药物　利阿唑（liarozole）是咪唑类衍生物、维 A 酸模拟物及维 A 酸代谢阻滞剂。利阿唑不属于维 A 酸，但通过增加组织和血液中内源性维 A 酸量来发挥疗效。适用于治疗慢性斑块状和掌跖脓疱型银屑病。常用剂量为 75mg，口服每日 2 次。其常见的副作用有瘙痒、干燥、唇炎等，治疗停止后即可恢复正常。

（6）抗生素　许多银屑病的发生和复发与细菌、真菌、病毒等微生物感染有关，特别是急性点状银屑病常伴有急性扁桃体炎或上呼吸道感染。此类病例可选用青霉素、头孢菌素类或青霉素与利福平联合治疗，疗效良好。同时有些抗生素还具有免疫调节及抑制角质形成细胞增生等作用，如甲砜霉素、氯霉素、红霉素及甲硝唑等。甲砜霉素为治疗脓疱型银屑病的首选药物之一，常用量剂为 1.0~1.5g/d，分 3~4 次口服，或合并糖皮质激素治疗，其主要副作用为骨髓抑制，以及食欲不振、恶心、呕吐、腹痛、腹泻等胃肠道症状。

（7）维生素类　有报道维生素 A、维生素 C、维生素 $D_2$ 等对银屑病有效。

（8）其他　静脉封闭疗法、透析疗法、低分子右旋糖酐蝮蛇抗栓酶也有一定疗效，但目前很少使用。

**2. 外用药治疗**

（1）焦油制剂　焦油有抗表皮增生作用，其低浓度起到角质促成，而高浓度有角质溶解作用，还有止痒、免疫抑制、抗炎、抗菌及对皮肤产生光敏作用，是治疗银屑病的良好药物。常用方法有常规外涂，封包及联合其他药物治疗。

（2）地蒽酚　又称蒽林（anthralin），是治疗寻常型稳定性银屑病首选的外用药物之一。蒽林是一种强还原剂，能减少中性粒细胞产生炎症介质并抑制单核细胞产生 IL-6，IL-8 和 TNF-α，减少 DNA 合成，抑制表皮角质形成细胞增殖、诱导上皮细胞分化、抗炎等作用。临床应用时一般配成 0.05%、0.1%、0.25%、0.5% 或 0.1% 蒽林糊剂、乳剂、脂质体凝胶，常用有蒽林软膏和蜡棒。

（3）糖皮质激素类　能够使真皮血管收缩、抗细胞有丝分裂、抑制细胞因子、抗炎、免疫抑制及抗表皮增生等，是最常用的外用药之一。根据糖皮质激素抗炎强度分为超强效类、强效类、中效类和弱效类。糖皮质激素霜剂、软膏、洗剂和喷雾剂适用于各类型的银屑病，一般红皮病型和脓疱型银屑病选用弱效或中效的糖皮质激素，寻常型银屑病可选用中效或强效的糖皮质激素。根据不同的部位选择不同效能的糖皮质激素和剂型，单一糖皮质激素外用均以小面积为主，一般不应超过体表面积的 10%，当皮损面积在20%～25%以下时，则可选择外用疗法。长期外用糖皮质激素有可能导致皮肤萎缩、毛细管扩张、痤疮、多毛及色素沉着，有时可使病情加剧或停药时产生脓疱或反跳作用。大面积、大量使用可引起库欣综合征等不良反应。

（4）维A酸类药　维A酸类药与皮肤中的维A酸体结合，调节细胞过度增殖与分化，并能抑制局部炎症。适用于外用治疗寻常型斑块状银屑病。常用制剂有0.05%～0.1%他扎罗汀凝胶（或乳膏），以及0.025%～0.1%维A酸霜（或凝胶）。每日晚上一次。孕妇、哺乳期妇女及近期有生育愿望的妇女禁用，儿童应避免使用。避免药物与眼和黏膜接触。治疗期间，避免在阳光下多晒。

（5）维生素D类似物　能够诱导表皮细胞分化、抑制角质形成细胞增殖及中性粒细胞积聚和免疫调节等，用于寻常型稳定期或斑块状银屑病的治疗。①卡泊三醇（calcipotriol，达力士）软膏、霜剂或溶液，效果以软膏为最好，溶液主要用于头部皮损，每日1～2次外用，2周起效，6～8周效果最佳。该药不能与水杨酸等酸性药物合用，只能用于UVA治疗后或日晒后治疗。②他卡西醇（tacalcitol）软膏，其疗效好且不良反应极小，无皮肤萎缩及停药后反跳反应，面部皮损也可使用。

（6）免疫抑制剂　他克莫司和匹美莫司均属于大环内酯类，具有极强的抑制T淋巴细胞的活化及增殖作用。一般用0.03%～0.1%他克莫司软膏和1%匹美莫司霜治疗局限顽固性银屑病，安全性好，对成人或儿童均适用，一般无系统性不良影响，且不会引起皮肤萎缩及毛细血管扩张等副作用。因此，为面部银屑病的首选用药。

（7）喜树碱　能抑制DNA合成而抗肿瘤治疗，外用治疗斑块状银屑病有效。副作用有局部疼痛、炎症反应和色素沉着等。

（8）0.002%雷公藤内酯醇软膏　适用于肥厚性银屑病。

（9）水杨酸　能溶解表皮细胞间胶结合物和降低角质层的pH而提高水合作用，具有去除鳞屑等效果。长期大面积应用有增加水杨酸盐中毒的危险表现为耳鸣、精神失常等，故对皮损广泛的银屑病应慎用。

（10）其他　浓度为1∶10000～1∶20000的芥子气软膏、3%～10%黑豆馏油软膏、10%～15%尿素软膏、5%～10%硫黄软膏、0.0045%IL-8单克隆抗体软膏等均可以根据病情选用。

3. 物理疗法

（1）紫外线　适用于静止期冬季型病例，在照射前局部涂煤焦油可提高疗效。禁用于夏季型银屑病患者，以免病情加重。

（2）补骨脂素光化学疗法（PUVA）　内服补骨脂素类（psoralens）药物加长波（320～400nm）紫外线照射治疗银屑病，具有治愈率高、副作用小及疗程短的优点。特别是对内脏无明显毒性作用，对久治不愈的寻常型银屑病和对一般治疗无效或因不良反应严重而不能继续治疗的红皮病型及脓疱型银屑病患者，可考虑采用本法治疗。

（3）宽谱中波紫外线（BB-UVB）疗法　UVB波长为280～320nm，照射皮肤后被内源性生色基因DNA吸收，形成嘧啶二聚体，引起DNA合成降低，诱导银屑病患者皮损中浸润T细胞的凋亡。UVB适用于寻常型银屑病而无明显禁忌证者，对斑块状银屑病也有效，但效果和缓解期均不如 PUVA。UVB 可引起红斑、色素沉着等副作用，但避免了光敏剂产生的恶心、头痛、头昏等不良反应，其致癌性也低于 PUVA。UVB 亦可联合其他药物治疗中重度银屑病。

（4）窄谱中波紫外线（NB-UVB）疗法　用 311～313nm 波长的 UVB 治疗银屑病主要机制是诱导皮损中浸润 T 细胞凋亡，影响细胞因子及促进骨化三醇的合成等，是目前治疗银屑病最主要的方法之一。本疗法不需要用补骨脂素，无光敏剂引起的不良反应，操作简单，安全性和耐受性更好。照射所致的瘙痒、红斑或水疱等不良反应较少，潜在的致癌性小。

（5）308nm 单频准分子激光疗法　308nm 紫外线激光诱导皮损内 T 细胞凋亡的能力是 NB-UVB 的数倍，用于治疗寻常型局限性斑块状银屑病和掌跖银屑病，具有起效快、病程短、不良反应少等特点。

（6）其他　光动力学疗法是给患者用卟啉类光敏物质后照射一定波长的光，使其产生光化学和光生物学反应来达到治疗目的；沐浴疗法（水疗）可去除鳞屑、清洁皮肤、改善血液循环和新陈代谢，还有镇静、止痒、安抚作用；热疗法、日光浴或气候疗法与海水浴联合治疗，也有一定效果。

**4. 外科治疗**　银屑病性关节炎致关节畸形影响功能者可做关节成形术等。

**5. 中医治疗**

（1）阴虚火旺，木火刑金

1）风热证

临床表现：多见于银屑病始发者，病情较轻并有自愈能力，春秋两季易复发者；可伴有轻度的上呼吸道感染。舌质正常，舌苔薄白或薄黄，脉右寸浮。

治法：养阴益气，清热散风。

方药：养阴清热散风汤加减。药用川芎、芍药、黄芪、白术、北沙参、麦冬、荆芥、防风、蝉蜕、薄荷、甘草。

加减：咽喉肿痛严重者，加金银花、玄参、桔梗；瘙痒严重者，加蒺藜、白鲜皮；心烦易躁者，加栀子、百合等。

2）血热证

临床表现：多见于银屑病复发者，或由风热证发展而成，或始发银屑病患者中的较重者，患者自愈能力差，相当于寻常型银屑病的进行期。一般患者伴有明显的上呼吸道感染，以咽喉红肿疼痛为多见。舌质偏红、鲜红或舌尖鲜红，舌苔薄黄、黄厚或少苔，脉多见于肺脉浮或浮数，因情志所致者多见肝脉弦或沉细，伴失眠多梦等。

治法：养阴散风，清热凉血。

方药：养阴凉血散风汤加减。药用水牛角、赤芍、五味子、北沙参、麦冬、牡丹皮、黄芩、柴胡、金银花、荆芥、蝉蜕、甘草。

加减：体温重度升高者，加生石膏、知母；咽喉红肿疼痛严重者，加锦灯笼、玄参、苦参；皮损鲜红燔热并且发展急速者，加紫草、大青叶；关节不利者，加秦艽、丹参等。

3）湿热证

临床表现：皮损仅限于掌跖部位，皮损以四末为主，相当于掌跖脓疱疹型银屑病。舌质正常或偏红，部分患者舌体有裂纹，舌苔黄或黄厚或黄腻，脉或滑或濡或弦或弦细。

治法：疏风解郁，散热清湿。

方药：清热散湿汤加减。药用当归、赤芍、苍术、茵陈、车前子、天花粉、浙贝母、荆芥、连翘、蝉蜕、滑石、浮萍、白茅根。

加减：皮损严重者，加蒲公英、紫花地丁；舌苔厚腻者，加天竺黄、苦参；心烦易躁、舌红脉弦者，加柴胡、麦冬、知母；情志郁闷、苔黄脉濡者，加黄芩、合欢皮、竹茹。

（2）木克脾虚，运化不健

1）风寒证

临床表现：患者多有家族史，可伴有轻度的上呼吸道感染，以鼻塞流涕、扁桃体肿大为主，或咽干咽痛、头痛目涩、关节酸楚。舌质正常或偏淡，苔白，脉濡滑或紧或细或弱。

治法：疏风散寒，补气固卫。

方药：桂枝玉屏风汤加减。药用黄芪、白术、防风、党参、茯苓、桂枝、白芍、陈皮、炙甘草。

加减：经常鼻塞流涕者，加藁本、辛夷；纳少食呆者，加草豆蔻、砂仁；消化不良者，加鸡内金、莱菔子；皮损发红、进展迅速时，加金银花、连翘、柴胡；扁桃体长期肿大不消，但无明显炎症者，加玄参、桔梗、枳壳。

2）寒湿证

临床表现：多为风寒型患者发展而来，患者有明显的气虚乏力症。舌质偏淡，苔白，脉濡或紧或细弱。

治法：健脾利湿，活血散湿。

方药：散寒除湿汤加减。药用生黄芪、当归、白芍、党参、茯苓、苍术、薏苡仁、陈皮、泽泻、川芎、柴胡、炙甘草。

加减：湿盛有渗出伴痒，加土茯苓、白鲜皮健脾利湿；皮肤瘙痒难忍为有郁热动风，加鳖甲、僵蚕、全蝎清热活血，搜风除湿。

（3）气阴两伤，虚风血燥

临床表现：阴虚火旺，皮损自愈力下降，患者气阴两伤，正邪僵持，或气虚风邪难于化热而病症不明显。舌质偏红或淡红，舌苔不厚，部分患者的舌体上有裂纹，苔或薄白，或薄黄，或较少，或花剥，脉弦或弦细。

治法：养血柔肝，滋阴润燥。

方药：紫草鳖甲四物汤加减。药用紫草、鳖甲、生地黄、当归、白芍、川芎。

加减：轻者病偏于表，以风燥为主，上方去紫草、鳖甲、地黄，加蝉蜕、玄参、天冬以清肺润燥，清热散风；重者偏于里，以血燥为主，用上方，其中紫草、柴胡用大量，可酌情将白芍换成赤芍；皮肤干燥，瘙痒难忍者，加土茯苓、白鲜皮、蒺藜以祛风止痒。

### 6. 中西医结合治疗思路与方法

临床实践表明，与单独西医治疗相比，中西医结合治疗银屑病疗效更显著，且能降低复发率和减少不良反应。银屑病西医的传统治疗有系统用药（化学药物和生物制剂）、物理治疗、外用药物，中医治疗也有内治法和外治法。中西医结合治疗可以贯穿银屑病整个治疗过程中，无论是疾病的进行期、静止期或消退期中西医治疗方法和原则各不相同，如点状银屑病的进行期，西医抗感染治疗，避免外用药物刺激；静止期或消退期可以外用一些刺激性药物。按照中医的辨证，疾病的不同发展阶段对应的不同证型，大部分银屑病患者静止期和消退期常是血瘀的表现，需要活血化瘀，行气通络。

### （七）预防

由于本病的病因未明，发病机制复杂，故目前尚无良好的预防方法。但急性期病人一般不宜饮酒及食用有刺激性的食物，避免物理性、化学性物质和药物的刺激，防止外伤和滥用药物。诱发和加重银屑病的药物，如β受体阻滞剂、锂盐、抗疟药、非甾体抗炎药、干扰素、血管紧张素转换酶抑制剂、钙通道阻滞剂、特比萘芬、四环素类抗生素及碘化物等，应谨慎使用或不用。寻常型银屑病不应系统使用糖皮质激素制剂。治疗中尽可能避免过度或伤害性治疗，如抗肿瘤药治疗。要注意避免上呼吸道感染及清除感染性病灶，对初发病例或突然再发者，尤其是急性点状银屑病应给予抗感染治疗。

应重视银屑病的科普宣传、心理疏导及心理治疗。注意消除精神创伤，解除思想顾虑，使患者树立与疾病作斗争的决心和战胜疾病的信心。

## 二、白癜风

### （一）概述

白癜风（vitiligo）是一种原发性、局限性、泛发性的皮肤黏膜色素脱失症。其特征是局限性色素脱失斑和斑块。白癜风是一种进行性疾病，其中受影响皮肤中的部分或全部黑素细胞被选择性破坏。我国古典医籍中称为"白癜""白驳风"。白癜风比较常见，虽然在深色皮肤的患者可能更明显，但这种疾病没有种族或民族偏好。人群患病率为1%~2%，大约30%的白癜风是家族性病例。据报道女性发病率略高，但在统计上并不显著，差异归因于女性患者皮肤问题的报道较多。白癜风可发生于任何年龄阶段，但最常见于10~30岁的人群，平均发病年龄约为20岁。发病年龄在两性之间没有明显差异。

### （二）西医病因病理

白癜风是一种具有复杂发病机制的多因素多基因疾病，与遗传和非遗传因素有关。尽管已经提出了有关白癜风发病机制的几种理论，但确切原因尚不清楚。通常认为白癜风是由于皮肤中功能性黑素细胞被破坏，导致皮肤出现黑色素的缺乏。破坏是一个缓慢的过程，导致黑素细胞逐渐被破坏的理论包括自身免疫机制、细胞毒性机制、固有的黑素细胞缺陷、氧化剂 – 抗氧化剂机制和神经精神机制。

**1. 自身免疫和细胞毒性假说** 免疫监视功能异常会导致黑素细胞功能障碍或破坏。自身免疫理论提出在白癜风黑素细胞破坏过程中体液和细胞免疫的改变。自身免疫性发病机制的最有说服力的证据是白癜风患体内者存在针对黑素细胞蛋白的循环抗体；病灶周围的白癜风皮肤中存在活化的 CD8+T 细胞，说明除了体液免疫机制，细胞免疫也参与发病。活动性白斑边缘黑素细胞表达 ICAM-1 增加，可促进白细胞和黑素细胞黏附，使黑素细胞受损、破坏；白斑边缘活动区朗格汉斯细胞密度增加，形态异常。鉴于非节段性白癜风比节段性白癜风与自身免疫性疾病相关性更高，因此对具有自身免疫性疾病家族史的人进行非节段性白癜风的诊断可能需要进行更彻底的检查，例如：桥本甲状腺炎、Graves 病、Addison 病和糖尿病、斑秃、恶性贫血、炎症性肠病、牛皮癣和自身免疫性多腺体综合征等，这些疾病均与白癜风发病有关。

**2. 神经精神假说** 神经化学介质破坏黑素细胞或抑制黑色素的产生；精神因素可导致机体的应激，使神经内分泌激素和神经递质水平增高；精神紧张诱发肾上腺素、去甲肾上腺素、多巴胺等儿茶酚胺类神经递质释放增多，而酪氨酸和它的衍生物都是黑素和神经递质的前体，两者可发生竞争抑制。神经递质合成增加，使酪氨酸消耗增多，黑素合成被抑制而出现皮肤脱色。

**3. 氧化剂 – 抗氧化剂机制** 黑素合成的中间产物或代谢产物会破坏黑素细胞。

**4. 黑素细胞的固有缺陷** 白癜风的发生是由于其表皮黑素细胞功能亢进，促使其耗损而早期衰退，并可能在黑素合成过程中一些中间产物（如酚化合物）过度产生或积聚导致对正常或恶性黑素细胞自身有毒性作用。正常情况下，黑素细胞有自我保护机制，可以将这些毒性物质清除。一旦这种保护机制障碍或大量毒性物质堆积，会使黑素细胞损伤、破坏死亡而发生白癜风。实验证明，酪氨酸的儿茶酚或酚衍化物通过有毒的醌基破坏黑素细胞，使其变性或死亡。人们由于职业接触或频繁使用某些日用生活品等原因，接触并吸收了这些化学品后诱发白癜风。白癜风发病率有逐年增高的趋势，其原因之一可能与工业越来越多地生产、使用一些酚类化合物有关。

**5. 白癜风的遗传学** 白癜风具有不完全外显、多个易感基因座位和遗传异质性等特点。白癜风的表型极可能由常染色体上 3 ~ 4 个位点的隐性基因控制，这些位点的隐性基因必须为纯合子才能发病，这可解释大多数家庭仅有 1 名成员受累，仅少数家庭才会有多个患者的现象。家庭和双胞胎研究表明，白癜风的遗传是复杂的，可能涉及遗传和环境多因素。另外，人们认为遗传因素可能会影响白癜风的发病年龄；白癜风的遗传可能包括与黑色素的生物合成相关的基因，对氧化应激的反应及自身免疫的调节。

目前的研究尚不能确定白癜风发生与某种 HLA 类型的关联。节段性白癜风和非节段性白癜风对治疗的反应不同，两者可能具有不同的遗传机制。

## （三）中医病因病机

**1. 脾胃虚弱型** 此类型白癜风病程较长，因气血化生不足，不能濡养皮肤而发生白斑。脾开窍于口，其华在唇，故见口唇易生白斑，白斑呈慢性及反复发作性皮损，好发于面部及口唇，可在秋冬加重。舌质淡而胖嫩，脉沉细无力。

**2. 气滞血瘀型** 气血瘀滞，经络受阻，毛窍闭塞，不能荣养体肤而成白斑，"血瘀于皮里"所致；血行不畅，肌肤失养，则面色发暗。此类白癜风的白斑为不对称性白斑，边界清楚，常随情绪变化而加剧，常伴胸闷或胸胁胀痛。

**3. 肝肾不足型** 肾精亏损则肝血不足，髓海失充，耳目失荣，肌肤失养则见肤生白斑，耳鸣目涩诸症。此类白癜风多有家族史，病程较长，皮损境界清楚，可伴有腰膝酸软，头晕耳鸣，两目干涩，舌质淡，苔薄，脉细弱无力。

**4. 风湿蕴肤型** 风邪易挟湿而蕴热，故见头重体困，口渴不欲饮诸证。此类白癜风发病较急，皮损发展较快，多见于面部及双手、前臂等暴露部位。可伴有头重身困，口渴不欲饮。舌质红，苔白或黄腻，脉浮滑或滑数。

### （四）临床表现

**1. 症状和体征** 白癜风病变的特征如下：①白色或脱色的斑和斑块。②通常界限清晰。③圆形、椭圆形或线性。④边缘可能凸起。⑤尺寸范围从几毫米到几厘米。⑥随着时间的推移，会以无法预测的速度扩大。⑦最初的病变最常见于手、前臂、脚和面部，尤其分布在口周和眼周。

**2. 临床分类** 白癜风可分为节段性和非节段性两种类型。基于病变分布范围又可分为：局限性和泛发型。局限性病变仅限于特定区域，而泛发型病变涉及多个区域。

（1）**节段性白癜风** 表现为一个或多个白斑。它是单方面的，白斑总面积不超过体表面积的50%。节段性白癜风通常发病较早，并在患处迅速扩散。节段性白癜风的病程可能会停止，并且脱色的斑块在患者的生命中可以保持不变。这种类型的白癜风与甲状腺或其他自身免疫性疾病无关。

（2）**非节段性白癜风** 非节段性白癜风已成为总括性术语，包括所有不能归类为节段性的白癜风。与节段性白癜风相比，非节段性白癜风与自身免疫或炎症标志物的关系更紧密。非节段性白癜风包括以下内容。

1）局部性白癜风：其特征是在有限的区域内有一个或多个黄斑，不按节段分布。

2）全身性白癜风：非分段分布，比局部性白癜风更普遍。全身性白癜风亚型包括以下几种：①指端白癜风。色素沉淀发生在远端的手指和骨膜周围区域。②寻常型白癜风。其特点是散布的斑块分布广泛。③普遍性白癜风。全身完全或几乎完全脱色。

**3. 临床变异**

（1）**三色白癜风** 其特征为色素沉着的中间区域位于色素沉着的中心和周围未受影响的皮肤之间。色素沉着区的自然演变是逐渐发展为完全色素沉着。这将导致同一名患者出现三种颜色的阴影。三色白癜风的表现和阴影取决于患者的自然肤色。

（2）**边缘性炎性白癜风** 在发作时会出现红色的凸起边界，或者可能在初次发作后几个月或几年出现，可能存在轻度瘙痒。

（3）**四色白癜风** 在滤泡周围的色素沉着部位存在第四种颜色（深棕色）。

## （五）诊断与鉴别诊断

白癜风的临床诊断主要通过身体检查。

**1. 体格检查**　白癜风表现为后天性色素沉着斑或被正常皮肤包围的斑块。黄斑的颜色为粉笔或乳白色，并有良好的分界。病变的形状可以是圆形、椭圆形或线性，边界可凸起。病变会随着时间的流逝以不可预测的速度离心扩大，病变范围从毫米到厘米。白癜风最常见的发病部位是面部、颈部、前臂、脚、手背、手指和头皮，面部好发于眼周和口周。全身性白癜风在生殖器区域、乳晕和乳头周围也可发生病变。另外，病变可发生在经常遭受外伤的区域，例如骨突出、肘部和膝盖。Koebner 现象指白癜风患者无病变处皮肤经创伤后（例如割伤、烧伤或擦伤）发生白癜风病变，Koebnerization 可发生在多达 20%～60% 的白癜风患者中。

**2. 实验室检查**　尽管白癜风的诊断通常基于临床症状，但活检有助于将白癜风与其他色素减退性疾病区分开。本病还需与其他自身免疫性疾病和内分泌疾病相鉴别，对具有提示性体征或症状的患者应进一步检查以排除潜在疾病。相关实验室检查包括：①促甲状腺激素（TSH）、游离三碘甲状腺素（$T_3$）和游离甲状腺素（$T_4$）。②抗核抗体。③抗甲状腺过氧化物酶抗体。④CBC 计数与评分。

**3. 组织病理**　受累皮肤的显微镜检查显示黑素细胞的完全缺乏与表皮色素沉着的完全丧失有关。在玻璃质病变的边缘可以观察到浅表的血管周围和滤泡周围淋巴细胞浸润，这与细胞介导的破坏黑素细胞的过程一致。边界病变和邻近皮肤的角质形成细胞和黑素细胞均已出现退行性变化。其他变化包括 Langerhans 细胞数量增加、表皮空泡化和基底膜增厚。Fontana-Masson 染色和免疫组织化学测试检查显示表皮中色素和黑素细胞的损失。

**4. 并发症诊断**

（1）**白癜风和眼部疾病**　葡萄膜和视网膜色素上皮含有色素细胞。葡萄膜炎是与白癜风相关的最严重的眼部异常。葡萄膜炎最严重的形式是 Vogt-Koyanagi-Harada 综合征。该综合征的特征是白癜风、葡萄膜炎、无菌性脑膜炎、痢疾、耳鸣、小儿麻痹和脱发。

（2）**白癜风和自身免疫性疾病**　白癜风通常与自身免疫性疾病有关，最常见的是甲状腺功能异常。白癜风通常先于甲状腺功能障碍发作。在非节段性白癜风的儿童患者中发现甲状腺功能异常的发生率很高，这表明应筛查儿童白癜风患者的甲状腺功能和抗体水平。

自体免疫性多内分泌病 – 念珠菌病 – 外胚层发育不良患者可出现白癜风。在这种遗传综合征中，自身抗体导致内分泌细胞的破坏。此外，有研究表明，白癜风的阳性家族史、自身免疫/内分泌疾病、白细胞增多与儿童白癜风发病率增加之间存在关联。

（3）**白癜风和听觉异常**　黑色素可能在听觉系统的结构和功能的建立和/或维持中起重要作用，并可能调节内耳对听觉刺激的传导。由于白癜风会影响所有黑素细胞，因此可能造成听觉障碍，几项研究描述家族性白癜风与听力异常和听觉减退有关。

（4）白癜风和黑色素瘤　恶性黑色素瘤患者可能发生白癜风样色素沉着，这是由于 T 细胞介导的对抗原性黑色素瘤细胞的反应及与健康黑色素细胞的交叉反应所致。大多数患有黑色素瘤或白癜风的患者会产生针对黑色素细胞和黑色素瘤细胞的相似抗原的抗体。这些发现支持了以下假设：两种疾病之间的临床联系是由对正常和恶性色素细胞共有抗原的免疫反应产生的。有研究表明，黑色素瘤患者可能出现晕痣或色素沉着。患有黑色素瘤的患者存在活动性白癜风可能预示更好的预后，因为已有研究证明患有白癜风的黑色素瘤患者的生存期长于未患有白癜风的黑色素瘤患者。

**5. 鉴别诊断**

（1）Alezzandrini 综合征　本病是由于变性的视网膜炎引起单侧的视力缺陷。数月或数年之后发生同侧面部白斑及白发。可有两侧耳聋，见于青少年。

（2）黏膜白斑　多呈网状、条纹状或者片状，为白色角化性损害，剧烈瘙痒。白癜风仅有色素脱落，表皮正常，在邻近皮肤或其他处可见脱色病变。

（3）花斑癣　浅白色的斑常发生于面颊、额部和眉间，由于经常擦洗，表面不易附着鳞屑，故极易与早期白癜风混淆。

## （六）治疗

白癜风的治疗主要包括药物治疗、光疗、激光治疗和外科治疗。对于皮肤颜色较浅的患者，可不进行任何干预，注意防晒是最好的方法，以避免周围正常皮肤变得更黑，使损害更明显。当需要治疗时，局部类固醇激素、局部钙调神经磷酸酶抑制剂和窄带紫外线（NB-UVB）光疗是治疗的主要手段。目前没有单一的治疗方法能在所有患者身上产生预期的良好效果，并且患者对治疗的反应不同，因此必须采用个体化治疗，同时注意治疗相关风险。

**1. 光疗**　在大多数早期或局部疾病患者中，光疗法可诱导比较满意的色素沉着，至少 6 个月的治疗才能准确评估光疗的疗效。应该注意的是，光疗法会使病变周围的正常皮肤晒黑，从而使病变更加明显。

（1）窄波紫外线（NB-UVB）　已成为成人和儿童泛发性白癜风的首选光疗法。通常使用 311～312nm 波长的光线，治疗频率为每周 2～3 次。这种治疗可以安全地用于儿童、孕妇和哺乳期妇女，NB-UVB 的短期副作用包括灼伤、瘙痒和干燥。

（2）补骨脂素光化学疗法（PUVA）　使用补骨脂素加紫外线 A，补骨脂素可以局部应用或口服，然后暴露在人工紫外线或自然阳光下。副作用包括光毒性效应、恶心和皮肤癌风险。PUVA 在很大程度上被高效且副作用较少的 NB-UVB 所取代。研究显示，与 PUVA 治疗相比，NB-UVB 治疗的总体疗效更好，治疗时间更短，无药物费用，无恶心感及无需后续光保护。

**2. 激光疗法**　采用准分子激光技术，使用波长为 308nm 的单色射线，安全且耐受性良好，是一项是治疗白癜风的有效新疗法，可用于治疗有限、稳定的白癜风斑块。但是，此种治法费用较大，需每周两次治疗白癜风的局部病变，平均治疗 24～48 次。

准分子激光已与局部外用他克莫司和短期全身性皮质类固醇激素结合使用，以治疗节段性白癜风。在疾病的早期阶段使用准分子激光治疗节段性白癜风具有更好的色素沉着反应。另外，将凯尔琳4%软膏与308nm的单色准分子光（MEL）结合使用，疗效更好。

**3. 局部疗法**

（1）类固醇激素　局部使用皮质类固醇激素制剂是局部白癜风的一线治疗方法，因为它对患者而言既简单又方便，特别是在患有局部白癜风和/或白癜风炎症成分的患者中。根据治疗区域的不同，可以使用中等强度的局部类固醇激素治疗几个月，然后根据反应情况逐渐减少用量，同时应密切监测患者发生类固醇萎缩的可能。

（2）钙调神经磷酸酶抑制剂　他克莫司软膏（0.03%或0.1%）和吡美莫司乳膏是治疗白癜风的有效药物，尤其是当疾病涉及头部和颈部时，可以与局部类固醇激素结合使用。用局部钙调神经磷酸酶抑制剂联合激光疗法或 NB-UVB 可增加治疗效果。

（3）维生素 D 类似物　维生素 D 类似物特别是钙泊三醇和他卡西醇已被用作白癜风的局部治疗剂。针对局部免疫反应，主要机制是通过抑制 T 细胞的转变（早期至晚期 G1 期）和抑制编码肿瘤坏死因子-α（TNF-α）和干扰素 γ（IFN-γ）的各种促炎细胞因子的表达来实现。这些维生素 $D_3$ 化合物除了通过由特定配体受体（如内皮素受体和 c-kit）激活的途径上调黑素生成外，还影响黑素细胞的成熟和分化。一些研究发现，在 NB-UVB、PUVA 或局部类固醇激素的联合治疗中添加钙泊三醇改善了色素沉着。虽然钙泊三醇在白癜风治疗中的作用仍不完全清楚，但它可作为补充疗法。

**4. 紫杉醇**　一种治疗白癜风的新兴药物，是一种长效的 α-黑素细胞刺激素（α-msh）的合成类似物。紫杉醇结合黑皮质素-1 受体并刺激黑素细胞增殖和黑色素生成。治疗的前提是白癜风患者在黑皮质素系统中存在缺陷，表现为体循环和皮肤损伤中 α-MSH 水平降低。研究表明，紫杉醇皮下用药 7~10 天，当与 NB-UVB 联合使用时与单独使用 NB-UVB 相比，面部和上肢损伤部位的色素沉着产生更快，不良反应包括正常皮肤色素沉着、恶心和腹痛。

**5. Janus 激酶（JAK）抑制剂**　口服托法替尼和其他 JAK 抑制剂彻底改变了白癜风的治疗方法。JAK 抑制剂通常与其他治疗方式结合使用。其他靶向免疫疗法也正在作为治疗的一种新选择。2019 年的一项前瞻性的随机、双盲、安慰剂对照试验中，局部使用鲁索替尼的白癜风患者在治疗 24 周后出现的色素沉着持续增加至 1 年，虽还需进一步研究，但是局部 JAK 抑制剂疗法可能为白癜风治疗提供希望。

**6. 脱色素疗法**　如果患者为普遍性白癜风，并且尝试重新色素沉着不能产生令人满意的结果，可以慎重尝试脱色素疗法。

**7. 外科治疗**　由于外科治疗费时，仅限于小范围的局限性白癜风。适应证如下：①节段性白癜。②白癜风局限于小范围。③白癜风在不太容易色素沉着的区域（例如指背、脚踝、前额、发际线）。④病变必须稳定，也就是说白癜风没有积极进展。表明稳定性的最重要因素如下：至少 2 年没有病变的进展或增长；自发的色素沉着（表明黑素细胞没有被主动破坏，表明相对不活跃）；一个阳性的微移植试验揭示了 4~5 个微移植的色素沉着，没有新的色素沉着，包括微移植试验的供体部位。这是迄今为止最准确的白癜风稳定性的证据，修复色素沉着的五种基本手术方法如下。

（1）非培养的表皮悬浮液 去除无色表皮后，将先前正常着色供体皮肤经胰蛋白酶消化制备的具有黑素细胞和角质形成细胞的表皮悬浮液铺展到裸露的区域，并立即用非黏性敷料覆盖。研究表明，有71%的患者获得了超过75%的色素沉着，尤其是在节段性白癜风中。但可能存在颜色不匹配的问题，普遍性白癜风不适合此方法。

（2）薄的表皮移植物 通过表皮磨削术去除脱色素的表皮，包括乳头状真皮，并且将用皮刀收获的非常薄的表皮移植到裸露的皮肤上。

（3）抽吸表皮移植物 表皮移植物可通过真空抽吸获得，通常为150mmHg。可以在移植前24小时通过抽吸、冷冻或皮肤磨皮的方式制备受体部位。去除已脱色的皮肤表面水泡，将表皮供体移植物放置在白斑区域。

（4）打孔微移植 将小的供体移植物插入受体部位的切口中，用压力敷料固定，移植物易于愈合，并在4~6周内开始出现色素沉着。

（5）黑素细胞培养的表皮或培养的黑素细胞悬液 使用液氮、表面皮肤磨削术、热外科手术或二氧化碳激光去除脱色皮肤，将非常薄的培养表皮移植到裸露的表面上，或者将悬浮液涂到裸露的表面上。

**8. 中医治疗**

（1）脾胃虚弱证

临床表现：皮损表现为白斑颜色萎黄，好发于面部及口唇，小儿多见，病情发展比较缓慢。伴有纳食减少，脘腹胀满、身倦乏力、面色萎黄。舌质淡、苔白，脉象虚弱。

治法：补脾益胃、养血祛风。

方药：补中祛白汤加减。药用党参、黄芪、白术、茯苓、山药、当归、丹参、赤芍、防风、蒺藜、砂仁、白扁豆。

加减：食积内停者，加焦山楂、炒莱菔子消积导滞；阴火内生者，加黄柏、生地黄清泻阴火。

（2）气滞血瘀证

临床表现：皮损多为不对称性白斑，边界清楚，多发于外伤或其他皮肤损伤后，白斑色偏暗，可有轻微疼痛感。斑内毛发变白，病情进展缓慢，疗效缓慢，可伴有面色发黯。舌质紫暗或有瘀斑，舌下静脉迂曲，苔薄，脉细涩。

治法：活血化瘀，祛风通络。

方药：通窍活血汤加减。药用红花、桃仁、赤芍、白芍、麝香、刘寄奴、丹参、紫草、威灵仙、川芎、葱白、生姜等。

加减：胸胁疼痛者，加柴胡、香附疏肝理气止痛；心烦易怒者，加淡竹叶、黄连清心泻火。

（3）肝肾阴虚证

临床表现：病程较长，皮损境界清楚，白斑局限或泛发，毛发变白，皮肤干燥，可伴头晕耳鸣，腰膝酸软。舌淡红少苔，脉细弱。

治法：滋补肝肾、养血祛风。

方药：补肝益肾丸加减。药用首乌藤、补骨脂、黑芝麻、女贞子、墨旱莲、覆盆子、生地黄、熟地黄、枸杞子、淫羊藿、仙茅、蒺藜等。

加减：伴有腰酸腰困者，加杜仲、菟丝子补肝肾、强筋骨。

（4）风湿蕴肤证

临床表现：皮损表现为白斑粉红，边界清楚，多见于面部及外露部位，可单发或多发。一般发病比较急，皮损发展较快，皮肤变白前常有瘙痒感。伴有头重、肢体困倦，口渴不欲饮。舌质红，苔白或黄腻，脉浮滑。

治法：清热利湿，活血散风。

方药：疏风利湿汤加减。药用蒺藜、浮萍、何首乌、赤白芍、秦艽、防风、冬瓜皮、茯苓、苍术、苍耳子、龙胆草、地肤子等。

加减：伴有湿疹瘙痒者，加苦参、车前子清热利湿止痒。

**10. 中西医结合治疗思路和方法**　白癜风的发病机制复杂，单一治疗方法无法彻底治愈，对白斑本身进行西医外部治疗效果较好，同时中医调理机体的内环境（白癜风的致病因素），调节机体内分泌和免疫状态，改善脏腑功能，促进黑色素细胞生存环境改善，巩固疗效，防止复发。

## （七）预后

白癜风的预后与心理和社会因素有很大的关系。由于白癜风会影响人的外表，因此会产生各种相关的心理和社会影响。据报道，白癜风患者的抑郁和社交焦虑程度较高。患者也可能会有自卑、社交污名化、羞耻、避免亲密感、适应障碍、恐惧、自杀意念和其他精神疾病。具体而言，可见性白癜风病变比不可见性病变更容易引起情绪困扰和污名化。与幼儿相比，青少年比幼儿可能存在更低的生活质量、更大的心理和情绪困扰。

（杨琬芳）

# 第六节　胃肠免疫病

胃肠免疫病是一类多种病因引起的、由免疫异常介导的肠道慢性、复发性炎症，有终身复发倾向。慢性溃疡性结肠炎和克罗恩病是胃肠免疫病的主要类型。

## 一、慢性溃疡性结肠炎

### （一）概述

慢性溃疡性结肠炎简称溃疡性结肠炎（ulcerative colitis，UC）是一种自身免疫性疾病，病变多发生在直肠和结肠的黏膜及黏膜下层，呈弥漫性、连续性的炎症改变。本病以腹泻、腹痛、黏液脓血便为主要临床表现，可伴皮肤、关节、眼等肠外表现，具有起病缓慢、反复发作、迁延不愈等特点，病程多在 6 周以上，10 年病程患者的癌变率为 0.8%。

中医学归属于"痢疾""泄泻""腹痛"和"便血"等病证范畴。

## (二) 西医病因病理

**1. 病因及发病机制** 目前认为 UC 是在基因多态性和异质性的遗传背景下,经感染与精神神经等因素的刺激,启动肠道免疫系统,并使其免疫反应过度亢进而致肠道黏膜屏障遭到破坏,在肠道菌群的参与下,致病菌及其代谢产物侵入肠黏膜上皮,引起肠道局部免疫紊乱并形成溃疡。

(1) 免疫因素 UC 患者存在体液免疫、细胞免疫等多种免疫功能障碍。现代研究表明,自身抗体、肿瘤坏死因子、白细胞介素等均在 UC 发展过程中起到重要作用,通过破坏肠道免疫稳态,引起肠道炎症的发生、肠道黏膜损伤并长期存在。

(2) 感染因素 某些致病菌及微生物可引起肠道炎症反应,如梭状芽孢菌、类杆菌等在 UC 患者肠道中检出率高于健康人群。

(3) 心理因素 焦虑、消极等不良心理及内向、敏感的人格特征可以引起和加重肠道炎症,是引发 UC 的危险因素之一。

(4) 遗传因素 UC 患者具有种族差异性和家族聚集性。

**2. 病理** 病变部位以大肠黏膜及黏膜下层为主,从直肠、乙状结肠逆行向近段发展,严重时可累及全结肠及末端回肠。镜下肠黏膜弥漫性出血及广泛水肿,黏膜及黏膜下层有淋巴细胞、嗜酸及中性粒细胞和浆细胞浸润。肠腺底部的隐窝脓肿可破溃融合,出现不规则的、糜烂、连续、弥漫性分布着的纵向表浅溃疡,黏膜面呈弥漫性细颗粒状,脆性增加,触之易出血,表面偶见薄白苔覆盖。病情进展后,上述溃疡可沿结肠纵轴发展而面积不断增大,但一般仅扩展至黏膜与黏膜下层,很少深达肌层,因而并发溃疡穿孔、瘘管形成或结肠周围脓肿者并不多见。少数病情较重或暴发型患者病变可累及全结肠,发生中毒性巨结肠。若溃疡扩大深达肌层及浆膜层,可发生溃疡穿孔、腹膜炎、结肠或直肠周围脓肿、瘘管形成等。病程中晚期可见大量肉芽组织增生,出现假性息肉,结肠变形缩短,肠腔变窄,少数可癌变。

## (三) 中医病因病机

**1. 饮食不节** 平素喜食生冷、不洁之物,损伤脾阳;或过食辛辣炙煿、膏粱厚味,助生湿热;或过饥过饱,饥饱无常,致脾胃虚弱,正气不足而发病。

**2. 情志不调** 情志不畅或恼怒郁闷则肝失疏泄,疏泄不利则清浊不分,二便不调而成泄泻;忧思伤脾则脾失运化,加以湿邪阻滞则发为泄泻。

**3. 脾胃虚弱** 脾胃先天不足或久病致虚,脾气不足则升举力量不足;饮食不节日久则伤脾,脾虚不能转化水谷精微而生湿,湿邪黏滞趋下;此二者共同作用则导致泄泻。

**4. 肾阳虚衰** 年老或久病之人则肾阳衰败,不能温煦脾土,脾胃失于运化引发泄泻。

本病之发生常因素体脾胃虚弱,或先天禀赋不足,或情志失调、饮食不节、感受外邪等，导致气机紊乱，脏腑功能失常，湿热内蕴，久而由脾及肾，气滞血瘀，寒热错杂。病初与脾、胃、肠有关，后期涉及肾。故本病是以脾胃虚弱为本，以痰湿停滞、湿热蕴结、瘀血阻滞为标的本虚标实证。

### （四）临床表现

**1. 症状** ①以腹泻、黏液脓血便为主症。炎症导致肠黏膜对水钠吸收障碍及结肠运动功能失则导致腹泻，炎症渗出、黏膜糜烂及溃疡则引起黏液脓血便。病变累及直肠可有里急后重感。②腹痛。本病常见轻、中度腹痛，以左下腹或下腹痉挛性疼痛为主，有腹痛 – 便意 – 便后痛减的规律。并发中毒性巨结肠或炎症波及腹膜的患者则为持续性剧烈腹痛。③肠外表现。如口腔溃疡、结节性红斑、坏疽性脓皮病、外周关节炎、脊柱关节炎、虹膜炎、巩膜炎、葡萄膜炎、脂肪肝、原发性硬化性胆管炎、胆石症等。④全身表现。以低中度发热为主，同时可见消瘦、贫血、衰弱、低蛋白血症、水与电解质平衡紊乱等。

**2. 体征** 轻者左下腹有轻压痛，偶可触及痉挛的降结肠或乙状结肠；重者及急性暴发者可见明显压痛和鼓肠；中毒性巨结肠则表现出腹肌紧张、反跳痛、肠鸣音减弱。急性期有低度或中度发热，重者可有高热及心动过速。

**3. 并发症**

（1）**中毒性巨结肠** 即中毒性结肠扩张，多发生于暴发型或重症病人，预后较差。常因低钾、钡灌肠、使用抗胆碱药或鸦片酊诱发。多发生在横结肠或全结肠，病变广泛严重，累及肌层与肌间神经丛。病情急剧恶化，毒血症明显，脱水、电解质紊乱、鼓肠、腹部压痛、肠鸣音减少或消失、血常规白细胞计数中度升高，可引起急性穿孔。

（2）**其他并发症** 结、直肠癌变在我国的发生率为 0.1% ~ 1.1%，在国外可达 5% ~ 10%，多见于广泛性结肠炎，幼年发病，病程漫长者。肠大出血发生率约 3%。其余并发症包括结肠穿孔、肠梗阻、瘘管形成、肛门周围脓肿及假息肉等。

### （五）实验室及其他检查

**1. 血液检查** 可见由慢性失血引起的轻、中度贫血，其中缺铁性贫血最常见。重者白细胞计数增高及红细胞沉降率轻、中度增高。严重时血清白蛋白及钠、钾、氯降低。缓解期如有血清 α2 球蛋白增加，γ 球蛋白降低提示病情可能加重且预后不良。

**2. 粪便检查** 肉眼检查常见血、脓和黏液，涂片镜检可见红细胞、白细胞和脓细胞。反复培养（连续 3 次以上）各类病原体均阴性，包括：常规致病菌培养（痢疾杆菌、沙门菌、空肠弯曲菌、艰难梭状芽孢杆菌、耶尔森杆菌、真菌等）；溶组织阿米巴滋养体及包囊；粪便集卵和孵化排除血吸虫。

**3. 纤维结肠镜检查** 是诊断与鉴别诊断的重要方法之一，可帮助确定病变范围。病变多从直肠开始，呈连续性、弥漫性分布，表现：①黏膜血管纹理模糊、紊乱，黏膜充血、水肿、质脆、出血、脓性分泌物附着，亦常见黏膜粗糙，呈细颗粒状。②病变明显处可见弥漫性、多发糜烂或溃疡。③缓解期或慢性病变者可见结肠袋囊变浅、变钝或消失、假息肉及桥形黏膜等。

**4. 钡剂灌肠检查**　主要改变为：①黏膜粗乱和（或）颗粒样改变。②肠管边缘呈毛刺样或锯齿状，肠壁有多发性小充盈缺损。③肠管短缩，袋囊消失呈铅管样。重型或暴发型病例一般不宜做此检查，以免加重病情或诱发中毒性巨结肠。

**5. 黏膜组织学检查有活动期和缓解期的不同表现**

（1）**活动期**　①固有膜内有弥漫性、慢性炎症细胞及中性粒细胞、嗜酸性粒细胞浸润。②隐窝有急性炎症细胞浸润，尤其是上皮细胞间有中性粒细胞浸润及隐窝炎，甚至形成隐窝脓肿，可有脓肿溃入固有膜。③隐窝上皮增生，杯状细胞减少。④可见黏膜表层糜烂、溃疡形成和肉芽组织增生。

（2）**缓解期**　①慢性炎症细胞减少，中性粒细胞消失。②隐窝形态、大小不规则，排列紊乱。③黏膜肌层与腺上皮间隙增大。④潘氏细胞化生。

**6. 免疫学检查**　IgG、IgM 活动期可增加，T 淋巴细胞与 B 淋巴细胞比率降低，血清总补体活性（CH50）增高，近年发现 P-NACA、ASCA 为相对特异性抗体，有助于诊断。

## （六）诊断与鉴别诊断

**1. 诊断**　在排除细菌性痢疾、肠结核、阿米巴痢疾、慢性血吸虫病及缺血性结肠炎等的基础上，结合典型的临床表现，具备上述结肠镜检查重要改变中至少 1 项及黏膜组织学所见可以确诊。

**2. 鉴别诊断**

（1）**感染性肠道疾病**　慢性细菌性痢疾、阿米巴肠炎、血吸虫病等，粪便检查、结肠镜检查或黏膜组织活检可鉴别。

（2）**克罗恩病**　同属炎症性肠病，为一种慢性肉芽肿性炎症，临床主要表现为腹痛、腹泻、瘘管、肛门病变和不同程度的全身症状。克罗恩病的腹泻一般无肉眼血便，多见偏心性肠腔狭窄及瘘管形成；病变主要在回肠末段和邻近结肠，且呈节段性、非对称性分布。

（3）**缺血性结肠炎**　缺血性结肠炎是由于局部肠壁供血减少或缺如而引起的急、慢性肠道病变，多发生于老年人；临床表现与 UC 相似但便中无黏液，少见贫血；结肠镜检查多为单一肠段受累，直肠受累少见，溃疡小而表浅，治疗 2 周后可恢复正常。

（4）**直肠结肠癌**　发生于直肠之癌肿，多见于中年之后。肛门指检可触及包块，纤维结肠镜检、X 线钡剂灌肠检查对鉴别诊断有价值，活检可确诊。

## （七）治疗

治疗目的是控制急性发作，维持缓解，减少复发，防治并发症。中西药合用能提高疗效，并减轻西药的副作用。中医以辨证论治为主，中医外治法能迅速控制症状。掌握好分级、分期、分段治疗的原则，注意预防疾病并发症，以便确定治疗终点及选择内外科治疗方法。

**1. 西医治疗**

（1）一般治疗　从患者饮食、营养和休息入手，处于活动期患者应充分休息，饮食结构应加以调整，发病期给予流食，病情好转后改为富营养，严重者应禁食，并予完全肠外营养。

（2）药物治疗

1）5-氨基水杨酸制剂：常用药有柳氮磺吡啶。该药口服到达结肠后在细菌分解作用下产生5-氨基水杨酸（5-ASA）和磺胺吡啶、5-ASA发挥主要治疗作用，通过干扰花生四烯酸代谢、抑制白三烯与前列腺素合成发挥抗炎作用，为治疗轻、中度UC的主要药物，活动期3~4g/d，维持期2g/d。该药物的不良反应较多，如肝肾损害、抑制造血系统等。5-ASA新型制剂美沙拉嗪、奥沙拉嗪等可以直接到达远端回肠和结肠释放发挥作用，既可以抑制引起炎症的前列腺素的合成和炎性介质白三烯的形成，又大大地降低了不良反应。

2）糖皮质激素（GCS）：主要适用于氨基水杨酸制剂效果差的轻、中型患者，更适用于重型活动期及急性暴发型患者。如泼尼松0.5~0.75mg/kg，严重时可用至1mg/kg。GCS对控制中、重度活动期UC疗效显著，缓解后应减量并在8~12周停药，重症或暴发性UC应静脉给药以迅速控制病情。GCS无维持效果，长期应用陡增不良反应。新型GCS制剂，如布地奈德、二丙酸倍氯米松、巯基可的松异戊酸酯等，抗炎作用强而全身不良反应少。

3）免疫抑制剂：主要用于糖皮质激素治疗效果差或者对激素依赖的患者，可以减少激素的用量。通过不同机制抑制T淋巴细胞激活与增殖，降低细胞毒性T细胞的作用，从而抑制免疫反应性炎症。硫唑嘌呤起始剂量为1.5~2.5mg/kg；甲氨蝶呤能使65%的慢性难治性UC患者获得临床缓解，但停药后87%的患者复发，因此缓解期维持治疗应长期使用；环孢素A在重症UC的治疗中取得了很好的效果，主要用于对激素治疗无效的重症UD患者，以使其度过危险期；其他免疫抑制剂包括环磷酰胺、他克莫司等。

（3）手术治疗　绝对指征：穿孔、大出血、明确或高度怀疑癌肿及组织学检查发现重度异型增生或肿块性损害、轻中度异型增生。相对指征：重度UC伴中毒性巨结肠，静脉用药无效者；内科治疗后症状顽固、体能下降、对类固醇激素耐药或依赖者；UC合并坏疽性脓皮病、溶血性贫血等肠外并发症者。

**2. 中医治疗**

（1）湿热内蕴证

临床表现：大便急迫，黏液脓血便，腹痛，里急后重，肛门灼热，溲短赤，烦热口苦，口干呕吐。舌红苔黄腻，脉滑数。

治法：清热化湿，调气行血。

方药：芍药汤加味。药用炒芍药、当归、黄芩、黄连、大黄炭、槟榔、木香、肉桂、炙甘草。

加减：大便脓血较多者，加紫珠、地榆、牡丹皮凉血止血；大便白冻、黏液较多者，加苍术、薏苡仁健脾燥湿；热毒重，可加马齿苋、败酱草；腹痛、里急后重明显，可加乌药、木香、槟榔理气止痛。

（2）脾虚湿阻证

临床表现：大便溏薄或呈水样，迁延反复，粪便带有少量黏液或脓血，食欲不振，食后腹胀，肢体倦怠，神疲懒言。舌质淡胖或边有齿痕，苔薄白，脉细弱或濡缓。

治法：健脾渗湿。

方药：参苓白术散加减。药用党参、茯苓、炒白术、山药、炒薏苡仁、砂仁（后下）、白扁豆、陈皮、黄连、炙甘草。

加减：久泻不止，中气下陷者，可合用补中益气汤；便中伴有脓血者，加败酱草、黄连、广木香；黏液多者，加法半夏、苍术、薏苡仁；大便夹不消化食物者，加神曲、枳实消食导滞；脾虚偏寒，宜加炮姜、附子。

（3）脾肾阳虚证

临床表现：久病不愈，便质清稀或完谷不化，腹痛隐隐，畏寒喜暖喜按，腰膝酸软，食少腹胀，形寒肢冷，少气懒言。舌质淡胖或有齿痕，苔白润，脉沉细。

治法：温肾健脾。

方药：理中汤合四神丸加减。药用党参、干姜、白术、炙甘草、肉豆蔻、补骨脂、五味子、吴茱萸、生姜、大枣。

加减：寒甚者，可加附子，增强温扶脾阳之功；脾虚气陷者，可加黄芪、升麻益气升阳；小腹胀满者，加乌药、小茴香、枳实理气除满；滑溏不止者，加赤石脂、扁豆、山药、诃子等涩肠收敛。

（4）肝郁脾虚证

临床表现：多由紧张、郁怒等情绪波动诱发，突发腹痛肠鸣，急需排便，便质稀溏或有少许黏液便，泻后腹痛缓解，平素胸胁胀痛，喜叹息，食少，嗳气频频，神疲懒言。舌淡苔白，脉弦细。

治法：疏肝健脾。

方药：痛泻要方合四逆散加减。药用陈皮、白术、白芍、防风、柴胡、枳壳、炙甘草。

加减：兼湿热者，加白头翁、黄连、马齿苋；肝郁气滞，胸胁脘腹胀痛者，加柴胡、枳壳、香附；矢气频繁者，加枳实、槟榔理气导滞；兼瘀滞者，加蒲黄、丹参；精神倦怠疲乏者，加党参、茯苓、炒扁豆健脾化湿；若久泻不止，可加乌梅、诃子等酸收之品。

（5）瘀阻肠络证

临床表现：腹部胀痛，痛有定处，腹泻，泻下不爽，便脓血，血色紫暗或夹血块，胸胁胀满，腹内包块，面色晦暗，肌肤甲错。舌紫暗或有瘀点，脉弦涩。

治法：化瘀通络。

方药：少腹逐瘀汤加减。药用蒲黄、没药、小茴香、肉桂、五灵脂、当归、赤芍、乌药、延胡索、红花。

加减：腹满胀甚者，加枳实厚朴行气除胀；腹痛甚者，加三七粉、白芍化瘀止痛；兼湿热者，加白头翁、黄连、马齿苋；兼脾虚湿困者，加党参、苍术、厚朴；兼肝郁气滞者，加柴胡、香附、郁金。

（6）寒热错杂证

临床表现：腹痛冷痛，喜温喜按，下痢稀薄，夹有黏冻，肛门灼热，四肢不温，腹部有灼热感。舌红苔薄黄，脉沉细。

治法：温中补虚，清热化湿。

方药：乌梅丸加减。药用乌梅、黄连、黄柏、桂枝、细辛、干姜、党参、当归、制附子。

加减：大便伴脓血者，去川椒、细辛，加秦皮、地榆；腹痛甚者，加徐长卿、延胡索。

（7）热毒炽盛证

临床表现：发病急骤，暴下黏液脓血便，腹部剧痛伴腹胀，发热，口渴，小便黄赤。舌红绛苔黄腻，脉滑数。

治法：清热解毒。

方药：白头翁汤加减。药用白头翁、黄柏、黄连、秦皮。

加减：大便脓血较多者，加紫珠、地榆、牡丹皮凉血止血；大便白冻、黏液较多者，加苍术、薏苡仁健脾燥湿；热毒重，可加马齿苋、败酱草；腹痛、里急后重明显，加乌药、木香、槟榔理气止痛。

## （八）预后

大部分 UC 患者经治疗后仍易反复发作，轻度及长期缓解者预后较好，慢性持续活动或反复发作频繁者预后不良。

## 二、克罗恩病

### （一）概述

克罗恩病（Crohn's disease，CD）是一种原因未明的以末段回肠和邻近结肠为主要病变部位的胃肠道慢性炎性肉芽肿性疾病，呈不连续性及节段性，以跳跃性损伤和透壁炎症为特征，可累及从口腔到肛门的整个胃肠道。临床表现以腹痛、腹泻、体重减轻等症状为主，常有瘘管、肠梗阻等并发症，可伴有发热、贫血等全身表现及关节、皮肤等的肠外损害。

中医学归属于"腹痛""泄泻""积聚""肠痈"等范畴。

### （二）西医病因病理

**1. 病因及发病机制**

（1）遗传因素　研究发现 CD 具有家族聚集性，易累及妇女，且单卵双胎同时患

CD 的概率高于双卵双胎。

（2）环境因素　环境污染、"三高一少"饮食结构（高脂肪酸、高胆固醇、高蛋白、少蔬菜水果）、吸烟、维生素 D 缺乏、流行性腮腺炎病史、口服避孕药、季节变化等均可增加 CD 的发病风险。

（3）感染因素　有研究认为 CD 病灶常多发生于细菌接触最多的部位，特别是菌群失调，经细菌及其毒素产物等反复作用下，释放一系列细胞因子，引起肠黏膜通透性增加，使肠黏膜持续性炎症和组织损伤。

（4）免疫因素　部分学者认为，CD 是由 Th1 和 Th17 细胞共同启动的，二者分泌的促炎细胞因子及抗炎因子能诱导和放大炎性反应，从而参与自身免疫的发生发展；而 Treg 细胞有重要的抑制自身免疫和调节免疫维持自身耐受的作用，对 Th1、Th2、Th17 等细胞的免疫反应均具有抑制作用，Th17/Treg、Th1/Treg 反应失衡、Treg 细胞数量减少等则导致免疫失耐受，引起肠道免疫功能紊乱。

**2. 病理**

（1）病变分布　CD 可以累及全消化道的任何部位，以末段回肠和邻近结肠最常见，其病变呈节段性，溃疡之间相距数厘米，由正常黏膜相隔。

（2）形态学表现　CD 最早、最明显的损害是"阿弗他"溃疡（细小而边界清楚的黏膜溃疡）或鹅口疮样溃疡，常呈多灶性、节段性分布，并逐渐发展而融合成大片溃疡，溃疡呈裂隙状、匍行状，将肠黏膜分割，呈鹅卵石样外观。CD 的溃疡亦可深及固有肌层，甚则形成瘘管或窦道，进而形成"脂肪外套"。CD 的病变可累及肠壁全层，发展为肠壁弥漫性增厚变硬，呈铅管样或水管样肠腔狭窄，狭窄长度可从数厘米至 10cm。

（3）组织学表现　病变范围呈跳跃性，炎症深度呈全壁炎症，有结节病样肉芽肿，多为穿壁溃疡，隐窝脓肿范围小，少见杆状细胞减少，多见淋巴聚积，主要包括结节病样肉芽肿、裂隙溃疡形成和肠壁各层炎症病变。

1）结节病样肉芽肿：即非干酪样结核样肉芽肿，肉芽肿是 CD 的早期改变，直肠或肛门常是最早发现 CD 病变的部位。

2）裂隙溃疡：可见于约 30% 的 CD 病患者，呈缝隙状或分支状，深达黏膜下层甚至深肌层，是 CD 发生穿孔和瘘管的病理基础。

3）肠壁各层炎症病变：是 CD 普遍的组织学改变。CD 早期可引起局部组织坏死和溃疡形成。受累肠壁表现为水肿、淋巴管扩张、淋巴组织增生和纤维组织增生，以黏膜下层和浆膜层更明显。中性粒细胞则易浸润隐窝，常导致隐窝炎和隐窝脓肿，是活动性病变的标志。

## （三）中医病因病机

**1. 先天不足**　先天不足则五脏六腑之功能较常人虚弱，易感受外邪，正邪交争，正气不足，则无力驱邪外出而发病。

**2. 饮食不节**　肥甘厚腻、生冷寒凉之物，易伤脾胃，脾胃功能受损，气血津液运行不畅，则化热生湿，湿热下行肠腑，灼伤经脉，则为黏液脓血便；阻滞气血，则腹部隐痛或胀痛，甚至绞痛。

**3. 感受外邪** 寒邪、湿邪为阴邪，阴邪易袭阳位，寒湿犯脾，易损脾阳，脾阳虚则湿邪困之，脾胃运化失常。

**4. 情志失调** 忧思过度则伤脾，恼怒不宣则伤肝，脾虚湿生，木郁克土，故可见腹痛，泻后痛止之症。

本病多因外感时邪、饮食不节、情志失调、素体虚弱等导致脾胃运化失调，湿邪内阻。本病病位在肠，与脾胃有关。湿热相搏，瘀毒内蕴。本病以脾胃虚弱为本，气滞、血瘀、湿热浊毒等为标，绵延日久，而成虚实夹杂之证。

### （四）临床表现

CD 起病缓慢，病程较长，活动期与缓解期交替出现。

**1. 症状**

（1）消化系统 ①腹痛。右下腹或脐周隐痛，阵发性加重，反复发作，常于进餐后加重、排便或排气后缓解。部分或完全性肠梗阻亦可引起腹痛，同时伴有肠梗阻症状。持续性腹痛和明显压痛提示炎症波及腹膜或腹腔内脓肿形成。腹肌紧张和全腹剧痛，可能是由病变肠段急性穿孔引起。②腹泻。多数 CD 患者每日大便 2~6 次，水样便或糊状，一般无脓血和黏液。当病变涉及下段结肠或肛门直肠时，可出现黏液血便及里急后重。

（2）全身表现 CD 患者常伴有发热，以间歇性低热或中度发热为主。其次有体重减轻、食欲不振、疲劳、贫血等全身表现，青少年患者可见生长发育迟缓。

（3）肠外表现 与 UC 相似，可出现口腔黏膜溃疡、皮肤结节性红斑、关节炎、眼病、原发性硬化性胆管炎、胆石症等。

**2. 体征**

（1）腹部包块 多见于右下腹与脐周，由于肠壁增厚、肠粘连、肠系膜淋巴结肿大、局部脓肿或内瘘形成所致，固定的腹块多已有内瘘形成，或提示有粘连。

（2）瘘管形成 常作为与 UC 的鉴别依据，多因肠壁全层至肠外组织或器官被透壁性炎性病变穿透而成。瘘分内瘘和外瘘，肠段之间内瘘形成可致腹泻加重及营养不良。肠瘘通向的组织与器官因粪便污染可致继发性感染。

（3）肛门直肠周围病变 可见肛门直肠周围瘘管、脓肿形成及肛裂等，有时这些病变是 CD 的首发或突出的临床表现。

**3. 并发症**

（1）肠梗阻 是 CD 最常见的并发症，肠壁因纤维组织增生而变厚、僵硬，可致单发或多发肠道狭窄，引起肠梗阻。

（2）其他 可见腹腔内脓肿、中毒性巨结肠、急性穿孔、大量便血、癌变等并发症。

### （五）实验室及其他检查

**1. 实验室检查** 白细胞增高、血沉增快可见于活动期；贫血常见；粪便潜血试验常呈阳性。免疫学检查中抗酿酒酵母抗体（anti-saccharomyces cerevisiae antibody，AS-CA）阳性或抗中性粒细胞胞浆抗体（anti-neutrophil cytoplasmic antibody，ANCA）阳性，但不作为 CD 的常规检查。

**2. 影像学检查**

（1）CT 或 MR 检查　活动期 CD 典型的 CT 表现为肠壁明显增厚（>4mm）；肠黏膜明显强化伴有肠壁分层改变，黏膜内环和浆膜外环明显强化，呈"靶征"或"双晕征"；肠系膜血管增多、扩张、扭曲，呈"木梳征"；相应系膜脂肪密度增高、模糊；肠系膜淋巴结肿大等。

（2）胃肠钡剂造影　X 线所见为多发性、跳跃性病变，病变处见裂隙状溃疡、卵石样改变、假息肉、肠腔狭窄、僵硬，可见瘘管。

（3）超声　主要表现为肠壁增厚；受累肠管僵硬，结肠袋消失；内瘘、窦道、脓肿和肠腔狭窄及炎性息肉、肠系膜淋巴结肿大等。

**3. 内镜检查**

（1）结肠镜检查　是 CD 诊断的常规首选检查，应进行全结肠及回肠末段检查。内镜下的 CD 病变多为节段性分布的纵行溃疡，溃疡周围黏膜呈鹅卵石征、肠壁增厚伴不同程度狭窄、团簇样息肉增生等。少见直肠受累和（或）瘘管开口、环周及连续的病变。诊断时须与影像学检查相互配合。

（2）小肠胶囊内镜检查（SBCE）　对发现小肠黏膜异常较为敏感，主要适用于疑诊 CD 但结肠镜及小肠放射影像学检查阴性者，其阳性结果需进一步检查证实。

（3）气囊辅助小肠镜检查（BAE）　该检查可在直视下观察病变、取活检和进行内镜下治疗，但为侵入性检查，有一定并发症的风险。主要适用于需确认及鉴别小肠病变患者。

**4. 黏膜组织学检查**　可见节段性或者局灶性病变、纵行线性溃疡、结节病样肉芽肿等特征。局灶性的慢性炎症、局灶性隐窝结构异常和非干酪样肉芽肿是公认最重要的在结肠内镜活检标本上诊断 CD 的光学显微镜下特点。

## （六）诊断与鉴别诊断

**1. 诊断**　CD 缺乏诊断的金标准，诊断需要在排除其他肠道感染性或非感染性炎症疾病及肠道肿瘤的基础上，结合临床表现、实验室检查、内镜检查、影像学检查和病理组织学检查进行综合分析，符合 CD 诊断要点即可确诊。

诊断要点：①具备临床表现者可临床疑诊，安排进一步检查。②同时具备上述结肠镜或小肠镜（病变局限在小肠者）特征及影像学（CT 或 MR，无条件者采用小肠钡剂造影）特征者，可临床拟诊。③如再加上活检提示 CD 的特征性改变且能排除肠结核，可做出临床诊断。④如有手术切除标本（包括切除肠段及病变附近淋巴结），可根据标准做出病理确诊。⑤对无病理确诊的初诊病例，随访 6~12 个月以上，根据对治疗的反应及病情变化判断，符合 CD 自然病程者，可做出临床确诊。如与肠结核混淆不清但倾向于肠结核者，应按肠结核进行诊断性治疗 8~12 周，再行鉴别。

**2. 鉴别诊断**

（1）**肠结核** 多继发于开放性肺结核，以回盲部为主要病变部位，亦可累及邻近结肠，无节段性分布，瘘管及肛门直肠周围病变少见；结核菌素试验阳性；病变肠段与肠系膜淋巴结病理组织学检查发现干酪坏死性肉芽肿可获确诊。对鉴别有困难者，建议先行诊断性抗结核治疗。

（2）**溃疡性结肠炎（UC）** 是一种病因未明的结直肠慢性非特异性炎症，病变涉及大肠黏膜与黏膜下层。UC 的腹泻可见黏液脓血便，病变多累及直肠，末端回肠较少受累；较少有瘘管形成、肠腔狭窄（以中心性为主）；结肠镜检查病变呈节段性连续性、弥漫性分布，溃疡较浅，黏膜弥漫性充血水肿，可呈颗粒状，脆性增加；病变主要在黏膜层，有浅溃疡、隐窝脓肿、杯状细胞减少等表现。

（3）**小肠恶性淋巴瘤** 原发性小肠恶性淋巴瘤进展较快，当病变局限于小肠时，不易与 CD 鉴别。若 X 线检查见一肠段内广泛侵蚀、呈较大的指压痕或充盈缺损，B 型超声或 CT 检查肠壁明显增厚、腹腔淋巴结肿大，则多支持小肠恶性淋巴瘤诊断。必要时可手术探查确诊。

（4）**其他疾病** 如急性阑尾炎、血吸虫病、阿米巴肠炎、感染性肠炎、贝赫切特病、各种肠道恶性肿瘤等鉴别。

## （七）治疗

治疗目的是控制发作，维持缓解，防治并发症。活动期以控制症状为主，缓解期应预防复发。中西医结合治疗有协同作用，西医对缓解症状有一定疗效，但长期服用副作用较多。中医治疗着重健脾化湿，可配合清热、活血等。

**1. 西医治疗**

（1）**一般治疗** 尽量避免环境因素造成的影响，要求患者戒烟、注意饮食结构调整，适当给予叶酸、维生素 $B_2$ 等多种维生素及微量元素。重症患者可予营养支持治疗，首选肠内营养，不足时辅以肠外营养。

（2）**药物治疗**

1）氨基水杨酸制剂：常用药有美沙拉嗪，对控制轻、中度活动期患者有一定疗效，但仅适用于结肠型、回肠型和回结肠型，并需及时评估疗效，可作为缓解期的维持治疗用药。

2）糖皮质激素：病变局限于回肠末端、回盲部或升结肠者，为减少全身作用激素的相关不良反应，可考虑布地奈德；但对于中度活动期 CD 患者，其疗效不如全身作用激素，如泼尼松，使用时初量要足、疗程要长，可用至 30 ~ 40mg/d，重者可达 60mg/d，因其长期应用不良反应太大，而临床研究证明并不能减少复发，因此病情缓解后剂量应逐渐减少至停用，并以氨基水杨酸制剂作为长期维持治疗。

3）免疫抑制剂：近年来免疫抑制剂在 CD 治疗中的起到重要作用。硫唑嘌呤（aza-thioprine）或疏嘌呤（6-mercaptopurine，6-MP）适用于对激素效果不好或对激素依赖的慢性活动性患者，其主要作用是在激素诱导症状缓解后，继续维持撤离激素的缓解。有研究表明，硫唑嘌呤与泼尼松可增加 Treg 细胞，使 Treg/Th17 和 Treg/Th1 比例增高，减轻肠黏膜炎性反应，使疾病趋于稳定或缓解。本类制剂使用剂量为硫唑嘌呤 2mg/（kg·d）或硫嘌呤 1.5mg/（kg·d），该类药显效时间需 3~6 个月，维持用药一般1~2年。硫嘌呤类药物治疗无效或不能耐受者，可考虑换用甲氨蝶呤。

4）生物制剂：抗 TNF-α 单克隆抗体用于激素和上述免疫抑制剂治疗无效或激素依赖者或不能耐受上述药物治疗的中重度 CD 患者。常用药物为英夫利西。

（3）外科治疗　主要针对并发症，如完全性肠梗阻、瘘管与脓肿形成、急性穿孔或大量出血等的治疗。

**2. 中医治疗**

（1）肝郁脾虚证

临床表现：胸胁脘腹胀满，攻撑作痛，嗳气频作，得嗳气或矢气则舒，每因情绪变化而痛作，多由便前腹痛，急迫欲便，便后痛缓。舌淡苔薄白，脉弦。

治法：疏肝理气，健脾和中。

方药：痛泻要方合四逆散加减。药用陈皮、白术、白芍、防风、柴胡、枳壳、炙甘草。

加减：兼湿热者，加白头翁、黄连、马齿苋；肝郁气滞，胸胁脘腹胀痛者，加柴胡、枳壳、香附；矢气频繁者，加枳实、槟榔理气导滞；兼瘀滞者，加蒲黄、丹参；精神倦怠疲乏者，加党参、茯苓、炒扁豆健脾化湿；若久泻不止，加乌梅、诃子等酸收之品。

（2）脾胃虚寒证

临床表现：脘腹疼痛隐隐，喜温喜按，得食则减，时呕清水，纳少，神疲乏力，手足欠温，大便溏薄。舌质淡，边有齿痕，苔薄白，脉沉缓。

治法：温中健脾。

方药：理中汤加减。药用党参、干姜、白术、炙甘草。

加减：脾虚寒甚，宜加炮姜、附子；呕吐甚者，加丁香、吴茱萸散寒止呕；中气下陷明显者，可合用补中益气汤或加枳壳、葛根升阳举陷；大便夹不消化食物者，加神曲、枳实消食导滞。

（3）气滞血瘀证

临床表现：腹部积块软而不坚，胀痛不移，腹痛拒按，胃纳不佳。舌质紫暗，脉弦或脉细涩。

治法：行气活血。

方药：膈下逐瘀汤加减。药用五灵脂、当归、川芎、桃仁、牡丹皮、赤芍、乌药、延胡索、生甘草、香附、红花、枳壳。

加减：腹满胀甚者，加枳实、厚朴行气除胀；腹痛甚者，加蒲黄、三七粉、白芍化瘀止痛；兼湿热者，加白头翁、黄连、马齿苋；兼脾虚湿困者，加党参、苍术、厚朴；兼肝郁气滞者，加柴胡、香附、郁金。

（4）脾虚湿阻证

临床表现：腹痛，大便溏薄，或清稀如水样，或下痢赤白黏冻，头身困重。舌淡苔白腻，脉濡缓。

治法：健脾祛湿。

方药：参苓白术散加减。药用党参、茯苓、炒白术、山药、炒薏苡仁、砂仁（后下）、白扁豆、陈皮、黄连、炙甘草。

加减：头身困重明显，湿浊较重者，加苍术、藿香芳香化湿；黏液多者，加法半夏、苍术、薏苡仁；大便夹不消化食物者，加神曲、枳实消食导滞。

(5) 大肠湿热证

临床表现：腹痛拒按，大便黄褐而臭，或下痢赤白，肛门胀痛灼热，烦渴喜冷饮，小便短黄。舌红苔黄腻，脉弦滑或滑数。

治法：清热利湿。

方药：白头翁汤加减。药用白头翁、黄柏、黄连、秦皮。

加减：大便脓血较多者，加紫珠、地榆、牡丹皮凉血止血；大便白冻、黏液较多者，加苍术、薏苡仁健脾燥湿；热毒重，可加马齿苋、败酱草；腹痛、里急后重明显，可加乌药、木香、槟榔理气止痛。

## (八) 预后

本病作为一种慢性、进展性、破坏性肠道炎症性疾病，少数患者可自行缓解，但大部分患者治疗后仍反复发作。定期随访、对患者的长期管理和患者自我管理对预后的影响不容忽视。

（张红珍）

# 第七节　内分泌免疫病

内分泌免疫病是由自身免疫功能异常，并产生特异性抗体所导致的内分泌性疾病，包括桥本甲状腺炎和糖尿病。

## 一、桥本甲状腺炎

### (一) 概述

桥本甲状腺炎（Hashimoto's thyroiditis，HT）是最常见的自身免疫性甲状腺炎，又称为慢性淋巴细胞性甲状腺炎，其发病特点是甲状腺弥漫性对称性肿大，临床多以甲低为特征，男女发病率比例为（1∶5）～（1∶10）。约有50%的患者伴有甲状腺功能减退。本病属中医学"瘿瘤""瘿病""虚劳"等范畴。

### (二) 西医病因病理

**1. 病因及发病机制**　遗传（携有易感基因如 HLA-B8、Tg 基因）与环境（碘摄入增加、感染、药物、精神压力）双重因素下的甲状腺细胞凋亡过程。其发病机制是 T 细胞介导的器官特异性自身免疫性疾病，辅助性 T 淋巴细胞（Th）功能相对活跃与抑制性 T 淋巴细胞（Ts）减少甚至功能缺陷，二者平衡被破坏，导致甲状腺免疫功能紊乱；此外，失去 Ts 正常抑制的 B 细胞浸润甲状腺，导致甲状腺自身抗体产生，如甲状腺球蛋白抗体（TgAb）、甲状腺过氧化物酶抗体（TPO-Ab）等，TPO-Ab 可通过激活补体、抗体依赖的细胞毒作用等机制导致甲状腺上皮细胞损伤；而 TPO-Ab 与甲状腺过氧化物酶（TPO）结合后，可抑制酶活性，使甲状腺激素合成减少；甲状腺球蛋白（TG）与 TgAb 形成复合物可在甲状腺中沉淀，激活自然杀伤细胞，破坏甲状腺。

2. 病理 甲状腺多呈弥漫性肿大，苍白、质韧、表面呈结节状，包膜完整、增厚，周围组织少有粘连。组织病理改变多样，镜检可见弥散的淋巴细胞浸润伴生发中心形成，亦可见到浆细胞，常伴纤维化；甲状腺滤泡减少和变性，滤泡萎缩变小，胶质减少，滤泡上皮细胞呈嗜酸性改变，病理学上称之为 Askanazy 细胞。

### （三）中医病因病机

其病因多与患者体质、情志内伤、水土失宜等因素有关，基本病机是气滞、痰凝、血瘀壅结颈前；病位在颈前，涉及肝脾肾等多脏；病性多为本虚标实，气滞、痰凝、血瘀为标，脾气亏虚，肾气亏虚为本。

### （四）临床表现

1. 症状 本病起病较隐匿，进程缓慢，早期仅表现为 TPO-Ab 阳性，症状多不典型，可出现咽部不适或轻度咽下困难，偶有颈部压迫感、局部疼痛与触痛；后期多数患者出现甲减表现，出现怕冷、心动过缓、便秘，甚至黏液性水肿等症状及体征，少部分患者可出现一过性甲亢症状，如甲状腺相关眼病等。

2. 体征 甲状腺可触及弥漫性、分叶状或结节状肿大，质地坚硬，表面光滑，无触痛。

### （五）实验室及其他检查

1. 血清学检查 血清中 $T_3$、$T_4$、TSH 及 TPO-Ab、TgAb 抗体的测定，根据甲状腺的破坏程度可分为 3 期，如表 6 – 3 示。TPO-Ab、TgAb 其诊断阳性率可达 90% 以上，其具有重要的临床诊断价值，是本病的特征之一。

表 6 – 3 桥本甲状腺炎分期及激素、抗体变化

| 指标<br>分期 | $T_3$、$T_4$ | TSH | TPO-Ab 抗体 | TgAb 抗体 |
|---|---|---|---|---|
| 早期（正常或一过性甲亢） | 正常或升高 | 下降 | 阳性 | 阳性 |
| 中期（亚临床甲减） | 正常或正常下限 | 升高 | 阳性 | 阳性 |
| 后期（临床甲减） | 下降 | 升高 | 阳性 | 阳性 |

**2. 甲状腺$^{131}$I 摄取率**　早期表现为正常或升高，后期甲状腺滤泡破坏后降低，区别于 Graves 病。

**3. 超声检查**　甲状腺弥散性增大，外形正常，边缘光滑整齐，峡部明显增厚。少数可有单个或多个低回声小结节，无包膜。后期甲状腺可萎缩，体积减小，回声增强不均匀、紊乱。彩色多普勒血流成像显示：早期为无明显血流信号，双侧甲状腺上动脉流正常；中后期血流信号丰富，可出现"火海征"。

**4. 甲状腺放射性核素检查**　甲状腺显影不清、分布不均，或呈"冷结节"改变。此项仅提示甲状腺摄取功能不良，不明确表示本病。

**5. 细针抽吸细胞学（FNAC）检查**　细针抽吸细胞学检查或活检有确诊意义。

## （六）诊断与鉴别诊断

**1. 诊断**　凡弥漫性甲状腺肿大，质韧，特别是伴峡部锥体叶肿大，不论甲状腺功能有否改变，都应怀疑 HT。如血清 TPO-Ab 和 TgAb 阳性，即可诊断。FNAC 有确诊价值。伴亚临床甲减或临床甲减进一步支持诊断。

**2. 鉴别诊断**

（1）**结节性甲状腺肿**　一般为单纯性甲状腺肿，有缺碘地方流行病史，甲状腺功能正常，甲状腺自身抗体阴性或低滴度，FNAC 辅助鉴别。

（2）**Graves 病**　HT 引起的一过性甲亢需与 Graves 病引起的甲亢相鉴别，前者甲状腺$^{131}$I 摄取率下降，而后者甲状腺$^{131}$I 摄取率是升高的。

（3）**甲状腺癌**　甲状腺肿大明显，质硬伴结节者需与甲状腺癌鉴别，分化型甲状腺癌多以结节首发，不伴甲状腺肿，抗体阴性，FNAC 示恶性病变。

## （七）治疗

治疗目的是改善症状，防止或延缓甲减的发生。西医治疗效果确切，但长期服用有副作用；中医药综合治疗，可明显改善症状，且无明显的副作用。本病病程长，病情复杂，常需中西医结合治疗。

**1. 西医治疗**　目前尚无法根治，强调对症治疗。对甲状腺肿大而无临床症状、甲状腺功能正常者不需处理，建议患者低碘饮食，定期随访观察；临床甲减或亚临床甲减主要给予甲状腺激素替代治疗，如左甲状腺素钠（L-T4）片 25～150μg/d；有甲亢表现者应首选 β 受体阻滞剂，也可小量短期应用抗甲状腺药物；对于甲状腺迅速肿大、伴局部疼痛或压迫症状时口服泼尼松 10mg，每日 3 次，1～2 周后逐渐减量，每周 5mg/d 直至停药；或经内科治疗无效者考虑手术治疗，术后易发生甲减，注意甲状腺激素长期替代治疗。

**2. 中医治疗**

（1）**肝气郁结、郁热伤阴证**　主要见于早期患者。

临床表现：甲状腺弥漫性肿大，质地中等或较硬，大小不等，不伴疼痛，或有结节，病程较短，可见神疲乏力，怕热多汗，心慌气短，焦虑烦躁，失眠多梦，急躁易怒，喜太息，善饥，略消瘦。舌边尖红，苔薄黄，脉细弦或细数。

治法：疏肝理气，清热养阴。

方药：柴胡清肝汤合四君子汤加减。药用柴胡、黄芩、山栀子、天花粉、防风、牛蒡子、连翘、甘草、川芎、白芍、生地黄、党参、白术、茯苓。

加减：阴虚者，可加麦冬、天冬等滋阴；阴虚阳亢者，选用杞菊地黄丸加减滋阴降火。

（2）痰瘀互结、经络阻滞证　主要见于中期患者。

临床表现：甲状腺肿大明显，质地坚韧，有颈部不适感或疼痛，善太息，易疲劳，胸胁胀满，纳呆腹胀。舌质暗红，或有瘀斑瘀点，苔白腻，脉滑或涩。

治法：行气化痰，活血化瘀。

方药：桃红四物汤合二陈汤加减。药用桃仁、红花、川芎、白芍、熟地黄、当归、陈皮、姜半夏。

加减：甲状腺质硬，伴结节者，可加山慈菇、牡蛎软坚散结；伴大便稀溏者，加炒白术、薏苡仁等以健脾止泻等。

（3）脾肾阳虚兼痰凝血瘀证　主要见于后期患者。

临床表现：面色㿠白，表情淡漠，周身乏力，畏寒肢冷，腰膝酸软。舌淡胖，苔白腻，脉沉迟。

治法：温阳散寒，软坚散结。

方药：阳和汤加减。药用熟地黄、麻黄、鹿角胶、白芥子、肉桂、生甘草、炮姜炭。

加减：兼见畏寒肢冷、腰膝酸软明显者，加仙茅、淫羊藿、补骨脂温肾补阳等；甲状腺肿硬有块者，加三棱、莪术理气散结等。

## （八）预后

注重饮食调护，减少含碘食物摄入，多食用富含硒食物；注重心理疏导及休息调护；注重身体锻炼，加强体质；注重随访，半年至一年随访一次，检查甲状腺功能，必要时行甲状腺超声检查。

## 二、糖尿病

### （一）概述

糖尿病（diabetes mellitus，DM）是由多种因素引起的胰岛素分泌绝对或相对缺乏和（或）作用缺陷而导致的一组以长期慢性高血糖为特征的可引发糖、脂肪、蛋白质等代谢障碍的临床综合征。病情应激或严重可激发急性代谢紊乱，如糖尿病酮症酸中毒（DKA）、高血糖高渗状态（HHS）、乳酸性酸中毒等而威胁生命；病程日久可造成包括心、脑、肾、眼、神经、足、神经等在内的多系统慢性损害，其中眼、神经、足、肾病变严重可发生失明、非创伤性截肢、终末期肾衰竭甚或死亡等不良结局。

中医学将糖尿病称为"消渴病",其并发症可为"消渴变证",归属于"胸痹""脉痹""虚劳""中风""雀盲"等范畴。

## (二)西医病因病理

**1. 病因及发病机制** 病因及发病机制复杂、个体间存在异质性。总的来说,糖尿病是遗传背景下的多种复合因素共同作用的结果,包括环境因素、自身免疫、胰岛素抵抗等。胰岛素是由胰岛 β 细胞合成和分泌的,经血液循环可到达机体内各种组织器官的靶器官,与特异性抗体结合并引发细胞内物质代谢效应,在整体的过程中任何一个环节发生异常均可导致糖尿病的发生。

(1) 1型糖尿病(T1DM) 目前普遍认为是自身免疫性疾病居多,某些病毒感染、化学物质作用于具有易感性的人体,激活 T 细胞介导的胰岛 β 细胞的自身免疫性反应,引起胰岛 β 细胞破坏和功能受损,使胰岛素分泌不足而终致糖尿病。其发生发展有以下6个阶段:①遗传易感性。人类染色体研究位于第6对染色体短臂上的人体白细胞相关抗原(HLA)是易感基因的一种,可赋予人体对该病的易感性和遗传倾向。②自身免疫反应的启动。某些环境因素,如病毒感染、化学物质等可直接损伤胰岛组织引起 DM;或损伤少量胰岛组织后引发长期的自身免疫反应,引起 DM。③免疫异常。患者体内自身抗体的出现,如胰岛细胞自身抗体(ICA)、胰岛素自身抗体(IAA)等。④胰岛 β 细胞群进行性减少。此期的糖耐量仍正常。⑤临床糖尿病。胰岛 β 细胞群损伤到一定程度(残存10%~40%左右),胰岛素分泌不足,出现糖耐量异常或明显高血糖,需外源胰岛素支持。⑥胰岛 β 细胞几乎完全破坏。胰岛素分泌极低,临床症状明显,需长期依赖外源胰岛素维持生命。

(2) 2型糖尿病(T2DM) 2型糖尿病的发生具有广泛的遗传异质性,与胰岛素分泌相对不足和(或)胰岛素抵抗相关。其发生发展有以下4个阶段:①遗传易感性。多基因疾病,与多数环境因素相关。②高胰岛素血症和(或)胰岛素抵抗(IR)。早期出现胰岛素抵抗时,高血糖的持续刺激使胰岛 β 细胞可代偿性分泌较多胰岛素来维持血糖的正常,体内胰岛素过多出现高胰岛素血症;后期胰岛素数量过多,受体数量和亲和力下降,再加上胰岛 β 细胞失代偿,加重胰岛素抵抗,IR 是2型糖尿病的重要特征。③糖耐量减低(IGT)。即糖尿病前期,是正常血糖和糖尿病之间的中间状态。④临床糖尿病。早期的糖尿病人群可无明显症状表现,仅需生活方式干预使血糖恢复正常;而后期逐渐出现代谢紊乱症状或并发症,需药物干预降糖,甚至需依赖外源胰岛素维持生命。

**2. 病理**

(1) **胰岛改变** 1型糖尿病的胰岛病理改变以胰岛 β 细胞数量显著减少和自身免疫性胰岛炎为特征。2型糖尿病的胰岛病理改变以淀粉样变性为特征,其程度与代谢紊乱程度相关;胰岛 β 细胞数量中度或无减少,胰腺纤维化;其他改变有 β 细胞空泡变性和脂肪变性。

(2) **血管病变** 大血管病理改变为大、中、小动脉粥样硬化;微血管病理病变表现为 PAS 阳性物质沉积于管腔直径＜10μm 的毛细血管和微血管网内皮下，引起毛细血管基膜增厚，常见于肾小球硬化、肝脂肪沉积和变性等。

（3）代谢紊乱　主要由胰岛素分泌和（或）生物作用缺陷引起，表现为胰岛素分泌不足，肝、肌肉、脂肪组织摄取葡萄糖减少而肝糖输出增多，血糖持续升高；脂肪组织动员分解产生大量酮体，超过机体利用能力，酮体堆积而成酮症或发展为酮症酸中毒；蛋白质合成减弱，分解加速而致负氮平衡。

### （三）中医病因病机

本病系由素体阴虚、饮食不节，复因情志失调、劳欲过度及外感毒邪所致。消渴病的病机复杂多变，有以下几个特点。

1. 阴虚为本、燥热为标　两者互为因果，阴愈虚则燥热愈盛，燥热愈盛则阴愈虚。《临证指南医案·三消》记载："三消一证，虽有上、中、下之分，其实不越阴亏阳亢，津涸热淫而已。"指出了其病变部位在肺脾肾，以肾为关键，三者中有所侧重又互相影响，如肺燥津伤，津液失于敷布，则胃失濡润，肾失滋源；胃热偏盛，上灼伤肺津，下耗伤肾阴；肾阴不足则阴虚火旺，亦可上灼肺胃，终致肺燥胃热肾虚。

2. 气阴两伤、阴阳俱损　阴虚燥热日久可耗气伤津而致气阴两伤；阴阳互根，阴亏则阳损而致阴阳互损。

3. 变证　肺失滋润，久而并发肺痨；肝肾阴亏，精血不能上濡耳目并发白内障、雀目、耳聋；燥热内结，营阴被灼，蕴毒成脓发为痈疽、疮疖；燥热炼液成痰，痰阻经络，蒙蔽心窍发为中风偏瘫；阴虚内热，灼液为瘀或气虚推动无力成瘀，脉络瘀阻；阴损及阳，脾肾阳虚，水湿潴留发为水肿；疾病后期，阴竭阳亡发为厥证、脉微欲绝等一派危象。

### （四）临床表现

糖尿病病程长，分为无症状期和症状期两个阶段，具体表现如下。

1. 无症状期　一些新诊断的糖尿病患者在体检或检查时发现血糖升高、糖耐量减低等，无明显的"三多一少"症状，多见于 2 型糖尿病，或处于糖尿病前期、亚临床期，患者无明显症状表现。

2. 症状期　表现为代谢紊乱征象，多饮、多食、多尿、体重减轻的典型"三多一少"症状，其他症状有皮肤瘙痒、外阴瘙痒、肺部感染、餐后反应性低血糖等。

3. 并发症

（1）急性并发症

1）糖尿病酮症酸中毒（DKA）：DKA 常呈急性发病，以高血糖、高血清酮体和代谢性酸中毒为主要表现。发病前数天可有多尿、烦渴多饮和乏力症状的加重，失代偿阶段出现食欲减退、恶心、呕吐、腹痛，常伴头痛、烦躁、嗜睡等症状，呼吸深快，呼气中有烂苹果味；严重时出现失水现象，尿少、皮肤黏膜干燥、眼球下陷，脉快而弱，血压下降、四肢厥冷，终至昏迷等。

2）高血糖高渗状态（HHS）：HHS起病隐匿，从发病到出现意识障碍需1~2周，偶尔急性起病，有30%~40%无糖尿病病史，临床以严重高血糖而无明显酮症酸中毒、血浆渗透压显著升高、脱水和意识障碍为特征。先出现口渴、多尿和乏力、厌食；病情逐渐加重出现脱水和神经系统两大典型症状，表现为皮肤干燥、口干、血压下降、休克、偏瘫、偏盲、失语、幻觉、淡漠嗜睡甚至昏迷等。

3）低血糖反应：治疗中的糖尿病患者血糖低于3.9mmol/L属低血糖反应，老年病人多表现为夜间低血糖，可表现为交感神经兴奋和中枢神经症状，心悸、焦虑、出汗、饥饿感，神志改变、认知障碍、抽搐和昏迷等。

4）感染：糖尿病病人易发生感染，如疖、痈、足癣等皮肤感染；女性常发肾盂肾炎、膀胱炎，严重者可见肾乳头坏死；肺部感染（肺结核）等。

（2）慢性并发症

1）大血管病变：主要侵犯冠状动脉、脑动脉等大、中动脉及外周动脉，主要病因为动脉粥样硬化。糖尿病性冠心病的发病率是非糖尿病人的2~7倍。糖尿病性脑血管病以脑梗死居多。糖尿病性下肢血管病变多表现为间歇性跛行、静息痛、下肢麻木疼痛、下肢怕凉等。

2）微血管病变：主要侵犯肾、视网膜、心肌组织等。糖尿病肾病（DN）是终末期肾衰的主要原因之一，1型糖尿病患者5年后发生糖尿病肾病，2型糖尿病患者在诊断时即可伴有糖尿病肾病，表现有蛋白尿、腰困疼痛等。糖尿病视网膜病变（DR）是失明的主要原因之一，多表现为视物模糊、重影、飞蚊症、眼科检查眼底出血等，糖尿病病程超过10年者多伴有视网膜病变，有研究表明，诊断本病同时常伴有糖尿病肾病、神经病变。

3）神经病变：糖尿病病程超过10年时伴发神经病变，包括中枢神经和周围神经病变，以后者多见。糖尿病中枢神经病变包括大脑、小脑、脑干及脊髓病变，表现为老年性痴呆、缺血性脑卒中等。糖尿病周围神经病变（DPN）以远端对称性多发性神经病变（DSPN）多见，表现为双侧肢体疼痛、麻木及感觉异常，后期可累及运动神经（肌力减弱，甚至萎缩瘫痪）等；自主神经病变涉及消化、呼吸、心血管及泌尿生殖系统等，表现为直立性低血压、晕厥、心脏骤停；吞咽困难、胃排空延迟（胃轻瘫）、便秘、腹泻；尿失禁、尿潴留、尿路感染；瞳孔异常、排汗异常（出汗减少或不出汗）。

4）糖尿病足：糖尿病患者因下肢远端神经异常和不同程度的血管病变导致足部感染、溃疡和（或）深层组织破坏，表现为足部疼痛、溃疡、发凉、坏疽等。

5）其他：可伴有口腔疾病，出现口腔黏膜炎、龋齿、牙周炎等；伴抑郁焦虑障碍，出现焦虑、抑郁、失眠、认知功能减退等；伴青光眼、白内障、视网膜黄斑病。

（五）实验室及其他检查

1. 血糖测定　包括自我血糖监测（SMBG）和院内床边快速血糖检测，采用葡萄糖氧化酶法测瞬间血糖值，通过每日餐前和餐后2小时配对血糖获取患者的血糖控制情况和评估用药情况，正常参考值为空腹血糖3.9~6.1mmol/L或餐后<7.8mmol/L。

**2. 尿糖测定** 尿糖阳性可作为诊断 DM 的线索，但尿糖阴性并不能排除 DM，如肾脏病变，且存在假阳性情况，如服用大量维生素 C 等。

**3. 葡萄糖耐量试验（OGTT）** 处于糖尿病前期人群，即血糖升高而又未达到 DM 诊断标准时需进行 OGTT 试验，检测的是静脉血浆血糖。世界卫生组织推荐禁食 10 小时以上，第二日清晨进行 OGTT 试验。测血糖前，成人口服 250~300mL 水内溶入 75g 葡萄糖，计时 5 分钟内喝完，再测服后 0.5h、1h、2h 血糖；儿童按体重计算服糖量 1.75g/kg，总量不超过 75g。

**4. 糖化血红蛋白（HbA1c）和糖化白蛋白（GA）** HbA1c 可反映患者近 8~12 周的平均血糖水平，与血糖水平正相关，正常参考值为 3%~6%，对于患有贫血和血红蛋白异常疾病的患者，HbA1c 的检测结果不可靠。GA 可反映患者检测前 2~3 周的平均血糖水平，正常参考值为 11%~17%，也可用于糖尿病筛查，并辅助鉴别急性应激如外伤、感染等所导致的应激性高血糖，对于肾病综合征、肝硬化等影响白蛋白的患者，GA 的检测结果不可靠。

**5. 胰岛功能评价** 血浆胰岛素和 C-肽测定均可反映胰岛 β 细胞功能储备情况。在行 OGTT 试验同时进行胰岛素释放试验和 C-肽释放试验，测空腹和餐后 0.5h、1h、2h 胰岛素和 C-肽值，正常空腹情况下胰岛素水平为 35~145pmol/L，C-肽为 400pmol/L 左右，30~60 分钟达到高峰，前者为空腹水平的 5~10 倍，后者为空腹水平的 5~6 倍，随后逐渐下降，至餐后 3 小时达空腹水平。1 型糖尿病空腹及餐后胰岛素或 C-肽均呈低水平，无升高；2 型糖尿病空腹血糖高的人群，早时相的胰岛素或 C-肽分泌降低。

**6. 持续葡萄糖监测（CGM）** 通过葡萄糖传感器监测皮下组织间液的葡萄糖浓度变化的技术，可了解血糖波动的特点，为糖尿病个体化治疗提供依据。

## （六）诊断与鉴别诊断

**1. 诊断** 诊断模式为 DM 的诊断 + 糖尿病分型、胰岛功能评估 + DM 的并发症诊断。

糖尿病的诊断和分型均采用国际通用的 1999 年世界卫生组织糖尿病专家委员会标准，诊断以空腹和口服 75g OGTT 后的静脉血浆血糖的检测结果为准，见表 6-4；糖代谢状态分类见表 6-5；分型根据病因学证据将糖尿病分 4 大类，即 1 型糖尿病、2 型糖尿病、特殊类型糖尿病和妊娠期糖尿病（GDM），见表 6-6。

表 6-4 糖尿病的诊断标准

| 诊断标准 | 静脉血浆葡萄糖（mmol/L）/ 糖化血红蛋白（%） |
|---|---|
| （1）典型糖尿病症状（烦渴多饮、多尿、多食、不明原因的体重下降）加上随机血糖 | ≥11.1 |
| （2）空腹血糖 | ≥7.0 |

续 表

| 诊断标准 | 静脉血浆葡萄糖（mmol/L）/糖化血红蛋白（%） |
|---|---|
| （3）葡萄糖负荷后 2h 血糖，无典型糖尿病症状者，需改日复查确认 | ≥11.1 |
| （4）糖化血红蛋白 | ≥6.5 |

注：空腹状态指至少 8h 没有进食热量；随机血糖指不考虑上次用餐时间，一天中任意时间的血糖，不能用来诊断空腹血糖异常或糖耐量异常。

表 6 - 5  糖代谢状态分类

| 糖代谢分类 | 静脉血浆葡萄糖（mmol/L） | |
|---|---|---|
| | 空腹血糖 | 糖负荷后 2h 血糖 |
| 正常血糖 | <6.1 | <7.8 |
| 空腹血糖受损（IFG） | 6.1≤空腹<7.0 | <7.8 |
| 糖耐量异常（IGT） | <7.0 | 7.8≤糖负荷后 2h<11.1 |
| 糖尿病 | ≥7.0 | ≥11.1 |

注：IFG 和 IGT 统称为糖调节受损，也称糖尿病前期。

表 6 - 6  糖尿病病因学分型（世界卫生组织 1999 的分型体系）

一、1 型糖尿病  1. 免疫介导性
　　　　　　　2. 特发性

二、2 型糖尿病

三、特殊类型糖尿病
1. 胰岛 β 细胞功能单基因缺陷  MODY1：肝细胞核因子-4x（HNF-4x）基因突变；MODY2：葡萄糖激酶（GCK）基因突变（青少年的成人起病型糖尿病）；MODY3：肝细胞核因子-1a（HNF-1x）基因突变；MODY5：肝细胞核因子-1B（HNF-1B）基因突变；MIDD：线粒体 DNA3243 突变（母系遗传的糖尿病和耳聋）；PNDM：钾离子通道 KCNJ11 基因突变（永久性新生儿糖尿病）；DEND：钾离子通道 KCNJ11 基因突变（发育迟缓癫痫和新生儿糖尿病）；TNDM：染色体 6q24 印迹异常（暂时性新生儿糖尿病）；MODY12：ATP 结合盒亚家族成员 8（ABCC8）基因突变；PNDM：胰岛素（INS）基因突变；Wolfram 综合征：WFS1 基因突变；IPEX 综合征：FOXP3 基因突变；Wolcott-Rallison 综合征：EIF2AK3 基因突变
2. 胰岛素作用单基因缺陷  胰岛素受体基因突变（A 型胰岛素抵抗、矮妖精貌综合征、Rabson-Mendenhall 综合征）；PPARG 基因突变或 LMNA 基因突变（家族性部分脂肪营养不良）；AGPAT2 基因突变或 BSCL2 基因突变（先天性全身脂肪营养不良）
3. 胰源性糖尿病  纤维钙化性胰腺病、胰腺炎、创伤/胰腺切除术、胰腺肿瘤、囊性纤维化、血色病等
4. 内分泌疾病  库欣综合征、肢端肥大症、嗜铬细胞瘤、胰高糖素瘤、甲状腺功能亢进症、生长抑素瘤、原发性醛固酮增多症等
5. 药物或化学品所致糖尿病  糖皮质激素、某些抗肿瘤药、免疫检查点抑制剂、α-干扰素等

6. 感染　先天性风疹、巨细胞病毒、腺病毒、流行性腮腺炎病毒等

7. 不常见的免疫介导性糖尿病　僵人综合征、胰岛素自身免疫综合征、胰岛素受体抗体等

8. 其他与糖尿病相关的遗传综合征　Down 综合征、Friedreich 共济失调、Huntington 舞蹈病、Klinefelter 综合征、Laurence-Moon-Biedl 综合征、强直性肌营养不良、卟啉病、Prader-Willi 综合征、Turner 综合征等

#### 四、妊娠期糖尿病（GDM）

**2. 鉴别诊断**

（1）继发性糖尿病　见于特殊类型糖尿病中的胰源型糖尿病，如胰腺炎、胰腺癌引起的 DM；内分泌性糖尿病，如肢端肥大症、库欣综合征、甲亢等引起的 DM；药物及化学物品引起的糖尿病，如甲状腺激素、噻嗪类利尿剂等。

（2）其他原因所致尿糖阳性　肾性糖尿病、胃空肠吻合术后、弥漫性肝病及应激状态时出现一过性的血糖升高或尿糖阳性。

### （七）治疗

治疗目标是控制高血糖，纠正代谢紊乱，促进胰岛 β 细胞功能恢复，防止或延缓并发症。强调早期治疗、长期治疗、综合治疗、个体化治疗，加强糖尿病教育、饮食控制和体育锻炼。中医辨证论治能改善胰岛素抵抗，促进胰岛素分泌、降糖调脂、控制并发症、改善临床症状。中西医结合治疗能显著提高疗效。

**1. 西医治疗**

（1）治疗原则　建立完善的以患者为中心的糖尿病教育与协同管理体系，制定个体化治疗方案，中西医结合改善胰岛素抵抗、降低糖尿病并发症发生风险，使其达到以下目标：控制高血糖和代谢紊乱来消除糖尿病症状、预防急慢性代谢并发症、提高患者生活质量。

（2）糖尿病综合管理"五辆马车"

1）糖尿病健康教育：是基础治疗措施的核心，包括病人及家属的教育、医务人员的继续教育、糖尿病防治专业人员的培训等，基本内容有糖尿病疾病的发生与发展的自然病程、危险因素（高血压、高血脂、BMI 大于24kg/m² 或28kg/m²等）、临床表现、急慢性并发症、治疗方式、心理调适等方面。

2）血糖监测：基本监测指标有空腹血糖、餐后血糖、HbA1c，建议患者使用便携式血糖仪进行每天的餐前和餐后 2h 的配对血糖监测，HbA1c 用于评估长期血糖控制状况和调整治疗方案的依据，CGM 可用于有无症状低血糖和（或）频发低血糖患者的监测补充。

3）医学营养治疗：即糖尿病的饮食管理，包括总热量、营养物质分配、进食餐次分配等方面，是糖尿病综合管理的基础，也是"第一道门"。

控制总热量摄入：先计算出理想体重：理想体重（kg）＝身高（cm）－105，估算

体型（正常：理想体重 ±10% 之间；肥胖：大于理想体重 20% 以上；消瘦：小于理想体重 20% 以上），根据体型和劳动强度计算每日每公斤理想体重所属热量，具体见表 6 – 7。

表 6 – 7　不同体力劳动的热量需求表

| 劳动强度 | 千卡/公斤理想体重/日 | | |
| --- | --- | --- | --- |
| | 消瘦 | 正常 | 肥胖 |
| 卧床休息 | 20 ~ 25 | 15 ~ 20 | 15 |
| 轻体力劳动 | 35 | 30 | 20 ~ 25 |
| 中体力劳动 | 40 | 35 | 30 |
| 重体力劳动 | 45 | 40 | 35 |

营养物质科学分配：按照东方饮食习惯，应保证每日膳食中碳水化合物热量要占总热量的 50% ~ 60%，脂肪占总热量应 < 30%，蛋白质占总热量的 15% ~ 20%。碳水化合物的选择根据食物血糖生成指数（GI）而定，即进食恒量的食物（含 50g 碳水化合物）后 2 ~ 3 小时内的血糖曲线下面积相比空腹时的增幅除以进食 50g 葡萄糖后的相应增幅，糖尿病患者用选择低 GI 食物，低 GI 食物的 GI ≤ 55%。有利于控制血糖和体重。脂肪的摄入在允许范围内尽量选择富含多不饱和脂肪酸和单不饱和脂肪酸的食物，如葵花籽油、橄榄油等，胆固醇摄入量 < 300mg/d。蛋白质的摄入量，成人为理想体重 0.8 ~ 1.2g/（kg·d）；孕妇、哺乳期妇女、营养不良或伴消耗性疾病增至 1.5 ~ 2.0g/（kg·d）；肾功能受损时应减至 0.8g/（kg·d）。膳食纤维摄入量为 25% ~ 30%，可延缓食物吸收，降低餐后高血糖。每日盐摄入量应少于 6g。其他方面建议病人要戒烟、限酒。

进食餐次合理分配：根据饮食习惯，可将每日三餐分配为 1/3、1/3、1/3 或 1/5、2/5、2/5 模式，规律饮食、定时定量、少量多餐；注意进餐顺序，有研究表明，先摄入膳食纤维和脂肪、后摄入碳水化合物可延缓碳水化合物的吸收。

4）运动治疗：应在医生的指导下根据自己的年龄、身体等情况进行规律运动，坚持循序渐进、量力而行、持之以恒的原则。建议饭后进行，注意监测运动前后的血糖，如血糖 > 14.0mmol/L 时不可运动，< 5.6mmol/L 时应加餐，避免运动后低血糖；运动中监测心率，若出现乏力、胸闷、憋气等不适，应立即休息；运动后注意检查脚部并监测血糖。建议每周 150 分钟的中等强度运动，分 5 次进行，每次 30 分钟。血糖控制不良、有糖尿病急性并发症或严重心脑眼肾等疾病时不宜运动。

5）药物干预：①双胍类。通过减少肝糖的输出和改善外周胰岛素抵抗而降糖。代表药物为二甲双胍，是 T2DM 患者控制高血糖的一线用药和药物联合中的基本用药。不良反应：胃肠道反应（主要）、乳酸性酸中毒（少见但最严重）、低血糖反应（单用不存在，与胰岛素或胰岛素促泌剂联合使用时可增加低血糖发生风险）。禁忌证：肾功能不全、肝功能不全、严重感染、缺氧或接受大手术的患者。注意事项：长期使用二甲双胍时应监测维生素 B$_{12}$水平，必要时补充。②磺脲类（Sus）。是胰岛素促泌剂，通过刺激胰岛 β 细胞分泌胰岛素，增加体内的胰岛素水平而降糖。代表药物为格列本脲、格列喹酮。适用于新诊断的 T2DM 非肥胖病人、饮食和运动治疗效果不理想时。不良反应：低血糖反应（最常见）、体重增加、消化道反应等。禁忌证：T1DM、有严重并发症或胰岛 β 细胞功能很差的 T2DM 患者、孕妇、哺乳期妇女、大手术围手术期、全胰腺切除术后。注意事项：小剂量开始，餐前半小时服；不宜同时使用两种 SUs，不宜与其他促胰岛素分泌剂合用（如格列奈类）；格列喹酮可用于有肾功能轻度不全的患者。③格列奈类。是非磺脲类胰岛素促泌剂，通过刺激胰岛素的早时相分泌而降低餐后血糖。代表药物为瑞格列奈（诺和龙）。适用于 T2DM 早期餐后高血糖或以餐后高血糖为主的老年病人。不良反应：低血糖反应、体重增加。禁忌证同磺脲类。注意事项：肾功能不全的患者可用此类药物。④噻唑烷二酮类（TZDs）。通过增加靶细胞对胰岛素作用的敏感性而降糖。代表药物为罗格列酮、吡格列酮。适用于 T2DM，尤其是肥胖、胰岛素抵抗者。不良反应：体重增加、水肿、低血糖反应（单用不存在，与胰岛素或胰岛素促泌剂联合使用时可增加低血糖发生风险）。禁忌证：T1DM、孕妇、哺乳期妇女、儿童、有心力衰竭（纽约心脏学会心功能分级 II 级以上）、活动性肝病或转氨酶升高超过正常上限 2.5 倍及严重骨质疏松、有骨折病史的患者。注意事项：此药与骨折和心力衰竭风险增加相关。⑤α-糖苷酶抑制剂。通过抑制碳水化合物在小肠上部的吸收而降低餐后血糖。代表药物为阿卡波糖（拜唐平）、伏格列波糖。适用于以碳水化合物为主要食物成分和餐后血糖升高的患者。不良反应：胃肠道反应，如腹胀、排气等。禁忌证：胃肠功能紊乱、严重肝肾功能不全者、孕妇、哺乳期妇女、儿童。注意事项：可与双胍类、磺脲类、TZDs 或胰岛素联合使用。⑥DPP-4 抑制剂：通过抑制 DPP-4 活性，减少 GLP-1 在体内的失活，使内源性 GLP-1 的水平升高。代表药物为利格列汀。适应证：单药使用或与其他药合用治疗 T2DM。不良反应：发生少，出现头痛等均可耐受，可轻中度增加体重。禁忌证：T1DM、孕妇、儿童、对本药过敏及 DKA 病人。注意事项：利格列汀在有肝、肾功能不全的患者中使用时不需调整剂量。⑦SGLT-2 抑制剂。通过抑制肾脏肾小管中负责从尿液中重吸收葡萄糖的 SGLT-2 而降低肾糖阈，促进尿葡萄糖排泄，达到降糖的目的。代表药物为达格列净、恩格列净。适应证：单药使用或与其他药合用治疗 T2DM。不良反应：生殖泌尿道感染（最常见）、低血糖反应（单用不存在，与胰岛素或胰岛素促泌剂联合使用时可增加低血糖发生风险）、罕见酮症酸中毒、急性肾损伤、骨折风险和足趾截肢（卡格列净）。禁忌证：T1DM、T2DM 中 GFR 低于 45mL/min 者。注意事项：中度肾功能不全者可减量使用，重度肾功能不全者不建议使用。⑧GLP-1 受体激动剂。通过激动 GLP-1 受体而发挥降糖作用。代表药物为利拉鲁肽、利司那肽。适应证：单药使用或与其他药合用治疗 T2DM。不良反应：胃肠道症状（如恶心、呕吐等）、上呼吸道感染、注射部位结节。禁忌证：T1DM、DKA、有胰腺炎病史、GFR 低于 30mL/min（艾塞那肽）。注意事项：此药均需皮下注射，有降低体重作用。⑨胰岛素。适应证：T1DM、各种严重的糖尿病急慢性并发症、手术、妊娠、分娩、新发病且与 T1DM 鉴别困难的消瘦病人、新诊断的 T2DM 伴明显高血糖、病程中出现无明显原因的体重显著下降、T2DM 中胰岛 β 细胞功能明显差、某些特殊 DM。分类：根据来源和化学结构的不同，胰岛素可分为动物胰岛素、人胰岛素和胰岛素类似物。根据作用特点的差异，胰岛素又可分为超短效（速效）胰岛素类似物（如赖脯胰岛素、门冬胰岛素）、常规（短效）胰岛素、中效胰岛素（NPH）、长效胰岛素、长效胰岛素类似物（如甘精胰岛素、地特胰岛素）、预混胰岛素和预混胰岛素类似物。不良反应：低血糖反应、过敏反应、水肿等。使用注意：1 型糖尿病患者确诊后需终身胰岛素替代治疗，2 型糖尿病患者经过生活方式和较大剂量多种降糖药联合治疗后 HbA1c 仍大于 7.0% 的，应尽早启动胰岛素治疗。

胰岛素治疗后出现晨起空腹血糖升高的两大原因：一是"黎明现象"，即夜间血糖控制平稳，且无低血糖发生，仅见于黎明出现高血糖，与晨起时皮质醇、生长激素等可升高血糖的激素增加相关；二是"苏木杰现象"（Somogyi 效应），即夜间发生低血糖反应，但睡眠中未被发现，刺激体内胰岛素拮抗激素分泌增加使血糖升高，导致发生低血糖后的反跳性高血糖。以上两种现象都提醒 DM 患者要监测夜间血糖，以鉴别晨起高血糖发生的原因。2 岁以下幼儿、老年患者、已有严重并发症的患者不宜使用胰岛素治疗。

6）糖尿病并发症治疗：强调早期筛查，积极防治、对症治疗。在控制血糖的基础上联合降脂、降压、改善微循环，并综合眼科、外科检查等方法尽量降低致残率、致死率。

**2. 中医治疗**

（1）上消（肺热津伤证）

症见烦渴多饮，口干舌燥，尿频量多。舌边尖红，苔薄黄，脉洪数。

治法：清热润肺，生津止渴。

方药：消渴方加减。药用石膏、知母、甘草、沙参、麦冬、石斛、地黄、山药、茯苓、泽泻、天花粉、鸡内金。

加减：口渴甚者，可加葛根、麦冬以加强生津止渴；若烦渴不止，小便频数，脉洪数无力者，可用二冬汤。

（2）中消（胃热炽盛证）

临床表现：多食易饥，口渴多尿，形体消瘦，大便干燥。苔黄，脉滑实有力。

治法：清胃泻火，养阴生津。

方药：玉女煎加减。药用生石膏、熟地黄、麦冬、知母、牛膝。

加减：胃热盛者，可加黄连、栀子清热泻火；若大便干燥秘结不通，可用增液承气汤加减。

（3）下消

1）肾阴亏虚证

临床表现：尿频量多，浑浊如脂膏，或尿甜，口干唇燥，腰膝酸软，形体消瘦。舌红苔少，脉沉细数。

治法：滋阴固肾。

方药：六味地黄丸加减。药用熟地黄、山茱萸、牡丹皮、山药、茯苓、泽泻。

加减：烦躁失眠，五心烦热，遗精，舌红，脉细数者，属阴虚火旺，可加黄柏、知母、龙骨、牡蛎清热降火、滋阴潜阳；尿量多且浑浊者，属肾气不足、肾失固摄，加益智仁、桑螵蛸益肾缩泉；若伴乏力困倦，气短懒言，汗多，舌淡红者，属气阴两虚，可用生脉散加减，或加黄芪、党参益气滋阴，五味子收敛止汗生津。

2）阴阳两虚证

临床表现：小便频数，浑浊如膏，甚则饮一溲一，面色黧黑，耳轮焦干，腰膝酸软，形寒畏冷，阳痿不举。舌淡苔白，脉沉细无力。

治法：温阳滋肾固摄。

方药：金匮肾气丸加减。药用（制）附子、肉桂、熟地黄、山茱萸、牡丹皮、山药、茯苓、泽泻。

加减：尿量多者，可加覆盆子、桑螵蛸、金樱子补肾固摄；若见阴阳气血气虚，可用鹿茸丸；烦渴头痛，唇红舌干者，用生脉散加鳖甲、龟甲滋阴潜阳；神昏肢厥、脉微欲绝者，可合参附龙牡救逆汤回阳固脱。

（4）兼证

1）兼血瘀

兼见面色晦暗，胸中闷痛，肢体麻木或刺痛，夜间加重，唇紫，舌暗或有瘀斑，或舌下络脉青紫怒张。苔薄白或少苔，脉弦或沉涩。

治法：活血化瘀通络。

方药：主方合血府逐瘀汤加减或桃红四物汤加减。药用当归、生地黄、桃仁、红花、枳壳、赤芍、柴胡、甘草、桔梗、川芎、牛膝。

加减：气虚者，加黄芪；气滞胸痛者，加枳壳、瓜蒌、薤白、砂仁、檀香；肢痛者，加全蝎、乌梢蛇搜风通络止痛。

2）兼痰饮

兼见形体肥胖，胸脘腹胀，肌肉酸胀，四肢沉重。舌红苔厚腻，脉滑。

治法：祛痰通络

方药：主方合平胃散加减。药用苍术、厚朴、陈皮、炙甘草。

（5）变证　白内障、雀目、耳聋者，属肝肾不足，不能上承耳目，用杞菊地黄丸或羊肝丸或磁朱丸加减以滋补肝肾、益精养血；疮疡、痈疽者，属热毒内蕴，用五味消毒饮或黄芪六一散以清热解毒。

## （八）预后

糖尿病的分型、诊断时机及生活方式干预、药物使用是否得当都是影响糖尿病预后的重要因素。有鉴于此，早期诊断、早期诊治、积极防治并发症十分重要。借鉴中医学"整体观念"的思想，在全面控制血糖的同时，应同时监测血压、血脂及心脑血管等危险因素，生活方式干预应贯穿整个治疗过程，还需保持积极乐观的心态，坚持定期复查、规律用药。

（张红珍）

# 第八节　免疫相关心血管疾病

免疫相关心血管疾病主要指由免疫功能异常导致的心血管系统的非特异性炎性疾病，包括病毒性心肌炎和多发性大动脉炎。

## 一、病毒性心肌炎

### （一）概述

病毒性心肌炎（viral myocarditis，VMC）是感染性心肌疾病的一类。VMC 指病毒感染心肌后，或对心肌产生直接损伤，或通过自身免疫反应引起心肌细胞坏死、变性或间质性炎症细胞浸润及纤维渗出，引起心肌局灶性或弥漫性病变。病变可累及心包或心内膜。

根据病毒性心肌炎的发病特点，可将其归为中医学"温病"范畴，根据临床表现，亦可归于"怔忡""心悸""胸痹""心瘅"等病证范畴。

### （二）西医病因病理

**1. 病因及发病机制**　病毒性心肌炎多由肠道病毒和呼吸道病毒感染引起。研究发现，能引起心肌炎的病毒超过 30 种，其中以肠道病毒居多，最常见的是柯萨奇病毒，其次为埃克（ECHO）病毒，还有腺病毒、流感病毒、脊髓灰质炎病毒等。此外，风疹、腮腺炎、水痘、天花、副流感、肝炎、带状疱疹、艾滋病等病毒亦可致病。诱因则包括感染、营养不良、酗酒、妊娠、劳累、寒冷、缺氧等。

本病的发病机制尚不十分清楚，目前主要认为与病毒的直接侵袭和病毒引起的相关免疫损伤有关。病毒感染机体，经血液循环直接侵犯心脏，造成心肌损伤。多项研究表明，在急性感染期，高滴度病毒导致的毒血症可造成心肌细胞变性死亡和周围炎性细胞的反应。感染早期也存在细胞介导的免疫损伤，如与 CD4、CD8 细胞膜上的相关受体共同作用引发免疫反应，同时向细胞内传导死亡信号，诱导心肌细胞启动凋亡程序，最终造成了心肌损伤；还有 Th1/Th2 平衡及相关细胞因子参与的免疫反应失调、NK 细胞在心肌组织的活性降低等因素。对于感染已被控制的患者，此时病毒可能已不存在，但 T 细胞免疫损伤仍使心肌处于持续受损状态。研究发现，患者的热休克蛋白明显增高，病毒感染的部分心肌细胞出现蛋白质、RNA 合成被抑制等，都证明了免疫机制在本病中起到重要作用。VMC 实验模型中，结缔组织生长因子（CTGF）、血管内皮生长因子（VEGF）、单核细胞趋化蛋白（MCP-1）等随病程变化的活动证实了体液免疫参与本病的发生、发展。

**2. 病理**　主要病理改变是心肌细胞变性坏死。病变范围大小不一，可呈弥漫性或局限性。病变较严重者，肉眼大体可见心脏增大，心腔扩张，尤以左心室明显。心肌松软，肌壁不增厚，切面可见灰白色或灰黄色斑点状病灶。一般左心室病变重于右心室，心室重于心房，内层心肌病变略重于外层，多数病例病变由内至外分布广泛而弥散。光镜下可见心肌间质水肿，内有灶性或弥漫性淋巴细胞、单核细胞浸润，偶可见中性粒细胞或嗜酸粒细胞；心肌纤维之间与血管四周的结缔组织中可发现细胞浸润，以单核细胞为主，伴有单一肌纤维或小群肌纤维坏死；由于房室结区及心内膜下心肌受累，心脏传导系统检查可在房室结、希氏束及其分支发现炎细胞浸润，传导细胞可发生透明变、凝固性坏死，成为心律失常的发病基础；累及心脏瓣膜时可见赘生物、附壁血栓；还可影响心包，引起病毒性心包炎，出现心包积液。

### （三）中医病因病机

中医学一般认为外感之邪是本病的直接致病因素，或为风热毒邪，或为湿热毒邪，或为时疫热毒，或其他六淫之邪入里化热侵袭机体而发病，还与禀赋不足、正气虚弱等因素有关。

本病病位主要在心，涉及肺、脾胃和肾等脏腑；病机特点主要为虚实夹杂、以虚为主；正气不足，邪毒侵心是发病的关键；证属本虚标实，正虚为本，热毒、湿毒、痰浊、瘀血等邪毒为标。

### （四）临床表现

**1. 症状** 轻者可完全没有症状，重者甚至出现心源性休克及猝死。多数患者发病前 1~3 周有病毒感染的病史与表现，包括发热、咽痛、咳嗽、乏力、全身肌肉酸痛，或恶心、呕吐等消化道症状。随后可以出现心脏受累表现，如头晕、心悸、胸痛、呼吸困难、心前区疼痛、水肿，甚至晕厥、猝死。绝大部分是以心律失常为主诉或首见症状，其中少数可因此发生晕厥或阿-斯综合征，极少数患者发生心衰或心源性休克或猝死。

**2. 体征** 常有心律失常，以房性与室性期前收缩及房室传导阻滞最为多见。心率可增快且与体温不相称，或心率异常缓慢。听诊可闻及第三、第四心音或奔马律，部分患者可于心尖部闻及收缩期吹风样杂音或舒张期杂音，前者为发热、贫血、心腔扩大所致，后者因左室扩大造成的相对性二尖瓣狭窄。心包摩擦音的出现反映有心包炎存在。心衰患者可有颈静脉怒张、肺部湿啰音、肝脾肿大、呼吸急促和发绀等体征。重症可出现血压降低、四肢湿冷、脉搏细弱等心源性休克体征。

**3. 并发症**

（1）**心律失常** 以期前收缩和房室传导阻滞最为常见，是引起猝死的主要原因之一。

（2）**心力衰竭** 可有肺部啰音、颈静脉怒张、肝肿大、舒张期奔马律，重者可出现心源性休克。

### （五）实验室及其他检查

**1. 胸部 X 线检查** 心影大小正常或增大，严重者有肺瘀血或水肿，少数可伴有心包积液。

**2. 心电图**　常见 ST-T 改变，包括 ST 段轻度移位和 T 波倒置。合并急性心包炎的患者可有 aVR 导联以外 ST 段广泛抬高，少数可出现病理性 Q 波。可出现各种心律失常，包括各种期前收缩、室上性和室性心动过速、房颤和室颤、Ⅱ度和Ⅲ度房室传导阻滞。但是心电图缺乏特异性，应动态观察。

**3. 超声心动图检查**　重者可有心房、心室扩大，以左心室扩大为主，室壁运动减低，左心室收缩功能减低，附壁血栓等；或有心包积液、胸腔积液。

**4. 心脏磁共振**　对心肌炎诊断有较大价值，可清晰显示心脏解剖结构和急性心肌水肿的情况。典型表现为钆延迟增强扫描可见心肌片状强化。

**5. 非特异性炎症指标检测**　红细胞沉降率加快，C 反应蛋白等非特异性炎症指标常升高。

**6. 血液检查**　白细胞数增高，谷草转氨酶、乳酸脱氢酶、磷酸激酶 CK 及其同工酶 CK-MB 活性增高，肌钙蛋白阳性。淋巴细胞转化率、花环形成试验、补体 C3 均较正常人为低。抗核抗体、抗心肌抗体均较正常人检出率高、自然杀伤细胞的活力及 α-干扰素显著低于正常，γ-干扰素则高于正常。

**7. 病毒血清学检测**　仅对病因有提示作用，不能作为诊断依据。确诊有赖于心内膜、心肌或心包组织内病毒抗原、病毒、病毒基因片段或病毒蛋白的检出。

**8. 心内膜心肌活检**　除本病诊断外还有助于病情及预后的判断。因其有创，本检查主要用于病情急重、治疗反应差、原因不明的患者。对于轻症患者，一般不作为常规检查。

### （六）诊断与鉴别诊断

**1. 诊断**

参照 1999 年全国心肌炎心肌病专题研讨会提出的成人急性心肌炎诊断参考标准。

（1）病史与体征　在上呼吸道感染、腹泻等病毒感染后 3 周内出现心脏表现，如出现不能用一般原因解释的感染后严重乏力、胸闷头晕（心排血量降低）、心尖第一心音明显减弱、舒张期奔马律、心包摩擦音、心脏扩大、充血性心力衰竭或阿 – 斯综合征等。

（2）上述感染后 3 周内出现下列心律失常或心电图改变　①窦性心动过速、房室传导阻滞、窦房阻滞或束支阻滞。②多源、成对室性期前收缩，自主性房性或交界性心动过速，阵发或非阵发性室性心动过速，心房或心室扑动或颤动。③两个以上导联 ST 段呈水平型或下斜型下移≥0.05mV 或 ST 段异常抬高或出现异常 Q 波。

（3）心肌损伤的参考指标　病程中血清肌钙蛋白 I 或肌钙蛋白 T（强调定量测定）、CK-MB 明显增高。超声心动图示心腔扩大或室壁活动异常和（或）核素心功能检查证实左室收缩或舒张功能减弱。

（4）病原学依据　①在急性期从心内膜、心肌、心包或心包穿刺液中检测出病毒、病毒基因片段或病毒蛋白抗原。②病毒抗体：第二份血清中同型病毒抗体滴度较第 1 份血清升高4倍（2份血清应相隔2周以上）或一次抗体效价≥640者为阳性，320者为可疑阳性（如以1∶32为基础者则宜以≥256为阳性，128为可疑阳性，根据不同实验室标准作决定）。③病毒特异性IgM≥1∶320者为阳性（按各实验室诊断要点，须在严格质控条件下）。如同时有血中肠道病毒核酸阳性者更支持有近期病毒感染。

注：同时具有上述（1）、（2）（①②③中任何一项）、（3）中任何两项，在排除其他原因心肌疾病后临床上可诊断急性病毒性心肌炎。如具有（4）中的第①项者可从病原学上确诊急性病毒性心肌炎；如仅具有（4）中第②、③项者，在病原学上只能拟诊为急性病毒性心肌炎。

如患者有阿-斯综合征发作、充血性心力衰竭伴或不伴心肌梗死样心电图改变、心源性休克、急性肾功能衰竭、持续性室性心动过速伴低血压发作或心肌心包炎等在内的一项或多项表现，可诊断为重症病毒性心肌炎；如仅在病毒感染后3周内出现少数期前收缩或轻度T波改变，不宜轻易诊断为急性病毒性心肌炎。

对难以明确诊断者，可进行长期随访，有条件时可以做心内膜活检进行病毒基因检测及病理学检测。

在考虑该病诊断时，应除外风湿性心肌炎、中毒性心肌炎、先天性心脏病、结缔组织病及代谢性疾病的心肌损害、甲状腺功能亢进症、原发性心脏病、原发性心内膜弹力纤维增生症、先天性房室传导阻滞、心脏自主神经功能异常、β受体功能亢进症及药物引起的心电图改变。

（5）临床分型

1）亚临床型：无自觉症状，心电图ST-T改变或有期前收缩。

2）轻症自限型：病毒感染后1~3周，可出现轻度不适，心电图ST-T改变或期前收缩，CK-MB一过性升高，无心脏扩大、心力衰竭，1~2月后逐渐恢复正常。

3）隐匿进展型：一过性心肌炎数年后，心脏逐渐扩大，表现为扩张型心肌病。

4）急性重症型：病毒感染后1~2周内出现心脏扩大、心力衰竭、心源性休克或严重心律失常。

5）猝死型：常在运动中猝死。

（6）临床分期

1）急性期：新发病，症状及检查阳性发现明显且多变，一般病程在半年以内。

2）恢复期：临床症状和心电图改变等逐渐好转，但尚未痊愈，病程一般在半年以上。

3）慢性期：进行性心脏增大，反复心力衰竭或心律失常，病情时轻时重，病程在1年以上。

**2. 鉴别诊断**

（1）链球菌感染后综合征　以往称扁桃体-心脏综合征，一些青少年患者有慢性扁桃体炎或咽峡炎等链球菌反复感染，由于链球菌毒素引起机体变态反应，致关节炎、心悸、气短等症状，心电图出现ST-T改变，甚至Ⅰ度房室传导阻滞，因此易与病毒性心肌炎相混淆。本病预后良好，症状虽可时轻时重，但经青霉素治疗或摘除扁桃体后可治愈。

（2）二尖瓣脱垂综合征　多见于年轻女性，心电图上可有 ST-T 改变及各种心律失常，但本病多数患者在心尖部有收缩中－晚期喀喇音或伴收缩晚期或全收缩期杂音，超声心动图检查可鉴别。

（3）风湿性心肌炎　多见于 5 岁以后学龄前和学龄期儿童，有前驱感染史，除心肌损害外，病变常累及心包和心内膜，临床有发热、大关节肿痛、环形红斑和皮下小结，体检心脏增大，窦性心动过速，心尖二尖瓣区可听到收缩期反流性杂音，偶可听到心包摩擦音。ASO 增高，咽拭子培养 A 族链球菌生长，血沉增快，心电图可出现 I 度房室传导阻滞。

（4）β 受体功能亢进症　指 β-肾上腺素受体的反应性增高所引起的交感神经活动亢进的一系列临床表现及心电图非特异性 ST-T 改变。多见于 6 ～ 14 岁学龄女童，疾病的发作和加重常与情绪变化（如生气）和精神紧张（如考试前）有关，症状多样，但都有类似交感神经兴奋性增高的表现。体检心音增强，心电图有 T 波低平倒置和 S-T 改变，普萘洛尔试验阳性。

（5）先天性房室传导阻滞　多为 II 度房室传导阻滞，患儿病史中可有晕厥和阿－斯综合征发作，但多数患儿耐受性好，一般无胸闷、心悸、面色苍白等。出生史及既往史有助诊断。

（6）自身免疫性疾病　多见全身型幼年型类风湿性关节炎和系统性红斑狼疮。全身性幼年型类风湿关节炎主要临床特点为发热、关节疼痛、淋巴结肿大、肝脾肿大、充血性皮疹等，实验室检查有血沉增快、C 反应蛋白增高、白细胞增多、贫血及相关脏器的损害。

## （七）治疗

西医治疗主要包括严格卧床休息、抗病毒治疗、改善心肌代谢、调节机体免疫力等，酌情使用抗生素，避免和减轻并发症，重症患者可考虑短期使用糖皮质激素。中医治疗以扶正祛邪为主，在辨证论治的基础上，选用益气养阴、活血通络中药治疗。中西医结合治疗可显著提高疗效。

**1. 西医治疗**　病毒性心肌炎的治疗要点，主要是强调早期、综合治疗，防止迁延成慢性；把握病毒感染和心肌炎症两方面；调节免疫和改善心功能；控制和纠正心律失常等并发症。

（1）一般治疗　①休息。急性期应充分卧床休息，一般 3 ～ 4 周，避免剧烈运动。严重心律失常、心衰者，卧床休息 1 个月，半年内不参加体力活动；心脏形态功能正常者，休息 2 周～2 月内不参加体力活动。②营养管理。饮食以富有营养、容易消化为原则。③护理。出现严重心律失常者，应进行连续心电监护，防止猝死，必要时吸氧。

（2）抗感染治疗　金刚烷胺有阻止病毒进入细胞的功能；阿糖腺苷、吗啉胍可抑制病毒核酸复制。如合并细菌感染，主张使用广谱抗生素及时处理。

（3）改善心肌细胞营养与代谢的药物　临床可应用维生素 C、能量合剂、极化液、辅酶 Q10、二磷酸果糖等药物增进心肌营养、改善心肌代谢，减少心肌损伤。丙种球蛋白有减轻心肌损伤、同时增加心肌细胞收缩功能的作用。

（4）调节细胞免疫功能药物　α-干扰素 100 万～200 万 U，每日肌内注射 1 次，2 周为一程。免疫核糖核酸 3mg，皮下或肌内注射，每 2 周 1 次，共 3 个月，以后每月肌内注射 3mg，连续 6～12 个月。还可酌情选用胸腺素、转移因子等。

（5）肾上腺糖皮质激素　疾病早期不主张使用。重症患者以急性心力衰竭或严重心律失常为主要临床表现，尤其是合并高度传导阻滞或阿－斯综合征，短期内有死亡或猝死风险者，应早期、足量应用。一般疗程不宜超过 2 周，可选用药物有泼尼松、氢化可的松、地塞米松等。

**2. 并发症及处理**

（1）心源性休克　大剂量维生素 C 每次 2～5g 静脉注射，每 2～6 小时一次，病情好转后改为每日 1～2 次。补液、纠正酸中毒。血压仍不升高或升高不满意者，应使用升压药维持血压。使用洋地黄类改善泵功能。

（2）心力衰竭　基本药物为洋地黄及利尿剂，但病人对洋地黄的敏感性增高，易发生洋地黄中毒（常表现为心律失常），因此心肌炎病人只用常规剂量的 2/3。使用利尿剂时，应注意补钾。必要时联合使用排钾和保钾性利尿剂。

（3）缓慢性心律失常　严重窦性心动过缓和高度房室传导阻滞者应及时给予大剂量糖皮质激素，静脉滴注异丙肾上腺素、阿托品或山莨菪碱、大剂量维生素 C，多数患者在 4 周内恢复窦性心律和正常传导。必要时安装临时或永久心脏起搏器。

（4）快速性心律失常　β 受体阻滞剂和胺碘酮是首选的治疗药物。控制房颤心室率可选用 β 受体阻滞剂、洋地黄、地尔硫卓或维拉帕米。若治疗室上性或室性心动过速，可使用胺碘酮。必要时行电复律治疗。严重危及生命的快速性心律失常，可给予糖皮质激素治疗。必要时置入体内自动除颤器。

**3. 中医治疗**

（1）热毒侵心证

临床表现：发热微恶寒，汗出，咽红肿痛，咳嗽，肌痛或皮疹，继之出现心悸，气短，乏力，胸痛等。舌质红，苔薄，脉浮数或促、代、结。

治法：清热解毒，养心复脉。

方药：银翘散合清营汤加减。药用金银花、连翘、水牛角、板蓝根、射干、牛蒡子、玄参、麦冬、莲子心、甘草。

加减：若咽喉疼痛者，加蒲公英；热重者，加青蒿、柴胡；发热不甚而恶寒明显者，去水牛角，加荆芥穗；泄泻者，加葛根、黄连以清利湿热止泻；胸闷呕恶者，加法半夏、藿香以宽胸止呕。

（2）湿毒侵心证

临床表现：发热起伏，汗出不解，全身疼痛，咽喉红肿，恶心呕吐，腹痛，泄泻，纳呆，倦怠乏力，胸闷腹胀。舌质红，苔腻，脉濡数或濡缓。

治法：清热化湿，复脉宁心。

方药：香连丸合甘露消毒丹加减。药用木香、黄连、黄芩、连翘、茵陈、豆蔻、石菖蒲、甘草。

加减：若湿邪偏重者，加厚朴、茵陈、茯苓、藿香；热象偏重者，加苦参、板蓝根；表证明显者，去木香、豆蔻，加防风、紫苏以解表；胃纳欠佳者，加谷芽消食和胃；呕吐者，加法半夏降逆止呕。

（3）阴虚内热证

临床表现：心悸不宁，心烦，失眠多梦，低热不退，口干咽燥，手足心热，潮热盗汗，小便短少，大便秘结。舌红少津，脉细数或促、结代。

治法：滋阴清热，养心复脉。

方药：加减复脉汤加减。药用生地黄、麦冬、太子参、银柴胡、牡丹皮、阿胶、酸枣仁、炙甘草。

加减：若阴虚较甚者，加玄参；心悸较甚者，加生龙齿；心烦失眠者，加苦参、黄连、夜交藤。

（4）气阴两虚证

临床表现：心悸怔忡，气短乏力，头晕心烦，自汗盗汗。舌质淡或红，苔白，脉细数无力或促、结代。

治法：补气养阴，益心复脉。

方药：生脉散合五味子散加减。药用炙甘草、人参、黄芪、麦冬、五味子。

加减：若阴虚明显者，可易人参为西洋参；气虚较甚者，黄芪、党参加量；心气虚衰，心悸喘咳者，重用人参并加葶苈子、鹿衔草；兼水肿者，加茯苓皮、泽泻、猪苓；自汗盗汗者，加煅龙骨、煅牡蛎；虚烦失眠者加酸枣仁、柏子仁。

（5）阴阳两虚证

临床表现：心悸气短，动则喘憋，甚至喘息不得卧，胸口闷痛，乏力，畏寒肢冷，自汗，水肿，面色晦暗或发绀。舌暗淡苔白，脉虚数或促、结、代。

治法：温阳益气，养阴通脉。

方药：炙甘草汤加减。药用炙甘草、人参、黄芪、干姜、生地黄、麦冬、阿胶。

加减：若畏寒肢冷者，加附子；心胸闷痛者，去阿胶、生地黄，加丹参、三七、降香；喘咳胸闷者，去阿胶、生地黄，加瓜蒌、薤白、法半夏。

（6）阳虚欲脱证

临床表现：起病急骤，心悸气短，不能平卧，烦躁不安，自汗不止，四肢厥冷。舌淡苔白，脉微欲绝。

治法：回阳固脱。

方药：参附龙牡汤加减。药用人参、附子、煅龙骨、煅牡蛎。

加减：若喘咳胸闷者，加瓜蒌、薤白、肉桂。

## （八）预后

本病预后大多良好，多数病例能完全康复。极少数重症患者预后差，因心力衰竭、心源性休克、严重心律失常死亡。部分患者急性期后心肌瘢痕形成后遗症。若柯萨奇 B 组病毒反复持续感染，10% 可演变为扩张型心肌病。

## 二、多发性大动脉炎

### （一）概述

多发性大动脉炎（Takayasu's arteritis，TA）是由多种病因造成的，主要累及主动脉及其分支的慢性非特异性炎性疾病，可引起动脉管腔狭窄、闭塞，少数病例中动脉壁破坏扩张形成动脉瘤。

中医归属于"脉痹"病证范畴。

### （二）西医病因病理

**1. 病因及发病机制** 多发性大动脉炎的病因尚未十分清楚，近年来多数学者认为可能与链球菌、结核分枝杆菌、病毒等感染有关。这些致病因子感染机体，产生相应抗原，抗原与抗体形成免疫复合物选择性沉积于大血管内壁，导致血管改变。目前多将本病归于免疫性疾病。

近年来的研究表明 TA 的发生与人体免疫机制息息相关。研究人员在多发性大动脉炎患者动脉壁标本中发现较多免疫组织，如 $CD4^+T$ 细胞、$CD8^+T$ 细胞、巨噬细胞、中性粒细胞浸润。另外，还有 Toll 样受体在病变血管的广泛表达，促炎细胞因子，如 IL-6 的增加与疾病活动度相关等证据，都表明了细胞免疫机制可能是 TA 发病的重要原因。

**2. 病理** 病理改变以动脉中层受累为主，继之出现内外膜广泛纤维增生的全层性动脉炎。早期症状不易被发现，就诊时已有血管狭窄，心、脑、肾等器官严重受累极易误诊。TA 早期病理特点是动脉全层非特异性炎症，单核、淋巴细胞及浆细胞浸润，中膜平滑肌细胞增生，胶原纤维及弹力纤维破坏；后期动脉壁全层的纤维组织增生，血管壁狭窄、闭塞，从引起脏器肢体的缺血、高血压等。

### （三）中医病因病机

本病是在体质亏虚的基础上感受外邪导致的血脉瘀阻，经脉闭塞。属本虚标实，虚和瘀是发病的根本。本虚为气血阴阳不足，或因先天不足、肾气亏虚，或因后天失养、脾气亏虚；标实则为风、寒、湿、热等毒邪。外邪侵袭人体，使脉道受损、经络阻塞，气血难以通畅，则可见肢体肿胀无力，酸、麻、凉、木；脏腑阴阳失调，气血生化不足，则推行无力，血流艰涩，脉势虚弱甚至无脉。

### （四）临床表现

**1. 早期** 临床表现可有发热、咳嗽、全身肌肉酸痛不适、食欲不振、呕吐、皮疹、出汗、贫血渗出性胸膜炎等症状，部分病例可伴有关节炎和结节性红斑。

**2. 晚期** 局部表现主要取决于动脉病变部位、动脉狭窄及局部缺血程度、侧支循环建立多寡、是否合并高血压等几个方面。

（1）主动脉弓或锁骨下动脉狭窄　可表现为无脉症。患者可无明显自觉症状，或出现一侧甚至两侧上肢无力、发凉、酸麻、疼痛等上肢缺血症状，上肢脉搏微弱或不可扪及，血压低或测不到。足背动脉搏动一般正常，下肢血压正常或稍高。锁骨上及胸锁乳突肌外侧可听到收缩期或来回性血管杂音，或伴有收缩期震颤。升主动脉扩张可导致主动脉瓣反流；扩张型心肌病、主动脉瓣反流和高血压导致充血性心力衰竭。

（2）颈总动脉狭窄　可出现头部缺血性症状。患者可感到眩晕、头痛、视力减退，甚至发生晕厥、抽搐、偏瘫及昏迷，一侧或两侧颈动脉搏动减弱或消失；眼底可见视网膜萎缩或色素沉着、眼底动脉硬化及静脉扩张。

（3）胸或腹主动脉狭窄　可发生下肢缺血症状。下肢发凉、酸痛、有间歇性跛行，下肢动脉搏动减弱或消失，下肢血压降低或测不出，听诊在胸或腹部可闻及血管杂音。胸主动脉狭窄明显时可在胸侧建立侧支循环，此时在肩胛骨上或肩胛骨间可听到连续性血管杂音。可出现呼吸困难、胸壁疼痛等症状。

（4）腹主动脉上部狭窄累及肾动脉　出现继发于肾动脉硬化的高血压，严重时引起高血压脑病或心力衰竭。少数有肾炎症状，包括血尿、蛋白尿和肾功能障碍。

**3. 临床分型**　以血管受累部位为依据分为四型。

（1）*头臂动脉型*　病变主要累及主动脉弓及头臂动脉。

（2）*胸腹主动脉型*　病变主要累及胸腹主动脉及其分支。

（3）*肾动脉型*　病变累及肾动脉开口或其近端的腹主动脉段。

（4）*混合型*　具有上述三型的特征，病变呈多发性。

上述四型均可合并肺动脉受累，晚期可出现肺动脉高压。此外冠状动脉开口处和近端亦可累及，临床表现心绞痛、心肌梗死。

## （五）实验室及其他检查

**1. 血液检查**　白细胞可中度升高；血沉增快和 C 反应蛋白增高多提示疾病处于活动期。

**2. 影像学检查**

（1）*眼底检查*　眼底改变是多发性大动脉炎的一种特异性改变。检查可见无脉眼底、小动脉硬化、恶性高血压眼底，眼底动脉狭窄和痉挛或正常眼底。

（2）*超声*　可探查主动脉及其分支有无狭窄或闭塞，了解肢体血流情况，还可测定病变动脉的远、近端血流及波形，测定肢体动脉压力。

（3）*血管造影*　是明确病变性质、部位、范围及制定手术方案的主要依据。利用血管造影技术对头臂血管、胸腹主动脉、肾动脉、肺动脉进行全面检查，明确狭窄部位、程度、侧支循环建立等情况。缺点为若疾病处于早期未形成血管狭窄，血管造影不能及时发现病变；对评估病变活动变化也无益处。

（4）*CTA 检查*　CTA 检查可以明确主动脉及各分支受累情况，由于肺动脉型和冠状动脉型大动脉炎易被忽略，应注意相应部位的 CTA 检查。

（5）核磁共振血管摄影术（MRA） 近年来MRA也被用来诊断血管炎，它可以提供血管壁的厚度及管腔结构的清晰图像。在今后的研究中MRA将得到越来越广泛的应用。

### （六）诊断与鉴别诊断

**1. 诊断** 本病临床表现较为典型，40岁以下女性，具有下列表现者，应怀疑本病：①单侧或双侧肢体出现缺血症状，伴有脉搏减弱或消失，血压降低或不能测及。②脑动脉缺血，伴有一侧或双侧颈动脉搏动减弱或消失和颈部血管杂音。③顽固性高血压，伴上腹部Ⅱ级以上的高调血管音，或下肢血压低于上肢25～30mmHg以上。④不明原因的发热，伴有血管杂音，四肢脉搏有异常者。⑤无脉症眼底改变。

**2. 诊断标准** 参照美国风湿学会1990年制定所制定的6项诊断标准：①起病年龄小于40岁。②间歇性跛行。③脉弱。④双上肢动脉收缩压之差大于10mmHg。⑤锁骨下动脉或主动脉杂音。⑥主动脉及其主要分支、四肢近端大动脉狭窄或闭塞的影像学证据。具备其中三条的患者即可确诊。

**3. 鉴别诊断**

（1）先天性主动脉缩窄 多见于男性，全身无炎症活动表现，胸主动脉见特定部位（婴儿在主动脉峡部，成人型位于动脉导管相接处）狭窄。

（2）动脉粥样硬化 常在50岁后发病，常有高血压、高血脂及糖尿病病史，血管壁常显示钙化斑块。

（3）肾动脉纤维肌结构不良 多见于女性，肾动脉造影显示其远端2/3及分支狭窄。

（4）血栓闭塞性脉管炎 主要累及膝以下中小动脉及伴行静脉，动脉可存在节段性狭窄或闭塞，伴行静脉内可有血栓，正常血管和病变血管界限分明。

（5）胸廓出口综合征 指上肢的神经血管在通过胸廓出口处受压产生的临床症状，头颈及上肢的活动可引起桡动脉搏动变化。

### （七）治疗

本病的治疗目的是阻止病情进展，防治并发症。西医主要控制感染、对症治疗、激素和（或）免疫抑制剂及外科手术治疗。中医扶正祛邪，辨证论治以益气活血通络或清热通络为主，中西医结合治疗可显著提高疗效。

**1. 西医治疗**

（1）控制感染 针对感染的病原体类型给予相应治疗措施，如确定有结核感染者给予抗结核治疗，病毒感染者予抗病毒治疗。

（2）外科手术治疗 慢性静止期患者阻塞症状严重，病变累及大血管，脏器受害显著，尤其合并有高血压患者，可考虑行外科手术治疗，如切除狭窄段动脉并端端吻合，狭窄近端与远端行搭桥术，动脉球囊扩张术及支架植入术、瓣膜置换术等。

（3）激素和（或）免疫抑制剂 活动期患者病情难以控制易反复者，可给予甲泼尼龙及环磷酰胺冲击治疗以控制病情活动、延缓病情进展。

（4）对症治疗　对于高血压、心力衰竭者给予扩血管减轻心脏负荷治疗，必要时采取强心、利尿等措施。继发性高血压较难控制，尤其是糖皮质激素治疗过程中，可使用血管紧张素转化酶抑制剂，同时应密切监测血压变化。纤维蛋白原或血小板升高者给予抗凝治疗。肺梗死及血栓形成者给予溶栓治疗。

**2. 中医治疗**

（1）热毒阻络证

临床表现：高热不退，可持续数周，肌肉酸痛，肢体无力，皮疹红斑，关节红肿热痛，头痛，心烦失眠，焦躁，甚至神昏谵语，口干喜冷饮，大便干，小便黄。舌尖红绛，苔黄，脉微细数或无脉。

治法：清热解毒，凉血通络。

方药：犀角地黄汤加减。药用水牛角（先煎）、生地黄、生石膏、黄芩、赤芍、牡丹皮、黄连、金银花、连翘、白茅根、丹参、芦根、生甘草。

加减：若热势不退兼有心悸气短者，加西洋参、麦冬；昏厥抽动者，加安宫牛黄丸；头痛明显者，加蒺藜、川芎、蔓荆子；小便赤涩者，加猪苓、泽泻；全身酸痛者，加全蝎、虎杖；皮疹红斑者，加玄参、麦冬、茜草。

（2）湿热郁阻证

临床表现：身热，多为低热，热势起伏，身重困倦，四肢酸楚，关节红肿、疼痛。舌质红，苔腻，无脉或脉微数。

治法：清热利湿，活血通脉。

方药：宣痹汤合下瘀血汤加减。药用大黄、桃仁、䗪虫、羌活、独活、防风、姜黄、当归、黄芪、赤芍、白芍、连翘、金银花、炙甘草。

加减：若热势较重者，加生石膏、淡竹叶；头痛头晕者，加蒺藜、川芎、蔓荆子；关节痛重者，加海风藤、青风藤、牡丹皮、延胡索。

（3）气滞血瘀证

临床表现：面色黧黑，面部肿胀，肢体肤色暗沉，四肢麻木肿胀，或有瘀斑，关节疼痛，屈伸不利。舌体胖大有齿痕，苔白厚腻，脉弦细而涩或微，或无脉。

治法：活血化瘀，疏经通络。

方药：补阳还五汤或血府逐瘀汤加减。药用黄芪、党参、当归、赤芍、白芍、地龙、川芎、红花、桃仁、柴胡、瓜蒌根、酒大黄、炙甘草。

加减：若短气乏力者，加人参、炒白术、麦冬；胸闷胸痛者，加瓜蒌、薤白、丹参；若畏寒怕冷，加附子、细辛；关节疼痛者，加海风藤、青风藤、络石藤；上肢关节不利者，加片姜黄、威灵仙；若肢体颤动，加蝉蜕、僵蚕、蜈蚣。

（4）气血虚弱证

临床表现：病久不愈，元气暗耗，气血双亏，可见面色㿠白，神疲乏力，精神萎靡，肢体麻木，四肢厥冷，心悸气短，呼吸困难，胸闷，头晕目眩，动则尤甚，失眠多梦。舌质淡，苔少，脉微欲绝或无脉。

治法：益气补血，活血通脉。

方药：黄芪桂枝五物汤加减。药用黄芪、桂枝、白芍、赤芍、当归、熟地黄、川芎、鸡血藤、牛膝。

加减：若失眠心烦者，去熟地黄，加远志、酸枣仁、柏子仁；腹胀便溏者，去熟地黄、白芍，加大腹皮、肉豆蔻；若周身酸痛，去熟地黄，加地龙、络石藤、虎杖；若食少纳呆，加鸡内金、焦三仙。

（5）脾肾阳虚证

临床表现：面色白，头目晕眩，两目畏光，神疲，周身乏力，四肢厥冷，倦怠嗜睡，耳鸣，腰酸膝软，腹胀便溏，尿少浮肿，下肢沉重，月经延后，或闭经。舌质淡，舌体胖有齿痕，苔薄白，脉微沉细欲绝，或无脉，足跌阳脉绝。

治法：健脾补肾，温阳通脉。

方药：阳和汤加味。药用鹿角胶、熟地黄、附子、桂枝、黄芪、赤芍、白芍、川芎、当归、牡丹皮、桃仁、红花。

加减：若腰膝酸痛者，加炒杜仲、川牛膝、补骨脂；肢冷浮肿尿少者，加茯苓、猪苓、泽泻、车前子；唇青舌紫者，加三七、蒲黄、五灵脂；纳呆便溏者，加鸡内金、肉豆蔻、苍术；肢冷酸痛者，加土鳖虫。

（八）预后

多发性大动脉炎总体预后不良，可出现严重并发症，如高血压、主动脉瓣反流病、动脉瘤形成等。本病发病年龄以青壮年居多，起病隐匿且缓慢，现有的治疗手段效果不理想，所以应普及检查，及早控制。

（张红珍）

# 第九节　常见神经精神疾病的免疫异常

## 一、缺血性脑卒中

### （一）概述

缺血性脑卒中（ischemic stroke，IS）又称脑梗死，是由于脑局部血液循环障碍所导致的神经功能缺损综合征，症状持续时间至少24小时或存在经影像学证实的新发梗死灶，其引起的神经系统局灶性症状和体征与受累脑血管的血供区域相一致。缺血性脑卒中是脑血管疾病中最常见的类型，约占全部急性脑血管病的70%，具有高致死率、高致残率及高复发率的特点，给患者家庭及社会带来极大的经济负担。

中医学认为该病是由于正气亏虚，饮食、情志、劳倦内伤等引起气血逆乱，产生风、火、痰、瘀，导致脑脉痹阻为基本病机，以突然昏仆、半身不遂、口舌歪斜、言语謇涩或不语、偏身麻木为主要临床表现的病证。《内经》所记述的"大厥""薄厥"

"仆击""偏枯""风痱"等病证，与缺血性脑卒中昏迷期和后遗症期的一些临床表现相似。《金匮要略》正式把本病命名为中风，认为中风病之病因为络脉空虚、风邪人中，其创立的分证方法对缺血性脑卒中的诊断、治疗、判断病情轻重和估计预后很有帮助。中医药在防治缺血性脑卒中的研究中取得了较多进展，形成了自己的特色。中医药在治疗上强调整体调治，注重复方研究，在改善缺血性脑卒中患者临床症状、延缓病情发展、提高生活质量等方面具有疗效明确和副作用小的特点，展现了中医药防治缺血性脑卒中的巨大潜力和良好前景。

缺血性脑卒中的分型方法有很多，当前国际广泛使用的是 ORG 10172 在急性脑卒中治疗中的试验（trial of org 10172 in acute stroke treatment，TOAST）。TOAST 分型将缺血性脑卒中按病因的不同分为五型：大动脉粥样硬化型、心源性栓塞型、小动脉闭塞型、其他明确病因型和不明原因型。

### （二）西医病因病理

**1. 病因**　明确缺血性脑卒中的病因有助于判断预后、指导治疗及选择个体化的二级预防措施，也有助于对未知领域开展相关的临床研究，以更好地解决患者的具体问题。虽然各个病因分型方法具体的分型标准并不相同，但是均将大动脉粥样硬化、心源性栓塞和小动脉闭塞作为缺血性脑卒中最主要的三种病因。具体介绍如下。

（1）大动脉粥样硬化型　是缺血性脑卒中最常见的类型，主要是各种原因导致的颅内、颈部及主动脉弓等处大动脉的粥样硬化。反复的机械性/毒性动脉内膜损伤及高血压、糖尿病、血脂异常等脑血管病的危险因素导致动脉粥样硬化的形成。动脉粥样硬化易发生在颈动脉窦部及虹吸部、大脑中动脉近端及椎动脉近端等血液湍流的部位。在动脉粥样硬化引起的脑血管壁病变的基础上，发生血栓形成、动脉到动脉栓塞、载体动脉病变堵塞穿支动脉或动脉远端低灌注等，造成局部脑组织因血流供应中断而发生缺血、缺氧性坏死，引起相应的神经系统症状和体征。

（2）心源性栓塞型　是较为常见且严重的一种缺血性脑卒中类型。引起此类脑卒中的心脏疾病有心房颤动、心房扑动、心脏瓣膜病、人工心脏瓣膜、感染性心内膜炎、心肌梗死、心肌病、心力衰竭、心脏黏液瘤等。存在以上疾病时，在心脏内壁和瓣膜形成的血栓或赘生物脱落后可阻塞脑动脉，引起缺血性脑卒中。卵圆孔未闭等一些右向左分流的心脏病导致静脉系统的栓子直接进入左心，并随血流到达脑动脉，引起反常性栓塞。

（3）小动脉闭塞型　主要是指大脑半球或脑干深部的小穿支动脉，在高血压等各种疾病的基础上，血管壁发生病变，导致管腔闭塞，形成小的梗死灶。病因主要为高血压引起的脑部小动脉玻璃样变、动脉硬化性病变及纤维素样坏死等。部分患者有糖尿病史，进而发生小血管病变。另外，小穿支动脉粥样硬化、血管炎及遗传性疾病等也可导致小穿支动脉闭塞。血管壁的病变引起管腔狭窄，当有血栓形成或微栓子脱落阻塞血管时，由于侧支循环差，故发生缺血性脑卒中。

**2. 病理**　脑动脉闭塞的早期，脑组织改变不明显，肉眼可见的变化要在数小时后才能辨认。缺血中心区发生肿胀、软化，灰质白质分界不清。大面积缺血性脑卒中发生时，脑组织高度肿胀，可向对侧移位，导致脑疝形成。镜下可见神经元出现皱缩深染、炎性细胞浸润、胶质细胞破坏、髓鞘及轴突崩解、小血管坏死、红细胞渗出及组织间液积聚等。缺血性脑卒中后 4～5 天脑水肿达高峰，7～14 天后液化成蜂窝囊腔，3～4 周后形成胶质瘢痕，大的梗死灶则形成中风囊，而心源性脑卒中引起的脑组织坏死可以是贫血性或出血性的。

免疫学方面，血管内局部血流量的减少可激活凝血瀑布、补体系统、血小板及内皮细胞，破坏血管内皮的完整性，导致白细胞及炎性反应介质渗出，最终产生一系列炎性反应。大量研究证实免疫系统参与了缺血性脑卒中的发生和发展过程，在脑组织的损伤及修复过程中发挥重要作用。一方面，缺血性脑卒中发生后，固有免疫应答首先被诱发，激活的免疫细胞产生多种细胞因子，致使血-脑屏障受损、白细胞渗出，并促进远隔的免疫细胞向病灶部位迁移和产生更多的细胞因子。存在于中枢神经系统的蛋白成分透过血-脑屏障进入外周，而渗出至病灶部位的淋巴细胞则与特异性抗原结合后出现活化增殖，继而分别于外周和局灶部位激活适应性免疫应答。另一方面，缺血性脑卒中后的免疫抑制效应减轻并终止了缺血后的免疫应答及炎性反应，但同时亦增加了卒中后感染发生的可能。近年来，尽管对该病的免疫学机制及早期干预的研究获得了一些进展。然而，鉴于其作用机制错综复杂，涉及各种免疫细胞、细胞因子及相应细胞内信号通路的改变，故有关缺血性脑卒中的免疫学作用机制尚需进一步研究予以证实。

### （三）中医病因病机

中医学认为，患者脏腑功能失调，气血素虚或痰浊、瘀血内生，加之劳倦内伤、忧思恼怒、饮酒饱食、用力过度、气候骤变等诱因，而致瘀血阻滞、痰热内蕴，或阳化风动、血随气逆，导致脑脉痹阻或血溢脉外，引起昏仆不遂，发为脑中风。其病位在脑，与心、肾、肝、脾密切相关。其病机有虚（阴虚、气虚）、火（肝火、心火）、风（肝风）、痰（风痰、湿痰）、气（气逆）、血（血瘀）六端，此六端多在一定条件下相互影响，相互作用。病性多为本虚标实，上盛下虚。在本为肝肾阴虚，气血衰少，在标为风火相煽，痰湿壅盛，瘀血阻滞，气血逆乱。其基本病机为气血逆乱，上犯于脑，脑之神明失用。

### （四）临床表现

中老年患者多见，病前有缺血性脑卒中的危险因素，如高血压、糖尿病、冠心病及血脂异常等，临床表现取决于梗死灶的大小和部位，主要为局灶性神经功能缺损的症状和体征，如偏瘫、偏身感觉障碍、失语、共济失调等，部分可有头痛、呕吐、昏迷等全脑症状。患者一般意识清楚，在发生基底动脉闭塞或大面积缺血性脑卒中时，病情严重，出现意识障碍，甚至有脑疝形成，最终导致死亡。

中医则认为脑脉痹阻所引起的脑髓神机受损是缺血性脑卒中的证候特征。其主症为神昏、半身不遂、言语謇涩或不语、口舌歪斜、偏身麻木。次症见头痛、眩晕、呕吐、二便失禁或不通、烦躁、抽搐、痰多、呃逆。舌象可表现为舌强、舌歪、舌卷，舌质暗红或红绛，舌有瘀点、瘀斑；苔薄白、白腻、黄或黄腻；脉象多弦，或弦滑、弦细，或结或代等。

下面对不同血管闭塞引发的缺血性脑卒中临床表现加以介绍。

**1. 前循环脑卒中**

（1）颈内动脉闭塞　颈内动脉闭塞的临床表现主要取决于侧支循环代偿的状况和发病前颈内动脉的狭窄程度。若侧支循环代偿良好，可无症状。若侧支循环代偿不良，可表现为大脑中动脉和（或）大脑前动脉缺血症状，或分水岭梗死。临床表现可有同侧 Horner 征和"三偏征"（对侧偏瘫、偏身感觉障碍、双眼对侧同向性偏盲），优势半球受累可出现失语，非优势半球受累可有体象障碍。当眼动脉受累时，可有单眼视力障碍。颈部触诊发现颈内动脉搏动减弱或消失，听诊可闻及血管杂音。

（2）大脑中动脉闭塞　大脑中动脉闭塞的临床表现主要取决于闭塞部位和侧支循环的症状。主干闭塞可出现"三偏征"，可伴有双眼性病灶侧凝视，优势半球受累可出现失语，非优势半球病变可有体象障碍。引起大面积缺血性卒中时，多伴意识障碍，脑水肿加重引发脑疝，危及生命。皮层支闭塞引起的偏瘫及偏身感觉障碍，以面部和上肢为重，累及优势半球可有失语，意识水平不受影响。深穿支闭塞更为常见，表现为对侧偏瘫、肢体、面和舌瘫的受累程度均等，对侧偏身感觉障碍，可伴有偏盲、失语等。

（3）大脑前动脉闭塞　若前交通动脉开放，一侧闭塞可无症状。非近端闭塞时，出现对侧偏瘫，下肢重于上肢，有轻度感觉障碍。优势半球病变可有 Broca 失语、尿失禁及对侧强握反射等。深穿支闭塞，出现对侧面、舌瘫及上肢轻瘫。

**2. 后循环脑卒中**

（1）大脑后动脉闭塞　大脑后动脉闭塞引起的临床症状变异很大，主干闭塞表现为"三偏征"及丘脑综合征，优势半球受累可伴有失读。皮质支闭塞出现双眼对侧视野同向性偏盲，可伴视幻觉、视物变形和视觉失认等，优势半球受累可表现为失读及命名性失语等症状，非优势半球受累可有体象障碍。若病变累及颞叶的下内侧时，会出现严重的记忆力损害。深穿支闭塞主要表现为同侧动眼神经麻痹、对侧偏身感觉障碍，对侧偏瘫、自发性疼痛，感觉过度，轻偏瘫，共济失调，舞蹈 - 手足徐动、意向性震颤等。

（2）椎动脉闭塞　若无优势椎动脉存在，一侧闭塞后对侧代偿后可无症状。若有明显优势椎动脉存在，优势椎动脉闭塞和基底动脉或双侧椎动脉阻塞后的梗死区域等同，症状较为严重。在小脑后下动脉或椎动脉供应延髓外侧的分支闭塞时出现的延髓背外侧综合征，临床主要表现为眩晕、恶心、呕吐，眼球震颤，声音嘶哑、吞咽困难及饮水呛咳；病灶侧小脑性共济失调；病灶同侧面部痛、温觉减退或消失，病变对侧偏身痛、温觉减退或消失；病灶同侧 Horner 征等。

（3）基底动脉闭塞　主干闭塞表现为眩晕、恶心及呕吐、眼球震颤、复视、构音障碍，吞咽困难及共济失调等，病情进展迅速可出现延髓性麻痹、四肢瘫，昏迷，中枢性高热，应激性溃疡，常导致死亡。分支闭塞会引起脑干和小脑的梗死，表现为同侧颅神经麻痹、觉醒和行为障碍，可伴有记忆力丧失，病灶对侧偏盲或皮质盲，大脑脚幻觉等。

## （五）诊断与鉴别诊断

**1. 诊断**　中、老年患者，有动脉粥样硬化及高血压等缺血性脑卒中的危险因素，安静状态下或活动中起病，病前可有反复的短暂的脑缺血发作，症状常在数小时或数天内达高峰，出现局灶性的神经功能缺损，梗死的范围与某一脑动脉的供应区域相一致。头部 CT 在早期多正常，24~48 小时内出现低密度病灶。DWI 和 PWI 有助于早期诊断，脑血管造影可发现狭窄或闭塞的动脉。

**2. 鉴别诊断**

（1）脑出血　多于活动中或情绪激动时起病，多有高血压病史，病情进展快，头痛、恶心、呕吐多见，常出现意识障碍、偏瘫和其他神经系统局灶性症状，头颅 CT 或 MRI 有助于明确诊断。

（2）蛛网膜下腔出血　各年龄组均可见，以青壮年多见，多在动态时起病，病情进展急骤，头痛剧烈，多伴有恶心、呕吐，多无局灶性神经功能缺损的症状和体征，头颅 CT、头颅 MRI 及脑脊液检查有助于明确诊断。

（3）硬膜下血肿或硬膜外血肿　多有头部外伤史，病情进行性加重，出现急性脑部受压的症状，如意识障碍，头痛、恶心、呕吐等颅内高压症状，瞳孔改变及偏瘫等。某些硬膜下血肿，外伤史不明确，发病较慢，老年人头痛不重，应注意鉴别。头部 CT 检查在颅骨内板的下方，可发现局限性梭形或新月形高密度区，骨窗可见颅骨骨折线。

（4）颅内占位性病变　颅内肿瘤（特别是瘤卒中时）或脑脓肿急性发作，引起局灶性神经功能缺损，类似于缺血性脑卒中。脑脓肿可有身体其他部位感染或全身性感染的病史。头部 CT 及 MRI 检查有助于明确诊断。

## （六）治疗

**1. 西医治疗**　缺血性脑卒中的治疗应根据不同的病因、发病机制、临床类型、发病时间等确定个体化的治疗方案。在一般内科支持治疗的基础上，可酌情选用特异性治疗措施。有条件的医院，应将缺血性脑卒中患者收入卒中单元进行规范化诊疗。

（1）一般治疗

1）保持呼吸道通畅及吸氧：气道功能严重障碍者应给予气道支持及辅助呼吸，无低氧血症患者不需常规吸氧。

2）调控血压：①缺血性脑卒中后 24 小时内血压升高的患者应谨慎处理。应先处理紧张焦虑、疼痛、恶心呕吐及颅内压增高等情况。血压持续升高至收缩压≥200mmHg 或舒张压≥110mmHg，伴有严重心功能不全、主动脉夹层、高血压脑病的患者，可予较快速降压治疗，并严密观察血压变化，避免不良反应。可选择静脉用抗高血压药物，建议使用微量输液泵给予抗高血压药物，避免使用引起血压急剧下降的药物。②准备溶栓及桥接血管内取栓者，血压应控制在收缩压＜180mmHg 和（或）舒张压＜100mmHg，对未接受静脉溶栓而计划进行动脉内治疗的患者血压管理可参照该标准，根据血管开通情况控制术后血压水平，避免过度灌注或低灌注，具体目标还有待进一步研究。③对接受 rt-PA 静脉溶栓的患者早期降压治疗是安全的（收缩压 130~140mmHg），可以降低颅内出血的发生率，但并不能改善患者的功能预后。④缺血性脑卒中后病情稳定，若血压持续≥140/90mmHg，无禁忌证，可于起病数天后恢复使用发病前服用的抗高血压药物或开始启动降压治疗。⑤缺血性脑卒中后低血压的患者应积极寻找和处理原因，必要时可采用扩容升压措施。可静脉输注 0.9% 氯化钠溶液纠正低血容量，处理可能引起心排血量减少的心脏问题。

3）控制血糖：①血糖超过 10mmol/L 时可给予胰岛素治疗。应加强血糖监测，可将高血糖患者的血糖控制在 7.8~10.0mmol/L。②血糖 < 3.3mmol/L 时，可给予 10%~20% 葡萄糖口服或注射治疗，目标达到正常血糖。

4）心脏监测与心脏病变处理：①缺血性脑卒中后 24 小时内应常规进行心电图检查，根据病情，有条件时进行持续心电监护 24 小时或以上，以便早期发现阵发性心房颤动或严重心律失常等心脏病变。②避免或慎用增加心脏负担的药物。

5）体温控制：①对体温升高的患者应寻找和处理发热原因，如存在感染应给予抗感染治疗。②对体温 >38℃ 的患者应给予退热措施。

（2）特异性治疗　该治疗包括改善脑血液循环（静脉溶栓、血管内治疗、抗血小板、抗凝、降纤、扩容等方法）、他汀及神经保护等。

1）静脉溶栓：①对缺血性脑卒中发病 3 小时内和 3.0~4.5 小时的患者，应按照适应证、禁忌证和相对禁忌证（见表 10-1）严格筛选患者，尽快静脉给予阿替普酶溶栓治疗。使用方法：阿替普酶 0.9mg/kg（最大剂量为 90mg）静脉滴注，其中 10% 在最初 1 分钟内静脉推注，其余持续滴注 1 小时，用药期间及用药 24 小时内应严密监护患者。②发病在 6 小时内，可根据适应证和禁忌证标准严格选择患者给予尿激酶静脉溶栓。使用方法：尿激酶 100 万~150 万 IU，溶于生理盐水 100~200mL，持续静脉滴注 30 分钟，用药期间应严密监护患者。③小剂量阿替普酶静脉溶栓（0.6mg/kg）出血风险低于标准剂量，可以减少死亡率，但并不降低致残率，可结合患者病情严重程度、出血风险等个体化因素确定。④对发病时间不明或超过静脉溶栓时间窗的急性缺血性脑卒中患者，如果符合血管内取栓治疗适应证，应尽快启动血管内取栓治疗；如果不能实施血管内取栓治疗，可结合多模影像学评估决定是否进行静脉溶栓治疗。⑤静脉团注替奈普酶（0.4mg/kg）治疗轻型脑卒中的安全性及有效性与阿替普酶相似，但不优于阿替普酶。对于轻度神经功能缺损且不伴有颅内大血管闭塞的患者，可以考虑应用替奈普酶。⑥不推荐在临床试验以外使用其他溶栓药物。⑦静脉溶栓治疗是实现血管再通的重要方法，静脉溶栓应尽快进行，尽可能减少时间延误，在入院到用药时间（door to needle time，DNT）60 分钟内，尽可能缩短时间。⑧静脉溶栓治疗过程中，医师应充分准备应对紧急的不良反应，包括出血并发症和可能引起气道梗阻的血管源性水肿。⑨患者在接受溶栓治疗后尚需抗血小板或抗凝治疗，应推迟到溶栓 24 小时后开始，如果患者接受了血管内取栓治疗，应评估获益与风险后决定是否使用。

表 10 – 1　3 小时内 rt-PA 静脉溶栓的适应证、禁忌证及相对禁忌证

| 类别 | 具体内容 |
| --- | --- |
| 适应证 | 1. 有缺血性脑卒中导致的神经功能缺损症状<br>2. 症状出现 < 3 小时<br>3. 年龄 ≥ 18 岁<br>4. 患者或家属签署知情同意书 |
| 禁忌证 | 1. 颅内出血（包括脑实质出血、脑室内出血、蛛网膜下腔出血、硬膜下/外血肿等）<br>2. 既往颅内出血史<br>3. 近 3 个月有严重头颅外伤史或脑卒中史<br>4. 颅内肿瘤、巨大颅内动脉瘤<br>5. 近 3 个月有颅内或椎管内手术<br>6. 近 2 周内有大型外科手术<br>7. 近 3 周内有胃肠或泌尿系统出血<br>8. 活动性内脏出血<br>9. 主动脉弓夹层 10. 近 1 周内有在不易压迫止血部位的动脉穿刺<br>11. 血压升高（收缩压 ≥ 180mmHg，或舒张压 ≥ 100mmHg）<br>12. 急性出血倾向，包括血小板计数低于 $100 \times 10^9/L$ 或其他情况<br>13. 24 小时内接受过低分子肝素治疗<br>14. 口服抗凝剂且 INR > 1.7 或 PT > 15 秒<br>15. 48 小时内使用凝血酶抑制剂或 Xa 因子抑制剂，或各种实验室检查异常（如 APTT、INR、血小板计数、ECT、TT 或 Xa 因子活性测定等）<br>16. 血糖 < 2.8mmol/L（50mg/L）或 > 22.22mmol/L（400mg/L）<br>17. 头 CT 或 MRI 提示大面积梗死（梗死面积 > 1/3 大脑中动脉供血区） |
| 相对禁忌证 | 下列情况需谨慎考虑和权衡溶栓的风险与获益（即虽然存在一项或多项相对禁忌证，但并非绝对不能溶栓）<br>1. 轻型非致残性脑卒中<br>2. 症状迅速改善的脑卒中<br>3. 惊厥发作后出现的神经功能损害（与此次脑卒中发生相关）<br>4. 颅外段颈部动脉夹层<br>5. 近 2 周内有大型外科手术或严重外伤（未伤及头颅）<br>6. 近 3 周内有胃肠或泌尿系统出血<br>7. 孕产妇<br>8. 痴呆<br>9. 既往疾病遗留较重神经功能残疾<br>10. 未破裂且未经治疗的动静脉畸形、颅内小动脉瘤（< 10mm）<br>11. 少量脑内微出血（1 ~ 10 个）<br>12. 使用违禁药物<br>13. 类脑卒中 |

注：rt-PA，重组组织型纤溶酶原激活剂；INR，国际标准化比值；APTT，活化部分凝血酶时间；ECT，蛇静脉酶凝结时间；TT，凝血酶时间。

2）血管内介入治疗：①遵循静脉阿替普酶溶栓优先原则，静脉溶栓是血管再通的首选方法。如果该患者符合静脉溶栓和血管内机械取栓指征，应该先接受阿替普酶静脉

溶栓治疗。②对存在静脉溶栓禁忌的部分患者可评估直接使用机械取栓治疗。③缩短发病到接受血管内治疗的时间，有利于显著改善预后，在治疗时间窗内应尽早实现血管再通，不应等待观察其他治疗的疗效而延误机械取栓。④推荐结合发病时间、病变血管部位、病情严重程度综合评估后决定患者是否接受血管内机械取栓治疗。⑤对发病后不同时间窗内的患者（发病后 6 小时内可以完成股动脉穿刺、距最后正常时间 6～16 小时及距最后正常时间 16～24 小时者），经严格临床及影像学评估后，可进行血管内机械取栓治疗。⑥发病 6 小时内由大脑中动脉闭塞导致的严重脑卒中且不适合静脉溶栓或未能接受血管内机械取栓的患者，经过严格选择后可在有条件的医院进行动脉溶栓。⑦由后循环大动脉闭塞导致的严重脑卒中且不适合静脉溶栓或未能接受血管内机械取栓的患者，经过严格选择后可在有条件的单位进行动脉溶栓，虽目前有在发病 24 小时内使用的经验，但也应尽早进行避免时间延误。⑧对于静脉溶栓或机械取栓未能实现血管再通的大动脉闭塞患者，可考虑进行补救性动脉溶栓（发病 6 小时内）。⑨紧急颈动脉支架和血管成形术的获益尚未被证实，应限于临床试验的环境下使用。

3）抗血小板：①对于不符合静脉溶栓或血管内取栓适应证且无禁忌证的缺血性脑卒中患者，应在发病后尽早给予口服阿司匹林 150～300mg/d 治疗。急性期后可改为预防剂量（50～300mg/d）。②溶栓治疗者，阿司匹林等抗血小板药物应在溶栓 24 小时后开始使用，如果患者存在其他特殊情况（如合并疾病），在评估获益大于风险后可以考虑在阿替普酶静脉溶栓 24 小时内使用抗血小板药物。③对不能耐受阿司匹林者，可考虑选用氯吡格雷等抗血小板治疗。④对于未接受静脉溶栓治疗的轻型脑卒中患者，即美国国立卫生研究院卒中量表评分（National Institute of Health stroke scale，NIHSS）≤3 分，在发病 24 小时内应尽早启动双重抗血小板治疗（阿司匹林和氯吡格雷）并维持 21 天，有利于降低发病 90 天内的脑卒中复发风险，但应密切观察出血风险。⑤血管内机械取栓后 24 小时内使用抗血小板药物替罗非班的疗效与安全性有待进一步研究，可结合患者个体化情况评估后进行决策（是否联合静脉溶栓治疗等）。⑥临床研究未证实替格瑞洛治疗轻型脑卒中优于阿司匹林，不推荐替格瑞洛代替阿司匹林用于轻型脑卒中的急性期治疗。替格瑞洛的安全性与阿司匹林相似，可考虑作为有使用阿司匹林禁忌证的替代药物。

4）抗凝：①对大多数急性缺血性脑卒中患者，不推荐无选择地早期进行抗凝治疗。②对少数特殊的急性缺血性脑卒中患者（如放置心脏机械瓣膜）是否进行抗凝治疗，需综合评估（如病灶大小、血压控制、肝肾功能等），如出血风险较小，致残性脑栓塞风险高，可在充分沟通后谨慎选择使用。③特殊情况下溶栓后还需抗凝治疗的患者，应在 24 小时后使用抗凝剂。④对缺血性脑卒中同侧颈内动脉有严重狭窄者，使用急性抗凝的疗效尚待进一步研究证实。⑤凝血酶抑制剂治疗急性缺血性脑卒中的有效性尚待更多研究进一步证实。目前这些药物只在临床研究环境中或根据个体的具体情况使用。

5）降纤：对不适合溶栓并经过严格筛选的缺血性脑卒中患者，特别是高纤维蛋白血症者可选用巴曲酶及降纤酶等药物降纤治疗。

6）扩容：①对大多数缺血性脑卒中患者，不推荐扩容治疗。②对于低血压或脑血流低灌注所致的急性缺血性卒中如分水岭缺血性卒中可考虑扩容治疗，但应注意可能会加重脑水肿、心力衰竭等并发症，对有严重脑水肿及心力衰竭的患者不推荐使用扩容治疗。

7）扩张血管：急性缺血性脑卒中的治疗目的除了恢复大血管再通外，脑侧支循环代偿程度与急性缺血性脑卒中预后密切相关，建议进一步开展临床研究寻找有利于改善脑侧支循环的药物或方法。除前述药物外，目前国内改善脑血液循环的药物主要有丁基苯酞和人尿激肽原酶。在临床工作中，依据随机对照试验研究结果，个体化应用这两种药物。

8）他汀类药物：①急性缺血性脑卒中发病前服用他汀类药物的患者，可继续使用他汀治疗。②根据患者年龄、性别、脑卒中亚型、伴随疾病及耐受性等临床特征，确定他汀治疗的种类及他汀治疗的强度。

9）神经保护药物：依达拉奉是一种抗氧化剂和自由基清除剂，国内外多个随机、双盲、安慰剂对照试验提示依达拉奉能改善急性缺血性脑卒中的功能结局且安全，还可改善接受阿替普酶静脉溶栓患者的早期神经功能。胞磷胆碱是一种细胞膜稳定剂，几项随机、双盲、安慰剂对照试验对其在脑卒中急性期的疗效进行了评价，单个试验未显示差异有统计学意义。一项评价胞磷胆碱对中重度急性缺血性脑卒中的随机、安慰剂对照试验未显示两组间差异。近年一项荟萃分析提示，胞磷胆碱治疗急性缺血性脑卒中的临床获益有限。吡拉西坦的临床试验结果不一致，目前尚无最后结论。神经保护剂的疗效与安全性尚需开展更多高质量临床试验进一步证实，上述一些有随机对照试验的药物在临床实践中可根据具体情况个体化使用。

**2. 中医治疗**

（1）中药辨证论治

1）风痰阻络证

临床表现：头晕目眩，痰多而黏。舌质暗淡、苔薄白或白腻，脉弦滑。

治法：息风化痰，活血通络。

方药：化痰通络汤加减。药用茯苓、半夏、生白术、天麻、胆南星、天竺黄、紫丹参、香附、酒大黄、三七粉。

2）风火上扰证

临床表现：眩晕头痛，面红耳赤，口苦咽干，心烦易怒，尿赤便干。舌质红绛、苔黄腻而干，脉弦数。

治法：平肝息风，清热泻火。

方药：天麻钩藤饮加减。药用天麻、钩藤、石决明、川牛膝、黄芩、栀子、夏枯草、胆南星。

加减：如果出现腹胀便干，治以化痰通腑，改用星蒌承气汤加减，药用全瓜蒌、胆南星、生大黄、芒硝、丹参。方中大黄、芒硝的用量需根据患者体质而定，以大便通泻为度，不宜过量，防止耗伤正气。

3）阴虚风动证

临床表现：眩晕耳鸣，手足心热，咽干口燥。舌质红而体瘦、少苔或无苔，脉弦细数。

治法：滋阴潜阳，息风通络。

方药：镇肝息风汤加减。药用白芍、天冬、玄参、枸杞子、龙骨、牡蛎、牛膝、当归、天麻、钩藤、丹参。

4）痰蒙清窍证

临床表现：意识障碍，半身不遂，口舌歪斜，言语謇涩或不语，痰鸣漉漉，面白唇暗，肢体瘫软，手足不温，静卧不烦，二便自遗。舌质紫暗、苔白腻，脉沉滑缓。

治法：化痰息风，开窍醒神。

方药：涤痰汤加减。药用半夏、陈皮、枳实、胆南星、茯苓、石菖蒲、竹茹、远志、丹参、甘草。鼻饲苏和香丸。

5）痰热内闭证

临床表现：意识障碍，半身不遂，口舌歪斜，言语謇涩或不语，鼻鼾痰鸣，或肢体拘急，或躁扰不宁，或身热，或口臭，或抽搐，或呕血。舌质红、苔黄腻，脉弦滑数。

治法：清热化痰，醒脑开窍。

方药：清心宣窍汤加减。药用黄连、栀子、丹参、天麻、钩藤、石菖蒲、牡丹皮。鼻饲安宫牛黄丸。

6）元气败脱证

临床表现：昏愦不知，目合口开，四肢松懈瘫软，肢冷汗多，二便自遗。舌卷缩，舌质紫暗、苔白腻，脉微欲绝。

治法：益气回阳固脱。

方药：参附汤。药用人参、附子。

（2）针灸治疗　针灸治疗是中医学治病的重要手段，其疗效独特，操作方便，不良反应少，在我国一直广泛用于缺血性脑卒中的治疗。中医学认为缺血性脑卒中的病机为肝肾阴阳失调，气血逆乱，脑脉痹阻。在治疗上要严格遵循"调和气血，疏通经脉"的原则，采用针灸法对该疾病进行治疗具有独特的优势。经穴处方的基本原则是循经取穴，即以脏腑经络理论为指导，根据病机和证候，在其所属或相关的经脉上选取腧穴配伍成方。

1）中经络：重在调神导气，疏通经络，以督脉、手厥阴、少阴经穴为主。主穴：水沟、内关、三阴交、极泉、尺泽、委中。配穴：上肢选用肩髃、曲池、外关、合谷等，下肢选用环跳、风市、阳陵泉、阴陵泉、足三里、解溪等。吞咽困难者，加金津、玉液、风池、廉泉等。

2）中脏腑：重在醒脑开窍，启闭固脱，以督脉、手厥阴经穴为主。主穴：水沟、百会、内关。配穴：闭证配十二井穴、合谷、太冲；脱证配关元、气海、神阙等。

（3）推拿　对于中经络半身不遂者，手法可采用滚法、按法、揉法、擦法、搓法、拿法、捻法、摇法、一指禅推法、抹法、扫散法等。患者俯卧位：可取天宗、膈俞、肝俞、承扶、委中、承山、昆仑等穴位，沿着两侧膀胱经实施手法治疗；侧卧位：取环跳、风市、膝眼、阳陵泉等穴位，沿着患侧足少阳胆经实施手法治疗；坐位：对头部及上肢实施手法治疗；仰卧位：取髀关、伏兔、膝眼、足三里、三阴交、解溪等穴位，沿着患侧下肢足阳明胃经实施手法治疗。

（4）熏洗　恢复期或后遗症期，瘫痪侧手、足肿胀，按之无凹陷，故实胀而非肿。可予复元通络液局部熏洗患肢。常用药物：川乌 3g，草乌 3g，当归 15g，川芎 15g，红花 9g，桑枝 30g 等，水煎汤熏洗或泡洗肿胀的肢体 20 分钟。

**3. 中西医结合治疗思路与方法**　西药一般以化学单体为有效成分，其成分明确，作用靶点专一，而中药有多种成分，多靶点发挥作用，注重多效性和整体性。中西药联合应用具有协同治疗、减轻不良反应、增加作用靶点及延长作用时间等特点，从而达到增强疗效的目的。中医方药治疗是根据中医理论进行辨证、立法、组方、选药，最能体现中医理、法、方、药的理念。经常选用经方或经方加减，或根据不同辨证特点进行立法、组方、选药，煎煮后形成汤剂，或选择中药注射剂，或选择口服中成药等。汤剂的特点，吸收比较快，作用比较迅速，加减灵活，是中医药治病的一大优势，常用于急性期患者。中药注射剂药味少，多静脉途径给药，不受口服的限制，吸收快，作用迅速，适用于急性期，尤其是危重患者的抢救。中成药有固定的药物组成，便于携带，服用方便，多用于轻型患者或恢复期患者。中成药的组成有单味药，也有复方药。

（1）西医治疗与活血化瘀方药治疗相结合　结合缺血性脑卒中中西医病理学改变，中西医结合的理论提示血瘀证的存在，采用活血化瘀方药治疗缺血性脑卒中已被临床广泛应用。中医脑病科临床径路强调中风的治疗原则是辨证治疗，无论是急性期还是恢复期均以活血通络为主。①丹参类制剂。丹参类注射液中主要含有水溶性的丹参酸、丹参素和脂溶性的丹参酮等有效成分。注射用丹参多酚酸是采用现代工艺提取的丹参水溶性产物，有丹酚酸 B、D、E、迷迭香酸、紫草酸等多种酚酸类化合物组成，具有改善微循环、抗氧化、抗血小板聚集等多种药理作用。②红花类制剂。红花黄色素具有抑制血小板的聚集和活化，对抗血栓的形成，扩张脑血管，改善脑供血，可使患者血液中红细胞变形能力及红细胞聚集能力等血液流变学指标得到明显改善，能显著增加凝血酶原时间，降低纤维蛋白原，抑制炎症反应，改善缺血性脑卒中患者的神经功能和血管内皮功能，提高缺血性脑卒中急性期的微循环的有效灌注。③银杏叶类制剂。银杏叶制剂可清除机体内过多的自由基、抗血小板聚集、改善脑循环等作用。④三七类制剂。从中药三七提取的有效活性成分为三七总皂苷，能够改善脑血流、抑制血小板聚集、保护脑细胞等作用。⑤水蛭类制剂。疏血通注射液是由水蛭、地龙两味动物类中药提取的中药制剂。具有活血化瘀，通经活络的功效。现代药理证实疏血通注射液的有效成分主要为水蛭素和蚓激酶等，具有抗凝、促进纤溶系统、抗血小板聚集、改善侧支循环、抗炎、脑保护等作用。

（2）西药治疗与化痰通络方药相结合　缺血性脑卒中急性期容易出现风痰阻络证，息风化痰通络是其主要治法，临床宜采用化痰通络的方药。化痰通络汤是当代医家的经验方，具有化痰通络，活血化瘀的作用。药物由半夏、茯苓、白术、桃仁、红花、丹参、地龙、胆南星、天竺黄、香附、天麻、大黄组成。有研究提示，化痰通络汤在改善患者的凝血酶原时间、纤维蛋白原、神经功能缺损评分及日常生活能力评分等方面有效。

(3) 西医治疗与平肝息风方药相结合　以镇肝熄风汤为代表，镇肝熄风汤主要滋阴潜阳、息风通络。由牛膝、龟甲、代赭石、龙骨、牡蛎、玄参、白芍、天冬、川楝子、生麦芽、茵陈、甘草组成。有半随机对照试验提示镇肝熄风汤可以减轻脑水肿、改善脑循环，增强脑细胞对缺氧的耐受力，促进梗死部位神经功能的修复，中西药联合治疗缺血性脑卒中患者的疗效明显优于单纯西药组。

(4) 西药治疗与化痰通腑方药相结合　有临床研究用星蒌承气汤（含瓜蒌、芒硝、大黄、胆南星）治疗急性缺血性脑卒中，总有效率为97%。

(5) 西医治疗与益气活血方药相结合　以补阳还五汤为代表。补阳还五汤是清代名医王清任的名方，以益气活血两大类药物为主组成，重在补气活血通络。研究发现，补阳还五汤及其有效成分具有抑制 ROCK 的表达、激活，并抑制 ROCK 下游的 TLR4/NF-κB，从而改善炎症微环境、调节免疫、促进髓鞘修复及神经再生的功效。也有研究发现，补阳还五汤加味与西药合用，在降低缺血性脑卒中患者的神经功能缺损、改善临床症状方面优于单纯西药治疗。脑心通胶囊是由补阳还五汤加减变化而来，也具有益气活血、化瘀通络的功效。

(6) 西医治疗与滋补肝肾方药相结合　地黄饮子为肾阴、肾阳双补之剂，具有滋补肾阴、温养肾阳、交通心肾、化痰开窍之功效。

(7) 西医治疗与清热解毒化痰开窍方药相结合　中脏腑之重证多见于痰热内闭证，中药治疗主要应用中药注射剂，可以根据不同的证候选用清开灵注射液、醒脑静注射液等。清开灵注射液由胆酸、珍珠母、猪脱氧胆酸、水牛角、栀子、板蓝根、黄芩苷、金银花等组成。具有清热解毒、化痰通络、醒脑开窍之功效。现代药理作用认为具有清热、保护脑组织、抗肝肾肺损伤等作用。主要适用于热病神昏，中风阳闭证。醒脑静注射液是以安宫牛黄丸为基本成分的水溶性静脉注射液，多项研究提示，醒脑静注射液可明显的改善患者神经功能缺损及中医证候。

(8) 西医治疗与益气固脱中药注射剂治疗相结合　中脏腑之危重症可以出现元气败脱证，需要抢救治疗，主要应用中药注射剂。参附注射液是根据古验方"参附汤"加工提炼而成，参附注射液含有野黄芩苷及总咖啡酸酯，可以起到抗感染及保护内皮细胞的效果，同时还可以清除体内的氧自由基，起到抗脂质氧化的作用。能够提高脑细胞的耐缺氧及抗应激的能力，减轻脑组织缺血缺氧时造成的损伤及再灌注损伤，有助于促进神经功能的恢复。在缺血性脑卒中应用中，参附注射液与溶栓药、降血压药、改善微循环药物等联合，可增加疗效。

(七) 预后

西医认为本病急性期的病死率为5%～15%。存活的患者中，致残率约为50%。影响预后的因素较多，最重要的是神经功能缺损的严重程度，其他还包括患者的年龄及脑卒中的病因等。中医学则认为脑卒中预后与患者体质的强弱、正气的盛衰、邪气的浅深、病情的轻重及治疗的正确及时与否、调养是否得当等关系密切。中经络无神志障碍，以半身不遂为主，病情轻者，3~5天即可稳定并进入恢复期，半月左右可望痊愈；病情重者，如调治得当，约于2周后进入恢复期，预后较好。但少数中经络重症，可在3~7天内恶化，不仅偏瘫加重，甚至出现神志不清而成中脏腑之证。中脏腑者神志一直昏迷，一般预后不佳。中脏腑之闭证，经抢救治疗而神志转清，预后较好。如由闭证转为脱证，是病情恶化之象，尤其出现呃逆、抽搐、戴阳、呕血、便血、四肢厥逆等变证时，预后更为恶劣。中风后遗症多属本虚标实，往往恢复较慢且难于完全恢复。若偏瘫肢体由松弛转为拘挛，伴舌强语謇，或时时抽搐，甚或神志失常，多属正气虚乏，邪气日盛，病势转重。若时有头痛、眩晕、肢体麻木，则有复中的危险，应注意预防。

（丁智斌）

## 二、阿尔兹海默病

阿尔茨海默病（Alzheimer disease，AD）是一种原因不明、进行性发展的神经变性疾病，病理特征为老年斑、神经原纤维缠结、海马锥体细胞颗粒空泡变性和神经元缺失。随着全球老龄化的日益增加，AD发病的风险随着年龄的增长也呈指数级增长，目前全球约有5000万人患有AD及AD相关痴呆，预计到2050年AD患病率将大幅增加。庞大的患者数量、严重的症状给相关家庭及整个社会带来了巨大的生活压力和经济负担。

### （一）概述

AD往往发生于老年和老年前期，临床表现为隐袭起病、记忆障碍、失语、失用、失认、视空间能力损害、抽象思维和计算力损害、人格和行为的改变等。AD是老年期痴呆最常见的类型，占老年期痴呆的50%~60%，是公认的首要病因。其发病率随年龄增长而增多，无性别差异。本病于1907年由德国医生阿洛伊斯·阿尔兹海默（Alois Alzheimer）首先描述。

中医早有类似的临床表现和相关病证的记载，先秦时期的《左传》提出"白痴"，唐代孙思邈汇编的《华佗神医秘传》中首次提出"痴呆"病名，明代张景岳在《景岳全书·杂病谟》也提出"痴呆证"，清代陈士铎在《辨证录·呆病门》和《石室秘录·呆病》中专立"呆病"专篇，对老年性痴呆的病因病机、临床表现、治疗方药及用药特色专门阐述。中医将继发于中风之后的血管性痴呆称为中风痴呆，将原发性神经元变性病变所致痴呆采用西医学的老年性痴呆命名。随着世界人口的老龄化，痴呆在老年人的疾病谱和死亡谱中已占有十分重要且突出的地位，并成为老年人死亡的主要原因和严重威胁中老年人身体健康和生存质量的重大疾病。迄今为止，西医尚无有效方法来阻止本病的发展。中医药在防治AD的研究中取得了较大进展，和西医相比，有自己的特色和优势。治疗上强调整体调治，注重复方研究，在改善AD病人临床症状、提高智力水平、延缓病情发展、提高生活质量等方面，以其疗效肯定和无明显副作用的特点，引起了国内外学者的高度重视，显示出中医药防治AD的巨大潜力和良好前景。加强对AD病因病理学研究，寻找防治AD的有效措施包括治疗药物，推迟AD的发病和改善AD

病人的生活质量是当今医学界迫切需要研究的热点课题。

## （二）西医病因病理

**1. 病因** AD 的病因迄今未完全阐明，中西医有多种学说，一般认为与遗传和环境因素有关，也与脾气亏虚和肾精不足相关。在遗传学研究中，已发现 AD 患者存在 4 个与发病有关的基因，即位于 21 号染色体的淀粉样前体蛋白（amyloid precursor protein，APP）基因、19 号染色体的 ApoE4（载脂蛋白 E4）基因、14 号染色体的早老素 1（presenilin 1，PS1）基因和 1 号染色体的早老素 2（presenilin 2，PS2）基因。β 淀粉样蛋白（amyloid β-peptide，Aβ）具有神经毒性，可能是 AD 发病机制的中心环节。脑内神经细胞死亡、神经细胞的氧化应激、谷氨酸能兴奋性毒性反应、炎症和凋亡级联反应的激活，都被视为是继发于 Aβ 生成和聚积的后果。此外，过度磷酸化的 tau 蛋白影响了神经元骨架微管蛋白的稳定性，从而导致神经元缠结形成，进而破坏了神经元及突触的正常功能。

越来越多的研究表明神经炎症在 AD 病因病机中占据了重要地位，神经炎症以 M1 型炎性小胶质细胞和 A1 型炎性星形胶质细胞的增殖和激活为特征。在 AD 的病理过程中，反应性小胶质细胞和星形胶质细胞围绕 Aβ 沉积并分泌大量促炎细胞因子，包括各种致炎因子如 IL-1β、TNF-α、诱导型 iNOS 等导致脑内炎症与抗炎症平衡失调，并通过诱导产生 ROS（reactive oxygen species，ROS）来增强氧化应激从而出现明显的神经毒性。因此，围绕神经炎症通路，恢复小胶质细胞和星形胶质细胞的生理功能可能对 AD 治疗有利。目前开发了多种治疗方案来调节神经炎症中的免疫细胞功能，例如减少炎性细胞因子的表达、抑制炎性细胞因子的释放和阻止炎性细胞因子与其受体结合等。

**2. 病理** AD 患者脑标本可见广泛的大脑皮质萎缩，脑沟变宽、变浅，脑回变窄，脑室扩大。显微镜检查可见皮质神经细胞不同程度的减少，星形胶质细胞增生及皮质下继发性的脱髓鞘改变。本病最典型的病理改变包括老年斑、神经原纤维缠结、海马锥体细胞中颗粒空泡变性及血管壁淀粉样蛋白沉积。

（1）**老年斑**（senile plaques，SP） 是 AD 的特征性病理改变，位于细胞外，大小为 50~200μm，呈球形，SP 以 Aβ 沉积为核心，周边可见到免疫炎性反应、包括大量胶质细胞增生和激活的小胶质细胞等。

（2）**神经原纤维缠结**（neurofibrillary tangles，NTF） 是含过磷酸化 tau 蛋白和泛素的细胞内沉积物。NFT 并非 AD 的特异性改变，正常老年人 NFT 多见于颞叶，而 AD 的 NFT 不仅在数量远多于正常老年人，且在分布上遍及整个大脑。

（3）**广泛的神经元缺失** 主要是表浅皮质较大的胆碱能神经元，发病愈早，神经元缺失愈明显，代之以星型胶质细胞和小胶质细胞增生。

## （三）中医病因病机

中医学认为，脑位于头颅之内，居天阳之位，乃至高至贵之腑；脑为髓海，喜盈恶亏，藏精气而不泻，喜静而恶躁；头为诸阳之会，六腑清阳之气，五脏精气之血，皆会于头，其性纯正，不能容邪。故脏腑和调，阴阳平衡，气血充足，则精气旺盛，补养脑髓，脑得髓养而神明正常。老年性痴呆以虚、痰、瘀为其病机之关键，其中虚以脾气亏虚、肾（阴）精不足最为多见。先天禀赋不足或家族遗传、年老体衰、饮食失调、情志不畅、中毒和外伤等原因造成脏腑功能失调，气血不能化生，肾精得不到充养而不滋脑髓，脑髓失养，神明失用或因虚致实，痰瘀阻塞，灵窍不通，髓不得充，神不得养，从而发为本病。

### （四）临床表现

AD 的临床症状分为两方面，即认知功能减退症状和非认知性精神症状。病程演变大致可以分为轻、中、重三个阶段。

**1. 轻度** 近记忆障碍常为首发及最明显症状，如经常失落物品。随着病程进展，可出现远记忆减退。常有时间定向障碍，计算能力减退。早期患者对自己记忆问题有一定的自知力，生活基本能自理。疾病的早期往往出现人格改变，如缺乏主动性、活动减少、孤独、易激惹等。

**2. 中度** 除记忆障碍继续加重外，患者可出现思维和判断力障碍、性格改变和情感障碍，患者工作、学习新知识和社会接触能力减退，不能独立生活。除有时间定向障碍外，地点定向也出现障碍，容易迷路走失。言语重复、计算力下降。患者已不能工作，基础的生活料理也需家人督促或帮助。患者的行为和精神活动障碍，伴有睡眠障碍。

**3. 重度** 上述症状逐渐加重，记忆力、思维及其他认知功能均受损。忘记自己的姓名和年龄，不认识亲人。语言表达能力进一步退化。患者活动逐渐减少，并逐渐丧失行走能力。此期常可合并全身系统疾病的症状，如肺部感染、压疮、全身性衰竭症状等。

中医认为 AD 早期阶段以虚证为主，表现为肾精不足、髓海空虚或肝肾不足等，随着病情的不断发展，可出现某些实证表现，症状加重而需住院治疗。由于本病病本为虚，病程迁延，日久而成虚实夹杂之候，攻邪不利补虚，补虚又碍邪去，故治疗常常难以奏效而致病势日趋加重。

### （五）诊断与鉴别诊断

应用最广泛的 AD 诊断标准是由美国神经病语言障碍卒中研究所和阿尔茨海默病及相关疾病学会（National Institute of Neurological and Communicative Disorders and Stroke and the Alzheimer's Diseases and Related Disorders Association，NINCDS-ADRDA）于 1984 年制定，2011 年美国国立老化研究所和阿尔茨海默协会对此标准进行了修订，制定了 AD 不同阶段的诊断标准，并推荐 AD 痴呆阶段和 MCI 期的诊断标准用于临床。

**1. 临床诊断标准**

（1）很可能的 AD 痴呆

1）核心临床标准：①符合痴呆诊断标准。②起病隐袭，症状在数月至数年中逐渐出现。③有明确的认知损害病史。④表现为遗忘综合征（学习和近记忆下降，伴1个或1个以上其他认知域损害）或者非遗忘综合征（语言、视空间或执行功能三者之一损害，伴1个或1个以上其他认知域损害）。

2）排除标准：①伴有与认知障碍发生或恶化相关的卒中史，或存在多发或广泛脑梗死，或存在严重的白质病变。②有路易体痴呆的核心症状。③有额颞叶痴呆的显著特征。④有原发性进行性失语的显著性特征。⑤有其他引起进行性记忆和认知功能损害的神经系统疾病，或非神经系统疾病，或药物过量或滥用证据。

3）支持标准：①在以知情人提供和正规神经心理测验得到的信息为基础的评估中，发现进行性认知下降的证据。②找到致病基因（APP、PS1或PS2）突变的证据。

（2）可能的AD痴呆  有以下任一情况时，即可诊断。

1）非典型过程：符合很可能的AD痴呆诊断标准中的第①条和第④条，但认知障碍突然发生，或病史不详，或认知进行性下降的客观证据不足。

2）满足AD痴呆的所有核心临床标准，但具有以下证据：①伴有与认知障碍发生或恶化相关卒中史，或存在多发或广泛脑梗死，或存在严重的白质病变。②有其他疾病引起的痴呆特征，或痴呆症状可用其他疾病和原因解释。

另外，2014年AD国际工作组在NINCDS-ADRDA标准基础上进行了修订，将AD生物标志物纳入AD诊断，分为AD诊断标志物和进展标志物。脑脊液Aβ淀粉样蛋白和tau蛋白正电子发射型计算机断层显像（positron emission tomography，PET）和AD致病基因携带为AD的诊断标志物，而脑结构磁共振成像和18F-FDG PET为AD的进展标志物。由此可见，由于纳入了AD诊断标志物，新一代的AD诊断标准极大提高了AD诊断的特异度，但在诊断的敏感度方面没有明显改善。

**2. 鉴别诊断**

（1）老年人的正常老化性健忘  正常老年人随着正常老化也会出现轻度的认知障碍，一般表现为记忆力障碍，如老年性健忘和遗忘。正常老年人的影像学检查也可呈现大脑的普遍萎缩。因此，临床上难以判断老年人出现的轻度认知缺损是属于正常老化，还是属于早期老年性痴呆。有时唯一的判断方法是动态观察随访。

（2）正常压力脑积水（normal pressure hydrocephalus，NPH）  又名隐性脑积水、低压脑积水。多数病因不明，部分病例有脑出血、脑外伤、脑膜炎或脑血管病史。病理改变脑基底池和蛛网膜下腔蛛网膜增厚粘连，阻碍脑脊液从脑室流向矢状窦，从而引起各种症状。多在60岁左右发病，男女均可罹患。临床主要表现为进行性智能减退、共济失调步态、尿失禁三联征。亚急性起病，病程呈波动性，常在数月内达高峰。检查脑室对称性扩大，尤以侧脑室前角明显。脑室分流术可缓解神经精神症状，是可治性痴呆的常见病因。

（3）帕金森病痴呆  帕金森病是神经系统常见病之一。帕金森病痴呆是指帕金森病患者的认知损害达到痴呆的程度。相对于其他认知领域的损害，帕金森病痴呆患者的执行功能受损尤其严重，其短时记忆、长时记忆均下降，但严重程度比AD轻。视空间功能缺陷程度较AD重。

## （六）治疗

**1. 西医治疗**  目前尚无有效治疗方法可以逆转或阻止 AD 的病理进展过程，临床主要改善患者症状，减缓认知功能减退的进程，延缓疾病的进展。

（1）药物治疗

1）胆碱能制剂：包括乙酰胆碱前体、乙酰胆碱酯酶抑制剂和胆碱受体激活剂。乙酰胆碱前体包括胆碱和磷脂酰胆碱（卵磷脂），目的是增加乙酰胆碱的合成与释放，但临床证明并无明显作用。胆碱酯酶抑制剂是目前临床最常用和最有效的治疗方法。比较有代表性的药物有盐酸多奈哌齐、石杉碱甲、重酒石酸卡巴拉汀、氢溴酸加兰他敏等。

2）NMDA 受体拮抗剂：美金刚能够拮抗 N-甲基-D-天冬氨酸（NMDA）受体，具有调节谷氨酸活性的作用，现已用于 AD 患者的治疗。

3）神经保护性药物：①抗氧化剂和自由基清除剂。司立吉林（selegiline）和 α-生育酚（维生素 E 的异构体）能减缓 AD 的进展。银杏叶提取物具有清除自由基和抗氧化的作用，已经在 AD 患者中进行了试验。②营养神经药物，包括神经生长因子（NGF）、脑蛋白水解物（脑活素，商品名施普乐）等。③雌激素。雌激素能够减缓痴呆的自然进程，改善痴呆妇女的症状。④脑代谢赋活剂，包括吡拉西坦、茴拉西坦和奥拉西坦等。⑤钙通道阻滞剂，包括尼莫地平、氟桂利嗪（西比灵）等。⑥微循环改善药，包括麦角生物碱类制剂等。

4）控制精神症状的药物：有助控制病人的行为紊乱、激越、攻击性、幻觉与妄想。但应使用小剂量，并及时停药，以防发生毒副反应。可给予抗抑郁药物和抗精神病药物。

（2）支持治疗  重度患者自身生活能力严重下降，常出现营养不良、尿路感染、肺部感染、压疮、全身性衰竭等症状。因此，应给予支持治疗和对症治疗。

**2. 中医治疗**  AD 病因复杂，其病机关键为虚、痰、瘀。临床基本治法为健脾补肾、豁痰化浊、活血化瘀、荣脑开窍等。

（1）髓海不足证

临床表现：智力减退，记忆力、计算力、定向力、判断力明显减退，神情呆钝，词不达意，头晕耳鸣，懒惰思卧，齿枯发焦，腰酸骨软，步履艰难。舌瘦色淡，苔薄白，脉沉细弱。

治法：填精益髓，醒脑开窍。

方药：补肾益髓汤加减。药用熟地黄、山药、山茱萸、紫河车、龟甲胶、猪脊髓、五味子。

加减：若腰膝酸软，头晕耳鸣者，加怀牛膝、续断、补骨脂、枸杞子、女贞子、远志、石菖蒲；若言行不经，心烦溲赤，舌红少苔者，加知母、黄柏、丹参、莲子心。

（2）脾肾两虚证

临床表现：表情呆滞，沉默寡言，记忆锐减，失认失算，口齿含糊，词不达意，伴腰膝酸软，肌肉萎缩，纳呆食少，倦怠乏力，口涎外溢，或四肢不温，鸡鸣泄泻。舌淡体胖，苔白或白滑，脉沉细弱，尺脉尤甚。

治法：补脾益肾。

方药：还少丹加减。药用熟地黄、枸杞子、山茱萸、肉苁蓉、巴戟天、白术、茯苓。

加减：若肌肉萎缩，气短乏力较甚者，加紫河车、阿胶、续断、何首乌、黄芪、黄精，或合归脾汤加减；若腹痛喜温喜按，鸡鸣泄泻者，加干姜、肉豆蔻、补骨脂；若脘痞、纳呆食少者，加砂仁、豆蔻、生麦芽；若口中流涎，舌淡紫胖者，加益智仁、补骨脂、山药；若畏寒肢冷，小便不利者，以脾肾阳虚为主者，方从金匮肾气丸出入。

（3）痰浊蒙窍证

临床表现：表情呆钝，智力衰退，或哭笑无常，喃喃自语，或终日无语，呆若木鸡，头晕身重，晨起痰多，脘腹胀满，纳呆呕恶。舌体胖大有齿痕，苔白腻，脉滑。

治法：化痰开窍，温肾健脾。

方药：补肾活血健脑汤加减。药用附子、桂枝、熟地黄、菟丝子、杜仲、党参、炙黄芪、白术、白芍、淫羊藿、川芎、石菖蒲、干姜、甘草。

加减：若胸脘痞闷，咳痰色白，哭笑无常，喃喃自语者，加姜半夏、陈皮、茯苓、天南星；若大便燥结，舌苔黄腻者，加大黄、枳实、厚朴、瓜蒌、胆南星。

（4）瘀阻脑络证

临床表现：善忘，表情呆滞，反应迟钝，或思维异常，行为古怪，或肌肤甲错，面色晦暗。舌质暗或有瘀点瘀斑，脉细弦或沉迟。

治法：活血化瘀，开窍健脑。

方药：健脑化瘀汤加减。药用丹参、蒲黄、川芎、益母草、山楂、黄芪、淫羊藿、巴戟天。

加减：若腰酸膝软，肢体活动欠灵者，加杜仲、桑寄生、鸡血藤；倦怠嗜卧，神疲乏力者，加党参、白术；面色无华，心悸不寐者，加酸枣仁、茯神、龙眼肉、远志、当归；头痛，呕恶者，加菊花、夏枯草、钩藤、竹茹。

## （七）预后

阿尔茨海默病病程变化不一，大多数患者死于症状出现后 5～10 年，常死于肺部感染、压疮等并发症。

（尉杰忠　黄建军）

## 三、帕金森病

### （一）概述

PD 又名震颤麻痹，是继 AD 后第二大常见的中老年神经退行性疾病。该病起病隐匿，病程较长，发展缓慢。PD 最早由英国医生帕金森（James Parkinson）于 1817 年首次正式报道并系统描述，其作为一种独立的疾病被人们逐渐认识并熟知已有 200 年的历史。PD 作为一种多系统神经退行性疾病，可导致大量运动和非运动症状，因此被归类为运动功能障碍类疾病。本病具有多种临床特征，以静止性震颤、运动迟缓、肌强直和姿势平衡障碍为典型表现，同时可伴有自主神经功能障碍（如多汗、便秘）、脑皮质高级功能障碍（如焦虑抑郁、认知功能下降、睡眠障碍）等多种非运动症状。此外，屈曲姿势和运动阻滞也被列入 PD 的常见特征。病理改变上，以选择性中脑黑质 DA 能神经元变性、缺失为主要特点。PD 发病年龄通常在 40～70 岁，发病高峰为 50～60 岁，65 岁以上人群患病率约为 1700/10 万，男性稍高于女性，随人口老龄化进程，PD 的发病率逐年增长，近几年来逐渐呈现出年轻化趋势。

### （二）西医病因病理

**1. 病因**　PD 病因较为复杂，确切的发病机制亦尚不明确，可能与年龄老化、环境因素及遗传因素等有关。

（1）年龄老化　PD 主要发生于 50 岁以上中老年人，40 岁以前发病者较少见，患病风险随年龄增长而增加，提示年龄与发病有关。研究证实，正常人年龄每增长 10 年，DA 能神经元丢失 5%～10%，呈线性减少，到 65 岁时将减少到正常水平的 55%，但其程度并不足以导致 PD 的发生。随年龄增长，黑质 DA 能神经元开始呈退行性变，纹状体内 DA 递质水平逐渐下降，当黑质 DA 能神经元数目减少 50% 以上，纹状体 DA 能递质含量减少 80% 以上，临床上就会出现 PD 的运动障碍状态。因此，年龄老化只是 PD 发病的一个促发因素。

（2）环境因素　环境因素在 PD 发病中发挥了关键作用。研究发现，杀虫剂、金属元素、双酚 A 及其他环境化合物含量与 PD 发病风险存在关联。多种环境毒素如 1-甲基-4-苯基-1，2，3，6-四氢吡啶（1-methyl-4-phenyl-1，2，3，6-tetrahydropyridine，MPTP）可诱导猿猴等动物出现 PD 症状，用于模拟 PD 的发病过程和病理特征，构建用于科学研究的 PD 动物和细胞模型。MPTP 在脑内经单胺氧化酶 B（monoamine oxidase-B，MAO-B）催化转变为有毒性的 1-甲基-4-苯基－吡啶离子（$MPP^+$），选择性破坏黑质的 DA 能神经元，导致 DA 能神经元变性、丢失。环境中与 MPTP 分子结构相类似的工业或农业毒素如除草剂百草枯（paraquat，PQ）、杀虫剂鱼藤酮、杀菌剂代森锰等可能是 PD 的病因之一。长期接触农药，吸食安非他明或甲基苯丙胺，有风湿病史、创伤性脑损伤史，居住于铜、锰或铅高排放的地区，水污染或饮食结构不合理等都极大地促进了 PD 的发生发展。

（3）遗传因素　大多数 PD 是散发性的，约 10% PD 患者有家族史，若患者的直系亲属被诊断为 PD，一级亲属中患有 PD 的发病风险比没有者高 2.9 倍。目前已发现和 PD 发病相关的基因有 30 多个，研究较多的包括 α-突触核蛋白（α-synuclein，α-syn）、Parkin、LRRK2、ATP13A2 或 Park9、DJ-1 及 MAPT 等。除了单基因突变可增加 PD 的发病风险，这些相关基因的多态性及蛋白的过表达和异常的蛋白翻译后修饰均增加了散发性 PD 的易感性。越来越多的证据表明，黑质 DA 能神经元的退行性病变是多因素交互作用的结果。基因突变使得 PD 的易感性增加，但并不一定发病，而在环境因素、神经系统老化等诱因下，才会导致 PD 的发生。

2. 病理

（1）病理改变　黑质因含神经黑色素而得名，自 1895 年，人们逐渐认识到黑质受损在 PD 发病中的作用。黑质致密部 DA 能神经元变性、丢失是 PD 的主要病理改变，在出现临床症状时丢失至少达 50% 以上。这种病理改变在其他含有色素的神经元，如蓝斑、脑干的中缝核、迷走神经背核等部位也广泛存在。此外，下丘脑、交感神经节的神经元、Meynert 基底核、小脑扁桃体、丘脑到基底核的谷氨酸能投射神经及辅助运动皮质至运动前区的谷氨酸能投射神经等这些部位也存在缺失。

PD 另一病理标志是在残留的神经元胞质内出现嗜酸性包涵体，即路易小体（Lewy bodies，LB）。LB 由细胞质蛋白质组成玻璃样团块，中央有致密的核心，周围有细丝状晕圈。其形成源于异常折叠的 α-syn 的异常堆积，α-syn 基因突变导致 α-syn 的错误折叠，并聚集形成细胞内包涵体，因此，α-syn 是 LB 的重要成分。近年来发现，LB 可存在于黑质、蓝斑、自主神经节、周围神经系统和包括大脑皮质的中枢神经系统区域，在迷走神经、交感神经、腺体、皮神经、坐骨神经中均有发现。

（2）生化改变　黑质 DA 能神经元通过黑质 - 纹状体通路将 DA 输送到纹状体，参与基底核的运动调节。在 PD 患者中，黑质 DA 能神经元显著丢失，黑质 - 纹状体 DA 能通路变性，纹状体 DA 显著降低，出现临床症状时纹状体 DA 浓度一般已降低 80% 以上，且 DA 递质减少的程度与患者的症状严重度成正比。另外，由于中脑腹侧被盖区的 DA 神经元主要投射到边缘系统和新皮质，因此，中脑 - 边缘系统和中脑 - 皮质系统的 DA 浓度的显著降低可能是 PD 智能减退、情感障碍等高级神经活动异常的生化基础。神经递质乙酰胆碱与 DA 两大递质系统功能相互拮抗，二者之间的平衡对基底核运动功能起着重要调节作用，即 DA 含量降低会造成乙酰胆碱系统功能相对亢进。这种递质失衡与皮质 - 基底核 - 丘脑 - 皮质环路活动紊乱和肌张力增高、动作减少等运动症状密切相关。

## （三）中医病因病机

PD 属中医学"颤证"范畴，又称"振掉""震颤""颤振"。最早记载于《内经》，称为"掉""振掉"。《素问·至真要大论》曰："诸风掉眩，皆属于肝。"《素问·脉要精微论》曰："骨者，髓之府，不能久立，行则振掉，骨将惫矣。"《素问·五常政大论》描述了其临床表现，如"其病动摇""掉眩颠疾""掉振鼓栗"，阐述了本病以肢体摇动为主要症状，属风象，与肝、肾密切相关。明代孙一奎提出："颤振者，人病手足摇动，如抖擞之状，筋脉约束不住，而莫能任持，风之象也。"提出了以震颤为主要表现的疾病曰"颤振"。

古代医家认为对本病早有认识。《素问·脉要精微论》曰："夫五脏者，身之强也。"认为五脏失强发为颤振。《灵枢·邪客》有"邪气恶血，固不得住留，住留则伤筋络骨节，机关不得屈伸，故痀挛也"的观点，认为本病与髓海不足，邪气、瘀血阻滞经络、关节，使关节拘挛，不能屈伸有关。巢元方《诸病源候论》进一步解释了强直和姿势障碍的病机。《赤水玄珠》提出气虚血虚均可引起颤证，指出："非寒禁鼓栗，乃木火上盛，肾阴不充，下虚上实，实为痰火，虚则肾亏。"《张氏医通·颤证》在总结前人的基础上，认为本病多因风、火、痰、虚所致。

现代医家对本病有了更为深入的理解，认为 PD 与肝、肾、脾三脏密切相关，整体上属本虚标实之证。本虚多为气、血、阴、阳及肝脾肾亏虚，尤以肝肾阴虚为主，标实多为风动、气滞、痰阻、血瘀、经络壅滞。发病初期，多以风、火、痰、瘀等标实为主，病久则虚实夹杂。PD 以肝风内动和筋脉失养为基本病机，以肝肾亏虚为基，痰瘀阻络为要，脾胃虚弱为关。王永炎提出"虚气留滞"的病机理论，认为内风为 PD 发病动因，肝肾不足是其发病之基，气滞、血瘀、痰浊、内风是其发病之因，在内以肝肾不足为主，影响脾、胃、心，在外为痰、火、瘀阻滞清窍经脉，神机废而筋脉失养。也有观点认为，PD 以肝肾阴虚为本，肝风内动为标，邪毒损伤脑络 – 枢机 – 筋脉，因而致病。PD 早期与阳气不振有关，中期以阳虚或阳虚风动为主，晚期为肾阳亏虚导致的脑髓失养。认为 PD 多由虚风内动引起，多为本虚标实之证，以气血两亏、肝肾阴虚、风火痰瘀夹杂为核心病机，该病与五脏气血均相关，多聚焦在肝肾。研究发现，气虚、阴虚为 PD 发病的主要因素，阳亢、痰浊、内热随疾病的发展表现越来越突出。

### （四）临床表现

本病好发于中老年群体，大多数见于 60 岁以后发病，平均年龄约 55 岁，且男性发病略多于女性。PD 临床表现复杂，包括运动症状和非运动症状，主要表现为静止性震颤、肌僵直、运动迟缓或减少，以及中、后期出现的姿势平衡异常等四大主征，首发症状多为震颤。此外，患者还会出现精神障碍、自主神经障碍等多种非运动症状。

**1. 运动症状**　常始于一侧上肢，逐渐累及同侧下肢，最后发展至对侧上肢、下肢。约有 46% 的患者以这种不对称性四肢运动症状起病，即呈"N"型发展。

（1）**静止性震颤**　70% 的患者以静止性震颤为首发症状，多始于一侧上肢远端，其进展常独立于其他症状。早期表现为非持续震颤，在紧张或者静止时易出现，震颤频率一般为 4 ~ 6Hz，随意运动时缓解或停止，激动或紧张时加剧，而入睡后消失。临床上较常见的表现可有"搓丸样"（拇指与食指）动作，手伸屈或旋前旋后震颤。当患者一侧肢体运动如握拳或松拳，可使对侧肢体震颤更为明显，有助于发现早期轻微震颤。少数 PD 患者还可出现头部震颤，包括口唇、下颌及舌部，部分患者可合并轻度姿势性震颤。

（2）**肌强直**　肌强直是指被动运动肢体关节时阻力增加，主动肌和拮抗肌的肌张力都增高。PD 早期非典型肌强直主要表现为肢体僵硬，动作笨拙，颈部、腰部发板及转颈不灵活，面部表情及瞬目减少等。临床可通过被动牵拉患肢来评估强直的程度，当被动运动关节时增高的肌张力大小始终保持一致，不受被动运动速度和力量的影响而感到均匀的阻力时，患者可出现典型"铅管样肌强直"。如患者合并有震颤，可在屈伸肢体时在均匀阻力中感受到断续停顿，如转动齿轮感，称为"齿轮样肌强直"。随着病情的进展，患病后期，患者可形成特殊的屈曲姿态，如头部前倾、躯干前倾弯曲、上臂内收、肘关节屈曲、腕关节略伸、指掌关节弯曲而指间关节伸直、髋及膝关节轻度弯曲、拇指对掌等。因局部肌强直可引起手臂、肩部、头部及腰部等疼痛，故强直症状常与疼痛相伴随。

（3）运动迟缓 运动迟缓是指患者随意运动减少，快速连续运动速度和幅度降低，主动意向运动启动和执行迟缓，表现为始动困难和动作缓慢、笨拙。作为 PD 最容易识别的症状之一，运动迟缓临床上表现形式多样，如书写时字越写越小，呈现"小写征"，发生率为 30%；面部表情缺乏和瞬目动作减少，呈现"面具脸"；系鞋带、系纽扣、洗脸、刷牙、使用餐具等精细运动减慢；60%～90% 的患者可因肌肉运动障碍出现言语困难等。

（4）姿势步态障碍 姿势步态障碍是 PD 病程进展的重要标志，是患者平衡功能减退、姿势反射消失从而引起的姿势步态不稳和跌倒发作。表现为行走时步态缓慢、拖曳，步伐变小。此外，启动困难是 PD 步态障碍的特征之一，患者迈步后呈前冲小步，步速越走越快，不能即停或转弯，称为"前冲步态"或"慌张步态"，有甚者完全不能起步。若行走中全身僵硬，不能动弹，称为冻结步态，是跌倒发作的独立危险因素，50% 的 PD 患者会出现冻结步态。患病后期，姿势反射的丧失使患者失去在运动中自发调节平衡的能力，使得患者不能独自站立，轻推即可摔倒。

**2. 非运动症状** PD 非运动症状发生率高，症状表现多样，主要包括自主神经功能障碍、感觉障碍、精神障碍等。

（1）自主神经功能障碍 PD 非运动症状以自主神经障碍最为显著，在疾病早期易出现为消化系统症状、泌尿系统症状、心血管系统症状及体温调节障碍等。表现为流涎、多汗、食管蠕动和胃排空延迟、便秘等。后期也可出现性功能减退、排尿障碍或体位性低血压。自主神经症状的发生与患者年龄、疾病严重程度及药物使用有关。

（2）感觉障碍 疾病早期，PD 患者可出现嗅觉障碍或睡眠障碍、疼痛及视物模糊等。嗅觉障碍可出现在运动症状前，是 PD 早期诊断及鉴别的重要临床标志，约有 80%～90% 的患者存在嗅觉减退，少数患者存在嗅觉倒错。睡眠障碍可见于 30% 的 PD 患者。疾病中晚期，超过半数的 PD 患者常有肢体麻木、疼痛症状，可出现在运动症状前，也可出现在明确 PD 诊断之后。

（3）精神障碍 PD 患者抑郁及焦虑发生率分别约为 20%～50% 和 5%～69%，绝大多数患者抑郁表现为轻中度，核心特点为情绪低落、意志减退和兴趣减少，为负性心境，属于负性情绪的增强，给患者带来了更多的生理和心理压力。认知障碍通常发生在疾病晚期，且发生率随年龄增长而增加，对 PD 患者的生活质量存在很大影响另外，长期治疗的患者易产生幻觉和错觉，增加患痴呆的风险。

（五）诊断与鉴别诊断

**1. 诊断**
（1）中老年发病，病因不明，无中毒、脑血管病及药物史等病史。
（2）发病隐袭，缓慢进行性病程。

（3）具有静止性震颤、肌强直、运动迟缓、姿势步态异常等症状，四个症状中至少具备两项，且至少具备前两项中的一项，症状不对称。

（4）对左旋多巴（levodopa 或 L-Dopa）的治疗反应良好。

（5）除锥体外系症状外，无锥体系统、小脑、感觉障碍、周围神经损害等症状和体征，并为 CT 或磁共振成像等所证实。

**2. 鉴别诊断**

（1）**继发性帕金森综合征** 指因药物、感染、中毒、脑动脉硬化、脑炎、外伤等明确病因所致的继发性 PD。相关病史是鉴别诊断的关键。

脑炎后帕金森综合征有确诊昏睡性脑炎的病史，有明显感染症状，目前已罕见，病情缓解后其帕金森样症状随之缓解。创伤后帕金森综合征有足以造成脑损伤的外伤史，除帕金森综合征外，常合并痴呆、偏执、精神迟滞等脑病症状，临床不会进行性加重。多种药物（如神经安定药、利血平）均可引起药物性帕金森综合征，一般是可逆的。中毒（如一氧化碳中毒）亦可引起的帕金森综合征，毒物接触史可有助于鉴别。老年人基底节区多发性腔隙性梗死可引起血管性帕金森综合征，患者有高血压、动脉硬化及卒中史，步态障碍较明显，震颤少见，常伴假性延髓性麻痹、锥体束征、痴呆等。

（2）**特发性震颤** 又称原发性震颤，超过 60% 的患者有家族史，发病年龄早，多于 40 岁以上起病。姿势性或动作性震颤是特发性震颤的唯一表现，症状一般不累及下肢，无肌强直和运动迟缓。饮酒或服用 β 受体阻滞剂如普萘洛尔后震颤可显著减轻或消失，是本病的一大特征。

（3）**抑郁症** 抑郁症的核心表现可概括为"三低"，即情绪低落、思维迟钝和意志消沉，有表情贫乏、言语单调、随意运动减少等表现，但无肌强直和震颤，抗抑郁药治疗有效。

（4）**帕金森叠加综合征** 许多神经变性疾病伴有帕金森综合征表现，如多系统萎缩、进行性核上性麻痹、皮质基底核变性、路易体痴呆、橄榄体脑桥小脑萎缩及肝豆状核变性等。这些神经变性疾病有遗传性，也有为散发性，具有程度不一的强直、少动等帕金森样表现，多以双侧起病，静止性震颤较少。还有不自主运动、垂直性眼球凝视障碍、直立性低血压、小脑性共济失调、早期出现且严重的痴呆和视幻觉、角膜色素环、皮质复合感觉缺失和锥体束征等征象，对 L-Dopa 治疗不敏感。

## （六）治疗

**1. 西药治疗**

（1）**抗胆碱能药** 抗胆碱能药能够使黑质纹状体部位的胆碱能神经与 DA 能神经的功能获得平衡，主要适用于震颤明显的年轻患者，对无震颤或已知有认知功能障碍的患者不推荐应用。60 岁以下患者应用可能会导致认知功能下降，60 岁以上患者最好不用或慎用，闭角型青光眼及前列腺肥大患者禁用。主要不良反应有口干、便秘、排尿困难、视物模糊、头晕、恶心呕吐、失眠及记忆力减退，严重者有幻觉、妄想症。

（2）**金刚烷胺** 金刚烷胺可能是通过促进 DA 能神经元释放 DA，抑制突触前膜对

DA 的摄取，从而增强 DA 的效应。可改善少动、强直等症状，对缓解震颤作用较弱，对伴异动症患者可能有帮助。早期可单独应用，也可和其他抗 PD 药物联合应用改善症状。不良反应有注意力不能集中、神志模糊、失眠或多梦、视物模糊、便秘、皮肤出现紫红色网状斑点或网状青斑等，长期治疗可能有踝部水肿。

（3）L-Dopa　L-Dopa 是治疗该病最基本、最有效的药物，对震颤、强直、运动迟缓等均有良好疗效。L-Dopa 是体内合成 DA 的前体，可通过血脑屏障，L-Dopa 被纹状体部位的 DA 能神经元摄取，95% 在外周脱羧形成 DA，仅 1% 左右通过血脑屏障进入脑内发挥治疗作用，产生抗 PD 作用而改善 PD 患者症状。复方 L-Dopa 有常释剂、控释剂、水溶剂等不同剂型。常释剂有多巴丝肼和卡左双多巴，具有起效快的特点；控释剂有多巴丝肼液体动力平衡系统和卡左双多巴控释剂，特点是血药浓度比较稳定，且作用时间较长；弥散型美多巴易在水中溶解，吸收和起效快，适用于晨僵、餐后"关闭"状态、吞咽困难患者。L-Dopa 的不良反应有周围性和中枢性两类，周围性不良反应包括恶心、呕吐、便秘、低血压、偶见心律失常；中枢性不良反应为症状波动、异动症和精神症状等。对于有活动性消化道溃疡、严重的心血管疾病、肝肾障碍的患者应慎用，伴有闭角型青光眼、精神病患者禁用。

（4）多巴胺受体（dopamine receptor，DR）激动剂　DR 激动剂可直接刺激 DA 受体，将 L-Dopa 转换成 DA 而发挥作用，在纹状体的半衰期比 L-Dopa 长，能避免对纹状体突触后膜 DR 产生"脉冲"样刺激，可以减少或推迟运动并发症的发生，此外还有疾病修饰作用。DR 激动剂有麦角类（溴隐亭、培高利特）和非麦角类（普拉克索、罗匹尼罗、吡贝地尔）两种类型。不良反应中，症状波动和异动症发生率低，体位性低血压、脚踝水肿和精神异常发生率较高。

（5）MAO-B 抑制剂　MAO-B 抑制剂可阻止脑内 DA 降解，增加 DA 浓度，与复方 L-Dopa 合用可增强疗效，改善症状波动，单用有轻度的症状改善作用。目前主要有司来吉兰和雷沙吉兰。常见不良反应为失眠、多梦，少见的不良反应有头昏、腹痛或胃痛、直立性低血压、心律失常、肝酶升高、记忆障碍等，通过减少剂量或减少合用的 L-Dopa 用量可获得缓解，司来吉兰过量后可能发生高血压危象。胃溃疡者慎用，禁与 5-羟色胺再摄取抑制剂合用。

（6）儿茶酚-氧位-甲基转移酶（catechol-o-methyltransferase，COMT）抑制剂　COMT 抑制剂主要有恩他卡朋和托卡朋，可通过抑制 L-Dopa 在外周的代谢，使血浆 L-Dopa 浓度保持稳定，并加速通过血脑屏障以增加脑内 DA 含量。托卡朋还能阻止脑内 DA 降解，使脑内 DA 浓度增加。COMT 抑制剂与复方 L-Dopa 合用，可提高后者的生物利用度，增强疗效，改善症状波动。两者不良反应短暂而轻微，最常见为 DA 能异动症，可通过减少同用的 L-Dopa 剂量而得到改善，托卡朋有可能导致肝功能损害。

（7）免疫疗法　通过主动或被动免疫靶向抗体消除异常聚集的 α-syn 可作为 PD 免疫治疗的有效措施。抗 α-syn 免疫疗法主要有两种形式：①主动免疫。通过免疫接种，利用 α-syn 全长蛋白或片段使宿主免疫系统自行产生针对 α-syn 的特异性抗体。②被动免疫。通过直接对宿主应用外源性单克隆抗体注射 α-syn 特异性抗体达到治疗目的，此免疫疗法在动物模型和人类临床试验中均得到证实。

**2. 外科治疗** PD 常用的外科治疗手段是深部脑刺激术（deep brain stimulation, DBS）和正在开展的无创手术磁波刀。DBS 疗法于 1998 年在我国首次使用，是继美多巴药物之后，用于治疗 PD 的第二个里程碑式的治疗手段，被认为是治疗 PD 最有前途的外科治疗方法。手术治疗往往在患者不能耐受药物治疗或长期使用药物后产生耐受无效时进行。DBS 疗法通过神经调控进行治疗，在疾病的不同阶段，通过调整脉冲发生器的参数来达到最佳控制症状的目的。目前，全球已经有超过 10 万例 PD 病人接受 DBS 手术，症状得到了有效缓解。研究指出，DBS 手术可以改善 PD 病人的运动评分及减少治疗药物的剂量，也可以改善 PD 的非运动症状。长期临床应用实践证明，DBS 疗法可以显著改善 PD 的核心运动症状，减少运动症状的波动，减少美多巴类药物的服用剂量进而减少药物导致的并发症。但是，该手术是有创手术，效果因人而异，术后常伴有神经精神创伤和语言认识障碍等，对于早期 PD、药物治疗显效的患者，不推荐手术治疗。

磁共振引导下的磁波刀是一项无创精准医疗的新技术，它融合了核磁共振高分辨成像的精准定位、活体实时测温技术及高强度聚焦超声技术。在核磁共振引导下，对大脑黑质的变性神经元产生作用，破坏疾病对 DA 释放的抑制从而达到精准的毁损和治疗目的。目前，该治疗手段在原发性震颤和 PD 的治疗中均取得了明显效果。

**3. 中医治疗**

（1）中药治疗

1）痰热动风证

临床表现：形体稍胖，神呆懒动，胸脘痞闷，口干，或多汗，头晕眼花，咯痰色黄，小便短赤，大便秘结，项背强急，肢体震颤，尚能自制。舌体胖有齿痕，舌质红，苔黄腻，脉弦细数。

治法：健脾化痰，息风定颤。

方药：摧肝丸加减。药用胆南星、钩藤、黄连、朱砂、青黛、天麻、竹沥。

加减：痰湿内盛，症见胸痞脘闷，痰多流涎者，重用半夏，加白术；痰热明显，症见胸闷，口干，面赤，大便不爽或黏腻者，加黄连、全瓜蒌；若胸闷、纳呆，加苍术、佩兰、焦三仙；乏力气短，加党参、黄芪、山药、炒白术；肌肤麻木不仁，加地龙、丝瓜络、鸡血藤。

2）血瘀风动证

临床表现：表情呆板，面色晦暗，头摇或肢体震颤日久，震颤幅度较大，肢体拘痉，活动受限，项背前倾，言语不利，步态慌张，或智力减退或精神障碍，头晕眼花，发甲焦枯。舌体胖，有齿痕，舌质紫暗或夹瘀斑，苔薄白，脉弦涩。

治法：活血化瘀，息风通络。

方药：身痛逐瘀汤加减。药用秦艽、川芎、地龙、当归、桃仁、红花、羌活、没药、五灵脂、甘草、天麻、钩藤。

加减：若急躁易怒加玫瑰花、合欢皮；脘闷纳呆加橘皮、甘松、谷麦芽；若肢体拘急明显加白芍、木瓜；肢体僵硬失灵者加蜈蚣、鸡血藤；肢体明显疼痛者加全蝎、制乳香。

3）气血两虚证

临床表现：面色苍白，神呆懒言，腿软乏力，颈项拘强，肢体颤掉，震颤较重，或肢体拘紧，活动不利，行走慌张，头晕眼花，自汗，动则尤甚。舌体胖，有齿痕，舌质暗淡有瘀点，舌苔薄白或白腻，脉细无力。

治法：益气养血，活络息风。

方药：人参养荣汤加减。药用熟地黄、当归、白芍、人参、白术、茯苓、炙甘草、黄芪、陈皮、僵蚕、蜈蚣。

加减：失眠者，加炒枣仁、远志、生龙齿以安神定志；便秘时加肉苁蓉、当归（重用）以润肠通便；气虚夹痰者，加瓜蒌、胆南星、竹沥；血瘀突出者加桃仁、红花。

4）肝肾不足证

临床表现：表情呆板，形体消瘦，肢体或头颤振日久，震颤幅度大，或肢体拘痉，重则牙关紧闭，步态不稳，头晕耳鸣，失眠多梦，或头痛或盗汗，急躁易怒，畏寒肢冷，五心烦热，小便频数，大便秘结。舌体瘦小，舌质暗红，舌苔少或剥苔或微黄，脉象细弦或细数。

治法：滋补肝肾，育阴息风。

方药：大定风珠加减。药用杭白芍、阿胶（烊化）、生龟甲（先煎）、生地黄、火麻仁、五味子、生牡蛎（先煎）、麦冬、生鳖甲、鸡子黄、炙甘草。

加减：肝阴不足，筋脉拘急，肢体僵直者，加枸杞子，重用白芍；肾虚腰膝酸软明显者，加杜仲、桑寄生；肝肾不足，头晕耳鸣，失眠，烦躁者，加百合、生龙骨；偏于阴虚有热者，加知母、黄柏、牡丹皮。

（2）针灸治疗 针灸治疗 PD 主要是体针和头针相结合，体针主穴主要选取太冲、百会、合谷、风池等，经脉以督脉、大肠经、胆经等为主，头针头穴常选用舞蹈震颤控制区、运动区等。运用针刺治疗 PD 患者可抑郁评分，疗效稳定。在常规药物治疗基础上采用针刺、浮针治疗可缓解 PD 伴发四肢疼痛患者的疼痛症状。口服美多巴片同时艾灸引气归元（关元、中脘、气海、下脘）、命门及双绝骨能显著改善运动功能。观察发现，温针灸可以改善 PD 运动功能，良性修复嗅觉功能，焦氏头皮针配合督脉温针灸对治疗 PD 嗅觉障碍有一定良性调节作用。结合《内经》中"阳气者，精则养神，柔则养筋"的观点，运用直接灸法灸中脘、气海、关元、双绝谷及大椎、命门等穴位能够改善 PD 患者的肌强直症状及运动功能。

（3）其他疗法 近年来，随着 PD 伴随症状的高发，推拿、按摩疗法取得了良好的成效。通过规律性按摩腹部中脘穴、神阙穴及左右天枢穴对伴随功能性便秘的 PD 患者作用显著。按摩配合康复训练，推拿前额部分腧穴及肢体关节周围穴位可明显改善 PD 患者协调能力和异常姿势，缓解肌肉僵硬。太极作为一种以阴阳理论为指导的平衡运动，可以有效地改善平衡和灵活性，有助于改善 PD 患者的平衡能力。此外，由于八段锦可以增强肌力，改善协调性和平衡功能，对心理问题和亚健康亦有积极影响，因此也被用于改善 PD 患者的运动症状和非运动症状。

（七）预后

本病是一种慢性进展性疾病，目前尚无根治性治疗方法，若患者没有得到及时合理的治疗，极易导致身体机能下降，生活不能自理，出现各种并发症而缩短寿命。因此，临床治疗 PD 以改善患者生存条件和生活质量为主要目的。

影响 PD 患者预后的因素复杂多样，多与起病年龄、病程、发作类型、心理因素、脑电图异常等有关。国内外研究显示，年龄在 PD 患者预后中起到至关重要的作用，帕金森综合征与高龄患病均提示预后不佳。此外，临床研究指出，焦虑抑郁状态、病程长、脑部白质病变等均是 PD 预后差的危险因素。年龄≥65 岁，失衡型家庭关系是 PD 患者预后差的独立危险因素，其中随着病程的发展和患者年龄的增长难以改变。因此，建立慢性疾病发生发展中的平衡型家庭关系，增强患者及家属的治疗信心，为患者建立良性的家庭环境，避免家庭矛盾和减少焦虑抑郁情绪，加深其对疾病的认识及理解，可显著改善患者负性情绪、精神症状及智力，并提高其生活质量，对患者疾病的预后起着积极的作用，对于慢性疾病的管理具有重大的意义。

（柴智）

## 四、抑郁症

抑郁症又称为抑郁障碍（depressive disorder），是心境障碍的主要类型，以情感低落为主要临床表现的一组疾病的总称。近年来，抑郁症的患病率逐年增高，其造成的疾病负担在所有精神疾病中的比重最大，可能成为仅次于心血管疾病的第二大健康威胁。此外，抑郁症患者的高自杀率已成为重要的公共卫生问题。

（一）概述

抑郁症是指由多种原因引起的以显著和持久的抑郁症状群为主要临床特征的一类心境障碍。抑郁症的核心症状是与处境不相称的心境低落和兴趣丧失。在上述症状的基础上，患者常常伴有焦虑或激越，甚至出现幻觉、妄想等精神病性症状。

由于抑郁症的定义、诊断标准、流行病学调查方法和工具的不同，导致不同国家和地区所报道的患病率差异较大。据 WHO 统计，成年人抑郁症（定义为在过去两周内出现中度或重度抑郁症状）患病率 7.6%，关于抑郁症评估的合作研究发现，在加拿大、伊朗、日本和瑞士的不同文化中，抑郁症症状有相当大的相似性。

随着我国精神医学的发展和国际诊断标准在国内的推广应用，北京安定医院于 2003 年以国际疾病分类第 10 版（ICD-10）精神与行为障碍分类中抑郁症的诊断标准为依据，调查了北京市 15 岁以上的人群中的流行情况，结果显示抑郁症终身患病率为 6.87%，女性终身患病率为 8.46%，其中男性终身患病率为 5.01%。

自杀是抑郁症患者最为严重的后果之一，在所有自杀者中约 50% 可能患有抑郁症。WHO 的数据显示一般人群的自杀率为 10.7/10 万，而五分之一的抑郁症患者会以自杀的方式结束生命。一般认为，抑郁症患者自杀意念或自杀死亡的风险与年龄性别、社会环境变化及疾病严重程度相关。

## （二）西医病因病理

严重抑郁症的病因及发病机制尚未完全阐明，与大多数精神疾病一样，重度抑郁症似乎是一组多因素的异质性疾病，涉及遗传和环境因素。来自家庭和双胞胎研究的证据表明，随着抑郁症在儿童早期发展，从父母到孩子的传播似乎更多地与心理社会影响有关，而不是与遗传有关。青春期发作和成人发作的抑郁症虽然比青春期前抑郁症更容易遗传，但同样反映了基因和环境压力之间的相互作用。

**1. 遗传因素** 在抑郁症的发展中起着重要的作用。来自双生子研究证据表明，严重抑郁症的一致性为40%～50%，抑郁症患者的一级亲属患抑郁症的可能性是普通人群的3倍。然而，抑郁症也可能发生在没有抑郁症家族史的人身上。

已经鉴定了两个易感基因座，MDD1基因座位于12q22-q23.2，与男性抑郁症的关联最为紧密；MDD2基因座位于15q25.2-q26.2，与抑郁症的早发或复发相关。

尽管多种基因可能会影响对抑郁症的易感性，但与血清素系统有关的基因是研究的焦点，尤其是因为许多抗抑郁药物通过影响血清素发挥作用。SLC6A4基因位于17q11.2，编码血清素转运蛋白（也称为5-羟色胺转运蛋白），负责主动清除突触间隙的血清素。SLC6A4基因启动子区的多态性由44bp重复序列的插入或缺失组成，这些多态性被称为长等位基因或短等位基因。与长等位基因纯合的患者相比，短等位基因纯合或杂合的患者在与紧张生活事件相关的抑郁症状和自杀倾向更多。研究表明抑郁症的病因学中存在遗传成分，有情感障碍、惊恐障碍或酒精依赖家族史的人患重度抑郁症的风险更高。

研究发现，在情感性疾病发作之前，根据家族史，具有高抑郁风险的儿童对5-HT能前体（5-羟基-L-色氨酸）刺激的神经内分泌反应模式与重度抑郁的儿童相同。与低风险儿童相比，高风险儿童和抑郁儿童分泌的皮质醇明显较少，女孩分泌的催乳素更多，这些发现可能构成了儿童抑郁症的特征标记。迟发性抑郁症（60岁后）是一种病因学和临床上独特的综合征，并且与早发性抑郁症相比，遗传因素在迟发性抑郁症中的作用较小。

**2. 压力源** 尽管严重的抑郁症可以在没有任何突发紧张性刺激的情况下出现，但压力和人际关系的丧失肯定会增加风险。如10岁前失去父母会增加患抑郁症的风险。慢性疼痛、医疗疾病和心理压力也可能在重度抑郁症中发挥作用。慢性厌恶性症状，如与慢性疾病相关的疼痛，可能会扰乱睡眠和其他生物节律，导致抑郁症。

抑郁的认知行为模型表明，面对负面的生活事件，个体倾向于对那些事件的起因，对自己及对未来的后果做出消极的归因（抑郁的绝望理论）可能更容易发展为抑郁。行为模型表明，抑郁可能是由于反应性正向强化能力不足和社交技能不足或对逃避和回避行为的依赖所致。因此，对负性生活事件和相应的负性情绪的回避行为可能导致抑郁恶化。另外，神经生化学说指出皮质醇和其他压力相关物质对情绪神经元基质的有害影响。接触某些药物会增加患抑郁症的风险，如利血平、β受体阻滞剂、皮质醇麻醉剂和酒精等类固醇。

**3. 神经内分泌异常和神经退行性疾病** 研究发现，与对照组相比，抑郁的青春期前儿童在睡眠的前 4 小时皮质醇分泌较低；神经退行性疾病如 AD 和 PD、中风、MS、癫痫、癌症和慢性疼痛与较高的抑郁率相关。一项大型纵向研究发现，早年开始的抑郁会增加患 AD 的风险。

**4. 亲子关系** 亲子关系模型将抑郁概念化为不良亲子互动的结果。患有抑郁症的成年人报告说，在童年早期，父亲参与程度低，母亲过度保护程度高。患有情感疾病的儿童和青少年中，与父母、兄弟姐妹和同龄人的不和谐关系很常见。父母的情感疾病可能是虐待和/或忽视儿童的一个因素，它会促进儿童的情感疾病。儿童期的虐待和忽视，以及一生中压力的累积负荷，都与早发性和晚发性抑郁症有关。与只承受相当程度压力的儿童相比，承受大量压力且母亲有症状的儿童明显更抑郁；并且母亲抑郁症的缓解，对孩子有着持续的有利影响。在缓解抑郁的有序治疗替代方案儿童研究中，母亲经历了抑郁缓解的所有儿童在接下来的一年中表现出情绪和行为的改善；母亲在治疗的前 3 个月内从抑郁中恢复过来的儿童不仅表现出情绪和行为的改善，而且功能也有显著改善。

**5. 血管性抑郁症** 该假说认为脑血管疾病可能导致或促成晚年抑郁症。研究发现，左侧中风后抑郁症发生率升高；与没有抑郁症的老年人相比，患有抑郁症的老年人缺血性白质变化的患病率更高；血管性痴呆患者的抑郁症发病率高于 AD 患者。

综上所述，抑郁症病因和发病机制涉及的方面较多且复杂。有学者还提出了第二信使失衡假说、神经可塑性假说及抑郁症能量代谢假说等。

## (三) 中医病因病机

**1. 病因** 五志过极、七情内伤为郁病主要原因，忧思郁怒、精神紧张、过度思虑、悲哀愁忧等情志刺激，均可使肝气郁结，脾失健运，心神受损，渐至脏腑气血阴阳失调而成郁病。

**2. 病机** 郁病初起常是以七情所伤致肝失条达，疏泄失司，气郁气滞为主要病机。内寄相火，气郁日久化热化火可致肝经气机郁滞，火热内郁或郁上逆，燔灼三焦，火热伤阴耗血可致阴血亏虚或阴虚火旺之候；郁火迫逆，血络受损，还可致热迫血行诸症；肝郁日久化火伤阴耗血，脾生化气血功能失健，阴血亏损可致营血不足，心神失养之郁证；阴血虚少，肝体失柔可致肝阴亏虚。

## (四) 临床表现

抑郁症的典型表现为抑郁综合征，表现为情绪低落、思维迟缓、意志活动减退"三低"症状，但这些重度抑郁发作时的典型症状不一定出现在所有的抑郁症患者中。目前认为，抑郁发作的表现可分为核心症状、心理症状群和躯体症状群。发作应至少持续两周，并且不同程度地损害社会功能，给本人造成痛苦或不良后果。

(1) **情绪低落** 患者自觉情绪低沉、苦恼忧伤，情绪的基调是低沉、灰暗的。抑郁症患者常自觉兴趣索然、痛苦难熬，忧心忡忡、郁郁寡欢，有度日如年、生不如死之感，愁眉苦脸、唉声叹气，自称"高兴不起来""活着没意思"等。典型病例常有晨重夜轻节律改变的特点，即情绪低落在早晨较为严重，而傍晚时可有所减轻，如出现则有助于诊断。

（2）抑郁性认知　常有"三无"症状，即无望、无助和无用。无望是指想到将来，感到前途渺茫，悲观失望，预见自己的将来要出现不幸，认为自己无出路。无助是指在悲观失望的基础上，常产生孤立无援的感觉，对自己的现状缺乏改变的信心和决心，认为治疗是无用的。无用是指认为自己生活的毫无价值，充满了失败，一无是处。觉得自己连累了家庭和社会，给别人带来的只有麻烦，不会对任何人有用。患者还可能出现自责自罪，患者对自己既往的一切轻微过失或错误痛加责备。

这样的认知常产生自杀观念和行为。自杀行为是严重抑郁的一个标志，抑郁发作中至少有25%的人有自杀企图或自杀行为。患者感到生活中的一切，甚至生活本身都没意义，以为死是最好的归宿，但同时又想到自己的家庭离不开自己，或自己的离开会使亲人感到伤心、难受或觉得世上还有值得留恋的东西，下不了死的决心，这种症状称为自杀观念（idea of suicide）。部分严重的抑郁症患者会认为"结束自己的生命是一种解脱"或"活在世上是多余的"，可有自杀计划和行动反复寻求自杀。

（3）兴趣缺乏　凡事缺乏兴趣，任何事都提不起劲。患者对以前喜爱的各种活动兴趣显著减退甚至丧失。

（4）快感缺失　患者丧失了体验快乐的能力，不能从平日从事的活动中获得乐趣。部分患者也能参与一些看书、看电视等活动，但其目的主要是为了能从悲观失望中摆脱出来，患者无法在这些活动中获得乐趣。

（5）思维迟缓　患者思维联想速度缓慢，反应迟钝，思路闭塞，自觉愚笨，思考问题困难。表现为主动言语减少，语速慢，语音低，严重者应答及交流困难。

（6）意志活动减退　患者意志活动呈显著持久的抑制。表现为行动缓慢，生活被动懒散，不想做事，不愿与周围人交往，常独坐一旁或整日卧床，少出门，回避社交。严重时不修边幅，甚至发展为不语、不动、不食，可达木僵状态，即"抑郁性木僵"。

（7）精神运动性改变　①焦虑。焦虑与抑郁常常伴发，表现为莫名其妙的紧张、担心、坐立不安，甚至恐惧。可伴发一些躯体症状，如心跳加快、尿频、出汗等。②运动性迟滞或激越。迟滞表现为活动减少，动作缓慢，工作效率下降，严重者可表现为木僵或亚木僵状态。激越患者则与之相反，脑中反复思考一些没有目的的事情，思维内容无条理，大脑持续处于紧张状态。由于无法集中注意力来思考一个问题，实际上，思维效率下降，表现为紧张烦躁不安，难以控制自己，甚至出现攻击行为。

（8）生物学症状　①睡眠障碍。一般比平时早醒2~3小时，早醒后不能再入睡，想许多不愉快的事；有的表现为入睡困难，辗转反侧，即使睡着了也感到睡眠不深；少数患者表现为睡眠过多。②食欲下降、性欲减退。抑郁症对食欲的影响尤为明显。抑郁症患者进食很少，自己过去爱吃的饭菜也食之无味，严重者完全丧失进食欲望，体重明显下降。也有的抑郁症患者可出现食欲异常增加等情况，过度饮食而导致体重增加；也有两者兼有的情况。相当一部分抑郁症患者性欲减退、阳痿、闭经等，有些患者勉强维持性行为，但无法从中体验到乐趣。③精力缺失。抑郁症患者常诉说"太累了"或"缺乏动力"，常感到精力不足，能力下降，人也显得十分疲劳。④其他躯体不适。抑郁发作时可有非特异性的疼痛，固定的或游走的，或重或轻，相当一部分患者因疼痛而就诊于综合医院。躯体不适可涉及各脏器，如恶心、呕吐、心慌、胸闷、出汗、尿频尿急、便秘、性欲减退、阳痿、闭经等。这类非特异性症状常在综合医院被诊为各种自主神经功能紊乱。有的抑郁症患者其抑郁症症状被躯体症状所掩盖，而使用抗抑郁药物治疗有效，称之为"隐匿性抑郁症"。

（9）幻觉和妄想　患者可在一段时间内出现幻觉和妄想，内容可与抑郁心境相协调，如罪恶妄想，伴嘲弄性或谴责性幻听；也可与抑郁心境不协调，如贫穷、被害妄想，没有情感的幻听。儿童患者多表现为兴趣减退，不愿参加游戏，退缩，学习成绩下降等。老年患者除抑郁心境外，焦虑、易激惹、精神运动性迟缓、躯体不适主诉等较为突出，病程较冗长，易发展成为慢性。

### （五）临床类型

**1. 重度抑郁症**　判定标准是在2周内，必须至少出现以下症状中的5种（其中至少1种症状是兴趣/快乐减少或情绪低落）：①情绪低落。②在几乎所有活动中兴趣减少或丧失快感（快感不足）。③体重明显变化或食欲不振。④睡眠障碍（失眠或嗜睡）。⑤精神运动性躁动或智力低下。⑥疲劳或精力损失。⑦毫无价值感。⑧思考或专心的能力减弱，优柔寡断。⑨反复的死亡思想，反复的自杀念头而没有具体计划，自杀企图或具体自杀计划。

抑郁症可分为轻度、中度或重度。该疾病还可能伴有精神病症状，可能与情绪一致或不一致。精神疾病诊断与统计手册-5（diagnostic and statistical manual of mental disorders，DSM-5）还指出了区分正常抑郁和悲伤与重度抑郁症的重要性。丧亲虽然可以引起巨大的痛苦，但通常不会引起严重的抑郁症。当两者同时存在时，与单独丧亲相比，其症状和功能损害更为严重，预后也较差。在重大损失后诊断出严重的抑郁症需要根据个体的病史和表达悲伤的文化背景进行临床判断。

**2. 焦虑抑郁**　是指存在至少2种以下症状：①感觉紧张。②感觉异常躁动。③由于担心而难以集中精力。④担心可能会发生可怕的事情。⑤感觉潜在失控。具有两个症状为轻度，三个症状为中度，四或五个症状为中度 – 严重，高度焦虑与更高的自杀风险、更长的患病时间和对治疗无反应相关。

**3. 具有忧郁症特征的抑郁症**　要么表现出几乎所有活动的愉悦感丧失，要么对通常令人愉悦的刺激缺乏反应性。此外，至少需要以下3种症状：①抑郁的情绪与亲人死亡时的情绪明显不同。②早晨抑郁更严重。③比平常早起2个小时。④可观察到的精神运动迟缓或躁动。⑤体重明显减轻或厌食。⑥过度或不适当的内疚。在住院病人中，忧郁症的症状更为常见，而在重度抑郁发作中则不太可能出现。

**4. 紧张性抑郁症**　诊断抑郁症发作的DSM-5标准要求在发作的过程中存在12种精神运动特征中的3种或3种以上：麻木、僵直、蜡样屈曲、否定态度、故作姿态、姿势、机械重复、病态举止、不受外界刺激影响的激动、做鬼脸、言语模仿症、模仿动作。

**5. 非典型抑郁症** 这种亚型的特征是情绪反应性，在至少 2 周的时间内，除了 2 种或 2 种以上的以下症状外，还能排除忧郁症和紧张症的亚型：①食欲增加或体重显著增加。②睡眠增加。③手臂沉重感或腿部的敏感远超出了情绪障碍的范围，并导致社会或职业功能的严重损害。④长期存在的人际排斥，其范围远远超出情绪障碍，并导致社会或职业功能的明显损害。

**6. 产后抑郁症** 是一个常见的潜在的严重问题，多达 85% 的女性在产后会出现情绪障碍。对大多数妇女来说，症状是短暂的，相对较轻。但是，有 10%～15% 的女性比起产后忧郁症更易遭受残疾和持续性抑郁的发作，而 0.1%～0.2% 的女性则患有产后精神病。情绪快速波动、流泪、易怒和焦虑是产后抑郁症的常见症状。症状在分娩后的第四天或第五天达到高峰，并持续数天，但它们通常是有时间限制的，并在产后的前 2 周内自动缓解。50% 的"产后"重度抑郁发作实际上是在分娩前开始的，这些发作的统称是"围产期发作"。产后抑郁症的症状和体征在临床上与女性在其他时间出现的重度抑郁症没有区别。这些症状会干扰母亲的功能，有自我伤害或伤害婴儿的危险。因此，适当的筛查、及时识别和治疗抑郁症对母婴健康至关重要，并能改善预后。

**7. 季节性情感障碍** 大约 70% 的抑郁症患者在冬季感觉更差，而在夏季感觉更好。抑郁症应仅在一年中的特定时间出现（如秋季或冬季），在一年中的特定时间出现完全缓解（如春季）。在 2 年中至少有 2 次抑郁症发作，并且季节性发作应该大大超过非季节性发作。季节性情感障碍患者更可能伴随着非典型症状，如嗜睡、食欲增加和对碳水化合物的渴求。儿童的季节性情感障碍诊断较困难，因为他们会反复经历每年秋季开学时的普遍压力。

**8. 具有精神病特征的重度抑郁症** 严重抑郁症的表现可能包括精神病特征。精神病特征包括妄想和幻觉，可能与情绪一致或情绪不一致。情绪一致的精神病通常与典型的抑郁主题一致，如内疚、疾病或应得的惩罚。情绪不协调的精神病与典型的抑郁主题不一致。具有精神病特征的重度抑郁症被认为是精神急症，病人可能需要住院治疗。

**9. 代谢性抑郁症** 纵向研究表明，抑郁预示着随后的肥胖和向心性肥胖，可能是由于不良饮食、缺乏锻炼和精神生物变化，如皮质醇水平升高。另一方面，患有代谢综合征的抑郁症患者更有可能患有持续性或复发性抑郁症。因此，伴有代谢异常的抑郁症可以被称为代谢性抑郁症。

**10. 其他特定的抑郁症** DSM-5 包括一类具有不符合特定抑郁症标准疾病。包括：①复发性短暂抑郁。②持续时间短的抑郁发作。③症状不足的抑郁发作。

### （六）检查

**1. 体格检查** 诊断是基于病史和精神状态检查。一个完整的精神健康评估应该包括医学评估，以排除类似抑郁症的器质性疾病，排除感染、内分泌疾病、肿瘤和神经系统疾病。

多数重度抑郁症患者的外表正常，但更严重的患者可以观察到仪容和个人卫生状况不佳，伴有体重的变化。患者可能表现出精神运动性迟缓，如自发运动和对外界刺激反应的减慢或丧失，以及情感反应的迟滞或丧失。部分患者还可出现精神运动性激越或烦躁不安。言语可能是正常的、缓慢的、单调的，或者缺乏自发性语言和内容。

2. 健康问卷　最广泛使用的是患者健康问卷-9（patient health questionaire-9，PHQ-9）。常用自我报告抑郁症筛查工具包括以下几种。

（1）PHQ-9 患者健康问卷的 9 项抑郁量表；每个项目的得分为 0 ~ 3，严重程度得分为 0 ~ 27。

（2）贝克抑郁量表（BDI）或贝克抑郁量表-Ⅱ（BDI-Ⅱ），为包括 21 个问题的症状量表。

（3）BDI 用于初级保健，是改编自 BDI 的 7 个问题量表。

（4）Zung 自评抑郁量表，包括 20 个项目的调查。

（5）流行病学研究中心抑郁量表（CES-D）有 20 个项目的工具，可让患者评估上周的感受、行为和前景。

与上述自我报告量表相反，Hamilton 抑郁量表（HDRS）由受过训练的专业人员而不是患者进行。HDRS 有 17 或 21 个项目，得分为 0 ~ 2 或 0 ~ 4；总分 0 ~ 7 被认为是正常的，而总分 20 或更高表明中度重度抑郁。

老年抑郁量表（GDS）虽然是针对老年人的，但也可年轻人中应用。GDS 包含 30 个项目（表 10 - 2）；简短的 GDS 有 15 个项目（表 10 - 3）。老年抑郁量表评分方法：①对于每个问题，回答并圈出相应的分数（0 ~ 1）。②通过将所有"1"值相加来计算总分。

表 10 - 2　老年抑郁量表（GDS）

| 在适当的列中打勾 | 是 | 否 |
| --- | --- | --- |
| 1. 你对自己的生活基本满意吗？ | 0 | 1 |
| 2. 您是否放弃了许多活动和兴趣？ | 1 | 0 |
| 3. 您是否觉得自己的生活空虚？ | 1 | 0 |
| 4. 你经常感到无聊吗？ | 1 | 0 |
| 5. 您对未来充满希望吗？ | 0 | 1 |
| 6. 你是否被无法摆脱的想法所困扰？ | 1 | 0 |
| 7. 你大部分时间情绪都很好吗？ | 0 | 1 |
| 8. 您担心会发生不好的事情吗？你害怕坏事会发生在你身上吗？ | 1 | 0 |
| 9. 你大多数时候都感到快乐吗？ | 0 | 1 |
| 10. 你经常感到无助吗？ | 1 | 0 |
| 11. 你经常焦躁不安吗？ | 1 | 0 |
| 12. 您是否更喜欢待在家里，而不是外出去做新事物？ | 1 | 0 |

续　表

| 在适当的列中打勾 | 是 | 否 |
|---|---|---|
| 13. 您是否经常担心未来？ | 1 | 0 |
| 14. 您是否觉得记忆问题比大多数问题多？你觉得你的记忆问题比大多数人都多吗？ | 1 | 0 |
| 15. 你认为现在活着很美好吗？ | 0 | 1 |
| 16. 您是否经常感到沮丧和忧郁？ | 1 | 0 |
| 17. 你觉得现在这样很没价值吗？ | 1 | 0 |
| 18. 你很担心过去吗？ | 1 | 0 |
| 19. 你觉得生活很刺激吗？ | 0 | 1 |
| 20. 开始新项目对你来说很难吗？ | 1 | 0 |
| 21. 您觉得精力充沛吗？ | 0 | 1 |
| 22. 您是否感到自己的处境绝望？ | 1 | 0 |
| 23. 您认为大多数人的生活都比您更好吗？ | 1 | 0 |
| 24. 你经常因为小事而烦恼吗？ | 1 | 0 |
| 25. 你经常想哭吗？ | 1 | 0 |
| 26. 你集中注意力有困难吗？ | 1 | 0 |
| 27. 您喜欢在早上起床吗？ | 0 | 1 |
| 28. 您喜欢避免社交聚会吗？ | 1 | 0 |
| 29. 你做决定容易吗？ | 0 | 1 |
| 30. 您的想法像以前一样清晰吗？ | 0 | 1 |

总计分

计分结果：总分：0~9，正常；10~19，中度抑郁；20~30，严重抑郁。如果您的分数表示抑郁，请咨询医疗保健/心理健康专家，以进行进一步的评估和治疗。

表 10-3　简略老年抑郁量表

| NO | 问　　题 | 是 | 否 |
|---|---|---|---|
| 1 | 你对自己的生活基本满意吗？ | 0 | 1 |
| 2 | 你放弃了很多活动和兴趣吗？ | 1 | 0 |
| 3 | 你觉得你的生活空虚吗？ | 1 | 0 |
| 4 | 你经常感到无聊吗？ | 1 | 0 |
| 5 | 你大部分时间情绪都很好吗？ | 0 | 1 |
| 6 | 你害怕坏事会发生在你身上吗？ | 1 | 0 |
| 7 | 你大部分时间都感到快乐吗？ | 0 | 1 |
| 8 | 你经常感到无助吗？ | 1 | 0 |

| NO | 问　题 | 是 | 否 |
|---|---|---|---|
| 9 | 你喜欢待在家里，而不是出去做新的事情吗？ | 1 | 0 |
| 10 | 你觉得你的记忆问题比大多数人都多吗？ | 1 | 0 |
| 11 | 你认为活着是奇迹吗？ | 0 | 1 |
| 12 | 你现在的样子很没价值吗？ | 1 | 0 |
| 13 | 你觉得精力充沛吗？ | 0 | 1 |
| 14 | 你觉得你的处境没有希望了吗？ | 1 | 0 |
| 15 | 你认为大多数人比你富裕吗？ | 1 | 0 |
| | 总分 | | |

计分结果：总分 0~5，正常；总分 >5，抑郁。如果您的分数表示抑郁，请咨询医疗保健/心理健康专家，以进行进一步的评估和治疗。

为了更好地评估老年人的抑郁症状，应该在对抑郁进行更彻底的检查后，使用和解释老年人的评分标准。这是因为老年人群中常见的非典型抑郁表现甚至会对最有经验的临床医生构成挑战。

抑郁症是一种临床诊断，基于病史和体征。没有诊断性实验室测试可用于诊断重度抑郁症，但实验室检查可能有助于排除表现为重度抑郁症的潜在医学疾病。

（七）治疗

对于重度抑郁症有多种有效的治疗方法。单独药物治疗和简单的心理治疗可以缓解抑郁症状。然而，针对儿童和青少年中，仅药物治疗是不够的，药物和心理治疗的结合通常能提供最快和最持久的疗效。

1. 药物治疗　在遵循治疗方案的情况下，需要 2~12 周的治疗才能有明显的临床反应。药物的选择应以预期的安全性和耐受性为指导，通常治疗失败是由药物不合规、治疗持续时间不足或剂量不足引起的。如果患者在 6~8 周内未对药物疗法产生足够的反应，则应更改治疗方法。一旦获得满意的疗效，应继续治疗 4~9 个月。对于有两次或更多次抑郁发作的患者，需要更长时间的维持治疗。

（1）选择性 5-羟色胺再摄取抑制剂（SSRI）　包括西酞普兰、依他普仑、氟西汀、氟伏沙明等。SSRI 具有易于给药和用药过量毒性低的优点。在儿童和青少年的治疗中，SSRI 比其他类型的抗抑郁药更受青睐，并且它们也是治疗迟发性抑郁症的一线药物，不良反应不如其他药物明显，依从性较好。常见的副作用包括胃肠不适、性功能障碍和能量水平变化（即疲劳、躁动）。

（2）血清素/去甲肾上腺素再摄取抑制剂（SNRI）　包括文拉法辛、去甲文拉法辛、度洛西汀和左旋米那普仑等可用作一线药物，特别是在伴有与抑郁症发作相关的疲劳或疼痛综合征的患者中。在对 SSRI 无反应的患者中，SNRI 作为二线药物。SNRI 一般不与其他抗抑郁药物同时使用。

（3）5-羟色胺多巴胺活性调节剂（SDAM）　作为部分激动剂在 5-HT1A 和多巴胺 D2 受体上的效力相似。代表性药物布莱哌唑可用于重度抑郁症的辅助治疗。

（4）三环抗抑郁药（TCA）　包括阿米替林、氯米帕明、地西拉明、多塞平、丙咪嗪等，由于副作用和过量服用时有明显的毒性，目前已很少使用。

（5）单胺氧化酶抑制剂（MAOIs）　包括异碳酰肼、苯乙肼、司来吉兰和曲尼环丙胺。这些药物在广泛的情感和焦虑障碍中有效。服用这些药物的患者必须遵循低酪胺饮食，因为这些药物会与食物中的酪胺发生反应，导致高血压危象。其他不良反应包括失眠、焦虑、站立不稳、体重增加和性功能障碍。

（6）N-甲基-D-天冬氨酸（NMDA）受体拮抗剂　氯胺酮与口服抗抑郁药相结合，可改善难治性抑郁症。目前还不完全了解氯胺酮产生抗抑郁作用的确切机制，但是研究表明，NMDA 是一种离子型谷氨酸受体，这可能与氯胺酮的抗抑郁作用有关。

（7）圣约翰草　也叫贯叶连翘，是一种非处方药，在欧洲国家被认为是一线抗抑郁药。用于治疗轻度至中度抑郁症状，但尚未证明该药对重度抑郁发作有效，因此不建议作为重度抑郁的一线治疗方法。

（8）赛洛西宾　能够致幻，具有心理支持作用，有望作为治疗性抑郁症患者的一种疗法。研究表明患者在 5 周后达到缓解标准，全脑分析显示包括杏仁核在内的颞皮质的脑血流量降低，杏仁核脑血流量降低与抑郁症状减轻相关。

（9）非典型抗抑郁药　包括安非他酮、米氮平、奈法唑酮和曲唑酮。单一治疗重度抑郁症有效，对于更难治疗的抑郁症可联合使用。此外，安非他酮引起的性功能障碍和胃肠道不适比 SSRI 更少。米氮平与体重增加的高风险相关，因此使用该药物治疗的患者应仔细监测体重。

**2. 心理疗法**　通常在门诊进行，每周一个疗程，每个疗程 60 分钟。虽然在实践中有很大的差异，但心理治疗往往是有时间限制的（一般 16 个疗程）。

（1）行为激活（behavior activation，BA）　抑郁症患者具有反应不良的积极强化，并参与对问题的回避行为。BA 重点是增加愉快事件的参与度，尤其强调的是结合与个人价值观相关的活动。BA 对治疗急性抑郁症有效且特异，特别是严重抑郁症患者。

（2）认知行为疗法（cognitive-behavioral therapy，CBT）　是有指导和时间限制的，通常需要治疗 10~20 次。抑郁症患者表现出抑郁症的"认知三联症"，包括对自己、世界和未来的负面看法。与认知三联症相关，抑郁症患者被认为表现出认知扭曲，这可能会维持这些负面信念。抑郁症的认知行为疗法通常包括行为策略（即活动时间表），以及为了改变消极的自动思维和解决不适应模式而进行的认知重组。CBT 被认为是治疗急性抑郁症的有效且特异的方法，在老年患者中更有价值，因为老年患者更容易出现药物治疗的问题或副作用；在儿童和青少年减少抑郁症状和提高自尊方面，CBT 优于放松训练、家庭和支持治疗。

（3）人际治疗（interpersonal therapy，IPT）　是一种有时间限制的（通常为 16 次）治疗重度抑郁症的方法。虽然比动态疗法更有结构性，但 IPT 的结构比认知行为疗法少。IPT 借鉴依恋理论，强调人际关系的作用，关注当前的人际关系困难。特别强调的领域包括悲伤、人际纠纷、角色转换和人际关系缺陷。IPT 是治疗成人重度抑郁症的有效且特异的疗法，人际关系治疗可能有助于严重抑郁症青少年的急性治疗，急性 IPT 后复发率相对较低。

（4）基于正念的认知疗法（mindfulness based cognitive therapy，MBCT） 旨在减少已成功治疗复发性重性抑郁症的个体的复发。主要的治疗部分是正念训练，MBCT 特别关注作为复发风险因素的反复思考的思维过程，相应的治疗策略是通过努力使自己远离这些思维来改变自己与这些思维的关系。正念是一种使自己远离思想的特殊方法。

（5）问题解决疗法（problem-solving therapy，PST） 旨在改善个人解决问题的态度和行为，以减少痛苦并改善生活质量。包括引导努力应对问题，以改变局势的性质，改变人们对问题的反应或两者兼而有之。这包括识别和选择各种应对措施的能力，以解决特定压力情况的特征。

**3. 电休克疗法（electroconvulsive therapy，ECT）** 是一种非常有效的方法。起效可能比药物治疗更快，通常在开始治疗后 1 周内即可看到疗效。是对药物治疗无反应、患有精神病、有自杀倾向或对自己有危险的患者的首选治疗。适应证包括需要快速抗抑郁药物反应、药物治疗失败、对 ECT 有良好反应病史等。但这种治疗方式存在许多风险，包括全身麻醉、术后精神错乱及更罕见的短期记忆困难。尤其是老年患者，应进行预处理检查，并评估心脏和血管风险，因为该疗法对患者的心血管要求很高。

**4. 强光疗法（bright-light therapy，BLT）** 用于季节性情感障碍的强光疗法，每天使用强度为 10000 lux 强光 30~90 分钟，通常在早晨起床后 1 小时内使用。和其他抗抑郁药一样，BLT 有可能在易感人群中引发轻度躁狂或躁狂发作。其他常见的副作用包括眼睛刺激、烦躁不安和短暂的头痛。除了用于季节性情感障碍外，BLT 对非季节性抑郁症也有效，也可作为抗抑郁药物的增强剂。

**5. 经颅磁刺激（transcranial magnetic stimulation，TMS）** 当抗抑郁药失效时，可以考虑应用 TMS 治疗重度抑郁症。2018 年，FDA 新的治疗方案包括使用间歇性 θ-脉冲刺激（intermittent theta-burst stimulation，iTBS），治疗时间仅持续 3 分钟。迷走神经刺激已被 FDA 也批准用于对至少 4 种药物和/或 ECT 治疗方案无效的成年患者，该装置需要手术植入。深度脑刺激（DBS）是治疗难治性抑郁症的一种安全有效的长期疗法。然而，这种侵入性技术的经验有限，仍处于实验阶段。

**6. 耐药性抑郁症** 有 1/3~2/3 的抑郁症患者无法通过一线治疗缓解病情。对耐药性抑郁症患者的评估应考虑以下因素：①诊断的准确性和可能的并发症。②充足的药物剂量和治疗持续时间，以及对治疗方案的坚持性。③合并精神疾病的可能性（例如药物滥用、焦虑症、人格障碍）。

假设对诊断的评估是正确的，没有明显的并发症，并且在目前的治疗剂量下持续了足够长的时间，针对持续症状的干预措施包括：①将药物剂量增加至最大耐受量。②和另一种抗抑郁药联合使用增强目前的药物。③改用其他抗抑郁药。④增加心理治疗或更多的重症监护。⑤考虑使用 ECT。阿立哌唑（Abilify）是第一种获得 FDA 批准用于治疗耐药性抑郁症的药物。

**7. 儿童抑郁症治疗**　越来越多的儿童抑郁症患者接受了 SSRI 或 CBT 治疗。氟西汀是目前 FDA 批准的治疗儿童抑郁症的唯一药物。美国根据科学研究和专家小组的临床经验建立了治疗小儿抑郁症的共识性指南，包括：①对于轻度抑郁症，建议首先进行 CBT 或人际心理治疗（IPT）。②对于药物治疗，SSRI 是首选。③如果对 SSRI 没有响应，换一种 SSRI 药物。

**8. 妊娠期抑郁症**　尽管避免在怀孕期间使用药物，但是对重度抑郁症进行及时的药物治疗的益处超过胎儿暴露于抗抑郁药物的风险。研究发现，未经治疗的围产期抑郁症的风险包括早产、低出生体重、头部生长缓慢等。没有明确的证据表明现有的抗抑郁药物具有致畸作用。心理疗法作为轻度抑郁症孕妇的首选疗法。在妊娠期严重抑郁症中，尤其是在精神病、躁动或严重发育迟缓的情况下，电休克疗法可能是最安全和最快的治疗选择。

**9. 产后抑郁症治疗**　产后抑郁症的治疗原则与生活中其他时间的抑郁症相同。早期开始治疗与更好的预后相关。应该评估产后抑郁症患者对自己或孩子的危险，以及其他症状，如精神病或药物滥用。产后忧郁症通常很轻微，会自然消退；除了支持和保证，不需要特殊治疗。对于产后妇女首次抑郁发作，建议进行 6~12 个月的治疗；对于妊娠后反复出现重度抑郁症的妇女，应使用抗抑郁药进行长期维持治疗。

**10. 中医治疗**　郁病的病机主要为气机郁滞，治疗当以疏通气机为主。根据受病脏腑虚实，或以祛实或以补虚，或以调和升降气机等，皆为疏通气机之法，注重精神心理治疗。用药勿过辛苦燥，以免伤阴耗气。

（1）肝气郁结证

治法：疏肝解郁，理气和中。

方药：胡疏肝散加减。药用柴胡、白芍、枳壳、甘草、香附、川芎、陈皮。

加减：胁肋胀痛较甚者，可加郁金、川楝子、延胡索、佛手；吞酸烧心较重者，可加吴茱萸、黄连；脘腹痞胀，肠鸣者，可加炒白术、茯苓；食滞腹胀者，可加神曲、山楂、炒麦芽等；女子月事不调，舌暗，脉弦涩者，可加当归、桃仁、红花；经前乳胀者，可加当归、橘叶。

（2）气郁化火证

治法：疏肝清热解郁。

方药：丹栀逍遥散加减。药用牡丹皮、栀子、柴胡、当归、白芍、茯苓、白术、炙甘草、薄荷、桃仁、红花、枳实。

加减：若吞酸嘈杂，胃脘灼痛明显者，可加吴茱萸、黄连；热甚，口苦便秘者，可加龙胆草、生地黄、大黄；目赤、头痛者，加菊花、钩藤、天麻；咳逆、气急、咯血者，加泻白散合黛蛤散。

（3）气滞痰郁证

治法：理气开郁，化痰散结。

方药：半夏厚朴汤加减。药用半夏、厚朴、茯苓、生姜、紫苏。

加减：胸胁胀满甚者，可加青皮、枳壳、瓜蒌皮；食滞腹胀重者，可加砂仁、神曲、麦芽；兼见呕恶、口苦、苔黄而腻者，属痰郁化热，可于上方去厚朴、紫苏，加生竹茹、枳实、黄芩、川贝母、瓜蒌壳以化痰和胃清热；若见胸中窒闷，喘息不得卧，咳逆咳痰者，属肝郁上逆，肺失肃降，胸阳不振，可于上方加枇杷叶、杏仁、瓜蒌皮、陈皮以化痰理气，郁金、薤白宽胸散结。

（4）气滞血瘀证

治法：行气活血，开郁化瘀。

方药：血府逐瘀汤加减。药用桃仁、红花、当归、生地黄、牛膝、川芎、桔梗、赤芍、枳壳、甘草、柴胡。

加减：若胀痛明显者，加香附、青皮、郁金；若纳差脘胀者，加山楂、神曲、陈皮；若略兼寒象者，加乌药、木香；兼有热象者，加牡丹皮、栀子；若兼气虚之象，可合补中益气汤加减。

（5）脾胃气郁证

治法：行气解郁。

方药：越鞠丸加减。药用香附、川芎、苍术、神曲、栀子。

加减：若症见纳呆腹胀者，可酌加砂仁、佛手、焦山楂；若症见失眠、心悸、善忘者，可加生龙骨、生牡蛎、夜交藤等；若兼见头痛者，可加川芎、白芷；若兼见自汗燥热者，可加女贞子、墨旱莲、浮小麦等。

（6）忧郁伤神证

治法：甘润缓急，养心安神。

方药：甘麦大枣汤加减。药用甘草、小麦、大枣。

加减：心悸失眠、舌红少苔等心阴虚的症状较明显者，加百合、柏子仁、酸枣仁、茯神养心安神；大便干结属血少津亏者，加黑芝麻、生何首乌润燥通便。

**11. 中西医结合治疗思路与方法** 中西医结合治疗抑郁症可提高疗效减少西药的副作用，西药治疗的疗效确定，但也容易出现锥体外反应、口干、性功能障碍、体重增加、闭经、诱发躁狂等副作用。因此，在保证西药有效治疗的前提下，尽量减少使用剂量，配合相应的中药治疗，不仅可以减少西药的副作用，还能改善患者的耐受性，缩短疗程。西医注重诊断，中医核心是辨证，西药针对特异性症状疗效好，中医注重改善患者的体质、形神和心神状态。

（八）预后

每次就诊时，应重新评估药物与药物或药物与疾病状态的相互作用，并每8～12周重新评估疗效，对治疗无反应会增加替代诊断或替代治疗的可能性。患者的临床状况、机能、支持系统、环境压力源、治疗动机、合并精神病或其他医学疾病、治疗依从性等影响随访计划。针对儿童或老年患者，可以与家人或护理人员进行间接访谈。在临床访谈期间使用筛查工具进行情绪和治疗反应的监测，应在每次就诊时评估患者的功能状态和日常生活能力、自杀意念等。

心理疗法不仅可以用来巩固在治疗急性期学到的技能，帮助患者应对抑郁症的心理后遗症，还可以用来解决可能导致复发的前因、背景因素、环境压力和精神冲突。如果患者正在服用抗抑郁药，心理疗法可以用来促进药物治疗的依从性。

（杨琬芳　柴智）

# 第十节　其他系统常见疾病的免疫异常

## 一、慢性肾功能衰竭

慢性肾功能衰竭（chronic renal failure，CRF）是指各种原发病或继发性慢性肾脏病发生进行性肾功能损害所出现的一系列症状或代谢紊乱的临床综合征。发病率呈逐年增多的趋势，发病年龄大约在 40~50 岁，我国 CRF 发病率约为 100/100 万人口，CRF 晚期主要依赖肾脏病替代治疗而生存。

### （一）概述

CRF 在我国以慢性肾小球肾炎、高血压、糖尿病、狼疮性肾炎和乙肝相关性肾炎继发性疾病为主。主要指肾小球滤过率（glomerular filtration rate，GFR）重度下降达 30mL/min，表现为全身水、电解质和酸碱平衡失调、代谢产物潴留。

### （二）西医病因病理

关于 CRF 发病机制，曾提出众多的学说均未能完整地解释其发病的全过程，随着分子免疫生物学的发展，人们逐渐认识了各种生长因子和血管活性物质在 CRF 疾病进展中的作用。

**1. 炎性分子**　促炎症分子最初的作用是增加局部炎症反应，可以通过激活补体或通过增加局部淋巴细胞和血小板聚集来发挥作用。激活的补体功能上可看作一种炎症细胞介质，刺激肾小球细胞增生、生长因子释放、氧自由基产生和类花生四烯酸形成。其他细胞介质如 IL-1、TNF-α、IFN-γ 等通过增加淋巴细胞趋化、黏附和释放氧自由基上调炎症反应继而损害肾小球。

**2. 血管活性物质**　缩血管物质包括 Ang II、内皮素、血栓素等。Ang II 优先收缩肾小球出球小动脉，增加肾小球跨毛细血管压，从而损害肾小球、促进肾小球硬化。Ang II 还可以收缩球后毛细血管床，导致局部缺血，促进肾小管间质损害。扩血管物质包括前列腺素和一氧化氮，主要起肾脏保护的作用，如前列腺素可以改善肾功能，减轻局部炎症细胞介质和基质产生。

### （三）中医病因病机

中医学认为，本病由于久病体虚，劳倦过度，神气内伤，或外感六淫疫毒，或内伤饮食、情志，失血失液导致肺脾肾三脏功能失调，使水湿内生，浊邪壅塞三焦而成。脾肾衰竭、湿浊毒瘀潴留、阴阳衰竭最为关键。本病以脾肾阳虚为主，标实以浊毒壅阻为主，转化取决于正虚与邪实之间的抗争，正胜邪则疾病向好的方向发展，正不胜邪则正愈虚而邪愈盛，邪盛则将加重正虚，从而形成恶性循环。

### （四）临床表现

**1. 水、电解质、酸碱平衡紊乱**　由于肾小管对水的重吸收障碍，既可以出现水潴留，又可以出现脱水表现。肾单位的损害，抑制肾小管上皮细胞基底膜 $Na^+ - K^+ - ATP$ 酶活性，出现钠、钾、钙等离子代谢障碍，继而发展为代谢性酸中毒。

**2. 糖、脂肪、蛋白质和氨基酸代谢障碍**　CRF 糖代谢紊乱包括胰岛素抵抗、肝脏葡萄糖输出增加、胰岛素分泌异常、肾脏对胰岛素清除率下降。CRF 由于影响了胆固醇代谢途径，导致高甘油三酯血症、高胆固醇血症。患者常表现为蛋白质、氨基酸合成下降、分解代谢增加及负氮平衡发生。

**3. 其他各系统功能障碍**　表现为厌食、胃肠饱胀感增加、恶心、呕吐、腹泻等消化系统症状；出现高血压、动脉粥样硬化性疾病、心包炎和心功能不全等心血管系统症状；限制性通气障碍和氧弥散能力下降出现气促，发生 CRF 胸膜炎、肺钙化、感染发生率增加等。另外，影响中枢神经系统出现淡漠、疲乏、记忆减退，影响外周神经系统出现疼痛、痛觉过敏；血液系统异常表现为贫血、出血倾向及血栓倾向等。

### （五）诊断

CRF 常常起病隐匿，由于肾脏具有代偿能力，轻度症状不易引起注意，患者就诊时已进入晚期。对不明原因的恶心、呕吐、表情淡漠、嗜睡、高血压及视力障碍、贫血、肤色萎黄、呼吸深快，或有高血压病和肾脏病家族史应警惕本病的存在。需要常规尿检查、血肌酐、尿素氮分析及肾脏影像学检查。

中医根据气血阴阳亏损的不同，分为浊毒侵犯上焦表现：为呼吸深慢，四肢厥冷，汗出不止，表情淡漠，舌红苔黄，脉细数等；浊毒侵犯中焦表现为呕吐频繁，纳呆腹胀，面色无华，神疲乏力，四肢困重，大便溏，尿少水肿，舌质淡，苔厚腻，脉濡细；浊毒侵犯下焦表现为肝风内动，尿少水肿，泛恶呕吐，皮肤瘙痒，手指颤动，头痛，烦躁不安，全身浮肿，口有尿味而咸，舌质淡白如玉，脉沉细欲绝。

### （六）治疗

**1. 西医治疗**　CRF 的治疗主要包括内科疗法与肾脏替代治疗。其中肾脏替代治疗包括透析疗法和肾移植术。某些慢性肾脏病患者在进展至终末期肾衰之前，通过合理的内科疗法，可延缓病程进展。

（1）原发病和诱因治疗　重视原发病的诊断，对慢性肾炎、狼疮性肾炎、紫癜性肾炎、IgA 肾病、糖尿病肾病需长期治疗。

（2）饮食疗法　CRF 患者一般为低蛋白饮食，但长期低蛋白饮食影响患者的营养状况，营养不良发生率较高，因此需要综合考虑患者的肾功能水平、不同病因、营养状况、摄食及消化能力、饮食习惯等制定合理的饮食治疗方案。

（3）其他疗法　包括纠正水电解质紊乱和酸碱平衡失调，改善组织代谢，控制感染，清除肠道毒素等。

**2. 中医治疗**　治疗宜健脾益肾，温阳补气，兼用化浊利水，重在长期调理，用药宜刚柔相兼，配用血肉有情之品，缓缓补之，使脾肾阳气逐渐恢复。

（1）浊毒侵犯上焦证

临床表现：呕吐痰涎，咳嗽气急，喉中痰鸣，目眩心悸，尿少水肿，呼吸深慢，四肢厥冷，汗出不止，表情淡漠。舌红苔黄，脉细数。

治法：温化痰饮，开窍醒神。

方药：苓桂术甘汤加减。药用茯苓、桂枝、白术、甘草。

加减：若尿少水肿者，加猪苓、泽泻；咳嗽气急，喉中痰鸣，表情淡漠者，加胆南星，石菖蒲，枳实；若昏迷不醒者，可灌服苏合香丸；若喘满而舌红苔黄者，加葶苈子、大黄；若抽搐者，加紫雪丹；若高热神昏者，灌服安宫牛黄丸；若汗出肢冷，气急不续，唇舌紫暗者，重用附子、人参。

（2）浊毒侵犯中焦证

临床表现：呕吐频作，纳呆腹胀，面色无华，神疲乏力，四肢困重，大便溏泄，尿少水肿。舌质淡，苔厚腻，脉濡细。

治法：温阳健脾，行气化浊。

方药：实脾饮加减。药用茯苓、炙甘草、干姜、附子、草果、大腹皮、厚朴、木香、木瓜。

加减：若小便量少者，加泽泻、车前子、玉米须；若胸闷腹满者，加葶苈子、防己；若倦怠乏力者，加黄芪、党参、白术；若恶心呕吐者，加半夏、竹茹；若纳呆腹胀者，加麦芽、陈皮、砂仁、木香。

（3）浊毒侵犯下焦证

临床表现：尿少水肿，泛恶呕吐，皮肤瘙痒，手指颤动，头痛，烦躁不安，全身浮肿，口有尿味而咸。舌红少苔，或舌质淡白如玉，脉沉细欲绝。

治法：平肝潜阳息风。

方药：镇肝息风汤加减。药用生龙骨、生牡蛎、生龟甲、生白芍、代赭石、怀牛膝、玄参、天冬、茵陈、川楝子、生麦芽、甘草。

加减：若头痛甚者，加菊花；胁痛口苦，便秘者，加龙胆草、夏枯草、大黄；尿少水肿者，加茯苓、泽泻、车前子；若形寒肢冷，汗出心悸者，以真武汤加减。

（尉杰忠　马东）

## 二、急性呼吸窘迫综合征

### （一）概述

急性呼吸窘迫症（acute respiratory distress syndrome，ARDS）是指心源性以外的各种肺内外致病因素引起肺泡毛细血管炎症损伤为主的急性进行性缺氧性呼吸衰竭。临床表现为顽固性低氧血症、呼吸频速和呼吸窘迫，双肺弥漫性浸润影，后期并发多器官功能障碍。病死率曾高达 50%，随着现代创伤复苏技术和危重疾病抢救水平的提高，死亡率降至 36%。

### （二）西医病因病理

ARDS 可能是全身炎症反应的肺部表现，也是机体免疫炎症反应过度的结果。在疾病早期，多种免疫与非免疫细胞产生各种炎症介质和细胞因子，在肺泡内释放活性氧代谢产物和蛋白酶，引起肺泡细胞的损伤，多种免疫效应细胞和免疫炎症介质参与了 ARDS 肺损伤。

**1. 免疫炎症细胞** 参与炎症的细胞有多形核白细胞、肺泡上皮细胞、血管内皮细胞、肺血管内皮细胞、肺泡巨噬细胞、肺间质巨噬细胞和肺血管巨噬细胞等。多形核白细胞在肺毛细血管内大量聚集，附壁流动并黏附于内皮细胞，再经跨内皮移行至肺间质，通过肺泡上皮脱屑移至肺泡腔，在 ARDS 肺泡损伤中起重要作用。

**2. 免疫炎症介质** 参与炎症反应的炎症介质有氧自由基、白三烯、前列腺素、补体系统、蛋白酶、肿瘤坏死因子、白细胞介素、血小板活化因子、一氧化氮、肺表面活性物质等。免疫炎症介质导致肺泡毛细血管内皮细胞和肺泡上皮细胞损伤，结果是肺水肿和透明膜形成并伴肺间质纤维化，最终导致顽固性低氧血症。

### （三）中医病因病机

中医认为本病形成多因久病肺虚、痰浊潴留，瘀血阻滞，加之肺虚卫外不固，六淫之邪极易反复乘袭，肺气郁滞，脾失健运，津液不归正化而成，肺虚不能化津，脾虚不能转输，肾虚不能蒸化，痰浊潴留，咳喘持续，痰浊壅盛，阻塞气道，心脉瘀阻。

### （四）临床表现

大多数患者在原发病后 2~3 天内发生 ARDS，极易误认为原发病的病情加重。主要临床表现有呼吸困难，呼吸频数，超过 25 次/分钟，可出现不同程度的咳嗽，少量咳血，发绀，低氧血症（$PaO_2 < 60mmHg$，$PaO_2/FiO_2 < 300mmHg$），肺部可闻及干湿性啰音，伴有烦躁，神志恍惚或淡漠，如果出现肺水肿，易伴发肺部感染。

### （五）诊断

**1. 高危因素** 严重感染创伤、胃内容物吸入、肺挫伤、有毒气体吸入、淹溺、脓毒血症、重症胰腺炎、大量输血等。

**2. 诊断标准** 高危因素起病，急性起病，呼吸频数，低氧血症，胸部 X 线示两肺浸润阴影，临床上除外心源性肺水肿。

中医学认为本病证候表现复杂多样，痰浊闭窍表现为神昏淡漠，咳逆痰盛，舌质淡，苔厚腻，脉濡数；痰火扰心表现为神昏谵语，燥扰不宁，壮热痰鸣，大便干燥，舌红绛，苔黄腻，脉濡数；气阴亏竭表现为昏不知人，呼吸浅促，反应较差，咽干口燥，舌淡苔白，脉沉弱。

## （六）治疗

**1. 西医治疗**

（1）治疗原发病　积极控制感染，积极抢救休克，随时调整输入液体量，危重患者抢救因信仰，但应避免长时间高浓度的氧气吸入。

（2）改善通气和组织供应　机械通气治疗是纠正缺氧的主要措施，当吸入氧浓度 $>50\%$，而 $PaO_2 < 60mmHg$，应尽早进行机械通气。

（3）对症治疗　适当应用糖皮质激素，减轻全身炎症，减轻肺水肿，加强营养支持等。

**2. 中医治疗**　本病为本虚标实，虚实错杂之症，应以扶正祛邪为治疗大法。

（1）痰浊闭窍证

临床表现：神昏淡漠，咳逆痰盛。舌质淡，苔厚腻，脉濡数。

治法：豁痰开窍。

方药：菖蒲郁金汤加减。药用石菖蒲、郁金、炒栀子、连翘、竹沥、姜汁、牛蒡子、滑石、淡竹叶、牡丹皮、菊花。

加减：若咳逆痰盛，胸膈痞闷者，加陈皮、半夏、茯苓、甘草；若唇甲发绀者，加丹参、桃仁、红花；若嗜睡，意识朦胧者，配服苏合香丸。

（2）痰火扰心证

临床表现：神昏谵语，燥扰不宁，壮热痰鸣，大便干燥。舌红绛，苔黄腻，脉濡数。

治法：清心豁痰，开窍醒神。

方药：小陷胸汤加减。药用瓜蒌、法半夏、黄连、竹叶心、石菖蒲、生石膏、远志。

加减：若大便秘结者，加生大黄、枳实；心烦躁扰，壮热痰鸣者，加栀子、胆南星；若皮肤黏膜出血、咯血者，加水牛角、生地黄、牡丹皮、紫珠草；若四肢抽搐者，加钩藤、地龙，并配服紫雪丹；若神昏谵语者，灌服安宫牛黄丸。

（3）气阴亏竭证

临床表现：昏不知人，呼吸浅促，反应较差，咽干口燥。舌淡苔白，脉沉弱。

治法：益气养阴，纳气固脱。

方药：生脉散加减。药用人参、麦冬、五味子、生地黄、山茱萸、山药、泽泻、茯苓、丹参、煅牡蛎。

加减：若口干唇焦，舌燥无津者，加玉竹、沙参。

（尉杰忠　黄建军）

# 附录一 常用动物模型 ▷▷▷▷

## 一、类风湿关节炎（RR）动物模型

**1. 胶原诱导性关节炎（collagen-induced arthritis，CIA）** 由于 50% 的 RA 患者血中存在抗 II 型胶原的自身抗体，说明 II 型胶原（C II）可诱导 RA 的产生。1977 年首次建立了 C II 诱导关节炎大鼠模型。用佐剂乳化 C II 于大鼠右后足肉垫皮内注射，结果表现为滑膜增生，血管增生，并且有血管翳形成，关节肿胀，成模较为理想。也可在大鼠背部脊柱两侧皮下分点注射诱导，模型组 IL-1β、TNF-α 的含量较空白对照组升高，TGF-β 较空白对照组下降，提示造模成功。

**2. 佐剂性关节炎（adjuvant arthritis，AA）** 采用热杀死结核分枝杆菌 H37R2（Mtb）与矿物油混合，一次性经尾根部皮下注射诱导 SD 大鼠实验性类风湿关节炎的发生。结果显示：大鼠体重明显减轻，外周血白细胞，血小板及单核细胞数明显升高 T 淋巴细胞亚群，CD4/CD8 比值增高，外周血 TNF-A 水平升高，关节滑膜中 IL-1、IL-6 及 VEGF 水平上调，镜下显示滑膜增生淋巴细胞浸润，关节软骨增生，提示造模成功。此外实验结果提示，AA 与 RA 患者在关节肿胀方面有某些相似，但 AA 大鼠存在明显的免疫异常，有较为明显的免疫功能紊乱现象。也可用冻干卡介苗 75mg（80℃灭活 1 小时），混入灭菌石蜡油羊毛脂（1：1）12.5mL 制成完全佐剂于大鼠右足后皮内注射 0.1mL，结果显示大鼠足肿胀严重，出现 RA 性病变。

**3. 其他类型关节炎动物模型** 有学者用卵蛋白诱导关节炎模型，此模型的病理改变为滑膜增生、血管翳形成及软骨和骨的破坏。模型的发病机制主要是由于关节内抗原的持续存在，刺激滑膜细胞出现抗体并形成抗原–抗体-C3 复合物，促使形成滑膜炎症。

## 二、系统性红斑狼疮（SLE）动物模型

### （一）自发性小鼠 SLE 模型

**1. 杂交获得 SLE 模型** NZB（New Zealand black）×NZW（New Zealand white）F1 小鼠可自发地出现与人类狼疮性肾炎相似的改变，是人类自身免疫病的最佳天然模型。缺点是发病晚，周期长，易受环境因素影响，且实验过程不易控制。适用于 SLE 发病机制的研究。

**2. MRL/lpr 小鼠型** 由 LG/J、AKR/J、C3H/HeDi 和 C57BL/6J 品系小鼠复杂交配

产生，第 12 代时发生自发的常染色体隐性突变而区分成两个亚系，其中一个亚系为淋巴增殖基因（lpr）突变丢失的 MRL/MpJ-Faslpr（即 MRL/lpr）品系，另一亚系为 MRL/MpJlpr/Fas（即 MRL$^{+/+}$）品系。优点是 MRL/pr 小鼠也依据其性别的不同而表现出不同的死亡率，同时可出现类似人的类风湿性关节炎。缺点是价格高，此外在遗传因素、雌激素、环境因素等影响下应联合其他模型共同阐述 SLE 的病因及发病机制，造模复杂。适用于神经精神性狼疮的研究。

### （二）诱导性小鼠 SLE 模型

**1. 淋巴细胞活性染色质诱导 SLE 小鼠模型**　采用 ConA 活化 BALB/c 小鼠脾淋巴细胞，再根据改良的抽提法提取染色质。优点是造模时间短、造模成功率高。缺点是所用动物品系、ConA 剂量及成模时间差异很大。适用于研究 SLE 的发病机制和治疗药物的筛选。

**2. 空肠弯曲菌（CJ-S131）诱导的 SLE 小鼠模型**　采用 CJ-S131 与弗氏完全佐剂（FCA）2 次免疫诱导 SLE 小鼠模型。优点是延长了模型的维持时间，较为稳定，并且与自身免疫疾病相似性强，实验周期短，经济易行。缺点是成模后治疗给药时间较短，可能有些药物的药效不易观察到。适用于诱导 Balb/c 小鼠模型在免疫应答方面的研究。

**3. 降植烷（pristane）诱导的 SLE 小鼠模型**　选用 BALB/c 或 C57BL/6 小鼠作为受试对象，采用一次腹腔注射 0.5mL 降植烷制备 SLE 模型。优点是价格低廉，技术简便，并且与人类自身免疫疾病极为相似，可作为较理想的 SLE 疾病研究模型，也是唯一可以模拟 SLE 患者体内 IFN 过表达的小鼠模型。缺点是实验周期长。适用于研究环境因素打破机体免疫耐受。

## 三、强直性脊柱炎（AS）动物模型

AS 的动物模型可分为 4 类：HLA-B27 转基因动物模型、炎症诱导动物模型、强直性附着点炎动物模型和其他动物模型。其中炎症诱导动物模型中的蛋白聚糖诱导模型由于制备过程相对简单、周期短、费用低，且能较为成功地模拟 AS 的发病过程，被广大的研究人员采用。

### （一）HLA-B27 转基因 AS 动物模型

**1. HLA-B27/人 β2-微球蛋白双转基因大鼠模型**　主要症状包括 AS 的典型症状骶髂关节炎、外周关节炎症状、双后肢关节炎，其他炎症包括胃肠道炎症、银屑样皮肤及一些炎症相关的症状，如角化过多、营养不良导致的指甲损害和雄性睾丸炎。少数模型大鼠会出现葡萄膜炎及心脏相关疾病。此模型需要用到显微注射技术，操作步骤繁琐，需要技术较为成熟的实验人员，制作成本较高。

**2. HLA-B27/人 β2-微球蛋白缺陷转基因小鼠模型**　4~8 个月时出现 AS 症状，雄性小鼠成模率更高，症状较雌性严重。此模型仅涉及外周关节的病变，未累及脊柱、骶髂等中轴关节，也未累及眼部和其他脏器，这与 AS 的典型表现存在一定的差异。因此，

HLA-B27 转基因小鼠是否可作为 AS 模型尚有争议，并没有开展广泛的研究。

### （二）炎症诱导 AS 动物模型

**1. PGIS 小鼠模型** 蛋白聚糖诱导的脊柱炎（proteoglycan-induced spondylitis，PGIS）小鼠模型是用人软骨蛋白聚糖免疫关节炎/脊柱炎易感的 BALB/c 小鼠和 H-2K 单体型 C3H 小鼠构建。这种小鼠模型早期出现外周关节炎，后期出现外周及脊柱关节的畸形、强直和功能受限，病理上表现为早期的滑膜炎、软骨侵蚀和后期的关节软骨细胞增殖导致的关节融合。已在（BALB/c × DBA/2）F2 杂交小鼠中发现了两个与人类染色体特定区域同源的高度连锁的非 MHC 染色体位点（PGIS1 和 PGIS2）。PGIS 小鼠模型具有操作简便、周期短、症状明显、成模率高等优点。

**2. SKG 小鼠模型** SKG 小鼠是 T 细胞受体 ζ 链（T-cell receptor-ζ，TCRζ）相关蛋白（zeta-chain-associated protein，ZAP）70 基因 SH2 区 C 端 W163C 突变（ZAP-70W163C）的 BALB/c 小鼠。突变的 ZAP-70 与 TCRζ 不能正常结合，导致自身反应性 CD4$^+$T 细胞逃离阴性选择（negative selection），引起 AA。研究发现，酵母多糖、凝胶多糖、鼠衣原体均可诱导 SKG 小鼠发生关节炎。经免疫后，几乎所有雌雄 SKG 小鼠均出现踝关节和腕关节的进行性关节炎，病理组织学显示，踝关节及关节外软组织水肿、炎症细胞浸润、滑膜炎和骨质侵蚀及足底筋膜炎、椎间盘炎、附着点炎、骶髂关节炎、指（趾）炎。除关节病变外，小鼠模型还发生了银屑病样皮损、葡萄膜炎和 IBD。需要注意的是，小鼠饲养环境的菌群改变对发病有一定影响。

**3. IL-23 高表达模型** IL-23/IL-17 轴在 AS 发病机制中起关键作用。AS 病理过程的启动依赖于 IL-23，且 IL-23 与附着点炎直接相关。用流体动力学方法将编码 IL-23 的微环 DNA 载体通过尾静脉导入雄性 B10. R Ⅲ 小鼠构建了持续 IL-23 高表达模型。这种模型出现四肢和中轴关节的附着点炎，病理表现为 AS 特征性骨合成和骨分解并存过程，即成骨细胞和软骨细胞活化增殖引起的骨膜上软骨、类骨质和新骨形成及多核破骨细胞对骨皮质的侵蚀。

**4. 选择性 DCs 的 A20 蛋白缺陷小鼠模型** A20 蛋白是 TNF-α 诱导蛋白 3（TNF-α-induced protein 3）基因产物，可通过抑制 NF-κB 的活化，强效抑制炎症反应，维持免疫稳态，DCs 的 A20 蛋白缺陷可导致多种炎症性疾病。选择性 DCs 的 A20 蛋白缺陷小鼠除发生 T 细胞介导的 IBD 外，还会出现慢性血清阴性周围关节炎、附着点炎和脊柱炎。

**5. ERAP1$^{-/-}$ 小鼠模型** 肠道微生态在 AS 的发生发展中起重要作用。基于内质网氨基肽酶 1（endoplasmic reticulum aminopeptidase 1，ERAP1）基因多态性与 AS 易感性相关，利用 C57BL/6 小鼠敲除 ERAP1 基因（ERAP1$^{-/-}$）建立了 AS 模型。该 ERAP1$^{-/-}$ 小鼠模型不但出现自发性中轴关节强直、脊柱炎症和全身性骨质疏松，还出现了肠道菌群失调。ERAP1$^{-/-}$ 小鼠自发产生了大量的特定肠道细菌种类。因此，ERAP1$^{-/-}$ 小鼠是研究肠道菌群失调、骨骼和免疫系统相互作用的合适模型。

### （三）强直性附着点炎动物模型

**1. 雄性 DBA/1 小鼠是国际公认的研究关节炎的实验动物模型** 由于与人类 AS 有着显著的共同特征，已成为最常用的实验动物模型之一，特别是用于研究 AS 炎症与病理性新骨形成的联系。成组圈养的雄性 DBA/1 小鼠从 12 周龄开始自发地出现关节炎，到 26 周龄时，关节炎的发病率接近 100%。主要临床表现为伴关节肿胀和关节强直的不对称的指（趾）间关节炎（主要是后爪）、附着点炎和破坏性甲周炎，病理特点是短暂的急性关节炎后附着点细胞增殖、软骨内骨形成及关节强直。需要注意的是，该模型的缺点是仅雄性小鼠发病，且其发病受环境因素影响较大。

**2. 进行性强直小鼠模型（ank/ank）** 是一种常染色体 ank 单基因隐性遗传病小鼠，在临床表现、放射学和病理学上与人类 AS 相似。该小鼠最初表现为四肢关节炎，随后出现严重的四肢关节和中轴关节的进行性强直。病理上先是多形核白细胞和巨噬细胞浸润，但主要是大量的羟基磷灰石钙结晶在细胞外基质内的沉积，其关节强直过程可能是由于 β-catenin 信号通路的激活。将 HLA-B27 转基因小鼠与 ank/ank 小鼠杂交，观察其 F1 和 F2 代的表型，结果显示 HLA-B27 状态对小鼠进行性强直表型无影响。ank/ank 小鼠的人类同源基因 ANKH 的遗传变异与人类 AS 的易感性和临床表现无相关性。

**3. 强直性附着点病（ankylosing enthesopathy，ANKENT）小鼠模型** 由近交系 C57BL/10 小鼠获得，即具有 C57BL/10 遗传背景的 C57BL/10. BR 和其他 H-2 同品系的雄性小鼠可于 3 个月龄自发性出现踝关节和/或跗骨关节进行性强直，病理学上先是短暂的滑膜增殖和破坏性炎症，其后是附着点软骨细胞增殖、骨化，还可出现前葡萄膜炎。需要注意的是：单独笼养不发病，需分组笼养；无菌条件下不发病，需肠道内厌氧菌触发；8 个月龄以上母鼠所生小鼠的患病率明显低于 8 个月龄以下母鼠所生小鼠；HLA-B27 转基因小鼠发病率明显增高，但疾病严重程度相似，hβ2m 转基因对发病无影响。

### （四）其他动物模型

MRL/MpJ-lpr/lpr（MRL/lpr）小鼠、BXSB 小鼠和 NZB 小鼠均是研究关节炎的常用动物模型：雄性（MRL × DBA/1）F1 小鼠和雄性（MRL × DBA/1）F2 小鼠分别在（27.0 ± 2.2）周、（19.5 ± 3.9）周出现与雄性 DBA/1 小鼠相似的自发性强直性关节炎，关节组织病理学显示滑膜及邻近组织成纤维细胞增生，伴关节周围附着点的纤维性软骨细胞增生、骨化。杂交小鼠是研究 AS 附着点炎及相关疾病遗传、环境和分子机制的合适模型，但其较 DBA/1 小鼠的发病周期更长，价格更加昂贵，且更不易获得。

通过 C57BL/6 背景的 IL-27 受体 α（IL27A）缺陷 IL27RA$^{-/-}$ 小鼠与 C57BL/6 和 129/SvJ 背景的 P53R172H$^{/+}$ 小鼠杂交获得携带 p53 杂合子的 IL27RA$^{-/-}$ P53R172H$^{/+}$ 小鼠。这种小鼠在 4 个月龄时出现椎间盘软骨骨化，12 ~ 14 个月龄时出现脊柱严重的骨丢失和病理性骨形成，但炎症反应轻微。该模型的特点：骨丢失和软骨骨化严重而炎症反应轻微，提示炎症并不是骨丢失和软骨骨化的必要过程；是研究骨丢失和软骨骨化机制及这两个过程是如何相互关联的理想模型；可以从 4 个月龄开始动态监测骨丢失和软骨骨化病理过程中的具体变化。

## 四、多发性肌炎动物模型

多发性肌炎动物模型包括自发性、诱发性和转基因模型 3 种类型。

### （一）自发性肌炎动物模型

SJL/J 鼠自发性肌炎模型是过去经常应用的模型。SJL/J 鼠在 6~8 月龄可以 100% 自发发生类似于人类炎性肌病的慢性疾病，组织学表现为炎性细胞浸润、肌纤维坏死和中央核增多等肌炎的病理改变。超微结构显示胞浆内有类似于包涵体肌炎的多发自噬空泡，同时有肥大细胞和嗜酸细胞的浸润。所以，sJL/J 鼠自发性肌病作为肢带型肌营养不良 2B 型和 Miyoshi 肌病的动物模型比作为肌炎的模型更为合适。目前，自发性肌炎模型只有犬的多发性肌炎和皮肌炎模型，优点是因其完全是自发性的，是研究疾病启动和进展的最好模型。缺点是发病率低，患病动物不易获得。另外，犬的免疫系统特点与其他物种不同，使其应用受到了一定的限制。

### （二）诱发的肌炎动物模型

肌浆球蛋白 B 组分诱发模型是一个较好的肌炎动物模型。用纯化的肌球蛋白和 C-反应蛋白均可在 Lewis 鼠诱发与兔的全骨骼肌匀浆相似的肌炎模型，但致病能力却不相同。C-反应蛋白所诱发的模型组织病理学改变更为严重。

### （三）转基因的肌炎动物模型

使用转基因鼠使肌纤维 MHC I 的表达上调可以导致持续性自身免疫性肌炎和特异性 Jo-1 自身抗体，炎症局限于骨骼肌，雌性发病更重，在临床、生化、组织学及免疫特征方面与人类的肌炎非常相似。

## 五、缺血性脑卒中动物模型

### （一）大脑中动脉闭塞（middle cerebral artery occlusion，MCAO）模型

啮齿类动物缺血性脑卒中最常用的实验模型为大脑中动脉闭塞模型，该模型不需要开颅，其沿颈内动脉插入线栓并向前推进，直至大脑中动脉起始部被阻断。MCAO 模型主要用于永久性缺血模型，也可作为局灶性缺血模型，可通过拔除线栓的方式实现再灌注。通常情况下，大鼠再灌注时间为栓塞后 1~2 小时内，可导致同侧半球大部分神经元延迟死亡或坏死，而 MCAO 模型在卒中后 2 小时或更长时间可导致动物下丘脑梗死，从而导致自发高热。在啮齿类动物中，MCAO 所致缺血性脑卒中与颈内动脉闭塞所致大面积脑卒中较为相似，但与通常情况下小面积脑梗死不同。虽然 MCAO 模型对脑缺血的病理生理学，特别是缺血半暗带、血－脑屏障损伤、炎症过程、细胞死亡机制等研究提

供了大量知识，但仍存在严重问题。在人类缺血性脑卒中中，血管闭塞往往不完全，大多数患者在脑卒中 48 小时内因血栓的溶解发生部分自发再灌注。在 MCAO 模型中，拔除线栓后可导致全部再灌注，与人类情况不完全相同，而与机械取栓情况较为相似。

### （二）外科手术模型

外科手术模型是通过外科手术方法剪裁、灼烧或结扎动物脑部血管，造成永久性缺血性脑卒中，而不发生脑血管再灌注。该模型在制作过程中必须打开硬脑膜，钻孔器可能造成大脑机械损伤，或血管电凝引发脑部热损伤。此外，造模过程中，打开硬脑膜，大脑暴露于空气，颅内压会受到影响，局部脑区温度也会发生改变。但与 MCAO 模型相比，外科手术模型状态稳定，成功率较高，且可以实现大型动物缺血性脑卒中模型制备。

### （三）光化学栓塞模型

该模型是采用静脉注射孟加拉玫瑰红光敏感性染料后再使用特定波长的光透过颅骨照射大脑，光照可激活染料，形成单线态氧和超氧化物，进而导致血管内皮损伤，血小板活化和聚集，动脉末端缺血细胞迅速死亡，使皮质缺血损伤。其优点是利用脑立体定向仪激活特定的区域，从而研究特定皮质脑区梗死性病变，具有高度重复性和较低的变异率与死亡率，这使其成为研究缺血性脑卒中后修复机制及长期功能结果的模型。但这个模型与人类脑卒中情况仍存在差异，主要包括以下两点：人类脑卒中的主要特征为细胞毒性水肿，而光化学栓塞法中细胞毒性水肿与血管源性水肿几乎同时发生，血-脑屏障迅速破坏。该模型没有缺血半暗带及侧支循环，而缺血半暗带是神经保护治疗的重点。利用环形滤波器（环形模型）来调整光照参数，可得到一个没有血栓形成，被受损大脑包围的中心区域。目前，关于这个模型能否充分代表人类缺血性脑卒中后的缺血半暗带仍存在争议。

### （四）内皮素-1 模型

内皮素-1 是一种可持续收缩血管的肽，应用于暴露的血管或直接在脑表面或注射到脑实质内导致血管收缩，从而引起远端缺血。通过调整内皮素-1 水平可以改变脑缺血的严重程度、持续时间及由此引起的梗死面积。当内皮素-1 作用减弱时，血流量逐渐恢复，可模拟短暂性局灶性脑缺血情况。由于内皮素-1 应用后缺血发展缓慢，且仅伴有轻微脑水肿，所以与人类缺血性脑卒中存在差异。与光化学性栓塞模型相似，内皮素-1 模型对腔隙性脑梗死的模拟与长期的恢复机制也有重要研究价值。另外，内皮素-1 转化酶和内皮素-1 受体不仅由内皮细胞表达，还存在于神经元和星形胶质细胞中，可能对造模和脑卒中机制研究有一定的影响。

### （五）血栓栓塞性模型

在该模型中的栓塞凝块可从自发形成或血栓素诱导的血栓物质中获得，主要来源为自体血，也可来自异体血。根据血栓的大小、数量及应用给药途径，可以导致一个或多个血管阻塞，随后在相应供血区域发生梗死，也可将凝血酶直接注射到颈内动脉或大脑中动脉模拟血管闭塞，但血凝块主要由纤维蛋白组成，与人类脑卒中仍存在差异。

与人类情况相似，血栓栓塞模型在梗死灶定位及梗死面积上存在很大差异，在栓塞材料部分或完全溶解后再灌注也不可预测，但相较于其他模型更加接近临床情况。因此，该模型是用来研究重组组织型纤溶酶原激活剂治疗效果的理想模型。血栓栓塞模型与人类缺血性脑卒中的病理生理学也较为吻合，主要包括由血管源性水肿引起的细胞毒性水肿与血-脑屏障破坏、缺血半暗带及炎症反应，不仅可以分析急性期的变化，还可以分析慢性期的自我恢复机制。同时，与人类脑卒中相似，血栓栓塞模型存在巨大的可变性，需要较多的动物模型才能获得具有统计学意义的结果。

## （六）微球/巨球栓塞模型

该动物模型主要是应用硅酮、胶原蛋白或二氧化钛等材料进行制备。与血栓栓塞模型相比，人造微球无法溶解，可形成永久性缺血。微球的直径为 $20\sim50\mu m$，注射后 24 小时可导致多灶性及非均质性梗死。此模型主要用于模拟短暂性脑缺血发作，可以根据微球的大小及数量诱导分级梗死。在微球模型中，毛细血管及小动脉被阻塞，导致血流重新分布，血-脑屏障破坏，发生血管源性水肿。巨球模型直径为 $300\sim400\mu m$，可放置入颈内动脉导致大脑中动脉闭塞。脑缺血与梗死的严重程度可由 6 个球体来决定，梗死后血流动力学、病变部位梗死面积及结果与线栓模型相似。与线栓模型相比，巨球模型并未阻塞下丘脑动脉，因此不会出现体温升高表现。对大鼠进行磁共振成像或正电子发射计算机断层显像时，可延迟闭塞以诱导缺血，实时观察卒中后的改变。

## （七）局部应用 $FeCl_3$ 诱导模型

随着科学技术的不断更新，传统脑缺血模型的局限性逐渐凸显。近年来，活体多光子显微技术和激光散斑成像技术凭借其能够实时监测脑缺血发生时病理生理学过程的优势，得到了越来越广泛的应用。但是，传统的近端阻塞脑缺血模型难以在显微镜下进行操作，而且大部分远端阻塞脑缺血模型由于潜在的损伤硬脑膜和动脉周围皮质的风险也受到了限制。为了解决这个问题，有研究者提出了在大脑中动脉远端局部应用 $FeCl_3$ 诱导小鼠脑缺血模型。造模过程主要为通过显微手术打开小鼠颅窗，用一定浓度 $FeCl_3$ 浸泡的滤纸覆盖在大脑中动脉远端血管主干表面诱导血栓形成。该模型既容易在显微镜下进行操作，又克服了传统远端闭塞大脑中动脉模型损伤硬脑膜和动脉周围皮质的缺点，且死亡率低，是一种理想的适用于活体显微技术且能够对实验过程进行实时成像的模型。此外，$FeCl_3$ 诱导的血栓对 rt-PA 具有一定敏感性，故可用于溶栓治疗效果的研究。优点是诱导形成的梗死面积较小且具有重复性，死亡率较低；不需要特殊手术技巧与设备，成本较低，且易于在显微镜下操作，适合活体多光子显微技术的应用；不会对脑组织造成额外的损伤。缺点是对 rt-PA 敏感性不足，在应用 rt-PA 进行溶栓再通时获得的效果不够理想，不适合用于神经保护药物的研究。

### （八）凝血酶原位注射模型

尽管在临床前缺血性脑卒中治疗药物开发中，许多药物都展现出了一定的疗效，但目前缺血性脑卒中的最终临床试验结果却不尽人意。随着立体定向技术的成熟，有研究者提出了原位注射凝血酶诱导 MCAO 的方法，该方法为研究者更精确定位梗死灶、控制梗死面积及提高模型重复性提供了有效途径，并能对实验过程实现实时监测。该模型的操作主要为通过开颅手术暴露小鼠大脑中动脉分支处，将充满凝血酶的小型微量吸管的头部插入血管，注射凝血酶原位诱导血凝块形成。优点是建立缺血性脑卒中模型时动物死亡率明显低于其他模型；与临床上关于 rt-PA 诱导溶栓治疗的研究数据完全符合，具有良好的临床相关性，适合用于新型溶栓药物实验；且在溶栓研究中，能直观把握血管的闭塞和再通。缺点是开颅手术会对小鼠造成一定的损伤，存在一定的血凝块自发破裂形成微血栓的可能性。

## 六、自身免疫性肝炎（AIH）动物模型

以 Con A 诱导的小鼠 AIH 模型的应用最为广泛。虽然与人体 AIH 的表现具有较大的差异，但模型建立方便快速、成本低、重复性和可控性较好，而且药物往往直接对某种免疫细胞产生特异性的作用，对研究此种免疫细胞在 AIH 发病机制中的作用有较好的借鉴价值。

### （一）Con A 诱导 AIH 模型的建立方法及特征

Con A 的注射途径和用量根据研究目的的不同而不同，一般认为通过尾静脉注射 15mg/kg 体重的 Con A，数小时至第 2 日即可引起动物 AIH，其血清 ALT 和 AST 可在注射后 6～12 小时达到顶峰，随后缓慢下降，表明肝内存在急性免疫性损伤；除转氨酶升高外，组织和血中还可检出大量炎性细胞因子和活化的免疫细胞。肝脏的组织学改变表现为，注射 Con A 6 小时后，小鼠肝脏即可出现轻度充血，少量淋巴细胞浸润，肝细胞轻度变性；12 小时后出现部分肝细胞变性、坏死，伴较多炎细胞浸润，多集中于小叶中央静脉周围或肝细胞坏死区周围，但肝小叶结构基本保持完整；注射 Con A 48 小时以后，炎性细胞浸润程度减轻。

### （二）Con A 诱导肝组织免疫性损伤的机制

Con A 引发的 AIH 与巨细胞活化并诱导 CD4$^+$T 细胞在肝内的聚集和活化有关，其免疫反应主要受到 T1 细胞因子介导，表现为血清 IL-2、TNF-α、IFN-γ 表达量增加。在肝组织局部活化的 T 细胞释放高水平 TNF-α、IFN-γ 导致肝组织内炎性损伤、肝细胞凋亡，甚至急性肝功能衰竭。采用地塞米松、环孢素等免疫抑制剂，以及 TNF-α、IFN-γ 单克隆抗体预处理，可以对 Con A 诱导的肝组织免疫损伤起到保护作用。以 CD4 单克隆抗体预处理可完全阻断 Con A 诱导的 AIH。除 CD4$^+$T 细胞外，NKT 细胞也被认为与 Con A 诱导 AIH 的发病机制高度相关，缺乏 NKT 细胞的 CD1d 基因敲除小鼠对 Con A 诱

导的 AIH 具有耐受性，而对过继转移野生型 NKT 细胞的 CD1d 基因敲除小鼠则恢复了对 Con A 诱导 AIH 的敏感性。Th17 细胞是另一种与 Con A 模型发病机制有关的免疫细胞，其产生的 IL-17 表达水平的高低与肝脏损伤严重程度一致，采用抗 IL-17 单克隆抗体预处理可减轻小鼠的肝损伤程度。

## 七、多发性硬化（MS）动物模型

### （一）实验性自身免疫性脑脊髓炎模型

实验性自身免疫性脑脊髓炎（experimental autoimmune encephalitis，EAE）是以特异性致敏的 $CD4^+T$ 细胞介导为主的自身免疫疾病，是 MS 经典的实验动物模型。EAE 以 CNS 内小血管周围出现单核细胞浸润及髓鞘脱失为主要特征。此类模型常使用脑组织匀浆加 CFA 进行免疫。

1. 主动免疫模型　最常见的小鼠模型是由 CFA 和髓鞘少突胶质细胞糖蛋白（myelin oligodendrocyte glycoprotein，MOG）35-55 肽段诱导，同时腹腔注射具有破坏血脑屏障作用的百日咳毒素，使外周反应性 T 细胞得以进入 CNS 分泌相关细胞因子，促进炎症反应发生。该模型的优点是易于诱导，并可导致脊髓中的急性或慢性炎性疾病，常用于分析转基因小鼠品系中的分子差异机制。但它仍有一定的局限性，作为 $CD4^+T$ 细胞介导的模型，其主要病变是继发性脱髓鞘后伴发的大量轴突变性，而原发性脱髓鞘较少，这与 MS 的病理情况存在一定差异。另一个局限性因素是该模型的病理改变主要发生在脊髓，对大脑的影响较小。在主动致敏模型中，更接近 MS 病理的模型是使用 MOG 对大鼠、豚鼠或灵长类动物进行诱导。其病理特征是有较大的原发性脱髓鞘汇合斑块的形成，这在很多方面与 MS 类似。

2. 自身反应性 T 细胞被动转移模型　用脑组织致敏动物后将其外周免疫系统中产生的 T 细胞转移到另一组受试动物中，能够诱导受试动物产生 EAE。也可通过髓鞘碱性蛋白（myelin basic protein，MBP）诱导 EAE。该模型的优点是脑内炎症不受外周淋巴组织中特异性免疫激活传入的影响，且具有高度的可重复性。被动转移模型可用于研究控制 CNS 免疫监视、T 细胞介导的炎性组织损伤的机制、T 细胞进入 CNS 的方式、T 细胞的再激活状态对 CNS 的重要性和 T 细胞的功能对脑炎症的影响等。主要缺点是由 $CD4^+T$ 细胞的被动转移诱导的 EAE，没有广泛的原发性脱髓鞘。

3. 自身反应性 T 细胞与致病性自身抗体的被动共转移　在动物体内，被动转移自身反应性脑源性 T 细胞系诱发了 EAE，再将相应的自身抗体注射到动物体内。在这种模型中，T 细胞反应通过激活巨噬细胞和小胶质细胞诱导炎症，并允许抗体和补体因子在炎症和血脑屏障损伤部位扩散到大脑或脊髓。其优点是脱髓鞘由特异性脱髓鞘抗体通过补体或抗体依赖性细胞毒性机制诱导，有广泛的原发性炎症性脱髓鞘，炎症的产生由 T 细胞介导，伴有巨噬细胞募集和激活，产生的脱髓鞘斑块 MS 中所见的非常相似。该模型也有一定的缺陷，一方面，临床上 MS 患者一般不会对 MOG 产生致病性自身抗体；另一方面，MS 中的免疫学和病理学证据表明存在体液脱髓鞘因子，但尚未清楚该因子是自身抗体还是其他炎症介质。

**4. 自发性 EAE 模型**　不同的免疫方法可激发不同的免疫反应，这不但影响 EAE 的发病率，还影响疾病发展与转归。动物自发的炎症性脱髓鞘模型可以克服这些问题，该模型通过转基因表达 T 细胞受体来完成，T 细胞可识别脑抗原，如 MOG。这些动物出生时正常，几个月后出现自发性炎症或炎症性脱髓鞘，发生率可高达 80%。此外，该转基因小鼠与 B 细胞受体转基因小鼠杂交后，可以产生双转基因的小鼠，但是其 CNS 中的原发性脱髓鞘稀疏，且病变中未观察到补体的激活。同时，该模型不但适用于研究肠道微生物群在脑部炎症诱导中的作用，还可解释抗原表位在慢性脑炎诱导中的传播机制。其局限性在于 CNS 炎症过程由 CD4$^+$T 细胞介导，缺乏原发性脱髓鞘。

**5. 人源化的 EAE 模型**　在使用动物模拟人类 MS 时，物种间存在蛋白质分子功能的差异，所以在动物实验时可以对其体内分子进行转基因表达。当 T 细胞在抗原提呈细胞中加工并且在 MHC 分子的背景下呈现时，它们仅识别各自的抗原，且 MHC 在各物种之间是不同的。因此，必须在表达相应人 MHC 蛋白的动物中进行实验，才能更好地模拟人类 MS。在人 MHC Ⅰ类或Ⅱ类转基因动物中诱导的 EAE 模型，可以用来研究抗原肽。但是，MS 还受许多其他方面影响。因此，理想的实验设计需要多个人源化分子的转基因操作，过程复杂且技术上有很大的挑战性。

**6. MHC Ⅰ类驱动的限制性 CD8$^+$T 细胞 EAE 模型**　目前，通过主动免疫诱导致病性 CD8$^+$T 细胞自身免疫应答存在一定难度。一项研究通过被动转移 MOG 特异性 CD8$^+$T 细胞，并使用 MOG$_{33\sim55}$ 致敏诱导 C57BL/6 小鼠产生 EAE 模型，观察到显著的 MOG 特异性 CD8$^+$T 细胞的应答，并在被动转移后诱导了 EAE。已有研究表明，自身反应性 MHC Ⅰ类限制性 T 细胞可以在其他免疫细胞的帮助下诱导 EAE。这些 CD8$^+$T 细胞具有细胞毒性，并且可以破坏 CNS 中含有相同抗原的细胞，在 CD8$^+$T 细胞识别少突胶质细胞内的抗原时，会引起原发性脱髓鞘，产生的 CNS 炎症伴有小胶质细胞的激活，但巨噬细胞募集较少，并且与 CD4$^+$T 细胞相比，CD8$^+$T 细胞的转移通常需要较多数量的细胞来诱导。

**7. 原发性或继发进展性 MS 的 EAE 模型**　在主动免疫后，EAE 模型发展为急性或慢性疾病，其可维持数月，但是这些模型中的慢性疾病并不是临床上的进展性 MS，所以为了再现进行性 MS 中观察到的深部轴突和灰质损伤，对 Biozzi 小鼠用神经丝-L 致敏，该方法导致急性或者亚急性神经炎症性疾病，有轴突和皮质损伤，但是其是由 CD4$^+$T 细胞介导的，所以它没有 MS 进展阶段的慢性进展性疾病特征。

深度的小胶质细胞激活和皮质脱髓鞘是进展性 MS 关键的病理特征。深度的小胶质细胞激活与 MS 患者脑中脱髓鞘和神经变性的进展相关，所以可以在具有高先天免疫激活遗传背景的小鼠中诱导进展性 MS 模型，这可在非肥胖糖尿病小鼠品系中得到实现，它们可发展为慢性进行性 EAE 模型，脊髓中有大量损伤，但病理改变大部分是继发性的脱髓鞘和轴突损伤，只有少量的原发性脱髓鞘。皮质的脱髓鞘在疾病早期阶段出现，在患者发展为进行性 MS 时大量增加，活跃的皮质脱髓鞘发生在脑膜炎症部位。用 MOG$_{1\sim125}$ 致敏的大鼠和灵长类动物的 EAE 模型中，发现了脑膜炎症和与脑膜炎症相关的皮质、皮下脱髓鞘。免疫病理学研究表明，这些病变是由炎症介质和脱髓鞘抗体共同触发的。

### （二）病毒诱导的炎症性脱髓鞘

**1. Theiler 病毒诱导的慢性脱髓鞘脑脊髓炎**　Theiler 脑脊髓炎病毒（Theiler's murine encephalomyelitis virus，TMEV）直接脑内感染可诱导动物出现急性脑脊髓炎。TMEV 诱导限于一些易感小鼠，如 SJL/J 品系，致病部位主要在脊髓，模拟慢性渐进性 MS，其各项指标与 MS 非常类似：炎性浸润由 CD4$^+$、CD8$^+$ T 细胞、B 细胞和浆细胞组成；脱髓鞘发生在小胶质细胞活化的部位。所以，TMEV 诱导的 MS 模型比 EAE 更加接近临床。

目前，TMHV 模型已经被广泛应用于研究 CNS 中病毒的清除机制。同时，该模型还可以用来确定不同淋巴细胞群在致病过程中的作用。它的局限性在于病毒介导的脱髓鞘炎症并不能反映出 MS 脱髓鞘和轴索损伤过程；尽管病毒感染程度与 MS 临床症状有一定的相关性，但与脱髓鞘并无直接因果关系；TMHV 模型的发病机制仍有待研究。

**2. 小鼠肝炎（冠状）病毒诱发的慢性炎症性脱髓鞘疾病**　小鼠肝炎病毒（mouse hepatitis virus，MHV）可以诱导脱髓鞘脑脊髓炎，病理特征包括慢性炎症浸润、原发性的脱髓鞘及轴突损伤。炎性浸润主要由 T 细胞和活化的小胶质细胞组成。同时，鞘内免疫球蛋白的产生也表明 B 细胞和浆细胞在炎症过程中起主要作用。MHV 模型的特性为炎性脱髓鞘与大量小胶质细胞的激活有关，这种激活可见于整个大脑和脊髓，并且有氧自由基的表达；炎性脱髓鞘由感染过程引起，而非脑组织敏感引起的，这是更自然的一个过程。缺点是其炎症和脱髓鞘的机制尚不明确。

### （三）毒素诱导的脱髓鞘模型

**1. Cuprizone 诱导脱髓鞘模型**　双环己酮草酰双腙（cuprizone，CPZ）可以通过氧化损伤机制诱导脱髓鞘。脱髓鞘和髓鞘再生的过程由炎症进一步扩大或修饰，并涉及小胶质细胞和星形胶质细胞。C57BL/6 小鼠是目前发病率最高的品系，对其使用 4 周即可建立 MS 模型。该模型的优点是用药后在 CNS 特定区域产生原发性脱髓鞘，这为促进髓鞘再生相关药物的研发及机制奠定了良好的基础。但在停止 CPZ 后，该模型大脑胼胝体通常会出现自发性髓鞘再生。完全髓鞘再生时，也可能伴随进行性神经干细胞生成。为了解决 CPZ 模型快速髓鞘再生的问题，可以将动物暴露于 CPZ12 周来开发第 2 种模型，其特点是存在慢性脱髓鞘和少量的髓鞘再生。

**2. 局灶性毒素诱导的脱髓鞘模型**　溶血卵磷脂可在短时间内诱导炎性脱髓鞘，给药方式一般采用 CNS 局部注射。这是一种高度可重复的局灶性原发性脱髓鞘模型，但髓鞘破坏后会很快出现髓鞘再生，髓鞘再生的速度和程度与年龄有关。溴化乙啶局部注射到白质束引起的脱髓鞘模型也是常用的毒性脱髓鞘模型之一，注射 3 周左右会在该部位及周边区域发生炎症脱髓鞘，并伴随少突胶质细胞的死亡和星形胶质细胞的病变。

毒素模型为研究脱髓鞘和髓鞘再生机制提供了很好的线索。它们表明了髓鞘再生不仅可以改善轴突的功能，还可以保护神经。

## 八、重症肌无力（MG）动物模型

### （一）乙酰胆碱受体（AChR）诱导的实验性自身免疫性重症肌无力（experimental autoimmune myasthenia gravis，EAMG）模型

**1. 经典 EAMG 模型**  利用亲和层析技术，从电鳐电器官中提取 AChR，与 CFA 混合成油包水乳剂，于第 1、4 周分别对 Lewis 大鼠足垫、腹部及背部皮下进行多点注射，5 周后大鼠开始出现渐进性肌无力表现，在发病机制、症状、电生理及免疫学改变方面与人 MG 十分相似，适合 MG 发病机制、评估药物有效性及治疗机制等方面的研究。

**2. 利用人免疫球蛋白转基因小鼠构建 EAMG 模型**  首先建立表达人免疫球蛋白的转基因小鼠，用不同免疫原接种后，均可产生针对该免疫原的人源性抗体。也可以通过构建含有人 Igμ、γ1 和 κ 胚系基因的转基因小鼠，并将 AChR 与 CFA 一起于第 0、3、5 周皮下注射该小鼠。3 周后小鼠出现了肌无力症状并产生了抗人 AChR 抗体，且滴度与 MG 患者相似。由于采用了人 Ig 转基因小鼠，其产生的抗体均为人源性抗体，这使得本法构建的 EAMG 模型在免疫学上更接近人 MG。

### （二）被动免疫 EAMG 模型

**1. 用 MG 患者血清及血清内成分建立被动转移模型**  收集未使用过激素治疗、AChR Ab 阳性和阴性的 MG 患者血液，分离血清后以每次 0.8mL 注射小鼠，连续 7 天。为了避免小鼠对人血清蛋白产生免疫反应，在初次注射血清后 24 小时再腹腔注射环磷酰胺 300mg/kg。两组小鼠均出现肌无力症状及肌电图衰减。此外，将纯化后的 IgG 制品给注射小鼠，亦可产生同样的结果。因造模周期相对较短，制备成本低，较主动免疫也更便捷，适合于 MG 受体保护等短期研究。但因 MG 患者发病不稳定，临床常反复，且获取未用激素治疗过的 MG 患者血清较困难，以及不同患者具有异质性等原因，模型结果的评定及实验的标准化比较困难。

**2. 通过 MG 患者胸腺组织移植建立被动转移模型**  将 MG 患者的完整胸腺组织移植到严重联合免疫缺陷（severe combined immunodeficiency，SCID）小鼠肾被膜下，小鼠血清中抗人 AChR Ab 可在 1~2 周后被检测到，到 11 周时 AChR Ab 滴度可达到典型重度肌无力水平，且骨骼肌终板处可见到 AChR Ab 沉积。注射分离的胸腺细胞时，仅能检测到小鼠体内抗 AChR Ab 的一过性增高。因为胸腺的来源有限，故使用较少。

**3. 通过移植 MG 患者外周淋巴细胞建立被动转移模型**  将 MG 患者血淋巴细胞分别腹腔注射到 SCID 小鼠，结果发现小鼠移植血淋巴细胞，或缺乏 CD8$^+$T 细胞，或缺乏 CD4$^+$T 细胞，与 MG 患者抗 AChR CD4$^+$细胞构成的重组细胞后，出现了 MG 样症状。

**4. 通过向实验动物脑室中注入 MG 患者 AChR Ab 建立被动转移模型**  有研究表明，MG 患者的病变部位不仅局限在 NMJ 处，还可以波及 CNS。将收集的 MG 患者血清，用硫酸铵盐析，Protein G 和 α-银环蛇毒素-AChR（α-BGTAChR）亲和层析法提取

AChR Ab 后，将 AChR Ab 注入大鼠侧脑室，隔日重复，共 3 次；2 周后，大鼠除出现了与 MG 动物模型十分相似的症状外，还出现脑干听觉传导中枢功能障碍等症状。该方法旨在研究脑脊液中 AChR Ab 引起 CNS 损害的机制，这与其他主动、被动免疫法诱导 EAMG 的机制完全不同。中枢受损 MG 模型的建立为进一步阐明 CNS 下运动神经元引起肌无力的机制提供了依据。

**5. 利用杂交瘤细胞株制备单克隆抗体建立被动转移模型** mAb35 杂交瘤细胞株可用于制备 IgG1 型 AChR 单克隆抗体，可对多种品系 AChRα 亚单位主要免疫区肽段产生直接反应，同时其亦可与患者血清 IgG 竞争性结合小鼠 AChR。

在裸鼠腹腔内注射经挑选的处于对数生长期的 mAb35 杂交瘤细胞，一周后收集其腹水，采用硫酸铵盐法提纯 IgG，透析后分装保存。并用多聚甲醛固定后的 TE671 细胞与提纯抗体进行免疫学鉴定。按 0.25mg/kg 腹腔注射含已制备 mAb35 的生理盐水 1mL；免疫后 48 小时内动物体重明显减轻，肌力下降，活动减少，血清中可检测到 AChR Ab；NMJ 上 AChR 数量减少，突触后膜褶皱减少、间隙变大，符合 MG 特征性病理改变。

该方法是鉴于血清被动转移法存在具有异质性的不足，旨在利用单克隆抗体建立较为标准化的 EAMG 模型。实验结果证实，单克隆抗体可结合鼠 AChR 并成功诱导各项指标与人 MG 十分相似的 EAMG 模型。其建模时间短，发病率高（达 100%），而且易于评估，避免了异质性，属较标准化的被动转移模型。

## （三）利用基因工程构建 EAMG 模型

**1. 重组人 AChR 建立 EAMG 模型** 将人工合成的人 AChRα 亚基 1～210 片段克隆入可诱导表达的质粒载体，转染大肠杆菌，获得了融合蛋白，并将其与等体积 CFA 制成乳剂，于大鼠肩、背、足垫等处多点注射，同时注射 B. pertussis 疫苗。大鼠于 1 个月后均出现症状、血清抗体滴度、电生理学及生化指标的 MG 样改变。也可从 TE671 细胞中获取人 AChRα 亚基细胞外结构域（extracellular domain，ECD）序列，嵌入质粒中，转染 BL21（DE3）plysS 菌株，并用异丙基硫代半乳糖苷（IPTG）诱导其表达，获取并提纯 ECD 蛋白，免疫大鼠，成功构建 EAMG。该方法证实 AChRα 亚基 1～210 是 ACh 的结合位点和主要免疫区，其表达产物具有免疫原性，可成功诱导 EAMG 模型。相比经典方法，本方法具有造模率较高、免疫原充足、操作简便、成本低等优点。

**2. 采用核酸疫苗建立 EAMG 模型** 核酸疫苗通过将克隆靶抗原编码的基因或 DNA 片段加入如质粒、噬菌体等载体中去，然后向实验动物体内注入重组后的载体，而使得机体表达靶抗原基因，从而激活机体的免疫系统，产生相应的体液和细胞免疫。如将人 AChRα 亚基 N 端 211 个氨基酸（含 ACh 结合位点和主要免疫结构域）基因片段插入到质粒载体 pcDNA 3.0 中，构建重组质粒 pcDNA AChRα211；免疫前 3 天于小鼠左右股四头肌注射 0.5% 布比卡因 100μL，免疫时在同部位注射含 50μg 纯质粒 DNA 100μL，每隔 2 周加强免疫 1 次，共免疫 3 次，小鼠在免疫后均出现渐进性肌无力的表现，ELISA

检测证实了特异性免疫的存在。也可用分别重组的大鼠 IL-6 和 AChRα 亚基 N 端 205 个氨基酸的质粒共同免疫大鼠，症状、肌电图、血清学和组织学检测等指标均证实，本方法建立 EAMG 模型是可行的。

该方法利用近年来逐渐发展起来的新的免疫学技术——核酸疫苗，旨在构建能在动物体内长期表达产生免疫原的 EAMG 模型。该核酸疫苗不但具有较好的免疫原性，而且目的基因在体内保留时间长，不断表达抗原蛋白，产生较强的持久性免疫应答，对研究 MG 发病机理及治疗手段具有现实意义和广阔的应用前景。

**3. 利用转基因小鼠 NMJ 局部产生的 IFN-γ 建立 EAMG 模型**　将鼠 IFN-γ 基因与调节性片段——鼠 nAChRε 基因融合，构建 DNA 质粒，植入小鼠卵母细胞，使新生小鼠在 NMJ 处表达该基因并产生 IFN-γ。结果显示，约 6 个月后转基因小鼠出现了肌无力症状，且肌无力症状可被 ACh 酯酶抑制剂暂时性缓解，电生理学测试出现肌电图振幅衰减阳性，组织学检查显示在终板处存在单核细胞浸润和抗体的沉积，与人 MG 的特征十分相似。

**4. 人工合成 AChR 多肽构建 EAMG 模型**　AChR 由 2 个 α、1 个 β、1 个 γ 和 1 个 δ 共 5 个亚基组成。其中大部分肌无力动物模型和 MG 患者中主要致病性抗体 AChR Ab 所攻击的靶点位于 α 亚基内，其具有高度的免疫性，具有能引起 MG 的抗原决定簇。因此，特异性 AChR 反应性 T 细胞可以通过刺激 α 亚基或 α 亚基的某些肽段而被激活，从而产生免疫应答。采用人工合成的电鳗 AChRα 亚基 125～147 肽段（Tα125～147）和人 AChRα 亚基 129～145 肽段（Hα129～145）构建 EAMG，表明小分子肽可作为免疫原诱导产生抗体，构建 EAMG。该方法证实人工合成的位于 AChRα 亚基的某些区段的同源肽段可作为免疫原诱导 EAMG 模型，为 MG 发病机制及治疗研究提供了一种较为简便的造模方法。其操作相对简洁，阳性率高，成本较低，适合批量复制，是近年国内外使用较多的方法。该模型的不足之处是实验周期较长、因缺乏二级结构导致抗原决定簇漂移、肌无力程度较轻、临床积分低。

**5. 针对人肌肉特异性激酶构建 EAMG 模型**　临床上，大约有 80%～90% 的 MG 患者体内存在 AChR Ab，而在剩余的患者中有 40% 存在肌肉特异性激酶抗体（muscle-specific kinase antibody，MuSK-Ab）。MuSK 是存在于肌细胞膜上的一种跨膜蛋白质，对于 AChR 在突触后膜上的聚集起关键作用，它的缺失同样会阻碍神经肌肉信号传导，从而出现肌无力症状。

（1）**主动免疫法建立 EAMG 模型**　将带有 His 标记的大鼠 MuSK-ECD（aa21～491）序列的质粒载体 pCEP-PU 转染 HEK 293 EBNA 细胞。细胞上清通过 Ni-NTA 超流柱后透析纯化，获得大量高表达的蛋白。每只小鼠于手足垫、尾基部及背部多点注射与 CFA 充分混匀的含有 10μg MuSK 蛋白的乳剂，28 天后重复注射一次。小鼠于 4 周后开始出现 MG 样症状、突触后膜的改变、体重减轻，且呈进行性加重。

（2）**被动转移法建立 EAMG 模型**　将 MuSK 阳性患者血清 IgG 过滤消毒后，每日于小鼠腹腔注射 45mg，连续 5 天以上，首次注射后 24 小时，需另注射环磷酰胺 300mg/kg。7 天后小鼠出现体重下降、渐进性肌无力及肌电图衰减等典型的 EAMG 表现。

### 九、吉兰-巴雷综合征（GBS）动物模型

实验性变态反应性神经炎（experimental allergic neuritis，EAN）是 GBS 的经典动物模型，从临床表现、病理改变、神经电生理和免疫系统的调节机制和人类的 GBS 都有惊人的相似，且病残率高、可重复性强。

免疫原从最初用整个周围神经组织匀浆来诱导，逐步发展为用周围神经髓鞘、P2 蛋白、P2 蛋白特异性细胞株、从 P2 蛋白中提取的肽段及人工合成肽段等。从异种动物外周神经组织提取的 MBP 也能诱发出 EAN，由于外周神经组织中 MBP 含量十分有限，故一般选用牛的坐骨神经。但用 MBP 制备的动物模型不仅可产生 EAN，还可以产生 EAE。研究发现，周围神经 MBP 经 SDS-PAGE 电泳分析确定其主要条带位于 14400 ~ 20000 之间，包括 P0、P1、P2 三种蛋白，其中 P0 蛋白是周围神经中含量最多的髓鞘蛋白，致神经炎作用较弱，不具有免疫元性；P1 蛋白中枢和周围神经都有，用 P1 蛋白免疫动物可同时诱发 EAN 和 EAE；P2 蛋白是分子量 15kDa 的碱性蛋白，只存在于周围神经中，致神经炎作用最强，用 P2 蛋白免疫动物只会产生 EAN，不会产生 EAE。现代研究表明使用反复超速离心、稀盐酸等电点沉淀、弱酸性阳离子分子筛层析，以及在溶液中加入少许还原剂（2-ME）等方法对 MBP 进行纯化，可将 MBP 中与 P2 蛋白理化性质最接近的 P1 蛋白去除，提取到高纯度 P2，在制备 EAN 的模型时，不伴发 EAE，使 EAN 模型的成功率更高。因此，目前一般用 P2 诱导 EAN 模型，敏感的动物很多，可选 Lewis 鼠、家兔，后者是国内常用制备 GBS 模型的动物。

### 十、糖尿病（DM）动物模型

#### （一）Ⅰ型糖尿病动物模型制备

雄性 SD/Wistar 大鼠，5 ~ 6 周龄，体重 170 ~ 200g；雄性 C57/ICR/昆明小鼠，6 ~ 8 周龄，体重 17 ~ 22g。普通饲料适应性喂养 1 周后，空腹注射链脲佐菌素（streptozoto-cin，STZ）溶液，大鼠 65 ~ 70mg/kg 一次性给药（或分次注射，35mg/kg，2 次）；小鼠 150 ~ 220mg/kg 一次性给药（或分次注射，100mg/kg，2 次）。给药后正常饮食饮水 72 小时，随后禁食不禁水 12 小时尾静脉取血测血糖，血糖浓度大于 16.7mmol/L 的定为Ⅰ型 DM 动物模型构建成功。

#### （二）Ⅱ型糖尿病动物模型制备

雄性 SD/Wistar 大鼠，4 ~ 5 周龄，体重 90 ~ 100g；雄性 C57/ICR/昆明小鼠，4 ~ 5 周龄，体重 16 ~ 20g。高脂高糖饲料（由普通饲料 59%，加猪油 18%，蔗糖 20%，蛋黄 3% 制作）喂养 4 ~ 6 周后，诱发出胰岛素抵抗，此时大鼠体重约 240 ~ 280g；小鼠体重约 30 ~ 35g。禁食不禁水 12 小时后空腹注射 STZ 溶液。给药剂量：大鼠：25 ~ 40mg/kg，一次给药；小鼠：70 ~ 120mg/kg，一次给药。给药 72 小时后，尾静脉取血，测血糖浓度大于 16.7mmol/L 的定为 DM 动物模型。模型不达标者，两周血糖稳定后补注同等剂

量 STZ 再次造模。

## 十一、帕金森病（PD）动物模型

### （一）神经毒性模型

**1. MPTP 模型**　MPTP 是合成海洛因的毒性成分之一，已被用于诱导无脊椎动物和脊椎动物 DA 能变性，后者包括非人类灵长类动物、小型猪、大鼠等。MPTP 是一种亲脂性化合物，可以穿越 BBB，进入大脑会被 MAO-B 代谢为强效的 DA 能神经毒素 MPP$^+$，DA 转运体主动将 MPP$^+$ 摄取到 DA 能神经元的线粒体内，使线粒体复合物的活性受到抑制，从而导致 DA 能神经元变性、死亡。MPTP 模型对黑质致密部和纹状体均有较强的敏感性，能够较为准确地模拟出 PD 病人的运动障碍症状。

MPTP 小鼠模型适合于研究 MPTP 的毒性机制及神经保护性药物的研发。根据研究目的不同，MPTP 小鼠模型的制备方式分为 4 种：①症状前 PD 模型。10~20mg/kg 一次腹腔注射，适合研究代偿机制。②急性 PD 模型。20mg/kg 间断腹腔注射 4 次，每间隔 2 小时，导致细胞快速坏死。③亚急性帕金森模型。20~30mg/kg，1 次/天，连续 5 天，导致缓慢的细胞凋亡。④慢性 PD 模型。4mg/kg，1 次/天，连续 20 天。模型小鼠在急性中毒期表现出瞳孔散大、竖毛、唾液过多及阵挛性的癫痫发作等症状，一般出现在注射后的 15~30 分钟内，但可很快恢复正常。这些行为改变存在差异，可能与小鼠种属、年龄、药量、对 MPTP 敏感性等有关。

**2. 6-羟多巴（6-OHDA）模型**　6-OHDA 是一种儿茶酚胺选择性神经毒素，能够通过 DA 或去甲肾上腺素转运体进入神经元，其诱导的实验动物具有一致的行为表型，能够预测 DA 能神经元的变性。该模型的优点在于其能够选择性破坏黑质 DA 能神经元，而不影响其他神经元，可用于研究治疗 PD 药物疗效。最常见的三种注射靶点是黑质、内侧前脑束（medial forebrain bundle，MFB）和纹状体，在 MFB 中注射是首选方法，即使在很长的生存时间内，动物也几乎没有自发补偿的倾向。该模型具有 DA 病变的可预测性、稳定性且病变程度严重，因此对于评估长期药物治疗或神经转运作用的研究特别有用。

（1）双侧 6-OHDA 损毁模型　造模方法为采用 200~300g 大鼠在麻醉后进行大脑立体定位，将 6-OHDA 注入双侧黑质或 MFB。由于双侧注入 6-OHDA 不仅可以引发动物出现运动障碍症状，还会出现较为严重的吞咽障碍、渴感缺乏等症状，动物因不能进食和饮水而出现死亡率极高的现象，相对较少采用。

（2）单侧 6-OHDA 损毁模型　动物及手术操作同双侧模型。采用立体定位将一定量的 6-OHDA 注射至一侧的黑质或 MFB 而建立。一般在注射后 24 小时出现 DA 神经元的变性，2~3 天后出现纹状体内 DA 含量减少，可达 80%~90%。该模型是目前使用最多的动物模型之一，它可以表现出类似于人类 PD 的病理特点，如黑质 DA 能神经元的变性坏死、胶质细胞增生、纹状体 DA 含量降低等，可以在同一只动物的损伤侧与非损伤侧进行相互对比。另外，最突出的优点就是药物诱发的旋转行为检测，是评价 PD 干预疗效的一个稳定可靠的指标。

**3. 鱼藤酮模型** 鱼藤酮是一种天然化合物，常被用作杀虫剂，具有亲脂性，能穿透 BBB，作用于非 DA 神经元，释放细胞因子和 ROS，引起 DA 神经元凋亡或坏死，或者直接作用于 DA 神经元内的线粒体，释放 ROS，干扰 DA 代谢，最终导致细胞凋亡或坏死，从而出现 PD 样症状。

大鼠慢性注射低剂量鱼藤酮，会引起黑质区 DA 神经元的退化，存活下来的黑质神经元细胞质中也出现了与路易小体极为相似的富含 α-syn 的包涵物。动物出现 PD 相关特征，如运动缺陷、儿茶酚胺耗竭和黑质 DA 细胞丢失，较好地复制了人类 PD 关键临床病理特征，成为研究神经保护的有价值的工具。因此，与 MPTP 模型相比，鱼藤酮模型是研究 PD 病理中 LB 形成的理想模型。但是，鱼藤酮存在半衰期短、降解快的缺点。

**4. 百草枯模型** PQ 是一种除草剂，与 MPP 的结构具有相似性，被认为是一种神经毒物，它可能是 PD 病因的环境因素之一。PQ 在体外和体内均能诱导星形胶质细胞衰老和激活细胞衰老相关分泌表型，衰老细胞的耗竭对 PQ 诱导的神经病理有保护作用。接触某些环境毒素会促进大脑中衰老细胞的积累，这可能导致 DA 能神经元变性。损害谷胱甘肽和硫氧还蛋白的氧化还原循环，全身注射 PQ 会导致 DA 能神经元丢失。长期服用 PQ 会导致慢性神经变性和 DA 耗竭，用于研究 PD 的临床前阶段。通常采用腹腔、脑内或皮下注射的方法建立 PD 模型，且每次给药剂量大，用药时间短。

## （二）转基因动物模型

遗传因素在家族性 PD 的发病中起着决定作用，目前已经发现多个致病基因，如 α-syn、Parkin、LRRK2、PINK1 及 DJ-1 等。通过 α-syn 和 LRKK2 的转基因过表达或对 Parkin、DJ-1 和 PINK1 等基因的敲除建立 PD 的遗传模型，可研究这些基因在 PD 病理中的分子机制。目前较多使用的转基因动物模型是表达人 α-syn 的微包涵体，部分动物出现一定程度的运动障碍。用果蝇构建的 α-syn 转基因 PD 模型具有 DA 神经元丢失、LB 形成、运动功能退化等与人类相似的病理特征，而且用果蝇建立 PD 模型，其繁殖速度快、遗传规律简单、经济成本低。

## （三）物理损伤动物模型

MFB 是大鼠黑质 DA 能神经元传递到纹状体的主要通路，该通路也是纹状体源性神经营养因子营养黑质致密部 DA 能神经元的途径。因此，MFB 受损后会造成黑质致密部 DA 能神经元缺乏营养因子而死亡。利用线刀切断 MFB 可造成大鼠中脑 DA 能神经元死亡，从而建立物理损伤的 PD 模型。这种方法定位准确，对其他脑区损伤小，且成功率高，实验成本低。同时能够造成 DA 神经元渐进性损伤，可以模拟 PD 病理变化的全过程。因此，该方法被较多研究者使用，尤其是在研究如何预防 PD 及神经元再生等领域。在 MFB 损伤的第 18 天和第 19 天后可分别造成 44% 和 50% DA 能神经元死亡。这种机械损伤后仍有一定数量神经元存活，为研究受损黑质 DA 能神经元的再生能力提供了一种良好的动物模型。

### 十二、抑郁症动物模型

#### （一）习得性无助模型（the learned helplessness model）

当个体暴露于自己无法控制的应激状态时，它将在之后的学习行为中表现出某种障碍，而那些尽管暴露于同种应激、却处于可控的情景中的个体身上不会出现这种行为的障碍。例如，给狗施与足底电击，一组狗在接受电击允许逃避，另一组不允许逃避，后者重复电击时不再试图逃避，这种状态被称之为习得性无助。该动物模型诱发的行为特征和人的抑郁症症状基本上相类似，如习得性无助的动物表现出食欲和体重的下降、自发性运动的减少、在驱动性和厌恶性的行为中表现不良等，被认为等同于抑郁症患者的食欲减退和体重下降、精神运动性迟滞及快感缺乏。此外，这些动物还表现出睡眠改变，学习能力下降，HPA 轴异常，皮质酮增加，地塞米松抑制试验阳性，蔗糖偏好减少。

从药理学预测效度的角度分析看，抗抑郁药及电休克治疗等可改善这些动物等行为和纠正动物的无助行为。因此，该模型具有较高的预测效度。

#### （二）强迫游泳模型（the forced swimming test）和悬尾模型（the tail suspension test）

强迫游泳模型可视为行为绝望模型，为习得性无助模型的一个变种。在这一模型中，动物被强迫在一个受限的环境中（玻璃或透明的塑料圆桶）进行游泳。动物最初在水中环游并试图逃出这个圆桶，但最终它采取一种不动的姿势。再后来动物从游动到不动的时间缩短（不动时间增加）。对这一模型的改良是在游泳前，首先让动物暴露于一个无法逃避的应激中。这些模型从概念上来说类似于假定动物在被暴露于一个无法控制的应激状态时学会了"失望"（即习得性无助）模型。悬尾模型是把动物的尾巴吊起来，然后测量动物停止挣扎（不动）的时间，抗抑郁药的急性给药减少了不动的时间。

从药物鉴别的角度来说，行为绝望模型具有最高水平的药理学预测效度。

#### （三）慢性应激模型

该模型最早是使用持续 21 天、相对严酷的应激刺激，如电刺激、身体束缚及在冷水中强迫游泳等。由于应激刺激比较激烈，一部分动物在这个过程中死去，活下来的动物显示出自发性运动的抑制和抑郁症状。在旷场实验中，这些动物表现出活动水平的低下，而通常当动物遭受单次应激，如噪音刺激时，其在旷场实验中的活动水平是增加的。另外，这些动物还显示出和人的抑郁症类似的内分泌的变化，如皮质酮的增加；出现快感缺失症状如蔗糖偏好的减少。单胺氧化酶抑制剂和阿米替林能够逆转这些症状。

如果对该模型进行改进，动物先被暴露于多种相对轻柔的应激状态如隔离、昼夜循环的颠倒、短暂的食物和水的剥夺、饲养笼的倾斜及饲养伙伴的改变等，但持续的时间最多达到 3 个月，更类似于人类所遭遇的应激刺激的情境，即制备成慢性轻度应激

（chronic mild stress，CMS）模型。该模型动物的行为主要表现为蔗糖或糖精溶液摄取的减少，即快感缺失。

同时遭受慢性轻度应激的动物，还表现出人脑自我刺激阈值的升高和位置偏爱的降低、心血管和内分泌的改变、探索性行为的减少、体重减轻、性行为减少及睡眠类型的破坏（REM 潜时缩短、REM 睡眠时期增多）、自发性运动量下降等。由于这些行为改变与抑郁症患者的症状类似，使模型具有较好的表面效度。这个模型同样具有良好的药理学预测效度，三环类抗抑郁药、SSRI、单胺氧化酶抑制剂、电休克等能够有效地逆转上述的症状。

## （四）早期应激

实验动物的早期生存环境的应激处置包括母鼠孕期应激、幼鼠出生后早期的抚摸及母子分离。早期应激产生了行为和神经内分泌的改变，这些改变可以一直持续到成年期。例如，经历了早期应激的动物在成年后遭受应激时表现出促肾上腺皮质激素释放因子和糖皮质激素水平的增高，反映了 HPA 轴活性的增强。另外，它们在成年期还可以表现出对新奇环境的自发性运动的增强。早期应激模型具有良好的可重复性，除了啮齿类动物外，还可以有效地应用在灵长类动物身上。抗抑郁药对动物的病态行为和神经内分泌改变通常有效。

# 附录二 英中文索引 ▷▷▷▷

## A

AA   adjuvant arthritis   佐剂性关节炎

AAP   American Academy of Pediatrics   美国儿科学会

aCL   anticardiolipin antibody   抗心磷脂抗体

ACEI   angiotensin converting enzyme inhibitor   血管紧张素转换酶抑制剂

ACR   American College of Rheumatology   美国风湿病学会

ACPA   anti-citrullinated protein antibody   抗瓜氨酸化蛋白抗体

AD   Alzheimer's disease   阿尔兹海默症

ADCC   antibody-dependent cell-mediated cytotoxicity   抗体依赖的细胞介导的细胞毒作用

ADHD   attention-deficit/hyperactivity disorder   注意力缺陷/多动症

AECA   antiendothelial cell antibody   抗内皮细胞抗体

AGN   acute glomerulonephritis   急性肾小球肾炎

AID   autoimmune disease   自身免疫病

AIDS   acquired immunodeficiency syndrome   获得性免疫缺陷综合征

AIH   autoimmune hepatitis   自身免疫性肝炎

AIHA   autoimmune hemolytic anemia   自身免疫性溶血性贫血

AM   adhesion molecule   黏附分子

ANA   antinuclear antibody   抗核抗体

ANKENT   ankylosing enthesopathy   强直性附着点病

APC   antigen-presenting cell   抗原提呈细胞

AR   allergic rhinitis   过敏性鼻炎

ARB   angiotensin Ⅱ receptor blockers   血管紧张素Ⅱ受体阻滞剂

ARDS   acute respiratory distress syndrome   急性呼吸窘迫症

ARS   aminoacyl-tRNA synthetase   氨基酰 tRNA 合成酶

AS   ankylosing spondylitis   强直性脊柱炎

ASS   anti-synthetase syndrome   抗合成酶综合征

ASMA   anti-smooth muscle antibodies   抗平滑肌抗体

## B

BUN   blood urea nitrogen   血尿素氮

## C

CBC   complete blood count   全血细胞计数

CD   cluster of differentiation   分化群

CD   Crohn's disease   克罗恩病

CDAI   clinical disease activity index   临床疾病活动指数

CIA   collagen-induced arthritis   胶原诱导性关节炎

CIC   circulation immunity compound   循环免疫复合物

CID   combined immunodeficiency disease   联合免疫缺陷病

CIDD   congenital immunodeficiency disease   先天性免疫缺陷病

CIK   cytokine-induced killer   细胞因子诱导的杀伤细胞

CK   cytokine   细胞因子

CKR   cytokine receptor   细胞因子受体

COMT   catechol-O-methyltransferase   儿茶酚－氧位－甲基转移酶

CRF   chronic renal failure   慢性肾功能衰竭

CRP C-reactive protein C 反应蛋白

CSF cerebro-spinal fluid 脑脊液

CSF colony stimulating factor 集落刺激因子

CTLA-4 cytotoxic T-lymphocyte-associated antigen 4 CTL 细胞活化抗原 – 4

CsA cyclosporinA 环孢素 A

## D

DA dopamine 多巴胺

DAS disease activity score 疾病活动指数

DBS deep brain stimulation 深部脑刺激术

DCs dendritic cells 树突状细胞

DISH diffuse idiopathic skeletal hyperostosis 弥漫性特发性骨肥厚综合征

DM dermatomyositis 皮肌炎

DM diabetes mellitus 糖尿病

DMARDs disease-modifying anti-rheumatic drugs 抗风湿药物

DN diabetic nephropathy 糖尿病肾病

DR dopamine receptor 多巴胺受体

dsDNA double-stranded DNA 双链 DNA

## E

EAA extrinsic allergic alveolitis 外源性变态反应性肺泡炎

EBV Epstein-Barr virus EB 病毒

EGA evaluator's global assessment of disease activity 评价者对疾病活动性的整体评估

EN erythema nodosum 结节性红斑

ERAP1 endoplasmic reticulum aminopeptidase 1 内质网氨基肽酶 1

ESR erythrocyte sedimentationrate 血沉

EULAR European League Against Rheumatism 欧洲抗风湿病联盟

## F

Fas factor associated suicide 自杀相关因子

FEV$_1$ Forced expiratory volume in one second 一秒用力呼气容积

FVC forced vital capacity 用力肺活量

## G

GBS Guillain-Barre's syndrome 吉兰 – 巴雷综合征

GC germinal center 生发中心

GDS geriatric depression scale 老年抑郁量表

GF growth factor 生长因子

GH general health status 整体健康状况

GI gastrointestinal 胃肠

GVHD graft versus host disease 移植物宿主疾病

GVHR graft versus host reaction 移植物抗宿主反应

## H

HAQ health assessment questionnaire 健康评价调查表

HDRS Hamiltondepression rating scale Hamilton 抑郁量表

HIV human immunodeficiency virus 人类免疫缺陷病毒

HLA human leucocyte antigen 人类白细胞抗原

HP hypersensitivity pneumonitis 过敏性肺泡炎

HSP Henoch-Schonleinpurpura 过敏性紫癜

HSC hematopoietic stem cell 造血干细胞

HT Hashimoto's thyroiditis 桥本甲状腺炎

HVGD host versus graft disease 宿主抗移植物

HVR hypervariable region 高变区

## I

IC immune complex 抗原抗体复合物

ICS inhaled corticosteroids 吸入性糖皮质激素

IDD immunodeficiency disease 免疫缺陷病

IFN interferon 干扰素

Ig immunoglobulin 免疫球蛋白

IIM idiopathic inflammatorymyopathies 特发性炎性肌病

IL  interleukin  白细胞介素

IS  ischemic stroke  缺血性中风病

ITP  immune thrombocytopenic purpura  免疫性血小板减少性紫癜

## J

JAK  Janus kinase  Janus 激酶

## K

KIR  killer cell immunoglobulin-like receptor  杀伤细胞抑制性受体

## L

LABA  long-acting beta2-agonist  长效 β2 - 受体激动剂

LBL  ewy bodies  路易小体

L-Dopa  levodopa  左旋多巴

LSc  localized scleroderma  局限性硬皮病

## M

MAO-B  monoamine oxidase-B  单胺氧化酶 B

MAC  membrane attack complex  膜攻击复合物

MALT  mucosa-associated lymphoid tissue  黏膜相关淋巴组织

MASP  MBL-associated serine protease  丝氨酸蛋白酶

MBL  mannose-binding lectin  甘露糖结合凝集素

MCTD  mixed connective tissue disease  混合性结缔组织病

MDSC  myeloid-derived suppressor cell  髓源性抑制细胞

MEL  monochromatic excimer light  单色准分子光

MG  myasthenia gravis  重症肌无力

MHC  major histocompatibility complex  主要组织相容性复合体

MIS  mucosal immune system  黏膜免疫系统

MM  multiple myeloma  多发性骨髓瘤

MPTP  1-methyl-4-phenyl-1,2,3,6-tetrahydropyridine  1-甲基-4-苯基-1,2,3,6-四氢吡啶

MS  multiple sclerosis  多发性硬化

MSAs  myositis-specific autoantibodies  肌炎特异性自身抗体

MTX  methotrexate  甲氨蝶呤

Mφ  macrophage  巨噬细胞

## N

NB-UVB  narrow-band ultraviolet  窄带紫外线

NHL  non-Hodgkin lymphoma  非霍奇金淋巴瘤

NK  natural killer  自然杀伤细胞

NKT  natural killer T cell  自然杀伤 T 细胞

NS  nephrotic syndrome  肾病综合征

NCRs  natural cytotoxicity receptor  天然细胞毒受体

## O

OA  osteoarthrosis  骨关节炎

OMERACT-RAMRIS  outcome measures in rheumatology (OMERACT) rheumatoid arthritis (RA) magnetic resonance imaging (MRI) scoring system (RAMRIS)  国际类风湿磁共振评分系统

## P

PALS  periarterial lymphatic sheath  动脉周围淋巴鞘

PBMC  peripheral blood mononuclear cells  外周血单个核细胞

PCA  procoagulant activity  外周血淋巴细胞促凝血活性试验

PD  Parkinson's disease  帕金森病

PD-1  programmed cell death protein 1  程序性细胞死亡蛋白 1

PEF  peak expiratory flow  最大呼气流量

PGA  physician's global assessment of disease activity  疾病活动性医师整体评估

PHQ-9  patient health questionnaire-9  患者健康问卷

PIDD  primary immunodeficiency disease  原发性免疫缺陷病

# 主要参考书目 ▷▷▷▷

[1] 袁嘉丽，刘永琦. 免疫学基础与病原生物学 [M]. 第4版. 北京：中国中医药出版社，2016.

[2] 曹雪涛，何维. 医学免疫学 [M]. 第3版. 北京：人民卫生出版社，2015.

[3] 陈红风. 中医外科学 [M]. 第4版. 北京：中国中医药出版社，2016.

[4] 陈灏珠. 实用内科学 [M]. 第12版. 北京：人民卫生出版社，2008.

[5] 程纯，郝钰. 免疫学基础与病原生物学 [M]. 第3版. 北京：人民卫生出版社，2021.

[6] 程晓东，朱诗国. 中医免疫学 [M]. 上海：上海科学技术出版社，2021.

[7] 葛均波，徐永健，王辰. 内科学 [M]. 第9版. 北京：人民卫生出版社，2018.

[8] 龚非力. 医学免疫学 [M]. 第4版. 北京：科学出版社，2014.

[9] 何维. 医学免疫学 [M]. 第2版. 北京：人民卫生出版社，2010.

[10] 贺新怀. 中医药免疫学 [M]. 北京：人民军医出版社，2002.

[11] 黄象安. 传染病学 [M]. 第2版. 北京：中国中医药出版社，2017.

[12] 贾建平，陈生弟. 神经病学 [M]. 第8版. 北京：人民卫生出版社，2018.

[13] 姜国峰，耿耘. 免疫性疾病的中医治疗 [M]. 上海：上海中医药大学出版社，1998.

[14] 寇华胜，林建予. 中医免疫医学 [M]. 武汉：湖北科学技术出版社，1990.

[15] 李斌. 中西医结合皮肤性病学 [M]. 第3版. 北京：中国中医药出版社，2018.

[16] 李兰娟，任红. 传染病学 [M]. 第9版. 北京：人民卫生出版社，2019.

[17] 李金明，刘辉. 临床免疫学检验技术 [M]. 北京：人民卫生出版社，2015.

[18] 李玉林. 病理学 [M]. 第8版. 北京：人民卫生出版社，2013.

[19] 吕传真，周良辅. 实用神经病学 [M]. 第4版. 上海：上海科学技术出版社，2013.

[20] 骆和生，罗鼎辉. 免疫中药学 [M]. 北京：北京医科大学、北京协和医科大学联合出版社，1999.

[21] 倪伟. 内科学 [M]. 第4版. 北京：中国中医药出版社，2016.

［22］沈丕安 . 现代中医免疫病学［M］. 北京：人民卫生出版社，2003.

［23］吴江，贾建平 . 神经病学［M］. 第 3 版 . 北京：人民卫生出版社，2016.

［24］薛博瑜，吴伟 . 中医内科学［M］. 第 3 版 . 北京：人民卫生出版社，2016.

［25］詹华奎 . 诊断学［M］. 第 4 版 . 北京：中国中医药出版社，2016.

［26］张伯礼，吴勉华 . 中医内科学［M］. 第 4 版 . 北京：中国中医药出版社，2017.

［27］张学军，郑捷 . 皮肤性病学［M］. 第 9 版 . 北京：人民卫生出版社，2018.

［28］尤松鑫 . 免疫性疾病的中医治疗［M］. 天津：天津大学出版社，1995.